看護理論集
NURSING THEORIES

より高度な看護実践のために
The Base for Professional Nursing Practice

第3版

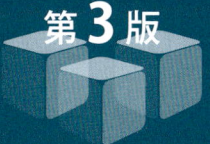

Julia B. George 編

南 裕子・野嶋佐由美・近藤房恵 他訳

日本看護協会出版会

Authorized translation from the English language edition, entitled NURSING THEORIES: THE BASE FOR PROFESSIONAL NURSING PRACTICE, 6th Edition, ISBN: 0135135834 by GEORGE, JULIA B., published by Pearson Education, Inc., publishing as Prentice Hall, Copyright @ 2011, 2008, 2005 Pearson Education, Inc., publishing as Prentice Hall.

All rights reserved. No part of this book may be reproduced or transmitted in any form or by any means, electronic or mechanical, including photocopying, recording or by any information storage retrieval system, without permission from Pearson Education, Inc.

JAPANESE language edition published by JAPANESE NURSING ASSOCIATION PUBLISHING CO., LTD., Copyright @ 2013.

JAPANESE translation rights arranged with PEASON EDUCATION, INC., publishing as Prentice Hall through JAPAN UNI AGENCY, INC., TOKYO JAPAN

訳者一覧

南　裕子
（神戸市看護大学学長・教授）

野嶋佐由美
（高知県立大学学長・教授）

近藤　房恵
（サミュエル・メリット大学看護学部ケースマネジメント学科学科長・教授）

・

竹花　富子

福元　ゆみ

執筆協力

本書への世界中の看護学校の同僚たちからの尽力に感謝する。看護師そして教師としての彼らの経験と知識の集積が本書の計画および制作を助け，私たちは多くの改善を成し遂げることができた。

■ 寄稿者

Jan V. R. Belcher, RN, PhD, NEA, PMHCNS-BC
Associate Professor
College of Nursing and Health
Wright State University
Dayton, Ohio

Susan Stanwyck Bowman, PhD, RN
Professor Emeritus, Nursing
Humboldt State University
Arcata, California

Noreen Cavan Frisch, PhD, RN
Director and Professor
School of Nursing
University of Victoria
Canada, Victoria BC

Peggy Coldwell Foster, RN, cEFM
Perinatal Clinical Nurse Specialist
Kettering Medical Center
Dayton, Ohio

Julia Gallagher Galbreath, RN, MS
Director of Nursing
Department of Nursing
Edison Community College
Piqua, Ohio

Maryanne Garon RN, DNSc
Associate Professor
Department of Nursing
California State University, Fullerton
Fullerton, California

Julia B. George, RN, PhD
Professor Emeritus, Nursing
California State University, Fullerton
Fullerton, California

Bobbe Ann Gray, PhD, RNC-OB
Associate Professor and Director
Doctor of Nursing Practice Program
Wright State University—Miami Valley
College of Nursing and Health
Dayton, Ohio

Janet S. Hickman, RN, EdD
Interim Dean, Graduate Studies a
Extended Education
Professor of Nursing
West Chester University
West Chester, Pennsylvania

Brenda P. Johnson, RN, PhD
Professor
Department of Nursing
Southeast Missouri State University
Cape Girardeau, Missouri

Jane H. Kelley, RN, PhD
Professor
RN-BSN outreach campus
Indiana Wesleyan University
Louisville, Kentucky

Marie L. Lobo, PhD, RN, FAAN
Professor
University of New Mexico
College of Nursing
Albuquerque, New Mexico

■ 査閲者

Nagia S. Ali, PhD, RN
Professor
Ball State University, School of Nursing
Muncie, Indiana

Jo Azzarello, PhD, RN
Associate Professor
University of Oklahoma, College of Nursing
Oklahoma City, Oklahoma

Martha C. Baker, PhD, RN, CNE, APRN-BC
Director of BSN Program
St. John's College of Nursing—Southwest Baptist University
Bolivar, Missouri

Mary Baumberger-Henry, RN, DNSc
Associate Professor
Widener University, School of Nursing
Chester, Pennsylvania

Esther Levine-Brill, PhD, APRN-BC, ANP
Professor, Chairperson
Long Island University, School of Nursing
Brooklyn, New York

Mirella Vasquez Brooks, PhD, APRN, FNP-BC
Assistant Professor
University of Hawaii
Honolulu, Hawaii

Lynn H. Buckalew, MSN, RN
Instructor
Mississippi College
Clinton, Mississippi

Lenny Chiang-Hanisko, PhD, RN
Assistant Professor, Chair
Kent State University, College of Nursing
Kent, Ohio

Thomas W. Connelly, Jr., PhD, RN
Assistant Professor
University of Massachusetts
Boston, Massachusetts

Alice E. Conway, PhD, CRNP, APRN-BC
Professor
Edinboro University of Pennsylvania
Edinboro, Pennsylvania

Mary Ann Dailey, DNSc, RN
Assistant Professor and Chairperson
Kutztown University
Kutztown, Pennsylvania

Catherine Dearman, RN, PhD
Professor and Department Chair
University of South Alabama, College of Nursing
Mobile, Alabama

Elizabeth Diener, RN, PhD, CPNP
Assistant Professor
D'Youville College
Buffalo, New York

Margie Eckroth-Bucher, DNSc, APRN-BC
Associate Professor
Bloomsburg University
Bloomsburg, Pennsylvania

Sharon K. Falkenstern, PhD, CRNP
Assistant Professor
The Pennsylvania State University
University Park, Pennsylvania

Pauline M. Green, PhD, RN, CNE
Professor
Howard University
Washington, D.C.

Gladys L. Husted, RN, PhD, CNE
Distinguished Professor Emeritus
Duquesne University
Pittsburgh, Pennsylvania

Vicky P. Kent, PhD, RN, CNE
Clinical Associate Professor
Towson University
Towson, Maryland

Joyce M. Knestrick, PhD, CRNP
Instructor
Frontier School of Midwifery and Family Nursing
Hyden, Kentucky

Kathleen Masters, DNS, RN
Associate Director for Undergraduate Programs
University of Southern Mississippi, School of Nursing
Hattiesburg, Mississippi

Marilyn Meder, RN, PhD, CFCN
Assistant Professor
Kutztown University
Kutztown, Pennsylvania

Elizabeth Pross, PhD, RN
Director
Christine E Lynn College of Nursing—Florida Atlantic University
Port St. Lucie, Florida

Sheryl J. Samuelson PhD, RN
Associate Professor
Millikin University, School of Nursing
Decatur, Illinois

Bonnie L. Saucier, PhD, RN
Dean of Nursing
Linfield College
McMinnville, Oregon

Phyllis Skorga, PhD, RN, CCM
Professor
Arkansas State University
Jonesboro, Arkansas

Kathleen L. Skrabut, EdD, RN, CRRN
Professor and Graduate Program Coordinator
Salem State School of Nursing
Salem, Massachusetts

Darlene Sredl, PhD, RN
Assistant Professor
University of Missouri—St. Louis
St. Louis, Missouri

Judith M. Stanley, RN, DHSc
Assistant Professor
D'Youville College
Buffalo, New York

Anne Stiles, PhD, RN
Professor, Associate Dean
Texas Woman's University College of Nursing
Denton, Texas

Donna Scott Tilley, RN, PhD, CNE
Associate Professor
Texas Christian University
Fort Worth, Texas

Marilyn L. Weitzel, RN, CNL, PhD
Assistant Professor
Cleveland State University
Cleveland, Ohio

訳者序

　本書の日本語訳初版が発行されたのは 1982 年のことである。その当時には Nightingale をはじめ, Hall, Henderson, Peplau, Orem, Abdellah, Orlando, Wiedenbach, Levine, Rogers, King, Roy の 12 の看護理論家が取り上げられ, その理論と概念が, 看護実践への応用をめざし, 看護過程を通して紹介されていた。幸いなことに多くの看護者に支持されて毎年増刷を重ね, 1998 年には増補改訂版として原書第 4 版を日本語版として発行するに至った。そして初版発行から 30 年を経て, ここに新しい改訂版をお届けする。原書は改訂を進めており, 今回は第 6 版を翻訳したものである。今回は, 原書第 6 版の中から 14 人の理論家を取り上げて紹介することとした。

　本書の特徴は, 看護理論の機能と構造, メタパラダイムの概念からそれぞれの看護理論を分析し, 理論の理解にとどまらず, 理論構築に有用な視点を提供していることである。第 1 章は理論を分析的に読む方法の様式が紹介されているので, 本書を理解するうえでも重要な章である。すなわち, 「理論家の略歴」「理論の要約」「理論に関する考察」「看護のメタパラダイムの 4 つの概念」「看護実践への理論の応用」「理論の長所と限界に関する批判および考察」「理論に関して考えられる疑問」の視点から各理論が紹介されている。

　日本語翻訳版発行から 30 年が経過し, 日本の看護教育制度は大きく変化した。現在では看護系大学教育機関の数は 200 以上となり, 6 万人を超える看護学生が大学で看護を学んでいる。また, 看護系大学院の数もまた 150 を超えるまでに増加し, 看護理論は必修の科目となってきている。看護の学術的基盤を探究する学徒が急速に増加するなかで, 科学哲学の変遷に影響を受けつつ発展してきた看護理論を探究している看護者, また臨床に活用するために中範囲理論の構築を試みている看護者にとって, 本書は貴重な道しるべとなるだろう。

　第 2 の特徴としては, 視座を看護実践におき, 理論の活用とその際の強みとなる点と弱点を説明していることである。各章で, 具体的な現象や事例を取り上げたうえで, その現象と看護理論との関係を論述している。このことにより, 読者はその理論をより深く理解できるだけでなく, 理論を看護実践に応用する方法をも理解する。看護実践の学術的な基盤を探索している看護者にとっては, 看護理論のツールとしての可能性に気づかされるであろう。本書を読むことで, 理論と実践との連環を踏まえての理論分析, そして理論構築が可能となるであろう。

　第 3 の特徴は, 版を重ねるにしたがって, 看護研究との連環という視点が強化され, 関連する価値ある研究の紹介が多くされていることである。看護理論に基づいた看護研究について, 論文タイトルと研究者が紹介されており, ここから学術情報を検索し, オリジナルの論文や要約を入手することが可能である。これらの研究も読者の皆様の思索を活性化することであろう。そして, 理論をより深く理解すると共に, 新しい研究方法や成果の活用に示唆が得られるであろう。本書で提供された理論と研究との連環の情報を活用することで, 読者の皆様は新たな知の世界の広がりに触れ, 理論―研究の連環を踏まえての理論分析が可能となるであろう。

　さらに, 理論を理解するためには, その理論家を社会文化の文脈の中で捉えることは欠かせ

ない．どのような時代で，どのような学問や理論，そしてどのような人々から影響を受けたかを知ることが必要であるとの考えから，理論家の紹介も試みている．ここには理論を理解するうえでの鍵が隠されてもいる．

　今回，日本語翻訳版の発行にあたっては，さらに看護学の発展と看護理論の普及という視点から，全16章，14人の理論家を選択し紹介することとした．1人でも多くの理論家を紹介したいとの思いのなかで，我が国の状況を考え，選択するに至った．今でも心残りである．紹介できなかった理論家は，Dorothy E. Johnson, Ida Jean Orlando, Lydia E. Hall, Faye Glenn Abdellah, Ernestine Wiedenbach, Joyce Travelbee, Myra E. Levine, Kathryn E. Barnard, Josephine G. Paterson と Loretta Zderad, Erickson, Tomlin と Swain, Ramona T. Mercer, Afaf I. Meleis, Merle H. Mishel, Juliet M. Corbin と Anselm Leonard Strauss, Anne Boykin と Savina O. Schoenhofer, Katharine Kolcaba である．皆様方からのお叱りとため息が聞こえる思いである．本書を手に取ってくださった方々からのご意見やご提案をいただければ幸いである．

　本書が，看護理論を理論として理解しようとする看護学探究者，そして看護実践の質を向上するために活用しようとしている看護実践者にとって，優れた入門書となることを望んでやまない．

　最後に，ご支援をいただいた方々，最後まで時を見計らって温かいリマインドメールをくださった出版社の皆様方に深く感謝申し上げる．

2013年3月
南　裕子・野嶋佐由美・近藤房恵

編者序

　オハイオ州デイトンのWright州立大学看護学部で始まった看護理論の教科書へのアイデアから30年以上が過ぎた。芽吹いたアイデアの種子とは，学生や実践者たちが理論を最大限に実践に活かせるように，様々な看護独特の概念やモデルや理論を，看護実践への応用を示しながら1冊にまとめる必要があるという認識であった。その種子がどう育って花を咲かせるのか，また看護理論がどう発展して花開くのかを誰が予想できただろうか。現在，看護理論に関する文献や研究は，文字通り世界中で目にすることができる。世界の距離は多くの技術的変革によって縮まったようである。テクノロジーは看護ケアの提供に大きな影響を与えただけでなく，看護理論に関する情報へのアクセスも容易にした。私たちはテクノロジーにより適切な文献を検索し，見つけ出し，即時にダウンロードすることさえ可能になった。オンライン検索は看護理論の国際的な活用や出版にも役立っている。

　初版で取り上げた12篇の理論は，第6版では29篇に増えた。理論を扱った出版物は多いため，どの理論を本書に加えるかの選択が大きな課題であった。Pearson Health Science社により，テキストに加えるべき理論に関する調査を実施し，回答いただいた多くの看護教員の助力によって理論を選出した。回答者には44の看護理論について「重要：選ぶべき」「良い：ただし重要ではない」「選ばない」「どちらでもよい」という回答での評価を依頼したほか，それ以外の理論を提案する欄も設けたが，この欄への提案はなかった。理論を選出する基準は，「重要：選ぶべき」と「良い：ただし重要ではない」の合計が80％以上の理論は全て単独の章として扱い，「重要」と「良い」の合計が50〜79％のものは複数の理論をまとめた章として紹介し，「重要」と「良い」の合計が50％未満の理論は選ばなかった。結果，旧版では選ばなかった9つの理論（Joyce Travelbee, Kathy Barnard, Nola Pender, Patricia Benner, Ramona Mercer, Merle H. Mishel, Juliet Corbin & Anselm Strauss, Kathy Kolcaba, Afaf Meleis）を加えることになった。

　理論が29に増えたため，私たちはそれらの題材をどのように紹介するか検討しなければならなかった。考え抜いた後，単独の章と複数を扱った章について，次のようにすると決定した。単独の章は旧版の形式を踏襲して「理論家の略歴」「理論の要約」「理論に関する考察」「看護のメタパラダイムの4つの概念」「看護実践への理論の応用（以前は主に看護プロセスの範囲内だったが，今回の版では理論にふさわしい応用に拡大）」「理論の長所と限界に関する批判および考察」「理論に関して考えられる疑問」とした。複数を一括で紹介する章は，それぞれ2つ以上の理論について，「各理論家の略歴」「理論の概要」「各理論に関する研究や実践の出版物」を紹介した。どちらの形式の章にも，参考文献とできるだけ関連文献のリストもつけた。文献が非常に多い場合や，それぞれの章で考察した業績についての研究なのか，実践なのか，あるいは理論なのかわかりづらいような場合，注釈をつけて文献一覧とした章もある。文献一覧は，理論家の業績全てを紹介しているわけではないが，より新しく適切なものを紹介した。

　本書は，理論家の業績や目的を二次的に提供する情報源として使用されることが重要であ

り，看護の理論的業績をしっかりと考え，看護実践に応用するためのツールである．その主旨は，業績それぞれについて包括的な見解や批判を述べることではなく，理論の特徴や特別な業績について情報を提供し，読者の思考プロセスを刺激することである．理論家の用語を反映させるようにしたため，「理論」「モデル」「概念枠組み」「概念モデル」といった用語を一貫して用いてはいない．したがって，章により紹介されている業績は，批判的な疑問に即応して強く支持されるものと，いまだに理論とは呼ばれていないものとがある．

時代により看護師を「彼女 she」，ケアを受ける人を「彼 he」，人間全般を「人 man」と呼んだ理論家もいる．章によっては，理論家のそうした用語の使い方を変えることが適切ではない場合がある．状況によって，これらが理論家自身による使用法であることを示した．同様に，理論家自身の「患者」と「クライエント」という用語の使い方も反映させるようにした．

謝辞

調査に応じ，第 6 版の作成を手伝ってくださった方々に謝意を表したい．あなた方なしでは成し遂げられなかった．この第 6 版の出版に参加した Pearson Education Health Science 社のスタッフにも感謝したい．制作の過程は長く困難で，社会や経済の変化のほか，スタッフや寄稿者の交代もあった．制作完了までに，おそらく私たち全員が大変なスリルを味わった．

本書の読者からの提案やコメントをいただければ幸いである．

Julia B. George

増補改訂版訳者序

　この本の初版の訳を発刊したのは1982年であった。その折，訳者序の中でこの初版本の歴史的な位置づけについて述べ，10年後に再版される場合にはどのような変化を遂げているのだろうか，かなり様相が異なっているだろうと予測した。あれから16年が経過する間，この本の原本は再版を重ねており，今回の訳本は第4版を翻訳したものである。アメリカ合衆国においては看護理論の発展にいかにエネルギーを注いでいるのかがわかり，看護学の学問としての発展が加速化されていることを改めて感じている。

　原本の初版を第4版と比べるといくつかの違いがみえてくる。まず，この本に取り上げられた理論の数が増加していることである。初版本では12の看護理論について論じられていたが，今回は21の理論を取り上げている。共著の理論も加わったので，理論家の数にすると25人ということになり，2倍に膨らんでいる。そのこともあって，今回は訳者が1人増えて3人となっている。

　もう1つの違いは，メタパラダイムの発展が反映していることである。初版の段階では，メタパラダイムの考え方が提示され始めた頃であったので，理論分析の手法を用いての分析という意味では新鮮であったが，どうしても緻密ではない側面があった。しかし，今回は分析の手法にさらに工夫が加えられており，理論構造と機能を理解する上で意義深くなっている。看護理論の元本を読まれた方ならおわかりのように，理論家がその理論やモデルを構築する場合，必ずしも理論構造や機能を意識して理論を構築しているわけではないので，読者がその理論の主要な概念や命題，また仮説は何か，またその理論家が人間や健康または環境や看護そのものをどのようにとらえているのかを探ろうとする時，よくわからない場合が少なからずある。この本は，初版に比べてわかりやすく理論を分析していることが特徴である。

　さらに初版と比べてこの本の違うところは，理論と実践とのつながりをさらに追求している点である。初版からこの本は，看護理論を看護過程にどのように活用するのかという視点から述べていたが，第4版はそれをさらに進めて，異なる理論を用いると看護過程がどのように違ってくるのかという視点の分析が行われているところである。各章ではそれぞれの理論と看護過程との関係を述べているが，第24章では理論間の比較を行っている。看護過程で初版と異なるのは，看護診断が看護過程に含まれていることである。また，新しく取り上げられた看護理論の中には現象学や実存分析を基盤にしているものが含まれているので，問題解決法としての看護過程がそれらの看護理論には馴染まないこともある。この本では，理論家の信条を大切にしているので，無理に看護過程に当てはめるということはしないで，看護過程に馴染まない理論の場合はその旨が分析の中で明白に指摘されている。このことは最近の看護界の動向を反映しているといえよう。すなわち，論理的分析を基盤とする看護診断という新しい動きと，人間学という視点から看護や人間をあくまでもホーリスチックにとらえようとする哲学的なシフトの動きがあって，時には両者は相容れないのである。今後これがどのような動き方をするのか興味深いものである。

この本の編著者が，著者序文で述べているように，この本はあくまでも「第2次的な源泉」であって，理論家の原本ではないということを訳者も指摘しておきたい。看護理論を学び始めた人達にとって，また理論の比較をしたい読者にとって，また理論を実践に活用したいがどれにしたらよいか迷っている人にとっては，この本はとても役立つと思われる。しかし，いずれかの理論をさらに深く学びたい人や，実践に実際に活用しようとする人，または看護理論を理論学の視点から追求したい読者などは，理論の原本に帰ることをお勧めしたい。理論家の息吹を感じることができるし，理論家の意図をさらに理解することができるからである。そのためにこの本では，日本で既に翻訳されている理論の訳本を紹介してあるので，読者の皆様に活用していただきたい。

　この本の翻訳にあたっては，訳者の筆の遅さやカリフォルニアと神戸，高知という遠方同士の連絡のつきにくさにもかかわらず，野嶋先生，近藤先生，また日本看護協会出版会のスタッフの皆様に辛抱強く，熱心にかかわっていただいた。感謝いたします。

1998年夏

訳者代表　南　裕子

増補改訂版編者序

　固有の基礎知識とその伝達法は専門職にとって不可欠のものである．看護も，その固有の基礎知識の展開と学生の育成に深く関わり続けてきた．この基礎知識を発展させていく過程において，看護に特有な，さまざまな概念，モデル，理論が明確になり，定義され，発展されてきたのである．こうした概念，モデル，理論は，それぞれの理論家たちによって，さまざまな雑誌や本で出版されたにもかかわらず，これらを1冊の本にまとめ，それを看護に適用していくニードは存在する．

　本書は，21人の看護理論家の思想を検証し，関連づけ，査定・診断・計画・実践・評価という看護過程に応用することを目的としている．検証の対象になっている理論家たちの表明と目的については，本書があくまで「第2次的な源泉（理論家の原著ではない）」であることを認識しておかなければならない．本書は，看護概念や理論の実践への，思慮深く熟慮された応用のための道具として使われることを意図して書かれており，初版から第3版にいたるまで，アメリカおよび世界中の看護学生に読まれてきたものである．

　本書は，3つの領域から成っている．

　まず，第1章と第2章では，看護における概念と理論の位置づけを紹介し，看護過程について論じている．ここでは，続く22章を理解するための共通の基本的枠組みが紹介されているので，まず最初に読まれるべきである．

　次に，第3章から第23章にかけては，以下の理論家たちの業績が紹介されている．それは，ナイチンゲール，ペプロウ，ヘンダーソン，ホール，オレム，ジョンソン，アブデラ，オーランド，ウィーデンバック，レヴァイン，キング，ロジャーズ，ロイ，B・ニューマン，パターソンとゼドラッド，ワトソン，パースィ，エリクソンとトムリンとスウェイン，レイニンガー，M・ニューマン，ボイキンとシュンホファーである．1章につき1人の理論家（もしくは1グループ）が紹介されている．各章には，オリジナルの理論の上に構築された理論，もしくはそれから発展した理論の簡単な要約が章末に載せられている．

　年代順に紹介するよう努められているが，上記の章はどの章から読み始めてもよいものである．各章では，看護理論家の歴史的位置背景と，看護にとって意義深いと考えられる特定のコメントを紹介している．これらの素材は，各理論家やグループの業績から導き出されたものである．各章で選ばれた理論の要素は，看護過程におけるその理論の活用や，看護のメタパラダイムにおける4つの基本概念すなわち，(1) 人もしくは個人，(2) 健康，(3) 社会・環境，(4) 看護，との関係から，各章の著者によって解釈され，検討されている．また，各理論家の業績は，理論としての整合性という観点からも検証されている．この考察は，業績の包括的な批評というよりは，むしろ，それぞれの長所と短所に関する1つの見解を示したもので，理論やある特定の業績の特質に対する読者の思考が刺激されるよう努力が払われている．看護文献では，"理論"，"モデル"，"概念的枠組み"，"概念的モデル"といった用語は必ずしも一貫して使用されていない．従って，ここに紹介された業績は，本書で述べられた理論としての特徴に

沿っているかもしれないが，理論としては未だ一般には受け入れられていないかもしれない。

　第24章は，ある状況下で，これまで検討してきた理論をどのように活用するのかが分かるようになっている。この章ではガイドとして，読者が専門職としての看護実践のために看護理論を用いるための刺激となるように，理論要素の適用の数例を提示している。第1章から23章の内容を把握した上で読めば，たいへん意義深いものとなるだろう。用語集も，一般用語と各理論に特有な単語を素早く調べるために役立つであろう。

　何人かの理論家は，時によって，「看護婦（士）」を示す単語として"彼女"，「ケアを受ける人」を示す単語として"彼"という言葉を用いている。章によっては，こうした理論家特有の用語を代替しにくい場合もある。そうした場合は，原著者（理論家）の用語法をそのまま用いるようにしている。同様に，"患者"と"クライエント"という言葉に関しても，原著者の用語法を尊重している。

　この第4版にいたるまでの過程で，ご助力いただいたAppleton & Lange社のスタッフに謝意を表したい。彼らは，忍耐強く，理解をもって，支援し続けてくれた。

　読者から本書への，ご意見をお待ちしている。

ジュリア・B・ジョージ　Julia B. George

初版の訳者序

　1冊の本は，その本が出版された時代の文化的所産である。また，それぞれの本は，その時代の歴史的課題を背負って生まれるといえよう。1980年代の幕開けの年に出版されたこの本も，その歴史的必然性を担って生まれてきた。すなわち，この本は，1980年のアメリカの看護学が，科学としての発達史の中で，どんな位置づけにあるかを，実によく反映していると思われる。あたり前のことのようであるが，この本は10年昔には出版されようがなかったし，今から10年後には，たとえ出版されたとしても，かなり様相が異なっているであろう。

　10年前の，すなわち1970年には，なぜこの本が生まれえなかったかといえるのだろうか。第1に，この本には12篇の看護理論が収められているが，1970年にはその大半は，発表されたばかりであった。1つの理論が発表された場合，それが十分に分析，理解され，かつ研究や実践に適用されるようになるまでには，一定の期間が必要である。10年前の，多くの看護理論が出版されたばかりのときには，それらの理論を比較検討し，かつ看護過程に適用するというこの本のような試みはなしえなかったであろう。

　看護理論の発達史を一言で要約すれば，ナイチンゲール理論からペプロウ理論までは，100年間の土づくりの時代であり，1950年代は種まきの時代，1960年代はその種が根をはり萌芽する時代，1970年代は開花の時代といえよう。そして1980年代はその花が実を結ぶ時代であろうと期待されている。

　1950年代の種まきは，この本に収められた理論家に関していえば，ニューヨークのコロンビア大学，ティーチャーズ・カレッジでの教育にあるといえよう。12人の理論家のうち，3分の2はこの大学で修士もしくは博士号を取得している。1960年代は，拡大発展した看護教育を土壌として，また他の学問分野の理論を肥料として，次々と看護理論家が誕生した。この本に収められた12篇のうち，ロイの理論以外はすべて，1971年までに発表されている。1970年代は，萌え出でた芽が育ち，花咲く時代であった。それぞれの理論家は，次々と論文や本を著わして，自分の理論の修正や刷新をはかった。またロイのように，看護理論家に刺激されて，独自の理論を発表した人もいるし，看護理論のいくつかを比較検討しながら，新しい看護理論を生み出す試みもなされた。さらに特筆すべきことは，看護の科学性が真剣に討議されたことであろう。科学とは何か，理論とは何か，理論構築のプロセスにはどんな特徴があるか，理論と研究，理論と実践のおのおのの間にはどんな関係が存在するのか，といった科学論，理論学というべき論文が実に多く発表され，また，いくつかの有意義なシンポジウムがもたれた。その成果を反映して，1970年代後半から現在にいたる数年間に，さまざまな看護理論について，比較検討した書物が次々と発刊された。この本のその一端を担うものである。特にこの本の第1章は，看護における理論や概念の位置づけに注目して，著者たちの見解を明らかにしている。この章の基準に基づいて，12篇の看護理論がなぜ看護理論たりうるのかの検討が第3章から第14章までの，それぞれの理論分析に組み込まれている。

　この本の第2章は，看護過程に対する著者たちの考え方を示したものである。看護過程——

アセスメント・看護診断・計画・実行・評価——は，それ自体で独立したものでなく，背後に，依って立つ概念的枠組みが必要である。すなわち看護理論に基づいて，看護過程が具体的になる。看護理論が異なれば，看護過程の視点や内容が異なる。従来の看護教育では，看護過程を指導する場合，教師が用いている看護理論を明らかにして指導することは少なかったし，また複数の看護理論を比較検討しながら看護過程に適用することも少なかったと考えられる。この本の第3章から第14章は，1つ1つの理論を分析し，その理論を用いて看護過程をみるとどんな長所と欠点があるかを示している。第15章は，異なった理論を看護過程の段階から横断比較したものである。したがってこの本は，単なる看護理論の収集ではなく，おのおのの理論の長所や欠点，共通性や相違性，および看護過程からみた分析がわかるようになっている。この本の読者には，自分が用いている看護理論の長所や欠点を知らずに看護実践を行なうことの危険性がよくわかるようになっている。

　この本に関するもう1つの歴史的必然性としては，看護理論がどのように研究や実践に関係してきたかにある。

　応用科学，あるいは実践科学は，理論と研究と実践の3本の柱から成るといわれる。看護学の発達史を振り返ると，ごく最近になるまでにこの3本の柱が，それぞれ別々に，独自な発達をしてきたのがわかる。ときには，理論家と研究者，理論家と実務者の間に，かなり激しい葛藤があったこともある。しかし1970年代後半になって，理論と研究と実践の3本の柱は，一体となり，協力して発達しなければ，看護学の発展はありえないということが確認されるようになった。3本の柱を担う看護婦の教育的背景が，似たようになったともいえるし，また1つの科学の発達史上の必然性ともいえよう。

　まず看護教育に白羽の矢があてられた。それが大学であろうと，看護学院であろうと，看護教育を行なう学校は，概念的枠組みをもたずにカリキュラムを構成することはなくなった。ときには概念的枠組みが強調されすぎるという批判もあるが，この動きは，看護理論を教育の場で検証する機会を与えることになった。カリキュラムの概念的枠組みだけでなく，看護理論を用いて看護現象をいかに理解させるかという模索もされるようになった。この本の著者である看護理論検討グループは，アメリカのオハイオ州にあるライト州立大学看護学部で，一度は看護教育に携わったことのある看護婦たちによって成る。異なった看護理論の共通性や相違性を学生に理解させ，それを応用させるには，看護過程という実践との接点となる概念に関係させたほうが，もっとも効果的であろうという識見は，前述したような看護教育と看護理論との関係を背景にしていると思われる。

　12篇の看護理論がコンパクトに1冊にまとめられているので，読者はこの本をいろいろな方法で，活用できると考える。

　まず，看護理論構築のレベルを調べる方法として，各理論の論文名や書名を調べるのも興味深い。現在存在する看護理論は，科学的理論の水準に達していないという意見もあるが，理論

家たち自身はどう考えていたのであろうか。たとえばナイチンゲールは,「覚え書」という言葉を用いたし,ヘンダーソンは「基本的原理」という用語を採用している。ペプロウ,オーランド,ウィーデンバック,アブデラは,書物の内容が反映した題である。最近になるにつれて,理論家は,「理論」や「概念」という用語に注意を払っている。オレムの「実践の概念」,ロジャーズの「看護の理論的基盤」,キングの「看護の一理論をめざして」,ロイの「看護概論：ある適応モデル」などがある。「理論」,「概念」,「モデル」などの用語の区別を意識しているのか,誰1人として,自分の説は看護理論であるとは言っていない。特に,一番最近になって自説を発表したロイは,理論構築の発達段階で敏感に,今年発刊した改訂版ではその傾向がさらに強くなっている。

　看護理論は,4つの構成要素——人間,環境,健康および看護——から成るという説は,現在では一般に受け入れられていて,この本でも採用されている。この本の興味のある点は,それぞれの看護理論を,この構成要素に基づいて分析していることである。

　この本のもう1つの活用の方法としては,看護理論と,他の学問分野の理論との関係を調べることであろう。ストレス理論,適応理論,一般システム理論,成長発達理論,ニード論,人間関係論などが,この本に収められた看護理論の主な基盤となっている。これらの理論は,それ自身長所と欠点を有するが,それらの長所や欠点が,看護理論にどのような影響を及ぼしているのであろうか。

　さらに興味深い活用方法としては,看護理論の類型化であろう。それぞれの看護理論には,独自の強調点がある。たとえば,ナイチンゲールは特に環境に注目し,看護は対象者の環境の一部であり,環境を操作して健康状態の改善をはかるとみなしたが,この傾向は,ロジャーズやロイにもみられる。またペプロウは,特に人間関係の発展段階に注目したが,それはオーランド,ウィーデンバックおよびキングにもみられる。対象者のニードに注目したのはヘンダーソンやアブデラであり,またレヴァインやオレム,ロイにもその傾向がみられる。看護介入を系統的に述べたのは,ホールとオレムであろう。

　もっとも,看護理論の分析批判は,批判者の立場によってかなり異なってくる。この本の著者たちの分析基準に対する批判もありえよう。まず,数ある看護理論の中で,なぜこの12篇だけがとりあげられたのか。特に,実存分析や現象学を基盤とする看護理論や,またいくつかの看護理論を基盤とする新しい看護理論も含まれていない。

　1980年代のアメリカの看護学は,結実の時代といわれる。すなわち,理論と研究と実践が,手を携えて発展する時代である。看護理論は研究や実践を通して検証されるようになるだろうし,逆に研究や実践から新しい概念が,帰納的に生まれるかもしれない。実際すでに,その兆しが認められる。1990年代になったとき,この本を著わした看護理論検討グループは,その時代の歴史的課題を担って,どんな成果を発表するのであろうか。

　ダイナミックに変容,発達する看護学発達史上,1つの足跡を残すと思われるこの本に出会

えて，訳者は幸運だと感じている。

　なお，翻訳にあたっては，固有名詞や人名は，できるだけ従来から用いられる訳語を採用した。その他の用語では，従来の訳語と異なっているものもあるが，それは訳者の解釈に基づくものである。また日本語では類似していても，あえて区別した用語——たとえば，自立（independence）と自律（autonomy），および志向（oriented）と指向（directed）——などは，原文の用語の違いに従ったものである。なお，人名，固有名詞，概念，独特の用語は，訳語のあとに一度は原語を括弧の中に記入した。

　この本の翻訳が実現できたのは，小林冨美栄先生と，日本看護協会出版会のお力によるところが大きい。感謝いたします。

1981年10月　サンフランシスコにて

南　　裕子

野嶋佐由美

初版の編者序

　看護は，今まさに，発展し続けている専門職である。したがって，看護は現在その専門職独自の，基礎となる知識を確定することに深くかかわっている。この基本的知識の確定を確かなものとするために，看護に特有な，概念や理論が発達し，認識されようとしている。現在までに，幾人かの人々が，看護の概念や理論を生みだした。これら，種々の理論や概念は，多くの雑誌や本に発表されたが，それらを1冊にまとめ，看護過程を通して，看護実践に応用されたことは，一度もない。

　この本は，12人の看護理論家の考えをとりあげ，おのおのの考えと，看護過程，すなわち，アセスメント，診断，計画，実行および評価の過程との関係を探るものである。この本の目的は，看護概念や理論を，看護実践に応用するための手だてとして，活用されることにある。

　この本は，大きく3つの部分に分かれる。第1章と第2章は，看護における理論や概念の位置づけについて述べると共に，看護過程についても論じている。この2章は，次の12章に共通する基本となるものを提示しているので，読者には第一に読んでいただきたい部分である。第3章から第14章までは，フローレンス・ナイチンゲール，リディア・E・ホール，ヴァージニア・ヘンダーソン，ヒルデガード・E・ペプロウ，ドロセア・E・オレム，フェイ・G・アブデラ，アイダ・ジーン・オーランド，アーネスティン・ウィーデンバック，ミラ・エストリン・レヴィン，マーサ・E・ロジャーズ，イモジーン・M・キング，および，シスター・カリスタ・ロイの著書の主要な構成要素を提示している。これらの章では，1つの章に，1人の理論家をとり扱っているので，どこから読まれてもよい。各章の内容は，その理論家の背景に関したものと，その理論家が，看護に意味深いと定めた，特有な構成要素に関したものである。その際の資料は，すべて，それぞれの理論家の著書から引用した。構成要素は，その章を担当した者によって，検討，解釈されているが，そのときの焦点となったものは，人間，健康，社会，および，看護の4つの基本的概念と，その概念の，看護過程への活用の仕方である。第15章は，読者が，ある特定状況の看護過程に，いくつかの，あるいは，すべての看護理論を活用するときの助けとなるものである。この最後の章は，1つの指針として構成要素の応用例を示したが，これは，読者の思考過程を刺激し，専門的看護実践に，理論や看護過程を応用されることをお勧めするためである。第15章は，第1章から第14章までの内容に十分親しまれた後に読まれるともっとも効果的なものとなろう。

　"人間"という言葉は，それが，4つの基本的概念（人間，健康，社会，および看護）の1つとして用いられるときには，すべての年齢層と，男性・女性のいずれをも含む，一般的な意味で用いられる場合の人のことである。理論家の何人かは，その当時には，当然なことではあったが，看護婦には，"彼女（she）"という代名詞を，ケアの受け手には，"彼（he）"という代名詞を用いている。したがって，いくつかの章では，その理論家の用いた言葉を，変えるのは不自然なことであった。そのような場合には，その代名詞の用い方は，もとの著者によるものだと指摘してある。他の多くの場合には，一般的な意味での"人間"を用いた。

この本の著者である，看護理論検討グループは，看護学生が，看護理論を理解したり，看護実践に活用したりするのを援助するためには，資料が必要であることに気づいた者によって設立された。最初のグループは，10人の看護教官によって，1975年に生まれた。そのグループはすぐに，諸々の看護理論の，構成要素と，実践への応用に関した教科書の必要性に気づいた。理論には，何が内包されるべきかの検討が進むにつれて，グループは次第に拡大し，ついには，この本の著者となった19人の成員を有するようになった。この本に寄与している著者は全員，一度は，ライト州立大学（Wright State University）看護学部にかかわりのあった者である。この大学での出会いが，このグループの成員となるきっかけとなっている。看護理論検討グループの成員は，おそらく変わってゆくであろうが，グループそのものは，理論に基づく専門的看護実践の発展をめざして，その努力を継続するであろう。

　この教科書を用いられる方々から，提案や批評をいただければ幸いである。

　　　　　　　　　　　　　　　　看護理論検討グループ会長　ジュリア・B・ジョージ

目次

訳者一覧 i
執筆協力 ii
訳者序 iv
編者序 vi
増補改訂版訳者序 viii
増補改訂版編者序 x
初版の訳者序 xii
初版の編者序 xvi

第1章　看護理論への入門 1
An Introduction to Nursing Theory　　　　　　　　　　　　**Janet S. Hickman**

- 看護学とは 1
- その他の考え方 3
- 理論的思考の用語 3
  - 概念 3
- 理論 5
- 理論のレベル 6
- 世界観 7
- 理論—研究—実践の循環関係 8
- 歴史的観点 11
  - Florence Nightingale 11
  - Columbia 大学（1950 年代） 11
  - Yale 大学（1960 年代） 11
  - 1970 年代 12
  - 1980 年代 12
  - 1990 年代 13
  - 将来 15
  - 研究 18
- 理論の分析と評価 18
  - 理論の分析と評価に関する文献レビュー 19
  - 本書のガイドライン 20
- 看護理論の批評のための質問 21

第2章　看護理論と臨床実践 27
Nursing Theory and Clinical Practice　　　　　　　　　　　　**Julia B. George**

- 実践への応用 27
- 臨床実践における看護理論の応用 29

第3章 Florence Nightingale：環境モデル ... 41
Environmental Model　　　　　　　　　　　　　　　　　　　　　　Marie L. Lobo

- Nightingale の看護に対するアプローチ ... 43
- Nightingale の環境モデル ... 44
  - 健康的な住居 ... 44
  - 換気と保温 ... 44
  - 光 ... 45
  - 物音 ... 45
  - 変化 ... 46
  - ベッドと寝具 ... 46
  - 部屋と壁の清潔 ... 46
  - 身体の清潔 ... 46
  - 栄養と食事 ... 47
  - 希望や助言を軽率に言う ... 47
  - 社会的配慮 ... 47
- Nightingale の環境モデルと看護のメタパラダイム ... 48
- Nightingale と看護過程 ... 50
- Nightingale の理論の看護過程への応用 ... 51
- Nightingale と理論の特徴 ... 52

第4章 Hildegard E. Peplau：看護における人間関係 ... 59
Interpersonal Relations in Nursing　　　　　　　　　　　　　　Janice Ryan Belcher

- Peplau の看護における局面 ... 62
  - 方向づけ ... 62
  - 取り組み ... 63
  - 終決 ... 66
- Peplau の理論と看護のメタパラダイム ... 67
- Peplau の局面と看護過程との関係 ... 67
- Peplau の人間関係の批評 ... 71

第5章 Virginia Henderson：看護の定義と要素 ... 81
Definition and Components of Nursing　　　　　　　　　　　　　Marie L. Lobo

- Henderson の看護の定義の展開 ... 82
- Henderson の理論と看護のメタパラダイム ... 86
- Henderson と看護過程 ... 87
- Henderson の看護の定義と要素の批評 ... 93
- 強みと限界 ... 102

第6章 Dorothea Elizabeth Orem：セルフケア不足看護理論 ……… 109

Self-Care Deficit Nursing Theory　　　　　　　　　　　　**Peggy Coldwell Foster**

- Orem の看護一般理論 …………………………………………………… 110
  - セルフケア理論 ……………………………………………………… 111
  - セルフケア不足理論 ………………………………………………… 113
  - 看護システム理論 …………………………………………………… 115
- Orem の理論と看護のメタパラダイム ………………………………… 117
- Orem の理論と看護過程 ………………………………………………… 119
  - 看護診断と看護処方（ステップ1）………………………………… 120
  - 看護規制のための看護システムの設計（ステップ2）…………… 120
  - 看護システムの産出と管理（ステップ3）………………………… 120
- Orem の看護セルフケア不足理論の批評 ……………………………… 126
- 強みと限界 ………………………………………………………………… 130

第7章 Imogene M. King：概念システムと目標達成理論 ……… 143

Conceptual System and Theory of Goal Attainment　　　　**Julia B. George**

- King の概念システム …………………………………………………… 145
  - 個人システム ………………………………………………………… 146
  - 個人間システム ……………………………………………………… 148
  - 社会システム ………………………………………………………… 150
- King の目標達成理論 …………………………………………………… 152
- King の理論と看護のメタパラダイム ………………………………… 155
- 目標達成理論と看護過程 ………………………………………………… 157
- King の目標達成理論の批評 …………………………………………… 160
- 強みと限界 ………………………………………………………………… 170

第8章 Martha E. Rogers：ユニタリ・ヒューマンビーイングの科学
………………………………………………………………………………… 181

Science of Unitary Human Beings　　　　　　　　　　　　**Maryanne Garon**

- Rogers の概念システム ………………………………………………… 184
- Rogers の研究成果と看護のメタパラダイムを構成する4つの主要概念 … 189
  - Rogers 学説の実践の方法論 ………………………………………… 190
  - 実践現場での使用 …………………………………………………… 191
  - 臨床実践での使用 …………………………………………………… 191
  - 看護リーダーシップと教育での使用 ……………………………… 193
- ユニタリ・ヒューマンビーイングの科学と理論的な問題の批評 …… 194
- 強みと限界 ………………………………………………………………… 201

第9章 Sister Callista Roy：Roy 適応モデル ... 213
Roy Adaptation Model　　　　　　　　　　　　　　　　**Julia Gallagher Galbreath**

- Roy 適応モデル ... 215
  - 適応システムとしての人間 ... 217
  - 4つの適応様式 ... 223
  - 環境 ... 225
  - 健康 ... 225
  - 看護の目標 ... 226
- 看護過程 ... 226
  - 行動アセスメント ... 227
  - 刺激のアセスメント ... 227
  - 目標設定 ... 233
  - 介入 ... 233
  - 評価 ... 238
- Roy 看護過程の看護実践への適用 ... 238
- Roy 適応モデルの批評 ... 240
- 強みと限界 ... 247

第10章 Betty Neuman：Neuman システムモデル ... 263
The Neuman Systems Model　　　　　　　　　　　　　　　　**Julia B. George**

- Neuman システムモデルの開発 ... 264
- Neuman システムモデル ... 266
  - 基本構造とエネルギー源 ... 267
  - クライエント変数 ... 268
  - 抵抗ライン ... 269
  - ノーマル防御ライン ... 269
  - フレキシブル防御ライン ... 269
  - 環境 ... 269
  - ストレッサー ... 270
  - 健康 ... 271
  - 反応 ... 272
  - 予防介入 ... 272
  - 再構成 ... 272
  - 看護 ... 273
  - Neuman システムモデルの独自の観点 ... 273
- Neuman システムモデルと看護のメタパラダイム ... 274
- 臨床実践における Neuman システムモデル ... 275

- Neuman システムモデルの批評 ... 278
- 強みと限界 ... 292

第11章 Madeleine M. Leininger：カルチャーケアの多様性と普遍性理論 ... 313

Theory of Culture Care Diversity and Universality　　Julia B. George
- Leininger の理論 ... 315
- Leininger の理論と4つの主要概念 ... 321
- カルチャーケアの多様性，普遍性と超文化看護学 ... 323
    - 超文化看護の例 ... 328
- カルチャーケアの多様性と普遍性理論の批評 ... 329
- 強みと限界 ... 336

第12章 Margaret A. Newman：拡張する意識としての健康理論 ... 349

Health as Expanding Consciousness　　Julia B. George
- 拡張する意識としての健康 ... 351
    - 概念と前提 ... 351
    - 全体としての健康 ... 352
    - 新パラダイム ... 355
- 拡張する意識としての健康理論と4つの主要概念 ... 356
- 拡張する意識としての健康理論と看護過程 ... 357
- 拡張する意識としての健康理論の批評 ... 360
- 強みと限界 ... 363

第13章 Jean Watson：トランスパーソナルケアリング理論 ... 371

Theory of Transpersonal Caring　　Brenda P. Johnson & Jane H. Kelley
- Watson のトランスパーソナルケアリング理論 ... 374
    - 哲学的背景 ... 374
    - 理論の内容 ... 374
    - トランスパーソナルケアリング関係 ... 375
    - 10 のカラティヴ因子から臨床カリタス過程へ ... 376
    - ケアリングの機会/ケアリングの瞬間 ... 376
- Watson の理論と看護のメタパラダイム ... 377
    - 人（人間） ... 378
    - 健康と病い ... 378
    - 環境 ... 379
    - 専門職としての看護と実践 ... 379

看護介入 380
　　ケーススタディ 381
・Watsonのトランスパーソナルケアリング理論の批評 383
・強みと限界 389

第14章　Rosemarie Rizzo Parse：人間生成学派 — 399

Human Becoming School of Thought　　　　　　　　　Janet S. Hickman

・Parseの人間生成学派の要約 401
・前提 402
・原則 406
・理論構造 410
・人間生成と4つの主要概念 411
　　人間宇宙 411
　　健康 412
　　看護 413
・Parseの人間生成学派と看護実践 414
　　看護過程 414
　　Parseの実践方法論 415
・人間生成と理論の批評 417
・強みと限界 424

第15章　Nola J. Pender：ヘルスプロモーション・モデル — 441

Health Promotion Model　　　　　　　　　　　　　　Julia B. George

・ヘルスプロモーション・モデルの理論的基盤 442
・ヘルスプロモーション・モデル（改訂版）の変数 445
　　個人の特性と経験 445
　　行為に特有の認識と感情 445
　　行動のアウトカム 448
・ヘルスプロモーション・モデル（改訂版）と看護のメタパラダイム ... 448
・看護ケアにおけるヘルスプロモーション・モデル（改訂版）の利用 ... 449
・ヘルスプロモーション・モデル（改訂版）の批評 451
・強みと限界 462

第16章　Patricia Benner：
　　　　　ケアリングとエキスパート看護実践の哲学 — 471

Philosophy of Caring and Expert Nursing Practice　　　Bobbe Ann Gray

・Bennerのエキスパート看護実践の哲学の構築 472
・エキスパート看護実践の哲学 474

重要な概念	475
関係	484
前提	485
・エキスパート看護実践と看護の4つの概念のメタパラダイム	485
人（または存在）	485
ウェルビーイング	485
状況	486
看護	487
・エキスパート看護実践と看護過程	487
・エキスパート看護実践と理論の特徴	491
・強みと限界	495

用語集	501
索引	518

第1章

看護理論への入門
An Introduction to Nursing Theory

Janet S. Hickman

　第1章の目的は，学習者がこれからこの本に紹介される看護理論を理解するための道具を紹介することにある。ここでいう道具とは，理論的な考え方の用語や定義を学んだり，看護理論の歴史的発展について展望したり，看護理論を分析したり評価するための方法を指している。看護実践の指針として理論を選択し，活用するには，看護理論を理解することが前提条件である。

　看護理論は，特定の理論家が看護についてどんなことを考えているのか，看護知識の基盤は何なのか，あるいは現実の世界で看護師が何を行い，どう実践するのかといった本質的な疑問を解くための複数の選択肢や前提により発展してきた。各理論にはそれぞれ世界観がある。それは，看護や人間に起こる出来事を理解し，現実の特定の側面に光を当てると同時に，それ以外の側面をぼかしたり，無視したりもし得る（Ray, 1998）。各理論家は，自分自身の価値観や看護専門分野の歴史的背景，そして看護学界に定着した知識基盤から影響を受けている。

看護学とは

　「何が看護学で，何が看護学ではないのか」は，現在，看護の文献において重大な議論の的となっている。これは20年近い経費抑制や看護師不足，スタッフ削減，管理型ケアの時代を経た21世紀初頭の今，特に見られる傾向である。米国の医療提供状況が看護師とクライエントにとって好ましくないとしても，国際レベルでの看護学に関する考え方は，ある程度のコンセンサスに至っている。1997年，『Nursing Science Quarterly』は，「看護学とは何か」という問いについて，米国内外からの意見を紹介した(Barrett et al., 1997)。回答は以下の通りである。様々な回答者の考え方の一致に注目してもらいたい。

Dr. John Daly（オーストラリア）

　看護学は，パラダイムや枠組み，理論から成る特定の知識体系である……。この構造は，看護の全体性と同時性のパラダイムに属している。これらの競合するパラダイムでは，人間と世界の相互関係，健康，看護の中心的現象などについても，相入れない観点をも，互いに存在することを据えている……。看護学は発展過程にあり，進化を続けるであろう（p.10）。

Dr. Gail J. Mitchell（カナダ）

　看護学は，思考体系と価値観を正確に選択し結合させて，明確な理論的構造を組み立てる学問である。理論的構造は，実践と研究活動に方向性と意味をもたせるために存在する……。看護理論は，熱心に学ぶことで習得できるが，理論が人間にもたらす貢献を理解するには，そのことを他者と共に実在の中で経験しなければならない。理論が有意義かそうでないかは，「看護師」対「人」のプロセスや「研究者」対「参加者」のプロセスの中で判断される（p.10）。

Dr. Brian Millar（英国）

　……看護学は，人間―健康―環境の関係について，看護師が疑問をもち，調べることによって多くの知識が発展したものである（p.11）。

Dr. Renzo Zanotti（イタリア）

　看護学の目的は，ケアリングやウェルビーイング，そして調和した存在としての人間の自律に関する現象について，一般原則の下で，新しい解釈を検証したり，異なる説明を探究したりすることである（p.11）。

Dr. Teruko Takahashi（日本）

　看護学は，人間の健康に関する現象に焦点を当てた独特の人文科学である……。医学のような自然科学とは異なり，看護学は人それぞれの生活の質に注目する。したがって看護学は，因果関係に基づいた健康の現象を調べるものではない。生きられた経験[1]としての健康を，保健医療の消費者の観点で調べるのである（p.11）。

Dr. Elizabeth Ann Manhart Barrett（米国）

　看護学は，看護の関心対象である独特の現象，すなわちユニタリ・ヒューマンビーイングとそれを取り巻く環境との統合を説明する本質的で抽象的な知識である。この知識は，質的・量的な調査方法を統合した方法によっても生み出される……。看護学に基づいた実践は，全ての人々の健康やウェルビーイングを促進するために，想像力豊かに，かつ独創的に看護の知識を利用することである（p.12）。

---

[1] 訳注：lived experience：哲学（現象学）で用いられる用語。実際に体験された経験。

Dr. William K. Cody（米国）

看護という専門分野は，看護学以外の知識や方法を必要とするが，「看護学は学術的専門分野として看護の根本的要素である」。それがなければ「看護」は存在せず，ケアだけになる……。最先端の哲学や理論を用いて実践のためのガイダンスが行えるということ……そして看護理論に基づいた実践についての文献数が増えているという点で，1つの「学問」としての看護の「豊かさ」は明らかである（pp.12-13）。

その他の考え方

Meleis（2007）は明確に，看護とは全体としての人間に焦点を当てる人文科学であり，人間による生きられた経験を理解することが基盤だとする。Meleis は，人文科学の観点から，看護のアートと科学は切り離せないという。人文科学としての看護は，健康や病いに関する人間の経験を関心の対象とし，量的研究と質的研究の両方の方法論を必要とする。

理論的思考の用語

ここまで，米国内外の識者らが現在，看護学の定義についてどのように考えているかを紹介した。Nightingale の『Notes on Nursing（看護覚え書き）』（1859/1992）から 21 世紀初頭の看護学に至るまで，道のりは確かに長かった。この章では，140 年以上かけて看護師が発展させてきた理論を検証する道具を紹介する。本書を読み進めるに従い，それまでの見解が新たな異なる意味をもつようになる。看護の歴史を背景に発展してきた看護の理論的思考の世界に，あなた方を誘う長い旅が始まろうとしている。

あなた方はこの旅で，専門職としての看護の実践，看護学，そして看護研究のための看護理論の意味を理解できるようになるだろう。

▼ 概　念

理論的考え方で，最初に考慮すべき用語は「概念 concept」である。概念は，発想や思考，または心に抱く考えである。概念は，経験できるものと抽象的なものがあるが，それは現実の世界で観察されるかどうかによる。五感を使って観察したり経験したりできる場合，概念は，経験的 empirical といわれる。聴診器は見て触ることができることから，経験的概念の例といえる。抽象的 abstract 概念は，ケアリングや希望，無限などのように，観察することができない。全ての概念は，対象が不在の場合に抽象概念となる。たとえば聴診器について熟知するようになると，実際にそこにはなくても聴診器の概念を頭の中で思い浮かべることができる。しかし

ケアリングや希望，無限といった抽象概念は，現実にこれらの概念を見る機会は絶対にないので心の中に描くことは困難である。

　本書の看護理論の解説を理解するには，そこに示されている概念の定義を考えることが非常に重要になる。理論の中には，よく知られている概念でも，異なる使い方をしているものもあれば，耳慣れない新しい概念を新たに導入するものもある。

　「メタパラダイム metaparadigm」という用語は，その学問の中心的な内容を特定すると考えられ，世界的に最も抽象的な用語と言われている。Kim（1989）は，メタパラダイムの機能とは，学問分野の知的・社会的使命をまとめ，対象となる題材の境界を決めることだという。1990年代までの文献では一般的な合意があり，看護学のメタパラダイムは，人，健康，環境，看護，という4つの概念で構成されていた。これら4つの概念それぞれは，抽象概念として示される。それぞれの明確な定義は，著者によって異なる。本書の目的上，次の一般的な定義を用いる。「人 person」は個人，家族，コミュニティ，あるいは人類全体を表す。この文脈において，人は看護実践の中心である。「健康 health」は人，あるいは人と看護師の両者によってウェルビーイングであると判断された状態を表す。「環境 environment」は，人の物理的環境，コミュニティ，あるいは世界と世界に包含される全てを表す。「看護 nursing」は，専門分野の科学とアートの実践である。

　現在，看護分野の4つの概念のメタパラダイムは限定的すぎると指摘する文献がある。Meleis（2007）は，看護の知識領域には，「看護クライエント」「トランジション」「相互作用」「看護過程」「環境」「看護治療」「健康」という7つの概念があるとする。Parse（1995a）は，看護に関わる大きな現象は，「セルフケア」「適応」「人間関係」「目標への到達」「ケアリング」「エネルギーフィールド」「人間生成」等々であるとする。Cody（1996）はこれらに，「人間の尊厳に敬意を払うこと」と「各クライエントの独自性」という，看護独特の伝統的な関心を加える。Codyが大切だと考えるこれらの学問的要素は，概念とその定義に限定されたメタパラダイムでは表現することができない。Malinski（1995）は，看護のメタパラダイムという考え方はもはや裏付けがないとし，その発想を完全にやめることを提案する。Malinskiは，看護は現在，均質化ではなく多様化しており，研究範囲の幅が広すぎて定義しようとする試みはどれも意味がないと述べている。

　看護学におけるメタパラダイムに関する学問的論争や，位置づけ（位置づけられていないとしても），それらが看護理論の発展に及ぼした影響を考慮することは重要である。本書の理論分析によって，読者は様々な理論が根拠とする（あるいは根拠としない）広範な概念，またはメタパラダイムの概念の存在（あるいは欠如）を知ることができる。一貫性をもたせるために，各章では，「人」「健康」「環境」「看護」という当初の4つの概念について理論家の定義または見解を説明し，さらに各理論のその他の概念についても解説する。

理　　論

　概念は，理論を生み出すために用いられる要素である。ChinnとKramer（2004）は，理論を「現象について試験的に目的意識をもって体系づけていく考え方を，創造的かつ厳密に構築すること」（p.58）と定義する。Chinnらは，「創造的 *creative*」という言葉は，理論構築における人間の想像力と構想力の役割を明確にするが，同時に，創造的なプロセスは厳密で体系的で規律に従っていると注意を促す。Chinnらは，理論は「試験的 *tentative*」であり，新しいエビデンスが現れればいつでも修正されるとする。Chinnらの定義によると理論には目的が必要である。簡単に言えば，理論は事実や出来事をどのように考えるかの方向を示すものである。

　理論は，実験の結果を100％予測する科学的原理と同等に扱うことはできない。原理は，ほとんどの自然科学の基本であるが，看護は人文科学なので，実験室で生み出される厳密性と客観性を当てはめることは適切ではなく，反復は不可能である。看護理論の予測可能性は，理論が発展することによって研究の基盤として信頼されるようになる。

　Meleis（2007）は，看護理論とは，「現象を記述する，現象間の関係を説明する，結果を予測する，看護ケアを規定するといった目的で看護の実体について，いくつかの側面を概念化することである」（p.37）と定義する。この定義には，看護理論を伝える重要性と，看護ケアを方向づける目的が含まれている。

　理論は，概念（とその定義）および命題から成り立っている。命題は概念間の関係を説明する。たとえばNightingaleは，新鮮な空気と健康との効果的な関係を「命題化 *proposed*」している。理論は，事実として確定された前提に基づいている。理論の前提は，価値観を伴う言明や倫理のように，実験的に検証できないため「真」とみなされる。理論は，その内容を図式やマップとして描いたモデルとして示されることがある。

　Barnum（1998）は，完成した看護理論には文脈と内容，過程があるとする。文脈は看護行為が行われる環境である。内容は理論の題材であり，過程は理論を用いて看護師が行動する方法である。看護師は理論の内容要素に基づき，要素を使い，あるいは要素を介して活動する。

　SmithとLiehr（2003）は，3段で構成された抽象概念の梯子のイメージモデルを提案する。このモデルの最も高い段は哲学であり，中段は理論，最下段は経験となる。哲学の段は，「理論にとって真に基本的だと認められる思考体系と前提を表す」（p.1）。理論の段は抽象的であり，理論を形成する記号とアイデア，そして概念から成る。3段目の経験は具体的であり，知覚によって観察できるものを表す。

　看護の「理論」，「概念モデル」，そして「概念の枠組み」を区別する本もあるが，ほとんどの著者は，それを人為的な区別だと考えている。Meleis（2007）は，「それらを区別しようとする試みは，しばしば重箱の隅をつつくような様相を呈し，混乱を招くだけである」（p.151）とまで言い切っている。本書の目的上，看護を概念化して発表されたものを理論とする。

理論のレベル

　理論のレベルは，理論が適用される現象の広がりや幅を指すものである．理論における概念の抽象性のレベルは，その理論の広がりと密接に関係している．Chinn と Kramer（2004）は，理論には「ミクロ」「マクロ」「中範囲 midrange」「原子的 atomistic」「包括的 wholistic」などの性質の幅があるとする（p.94）．ミクロと原子的レベルは比較的狭い現象，マクロと包括的レベルは広い視野の理論を意味する．中範囲理論は，専門分野全体ではなく，全ての関心事の一部を扱う．Chinn と Kramer は，中範囲理論として「苦痛緩和」の例を挙げ，ミクロ理論でもあり得る「痛み」と呼ばれる現象の生理学的機能を説明する．これらは，どちらも「人」の一部を扱うが，マクロ理論では，「人」を包括的に扱う．これらの名付けは恣意的であり，学問分野によって異なる意味がある．

　「グランドセオリー」は，学問分野が関わる幅広い領域を網羅する理論を意味する用語であるといわれている．同じ文脈で，Parse（1997b）は，「学派 school of thought」とは「ある学者集団によって保持される理論的見解」（p.74）と定義した．特定の前提や原理，探究への特定の焦点を共有する，研究や実践への伝統的で一致したアプローチである．「メタ理論」とは，理論的プロセスや理論構築に関する理論を呼する用語である．

　Merton（1968）によると，「中範囲理論」は，「マイナーだが日々の研究に必要とされ，大きく進化する実用的な仮説と，社会的行動や社会的組織，社会的変動に見られる共通性を包括的・組織的な努力によって解明し構築される統一理論との間にある」（p.39）という．看護の文献における中範囲理論の記述は，Merton と一致している．そこでは，中範囲理論について次のように述べられている．

- グランドセオリーよりも視野が狭い（Fawcett, 2005a；Suppe, 1996）
- 限られた概念と命題で成り立っており，具体的で明確に書かれている（Fawcett, 2005a；McKenna, 1997）
- 抽象的ではなく，より具体的な現象に関心をもつ（Fawcett, 2005a；Meleis, 2007）
- 実践への応用が多い（Fawcett, 2005a；Liehr & Smith, 1999）

　Im（2005）は，「『既製品』レベルの理論」について述べている．「既製品 ready-to-wear」とは，研究や実践に応用しやすいという意味である．Im は，「状況限定理論 situation-specific theory」を既製品レベル理論の一種であるとする．状況限定理論は，特定の看護現象に注目し，臨床実践を反映して，特定の人々あるいは特定の実践分野に限定した理論であると定義される（Im & Meleis, 1999a）．状況限定理論は，「ミクロ理論 microtheories」または「実践理論 practice theories」とも呼ばれている．そして Im（2005）は，状況限定理論は，いつどんな場面にも応

用できる普遍的な理論ではなく，より臨床的に限定された，特定の背景を反映した看護活動のための青写真を組み込むことを意図した理論であることに注意を促している。ImとMeleis（1999b）は，米国における更年期の低収入韓国系移民女性という特定の人々を対象にした状況限定理論の例を挙げている。

Im（2005）によれば，状況限定理論は検証できることも，できないこともある。解釈学や現象学，批判理論といった哲学的根拠に基づいて構築された理論は，検証できる仮説をもっていない。これらの理論はむしろ現象を経験する人間の生きられた経験を理解したり説明したりすることを目的とする。

理論レベルを調べるもう1つの方法は，理論で行われることは何なのかを調べることである。DickoffとJames（1968）は，理論を，「要素─分離」「要素─関係性」「状況─関係性」「状況─創出」という4つのレベルで展開するとした。第1のレベル「要素─分離」は事実の記述，つまり事実や出来事に名前を付けて分類することである。第2のレベルでは，意味をもたせてより大きな状況を表す方法で，要素を相互に関連付けたり，連携させたりすることが求められる。第3のレベル「状況─関係性」は，状況がどのように関係しているかを説明したり，予測したりする。第4のレベル「状況─創出」では，状況に関して十分な知識が必要とされ，その結果，どのように，なぜ関係しているのかについての指針として理論化し，有用な状況を創出できる。この第4のレベルはパワーがある（記述や説明，予測以上のことをする）。理論としては状況をコントロールするので，最も強力なレベルである。

Fawcett（2005a）は中範囲理論の記述に類似したラベルを用いる。Fawcettによると中範囲理論は，現象とは何なのかを記述することや，なぜ起こるのかを説明すること，あるいはどのように起こるのかを予測することである。中範囲の記述的 *descriptive* 理論は最も基本的な理論であり，概念は1つのみで，現象を記述したり分類したりする。中範囲の説明的 *explanatory* 理論は2つ以上の概念間の関係を明らかにし，一方，中範囲の予測的 *predictive* 理論は概念間の明確な関係，あるいは1つ以上の概念が1つ以上の他の概念に及ぼす影響を予測する（p.19）。

世界観

世界観とは，人が自分の世界を観察するときに基準にする哲学的枠組みである。科学の哲学的世界観は，論理経験主義の世界観である。この世界観では，全ての真実は知覚経験によって立証されなければならない。論理経験主義は客観性を必要とし，相対的に価値自由[2] である。客観性には，科学的方法を利用して現象の微小な部分を調べることが必要である。この世界観において，全体は部分の総和に等しい。文献ではこの世界観は，「普遍的なものの見方 *received view*」と呼ばれている。看護過程は，看護学のこの観点から生み出された。

---

[2] 訳注：value free；Max Weberによる学問論の立場で，経験科学は価値判断に立ち入ってはならないとする。

論理経験主義に対抗する世界観の1つは，人文科学または「経験に基づいたものの見方 perceived view」という世界観である。人文科学の世界観は，全体としての人間と，特定の文脈の中での生きられた経験に焦点を当てる。

　Parse（1987）は，普遍的なものの見方と経験に基づいたものの見方に関連した看護の2つの世界観を仮定する。Parse の全体性パラダイムに関する記述は，普遍的なものの見方を反映するものであり，一方同時性パラダイムに関する記述は，経験に基づいたものの見方を反映するものである。これらのパラダイムにおける基本的な違いは，人に関する見方である。全体性パラダイムでは人の生物的・心理的・社会的・霊的側面を見るが，同時性のパラダイムでは人間を世界との持続的な相互関係をもつ不可逆的な全体と考える。「健康」について，全体性パラダイムの理論家は標準と比較して捉える傾向があり，同時性パラダイムの理論家はクライエントが個人的に定義するものと考える。Cody（1995）は，Parse の見解を肯定して，「Parse が10年前，全体性や同時性のパラダイムについて考えた基本的前提は，今も通用する。実際，看護における人間と健康に関する本質的な考え方は2組のみである」と述べている（p.146）。

　Fawcett（2003, p.273）は，看護のメタパラダイムの用語変更を提案した。Fawcett は，「人 person」という言葉を「人間 human beings」に変え，健康は人間の生と死のプロセスを意味し，看護活動を看護における参加者と看護師とのプロセスとみなすことを提唱した。また，人間と環境，健康，看護のつながりは，全体性と同時性の2つのパラダイムを含めた方法で記述できると言う。

　看護の学問分野としての関心事は，以下の通りである。

1．人間の生と死のプロセスを支配する原理
2．人間の健康に関する経験のパターン化
3．人間にとって有益な看護活動またはプロセス
4．人間の生と死のプロセス，すなわち人間は環境との持続的な相互プロセスの中にいると認識すること

理論—研究—実践の循環関係

　理論と研究と実践は，循環関係にあり，お互いに影響し合っていると理解することが重要である。中範囲理論は，臨床で看護研究によって検証できる。研究プロセスは，理論の妥当性を立証したり，修正のきっかけになったり，あるいは妥当性がないことを立証したりする。研究によって理論の妥当性が立証されれば，エビデンスに基づく実践 evidence-based practice に必要なエビデンスが得られる。さらに特定の理論について研究すれば，実践を立証するエビデンスが得られる。実践は，研究によって妥当性が立証された専門分野の理論に基づいている（図1-1）。研究結果は，定期刊行物や書籍として出版されたり，会議で発表されたり，Dissertation

図1-1 理論―研究―実践の循環関係

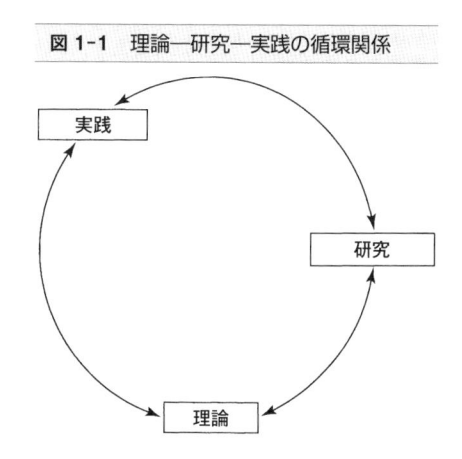

Abstracts International[3] などで抄録を公開されたりする。

LiehrとSmith（1999, p.88）は，21世紀における中範囲理論として5つのアプローチを提案した。

1．研究と実践を通した帰納的方法から導き出す
2．グランド看護理論の実践への応用や研究から演繹的方法で導き出す
3．既存の看護と看護以外の中範囲理論の組み合わせ
4．看護の専門的観点に関連している他の専門分野の理論から導き出す
5．研究に基づいている実践のガイドラインや基準から導き出す

研究は，普遍的な世界観あるいは経験に基づく世界観に基づいている。普遍的なものの見方による研究は「量的」であり，統計学的データが経験的要素や出来事を表す。研究方法は科学的方法に基づく。経験に基づいたものの見方による研究は本質的に「質的」であり，思考や感覚，信念を研究対象としている。質的研究を行う多くの方法論が提唱されている。

PolitとBeck（2004）によると，「量的研究 quantitative research」は，演繹的な推論や論理的推論の法則，そして経験の測定可能な特性を重視する傾向があるという。PolitとBeckは，量的研究の方法は一般的に，「注目する概念の数は少なく，どのように概念が関連するかに関わる推察から始められる。データを集めるために形式的な道具を用いて構造的なプロセスに従う（コントロールされた条件の下で）。データの収集と分析における客観性に重点が置かれ，統計学的な手順によって数値データを分析する」（pp.15-16）と述べている。

PolitとBeck（2004）は，「質的研究 qualitative research」とは，人間の経験の動的，全体的，個人的側面を重視し，それらを経験する人々の文脈で全体として捉えようとすることだという。PolitとBeckは，質的方法を用いた研究は一般的に，「特定の概念を焦点とするのではな

---

[3] 訳注：Pro Quest社が提供する博士論文データベースの印刷版リソース。学位を授与する北米のほとんど全ての認定機関から学位論文の提供を受けたデジタルデータベースには，修士論文のリソース（Masters Abstracts International）が含まれ，北米を中心に世界の大学の博士論文および修士論文の書誌事項が検索できる。

表1-1 研究方法の比較

量的研究	質的研究
原因と結果の関係	関連性のパターン
文脈自由	文脈依存
数値で表されたデータ	ナラティブな記述で表されたデータ
演繹的プロセス	帰納的プロセス
概念を重視	全体を重視
固定化したデザイン	柔軟なデザイン
測定可能	解釈的
機械的	有機的
客観的	主観的であることが望ましい
単一的事実	多様な主観的事実
還元,調整,予測	発見,記述,理解
統計学的分析の報告	豊富なナラティブの報告
研究者は独立している	研究者は被験者と相互作用する
対象	参加者

(Streubert & Carpenter〈1995, p.12〉より改変.)

く,現象の全体を理解しようとする試みを重視する。研究者の推察ではなく出来事に関する対象者の解釈を基にする。形式的・構造化された道具を用いずにデータを集める。研究の文脈をコントロールしようとせず,文脈全体を捉えようとする。人間の経験を理解し,解釈する手段としてデータの主観性を十分に活かす。系統的だが直観的にナラティブデータを分析する」(pp.16-17)と述べている。

SpezialeとCarpenter(2007)は,理論の発展につながるのは,質的研究方法の全てではなく,特定の方法であるとして注意を促している。グラウンデッドセオリーの場合,理論の発見につながるとしている。

HaaseとMeyers(1988, p.132)による量的アプローチと質的アプローチの方法の違いは,以下の通りである。

1. 量的方法は単一的事実を見るのに比べ,質的方法は多元的に相互に関連し合う事実を捉えることを前提としている
2. 量的方法では客観的事実のみが適切な領域だとするが,質的方法は主観的経験もまた妥当であるとする
3. 量的方法は還元的観点で,質的研究は生態学的観点で捉える。すなわち事実を全て理解しようと試みる
4. 量的方法は部分を通して全体を明らかにするが,質的方法は,全体は部分の総和以上であるとみる
5. 量的方法では,相違は説明されるか排除されることになる。質的方法では,相違は実際に存在するものであると考える

表1-1は,量的研究と質的研究の方法の比較である。

歴史的観点

看護における理論構築と理論的思考の歴史は，Florence Nightingale の著書で始まり，現在まで続いている。この節では，歴史における重要な出来事を紹介する。

Florence Nightingale

Nightingale（1859/1992）の『Notes on Nursing』は，患者のために環境を操作することに注目した最初の看護理論である。Nightingale は，「看護理論」として本を著したのではなかったが，それはその後 150 年以上にわたり看護実践の指針となっている。

Columbia 大学（1950 年代）

1950 年代，管理者や教員となる看護師には大学院レベルの教育が必要であると考えられるようになった。Columbia 大学教員養成校には，そうした役割の必要性により大学院教育課程が創設された。看護学における最初の理論の概念化は，この課程を卒業した看護理論家，Peplau（1952/1988），Henderson（Harmer & Henderson, 1955），Hall（1959），Abdellah（Abdellah, Beland, Martin, & Metheney, 1960）らによってもたらされた。

1950 年代の理論家は，まず，看護師は何を行うのかという機能的役割を重視し，生物医学的モデルに注目した。患者の問題とニードが実践の焦点であると考えた。これらの理論家らとは関係なく，Johnson（California 大学 Los Angeles 校）は，看護の知識は，医学的診断とは異なる看護診断の理論に基づくものであることを提唱した（Meleis, 2007）。

Yale 大学（1960 年代）

1960 年代，看護における理論的思考は，問題/ニードと機能的役割から，看護師と患者の関係に焦点が移った。Yale 大学看護学部の理論への姿勢は，そこで教官となっていた Columbia 大学教員養成校の卒業生らから影響を受けた（Henderson, 1960, 1966；Orlando, 1961/1990；Wiedenbach, 1964, 1969）。

Yale 大学の理論家は，看護を，結果ではなく過程だと考える。看護師は何をどのように行うのか，そして患者は患者の状況をどのように認知しているのかを理論で説明する。この大学の理論家は，Henderson，Orlando，Wiedenbach らである。Yale 大学とは別に Levine（1967）は，看護の 4 つの保存原理を発表した。

1967 年，Yale 大学の教官である Dickoff, James, Wiedenbach（哲学者 2 人と看護師 1 人）は，看護理論の定義と看護における理論構築の目標を発表した。この論文は，1 年後に雑誌『Nursing Research』に掲載され，以後看護における理論的思考の歴史の中で古典的文献となった（Dickoff, James, & Wiedenbach, 1968）。

表 1-2　1960 年代の看護理論

理論家	年次	タイトル（＊は邦訳タイトル）
V. Henderson	1960	『Basic Principles of Nursing Care（＊看護の基本となるもの）』
	1966	『The Nature of Nursing（＊看護論）』
I. J. Orlando	1961	『The Dynamic Nurse-Patient Relationship：Function, Process, and Principles（＊看護の探究：ダイナミックな人間関係をもとにした方法）』
E. Wiedenbach	1964	『Clinical Nursing：A Helping Art（＊臨床看護の本質：患者援助の技術）』
	1969	『Meeting the Realities in Clinical Teaching（＊臨床実習指導の本質：看護学生援助の技術）』
L. E. Hall	1966	『Another View of Nursing Care and Quality（看護ケアと質に関するもう1つの見方）』
J. Travelbee	1966	『Interpersonal Aspects of Nursing（＊人間対人間の看護）』
M. E. Levine	1967	『The Four Conservation Principles of Nursing（看護の4つの保存原理）』

　1960 年代, Joyce Travelbee は, 著書『Interpersonal Aspects of Nursing（人間対人間の看護）』において, 人間対人間の関係に関する理論を発表した（1966, 1971）。この理論は, Peplau や Orlando の人間関係の理論を拡張したものである。Travelbee は, ケアリングや共感, 同情, そして看護の情緒的な側面を重視した。

　1965 年, 米国看護師協会（American Nurses Association；ANA）が, 看護教育について政策声明を発表したことは特筆すべき出来事である。この方針において, プロフェッショナルな学士レベルの看護教育と, テクニカルな準学士レベルの看護教育という, 2つの看護教育レベルが推奨されたことにより, 看護教育の展望は絶えず変化し続けることとなった。看護教育者の育成のために博士課程に連邦政府の助成金が出されるようになったのは, 1960 年代であった。その結果, 博士号取得者は, 看護理論の次の波を起こした。

　表 1-2 は, 1960 年代の理論家と著書のリストである。

▼ 1970 年代

　1970 年代は, 多くの看護理論が発表された 10 年間となった。その多くは, 初版後に, 修正された。1970 年代半ばに, 全米看護連盟（National League for Nursing；NLN）が, 看護教育の認定基準として, カリキュラムの概念的枠組みの選択と整備, 実施を各看護学部に求めたことは注目に値する。これは, 看護教育での理論的思考を重視した要請であった。

　1978 年, 『Advances in Nursing Science』の創刊号が出版された。これは看護学における理論の構築, 分析, 応用に注目した雑誌である（Chinn, 1978）。『Advances in Nursing Science』はすぐに看護の理論的思考に関する議論や討論を行うフォーラムを設けた。

　表 1-3 は, 1970 年代の理論に関する著書のリストである。

▼ 1980 年代

　1980 年代は幅広く研究が行われ, その結果に基づいて多くの看護理論が修正された。さら

表1-3 1970年代の看護理論

理論家	年次	タイトル（＊印は邦訳タイトル）
M. Rogers	1970	『An Introduction to the Theoretical Basis of Nursing（＊ロジャーズ看護論）』
I. King	1971	『Toward a Theory for Nursing（＊看護の理論化：人間行動の普遍的概念）』
D. Orem	1971	『Nursing：Concepts of Practice（＊オレム看護論：看護実践における基本概念）』
J. Travelbee	1971	『Interpersonal Aspects of Nursing, 2nd ed（＊人間対人間の看護，第2版）』
M. Levine	1973	『Introduction to Clinical Nursing（臨床看護入門）』
B. Neuman	1974	『The Betty Neuman Health-Care Systems Model（Betty Neumanのヘルスケアシステムモデル）』
A. I. Meleis	1975	『Role Insufficiency and Role Supplementation：A Conceptual Framework（役割不全と役割補完：概念の枠組み）』
J. Paterson & L. T Zderad	1976	『Humanistic Nursing（＊ヒューマニスティックナーシング）』
Sr. C. Roy	1976	『Introduction to Nursing：An Adaptation Model（＊ロイ適応看護モデル序説）』
K. E. Barnard	1978	『Nursing Child Assessment and Training（小児看護のアセスメントとトレーニング）』
M. Newman	1979	『Theory Development in Nursing（看護における理論構築）』
J. Watson	1979	『Nursing：The Philosophy and Science of Caring（看護：ケアリングの哲学と科学）』

に，Johnson, Benner, Parse, Leininger, Meleis, Pender, Riehl-Sisca, Erickson, Tomlin, Swainらの研究が，看護の理論的思考の体系に加わった。表1-4は，1980年代の理論に関する著書である。

1990年代

1990年代は，看護理論を検証し発展させる調査研究が非常に多く行われた。『Nursing Science Quarterly』（Rosemarie Rizzo Parse編集，Chestnut Houseが1988～1998年出版，Sage社が1999年～現在まで出版）は，理論を基盤とする研究と理論的な課題の発表の場として多大な貢献を果たした。

Rogers は，『Nursing：A Science of Unitary, Irreducible, Human Beings：Update 1990（看護：ユニタリ，非可逆的人間の科学：1990年版）』（『Visions of Rogers' Science-Based Nursing〈Rogersの科学に基づく看護のビジョン〉』Barrett編）を発表した。これはRogersの理論の最後の改訂版である。Barrettが編集したこの本は，Rogers理論とその実践，研究，教育，将来を説明した24の章が付加されている。

1992年，Parseは自身の理論で使用した「健康を—生きる—人間 man-living-health」という用語を「人間生成 human becoming」に言い換えた。変更の理由についてParseは，最新の辞書の「man」の定義が「人間 humankind」の意味ではなく，ジェンダーに基づいた「男性」を意味する傾向があるためと説明した。理論の前提と原理は変えず，用語のみを新しくし，1998年，『The Human Becoming School of Thought：A Perspective for Nurses and Other

表1-4 1980年代の看護理論

理論家	年次	タイトル（*印は邦訳タイトル）
		新　刊
D. Johnson	1980	『The Behavioral System Model for Nursing（看護のための行動システム・モデル）』
J. Riehl-Sisca	1980,	『The Riehl Interaction Model（Riehlの相互作用モデル）』
	1989	『The Riehl Interaction Model：An Update（新版 Riehlの相互作用モデル）』
R. Parse	1981	『Man-Living-Health：A Theory for Nursing（*健康を—生きる—人間：パースィ看護理論）』
N. Pender	1982, 1987	『Health Promotion in Nursing Practice（*ヘルスプロモーション看護論）』
H. Erickson, E. Tomlin, & M. Swain	1983	『Modeling and Role Modeling（モデリングとロールモデリング）』
J. Fizpatrick	1983	『Conceptual Models of Nursing（with A. Whall）（看護の概念モデル；A. Whall 共著）』
P. Benner	1984	『From Novice to Expert：Excellence and Power in Clinical Practice（*ベナー看護論：初心者から達人へ）』
	1989	『The Primacy of Caring：Stress and Coping in Health and Illness（with J. Wrubel）（*現象学的人間論と看護；J. Wrubel 共著）』
A. I. Meleis	1986	『Transitions：A Nursing Concern（with N. Chick）（トランジション：看護の関心；N. Chick 共著）』
M. Mishel	1988	『Uncertainty in Illness Theory（病いにおける不確実性理論）』
		改訂/再版
M. Leininger	1980	『Caring：A Central Focus of Nursing and Health Care Services（ケアリング：看護の焦点とヘルスケア・サービス）』
	1981	『The Phenomenon of Caring：Importance, Research, Questions, and Theoretical Considerations（ケアリングの現象：重要性，研究，疑問，理論的考察）』
	1985	『Transcultural Care Diversity and Universality（超文化ケアの多様性と普遍性）』
	1988	『Leininger's Theory of Nursing：Culture Care, Diversity and Universality（Leiningerの看護理論：カルチャーケア，多様性と普遍性）』
D. Orem	1980	『Nursing：Concepts of Practice, 2nd ed.（*オレム看護論：看護実践における基本概念，第2版）』
	1985	『Nursing：Concepts of Practice, 3rd ed.（*オレム看護論：看護実践における基本概念，第3版）』
M. Rogers	1980	『Nursing：A Science of Unitary Man（看護：ユニタリマンの科学）』
	1983	『Science of Unitary Human Beings：A Paradigm for Nursing（ユニタリ・ヒューマンビーイングの科学：看護のパラダイム）』
	1989	『Nursing：A Science of Unitary Human Beings（看護：ユニタリ・ヒューマンビーイングの科学）』
C. Roy	1980	『The Roy Adaptation Model（*ザ・ロイ適応看護モデル）』
	1981	『Theory Construction in Nursing：An Adaptation Model（with S. Roberts）（看護における理論構築：適応モデル；S. Roberts 共著）』
	1984	『Introduction to Nursing：An Adaptation Model, 2nd ed.（*ロイ適応看護モデル序説，第2版）』
	1989	『The Roy Adaptation Model（*ザ・ロイ適応看護モデル）』

表 1-4 つづき

I. King	1981	『A Theory for Nursing：Systems, Concepts, Process（＊看護理論）』
	1989	『King's General Systems Framework and Theory（King の一般システムの枠組みと理論）』
B. Neuman	1982	『The Neuman Systems Model（＊ベティ・ニューマン看護論）』
	1989	『The Neuman Systems Model, 2nd ed.（＊ベティ・ニューマン看護論 第 2 版）』
M. Newman	1983	『Newman's Health Theory（Newman の健康理論）』
	1986	『Health as Expanding Consciousness（＊マーガレット・ニューマン看護論：拡張する意識としての健康）』
J. Watson	1985/1988	『Nursing：Human Science and Human Care（＊ワトソン看護論：人間科学とヒューマンケア）』
	1989	『Watson's Philosophy and Theory of Human Caring in Nursing（Watson の哲学と看護におけるヒューマンケアリングの理論）』
R. Parse	1987	『Nursing Science：Major Paradigms, Theories, Critiques（看護学：重要なパラダイム，理論，批評）』
	1989	『Man-Living-Health：A Theory of Nursing（＊健康を―生きる―人間：パースィ看護理論）』
M. Levine	1989	『The Conservation Principles：Twenty Years Later（保存原理：20 年後）』

Health Professionals（人間生成学派：看護師と他の医療職のための観点）』[4] を発表した。

1993 年，Boykin と Schoenhofer は，『Nursing as Caring（ケアリングとしての看護）』[5] という理論を出版した。この理論はグランドセオリーとして紹介され，ケアリングは看護にとって道徳的使命だとしている。

1990 年代は，看護実践の指針となる中範囲理論が急増した。理論─研究─実践の循環は，エビデンスに基づく実践と，臨床看護における最善の実践のための基盤となった。1990 年代のもう 1 つの発展の証は，国際会議や理論の出版で明らかなように，看護理論の展開が国際化したことである。Kolcaba は，夫と共に comfort についての概念分析（Kolcaba & Kolcaba, 1991）を発表し，その特徴を図式化した（1991）。その後ケアの結果として comfort を利用できるようにし（1992），comfort に関する中範囲理論を紹介した（1994）。また，介入研究で理論を検証した（Kolcaba & Fox, 1999）。Mercer による母親の役割達成理論（1995）は，母親や父親，幼児，育児に関する広範囲の研究に基づいた中範囲理論である。

1990 年代中盤から現在まで，理論家らは，各自の理論について解説や改訂版を出版している。表 1-5 は，それらの著書の一部である。

▼ 将　来

21 世紀初頭の看護理論の特徴は多様性にある。どんな理論が，どのように看護という専門分野の指針となり得るのか，またはなるべきなのかという問いへの数十年の格闘を経て，現在は

---

[4] 訳注：邦訳；高橋照子 訳：パースィ看護理論：人間生成の現象学的探究. 医学書院；2004.
[5] 訳注：邦訳；多田敏子，谷岡哲也 監訳：ケアリングとしての看護：新しい実践のためのモデル. ふくろう出版；2005.

表1-5　1990〜2007年の看護理論

理論家	年次	タイトル（＊印は邦訳タイトル）
		1990-1999
M. H. Mishel	1990	『Reconceptualization of the Uncertainty in Illness Theory（病いにおける不確実性理論の再概念化）』
D. E. Orem	1991, 1995	『Nursing：Concepts of Practice, 4th and 5th eds.（＊オレム看護論：看護実践における基本概念，第4版，第5版）』
	1995	『Orem's Nursing Theory and Positive Mental Health（with E. M. Vardiman）（Oremの看護理論とポジティブ・メンタルヘルス；E. M. Vardiman 共著）』
	1997	『Views of Human Beings Specific to Nursing（看護に特有の人間の見方）』
K. Kolcaba	1994	『A Theory of Holistic Comfort for Nursing（看護のためのホリスティックコンフォート理論）』
A. I. Meleis	1994	『Facilitating Transitions：Redefinition of the Nursing Mission (with P. A. Trangenstein)（トランジションの促進：看護ミッションの再定義；P. A. Trangenstein 共著）』
M. A. Newman	1994	『Health as Expanding Consciousness, 2nd ed.（＊マーガレット・ニューマン看護論：拡張する意識としての健康 第2版）』
	1997	『Evolution of the Theory of Health as Expanding Consciousness（拡張する意識としての健康理論の進化）』
I. M. King	1995a	『A System's Framework for Nursing（看護のためのシステム枠組み）』
	1995b	『The Theory of Goal Attainment（目標達成理論）』
	1996	『The Theory of Goal Attainment in Research and Practice（研究と実践における目標達成理論）』
	1997a	『Reflections on the Past and a Vision for the Future（過去の反省と将来へのビジョン）』
	1997b	『King's Theory of Goal Attainment in Practice（実践におけるKing目標達成理論）』
	1999	『A Theory of Goal Attainment：Philosophical and Ethical Implications（目標達成理論：哲学的・倫理的意味）』
M. E. Levine	1995	『The Rhetoric of Nursing Theory（看護理論のレトリック）』
	1996	『The Conservation Principles：A Retrospective（保存原理：回顧）』
R. T. Mercer	1995	『Becoming a Mother（母親になること）』
B. Neuman	1995	『The Neuman Systems Model, 3rd ed.（＊ベティ・ニューマン看護論，第3版）』
	1996	『The Neuman Systems Model in Research and Practice（研究と実践におけるNeumanシステムモデル）』
P. Benner	1996	『Expertise in Nursing Practice（with C. Tanner & C. Chesla）（看護実践におけるエキスパートの技能；C. Tanner & C. Chesla 共著）』
M. Leininger	1996	『Culture Care Theory, Research, and Practice（カルチャーケアの理論・研究・実践）』
J. Corbin	1992	『A Nursing Model for Chronic Illness Management Based Upon the Trajectory Framework (with A. Strauss)（＊慢性疾患病の軌跡：コービンとストラウスによる看護モデル；A. Strauss 共著）』
	1998	『The Corbin and Strauss Illness Trajectory Model（CorbinとStraussの病いの軌跡モデル）』

表 1-5 つづき

R. R. Parse	1995a	『Building the Realm of Nursing Knowledge（看護知識の領域構築）』
	1995b	『Illuminations：The Human Becoming Theory in Practice and Research（イルミネーション：実践と研究における人間生成理論）』
	1996a	『Building Knowledge Through Qualitative Research：The Road Less Traveled（質的研究による知識の構築：先人なき道）』
	1996b	『The Human Becoming Theory：Challenges in Practice and Research（人間生成理論：実践と研究における課題）』
	1997a	『The Human Becoming Theory：The Was, Is, and Will Be（人間生成理論：過去・現在・未来）』
	1998	『The Human Becoming School of Thought（＊パースィ看護理論：人間生成の現象学的探求）』
	1999	『Hope：An International Human Becoming Perspective（希望：国際的な人間生成の観点）』
N. J. Pender	1996	『Health Promotion in Nursing Practice, 3rd ed.（＊ヘルスプロモーション看護論，第3版）』
H. E. Peplau	1997	『Peplau's Theory of Interpersonal Relations（Peplauの人間関係理論）』
C. Roy	1997	『Future of the Roy Model：Challenge to Redefine Adaptation（Royモデルの将来：適応の再定義における課題）』
J. Watson	1997	『The Theory of Human Caring：Retrospective and Prospective（ヒューマンケアリング理論：後ろ向きと前向き）』
	1999	『Postmodern Nursing and Beyond（＊ワトソン21世紀の看護論：ポストモダン看護とポストモダンを超えて）』
	2000-2007	
A. Meleis and others	2000	『Experiencing Transitions（トランジションの経験）』
A. Meleis	2007	『Theoretical Nursing：Development and Progress（理論的看護：構築と進歩）』
K. Kolcaba	2003	『Comfort Theory and Practice（＊コルカバコンフォート理論：理論の開発過程と実践への適用）』
R. R. Parse	2003	『Community：A Human Becoming Perspective（コミュニティ：人間生成の観点）』
R. T. Mercer	2004	『Becoming a Mother Versus Maternal Role Attainment（母親になることと母親としての役割獲得）』
P. Benner	2005	『Using the Dreyfus Model of Skill Acquisition to Describe and Interpret Skill Acquisition and Clinical Judgment in Nursing Practice and Education（看護の実践と教育においてDreyfusのスキル獲得モデルを用いたスキル獲得と臨床判断の記述と解釈）』
M. M. Leininger	2006	『Culture Care Diversity and Universality (with M. R. Mcfarland)（Leininger看護論：カルチャーケアの多様性と普遍性）』
N. Pender	2002, 2006	『Health Promotion in Nursing Practice, 4th and 5th eds.(with C. L. Murdaugh & M. A. Parsons)（ヘルスプロモーション看護論，第4版/第5版；C. L. Murdaugh & M. A. Parsons 共著）』

多様な理論的思考が認められ，受け入れられている。看護は，人間や，健康と病い，相互作用，ケアリング，人間関係，治療，環境要因，そして倫理に注目する学問であり，そこに多元主義と多様性があることは当然かつ適切である。多元主義は中範囲理論を構築するための豊かな基盤となり，研究やエビデンスに基づく実践の指針となっている。

1992年，Meleisは，看護の6つの学問的特性が21世紀の理論構築を導くと予測した。以下に挙げる予測は，今も通用する。

1．看護学は人文科学であり，「科学に関わるメンバーまたは参加者が知覚した日常の生きられた経験の意味を理解することに基づく」(p.112) 学問である。
2．実践がさらに重視されるようになる。
3．看護の使命は，理論を構築し，クライエント，看護師や看護学をエンパワーすることである。
4．「女性は男性とは異なる方策やアプローチで知識を構築するかもしれないという事実が受け入れられている」(p.113)。
5．看護は，「ケアの消費者が最高のケアを受けて，最高の健康を維持できるようにするために，彼らの経験を理解」(p.114) しようと試みている。
6．「第3諸国における看護実践を理解する努力を含め，看護の視野を広げる努力」(p.114) が行われている。

最新の看護の文献は，上記の予測の妥当性を裏付けている。約10年後，LiehrとSmith (1999) は，新たな世紀に向けての基礎を確立するために，10年間の中範囲理論の成果を解析した。それによると，現在は健康と治癒に関する人間の潜在的能力の発達に重点を置くことが求められ，アートや科学のみならず，実践や研究を総合的に組み合わせた看護知識の基盤が後押しされる状況にあるという。

▼ 研　　究

現在の著者の多くは，看護学の発展にとって質的研究と量的研究は同等に不可欠とする。看護研究に関係する理論は，特定の記述的，説明的文脈の範囲で現象を記述，説明もしくは予測する単一領域理論であるか，または規範的理論である。規範的理論はケア提供者のため，また適切な行為を導くためのガイドラインを反映している。

理論の分析と評価

Smith (2003) は，「評価とは，私たちが生きている組織体制で，最も人気がある屋内スポーツの1つ」(p.190) という。Smithは，どの理論であっても，論理の承認や是認，肯定は，そ

の理論の弱点を検討したうえでバランスの取れた形で行うべきであると提案している。また，看護学の発展に貢献する看護学者は，看護学の進歩のために果敢にアイデアを出す革新的先駆者であり，評価者は看護知識の本質的発展を気にかける義務を負い，看護学の執事役として責任を果たさなければならないと述べている。

▼ 理論の分析と評価に関する文献レビュー

Parse（1997b, 2005）は，全ての理論や枠組みを適切に批判的に評価する設計として，構造やプロセスを提案している。構造的な基準は，理論の歴史的進展 historical evolution，基本的な要素 foundational elements（前提と概念），関係に関する記述 relational statements（概念を人間—世界—健康のプロセスに昇華した抽象的レベルで書かれた理念）である。プロセスに関する基準は，一致 correspondence（語義の統一性と簡潔さ），一貫性 coherence（構文と美学），プラグマティクス pragmatics である。構文とは，アイデアの表明であり，正確で論理的な流れ，美学 aesthetics とは理論のプレゼンテーションの美しさ，すなわち要素の均整や調和，プラグマティクスとは有効性や発見の可能性である。有効性 effectiveness は研究や実践の指針としての理論の用い方で，発見の可能性 heuristic potential は探究できるかどうかの方法で判断する。

Barnum（1998）は分析基準として内容，過程，文脈，目標を提案する。Barnum の内部的批判の評価基準は，明瞭性，一貫性，妥当性，論理的展開，理論の発展レベルである。外部的批判の評価基準は，現実的，有用性，重要性，識別性，理論の範囲および複雑性である。

Smith（2003）は，理論の実質的な基盤，構造の統合性，機能の適切性など，中範囲理論評価の仕組みを提案する。機能の適切性とは特に実践や研究への応用と一般化の可能性である。

Chinn と Kramer（2004）は，目的，概念，定義，関係，構造，前提といった観点で理論を説明しており，理論を批判的に考察するための実用的指針を提案する。そして，明瞭性，簡潔性，一般性，利便性，重要性という5つの基準で考察すべきとしている。

Fawcett（2005a）は，看護の概念モデルの分析について，理論の評価や主観的価値判断をせずに，客観的，体系的に理論の起源や焦点，内容を調べる方法を説明している。その分析ガイドラインにはモデルの起源，モデルの焦点，モデルの内容等の項目がある。Fawcett は質問を用意し，各項目に答えるようにしている。Fawcett は，重要性，内部整合性，単純性，検証の容易性，経験的妥当性，実用的な適切性といった基準で内容を比較することによって，看護モデルを評価 evaluation できるという。また，分析項目に答えることで各項目が評価できるように，具体的な質問を用意している。検証の容易性と経験的妥当性に関する質問はグランドセオリーと中範囲理論とでは異なる（Fawcett, 2005b）。

Johnson と Webber（2005）は，看護理論を批評するときに活用する基準として，以下を提案する。

第1段階　理論の目的
　基準1：意味が明瞭で理解できる。
　基準2：理論境界線が看護実践と一致している。

基準3：用語が理解でき，特殊な用語を最小限にとどめている。
　第2段階　概念と命題
　　基準4：主要な概念が特定されていて，明確である。
　　基準5：概念が命題の構築をもたらしている。
　　基準6：変数と前提は命題の理解と解釈から導き出されている。
　第3段階　看護実践への有用性
　　基準7：理論的知識が現象の説明と予測に役立つ。
　　基準8：理論的知識が看護実践に影響する。（p.207）

　Parker（2006）は，読者は理論を注意深く見定め，理論家が紹介した通りに読み，そして他の理論家がその理論について何と書いているかを読むべきであるとする。Parkerは，理論の一部を学ぶだけでは十分な意味を知ることにならず，誤解につながることもあるため，理論全体を学ぶべきであると警告している（p.20）。

　Meleis（2007）は，理論評価は，記述，分析，批判，検証，支持を含むと主張し，そのモデルを提案する。このモデルには他にMeleisが「理論の影響力の循環」と呼ぶ独特な側面がある。この概念は，理論が看護実践や研究の指針として利用できるかという点である。

▼ 本書のガイドライン

　本書の目的である理論の批評は，Barnum（1998），ChinnとKramer（2004），JohnsonとWebber（2005），Fawcett（2005a, 2005b），Meleis（2007）による分析と評価の枠組みを総合的に用いることにする。批評とは，定義上，芸術作品や文学作品を分析または評価する方法（Webster's, 1991）とする。批評のプロセスとして，客観的要素と主観的要素が想定される。

　現在，ケースマネジメントや総合保健医療機関は，医療の提供による実収益や利潤のみを重視している。医療機関が期待するのは，コストを減らし，より短期間で有利な結果を得ることである。高度実践看護師が多くの現場で活躍し，ナースプラクティショナーの養成が急速に発展している状況において，看護教育を受けた者は，第一次的提供者としてケアの全領域にしっかりと入り込んでいる一方，実践の基盤は看護知識から医学的な知識へと焦点が逸れてしまっている（Fawcett, 1997）。

　21世紀において看護理論を分析し，評価するには，伝統的なアカデミックな意味で最も優れた批評の要素を用いることが適切と思われる。看護理論は，専門的な看護実践の基本であるという考えをもちつつ，こうした総合的な方法が，最善のアカデミックな批評を行うことにつながるよう願う。

看護理論の批評のための質問

1. 理論の歴史的背景は？

    ：この最初の質問は，構築された理論の基になった前提を注意深く観察するよう，読者に求めるものである。前提は，特定の哲学なのか，それとも看護または関連する学問分野の理論に基づいているのか。前提を理解するために他の研究や情報を必要とするのか。この理論は看護理論の歴史のどこに入るのか。全体性パラダイムまたは同時性パラダイムの範囲に属すとみなされるのか，それとも全く異なるメタパラダイムに属すのか。

2. 理論に示されている基本概念とそれらの関係は？

    ：概念の定義と使い方は一貫しているか。関係は論理的に示され，提示された前提に基づいているか。概念とそれらの関係は明瞭で，読者が理解できるか。

3. 看護の関心事として提示されている重要な現象は？　重要な現象には人間，環境，健康，対人関係，ケアリング，目標達成，適応，エネルギーフィールドなどの他にも諸々の現象が含まれる。

    ：現在の看護理論の文献では，人，健康，環境，看護という「当初の」4つのメタパラダイム以外のものがあるとされる。1つの理論で，看護の関心事である重要な現象の全てに取り組む必要はないが，批評の目的として，理論に取り組まれている現象を明らかにすることが重要である。

4. 理論は誰に，どんな状況に，どのような方法で適用されるのか？

    ：理論はどんな範囲に適用するのか。起こり得る全ての状況で，看護ケアを受ける人々全員に適用するのか。そうでなければその理論は誰に，どこで意味をもつことになるのか。その理論は現象の記述や説明，予測をするのか。

5. 理論はどのような方法で検証できるか？

    ：概念やそれらの関係は，質的または量的方法によって観察や測定，検証ができるか。理論は検証されたことがあるのか。文献では，どんな結果が紹介されているのか。

6. 理論は望ましいアウトカムを導く看護行為を生み出すか？

    ：理論に基づいた実践に関する研究では，望ましいクライエントのアウトカムが出されているのか。頻度や状況はどうか。

7. 理論はどの程度普及しているか？

：誰が，どんな背景でこの理論を利用しているのか。理論は看護実践や看護教育，または看護管理を方向づけているか。

要　約

　看護学は専門的な看護実践の基盤を提供する。看護理論は，クリティカルシンキングを支える構造を提供し，専門的な看護実践に関する臨床的意思決定プロセスの方向性を示す。理論と研究と実践は，本質的に循環する。それらの領域で新しい知識の発見が生じるとき，看護の学問分野で最新の技と科学は発展する。

　看護理論は，Nightingale に始まり，1950 年代に再開発が始まった。歴史的背景から新たな世紀の始まりまでに構築された最新の理論まで，理論開発について記述した。紹介した理論の批評の枠組みは，本書に掲載した理論全てに適用される。それぞれの章で，これらの批評を参考にしてほしい。

引用文献

Abdellah, F. G., Beland, I. L., Martin, A., & Matheney, R. V. (1960). *Patient-centered approaches to nursing.* New York: Macmillan. [out of print]

Barnard, K. E. (1978). *Nursing child assessment and training: Learning resource manual.* Seattle: University of Washington.

Barnum, B. J. S. (1998). *Nursing theory: Analysis, application, and evaluation* (5th ed.). Philadelphia: Lippincott.

Barrett, E. A. M. (1990). *Visions of Rogers' science based nursing.* New York: National League for Nursing.

Barrett, E. A. M., Cody, W. K., Daly, J., Millar, B., Mitchell, G. J., Takahasi, T., et al. (1997). What is nursing science? An international dialogue. *Nursing Science Quarterly, 10,* 8–13.

Benner, P. (1984). *From novice to expert: Excellence and power in clinical nursing practice.* Menlo Park, CA: Addison-Wesley.

Benner, P. (2005). Using the Dreyfus model of skill acquisition to describe and interpret skill acquisition and clinical judgment in nursing practice and education. *The Bulletin of Science, Technology and Society Special Issue: Human Expertise in the Age of the Computer, 24*(3), 188–199.

Benner, P., Tanner, C., & Chesla, C. (1996). *Expertise in nursing practice; Caring, clinical judgment, and ethics.* New York: Springer.

Benner, P., & Wrubel, J. (1989). *The primacy of caring: Stress and coping in health and illness.* Menlo Park, CA: Addison-Wesley.

Boykin, A., & Schoenhofer, S. (1993). *Nursing as caring: A model for transforming practice.* New York: National League for Nursing.

Chick, N., & Meleis, A. I. (1986). Transitions: A nursing concern. In P. L. Chinn (Ed.), *Nursing research methodology.* Boulder, CO: Aspen.

Chinn, P. L. (1978). A model for theory development in nursing. *Advances in Nursing Science, 1,* 1–11.

Chinn, P. L., & Kramer, M. K. (2004). *Integrated knowledge development in nursing* (6th ed.). St. Louis: Mosby.

Cody, W. K. (1995). About all those paradigms: Many in the universe, two in nursing. *Nursing Science Quarterly, 8,* 144–147.

Cody, W. K. (1996). Response: On the requirements of a metaparadigm: An invitation to dialogue. *Nursing Science Quarterly, 9,* 97–99.

Corbin, J. (1998). The Corbin and Strauss illness trajectory model. *Scholarly Inquiry for Nursing Practice, 12,* 33–41.

Corbin, J. M., & Strauss, A. (1992). A nursing model for chronic illness management based upon the trajectory framework. In P. Woog (Ed.), *The Chronic Illness Trajectory Framework: The Corbin and Strauss Nursing Model* (pp. 9–28). New York: Springer.

Dickoff, J., & James, P. (1968). A theory of theories: A position paper. *Nursing Research, 17,* 197–203.

Dickoff, J., James, P., & Wiedenbach, E. (1968). Theory in a practice discipline, part 1—Practice-oriented theory. *Nursing Research, 17,* 415–435.

Erickson, H. C., Tomlin, E. M., & Swain, M. A. P. (1983). *Modeling and role modeling.* Lexington, SC: Pine Press.

Fawcett, J. (1997). Conceptual models of nursing, nursing theories, and nursing practice: Focus on the future. In M. R. Alligood & A. Marriner-Tomey (Eds.), *Nursing theory: Utilization and application* (pp. 211–221). St. Louis: Mosby.

Fawcett, J. (2003). Critiquing contemporary nursing knowledge: A dialogue. *Nursing Science Quarterly, 16,* 273–276.

Fawcett, J. (2005a). *Contemporary nursing knowledge: Analysis and evaluation of nursing models and theories* (2nd ed.). Philadelphia: F. A. Davis.

Fawcett, J. (2005b). Criterion of evaluation of theory. *Nursing Science Quarterly, 18,* 131–135.

Fitzpatrick, J. J., & Whall, A. L. (1983). *Conceptual models of nursing: Analysis and application.* Bowie MD: Robert J. Brady. [out of print]

Haase, J. E., & Meyers, S. T. (1988). Reconciling paradigm assumptions of qualitative and quantitative research. *Western Journal of Nursing Research, 10,* 132.

Hall, L. E. (1959). Nursing . . . what is it? Published by the Virginia Nurses Association.

Hall, L. E. (1966). Another view of nursing care and quality. In K. M. Straub & K. S. Parker (Eds.), *Continuity in patient care: The role of nursing.* Washington, DC: Catholic University Press.

Harmer, B., & Henderson, V. (1955). *Textbook of the principles and practice of nursing* (5th ed.). New York: Macmillan.

Henderson, V. (1960). *Basic principles of nursing care.* Geneva: ICN.

Henderson, V. (1966). *The nature of nursing.* New York: Macmillan. [out of print]

Im, E. O. (2005). Development of situation-specific theories: An integrative approach. *Advances in Nursing Science, 28,* 137–151.

Im, E. O., & Meleis, A. I. (1999a). Situation-specific theories: Philosophical roots, properties, and approach. *Advances in Nursing Science, 22,* 11–24.

Im, E. O., & Meleis, A. I. (1999b). A situation-specific theory of Korean immigrant women's menopausal transition. *Image, 31,* 333–338.

Johnson, B. M., & Webber, P. B. (2005). *An introduction to theory and reasoning in nursing* (2nd ed.). Philadelphia: Lippincott Williams & Wilkins.

Johnson, D. E. (1980). The behavioral system model for nursing. In J. P. Riehl & C. Roy (Eds.), *Conceptual models for nursing practice* (2nd ed., pp. 207–216). New York: Appleton-Century-Crofts. [out of print]

Kim, H. S. (1989). Theoretical thinking in nursing: Problems and perspectives. *Advances in Nursing Science, 24,* 106–122.

King, I. M. (1971). *Toward a theory for nursing: General concepts of human behavior.* New York: Wiley.

King, I. M. (1981) *A theory for nursing: System, concepts, process.* New York: Wiley. (Reissued 1991, Albany, NY: Delmar)

King, I. M. (1989). King's general systems framework and theory. In J. Riehl-Sisca (Ed.), *Conceptual models for nursing practice* (3rd ed., pp. 149–158). Norwalk, CT: Appleton & Lange.

King, I. M. (1995a). A systems framework for nursing. In M. A. Frey & C. L. Sieloff (Eds.), *Advancing King's systems framework and theory of nursing* (pp. 14–22). Thousand Oaks, CA: Sage.

King, I. M. (1995b). The theory of goal attainment. In M. A. Frey & C. L. Sieloff (Eds.), *Advancing King's systems framework and theory of nursing* (pp. 23–32). Thousand Oaks, CA: Sage.

King, I. M. (1996). The theory of goal attainment in research and practice. *Nursing Science Quarterly, 9,* 61–66.

King, I. M. (1997a). Reflections on the past and a vision for the future. *Nursing Science Quarterly, 10,* 15–17.

King, I. M. (1997b). King's theory of goal attainment in practice. *Nursing Science Quarterly, 10,* 180–185.

King, I. M. (1999). A theory of goal attainment: Philosophical and ethical implications. *Nursing Science Quarterly, 12,* 292–296.

Kolcaba, K. (1991). A taxonomic structure for the concept of comfort. *Image: The Journal of Nursing Scholarship 23,* 237–240.

Kolcaba, K. (1992). Holistic comfort: Operationalizing the construct as a nurse-sensitive outcome. *Advances in Nursing Science, 15,* 1–10.

Kolcaba, K. (1994) A theory of holistic comfort for nursing. *Journal of Advanced Nursing, 19,* 1178–1184.

Kolcaba, K. (2003). *Comfort theory and practice: A vision for holistic health care and research.* New York: Springer.

Kolcaba, K., & Fox, C. (1999). The effects of guided

imagery on comfort of women with early stage breast cancer undergoing radiation therapy. *Oncology Nursing Forum, 26*(1), 67–92.

Kolcaba, K., & Kolcaba, R. (1991) An analysis of the concept of comfort. *Journal of Advanced Nursing, 16,* 1301–1310.

Leininger, M. M. (1980). Caring: A central focus of nursing and health care services. *Nursing and Health Care, 1,* 135–143, 176.

Leininger, M. M. (1981). The phenomenon of caring: Importance, research questions, and theoretical considerations. In M. M. Leininger (Ed.), *Caring: An essential human need* (pp. 3–15). Thorofare, NJ: Slack. [out of print]

Leininger, M. M. (1985). Transcultural care diversity and universality: A theory of nursing. *Nursing and Health Care, 6,* 209–212.

Leininger, M. M. (1988). Leininger's theory of nursing: Culture care diversity and universality. *Nursing Science Quarterly, 1,* 152–169.

Leininger, M. M. (1996). Culture care theory, research and practice. *Nursing Science Quarterly, 9,* 71–78.

Leininger, M. M., & McFarland, M. R. (2006). *Culture care diversity and universality: A worldwide nursing theory.* Sudbury, MA: Jones & Bartlett.

Levine, M. E. (1967). The four conservation principles. *Nursing Forum, 6,* 45–59.

Levine, M. E. (1973). *Introduction to clinical nursing.* Philadelphia: F. A. Davis.

Levine, M. E. (1989). The conservation principles: Twenty years later. In J. Riehl-Sisca (Ed.), *Conceptual models for nursing practice* (3rd ed., pp. 325–337). Norwalk, CT: Appleton & Lange.

Levine, M. E. (1995). The rhetoric of nursing theory. *Image: The Journal of Nursing Scholarship, 27,* 11–14.

Levine, M. E. (1996). The conservation principles: A retrospective. *Nursing Science Quarterly, 9*(1), 38–41.

Liehr, P., & Smith, M. J. (1999). Middle range theory: Spinning research and practice to create knowledge for the new millennium. *Advances in Nursing Science, 21*(4), 81–91.

Malinski, V. M. (1995). Response: Notes on book review of *Analysis and evaluation of nursing theories. Nursing Science Quarterly, 8,* 58–59.

McKenna, H. (1997). *Nursing theories and models.* London: Routledge.

Meleis, A. I. (1975). Role inefficiency and role supplementation: A conceptual framework. *Nursing Research, 24,* 264–271.

Meleis, A. I. (1992). Directions for nursing theory development in the 21st century. *Nursing Science Quarterly 5,* 112–117.

Meleis, A. I. (2007). *Theoretical nursing: Development and progress* (4th ed.). Philadelphia: Lippincott Williams & Wilkins.

Meleis, A. I., Sawyer, L. M., Im, E., Messias, D. K. H., & Shumacher, K. (2000). Experiencing transitions: An emerging middle-range theory. *Advances in Nursing Science, 23,* 12–28.

Meleis, A. I., & Trangenstein, P. A. (1994). Facilitating transitions: Redefinition of the nursing mission. *Nursing Outlook, 42,* 255–259.

Mercer, R. T. (1995). *Becoming a mother: Research on maternal identity from Rubin to the present.* New York: Springer.

Mercer, R. T. (2004). Becoming a mother versus maternal role attainment. *Journal of Nursing Scholarship, 36,* 226–232.

Merton, R. K. (1968). *Social theory and social structure.* New York: Free Press.

Mishel, M. H. (1988). Uncertainty in illness. *Image: The Journal of Nursing Scholarship, 20,* 225–231.

Mishel, M. H. (1990). Reconceptualization of the uncertainty in illness theory. *Image: The Journal of Nursing Scholarship, 22,* 256–262.

Neuman, B. (1974). The Betty Neuman health care systems model: A total person approach to patient problems. In J. P. Riehl & C. Roy (Eds.), *Conceptual models of nursing practice* (pp. 99–114). New York: Appleton-Century Crofts. [out of print]

Neuman, B. (1982). *The Neuman Systems Model.* Norwalk, CT: Appleton & Lange. [out of print]

Neuman, B. (1989). *The Neuman Systems Model* (2nd ed.). Norwalk, CT: Appleton & Lange.

Neuman, B. (1995). *The Neuman Systems Model* (3rd ed.). Norwalk, CT: Appleton & Lange.

Neuman, B. (1996). The Neuman Systems Model in research and practice. *Nursing Science Quarterly, 9,* 67–70.

Newman, M. A. (1979). *Theory development in nursing.* Philadelphia: F. A. Davis.

Newman, M. A. (1983). Newman's health theory. In I. W. Clements & F. B. Roberts (Eds.), *Family health: A theoretical approach to nursing care* (pp. 161–175). New York: Wiley.

Newman, M. A. (1986). *Health as expanding consciousness.* St. Louis: Mosby.

Newman, M. A. (1994). *Health as expanding consciousness* (2nd ed.). New York: National League for Nursing.

Newman, M. A. (1997). Evolution of the theory of health as expanding consciousness. *Nursing Science Quarterly, 10,* 22–25.

Nightingale, F. (1992). *Notes on Nursing: What it is and what it is not* (Com. ed.). Philadelphia:

Lippincott. (Original work published 1859)

Orem, D. E. (1971). *Nursing: Concepts of practice.* New York: McGraw-Hill. [out of print]

Orem, D. E. (1980). *Nursing: Concepts of practice* (2nd ed.). New York: McGraw-Hill. [out of print]

Orem, D. E. (1985). *Nursing: Concepts of practice* (3rd ed.). New York: McGraw-Hill.

Orem, D. E. (1991). *Nursing: Concepts of practice* (4th ed.). St. Louis: Mosby. [out of print]

Orem, D. E. (1995). *Nursing: Concepts of practice* (5th ed.). St. Louis: Mosby-Yearbook

Orem, D. E. (1997). Views of human beings specific to nursing. *Nursing Science Quarterly, 10,* 26–31.

Orem, D. E., & Vardiman, E. M. (1995). Orem's nursing theory and positive mental health: Practical considerations. *Nursing Science Quarterly, 8,* 165–173.

Orlando, I. J. (1961). *The dynamic nurse-patient relationship.* New York: G. P. Putman's Sons.

Orlando, I. J. (1990). *The dynamic nurse-patient relationship: Function, process, and principles.* New York: National League for Nursing. (Reprinted from 1961, G. P. Putman's Sons)

Parker, M. E. (2006). Studying nursing theory: Choosing, analyzing, evaluating. In M. E. Parker (Ed.), *Nursing theories and nursing practice* (2nd ed., pp. 14–22). Philadelphia: F. A. Davis.

Parse, R. R. (1981) *Man-living-health: A theory for nursing.* New York: Wiley.

Parse, R. R. (1987). *Nursing science: Major paradigms, theories, and critiques.* Philadelphia: Saunders.

Parse, R. R. (1989). Man-living-health: A theory of nursing. In J. P. Riehl-Sisca (Ed.), *Conceptual models for nursing practice* (3rd ed., pp. 253–257). Norwalk, CT: Appleton & Lange.

Parse, R. R. (1992). Human becoming: Parse's theory of nursing. *Nursing Science Quarterly, 5,* 35–42.

Parse, R. R. (1995a). Building the realm of nursing knowledge. *Nursing Science Quarterly, 8,* 51.

Parse, R. R. (1995b). *Illuminations: The human becoming theory in practice and research.* New York: National League for Nursing Press.

Parse, R. R. (1996a). Building knowledge through qualitative research: The road less traveled. *Nursing Science Quarterly, 9,* 10–16.

Parse, R. R. (1996b). The human becoming theory: Challenges in practice and research. *Nursing Science Quarterly, 9,* 55–60.

Parse, R. R. (1997a). The human becoming theory: The was, is, and will be. *Nursing Science Quarterly, 10,* 32–38.

Parse, R. R. (1997b). The language of nursing knowledge: Saying what we mean. In I. M. King & J. Fawcett (Eds.), *The language of nursing theory and metatheory* (pp. 73–77). Indianapolis: Center Nursing Press.

Parse, R. R. (1998). *The human becoming school of thought.* Thousand Oaks, CA: Sage.

Parse, R. R. (1999). *Hope: An international human becoming perspective.* New York: NLN Press.

Parse, R. R. (2003). *Community: A human becoming perspective.* Sudbury, MA: Jones & Bartlett.

Parse, R. R. (2005) Parse's criteria for evaluation of theory with a comparison of Fawcett's and Parse's approaches. *Nursing Science Quarterly, 18,* 135–137.

Paterson, J. G., & Zderad, L. T. (1976). *Humanistic nursing.* New York: Wiley. (Reissued 1988, New York: National League for Nursing)

Pender, N. (1982). *Health promotion in nursing practice.* New York: Appleton-Century-Crofts. [out of print]

Pender, N. J. (1987). *Health promotion in nursing practice* (2nd ed.). Stamford, CT: Appleton & Lange. [out of print]

Pender, N. J. (1996). *Health promotion in nursing practice* (3rd ed.). Stamford, CT: Appleton & Lange. [out of print]

Pender, N. J., Murdaugh, C. L., & Parsons, M. A. (2002). *Health promotion in nursing practice* (4th ed.). Upper Saddle River, NJ : Prentice Hall. [out of print]

Pender, N. J., Murdaugh, C. L., & Parsons, M. A. (2006). *Health promotion in nursing practice* (5th ed.). Upper Saddle River, NJ: Pearson Prentice Hall.

Peplau, H. E. (1988). *Interpersonal relations in nursing.* New York: Springer. (Original work published 1952, New York: G. P. Putnam's Sons)

Peplau, H. E. (1997). Peplau's theory of interpersonal relations. *Nursing Science Quarterly, 10,* 162–167.

Polit, D. F., & Beck, C. T. (2004). *Nursing research: Principles and methods* (6th ed.). Philadelphia: Lippincott Williams & Wilkins.

Ray, M. A. (1998). Complexity and nursing science. *Nursing Science Quarterly, 11,* 91–93.

Riehl, J. P. (1980). The Riehl interaction model. In J. P. Riehl & C. Roy (Eds.), *Conceptual models for nursing practice* (2nd ed., pp. 350–356). New York: Appleton-Century-Crofts.

Riehl-Sisca, J. P. (1989) The Riehl interaction model: An update. In J. P. Riehl-Sisca (Ed.), *Conceptual models for nursing practice* (3rd ed., pp. 383–402). New York: Appleton & Lange.

Rogers, M. E. (1970). *An introduction to the theoretical basis of nursing.* Philadelphia: F. A. Davis. [out of print]

Rogers, M. E. (1980). Nursing: A science of unitary man. In J. Riehl & C. Roy (Eds.), *Conceptual models for nursing practice* (2nd ed., pp. 329–337). New York: Appleton-Century- Crofts.

Rogers, M. E. (1983). Science of unitary human beings: A paradigm for nursing. In I. W. Clements & F. B. Roberts (Eds.), *Family health: A theoretical approach to nursing care* (pp. 221–228). New York: Wiley. [out of print]

Rogers, M. E. (1989). Nursing: A science of unitary human beings. In J. Riehl-Sisca (Ed.), *Conceptual models for nursing practice* (3rd ed., pp. 181–188). Norwalk, CT: Appleton & Lange.

Rogers, M. E. (1990). Nursing: A science of unitary, irreducible human beings. In E. A. M. Barrett (Ed.), *Visions of Rogers' science based nursing* (pp. 5–11). New York: National League for Nursing.

Roy, C. (1976). *Introduction to nursing: An adaptation model.* Englewood Cliffs, NJ: Prentice Hall. [out of print]

Roy, C. (1980). The Roy Adaptation Model. In J. P. Riehl & C. Roy (Eds.), *Conceptual models for nursing practice* (2nd ed., pp. 179–188). New York: Appleton-Century-Crofts. [out of print]

Roy, C. (1984). *Introduction to nursing: An adaptation model* (2nd ed.). Norwalk, CT: Appleton-Century-Crofts.

Roy, C. (1989). The Roy Adaptation Model. In J. Riehl-Sisca (Ed.), *Conceptual models for nursing practice* (3rd ed., pp. 105–114). Norwalk, CT: Appleton & Lange.

Roy, C. (1997). Future of the Roy Model: Challenge to redefine adaptation. *Nursing Science Quarterly, 10,* 42–48.

Roy, C., & Andrews, H. A. (1999). *The Roy Adaptation Model* (2nd ed.). Norwalk, CT: Appleton & Lange.

Roy, C., & Roberts, S. (1981). *Theory construction in nursing: An adaptation model.* Englewood Cliffs, NJ: Prentice Hall. [out of print]

Smith, M. C. (2003). Evaluation of middle range theories for the discipline of nursing. In M. J. Smith & P. R. Liehr (Eds.), *Middle range theory for nursing* (pp. 189–205). New York: Springer.

Smith, M. J., & Liehr, P. R. (Eds.). (2003). *Middle range theory for nursing.* New York: Springer.

Speziale, H. J. S., & Carpenter, D. R. (2007). *Qualitative research in nursing* (4th ed.). Philadelphia: Lippincott, Williams & Wilkins.

Streubert, H. J., & Carpenter, D. R. (1995). *Qualitative research in nursing.* Philadelphia: Lippincott.

Suppe, F. (1996). Middle range theory: Role in research and practice. In *Proceedings of the Sixth Rosemary Ellis Scholar's Retreat, nursing science implications for the 21st century.* Cleveland, OH: Frances Payne Bolton School of Nursing, Case Western Reserve University.

Travelbee, J. (1966). *Interpersonal aspects of nursing.* Philadelphia: F. A. Davis.

Travelbee, J. (1971). *Interpersonal aspects of nursing* (2nd ed.).Philadelphia: F. A. Davis.

Watson, J. (1979). *Nursing: The philosophy and science of caring.* Boston: Little, Brown. [out of print]

Watson, J. (1985). *Nursing: Human science and human care.* Norwalk, CT: Appleton-Century-Crofts. (Reissued 1988, New York: National League for Nursing)

Watson, J. (1989). Watson's philosophy and theory of human caring. In J. Riehl-Sisca (Ed.), *Conceptual models for nursing practice* (3rd ed., pp. 219–236). Norwalk, CT: Appleton & Lange.

Watson, J. (1997). The theory of human caring: Retrospective and prospective. *Nursing Science Quarterly, 10,* 49–51.

Watson, J. (1999). *Postmodern nursing and beyond.* Edinburgh, UK: Churchill Livingstone.

Webster's ninth new collegiate dictionary. (1991). Springfield, MA: Merriam.

Wiedenbach, E. (1964). *Clinical nursing—A helping art.* New York: Springer.

Wiedenbach, E. (1969). *Meeting the realities in clinical teaching.* New York: Springer.

第2章

看護理論と臨床実践
Nursing Theory and Clinical Practice

Julia B. George

　専門職の重要な特徴は，専門職自身が多くの知識を検証し構築することにある。本書で考察するモデルや理論は，看護のこうした特性を象徴するものである。看護のように実践的な学問分野の多くの知識は，研究によって，また実践に利用することによって構築される。実践において看護理論は，看護過程（米国看護師協会 American Nurses Association；ANA の実践基準でも利用されている）の枠組みへの応用から，クリティカルシンキング，知識獲得のパターンと方法，エビデンスに基づく実践などに広く利用されている。以下にこれらについて説明する。まずこの章で紹介する内容を参考にして，各章をより詳細に読んでもらいたい。

実践への応用

　米国看護師協会は，「アセスメント」「診断」「アウトカムの確認」「計画」「実施」「評価」という6つの実践基準を特定している（2004）。これらの実践基準は，看護過程とも一致する。アセスメントは情報の収集と分析，診断では問題を特定し，アウトカムの確認はどんな達成目標とするか具体的に示すこと，計画は特定した目標達成のために誰が・どんな努力をするのかを決め，実施は計画を行動に移し，評価は情報の正確さと活動の達成度について過程全体で継続的に行われる。これらの基準や段階は別々に説明されるが，実践ではそれぞれが常に進行している。新たなデータの入手は，新たな問題を特定したり，以前に特定した問題の修正につながる。そのためアウトカムは変わり，計画や実行は変更しなければならなくなる。

　ScrivenとPaul（2004）は，クリティカルシンキングについて，「観察や経験，熟考，推論，コミュニケーションから集めた，または生じた情報を能動的かつ巧みに概念化，適用，分析，

統合，評価して考え方や行動の指針とする，知的で統制の取れた過程である」，と複雑な定義をしている。PaulとElder（2002）はもっと簡単に，クリティカルシンキングとは，「どんな状況においても確実に可能な限りベストな思考を活用するための統制の取れた技である」（p.7）と定義する。Kataoka-YahiroとSaylor（1994）は，看護におけるクリティカルシンキングの5つの要素を，特定の知識基盤，経験，能力，態度，基準とする。看護におけるクリティカルシンキングの定義を調べた結果，クリティカルシンキングを行う看護師とは，「自信，文脈的な観点，創造性，柔軟性，知的好奇心，知的誠実さ，直観力，偏見のない心，忍耐力，思慮深さが表れている者」であるという意見で一致した（Rubenfeld & Scheffer, 1999, p.5）。看護過程はクリティカルシンキングの1つである。

看護にとって，多様な「知識獲得のパターン patterns of knowing」があることは重要である。まず，Carper（1978/2004）が主な知識獲得のパターンを4つ特定し，ChinnとKramer（2004, pp.3-12）が検討を重ねた。これら2つの文献を基にまとめると，以下のようになる。Carperは看護の文献を徹底的に調べ，看護における4種類の知識獲得のパターンを特定した。Carperが特定した第1の知識獲得のパターンは「経験主義 empirics」，すなわち量的方法によって，観察と測定が可能な情報に基づく看護の科学である。ChinnとKramerは，経験主義的にクリティカルシンキングを活用して知識を獲得するための問いは，「これはどういうもの」で，「どのように機能するのか」であるとする。知識獲得の第2のパターンは「美学 aesthetics」，すなわち状況の意味を認識して反応することを意味する看護のアートである。このパターンでの問いは「これはどういう意味」で，「どのような意義があるのか」である。第3の知識獲得のパターンは，「自分自身への認識 personal knowledge」つまり自分の周囲ではなく自分自身を探究することである。このパターンでの問いは，「自分は何をするのかをわかっているか」「自分がわかることを行っているのか」となる。第4の知識獲得のパターンは倫理，または道徳的な要素であり，このパターンでの問いは，「これは正しいのか」「このことに責任があるのか」である。

知識獲得のパターンは，文献にみられる「知識獲得の方法 ways of knowing」と似ているが，混同してはならない。Perry（1970）は，知識に対する大学生の考えや，自分は学習者だとする認識が，数年の学生経験を経てどのように進化するのかを説明した。Perryは，学生はまず基本的な二元性，つまり正しいか正しくないか，黒か白か（灰色はない）という二者択一の観点をもっており，権威によって伝えられることを受け入れながら，受動的プロセスとして学習を始めることを確認した。次に多様性，つまり権威ある人は何でも知っているわけではなく，学生は自分自身の意見をもつ権利があるという理解へと変化する。第3は，分析的評価と科学的な方法が支配する相対的な従属の段階，第4は背景や変化の重要性を認識することによる相対主義の段階である。Belenky, Clinchy, Goldberger, Tarule（1986）は，Perryの研究の対象が全員男性であったことを懸念し，類似した方法論を用いてPerryの命題を女性に置き換えて調べ，知識獲得の仕方について類似点と相違点を発見した。知識獲得の最初の方法は沈黙であり，学習者は意見は聞かれずに視界の中にいるだけで，断絶を経験し，権威は全て力があると考える。第2は容認された知識獲得で，この場合，他者の言うことに耳を傾けることである。第3は主観的知識獲得で，女性は自らの内なる声に耳を傾け始め，自身の感覚を確認す

る。次は手続き的知識獲得で，判断と客観性，そして他者とは切り離されていると同時につながっていると知ることで生じる。最後は構築された知識獲得である。これにより女性は，直観的に自分にとって重要だとわかる知識と，他者から受け取った知識とを一体化しようとする。PerryとBelenkyらとの知識獲得方法の大きな違いは，Perryが説明した知識獲得の仕方は直線的であり，女性の知識獲得の仕方は文脈を頼りにしていると説明されている点である。たとえばほとんどの領域において，知を積み上げてきた人は，全く新しい情報に対処するときは何も言えない人となるであろう。

　エビデンスに基づく看護について，たとえばFawcettやWatson, Neuman, Walker, Fitzpatrick（2001）をはじめ代表的な多くの看護理論家らは，エビデンスは無作為化臨床試験によってのみ導き出されるとしている。エビデンスに基づく実践の定義で，主に量的または経験的エビデンスに頼るものがあるが，MelnykとFineout-Overholt（2005）は，エビデンスに基づく看護実践の要素で，Carperの看護における知識獲得方法と十分に両立し得る要素を検討した。Melnykらは，エビデンスに基づく看護実践とは，研究で得られたエビデンスや，エビデンスに基づく理論，オピニオンリーダーまたは専門委員会，その人自身の臨床経験，そして患者の意向や価値観に関する情報，これらを統合した問題解決の手段であることを明らかにした（pp.6-7）。Hasseler（2006）は，エビデンスに基づく看護について，科学的知識を個々の状況に組みこむことを基盤にしていると説明している。それは成功率や費用対効果の高い看護ケアを提供すること，ケアの質を高めること，そしてアウトカムを最大限に利用することという様々な目的をもった意思決定の方法や，生涯学習の考えの提供を受けるものである。本書における理論の応用に最も相応しいエビデンスのタイプは，理論ごとに異なる。経験的なエビデンスが全面的に相応しいものもあれば，質的エビデンスが相応しいものもある。実践に応用する理論について考えるときは，各理論と看護過程やクリティカルシンキング，知識獲得のパターン，そしてエビデンスに基づく看護との関係を考えなければならない。

臨床実践における看護理論の応用

　この章では，看護理論の比較対照がしやすいように，本書で解説するモデルと理論をレビューする。レビューに続き，看護実践に関してそれぞれの理論を同じケーススタディを用いて解説する。これらを比較すればモデルや理論の興味深い点が明確になり，実践への応用に役立つであろう。どういう部分が応用できるのか，前に述べた6段階の看護過程フォーマットを使って比較する。

　Florence Nightingaleは，人間には治癒力が備わっており，環境による適切なサポートがあれば，人間は自分自身で治癒しようとすると考えた。Nightingaleは，環境に関する看護の関心要素について，換気と保温，健康的な住居（きれいな空気，きれいな水，適切な排水，清潔，光），些細な管理（現在，ケアの継続として知られている），物音，変化，食事，どんな食物か，

ベッドと寝具，光，部屋と壁の清潔，身体の清潔，希望や助言を軽率に言う，病人の観察という13の要素を示した。

　Hildegard E. Peplauは，看護師と患者との人間関係に注目した。この関係には，方向づけ，取り組み，終決の3つの局面がある。関係は，患者の感知されたニードで始まり，ニードが満たされたときに終了する。看護師と患者は相互作用の結果，成長する。

　Virginia Hendersonはまず看護とは，自分自身で行動する体力や意志，または知識をもたない他者のための行動であると定義し，ケアの14の要素を特定した。これらの要素は，個人のニードを満たすための体力や意志，または知識のどのような部分が欠如しているのかを調べるための指針となる。要素は，呼吸，飲食，排泄，移動，睡眠と休息，適切な衣服の着脱，体温の保持，身体の清潔と皮膚の保護，危険を避けて他者を傷つけないようにすること，コミュニケーション，信仰，労働，遊び，学習である。

　Dorothea E. Oremは，セルフケア，セルフケア不足，看護システムという3つの理論を示した。人が自分の日常的な欲求に対応する能力はセルフケアと呼ばれ，これらの行動を遂行する能力がセルフケア・エージェンシーである。両親には，子どもへのケア代行者としての役割がある。セルフケアを行う能力は，年齢，性別，発達の状態といった基本的条件づけ要因から影響を受ける。セルフケアのニードは，セルフケア要件で分類される。普遍的セルフケア要件（空気，水，食物，排泄，活動と休息，孤独と社会的相互作用，危険予防，社会的集団内での機能），発達的セルフケア要件，そして健康逸脱に対するセルフケア要件（けがや病いにより生じるニードと，けがや病いに対処するための努力から生じるニード）である。セルフケア要件から生じた全てのデマンドは，治療的セルフケア・デマンドであるとみなされる。治療的セルフケア・デマンドが，セルフケア・エージェンシーを上回ったとき，セルフケア不足が生じ，看護が必要になる。看護師はニードに基づいて，全代償的看護システム（看護師が必要な全てのケアを提供する），一部代償的看護システム（看護師と患者が共にケアを提供する），支持─教育的看護システム（患者がセルフケアを行うために必要な支援や教育を看護師が提供する）といった看護システムを設計する。

　Imogene M. Kingは，個人システム，個人間システム，社会システムという，システムを基本とした概念枠組みと，目標達成理論を提示した。目標達成理論の概念は，相互作用，知覚，コミュニケーション，相互浸透行為，自己，役割，ストレス，成長と発達，時間，空間である。看護師とクライエントは，通常は初対面の他人として出会う。それぞれが，この出会いの状況と互いに対しての知覚や判断をもつ。それぞれは反応し，そして他者の行動に再反応する。再反応は，相互行為につながり，効果的な場合，お互いが合意した目標に向かう相互浸透行為や動きにつながる。Kingは，看護師と患者双方がこの目標達成過程に重要な知識や情報をもたらすことを重視した。

　Martha E. Rogersは，看護学の基盤はユニタリ・ヒューマンビーイングの科学であるとした。人間は部分の集まりではなく，1つの統一体である。Rogersによれば，人間と環境はエネルギーフィールドであり，お互いに一体化している。人間はエネルギーフィールドをもつのではなく，人間が1つのエネルギーフィールドである。このようなフィールドはパターンによる識

別が可能で，単一の波形として独特の特徴が知覚される。これらのパターンは，汎次元的世界で生じる。Rogersの原理は，共鳴性すなわち高周波への持続的な変化，らせん運動性すなわち予測不可能な増大し続ける多様性，そして統合性，すなわち人間のフィールドと環境のフィールド相互の継続プロセスである。

　Sister Callista Royは，Roy適応モデルを提案した。個人や集団は，調節器サブシステムと認知器サブシステム（集団の場合，安定器サブシステムと変革器サブシステム）という制御過程またはコーピング機制によって，内部環境/外部環境からの刺激に対応する。調節器のプロセスは基本的に無意識であるが，認知器のプロセスは知覚，学習，判断，情動などが関係する。これらのコーピング機制の結果，生理的—物理的様式（酸素供給，栄養，排泄，活動と休息，防御，感覚，水分と電解質，酸塩基バランス，個人の場合の内分泌機能，集団の場合には資源の適切性），自己概念—集団同一性様式，役割機能様式，相互依存様式の4つのうちの1つで反応する。それは，適応反応（人間システムの統合を促す）か，非効果的反応（人間システムの統合を促さない）かのどちらかである。看護師はそれぞれの様式の反応をアセスメントし，支援が必要な適応反応と，介入が必要な非効果的反応を識別する。これらの反応それぞれについて，看護師は関連する刺激を探求する。反応に最も直接的に関係のある刺激は，焦点刺激である。反応に影響することが確認されているその他の刺激は全て関連刺激である。反応に影響するが，そのことを確認されていない刺激はどれも残存刺激である。刺激が確認されると，看護師は患者と協力して刺激を修正し，適応反応を支援するための介入を計画し，遂行する。そして遂行した活動について効果を評価する。

　Betty Neumanは，Neumanシステムモデルを生み出した。システムには，内部環境，外部環境，創造環境の3つがある。各システムは個人であれ集団であれ，複数の構造をもつ。基礎構造，すなわちコアは，エネルギー源を備えている。コアは抵抗ラインで守られ，次にノーマル防御ライン，最後にフレキシブル防御ラインで囲まれている。それぞれの構造は，生理的，心理的，社会文化的，発達的，霊的という5つの変数で成り立っている。各変数は個人内・個人間・個人外の要素に影響される。システムは安定した状態を求めるが，ストレッサーによって混乱することもある。ストレッサーが顕在または潜在する場合，最初に対応するのはフレキシブル防御ラインである。フレキシブル防御ラインがストレッサーに対抗できないときは，ノーマル防御ラインが働く。ノーマルラインが破られるとストレッサーはシステムに侵入し，抵抗ラインに関連した反応を引き起こす。この反応は通常，徴候と呼ばれる。抵抗ラインが，ストレッサーのコアへの到達を許すと，エネルギーが消耗し死に至ることもある。Neumanシステムモデルには3つの予防レベルがある。最初の予防は，ストレッサーがシステムに侵入して反応を起こす前に現れる。次の予防は症状に対して生じる。最後の予防は安定性を維持し，将来の発生を防ごうとする。

　Madeleine M. Leiningerは，看護実践に不可欠な見地として文化を盛り込んだ指針を示した。Leiningerのサンライズモデルでは，文化と社会的構造の重要な側面は，言語や環境的背景における技術，宗教，哲学，親族関係やその他関係者との社会的要素，文化的価値観および生活様式，政治，法律，経済，教育であると仮定する。これらは全てケアのパターンや方法に影響し，

個人，家族，集団，そして組織の健康またはウェルビーイングを左右する。多様な保健医療システムには，民間のケアシステムと専門的なケアシステムが含まれ，看護によりつながっている。文化に合致したケアを提供するために，看護の判断や行為は，カルチャーケア保存/メンテナンス，カルチャーケア調整/折衝，そしてカルチャーケアの再パターン化/再構築を図らなければならない。

　Margaret Newmanは，拡張する意識としての健康理論を著した。重要な概念は，意識（システムの情報受容能力），パターン（全体の運動，多様性，リズム），パターン認識（他の全体を観察する人の内部で起こる認識），変容（変化）である。健康と疾患は別々には存在せず，より大きな全体の反映と考える。Newman（SimeとCorcoran-Perryとの共著）は，人間は統一体であるとみなす統一―変容パラダイム unitary-transformative paradigm を提案した。こうした現象は，パターンで識別され，変化は予測できず，多様性へと向かい，そして変容する力がある。無秩序，選択ポイントの段階は変化につながり，健康は，システムが意識のさらに高いレベルへと進むときに，全体に生じるパターンである。看護師はクライエントと共にプロセスに参加するが，問題の解決者としての役割は果たさない。

　Jean Watsonは，看護とは人間科学とヒューマンケアであるとする。Watsonの臨床カリタス過程は以下の通りである。「ケアリングを背景にした愛情・優しさと落ち着きの実践」「自身の真正の姿でそこにいて，自己とケアを受ける者の深遠な信念体系と主観的な生活世界を可能にして維持する」「自身の霊的実践と，トランスパーソナルな自己を育てて，自己のエゴを超越する」「援助―信頼，真正のケアリング関係の構築と維持」「その場にいて，自己とケアを受ける者の間の深遠な霊魂の結びつきのもと，肯定的・否定的感情の表出を受けとめ，支える」「ケアリング―ヒーリングを芸術的レベルまで高めて実践するために，自己の創造的活用とケアリング過程を理解するための全ての方法を創造的に活用する」「他者の見解の枠内にとどまるようにしながら，存在と意味を一体化させる本物の教育―学習体験に関与する」「あらゆるレベルでのヒーリング環境（物理的および非物理的，エネルギーと意識の微細な環境）を創造することによって，全体性，美，安楽，尊厳および平穏を強化する」「ケアリング意識を意図的に働かせて基本ニードの充足を援助し，『ヒューマンケアの要素』を管理して，精神/身体/霊，全体性，ケアのあらゆる面についての統合性の連携を強める」「身体に根ざした霊魂と，霊性の創発的進化の両面に注意して対処する」「自身の生死に関する霊的―神秘的，実存的な次元にオープンな姿勢で，心を向けていく」「自己とケアを受ける者の霊魂のケア」。これらのカリタス過程は，トランスパーソナルなケアリングの関係において，また看護師と他者が協力し，ケアリングの機会と瞬間を共有するときに生じる。トランスパーソナルなケアリングの関係は，参加者同士の精神的・霊的な成長を助けようとする一方，個人の個性の範囲で調和と統合を回復，改善しようとする。

　Rosemarie Rizzo Parseは，人間生成理論を構築した。この理論は同時性パラダイムであり，人間を，自由に選択することによって意味を構築する，部分の総和を超え，その総和とは性質も異なる存在であると考える。Parseの方法論には3つの次元があり，各プロセスは関連がある。第1に意味の解明，つまり物事について，それが何だったのか，何であるのか，どうなる

のかを話し，詳しく説明したり明確にしたりすることである．第2にリズムの同調，つまり人間―宇宙の相互過程の律動的で逆説的なプロセスと共に生活すること，または中に溶け込むことである．第3は，超越性の結集，つまり想定される物事や，まだ何も起きていない瞬間よりも先へ進んだり，それに向かって動いたりすることである．人間生成理論において看護師はクライエントの中に存在する意思決定（選択決定）に責任を負った人間関係のガイドである．看護師は支援をするが，カウンセリングは行わない．しかし指導という伝統的な役割は意味を解明する次元に反映され，変化のエージェントとしての役割は超越性を結集する次元に反映される．

　Nola J. Pender は，ヘルスプロモーション行動によるアウトカムの達成を目標とするヘルスプロモーション・モデル（改訂版）を構築した．ヘルスプロモーション行動に関連して，個人が決定した選択の理解に役立つとされる因子は，利益の認識，バリアの認識，自己効力（もしくは行動を遂行する能力）の認識，行為に関わる感情，人間関係の影響，状況的因子，行動計画実行の意志，直接競合する要求と好みである．

　Patricia Benner は，エキスパート看護実践について述べ，スキル獲得に，初心者，新人，一人前，中堅，エキスパートの5段階があることを報告した．Benner はこれらに関連して，エージェンシー，予測，予期と構え，背景的意味，ケアリング，臨床的見通し，臨床判断，臨床知，臨床的推論，臨床的移行，共通認識，関心，コーピング，スキルの獲得，実践分野，身体化された知性，身体知，感情，倫理的判断，経験，質的差異の識別，直観，患者を知ること，格言，パラダイム症例と個人的知識，移行における推論，社会的埋め込み，ストレス，一時性，行動しつつ考えること，計画されていない実践など多くの概念を考えた．

　以下のケーススタディを用いて，上記のモデルや理論を臨床実践に適用していく．

　　May Allenski, 84歳，白人女性．2日前，緊急大腿膝窩バイパス手術を施行．重度の末梢血管障害．1週間前，右脚血栓により90％の循環閉塞．グラフトを左足から採取した結果，両脚に長い切開創がある．メディカルセンターから約120 km 離れた小さな町に居住．最初のクロットは金曜日の夜遅く生じ，May は月曜まで病院に行かなかった．最初の医師は彼女を血管専門医に紹介し，メディカルセンターに委ねた．90歳の夫は，火曜日に May を車でメディカルセンターまで連れて行った．標準的な手順通り，術後4日目に退院して家に戻ることが予想される．ベッドやトイレと車椅子との移動を習得中である．

　表2-1は，理論を臨床実践に応用した例である．完全に当てはめるのではなく，各理論の一部に限って紹介することが目的である．これらの例を学べば，臨床実践への応用のアイデアや提案ができるようになる．読者の実践に合わせて，より詳しい内容に発展させてもらいたい．

表 2-1　臨床実践への理論の応用

Florence Nightingale「環境モデル」

アセスメント
　換気と加温：室温はコントロールされている。「いつも寒い」と言うので，1枚余分に毛布を使用
　健康的な住居（清浄な空気，清浄な水，適切な排水，清潔，光），ベッドと寝具，部屋と壁の清潔：病院の環境は十分に対処されている
　些細な管理：看護スタッフ用の書面によるケア計画がある
　物音：ナースステーションの近くに2つの病室がある。Mayは，騒音によって夜間の睡眠に支障を来している
　変化：車椅子で病棟の中を動き回ることができる
　食事：自分で食べることができる。「大きな空腹感はない」と言う
　どんな食物か：減塩食
　光：病室の大きな窓から自然光が入る。夜間の照明もよい
　身体の清潔：援助により入浴ができる
　希望や助言を軽率に言う：訪問者は夫のみ
　病人の観察：バイタルサインは基本データに近い。傷は正常に回復している

診断
　周囲が騒々しいため，睡眠に障害あり

アウトカム
　治癒のために適切な睡眠が取れること

計画
　夜勤スタッフに全ての会話を静かにしてもらうこと。病室方向のドアを閉めること。病室内の照明は暗めにし，呼び出しボタンは手の届く範囲に置くようにすること。耳栓を勧めること。

実施
　計画を実施。耳栓は断られた

評価
　術後4日目に「タベはよく眠れた」との報告あり

Hildegard E. Peplau「人間関係」

アセスメント
　方向づけ：Mayの感知されたニードは家に帰ること

診断
　方向づけ：入院による環境の変化に伴うストレス症状

アウトカム
　取り組み：家庭で必要なケアを利用できること

計画
　取り組み：地域の訪問看護師が支援すること

実施
　取り組み：適切な訪問看護機関に委託すること

評価
　終決：Mayは術後4日目にメディカルセンターを退院（日曜日）。月曜日は祝日だったので訪問看護機関の職員は火曜日以前には連絡が取れない。アウトカムについては部分的にしか対処されていない

表2-1　つづき（1）

Virginia Henderson「看護の定義と14の項目」

アセスメント
　呼吸：R 18。肌はピンク
　飲食：大きな空腹感はない。水分摂取量100 cc
　排泄：不快感なし。術後，便通なし。通常は1日1回
　移動：ベッド上では自分で動くことができる。車椅子への移動を学習中
　睡眠と休息：周囲が騒々しいため，よく眠れない状態
　適切な衣服の着脱：病衣とローブを身に着け，スリッパを履いている
　体温の保持：37.2℃
　身体の清潔と皮膚の保護：背中と足を洗うために援助が必要
　危険を避けて他者を傷つけないようにすること：安全な移動技術を学習中。着替えについて情報が必要
　コミュニケーション：眼鏡をかけたとき，最もよく聴こえる。はっきりと自分を表現する
　信仰：特に情報はない
　労働：常に自分の家の面倒をみてきた
　遊び：読書とテニスのテレビ観戦が楽しみである
　学習：資料を読む。テレビのニュースを熱心に見る

診断
　食物繊維と水分摂取が少ないことと，運動不足による便秘のリスク

アウトカム
　正常な腸機能への回復

計画
　水分と食物繊維を適切に摂取して，1週間以内に正常な腸機能へと回復すること

実施
　好みの食べ物と飲み物，家では誰が食事を用意するかを調べる。水分と食物繊維の摂取に関するMayの知識を確認する（カレッジで家政学を学んだ）。食物繊維と水分の摂取を増やすために，それらの関する魅力的な情報源を盛り込んだ計画を共に立てる

評価
　退院時は毎日250 ccまで水分摂取が増えた。食物繊維の摂取は少ないまま。空腹感や食べ物への関心はない状態
　再評価：この無関心がうつ症状によるものであれば，調べる必要がある

Dorothea E. Orem「セルフケア理論」

アセスメント
　普遍的セルフケア要件：
　　空気：呼吸は通常，肺音は明瞭
　　水：水分摂取量は1日1回100 cc
　　食物：食欲なし。毎食，トレイで配膳される量の1/4を摂取
　　排泄：適切。術後，便通なし
　　活動と休息：ベッド上では，自分で動くことができる。ベッドと車椅子との移動を学習中
　　孤独と社会的相互作用：訪問者は夫のみ。家族は地域に住んでいない。同室者との交流
　　危険予防：ベッド柵は上げた状態。呼び出しボタンは手の届く範囲にある
　　社会的集団の中での機能：家では訪れた友人と交流し，以前はトランプを楽しんだが，メンバーでまだ存命なのは彼女と夫のみである
　発達的セルフケア要件：社会的集団の中での機能を参照
　健康逸脱に対するセルフケア要件：両脚の外科的手術によって歩けない。両脚の切開創が新しい。高血圧の病歴

表2-1 つづき（2）

診断
　家庭で自立して自分の面倒を見続ける能力については，セルフケア不足

アウトカム
　Mayと夫のための，家庭での安全で適切なケア

計画
　セルフケアニードに関する問題点を調べること。それらのニードのそれぞれに対処する情報源を調べること。家族がそれらの情報源に連絡できるように支援すること

実施
　食事の準備や家事をどうするか，健康逸脱からのケアニードについてMayと夫と話し合う

評価
　帰宅後，夫は，食事や家の清掃，洗濯，Mayの着替えと衛生に関するニードを援助するハウスキーパーを探すことになっている

Imogene M. King「目標達成理論」

アセスメント
　成長と発達：自分自身と家の世話をすることに慣れた「高齢者」
　自己に関する見方：自立して機能している。自分のことは自分でできる人
　現在の健康状態に関する知覚：今は動くことに問題があるため制限があるが，自分と家の世話はできる
　コミュニケーションのパターン：自分と自分の感情については多くを話さない
　役割：妻，主婦，母親，祖母
　知覚システム：時々，物をつかんでいるか，眼鏡をかけているかがわからず，少し耳が遠い。帯状疱疹ができた肩の部分がかなり敏感肌になっている
　教育：カレッジ卒，結婚前に教室1つの学校（複式学級）で教師をしていた。読書と，時代に遅れないためのTV鑑賞をしている
　薬歴：40年間高血圧の薬を飲んでいる。関節炎用の非ステロイド性抗炎症薬（NSAIDs）も飲んでいる
　食事歴：35～40年間，低脂肪と減塩食を続けている

診断
　外科手術に関連して，役割の遂行の仕方が変化した

アウトカム
　役割の変化に適応すること

計画
　家庭において，支援サービスと協力できるようにMayの目標を共に決める

実施
　家庭でのどんな支援が快適さのレベルを向上させるのか，つまり彼女が望みすぎていると感じずに，何をどのようにやってもらいたいか，これらを支援サービスにどうやって知らせるのかといったことを彼女が確認できるようにすること

評価
　退院時，在宅医療への委託を含めて，これらのニードが確認できていない

Martha E. Rogers「ユニタリ・ヒューマンビーイングの科学」

　パターンから明らかになる情報は，周囲の物音のために睡眠が妨げられ，人間と環境のエネルギーフィールドのパターンが壊れていることである。任意のパターン化で明らかになるのは，Mayの意向は自宅に帰ることだが，当面病院にいる間は夜間に病室方向のドアを閉めてもらいたいこと，就寝前に鎮痛薬がほしいことである。彼女は最初の夜以降ほんの少ししか眠れていないと言っている。

表2-1 つづき（3）

Sister Callista Roy「適応モデル」

アセスメント
　生理的—物理的様式：
　　酸素供給：R 18，肌はピンク色，肺音は明瞭
　　栄養：配膳された量の1/4，水分摂取は100 cc
　　排泄：排泄は適切。外科手術以降の便通なし
　　活動と休息：夜間，よく眠れないとの報告あり。車椅子との移動を学習中
　　防御：脚の傷を包帯で保護
　　感覚：眼鏡を使用。少し耳が遠い
　　水分と電解質，酸塩基平衡：検査では正常範囲
　　内分泌機能：検査では正常範囲
　自己概念—集団同一性様式：高齢者
　役割機能様式：既婚。自分の家庭の世話をしている
　相互依存様式：他者との社会的接触は，家庭訪問と電話による。第1の関係は夫との関係
　焦点刺激：夜間の物音
　関連刺激：異なるベッド，術後の不快感
　残存刺激：関節炎
診断
　睡眠パターンの破壊
アウトカム
　回復を助けるための適切な休息
計画
　退院時までの，夜間7〜8時間の睡眠を取ること
実施
　術後は安定しているので，ナースステーションから離れた病室に移動する。就寝前に鎮痛薬を提供し，病室のドアを閉める
評価
　退院時にMayは，「前夜はよく眠れた，少なくとも6時間，家にいる時のようによく眠れた」と話した

Betty Neuman「システムモデル」

アセスメント
　主なストレッサー：2回目の予防的緊急手術につながった血栓
　生活様式のパターン：夫と共に自宅での生活
　コーピングパターン：「笑って我慢」して，必要なことをする
　将来への認識：自立した状態に戻ること
　自助能力：医師に言われたことを行うつもり
　他者からのケア：夫が助けることになる。おそらく数日間は看護師の娘が手伝いに通える
　身体的要素：高血圧の病歴，重度の末梢血管障害，両脚の切開手術
　心理的—社会文化的要素：自宅での夫との生活
　発達的：年齢相応
　霊的信念：情報なし
　資源：経済状態は適切。メディケア利用
診断
　システムの安定を回復させるために，手術の切開創を治療し，再び歩くための体力と自立を取り戻す必要がある。
アウトカム
　自立を取り戻すこと

表2-1 つづき（4）

計画
　術後2週間までに，切開創が感染症を起こすことなく治癒する．術後1カ月までに歩けるようになる．術後2カ月までに，家の清掃以外は自立する

実施
　Mayに切開創の処置と観察の方法を教える．家庭での理学療法を委託する

評価
　退院時の回復の徴候は適切であった．データは長期の時間枠にはまだ使えない

Madeleine M. Leininger「カルチャーケアの多様性と普遍性理論」

アセスメント
　看護師はMayについてすでに持っている情報に加え，Mayの文化が，自立の大切さや，自分と家族の世話ができることに重点を置いているとわかった．彼女はケアシステムに関して家族の知っている範囲外の症状の場合，専門的なケアが求められると考えている．専門のケア提供者の指示に従うことが重要だとも考えている．

診断
　外科手術に関連して役割の遂行が変化した

アウトカム
　役割を果たす能力を取り戻すこと

計画
　文化に合致したケアによって手術から回復し，再び歩けるようになること

実施
　カルチャーケア保存：本人が好む方法で，用意された食べ物を提供する
　カルチャーケア調整：落ちた食欲を引き出すために，少量ずつ頻回に食事を提供する
　カルチャーケアの再パターン化：Mayが歩けないようなら，フロントポーチを斜面にして家への出入りができるようにする

評価
　退院時，依然として食欲はなく，取り組みを続ける必要がある

Margaret Newman「拡張する意識としての健康」

　Mayは少なくとも一時的に今までとは異なる機能の仕方をしなければならないため，選択ポイントにいる．看護師は彼女と共にいて，Mayのパターンが必要とする支援を行い，情報を提供する．

Jean Watson「トランスパーソナルケアリング理論」

アセスメント
　ケアリングの相互作用から，食物と水分の摂取，便通，可動性について機能上の不足があるとわかった

診断
　栄養摂取の変化．食欲が減退して，身体に必要な栄養分が足りない

アウトカム
　治癒を助け，機能を取り戻すための適切な栄養摂取ができる

計画
　退院時までに，水分は少なくとも毎日500 cc，栄養は少なくとも1200 kcal摂取する

実施
　Mayと共にどんな食物や飲み物が好みかを調べる．頻回に少量ずつ提供する

評価
　退院時，水分摂取は250 cc，栄養は900 kcal．望ましいアウトカムに向けて変化したが，目標には届かなかった

表2-1 つづき（5）

Rosemarie Rizzo Parse「人間生成理論」

看護師は実際にMayといるようにし，率直に接し，すぐ将来に焦点を絞るよう準備する。
意味の解明：Mayは外科手術を「最悪だ」と言う。手術のせいで慣れた生活スタイルを続けることができなくなったからである
リズムの同調：ライフスタイルにおいて，これから自分が起こす変化について話し合いをしようとしない（あるいは，まだ話し合うことができない）
超越性の結集：家に帰るために，どんな準備をしたらよいかについて話すことができる

Nola J. Pender「ヘルスプロモーション・モデル（改訂版）」

アセスメント
　個人：84歳，既婚，白人女性，身長160 cm，体重47.6 kg。手術前は自分と家の面倒をみることはできた。自分自身について「年齢を考えれば」かなり健康で，能力のある人間だと考えている。州内で生まれ育った。カレッジ卒。夫の年金収入で快適に暮らすことができている。
　利益の認識：自分と家のことが再びできるようになること
　バリアの認識：手と腕の力が車椅子やその後の理学療法および移動に使う歩行器の使用に十分かどうかはっきりしない
　自己効力の認識：「いつもは始めたことは何でもできたが，今回はわからない」
　人間関係の影響：夫は彼女の回復を願い，彼女を励まそうとしている
　状況的因子：選択肢；上半身の力をつけるためにエクササイズができる，またはただ「座ってじっとしている」こともできる
　要望：第一の望みは回復すること
　環境：平屋なので車椅子は比較的操縦しやすいが，古い家なので出入り口はぎりぎり通れるかどうか
　実行の意志：「歩けるようになるために，病院と家で理学療法を行う」
　直接競合する要求と好み：痛みのコントロールと服のために動き回りにくくなっている
診断
　手術直後は，切開創を治療し，体力を取り戻して自立歩行するというヘルスプロモーションのニードがある
アウトカム
　自立歩行することと，再び自分と家庭の世話ができること
計画
　理学療法に定期的に参加するように励ます。必要な理学療法も含めて，確実に在宅医療サービスに委託すること
実施
　理学療法に障害が生じないように，PTのスケジュールを避けてケア活動を調整する。PTを含めた在宅看護の委託書類を作る
評価
　退院後5週間目，Mayは車椅子で家の周りを動き回ることができている。歩行器の使用は非常に限定的で自立はできない。術後5週間目，血行不良で傷の治りが悪く，再入院となった

表2-1 つづき (6)

Patricia Benner「エキスパートの看護実践」

アセスメント
　新人：外科手術の切開部を軽くドレナージしている
　エキスパート：最近，不意に起きた生活の変化について話し合ったとき，涙目だった

診断
　新人：術後の治癒は正常
　エキスパート：以前の自立性を失い嘆いている。将来を心配している

アウトカム
　新人：傷はきれいに治癒した
　エキスパート：できるだけ自立を取り戻している

計画
　新人：ケア計画に従う。足を上げることと着替えをすること
　エキスパート：May に彼女が心配していることについて話す機会を提供する。それら懸念事項への対処方法を探せるようにする

実施
　新人：ケア計画に従う
　エキスパート：毎日 May に会い，しばらくの間，静かな時を過ごす

評価
　新人：退院時，傷の治癒は標準的であった
　エキスパート：自分自身について話すことは May にとっては不本意であり，早期退院のため，詳しい話はできなかった

引用文献

American Nurses Association. (2004). *Nursing: Scope and standards of practice.* Washington, DC: Author.

Belenky, M. F., Clinchy, B. M., Goldberger, N. R., & Tarule, J. M. (1986). *Women's ways of knowing: The development of self, voice, and mind.* New York: Basic Books.

Carper, B. A. (2004). Fundamental patterns of knowing in nursing. In P. G. Reed, N. C. Shearer, & L. H. Nicoll (Eds.), *Perspectives on nursing theory* (pp. 221–228). Philadelphia: Lippincott Williams & Wilkins. (Reprinted from *Advances in Nursing Science, 1*[1], pp. 13–23)

Chinn, P. L., & Kramer, M. K. (2004). *Integrated knowledge development in nursing.* St. Louis: Mosby.

Fawcett, J., Watson, J., Neuman, B., Walker, P. H., & Fitzpatrick, J. J. (2004). On nursing theories and evidence. In P. G. Reed, N. C. Shearer, & L. H. Nicoll (Eds.), *Perspectives on nursing theory* (pp. 285–292). Philadelphia: Lippincott Williams & Wilkins. (Reprinted from *Journal of Nursing Scholarship, 33*[2], pp. 115–119)

Hasseler, M. (2006). Evidence based nursing practice and science. In H. S. Kim & I. Kollak (Eds.), *Nursing theories: Conceptual and philosophical foundations* (pp. 215–235). New York: Springer.

Kataoka-Yahoro, M., & Saylor, C. (1994). A critical thinking model for nursing judgment. *Journal of Nursing Education, 33,* 351–356.

Melnyk, B. M., & Fineout-Overholt, E. (2005). *Evidence-based practice in nursing and healthcare: A guide to best practice.* Philadelphia: Lippincott Williams & Wilkins.

Paul, R. W., & Elder, L. (2002). *Critical thinking: Tools for taking charge of your professional and personal life.* Upper Saddle River, NJ: Prentice Hall.

Perry, W. G. (1970). *Forms of intellectual and ethical development in the college years.* New York: Holt, Rinehart & Winston.

Rubenfeld, M. G., & Scheffer, B. K. (1999). *Critical thinking in nursing: An interactive approach* (2nd ed.). Philadelphia: Lippincott.

Scriven, M., & Paul, R. (2004). *Defining critical thinking.* Retrieved April 15, 2007, from http://www.criticalthinking.org/aboutCT/definingCT.shtml

第3章

環境モデル

Environmental Model

Florence Nightingale

Marie L. Lobo

　Florence Nightingale は，両親の長期海外旅行中，1820年5月12日にイタリアのフィレンツェで誕生した。成長するにつれ，父親は幅広い分野の教育を Nightingale に施した。それはビクトリア朝時代の女性にしては稀なことだった。Nightingale の伝記を書いた Thomas Cook 卿によると，Nightingale は数カ国語に通じ，科学や数学，文学，芸術などの幅広い見識をもっていた。また，哲学や歴史，政治，経済の本を多読し，政府の機能についても精通していた。Nightingale はこれといって生きる目的をもたない特権階級の妻になるよりも，人生においてもっと意味のあることをしたいと考えた。神を深く信じ，一時は召命[1] があったと信じていた。

　Nightingale はクリミア戦争での働きによって英国の英雄になった。病棟の劣悪な衛生状態に関する Nightingale の記述は見事である。傷病兵の包帯や食べ物，清潔な寝具，クリーニング用品に関して官僚主義と戦い，時には自費で必需品を購入した。健康な兵士であれ，けがや病気の兵士であれ，英国人兵士のウェルビーイングに大きな関心があった。その他，洗濯屋や図書館，代筆屋，兵士たちが貯金するための銀行システム，そして兵士たちに同行して戦場に来た家族のために病院をつくることも援助した。さらに，重症者や死を迎える者に安らぎをもたらした。その管理手法は多くの軍幹部より優れていた。クリミア戦争後には数年かけて看護学校を設立し，様々な関心事について知人たちにロビー活動を行い，公共政策に影響を及ぼした。

　Henry Wadsworth Longfellow の詩「The Lady with the Lamp（ランプを持つ淑女）」の中で Nightingale はロマンチックな描かれ方をしている。これは Nightingale を称える詩であったが，Nightingale にとってはひどい仕打ちと言えるかもしれない。この詩は，Nightingale の見事な管理能力や，疾患の有無にかかわらず兵士らに看護ケアを提供した能力に目を向けていなかったからだ。Nightingale は1910年8月13日に亡くなった。埋葬された St. Margaret 教会（East Wellow，英国）では，毎年，Nightingale の栄誉を称える記念行事が催されている。

　Nightingale は近代看護の母とみなされている。Nightingale は多くの人生経験で得た知識を総合的にまとめ，近代的な看護の発展に役立てた。歴史におけるその地位は不動となっている。Nightingale がど

---

[1] 訳注：religious calling；神の恵みによって神に呼び出され，聖職者としての使命を与えられること。

のようにして看護を概念化したのかを知るには，そのルーツを探究すればよい。前述の通り，Nightingaleはビクトリア朝時代の女性としては高い教育を受けた。知識を活かそうと模索し，一般的な社会規範に不満を感じた。社会に役立つ立場を望むことと，19世紀英国の上流社会の女性に期待されていることとは両立しなかった。Nightingaleが自分の人生について決心しかねていた頃，ドイツでは近代看護の種子が蒔かれていた。

ドイツは，最初に看護学校が組織化された場所である。1836年，カイザースヴェルトのプロテスタント牧師であるPastor Theodor Fliednerは，「使われていなかった織物工場に，患者1人，看護師1人，コック1人」でもって病院を開設した（Hegge, 1990, p.74）。Fliednerは，病院で働く人材がいないことに気づき，看護学校を設計したのである。そして病院の医師が，1週間に1度，看護学生を教えた。医師の娘であるGertrude Reichardtは，父親のそばで得た経験しかなかったが，解剖学と生理学を教えた。Reichardtは，Deaconess看護学校の初代寮長となって田舎の農家の娘たちに衛生学やマナー，適切な振る舞い方に加え，読み書きと計算を教えた。ドイツ人医師が手引書を用意する1837年まで，看護の教科書はなかった。

Nightingaleは1850年，エジプト旅行後の14日間，カイザースヴェルトを訪れた。そして看護師になりたい理由を綴り，12ページの手書きの「カリキュラム」に添えて入学を申し込んだ。1851年7月6日，Fliendner看護学校の134番目の学生として入学する。まさに看護師としての教育を受けた後，1851年10月7日，カイザースヴェルトを去った（Hegge, 1990）。3カ月間，カイザースヴェルトのシスターらと共に学び，看護ケアと看護管理の手法を磨き，英国に持ち帰ったのである。

Nightingaleは英国に戻ると，カイザースヴェルトで得た知識を活かし，市民の健康と福利の改革という大義のために闘った。その改革への努力は，英国の状況に対しても向けられた。女性たちの人生は，「何もしないでいるか，結婚か，隷属状態か」の選択肢に限られていることに加え，ほとんどの市民の社会的状況は，「赤貧か裕福か」のどちらかであったことにNightingaleは納得できなかったからである（Nightingale, 1860）。

1854年，Nightingaleは，戦時大臣を務める友人Sidney Herbert卿の要請で，クリミア戦争の最前線に向かった。1854年11月5日，看護師38人を率いてスクタリに到着した。スクタリでの19カ月間の滞在は困難を極めた。軍の業務に女性が参加するという考え方は，多くの人にとって受け入れがたかった。病院に当てられていた兵舎は，ノミやネズミがはびこり，病室の真下を汚水が流れていた。病院で治療を受けた兵士の死亡率は42.7％で，戦争による負傷者よりも疾病による死亡率の方が高かった（Cohen, 1984）。Nightingaleがスクタリに来てから6カ月後，病院の死亡率は2.2％に下がった。Nightingaleは，兵士らの環境に注意を払うことによって死亡率削減を成し遂げたのだ。スクタリに上陸して1年9カ月後の1856年8月5日，Nightingaleはクリミアから帰国した。英雄としての歓迎を避けるために，隠密裏の入国であった。

英国帰国後，Nightingaleは兵士たちの健康と福利に関するデータと知識を活かし，友人のSidney Herbert卿に情報を提供して，軍部の決定に影響を与えた。多くの政策方針書や報告書は，公式には戦時大臣であるSidney Herbert卿が提出したことになっているが，事実上，Nightingaleが書いた原稿のままだった。ビクトリア朝時代の英国における女性の立場上，自分自身の名前で調査結果を提出することは許されなかった。社会学者McDonaldは，Nightingaleの社会的改革者としての役割と，公衆衛生に対する貢献を認めている（2006）。しかし英国人の幅広い健康と福利に対するNightingaleの貢献は，ほとんど認識されなかった。

Nightingaleは，病院の改善例を紹介するために，巧みに統計学を用いた統計学者でもあった。Cohenによれば，「社会的状況と公共政策の効果の分析に統計学を用いるという考え方は，現在では普通だが，当時はそうではなかった」（Cohen, 1984, p.132）。Nightingaleは，統計を図示した先駆者と

みなされ，1858年，王立統計協会（Royal Statistical Society）の会員に選ばれた。1874年には，米国統計協会（American Statistical Association）の名誉会員の地位が与えられた（Agnew, 1958；Nightingale, 1859/1992）。観察可能なデータに信頼を置いて自分の意見を決めていたという点で，Nightingaleは最初の看護研究者であったといえる。

Nightingaleの看護に対するアプローチ

　Nightingaleは，幅広い知識基盤，疾病の発生率や罹患率への理解，そして鋭い観察力を用いて，看護の他，病院の管理や建設に取り組んだ。Nightingaleが注目した主な点は，個人と家族の健康や病いに関わる環境をコントロールすることである。Nightingaleは，病室の換気や光，適切な汚水処理，適切な栄養が必要であることを明確にした。功績で最も引き合いに出されるのは，著書『Notes on Nursing（看護覚え書き）』[2]である。これは看護の教科書としてではなく，「健康について個人として責任を負う女性に考えるヒントを提供する（Nightingale, 1859/1992, 序）」ために書かれた。Nightingaleには『Notes on Nursing』を，看護を教えるマニュアルにする意図はなかった。むしろ看護ケアを必要とする人々の環境を整理し，コントロールすることについて，思考を巡らすためのエッセーだった。Nightingaleは，「疾病に罹らないように，あるいは疾病から回復できるような状況に身を置くにはどうすればよいかに関する衛生知識あるいは看護の知識」のために記したと述べている（Nightingale, 1859/1992, preface）。Nightingaleは，女性たちに看護を学んでもらいたいと思っており，『Notes on Nursing』はそれを可能にするヒントになると考えた。Nightingaleは疾病を回復のプロセスと捉えた。それは，看護は「現にある，あるいはこれから起こる可能性のある人間の反応を診断し，対応することである」[3]という米国看護師協会の最初の社会政策声明にも反映されている（American Nurses Association, 1980）。

　Nightingaleの著書の中で『Notes on Nursing』は，最も入手しやすい本だが，他にも『Notes on Hospitals（病院覚え書）』や，『Introductory Notes on Lying-in Institutions（産院覚え書）』，さらに膨大な量の手紙を書いている（Vicinus & Nergaard, 1990）。多くの著書の中で，環境が人間に与える影響と，人間と環境とのバランスの重要な特性について，多くの情報を提供している[4]。たとえば，Nightingaleは妊娠を疾病とみなさず，疾病を治療する施設ではなく，離れた別の施設での出産を推奨した。また，King's College病院の産科における出産死亡率のデータを分析し，妊産婦の死亡につながる産褥熱を減らすために，環境の改善と手洗いを勧めた（Nightingale, 1871）。

---

[2] 訳注：邦訳；小玉香津子，尾田葉子 訳：看護覚え書き：本当の看護とそうでない看護．日本看護協会出版会；2004．
[3] 訳注：邦訳；小玉香津子 訳：看護はいま：ANAの社会政策声明．日本看護協会出版会；1998．
[4] Florence Nightingaleの全ての著書は，Wilfrid Laurier大学出版，Guelph大学から出版されている。<http://www.sociology.uoguelph.ca/fnightingale/review/index.htm.>

Nightingaleの環境モデル

　Webster（1991）の定義では，環境とは，発達の過程に影響や修正を与える周囲の状況である。Miller（1978）によれば，システムは環境と相互作用し，順応しなければならない。Nightingaleは，物理的環境の操作は看護ケアの大きな要素であると考えた。Nightingaleは，看護師がコントロールできる環境の主な要素として，健康的な住居，換気と保温，光，物音，変化，ベッドと寝具，部屋と壁の清潔，身体の清潔，栄養（「食物の摂取」と「食物の選択」）を挙げた。環境が1つでもその特性のバランスを崩すと，クライエントは，環境のストレスに対処するためにエネルギーを費やさなければならない。こうしたストレスは，治癒に必要なクライエントのエネルギーを消耗させる。物理的環境の特性は，個人の社会的，心理的環境にも影響する。Nightingaleはそれらの環境について，「希望や助言を軽率に言う」「些細な管理」「変化」「病人の観察」の章で取り上げ論じている。『Notes on Nursing』では政治改革を取り上げなかったが，Nightingaleの人生は政治参加のモデルでもあった。時事問題にも精通し，個人や家族，コミュニティの健康に影響を及ぼすために多くの手紙を書いた。

▼ 健康的な住居

　Nightingaleは『Notes on Nursing』の中で，健康的な住居は，きれいな空気，きれいな水，適切な排水，清潔，そして光と密接な関係があると説明している。病院を基盤とした看護でこれらに注目する重要性を裏付けるために，Nightingale（1859/1992）は，「構造の悪い病院が病人に悪い影響を与えるのと同じように，構造の悪い家屋は健康に悪い影響を与える。家の中の空気がよどんで動かなければ，疾患は必ず発生する」と言い，家の外の清潔が家の中にも影響することを指摘した。Nightingaleは当時，山積みの肥やしが住居に影響することに注目したが，まさに現代の家族も，有毒な廃棄物や汚染された水，そして大気汚染の影響を受けている。

▼ 換気と保温

　Nightingale（1859/1992）は，換気と保温の章の中で，「患者を寒さでぞくぞくさせることなく，患者が吸う空気を屋外の空気と同じように清浄に保つこと」の重要さを述べている。Nightingaleはケア提供者に，患者がいる部屋の空気がどこから入ってくるかを考慮するよう勧める。新鮮でなければ，空気はガスやカビ，汚水が発する臭気で充満する。Nightingaleは，自分自身が発する空気を繰り返し吸う人は病気になったり，病気が治らなかったりすると考えた。21世紀の建物は密閉されているので，新鮮な空気が入ってきづらくなっており，シックビルディング症候群と呼ばれる新たな問題が発生している。

　Nightingale（1859/1992）は，「有害な空気」または「悪臭」，つまり排泄物が発する腐敗臭に関心を向けた。病院と同じく多くの公共の場でも，汚染された飲み水など，未処理の汚水が

患者の近くにあることを知っていた。「悪臭」について，排泄物を捨てるためのベッド用便器や尿器，その他の排泄物廃棄用の器具にも気をつかった。さらに臭いだけではなく，不快の原因を取り除かなければならないという信念から，「燻蒸剤，消毒剤」には批判的だった。

　Nightingale は室温の重要性を強調した。暖かすぎても寒すぎてもいけない。温度は，火を焚くことと窓の換気とで適切にバランスを取れば調整できる。現在の建物は，全体で温度や湿度が調節されていることが多く，各部屋で調節できないようになっている。共用の部屋の温度調節は，低めの温度を望む人もいれば暖かめの部屋を望む人もいるため，どちらか一方の患者の希望を満たすことはできない。

▼ 光

　Nightingale（1859/1992）は，新鮮な空気の次に患者が必要とする要素は光だと考えた。Nightingale は，直射日光こそ患者が求めるものであると記している。科学的な情報がないことを認めながらも，光は「人間の身体に実際に目に見える効果を及ぼす」という。寝室（個人が夜寝る場所）で必要な光と，病室で必要な光には違いがあることが考慮されていないとも書いている。健康な人が睡眠をとる場合，通常，日光のない時間にだけ寝室にいるので，部屋のどこに光があるかは問題ではない。しかし病人は顔を壁に向けて眠ることは稀で，多くの人は，日光が入ってくる窓の方を向く。再度現在の病院について言うと，日光があまり入ってこないような建てられ方である。新生児集中治療室（NICU）は特に，また，成人の ICU の構造も最近までその傾向にあった。環境からの適切な刺激がない状態では，昼と夜のサイクルが入らないため，ICU 症候群やせん妄につながる。

▼ 物　音

　物音，特に患者に不快感を与える音にも，Nightingale は関心を向けた。眠りについた患者を，意図的にせよ偶然にせよ物音で起こしてはならないとした。Nightingale は患者に関する噂話や長い会話も，軽率で残酷だと断言する。女性の衣擦れの音など不必要な物音も，患者にとっては酷でイライラする音だという。現在，看護師はクリノリンのペチコート[5] は着ていないが，チャラチャラと音を立てる宝石や鍵を身に着けている。その他に，現在の物音には，ゴム手袋のピシッという音，金属のベッド柵に聴診器が当たるガチャガチャ音，ラジオやテレビなどがある。現在のヘルスケア施設には，アラーム音やビープ音の他にも，患者をびっくりさせたり，ガタガタ振動したりして眠りを覚ますような音を発する装置がたくさんある。Nightingale は，ブラインドが窓枠に当たる音など，患者を悩ませる物音に非常に批判的だった。そうした物音を調べて，音がしないようにする責任は看護師にあると考えていた。物音の影響について具体的な実験が行われているが，それは Nightingale の話とは別の話になる。例外として，McCarthy, Ouimet & Daun（1991）は，動物実験のデータから推定して，物音が治癒に影響するという Nightingale の主張を裏付けた。

---

[5] 訳注：堅い芯地や針金，鯨骨などを用いて張りをもたせたペチコート。

▼ 変　化

　Nightingaleは，環境内が変化に富んでいることは，患者の回復に影響する重要な側面だと考えた。患者に明るい色の花や植物を持っていくなど，色や形の変化が必要だという。10から12種類の絵や版画を毎日あるいは毎週，毎月，順番に飾り変化をもたらすようにとも言っている。「心が身体に及ぼす影響については，現在では多くのことが書かれ，語られている。その多くは本当である」(Nightingale, 1859/1992, p.34)。心と身体の相互作用に関する研究が増えたことは，Nightingaleの発言を裏付けている。Nightingaleは，退屈さを解消する活動として，読書，刺繍，書き物，掃除を勧めている。

▼ ベッドと寝具

　Nightingale（1859/1992）は，寝具を環境の重要な要素だと考えた。データによって実証されてはいないが，健康な成人は，24時間で肺や皮膚から少なくとも約1.7リットルの水分を発散すると書いている。寝具を交換し，頻繁に空気をあてなければ，そうした物質がシーツに入りこみ，そこに留まる。ベッドを部屋の最も明るい位置に置き，患者が窓の外を見られるようにするべきだと考えていた。またケア提供者は，患者のベッドに寄り掛かったり，腰かけたり，必要もなく揺らしたりしてはいけないと指摘した。現在，病院のマットレスは通常，プラスチックやその他の材料で覆われており，汚水や排泄物などを取り除くために洗うことができる。こうしたマットレスは，患者が汗をかき，寝衣を湿らせる原因となる。シーツは，マットレスにきっちりフィットしないため皺になり，ベッドに寝ている患者の皮膚に圧迫点をつくることになる。さらに現在のテクノロジーは，患者に快適な環境を提供しにくくしている。患者につながった静脈注射のポンプやベンチレーター，モニターは，快適さの邪魔になることもある。寝具を清潔に整頓して乾燥を保つこと，そして患者ができるだけ快適でいられるようにすることが看護師にとって重要な役割であることは，今もって変わらない。

▼ 部屋と壁の清潔

　Nightingale（1959/1992）は，「看護の仕事の大部分は清潔を保つことにある」(p.49)と指摘した。十分に換気ができても，第一には部屋を清潔でさっぱりさせることと言い，埃を移動させるのではなく取り除くよう力説する。これは，毛ばたきではなく，湿った雑巾を使うという意味である。床は埃を取るカーペットで覆うよりも，簡単に掃除できるようにしたほうがよい。家具や壁は簡単に洗い流せ，湿気で傷まないものにする。カーペットや織物，壁紙についてNightingaleが制限したことは，現在，電気掃除機などの掃除用具で対処できるかもしれない。しかし，清潔な部屋こそが健康的な部屋であるという考え方は，依然として重要である。

▼ 身体の清潔

　Nightingaleは皮膚の機能が重要だと考えた。多くの疾病が，皮膚に「障害」をもたらしたり，壊したりすると考えていた。そのことは特に子どもたちに当てはまり，皮膚から排出され

る物質は洗い流さなければならないと考えた。洗っていない皮膚は害になると信じ，皮膚を洗い乾かしてもらうことで患者が安心することに注目し，「肺や皮膚から発する病気に特有の臭気を除くために，病人のまわりは風通しよくし，空気を入れ換えることが必要であるのと同時に，皮膚の腺孔が排泄物で塞がれていないようにすることが必要である」（Nightingale, 1859/1992, p.53）と述べている。また，身体の清潔は看護師にも該当し，「看護師は皆，日中は頻繁に手洗いをするよう気をつけるべきである」（p.53）と論じた。

▼ 栄養と食事

　Nightingale は，患者には種類の違った豊富な食べ物を提供することが必要であると考えた。患者を注意深く観察すると，患者の食事のとり方に影響することを発見した。人は，それぞれ異なる時間に異なる食物を欲し，朝食や夕食の量を多くするよりも何回も少量に分けて出す方が有効であると記している。Nightingale の観察によると，患者は様々な食事のパターンを望み，朝食用の食物を昼食時に食べるといったこともあるし，慢性病患者が衰えによって自分で食物を食べられなくなり，どうしたら食べる能力を高めることができるのかにも注意が払われなくなるため，栄養不足で死ぬこともあるという。Nightingale は，食事中は邪魔になるので，患者に関係する仕事を持ち込まないようにと強く求めた。また，適切な時間に適切な食物を配膳することと，「食べてあっても食べてなくてもちょうどよい時に下げさせなさい」（p.37）と求めた。

▼ 希望や助言を軽率に言う

　Nightingale は，社会的，心理的環境については物理的環境への取り組みほど多くは語っていない。しかし，「希望や助言を軽率に言う」という章で，患者に対してどんなことを話すかを説明している。Nightingale は，この章のタイトルは「奇妙」に思えるかもしれないがと述べつつ，患者の病いやその危険性を甘く見て，誤って元気づけることは無益だと書いている。患者にとって，ほんの少し会っただけの見舞客の意見を聞くことはストレスになると考え，誤った期待を抱かせることは，患者を意気消沈させ，不安にし，疲れさせると感じていた。よいニュースは病人を元気づけると考え，看護師に，見舞客の発言に注意するように勧めている。

▼ 社会的配慮

　Nightingale は優れた管理者だった。彼女はスクタリで管理手法を発揮し，それについてを多くの看護関連の本にも書いている。『Notes on Nursing』（1859/1992）では，「些細な管理」または「その場にいるときにすることが，その場にいないときにもなされる」（p.20）ことを確実なものとする方法を説明した。Nightingale は，家と病院は十分に管理されていること，すなわち整理されて清潔で，適切に提供されている必要があると考えた。

　Nightingale（1859/1992）は，病人を観察することも重視した。「看護師に与えることのできる最も重要で実際的な知恵，それは，何を観察したらよいか——どのように観察したらよいか——どのような症状が状態の改善を示すものか——その反対は何か——どんな症状が重要

か——どんな症状が重要でないか——どのようなことが怠慢であると示す証拠か——それはどんな種類の怠慢か——を教えることである」(p.59) と記した。Nightingale は患者について正確な情報を得ることが重要だと強く感じており,「どんな方法でも観察の習慣を身につけることができないとなれば,看護師であることをやめてしまったほうがよい。なぜならば,どんなに親切で熱意があろうとも,看護はあなたの天職ではない」(p.63) と述べている。

　Nightingale (1859/1992) は,患者個人だけでなく,患者が住む社会的な環境が重要だと考えていた。Nightingale は疫学者であり,亡くなった人の数のみではなく,当該地区や家の特徴についても調べ,家族が何代にもわたって貧困の中で生きて,死んでいくのを知った。好ましくない生活状況を改善するために,統計学的データ用いた手紙や政策意見書を政府の知人に送った。Nightingale は看護師による政治的活動のロールモデルでもあった。

Nightingale の環境モデルと看護のメタパラダイム

　Nightingale は,看護理論の構築に使われる 4 つの概念を考案したり,定義したりはしていない。それらは,看護カリキュラムの分析から生まれた概念である (Falco, 1989)。私たちは,現在の慣習を Nightingale の枠組みに当てはめているが,Nightingale は,具体的にそうした概念の全てについて述べているわけではない。これは Nightingale の考え方を批判するのではなく,看護の考え方が発展したということである。Nightingale の著書から,これらの概念に関する定義を分析し,特定した。

看護:「看護がしなければならないことは……自然が患者に働きかけるように最善の状態に患者を置くことである」(Nightingale, 1859/1992, p.74)。Nightingale は,投薬や手術とは,自然に患者が健康を取り戻せるように,健康への障害物を取り除くことだと考えた。一方看護は,「新鮮な空気,光,暖かさ,清潔さ,静けさの適切な活用,食物の適切な選択と供給——その全てを患者の生命力を少しも犠牲にすることなく行うこと」(p.6) とした。また,「現在行われている看護の技は,疾病を神が意図された回復作用にさせないように,わざと仕組まれているように思われる」(p.6) と書いている。

　Nightingale の看護の定義に基づけば,人間,環境,健康の定義は次のように推定できる。

人間: Nightingale は具体的には人間を定義していない。環境との関係,環境が人間に与える影響との関係から人間を論じている。

環境: Nightingale は,物理的環境について強調して書いている。前述したように,換気や暖かさ,物音,光や清潔さを焦点にしている。Nightingale はコミュニティヘルスモデルを著書に取り入れ,人間を取り囲む全てのものを人間の健康状態との関連から考察している。疾病そのものの知識と,その環境の衛生状態とを統合し,総合的に考えていた。

健康: Nightingale (1859/1992) は,健康について具体的に定義していない。しかし病理学は,疾病がもたらした害だけを教えるものだと考えた。「病理学は疾病が与えた害を教える。し

かしそれ以上のことは何も教えない。健康の法則と病理学は表裏一体を成すものであるが，その表である健康の法則については，私たちは健康を経験による以外のことは何も知らない」(p.74)。Nightingale は，「自然のみが癒す」と信じた（p.74）。看護の技を，Nightingale が定義した「造物主の意図された回復作用」(p.6) のためのものだとすれば，全ての看護活動の目標は，クライエントの健康でなければならない。Nightingale は，看護では，病人と同じく健康な人にもケアを提供するべきだと信じ，看護師は健康を増進する活動に関わったほうがよいと考えた。

　図 3-1 は，Nightingale の環境モデルを図示した例の 1 つである。クライエントと看護師，そして主な環境の概念とのバランスが保たれた状態を示している。すなわち，看護師は環境を操作して，環境へのクライエントの反応を補うことができるのである。看護師の目標は，患者がバランスの取れた状態を保てるように支援することである。クライエントの環境が不均衡であれば，クライエントは無駄にエネルギーを消費する。図 3-2 では，クライエントは環境中の

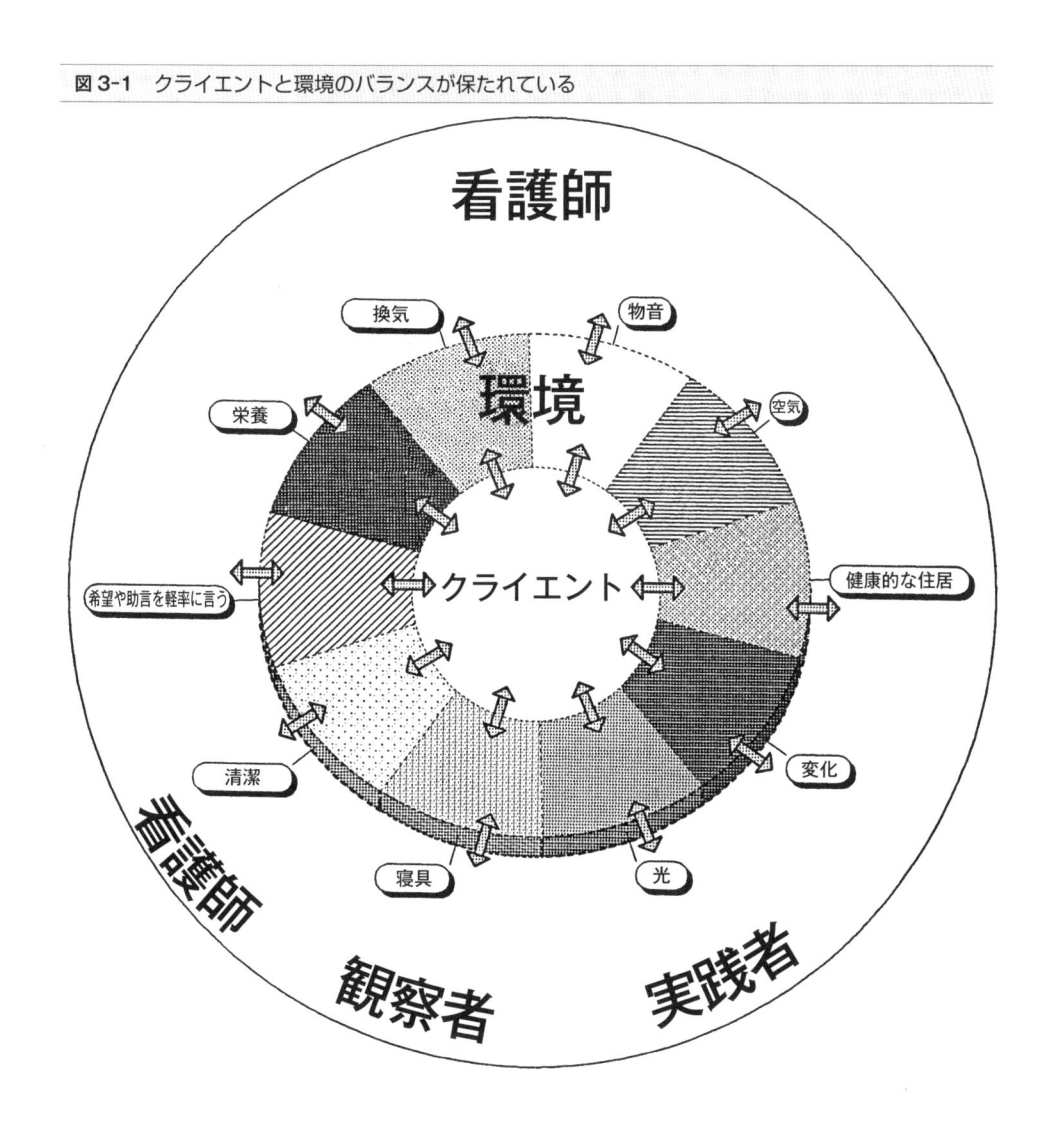

図 3-1　クライエントと環境のバランスが保たれている

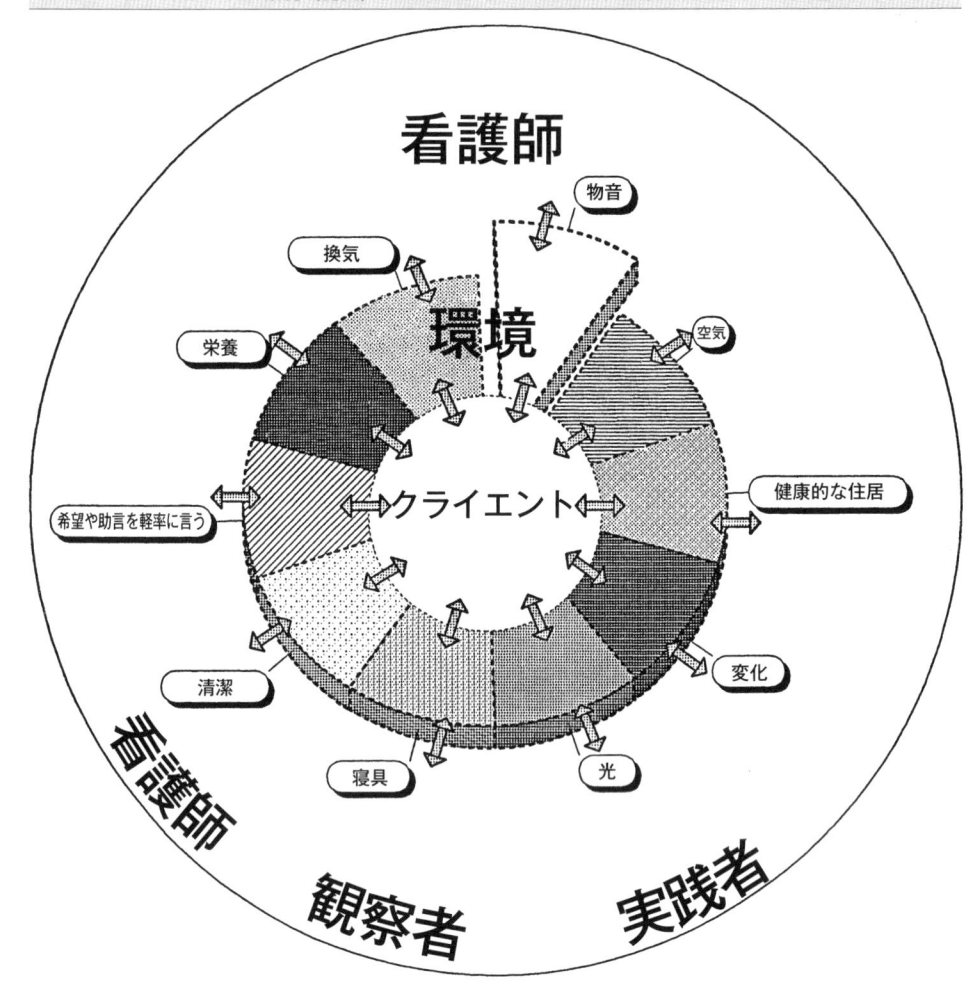

図3-2 クライエントが環境（物音）によるストレスのために，無駄なエネルギーを消費している

物音によってストレスをかけられている。看護の観察では，クライエントの物音への反応に注目すること，看護の介入では，物音を小さくしてクライエントが無駄にエネルギーを消費しないようにすることに重点を置く。看護師の役割は，自然が最善の状態でクライエントに働くようにすること，つまり治癒を促すことである。

Nightingale と看護過程

　Nightingale（1859/1992）は，クライエントをアセスメントするとき，看護師による2つの行動が不可欠だと言う。1つは，クライエントに何が必要か，何を求めているかを尋ねることである。患者に痛みがあるときは，どこが痛いかを尋ねる。患者が食事をとらないときは，

「いつ」食べたいか,「どんな」食べ物がほしいかを尋ねる。患者が信じるものが誤りであれば,それは何なのかを見つける。Nightingaleは,誘導的な質問をしないようにと釘を刺し,的確な質問をするようにと言う。「よく眠れましたか?」ではなく,「何時間眠りましたか。それは夜の何時から何時まででしたか」(p.61)といった質問をするよう勧めている。さらに,質問に答える患者が怖気づいていることを考慮する必要があると注意を促している。

アセスメントの第2の行動は,観察の活用である。Nightingaleは,クライエントの身体的な健康と,環境の全ての側面を正確に観察した。クライエントは衰弱していたり内気すぎたりするため,看護師が観察しなければならない。Nightingaleの環境モデルを一通り巡って観察することは,環境が個人に与える影響,たとえば,光や物音,臭い,寝具がどのようにクライエントに影響するのかを観察することである。

Nightingaleの環境モデルからはアセスメントの指針を導き出せる。環境に関する主な概念で,アセスメントツールを導き出せる。それにより環境がクライエントに与える影響を調べ,環境のバランスが取れた状態とそうでない状態が与える影響についての科学的知識を発展させ,統合することができるであろう。

「看護診断」は,アセスメントによる情報から得られたものの分析に基づいて行う。Nightingaleは,結果を出す基盤はデータであると考えた。診断するのは環境へのクライエントの反応であり,環境そのものの問題ではないことを熟知するのが重要である。看護診断に反映されるのは,クライエントの健康とウェルビーイングに対する環境の影響である。

「計画」は,クライエントを快適にし,皮膚を乾かし,そして自然が最善の状態で機能し続けるための看護活動を特定することである。「卓越した知識に基づいて説明された行為に価値を置くことは,Nightingaleの性格をよく表している(Palmer, 1977, p.85)」。計画では,疾病に対応するクライエントの能力を高めるために,環境を修正することが重視される。

「実施」は,クライエントが影響を受けている環境の中で,その環境を修正する行動を実行することを意味する。物音,空気,臭い,寝具,清潔,光,変化など,環境の全ての要素を考慮しなければならない。これらは最善の状態でクライエントに働くようにするための要素である。

「評価」の基準は,環境の変化による効果であり,できるだけエネルギーを消耗せずにクライエントが健康を取り戻せたかどうかを判断する。クライエントの反応を評価するのに用いられる第一義的な手段は観察である。Nightingaleモデルを実践の指針として使うように提案する人もいる(Gillette, 1996など)。しかし,こうした意見は,データに基づいていなかったり,Nightingaleの枠組みを用いる効果を検証していなかったりする。

Nightingaleの理論の看護過程への応用

アセスメント:Nancy Smithは,農村出身の10歳のアフリカ系アメリカ人の女児で,農機具に巻き込まれてけがをした。意識はあるが,頭部に外傷があり,時間と場所の見当識がない。

複数の擦り傷と打撲傷，そして脚の深い傷はけがの原因をつくった農機具で汚れており，その破片が入っている。ヘリコプターで地域の子ども病院に移送された。救急部門でのトリアージの後，混雑した小児科集中治療室（PICU）に入院した。PICU では，照明が 24 時間点灯しており，装置の物音が室内に満ちている。両親の面会は制限されている。2 昼夜にわたり睡眠が阻げられ，今日になって Nancy の混乱状態が高まったが，頭蓋内圧が亢進するといった生理学的エビデンスはない。脚は感染しているので，抗生物質の静脈内投与量を増やす必要がある。包帯交換は 1 日 2 回である。

データの分析：不足しているデータは，家族構成に関する情報，その世帯には誰が住んでいるのか，けがをしたとき誰がいたのか，Nancy の学校での成績，保険などの家族が利用できる経済的な資源，Nancy の栄養状態，そして成長基準と比した成長と発達の評価である。第一の関心事は，Nancy の睡眠不足と傷の感染である。

看護診断：環境内の光と物音に関連した睡眠障害と家族との分離。

計画と実施：看護行為では，通常の睡眠パターンを確保するために環境を変えること，すなわち，日中は覚醒して，夜間眠ることに重点を置く。日中は，自然光と人工的な照明が Nancy のベッドの周囲に溢れるようにする。好きな音楽を聴くことや，テレビ番組を見ることを勧めて，いつもの音がある状態にする。両親に頻回に面会に来るよう促し，今後，家庭や学校に戻ったときのことについて話をするよう勧める。看護師は Nancy に包帯交換のしかたを教え，できるだけ参加するように励まし，この新しい環境になじめるようにする。夜間は，照明を薄暗くすることと音を小さくすること（アラームの音を小さくするなど），そして Nancy の目を覚まさせる活動や処置を最小限にとどめることによって，睡眠を助ける。

評価：評価の基準；両親に面会について勧め，夜間の睡眠が中断されず周囲に正常な音がしている状態で 2 夜を過ごした後，Nancy の場所の見当識が改善し自分が病院にいることがわかるようになること。Nancy がケア計画の 3 日目までに，包帯交換に加わるようになること。

Nightingale と理論の特徴

1. 理論の歴史的背景は？

　Florence Nightingale は，近代看護の創始者である。1800 年代半ばの功績は，近代看護の基盤となった。クリミアでは，疫学的な方法を駆使してスクタリの負傷者と病人のために環境の質を改善した。Nightingale の理論は，極東，北米，英国など世界中に影響を及ぼした。Nightingale の与えた歴史的影響については，英国（Ellis, 2008），オーストラリア（Stanley, 2007），米国（Kudzma, 2006；Miracle, 2008）の著作で論じられている。

　Nightingale の環境モデルは，全体性パラダイムにも同時性パラダイムにも適合しない。モデルは本質的に人間の健康と環境との関係に関する考え方である。人間は部分の総和（全体性パ

ラダイム)であるとも，また人間と環境は同じ全体の一部である(同時性パラダイム)ともみなしていない。

2. 理論に示されている基本概念とそれらの関係は？

　Nightingale は，理論としてではなく，女性が，家庭や病人宿泊所で，病人を世話するための対策として考えを著した。『Notes on Nursing』に書かれている主な概念は，換気，騒音，空気，健康的な住居，変化，光，寝具，清潔，軽率な励ましまたは患者に関する会話，そして栄養である。Nightingale は，これらの関係または相互関係を明確にしていない。しかし明快にアイデアを紹介しており，個人をケアするとき，これらの考え方を活用すれば，その人は最善の状態で健康になれる。Nightingale が示した基本的概念を用いて看護状況を眺めると，看護に関わりのある現象が新たな洞察でもって発見できる。光や騒音，もしくは保温といった環境の特徴を調べれば，健康と病いへの人間の対応についての新たな見識が得られる。たとえば，隔離室のクライエントが見当識障害になったときに考慮すべきことは，明らかに医学的な病理や水分と電解質のバランスであろうが，Nightingale の観点では，環境の影響が第一の関心事である。したがって，看護師は，クライエントにとって環境的ストレスの潜在的発生源である光，騒音，換気，他の人間との相互作用のパターンを調べることになる。

3. 看護の関心事として提示されている重要な現象は？　重要な現象には人間，環境，健康，対人関係，ケアリング，目標達成，適応，エネルギーフィールドなどの他にも諸々の現象が含まれる。

　Nightingale が主眼を置いたのは，環境と，看護師による環境の操作である。看護師は，自然が最善の状態で患者に働きかけるようにし，患者が最大限の健康を得るために援助を行う。Nightingale は具体的に人間関係に言及しなかったが，患者に関する話をするときに，看護師は何を話すのかを考慮する必要があると語っている。また，看護師は，環境の物音のレベル，特に不要な物音の源を考慮しなければならない。清潔も重要であり，13 の要素のうちの 4 つ，すなわち「健康的な住居」「身体の清潔」「部屋と壁の清潔」「ベッドと寝具」でそのことを論じている。看護師は患者にこれらの情報を用いるときに，これらの要素全てを考慮することになる。

4. 理論は誰に，どんな状況に，どのような方法で適用されるのか？

　Nightingale の書き方は簡潔で，理論モデルも明瞭である。Nightingale の理論は，看護ケアが提供されるあらゆる状況に適用できる。全てのケアは特定の環境で提供される。家庭，ICU，デイケア・センター，コミュニティ全体，いずれにおいても，患者に最善のケアを提供する環境をつくることが不可欠である。Nightingale モデルの特徴の説明では，時々，既に一般的ではなくなった言葉が使われている。しかし，Nightingale モデルの素晴らしい点は，現在でも応用できることを含め，一般化が可能なことである。Nightingale モデルは，病院の複雑な ICU 環境，家庭，職場，コミュニティ全体など，ほとんどの場所に適用できる。清潔な空気，光，物

音，清潔に関連する概念は，環境の特性を超えて応用できる。

　たとえば，物音もしくは不快な音などは，どんな環境でも見つかる。病院には，睡眠や休息を妨げるカートやモニターなどの器具がある。ICUは大勢のスタッフ，装置，アラームがあることが知られており，それら全てが環境内に物音として加わる。ある家庭は，日夜うるさいトラックの音がするハイウェイや，航空機が離着陸する空港のそばにあり，また別のある家庭は，戸外で物音がすることはめったにない農村部にぽつんと建っているかもしれない。ある職場は，機械の音やコンピューターの稼働音，機械のアラームで溢れている。突き詰めると，今の世の中には，眠りを妨げる砲撃や爆撃，そして発砲音のする戦争に巻き込まれて，勉学やその他の仕事が困難になっているコミュニティがあるかもしれない。

　Nightingaleの本は，どのように環境がクライエントのアウトカムに影響するかについての看護師の意識を高める。騒音の影響を考慮すれば，スタッフはコントロールできる音に気がつくようになる。たとえば保育器の上にクリップボードなどの備品を置く音は，乳児の眠りを乱す。あるいはNICUの看護師ならば，クライエントが安らぐには光が大事だというNightingaleの説明を読んで，睡眠と休息の周期サイクルにおける光と暗闇の重要性や成長ホルモンの放出といった，光波に関する科学的情報を調べる。そして成長中の低出生体重児の通常の睡眠・覚醒サイクルを促すために，まず夜間の照明を暗くする。Nightingaleの理論は，環境を調節するための介入を指示している。介入に対する患者の反応を最大限にできるように物音，光，換気はコントロールしなければならない。

　Nightingaleを専門臨床看護師のロールモデルだと言う者もいる（Sparacino, 1994）。Sparacinoは，Nightingaleが生きた動乱の時代は，ケアを提供する姿勢に大きな変化が求められたと指摘した。クリミア戦争で成し遂げたケアの変革は，死亡率を劇的に減少させる結果をもたらした。Nightingaleは時代の問題点と目標を明確にした。21世紀において，そうした判断は高度実践看護師の責任である。

　Nightingaleの理論は，エコロジーやシステム，適応，人間関係の理論との相性がよい。システム理論は，個人と環境との様々な関係を考える理論であり，まさに，物理的環境が個人に与える影響についてNightingaleが考えたことである。Nightingaleは，個人がどのように疾病のプロセスに対応するのかを考え，看護師の役割は，自然ができるだけ最善の状態でクライエントに働きかけるようにすることだとの見解をもった。これにより，クライエントは疾病の状態に適応もしくは変化して，可能な限りの健康な状態となれる。

　Nightingaleの理論は，患者をできるだけ健康にする環境をつくるよう求めることで看護実践におけるクリティカルシンキングに直接的な影響を及ぼしている。Nightingaleの功績は，今日の看護実践に関係した政治的状況に関する議論で引き合いに出されることが多い。環境への考え方は，現在の世界的ヘルスケア情勢における実践にもつながっている。看護師は，環境を操作して自然ができるだけ最善の状態で患者に働きかけるようにすることをはじめ，さらに学問的な見地からケアに取り組んでいる。Nightingaleの概念を知った看護師は，幅広い文脈で環境を見るようになっている。

5. 理論はどのような方法で検証できるか？

　Nightingale理論は直接的な検証は行われていないが，看護学の発展に刺激を与えた。たとえば，Nightingaleは，微生物病原説を信じなかったが，推奨した実践は，現在の科学的知識と一貫性がないわけではない。実際，Nightingaleが環境に対するクライエントの反応の観察に基づいて提案した多くは，現在の研究方法で厳密に検証され，科学的に信頼できることが立証されている。

　環境モデルにおける関係の検証には，量的研究と質的研究のどちらの方法も利用できる。たとえば，些細な管理としてのケアの継続に関連した患者の満足度を調べるためには質的方法が用いられている。Nightingale自身は，統計による量的データを活用して，スクタリにおける肯定的なアウトカムを証明した。

6. 理論は望ましいアウトカムを導く看護行為を生み出すか？

　Nightingale理論は，看護行為を規定するものかどうかという意味では検証されていない。しかし，その記述は看護師の介入を発展させ，環境を再構築することにつながっている。患者の健康改善のために，環境を最適な場所にした結果，患者にとって肯定的なアウトカムがもたらされる。ICU環境や，騒音と光が患者に与える影響に関する研究は，Nightingaleが『Notes on Nursing』に書いたアドバイスを立証している。Nightingale理論はそれら介入の発展に直接的に結びついていたわけではない。

7. 理論はどの程度普及しているか？

　たとえば，Nightingaleが現在の看護やヘルスケアにどのように影響し続けているかは，多くの論文で目にすることができる。過去の周産期教育に関する議論において，Dunn（1996）は，妊婦死亡率と助産師教育に与えたNightingaleの影響を述べている。Nightingaleの著述は，騒音が傷の治癒に及ぼす影響について調べた人々にも影響している（McCarthy et al., 1991）。また，Nightingale理論を周術期看護に応用した論文もある（Gillette, 1996）。Whall, Shin, & Colling（1999）は，Nightingale理論を活かして，韓国における認知症ケアモデルをつくった。

　Nightingale理論は，管理やリーダーシップの定義づけにも利用されるなど，現在，世界中で，看護に関わる問題への姿勢に影響を与えている。Hisama（1996）は，日本における専門職としての看護の発展について，Nightingaleの影響を調べている。日本において近代的な看護は，ロンドンのSt. Thomas病院で学び，Nightingale訓練学校に感銘を受けた医師によって伝えられた。

　Nightingaleは，近代的な看護における知識の構築に影響を与えると共に，看護学の発展を促した。多くの看護理論家たちが，自分の理論の一部として環境を用いた。Nightingaleが，本書で紹介する多くの看護理論家に及ぼした影響は奥深い。そうした理論家らは，自らの理論にNightingaleを引用したり，『Notes on Nursing』記念版でコメントしたりして，Nightingaleの影響力を明らかにしている。たとえば，Leininger（1992）は，Nightingaleがケアリングにつ

いて述べたこと，述べていないことを分析し，Nightingale はヒューマンケアを定義しなかったが，病人の受けとめ方についてあれこれ推論していると記している。Levine（1992）は，1962年に Nightingale について書いたとき，Nightingale 自身の手で書かれた覚え書きを手にして興奮したと述べている。Newman（1992）は，『Notes on Nursing』が時代を超越していることと，研究に与えた影響を語っている。環境がクライエントの健康に与える影響に関連した研究は，Nightingale の影響を受けている。その他の理論の文脈の中に Nightingale の理論は埋め込まれていることが多く，その理論に基づいた仮説は今もなお生まれ続けている。

要　約

　Nightingale は，多くの人々から，時代を超え，今に通じると言われている。Nightingale の著述は，その才能が開花した 19 世紀同様，21 世紀初頭においても重要である。本章では Nightingale の概念を ICU の子どもに応用したが，老人ホームの高齢者や，都市部の家族，また学校にいる子どもにも応用できる。Nightingale は特に人間の健康について語っているが，家庭やコミュニティの健康も個人の健康の重要な要素だと認めていた。

　Nightingale は，看護師であってもなくても，Nightingale の著作について考察し論述する人々にも刺激を与え続けている。看護師である編集者が Nightingale の言葉を論説に盛り込むなどの影響もある（BlissHoltz, 2002；Gourlay, 2004）。さらに Nightingale は，Country Joe McDonald の歌「Lady with the Lamp（ランプを持つ淑女）」にも着想を与えた。しかし，この歌はロマンチックすぎて，スクタリで信じられないほど兵士の命を救った事実を反映していないため，批判する人もいる。Nightingale は，21 世紀において，科学に基づく実践が進歩する道をひらいたリーダーであり，改革者であった。

思考問題

1. Nightingale モデルのたとえ，もしくはメタファーを作ってみよう。
2. アウトカムが好ましくなかった臨床的状況を特定し，Nightingale のモデルを使って状況を分析してみよう。そして，Nightingale の方法であれば，どのようにアウトカムが違っていたかを判断しよう。
3. 現在のヘルスケア環境において，ほとんどのビルは窓が開かない構造である。そうしたビルで，どのような方法を用いれば新鮮な空気を適切に供給できるか考えてみよう。
4. 現在，プラスチックや合成繊維が発する「臭い」（悪臭）は，私たちの健康にどのように影響しているだろうか。Nightingale なら，そのような「臭い」にどのように対処しただろうか。

引用文献

Agnew, L. R. C. (1958). Florence Nightingale—statistician. *American Journal of Nursing, 58*, 644–646.

American Nurses Association. (1980). *Nursing: A social policy statement*. Kansas City, MO: Author.

Bliss-Holtz, J. (2002). Editorial: Nightingale revisited. *Issues in Comprehensive Pediatric Nursing, 25*, i–iv.

Cohen, I. B. (1984, March). Florence Nightingale. *Scientific American, 250*, 131–132.

Dunn, P. M. (1996). Florence Nightingale (1820–1910): Maternal mortality and the training of midwives. *Archives of Disease in Childhood, 74*, F219–F220.

Ellis, H. (2008). Florence Nightingale: Creator of modern nursing and public health pioneer. *Journal of Perioperative Practice, 18*, 404, 406.

Falco, S. M. (1989). Major concepts in the development of nursing theory. *Recent Advances in Nursing, 24*, 1–17.

Gillette, V. A. (1996). Applying nursing theory to perioperative nursing practice. *AORN Journal, 64*, 261–270.

Gourlay, J. (2004). Florence Nightingale: Still lighting the way for nurses. *Nursing Management, 11*(2), 14–15.

Hegge, M. (1990, April/May). In the footsteps of Florence Nightingale: Rediscovering the roots of nursing. *Imprint*, 74–75.

Hisama, K. K. (1996). Florence Nightingale's influence on the development of professionalization of modern nursing in Japan. *Nursing Outlook, 44*, 284–288.

Kudzma, E. C. (2006). Florence Nightingale and health care reform. *Nursing Science Quarterly, 19*, 61–64.

Leininger, M. M. (1992). Reflections on Nightingale with a focus on human care theory and leadership. In F. Nightingale, *Notes on nursing: What it is and what it is not* (Com. ed., pp. 28–38). Philadelphia: Lippincott.

Levine, M. (1992). Nightingale redux. In F. Nightingale, *Notes on nursing: What it is and what it is not* (Com. ed., pp. 39–43). Philadelphia: Lippincott.

McCarthy, D. O., Ouimet, M. E., & Daun, J. M. (1991). Shades of Florence Nightingale: Potential impact of noise stress on wound healing. *Holistic Nursing Practice, 5*, 39–48.

McDonald, L. (2006). Florence Nightingale as social reformer. *History Today, 56*(1), 9–15.

Miller, J. G. (1978). *Living systems*. New York: McGraw-Hill.

Miracle, V. A. (2008). The life and impact of Florence Nightingale. *Dimensions of Critical Care Nursing, 27*(1), 21–23.

Newman, M. A. (1992). Nightingale's vision of nursing theory and health. In F. Nightingale, *Notes on nursing: What it is and what it is not* (Com. ed., pp. 44–47). Philadelphia: Lippincott.

Nightingale, F. (1860). Vol. II, cited in Palmer, I. S. (1977). Florence Nightingale: Reformer, reactionary, researcher. *Nursing Research, 26*, 84–89.

Nightingale, F. N. (1871). *Introductory notes on lying-in institutions*. London: Longman, Green.

Nightingale, F. N. (1992). *Notes on nursing: What it is and what it is not* (Com. ed.). Philadelphia: Lippincott. (Original work published 1859)

Palmer, I. S. (1977). Florence Nightingale: Reformer, reactionary, researcher. *Nursing Research, 26*, 84–89.

Sparacino, P. S. A. (1994). Florence Nightingale: A CNS role model. *Clinical Nurse Specialist, 8*(2), 64.

Stanley, D. (2007). Lights in the shadows: Florence Nightingale: Selected letters. *Contemporary Nurse, 24*, 45–51.

Vicinus, M., & Nergaard, B. (Eds.). (1990). *Ever yours, Florence Nightingale: Selected letters*. Cambridge, MA: Harvard University Press.

Webster's ninth new collegiate dictionary. (1991). Springfield, MA: Merriam.

Whall, A. L., Shin, Y. H., & Colling, K. B. (1999). A Nightingale-based model for dementia care and its relevance for Korean nursing. *Nursing Science Quarterly, 12*, 319–323.

参考文献

Cook, E. (1913). *The life of Florence Nightingale* (Vols. 1 & 2). London: The Macmillan Co. [out of print]

Dossey, B. M. (2000). *Florence Nightingale: Mystic, visionary, reformer.* Philadelphia: Lippincott Williams & Wilkins.

Dossey, B. M., Selanders, L. C., Beck, D-M., & Attewell, A. (2005). *Florence Nightingale today: Healing, leadership, global action.* Silver Spring, MD: American Nurses Association.

Gill, G. (2004). *Nightingales: The extraordinary upbringing and curious life of Miss Florence Nightingale.* New York: Ballantine.

Goldie, S. M. (Ed.). (1997). *Florence Nightingale: Letters from the Crimea.* New York: Palgrave McMillan.

Small, H. (1999). *Florence Nightingale: Avenging angel.* New York: Palgrave McMillan.

Woodham-Smith, C. (1951). *Florence Nightingale.* New York: McGraw-Hill. [out of print]

第4章

看護における人間関係
Interpersonal Relations in Nursing

Hildegard E. Peplau[1,2]

Janice Ryan Belcher

　Hildegard Peplau博士は看護のパイオニアである。Peplau（1909〜1999）はペンシルベニア州レディングで生まれ，1931年に同州のポッツタウンで看護学校を修了した後，看護の職に就いた。Bennington大学で人間関係の心理学を学び，1943年に学士号（B.A.）を取得後，1947年にニューヨークのColumbia大学で精神看護の修士号（M.A.）を，1953年にはカリキュラム構築について教育学の博士号（Ed.D.）を取得した。Peplauの看護経験は，病院におけるプライベート看護[3]と一般看護，合衆国陸軍看護師団（U.S. Army Nurse Corps）下での看護研究，そして精神科のプライベート看護などである。PeplauはRutgers大学に移るまで，Columbia大学大学院で精神看護の最初の講座で教育にあたり，20年間教官を務め名誉教授の称号を得た。Peplauは，ベルギーにおける最初の大学院看護教育課程など，多くの看護教育課程の創設に影響を与えた。

　Peplauは，1952年に著書『Interpersonal Relations in Nursing（看護における人間関係）』[4]を出版した。原稿は1949年に書き終えていたが，当初，あまりに急進的だと考えられたため，1952年まで出版されなかった。この本は医師を共著者とせず，看護師が初めて看護の理論について書いた教科書だった。さらにPeplauは，人間関係の考えから当時の看護の問題まで，多くの論文を専門誌に発表した。不安や幻覚，そして1人のセラピストとしての看護師に関するPeplauの研究は特に革新的であった。『Basic Principles of Patient Counseling（患者カウンセリングの基本的原理）』は，その研究とワークショップから生まれた小冊子である（"Profile"，1974）。

　Peplau博士は長い間，看護師として，またヘルスケアのリーダーとして米国内や世界中で広く知られてきた。Peplauは1946年に全米精神衛生法の草稿作成に参加し，WHOや米国メンタルヘルス研究所，合衆国陸軍看護師団など，多くの組織で働いた。1954年，Peplau博士は，精神科とメンタルヘルスを学ぶ看護大学院生のために最初の専門看護師養成の教育課程を設置した。米国看護師協会

---

[1] Interpersonal relations in nursing. Peplau, 1988, Springer Publishing Company, Inc., New York 10012. Used with permission.
[2] 以前の版で本章に貢献したLois B. Fishに感謝する。
[3] 訳注：private duty hospital nursing；病院施設や個人宅と個人で契約して働く看護師。
[4] 訳注：邦訳；稲田八重子，小林富美栄，武山満智子 他訳：人間関係の看護論．医学書院；1973．

（American Nurses Association；ANA）事務局長で会長をも務めた。1998年には歴代の功労者として栄誉を受けた。また，米国看護アカデミー（American Academy of Nursing）の会員であり，国際看護師協会（International Council of Nurses；ICN）役員でもあった。1997年には医療における際立った貢献を称えられ，ICNからChristianne Reimann賞を贈られた。Peplauは諸外国のために看護コンサルタントの役割を担った他，米軍軍医総監の下でも働いた。1974年に「引退」したが，専門誌や本の出版は続けた。1952年に発行された著書は，1988年にニューヨークのSpringer社から再出版された。1999年3月17日に亡くなる。本章は，優れた看護師であり教育者や管理者でもあったPeplauに捧げる。

——J. R. B.

　Hildegard Peplau（1952/1988）は，『Interpersonal Relations in Nursing』の出版にあたり，これは「看護実践のための部分的な理論」であると述べている（p.261）。看護理論の構築が論じられる以前の1952年当時に，Peplauが自身の著書を看護の部分的理論とみていたのは驚くべきことである。Peplauは本の中で，人間関係のプロセス，看護の役割，そして看護を人間関係のプロセスとして学び研究する方法について解説した。現在，筆者らは，看護師と患者の人間関係を看護実践の中心として重視するPeplauの理論の実用性について議論している。本章では，Peplauの看護理論の最重要ポイントとして人間関係のプロセスの局面に絞り，この中核となる概念とその他の概念を関連づけて説明する。

　Peplau（1952/1988）によると，看護は，病人や医療を必要とする人を援助する治療的であり癒しの技である。また看護は，共通の目標をもった2人ないしはそれ以上の人々との相互関係を含んでいるが故に人間関係のプロセスであると考えることができる。看護における共通の目標が，看護師と患者[5]が互いに互いを人間として尊重し，共に学び，相互作用の結果として成長するという過程への原動力となる。個人は環境からの刺激を選び，その刺激に反応して学習していく。

　この目標は，またはどのような目標であっても，連続したパターンに従った一連の段階を経て達成される。看護師—患者関係がこうした段階を経て発展するに従い，看護師は色々な技術や技能を用い，様々な役割をとりながら看護の実践を選択できるようになる。

　看護師と患者はまず問題を特定し，問題解決行動を開拓しようとする。看護師と患者は，多種多様な背景と独自性をもってこの軌跡に取り組む。個人は誰でも，唯一の生理的・心理的・社会的・霊的構造をもった，他の誰とも異なる反応をする人間とみなされる。看護師と患者は，異なる環境や規則，習慣，そして個人にとっては当たり前の文化的信念をもとに，それぞれの認識と，認識に影響する先入観をもって出会う。これら認識の違いが人間関係のプロセスでは非常に重要である。さらにPeplau（1994b）は，これらの「認識は，時間や場所，経験によって様々である」（p.11）と述べている。また，看護師は，ストレス—危機理論や発達理論といった幅広い看護知識をもっており，治療過程における看護職の役割を十分理解することを可能に

---

[5] patient：「患者」は，医療を必要とする個人に対してPeplauが定義した用語であるため，この章全体で用いる。

する。Peplau（1992）によれば，「患者との全ての出会いにおいて，看護師は観察し，気づいたことを解釈し，どのようなニードに対処すべきかを決定する。この一連の流れは，看護師と患者の全ての相互作用で繰り返し起こる」(p.16) と述べている。看護師と患者は関係を進めていくにつれ，お互いの役割と問題を取り巻く事柄を理解し始める。この理解によって看護師と患者は協力し，問題が解決するまでお互いに目標を共有する。

看護師と患者は協力し合うことで，さらなる知識を得て成長する。Peplau（1952/1988）は，看護とは「人を成長させる力であり教育的手段」(p.8) であるとみなし，人間関係による活動によって，自分自身の経験と同じように他者の経験も学ぶことができると考えていた。1950 年代の看護論者 Genevieve Burton もこの考えを支持した。Burton は，「他者の行動は，自己理解に照らして理解される」(Burton, 1958, p.7) と書いている。自己の感覚や認識，活動を意識すれば，おそらく他者の反応も意識しやすくなる。

治療的な出会いは，看護師と患者の個人的な，そして職業者としての発達に影響する。日常生活の問題を解決するために患者と協力することで，その看護師の実践はさらに効果的になっていく。このように，看護師がどんな人か，またどのような人になろうとしているかは，治療的人間関係の技術に直接の影響を与える。実際，Peplau（1992）は「人間としての看護師が，人間としての患者と相互作用する行動は，患者のウェルビーイングと看護ケアの質およびアウトカムに大きな影響を及ぼす」(p.14) と考えた。

Peplau は当初，人間関係を，(a) 方向づけ，(b) 同一化，(c) 開発，(d) 解決という連続する 4 つの局面で考えていた。これら 4 つの局面はそれぞれ解決に向けて展開するにつれ，重複したり，相互に関係し合ったり，変化したりする。しかし 1997 年，Peplau は，看護師―患者関係は，「方向づけの局面 *orientation phase*」「取り組みの局面 *working phase*」「終決の局面 *termination phase*」の 3 つで成り立っていると述べ，当初 4 局面のうち，「同一化」と「開発」の 2 つを，「取り組みの局面」として統合させた。この章では，Peplau の初期の 4 局面を，統合後の 3 局面の枠組みで解説する。

局面が変化する中で，看護には異なる役割が期待される。これらの役割を以下に挙げる。

- 教師：ニードや関心事に関する知識を導入する人。
- 資源者：問題や，新たな状況を理解するために特別に必要な情報などを提供する人。
- カウンセラー：特定の技法や態度を用いて，その人が幸福に実り多く生きる能力を妨げている問題を認識し，直面し，受け入れ，解決するのを支援する人。
- リーダー：集団の目標を相互作用によって考え，それを維持する過程を遂行する人。
- 技術的熟練者：臨床技術や用具を操作することによって身体的ケアを提供する人。
- 代理人：他者の代わりをする人。

Peplauの看護における局面

▼ 方向づけ

　最初の局面「方向づけ」では，看護師と患者は見知らぬ他人同士として出会う。患者と家族は，自分たちの感知したニードをもっている（Peplau, 1952/1988, p.18）。そのため，専門的な援助が必要とされている。しかし，関係者はこのニードをすぐに確認できなかったり，わからなかったりする。たとえば16歳の少女が，ただ「とても気が滅入っている」と感じて，地域のメンタルヘルス支援センターに電話をかける。この局面では，看護師が患者と家族を助けて，何が患者に起きているのかを確かめる必要がある。Peplau（1994b）は，「人間関係は人生を通して重要である。思春期の人々や若年の成人，高齢者の問題のほとんどが心理社会的または人間関係の問題である」（p.13）と述べた。

　Peplau（1995）は，「病院や地域で働く精神科看護師は，家族にもっと注意を払う必要がある」（p.94）と述べている。状況の分析において，患者「そして」家族と協力し合うことで，存在する問題を共に認識し明確にすることが最も大切である。前述の例では，カウンセラーとしての看護師の役割は，「とても気が滅入っている」と感じている10代の少女が，この感情は昨夜のデートに関する母親の怒りが原因だと認識できるようにする。看護師が耳を傾けるときのパターンは，次のようになる。「少女は母親に怒っており，気が滅入ると感じている。こうした感情について話し合うことで，少女は怒りが憂鬱につながっているのだと認識する。これで看護師と患者は問題を明確化できた。その後，少女と両親は看護師と一緒に問題について話し合うことに同意する。したがって，方向づけの局面においてお互いが問題を明確化することによって，患者はまだ満たされていないニードに対する不安を基に，累積したエネルギーを方向づけ，直面する問題への取り組みを始めることができる。看護師—患者の意思の疎通（ラポール）は，問題が共有化される中で強化され続ける」

　患者と家族は看護師に話をするが，患者と家族がどのような専門的援助を必要とするかについては，互いの意思決定が必要である。看護師は，資源者として患者と家族と協力する。選択肢として，看護師は関係者全員の同意を得て，ナースプラクティショナーや心理学者，精神分析医，家族カウンセラー，ソーシャルワーカーなどの専門家に家族を委ねることも考えられる。方向づけの局面では，看護師と患者，家族はどんなタイプのサービスが必要かを決める。看護師と患者や家族が協力する時間について，Peplau（1994a）は，「短い時間であっても，患者との接触は全ての看護師にとって教育の機会である」（p.5）と考える。

　方向づけの局面は，互いに助けたり助けられたりすることで，患者と看護師の態度から直接の影響を受ける。この最初の局面では，患者に対する看護師の個人的反応を意識する必要がある。たとえば看護師は，同じように腹痛を訴えて救急入院してきた40歳の男性でも，静かな

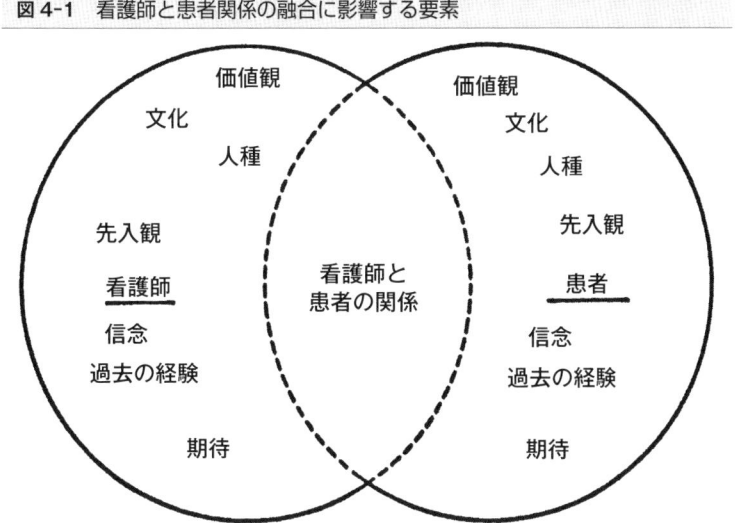

図4-1　看護師と患者関係の融合に影響する要素

（図：2つの円が重なるベン図。左円「看護師」、右円「患者」、それぞれに「価値観、文化、人種、先入観、信念、過去の経験、期待」の要素。中央の重なり部分に「看護師と患者の関係」）

人と，少々酔って騒々しい人では異なる反応をするかもしれない。患者と同じく，看護師もその文化，宗教，人種，教育的背景，経験，先入観，期待，これら全てが反応に影響を与える。これらの同じ要素が患者の看護師への反応，看護師の患者への反応に影響する（図4-1）。たとえば，患者は看護師を，投薬や血圧測定など技術的な技法を活用するだけの人だと型にはめて考え，問題の明確化を援助する資源者だとは認識しないことがある。看護は人間関係のプロセスであり，患者と看護師が治療的な相互作用において果たす役割は，同等に重要である。

看護師と患者，家族は，問題を認識し，明確にするために協力する。Peplau（1995）は，看護師は単に「『家族に対して』支援する」だけでなく，「健康について教育する」ことが必要だと述べ，「患者に関する懸念を話し合う時間が必要である」（p.94）と説明している。次に，感知されているニードに関連する緊張感や不安，未知に対して抱く恐れを緩和する。緊張感や不安を緩和できれば，将来，再び緊張を感じたり，解決できない重大な出来事が発生したときに，二次的に発生するかもしれない問題を未然に防ぐことになる。治療的な相互作用によってストレスが生じている状況が明確になる。病い以前に経験していた出来事に関連した感情に気づき，対応することが必須である。

要約すると，方向づけの局面は，看護師と患者が見知らぬ他人として出会うことから始まり，問題を特定するために共に努力し，互いにそのことに賛同するようになって関係は終わりである。さらに，患者は援助的な環境の中で満足するようになる。看護師と患者はこのとき，必然的に次の取り組みの局面に進む用意ができている。

▼ 取り組み

「取り組みの局面」は，Peplauの初期の理論で「同一化」と「開発」として説明されていた活動を包括した局面である。これは，以前の同一化の局面から始まり，患者は，自分のニードに対処できる援助者に，選択的に反応する。ここでそれぞれの患者は異なる反応をする。たと

えば積極的に看護師を探す場合もあるし，看護師の方から近づいてくるまで待ち，我慢することもある。患者の看護師への反応は，①参加し，看護師と相互依存する，②自発的で看護師から自立する，③受け身的で看護師に依存するという3つの種類がある（Peplau, 1952/1988）。たとえば，新たに1600kカロリーの糖尿病食の計画を立てる70歳の男性の例を考えてみる。相互依存の関係であれば，看護師と患者は食事の計画に協力して取り組む。自立した関係なら，患者は，看護師からの最小限の援助によって自分で食事計画を立てる。依存している場合，看護師が患者のために食事計画を立てる。

取り組みの局面全体を通して，患者と看護師はそれぞれの認識と期待を明確にしなければならない（Peplau, 1952/1988）。患者と看護師の過去の経験は，この人間関係のプロセスにおける期待に影響する。方向づけの局面で述べたように，患者と看護師は，問題を特定し，適切な援助を選択するために人間関係を構築することが重要となる。

精神科訪問看護師は，クライエントと過ごす時間が限られているため，素早く取り組みの局面に進むことが必要である。Peplau（1995）は，「精神科の在宅ケアにおいて，看護はケア提供，健康教育，調整そして家族支援管理の機能を担っている。看護による観察とケアを注意深く記録することが求められる」（p.94）と述べている。これらは精神科に限ったことではなく広く全ての訪問看護師に当てはまる機能である。在宅ケアでは，患者は治療的支援や個人カウンセリングを提供できる看護師を求めている。

取り組みの局面では，患者と看護師の認識と期待は，方向づけの局面よりも複雑となる。患者は，その時点で援助者を選択して反応している。そのため，さらに集中的・治療的な関係が必要になってくる。

乳房切除をした患者が手術後，腕の運動をめぐって訪問看護師と対立している例を挙げて説明する。看護師は，手術の影響から腕がむくんでいると観察する。看護師が浮腫の原因となりそうな理由を探る，一方患者は，手術後の運動は治癒を遅らせると友人から聞いたことを理由に，腕の運動をしていない。患者の理解を促し，運動を再開するために，患者の誤った認識を明らかにしてくれる理学療法士や医師などの専門職を導入することができる。一般的に，看護師が患者と共にそれぞれの専門職の役割を客観的に話し合い，メリットとデメリットを認識できるならそれがベストである。しかしこの患者の場合，担当の医師だけが適切な情報をもつ唯一の人だと思っているため，看護師や理学療法士と運動について話し合うことに関心がない。このように，看護と理学療法に関する患者の過去の認識は，患者が専門職を選ぶという現在の意思決定に影響を与えることがある。

取り組みの局面が進行するにつれて，患者は，支援されているという気持ちや，問題に対処する忍耐力をもち始める。こうした変化から，無力感や絶望感が減少し，楽観的な態度が生まれ，内面的な強さも出現する。

取り組みの局面が進行するにつれて，患者は，従来の「開発」へと段階的に進んでいく。そして患者は，ニードや関心によって利用できる全てのサービスを使用する。個人は，自分を支援してもらう環境において大事な役割を果たしていると感じ，提供されるサービス支援を利用して状況を変え始める。前述の腕がむくんだ女性の例では，腕の運動に関する情報の内容を理

解し始める。パンフレットを読んだり，運動の説明ビデオを見たりして，関心をもった事柄について看護師と相談する。そして理学療法科での集団運動への参加について質問するかもしれない。

　この局面では，病気が重篤だったときよりも要求が多くなるかもしれない。個人的ニードでも，さほど重要ではないことを数多く要求したり，注意をひくために別の方法を用いることもある。こうした行動は，医療提供者にとっては，理解が不可能ではなくても困難なことがある。看護師は，患者の行動の原因となる潜在意識の力動に対処する必要があり，それには，根本的な問題を探り，理解し，適切に対処する手がかりとして，面接技術を活用する必要がある。看護師は，患者を受け入れ，関心をもち，信頼している態度を示して治療的関係を維持し，この時点までに形成された看護師―患者のラポールを損なわないようにしなければならない。さらに中立的な雰囲気と治療的な情緒的雰囲気をつくることで，患者が感覚や思考，感情，そして行動を認識し，探究するように励ますことが必要である。

　Peplau（1994a）は，「ケアに責任をもつことと，それぞれの患者に対して治療的に対応することとは明らかに相違がある。ケアに責任を負っているとき，看護師はずっと忙しい状態で活動しており，重要性を感じ，そして1日の終わりにいくらかの達成感を得る。しかし，患者にとって専門職によるサービスの目的や期待（ニード）は，患者のために問題と折り合いをつけることである」（p.5）と述べている。セルフケアに積極的に関心をもち関与し始める患者もいる。そうした患者は目標達成のための適切な行動をとることで，自分のことを自分で行うようになり，自ら進んで行動するようになる。Peplau（1997）が，「素人から成る健康に関する相互支援集団が数多く形成されている」（p.222）と言及しているように，実際，患者は自助グループへの参加を希望するかもしれない。自己決定によって，患者は徐々に自分への責任感や潜在能力への信頼感を増し，依存したり，自立したりしながら次第に適応していく。このような患者は，実際に健康状態を改善する方向へと自分自身の目標を設定し始める。生活の目標を達成しようと励み，そうすることでウェルビーイングの感覚を高めようと努力する。セルフケアを実施する患者は生産的になり，自分の可能性を信頼して自分の行動に責任をもつようになる。こうした自己決定の結果，内面的な強さの源がつくられ，新たな問題に直面できるようになる。

　病気になると，ほとんどの患者は，最高レベルの健康をつくろうとして，他者への依存と依存しないことの間で揺れ動く。この点について，前述の手術後に腕がむくんだ女性の例で説明する。彼女は何日か積極的にスケジュールに従って運動する。しかし，別の日には，疲れすぎて運動が全くできないと言う。運動をしないとき，看護師は，患者に運動のスケジュールを思い出させる介入をする必要がある。

　このような一貫しない行動は，依存と自立が対立している思春期の若者の適応反応と類似している。患者は，一時的に依存状態になっているかもしれないが，同時に自立も求めている。様々なストレッサーがこの心理的不均衡のきっかけとなる。2つの行動の間の動揺は予測できず，自立を恐れる一方，依存に抵抗しながら，混乱し，不安に思っているように見える。自立と依存の間で揺れる患者をケアする場合，看護師は，一貫性のない複雑な問題に対処しようと

するのではなく，患者が示している具体的な行動に対応すべきである。看護師は，その人の弱い部分を最小限に抑え，自己認識を高めて強さを活かすことができるよう受容的で支援的な雰囲気を提供すべきである。患者のために，責任ある自己成長を援助する雰囲気をつくり出すことは，看護師の責任である。

Peplau（1994c）は，「会話は，相互作用というより1人により続けられることが多い」（p.58）と述べている。この局面において，看護師はサービスを提供するために，明確にする，聴く，受けとめる，教える，解釈するといったコミュニケーション手段を用いる。患者は，自分のニードと関心に基づいてサービスを巧みに利用する。この局面全体で，患者は看護師と協力し，最高の健康レベルに向けて問題に取り組む。このように，取り組みの局面では，患者がサービスを活用して問題を解決できるように援助する。そして最後の段階である終決の局面へと進む。

▼ 終　　決

Peplauの人間関係のプロセスの最後は「終決」である。患者のニードは，患者と看護師とが共に努力した結果，すでに充足されている。これから患者と看護師はその治療的関係を終決し，お互いのつながりを解除する必要がある。

看護師と患者は，こうしたつながりを解除するのが難しいことがある。治療的関係における依存ニードは，生理的ニードが満たされた後にも心理的に続くことが多い。患者は，関係を終わらせることについて，「まだその時ではない」と感じる。乳児ケアを学びたいという新米の母親を例に説明する。レディネスは学習過程における最も重要な要素の1つで，学習はニードまたは目的から始まる。最初の家庭訪問で保健師と新米の母親は，3回目の訪問までに母親が様々な乳児ケアをできるようになるという目標を設定する。目標設定は，望ましい結果が達成されたかどうかを評価するために重要となる。保健師による最初の訪問での指導と実演の後，母親は次の訪問では積極的にケアを実施する。習得したことが少しでも長続きするように，実際に練習することが大切である。3回目の訪問では，母親は，全ての乳児ケアを正確に行うことができ，目標は達成された。この関係は，母親の問題が解決したため終わりである。しかし，問題解決の1週間後，母親は，乳児ケアに関する些細な質問で，保健師に5回電話をかける。母親は保健師との依存的なつながりを解消できていない。

最終的な終決は看護師にとっても難しいことがある。前述のような例で言えば，母親が関係を終決したいと望んでも，保健師は，乳児の成長をみるために家庭訪問を続けるかもしれない。看護師は，このような関係の結びつきから，相手を解放できないかもしれない。これは，親子関係に関する看護師の知識が原因であるかもしれない。Peplau（1994b）は，「両親と，重要なケア提供者は，乳児の早期の成長と，子どもの行動形成に非常に大きな影響を及ぼす」（p.11）と述べている。終決の局面では，他の局面と同じように，うまくいかずに終わるのではないかという患者と看護師の不安と緊張が高まる。

終決の局面がうまく進めば，患者は，援助者である看護師との一体感が薄れていく。患者はその時，看護師が患者から自立していくのと同じように，看護師から自立していく。この結果，患者と看護師は，より円熟した強い個人となる。患者のニードは満たされ，新たな目標に向

表 4-1 看護師と患者の関係の局面

局面	焦点
方向づけ	問題の明確化
取り組み	適切な専門的援助の選択と，問題解決法を選択するための専門職による援助の活用
終決	専門的な関係の終了

かって動き始めることができる。終決は，前の局面が成功裏に終わったときにのみ起こる。**表4-1**は，それぞれの局面の焦点を示す。

Peplauの理論と看護のメタパラダイム

　看護のメタパラダイムには，「人間」「健康」「社会/環境」「看護」の4つの概念がある。Peplau（1952/1988）は，「人 man」は，「ニードから派生してくる緊張を低減するために，その人の方法で努力する」生命体であり（p.82），「健康」は，「創造的，建設的，生産的，個人的，社会持続的な生活に向けてのパーソナリティの漸進とその他諸々の人間的プロセスを意味する象徴的な言葉である」（p.12）と定義する。

　Peplau（1952/1988）は，直接，「社会/環境」に言及してはいないが，患者が入院生活に適応できるようにするには，患者の文化と習慣を考慮するよう看護師に強く勧めている。現在，看護師は，患者が病院に適応しているかどうかを考えるだけでなく，環境や文化的背景，家庭や職場の環境など多くの要素を検討している。環境を狭い意味でPeplauが認識している点は，この理論の大きな限界である。

　Peplau（1952/1988）は，「看護」を「重要な，治療的な人間関係のプロセス」（p.16）と考え，「病気の人や保健医療サービスを必要とする人のニードを認識して対応するために特別な教育を受けた看護師との人間関係である」（pp.5-6）と定義する。看護師は，この人間関係の中で患者を援助する。こうしたプロセスにおける主な概念は，看護師，患者，治療的関係，目標，人間のニード，不安，緊張，フラストレーションである。

Peplauの局面と看護過程との関係

　Peplauの「方向づけ」「取り組み」「終決」という一連の3つの局面と，看護過程とを比較すると，類似点は明らかである（**表4-2**）。Peplauの局面と看護過程は，どちらも連続しており，治療的相互作用を重視する。そしてどちらも患者のニードを満たすことを最終目的として，協力的に問題解決技能を活用すること，また患者の特定のニードを確認するために，患者が具体

表 4-2　看護過程と Peplau のプロセスの比較

看護過程	Peplau の人間関係プロセス
アセスメント データ収集と分析 ニードは必ずしも「感知されているニード」とは限らない；看護師がきっかけをつくる	**方向づけ** 看護師と患者は見知らぬ他人同士として出会う 患者が「感知されているニード」を表明し，そのきっかけをつくって出会う；ニードに関連した事実を認識し，明確にするために協力する（データ収集が続いていることに注意する）
看護診断 看護師の分析に基づいて報告。可能であれば患者も参加	患者の「感知されているニード」を明確にする
アウトカムおよび計画 お互いにアウトカムと目標を設定する	**取り組み** 相互依存の目標設定。患者は依存心があり，自分のニードを満たせる人を選んで反応する。患者がきっかけをつくる
実施 お互いに設定した目標の達成に向かって，計画に取りかかる おそらく患者と医療専門職または患者の家族によって達成される	患者は，支援を得られる人物の知識や技能を探り，積極的に利用する。患者がきっかけをつくる
評価 基準は，お互いに期待した行動が達成されること おそらく関係の終決または新たな計画の始まりにつながる	**終決** 取り組みなどの局面が成功裏に完了した後に生じる 関係の終了につながる

的に示しやすくすることに重点を置く。両方とも，看護実践の基本的手段として，観察，コミュニケーション，記録を用いる。

　Peplau の方向づけの局面は，「アセスメント局面」の初期と類似しており，看護師と患者は見知らぬ他人同士として出会う。この出会いは，患者がニードを表明したとはいえ，そのニードが常に理解されるとは限らない。看護師と患者は協力して，このニードの重要な側面を認識し，明確にし，事実を集約することに取りかかる。この段階は現在，看護過程のアセスメント局面におけるデータ収集であるといわれている。

　看護過程において，患者のニードは必ずしも患者が捉えているニードではない。たとえば看護師は現在，地域において自分自身を健康だと認識している人々もアセスメントしている。養護教諭はたとえば学童の聴覚障害を検査して，障害が見つかると，まず援助へのきっかけをつくる。通常，子どもたちの方から問題のために看護師に接近することはない。この場合，子どもの聴覚障害への援助を求めるよう両親を説得するために，ニードを発見しなければならない。看護師が聴覚障害に関する注意事項を家庭に伝えることで，両親と子どもは問題に気づく。看護師は次に電話か家庭訪問をして，注意事項のフォローをしなければならないかもしれない。看護師はニードを発見し，子どもと家族を積極的に援助する。

　方向づけとアセスメントは同じ意味ではなく，混同してはならない。Peplau の局面では，データ収集は全過程を通して続く。看護過程では，初めてのデータ収集は看護アセスメントで

あり，その後のデータ収集は再アセスメントの一部として行う。

　看護過程における「看護診断」は，健康の問題または欠如が確認されたときに展開される。看護診断は，データ収集と分析を要約した文である。Peplau（1952/1988）は，「方向づけの間に，患者の問題に関する全体的な印象が初めて明確になる」（p.30）と記載しているが，看護過程では，収集したデータから看護師の判断で診断が下される。看護師と患者は，看護診断を特定するときに，互いがパートナーであったりなかったりする。

　看護過程では，互いに設定するアウトカムと目標は看護診断から生まれる。これらのアウトカムと目標が計画に方向性を与え，有益で適切な資源者が明らかになる。看護師と患者は有益な資源者について話し合い，患者は支援を得ることのできる資源者となる人物を選択できる。Peplauによれば，患者はそのとき取り組みの局面にいるとみなされる。看護師と患者は，互いのアウトカムと目標のために協力する一方，前に説明したように，各自の先入観や期待により対立することがある。看護師と患者は，互いのアウトカムと目標を設定する前に，不一致な事柄を解決しなければならない。これらの決定は，患者―看護師の相互依存的活動による。

　看護過程における次の局面は「計画」である。この局面では，看護師は，互いに設定したアウトカムと目標を，患者がどのように達成していくかを具体的に策定しなければならない。看護師は，積極的な患者の関わりを求め，患者が計画に不可欠な役割を果たしていると感じられるようにする。患者が計画に対して自ら参加していると感じることで，アウトカムが達成される可能性は高まる。看護師はファシリテーターであるが，計画は共有のプロセス，つまり，レシプロカルにフィードバックされる2方向の相互コミュニケーションの過程であり，それによって看護師と患者間に継続的に反応が起こる。この局面で看護師は，問題に取り組むために，患者自身のスキルを考慮する。看護過程における計画の局面は，患者の問題を解決するための看護行為に方向性と意味を与える。看護教育を受けた看護師による看護計画は，科学的知識に基づいている。その他に，看護師は，患者個人の強い面と弱い面を計画に盛り込む。Peplau（1952/1988）は，看護師が治療的関係を築こうと望むことは，前向きな資源者探しへの道をひらき，患者の不安や絶望感，無力感を減少させることにつながると強調している。計画は，Peplauの取り組みの局面の範囲にある。

　患者が治療的関係への所属感をもち始めるのは，患者と看護師がお互いを尊敬し，コミュニケーションを取り，関心をもたざるを得なくなるからである。この所属感を分析して，模倣行動ではない，より健康的な人格をつくり上げるよう患者を援助すべきである。Peplau（1952/1988）によると，「看護師に一体感をもつのが早すぎて，看護師に全てを世話してもらい，自分は何もしないことを望む患者がいる」（p.32）。Peplauの取り組みの局面では，患者は自分の個人的ニードを満たすことができる人を選んで反応する。Peplauの取り組みの局面は患者がきっかけをつくるが，看護過程の計画の局面では，看護師または患者がきっかけをつくる。

　「実施」の局面では，Peplauの取り組みの局面と同じく，患者は看護師の知識と技能を引き出すことで，最終的に治療的関係から恩恵を得る。計画はすでに患者の利益とニードに基づき個別的に策定されている。同様に，計画は望ましい目標が達成されるように調整される。しかし，取り組みの局面と実施とでは違いがある。取り組みの局面では，患者はできる限り最高の

表4-3　人間関係の臨床実践への応用

方向づけ

　あなたは、薬物依存病棟の看護師である。今日、Cecilia Bell 氏（32歳）を担当することになったため、カルテを見て、彼女がアルコール中毒のために入院したこと、アルコール中毒での入院は、これまでの9カ月間で今回が3度目であることを知る。9カ月前の最初の入院は、街頭パトロール中の警察官に発見されてのことだった。彼女は泥酔して財布をなくしていた。3カ月前は、泥酔後に気が滅入って再入院を希望した。あなたは、その入院から彼女のことを知っている。彼女は全てのグループセラピー、AAミーティング（Alcoholic Anonymous meeting）に参加して、治療に関心をもち、退院の準備が整うのを楽しみにしているようだった。

　彼女は、あなたのことを前回の入院中に会った看護師であると認識していた。なぜ今ここにいるのかを話し合うと（彼女の感知されているニードを確認する）、過去数週間、毎日ウォッカを1/5本とビールを「少し」飲んでいると言い、泣きながら「自分は落第だ」と言った。さらに話を続けると、前回の退院後から6週間、AAミーティングに定期的に参加していたこともわかった。彼女は高校の英語教師としての仕事に戻り、毎日AAミーティングに参加し続ける時間がなくなったと思った。学生を評価する書類が多すぎること、職場の友人たちが、なぜ毎日AAミーティングに行く必要があるかを理解してくれないと話す。さらに、薬物依存カウンセラーが彼女の話に耳を傾けなかったため、ミーティングをやめたと言う。彼女の家族は別の州に住んでおり、親しいと感じるのはアルコールとドラッグにおぼれている友人だけだ。彼女は、もう一度自分自身をコントロールして、アルコールを飲まないでいられるようになる必要を理解し、そうなることを望んでいる。

取り組み

　数日後、あなたは彼女と共に、どんな援助資源が最も役に立つかを調べる。グループセラピーとAAミーティングが前の入院中にとても役立ったこと、再びこれらの活動への参加を選ぶことを確認する。あなた方は2人で、退院後の支援者として、女性の薬物依存カウンセラーの方が気楽に感じられるだろうという点も確認する。彼女はあなたに、外来のカウンセラーで、入院中に会える人がいるかどうか調べてほしいと依頼する。彼女は、入院という安心できる環境にいる間に、外来の診察で会っておけば気が楽だろうと考えている。さらに、薬物を乱用していない友人をつくる努力について、同僚の教師らからサポートを得て彼女のニードを共有する助けを求める。

終決

　入院中のセラピストと外来でのカウンセラーは、勤務中にアルコールを飲まずにいられる技法を身につけることで同意し、薬物依存病棟を退院して外来治療に移る準備をする。彼女と築いてきた人間関係を解消するときになった。あなたは、彼女が同僚の教師たちとどうやってニードを共有するかを練習し、彼女が2人の教師を選んで最初に接近する計画であることを確認する。彼女はAAカウンセラーに連絡を取り、病院から自宅までの交通手段も確保した。AAミーティングに出席することを約束し、外来のカウンセラーに明日の予約を入れたと言う。このカウンセラーが本当に自分の話を聞いてくれること、そして彼女が必要とする支援を受けるつもりでいることを、あなたと共有する。彼女は職業上要求されることに対処し、さらにAAミーティングとカウンセリングに出席する時間をつくるために、時間管理の技法を検討し始めた。あなたは、彼女が前進していることを喜び、終決にあたって彼女に「さようなら」と告げる。

利益を得るために、様々なタイプのサービスを積極的に探すが、実施においては、看護アセスメントに基づいて定められた目標または目的を達成するために、総合的な計画もしくは手順が事実上すでに策定されている。このように、取り組みの局面が患者の行動に依拠しているのと対照的に、実施は、患者または保健医療職や家族など、他の人物によっても実施される。

　Peplauの終決の局面では、他の全ての局面が成功裏に達成され、ニードが満たされ、問題が解決して終決する。Peplauは評価そのものについては説明していないが、評価は、終決するための患者の準備状態を査定するのに必要な要素である。看護過程では、評価は1つの段階であり、設定、期待された最終行動（目標）を評価するツールとして利用する。目標達成までの時間期限は再アセスメントによって変わるかもしれないが、もともとそれも評価に設定されてい

る．評価において，もし状況が明確であれば問題は終決へと向かうことが多い．問題が解決されていなければ，アウトカムや目標，目的は達成されない．アウトカムが達成されないか，または看護ケアの効果がなければ，再アセスメントしなければならない．そして新たな目標，計画，実施，評価が設定される．臨床実践における Peplau の理論の応用例を表 4-3 に示す．

Peplau の人間関係の批評

本書第 1 章の質問を使って，Peplau の業績を 1 つの理論として批評する．通常，Peplau の業績は看護理論である．

1. 理論の歴史的背景は？

Peplau の理論は，看護理論の構築が大きく前進する以前の 1952 年に出版されているが，一般的には全体性のパラダイムに分類される．Peplau の理論は，治療的関係を重視した看護実践と理論構築の要となるものである．Peplau は，看護状況の重要な概念として，ニード，フラストレーション，対立，不安を特定している．そして，患者と看護師の成長のためには，これらの概念が活用され論じられているだろうとしている．こうした概念は，特に Harry S. Sullivan (1947) と Fromme (1947) の人間関係理論や，Sigmund Freud (1936) の精神力動理論といった，その時代の理論から影響を受けている．人間関係の理論家は，行動は人間関係から直接生じると考える．Freud 派の理論家も，人間関係理論の理論家も同様に，心理学的発達は人間の成長発達にとって重要であると考える．まさに初期の Peplau の考えである「同一化」と「開発」の 2 つの局面は，人間関係理論と精神力動理論の影響を強く受けている．

Peplau は人間内部の心理的負担を重視しているため，理論では，環境が人に及ぼす幅広い影響が吟味されていない．これは，本が執筆された 1949 年においては時宜にかなっていた (Sills, 1977, p.202)．精神科看護における歴史的動向において，Peplau の考え方は，環境が人に及ぼす影響が大きいとみなす「関係性」や「社会システム」の考え方よりは，「その人の内面」を重視した考え方に分類される (Sills, 1977, p.202)．現在の看護師は，患者それぞれのために，家族内の力学や社会経済的な力（経済面の資源など），個人的空間への配慮，地域の社会福祉資源といった多くの概念を重視する．これらの概念は，ニード，フラストレーション，対立，不安という Peplau の概念よりも，環境の中で患者を観察する幅広い観点を備えている．

看護師は，看護の役割において，Peplau が 1952 年に出版した最初の著書以上に幅広い側面を備えている．看護は現在，健康維持や健康増進を介して，患者がより満足のいく健康を達成できるよう援助している．同様に 1970 年，Martha Rogers は，「健康の維持および増進，疾病の予防，看護診断，介入，そしてリハビリテーションは，看護が目標とする領域に包含される」(p.86) と記述している．看護師は現在，様々な地域や施設の現場で，積極的に健康問題を探究している．

Peplauの1952年当時の考え方は，高度実践看護師の自立した機能に関する現在の見解にはふさわしくない。Peplau（1952/1988）は，医師の本来の機能は，「中心となる問題の重要性と，必要な専門的援助のタイプを認識すること」であり，その結果，医師には「緊急の問題を評価し，診断する職務」（p.23）があるとしている。Peplau（1952/1988）によれば看護の機能は，医師が患者に提供した情報を明確にすることに加え，患者の問題要素を指摘できるデータを集約することである。一方，現在の拡大された看護の役割からすれば，高度実践看護師は，患者のニードに応じて患者を医師に紹介するかどうかも見定める。役割拡大によって看護は説明責任と実行責任をもち，以前よりも主体性のある専門的看護を提供するようになった。看護の役割に対するPeplauの見解は，最初に本が出版された時代背景の表れといえる。

2. 理論に示されている基本概念とそれらの関係は？

　方向づけ，取り組み，終決の局面は，各局面の様々な要素と相互に関係している。この相互関係は，看護師と患者の相互作用や医療ケアの相互浸透行為を捉える観点を生み出した。看護師—患者の相互作用は，人間や健康，社会/環境，看護の概念に応用できる。たとえば，方向づけの局面には，看護師，患者，見知らぬ人，問題，不安という要素がある。

　Peplauの理論には，看護状況を観察するための論理的・体系的な方法が備わっている。看護師—患者関係における3つの連続的な局面は論理的で，まず方向づけの局面で接近が始まり，終決の局面で終わる。不安，緊張，目標，フラストレーションなど理論の重要な概念は，それらと連続的な局面との関係を明らかにすることによって明確に定義されている。

　局面は，看護師—患者関係の自然な経過を簡潔に説明したものである。この簡潔性故にいかなる看護師—患者の相互作用にも適応し得るものとなっており，一般性をもたらしている。PeplauとForchukとの間に，人間関係のプロセスは4つか，3つのどちらにするべきかの議論があったとはいえ，看護の基本的な性格上，いまだに人間関係のプロセスは重んじられている。このことについてPeplau（1992）は，Forchukが「看護師と患者の関係の局面は，時々重なり合う場合があるため，（a）方向づけの局面，（b）取り組みの局面，（c）解決の局面として再定義した」（p.14）と述べたとして言及している。1997年，Peplauは4つの局面を，①方向づけの局面，②取り組みの局面，③終決の局面に減らした。

3. 看護の関心事として提示されている重要な現象は？　重要な現象には人間，環境，健康，対人関係，ケアリング，目標達成，適応，エネルギーフィールドなどの他にも諸々の現象が含まれる。

　本章の看護のメタパラダイムの節で説明したように，Peplauは初期の理論で，人間の総称としての「人」と「健康」と「看護」を定義した。Peplauは後の著書で，ケア計画に家族を含めることが重要だと主張している。一方，人間関係に関心をもち重視したことから，看護にとって重要な，緊張，不安，目標，フラストレーション，治療的関係，人間のニード，相互成長など多くの現象を示し，これらを全て定義し，解説した。

4. 理論は誰に，どんな状況に，どのような方法で適用されるのか？

　Peplauの理論は，精神科やメンタルヘルスの看護だけでなく，看護全般にわたる多くの知識に貢献した。たとえば「不安」である。看護はいまだに，看護師―患者の連続する局面上に築かれた人間関係のプロセスであることは明らかである。Peplauが提案したように，コミュニケーションと面接の技法は今もって看護に欠かせないツールである。Peplau（1992）は，看護師が人間関係のプロセスで用いる「概念，プロセス，パターン，問題」といった，相互に関連があるいくつかの理論的構成要素について述べている（p.16）。さらに，Peplauが考えた不安の連続系は，今でも不安を抱える患者への看護介入に利用されている。Peplauの理論を臨床実践に応用するとき，患者を援助して心理的に成長するために，ニードを確認することが重要である。この理論は，多くの生理的ニードをもつ患者に使用するには向いていない。理論のもう1つの限界は，意識不明の患者に対処するときである。この理論における重要な前提は，看護師と患者の相互作用の能力である。たとえば，方向づけの局面は，患者に感知されているニードがあり，患者が看護師との相互作用を開始したときから始まる。この観点は，意識不明の患者に適用するには，極めて限定的である。

　2004年，Davidson, Cockburn, Daly, Fisherは，心不全患者のためのニードアセスメント・ツールの開発を検討した。患者中心のニードアセスメントは，健康状態，期待，認識に関する情報を提供するもので，ケア計画に役立てられる。その中で，生活の質（QOL）が個人の認識に関連したニードであるとPeplauが言及していると報告している。彼らは，医療提供者と患者との関係は建設的で，QOLを向上させると仮定するのは危険で，父権主義的ケアモデルや不公平な力関係から，否定的な影響を受ける可能性があることに注意を促している。

　Hrabe（2005）は，サイバー空間におけるPeplau理論の実用性を分析した。看護師―患者の相互作用として，コンピューターを介したコミュニケーションにこの理論を応用できるだろうか。患者とのネットワーク上での関係では，看護師にはまだ，第3者，資源者，教師，リーダー，代理人，カウンセラーの役割があるであろう。Hrabeは，Peplauの治療的関係に関する4つの局面を，オンライン・コミュニケーションに応用することについて述べている。Hrabeの結論は，Peplauの理論はコンピューターを介した環境にも応用できるということだが，この仮説を立証する研究が必要である。

5. 理論はどのような方法で検証できるか？

　Peplauの理論は，研究の問いと検証し得る仮説をもたらしている。記述的研究，内容分析，実験的研究，ツール開発など，色々な方法が用いられている（表4-4参照）。

　初期の研究者は不安の概念に注目し，小人数を対象とする研究を行った。Hays（1961）は，女性患者6人のグループを対象に，不安の概念を教育する実験を行った。Burd（1963）は，Peplauの不安に関する理論に基づいて枠組みをつくり，不安を抱える患者にケアを提供している看護学生25人を調査した。初期の研究はほとんど記述的研究であった。

　Peplauの看護師―患者関係に着目した研究もある。1989年，ForchukとBrownは，Peplau

表 4-4　Peplau の理論を枠組みに用いた重要な看護研究

年次および著者	研究	結果
1961 Hays, D.	不安についての経験を活用した教育に関する段階やステップを記述。対象は，精神科の女性患者グループ6人	発言の分析から，経験を用いて教えられた患者らは，グループ終了後でも不安の概念を活かすことができた
1963 Burd, S. F.	不安を抱える患者への看護介入の枠組みを開発し，検証した。対象は，新入生15人と大学院生10人で構成する精神科の看護学生25人	新入生は人間関係の開始能力を高めることができる。学生の理論的知識の獲得が早ければ早いほど，自分自身の不安への意識が高まる。学生が患者に接することで患者は，拒絶，躊躇，不安意識といった連続する局面で反応する
1989 Forchuk, C., & Brown, B.	Peplau の看護師―クライエント関係を検証するツールを開発した。対象は，管理クライエント58例とカウンセリング/治療クライエント74例	ツールによって看護師―患者関係をアセスメントできた。長期の方向づけの局面
1994a Forchuk, C.	Peplau 理論の方向づけの局面を検証した。対象は，新たに二者関係を築いた124組の看護師―クライエント	クライエントと看護師の先入観は治療的関係の構築において重要であった。クライエントと看護師の不安は，関係の中では重要ではなかった。その他の人間関係はクライエントにとって重要であったが，看護師にとっては重要ではなかった
1996 Beeber, L., & Caldwell, C.	女性6人を対象に，4カ月以上行った臨床的介入からデータを収集した	看護師と患者のレシプロカルな相互作用のために，パターンを同化させている行動を分析した
1996 Morrison, E., Shealy, A., Kowalski, C, LaMont, J., & Range, B.	登録看護師31人と，成人・小児・思春期の患者62人を対象に，内容分析法を用いて，看護の役割行動を調べた	精神科看護の中心はカウンセラーの役割であることが立証された
1998 Forchuk, C., et al.	取り組みの局面にいることに同意した10組の看護師とクライエントにインタビューを行った	取り組みの局面における関係は，支えとなり，力強かったと表現された。関係の進行を促す要素と，妨げる要素があった
2003. Douglass, J. L., Sowell, R. L., & Phillips, K. D.	HIV の薬物治療困難と，女性のヘルスケア提供者との関係，その他の変数との関連性を調べた	プライマリ医療提供者との関係，女性の現在の生活への満足感，HIV 感染女性の薬物治療との間に重要な関連性があることが明らかになった
2004 Beebe, L. H., & Tian, L	前向きの実験デザインを用いて，看護師がラポールを築くために統合失調症患者に行った1対1の面談が，退院後の電話介入での応答に効果があったかどうかを調べた	対照群と比較して，実験群は全ての測定ポイントで長時間の会話があった。患者が感情について多く発言したことも含め，特に1～3週間目において有意に長かった
2005 Shattell, M.	外科の患者8人が，看護師と患者の関係を背景に，看護師の注意を引くために積極的に用いる方法を調べた	患者のテーマは，「看護師と友達になること」であった。利用した積極的な方法は，毎日の会話，関心を示すこと，アイコンタクト，微笑みなどであった。患者の前提は，患者が必要とするときに，看護師が「その場にいる」ことであった
2005 McNaughton, D. B.	Forchuk と Brown の関係フォームを用いて出産前のクライエント5人を在宅で観察し，録音した	調査の結果，時間の経過により，Peplau の予測通りに関係が進行したことが明らかになった

の看護師─患者関係をアセスメントするツールをつくり，カナダでクライエント132人を対象に検証した。その後，Forchuk（1994a）は，124組の看護師と患者の二者関係について，前向きデザインを用い，方向づけの局面を調べた。そして，先入観が重要な要素であることを発見した。Forchukらは，1998年，10組のクライエントと看護師の二者関係を調査し，方向づけの局面から取り組みの局面への移行に影響する要素を調査した。看護師は可用性と一貫性を備え，信頼性を向上させることによって，クライエントの取り組みの局面への移行に役立つことを発見した。

6. 理論は望ましいアウトカムを導く看護行為を生み出すか？

　Peplauの理論は，まさに望ましいアウトカムにつながる看護行為を示唆している。Peplauの人間関係プロセスはコミュニケーション，また面接技法を向上させ，今も基本的な看護のツールである。Peplauは，患者を観察することと，患者のニードに基づいたコミュニケーション技術を使うことを重視した。理論の目的は，看護師─患者のコミュニケーションの向上である。Peplau理論の時代を超えて有効な点は，患者に焦点を置いている点と，患者のニードに基づいて看護介入を調整する点である。看護師が，患者のニードを満たすことを重視して継続的に看護行為をアセスメントし洗練していけば，望ましいアウトカムが得られるであろう。

　Peplauの理論は，看護師の自己アセスメントのための枠組みを備えている。自己アセスメントは，臨床の場がどこであれ，患者と相互作用する看護師全てに重要である。Peplauによると，人間関係のプロセスは，看護師の先入観，価値観，文化，宗教，人種，過去の経験，期待などから直接影響を受ける。看護師は，この理論を枠組みに利用することで自分の思考と患者の反応をアセスメントし，関係が患者にとって治療的かどうか継続的に注意を払う。この継続的な自己アセスメントは，看護師の専門職としての成長に大切であり，クリティカルシンキングを向上させるだけでなく，治療的看護介入の方向性を定める。看護師と患者の関係は，患者の感知されているニードから始まり，関係の焦点はそれを満たすことである。そしてニードが満たされたとき，関係は終決する。ニードを満たすことは望ましいアウトカムである。

7. 理論はどの程度普及しているか？

　Peplau理論のほとんどは，公的な財産あるいは看護実践に組み込まれている。たとえば，看護は人間関係のプロセスであると定義され，自己認識は治療的に重要な要素であるといわれるが，これらの概念がPeplauのものだとは示されない。看護師は，あらゆる臨床現場で不安を抱える患者に，Peplauの介入方法を用いて対応を続けている。

　Peplauの理論が研究に拍車をかけた面がある。しかし，1952年以降の研究の成果は散発的である。たとえば，1950年代の看護研究の3分の2は，看護師─患者関係とPeplau理論に集中した（Sills, 1977）。しかし，1960年代と1970年代に，他の看護理論家らが現れると，Peplauを理論家として研究で扱うことのギャップが生じた。1980年代，Forchukらは，Peplau理論を看護師─患者関係における研究モデルとして扱い始めた。

　2004年，BeebeとTianは，自宅療養中の統合失調症患者に対して，看護師が退院前に1対

1の面談を行った実験群は，1対1の関わりをしなかった対照群と比較して会話時間が長いことを発見した。Shattell（2005）は，外科の患者は，看護師が関係を深め，癒そうと，自分に注意を向けるように積極的に対人的手段を用いていることを発見した。Stockmann（2005）は，Peplauの治療的関係のプロセスに関する研究をレビューし，知識は限定的であることを発見した。理論の枠組みにPeplau理論を用いた研究の多くはカナダで行われたものであった。しかしながら研究では臨床実践に看護師—患者関係が重要であること，またそれは患者自身にとっても重要であること，そして方向づけの局面を構築する看護の知識がエビデンスとして生まれていることが示されている。

　Peplau理論は，世界中で活用されている。米国以外に，オーストラリアやニュージーランド（Doncliff, 1994；Harding, 1995），ベルギー（Gastmans, 1998），カナダ（Forchuk, 1992, 1994a, 1994b；Jewell & Sullivan, 1996；Yamashita, 1997），英国とアイルランド（Almond, 1996；Barker, 1998；Buswell, 1997；Chambers, 1998；Edwards, 1996；Fowler, 1994, 1995；Jones, 1995；Lambert, 1994；Lego, 1998；Price, 1998；Reynolds, 1997；Ryles, 1998；Vardy & Price, 1998）からの出版物は，理論が活かされている証である。Peplauの理論は，精神科看護師に活用される以外に，AIDSケアや健康教育，実践上の道徳的問題，緩和ケア，脳梗塞患者へのケア，小児癌患児へのケア，産後ケア，実践の内省的評価，QOL，そして研究（Almond, 1996；Edwards, 1996；Fowler, 1994, 1995；Gastmans, 1998；Hall, 1994；Harding, 1995；Jewell & Sullivan, 1996；Jones, 1995；Kelley, 1996；Peden, 1998；Peplau, 1994b）といった多くの分野で有用性が証明されている。

要　約

　Peplau（1952/1988）の『Interpersonal Relations in Nursing』は，今もなお理論や実践に応用できる。Peplauの看護理論の中心は，人間関係を重視することであり，現在の看護にとって不可欠な要素となっている。人間関係のプロセスは当初，方向づけ，同一化，開発，解決という連続した局面で構成されていた。後になって，Peplau（1997）はこれを，「方向づけ」「取り組み」「終決」という3つの局面に定義し直した。これらの局面は重なり合い，相互に関連し，関係が続く間に変化していく。看護師と患者は，まず患者の問題を明確化し，お互いの期待と目標を探究する一方，健康状態を改善するために適切な計画を立てる。人間関係のプロセスは，その人固有な独自性によってもたらされる認識や先入観に影響される。

　Peplauは，治療的な関係により患者と看護師が成長する点を強調する。2人の人間が創造的な関係の中で出会い，経験を通して相互依存と連帯感が持続する。両者は，自己達成の過程に関わり，それは成長の経験となる。

　Peplauの人間関係に関する看護理論の基盤は，相互作用理論である。理論は，看護の臨床実践や理論，研究分野，さらに現在の看護知識の基盤の中で活かされている。したがってPeplauの理論は，看護師—患者関係を理解する看護独自の観点を生み出している。

思考問題

1. Hildegard Peplau が看護にもたらした重要な貢献とは何か。
2. 看護師―患者の人間関係プロセスの局面を説明してみよう。
3. 看護師―患者の人間関係プロセスにおいて，看護師が果たす役割の例を挙げてみよう。
4. Peplau は 1952 年，自著を看護実践の部分的な理論であると述べた。Peplau の著書は理論だと思うか。その根拠を挙げてみよう。
5. 方向づけの局面において，看護師はなぜ個人の価値観と患者への対応を吟味すべきか考えてみよう。
6. 看護師―患者関係における取り組みの局面で，看護師はどんな種類の方策を利用できるか考えよう。
7. 家庭訪問の場合，患者へのサービスを終えると，その後家庭訪問をしないことになる。患者が，看護師との関係を終わらせる準備ができていない場合，患者はどんな行動を示すだろうか。
8. Peplau の理論を起源とする看護研究の分野を 2 つ挙げてみよう。

引用文献

Almond, P. (1996). How health visitors assess the health of postnatal women. *Health Visitor, 69*, 495–498.

Barker, P. (1998). The future of the Theory of Interpersonal Relations: A personal reflection on Peplau's legacy. *Journal of Psychiatric and Mental Health Nursing, 5*, 213–220.

Beebe, L. H., & Tian, L. (2004). TIPS: Telephone intervention—Problem solving for persons with schizophrenia. *Issues in Mental Health Nursing, 25*, 317–329.

Beeber, L., & Caldwell, C. (1996). Pattern integrations in young depressed women: Part 2. *Archives of Psychiatric Nursing, 10*, 157–164.

Burd, S. (1963). Effects of nursing interventions in anxiety of patients. In S. F. Burd & M. A. Marshall (Eds.), *Some clinical approaches to psychiatric nursing* (pp. 307–320). London: Macmillan [out ot print]

Burton, G. (1958). *Personal, impersonal, and interpersonal: A guide for nurses.* New York: Springer.

Buswell, C. (1997). A model approach to care of a patient with alcohol problems . . . Peplau's model. *Nursing Times, 93*, 34–35.

Chambers, M. (1998). Interpersonal mental health nursing: Research issues and challenges. *Journal of Psychiatric and Mental Health Nursing, 5*, 203–211.

Davidson, R., Cockburn, J., Daly, J., & Fisher, R. S. (2004). Patient-centered needs assessment: Rationale for a psychometric measure for assessing needs in heart failure. *Journal of Cardiovascular Nursing, 19*(3), 164–171.

Doncliff, B. (1994). Putting Peplau to work. *Nursing New Zealand, 2*(1), 20–22.

Douglass, J. L., Sowell, R. L., & Phillps, K. D. (2003). Using Peplau's theory to examine the psychosocial factors associated with HIV-infected women's difficulty in taking their medications. *Journal of Theory Construction and Testing, 7*(1), 10–17.

Edwards, M. (1996). Patient–nurse relationships: Using reflective practice. *Nursing Standard, 10*(25), 40–43.

Forchuk, C. (1992). The orientation phase of the nurse–client relationship: How long does it take? *Perspectives in Psychiatric Care, 28*(4), 7–10.

Forchuk, C. (1994a). Preconceptions in the nurse–client relationship. *Journal of Psychiatric and Mental Health Nursing, 1*, 145–149.

Forchuck, C. (1994b). The orientation phase of the nurse–client relationship: Testing Peplau's theory. *Journal of Advanced Nursing, 20*, 532–537.

Forchuk, C., & Brown, B. (1989). Establishing a nurse–client relationship. *Journal of Psychosocial Nursing, 27*, 30–34.

Forchuk, C., Westwell, J., Martin, M., Azzapardi, W. B., Kosterewa-Tolman, D., & Hux, M. (1998). Factors influencing movement of chronic psychiatric patients from the orientation to the working phase of the nurse–client relationship on an inpatient unit. *Perspectives in Psychiatric Care: The Journal for Nurse Psychotherapists, 34*(1), 36–44.

Fowler, J. (1994). A welcome focus on a key relationship: Using Peplau's model in palliative care. *Professional Nurse, 10,* 194–197.

Fowler, J. (1995). Taking theory into practice: Using Peplau's model in the care of the patient. *Professional Nurse, 10,* 226–230.

Freud, S. (1936). *The problem of anxiety.* New York: Norton.

Fromme, E. (1947). *Man for himself.* New York: Rinehart.

Gastmans, C. (1998). Interpersonal relations in nursing: A philosophical-ethical analysis of the work of Hildegard E. Peplau. *Journal of Advanced Nursing, 28,* 1312–1319.

Hall, K. (1994). Peplau's model of nursing: Caring for a man with AIDS. *British Journal of Nursing, 3,* 418–422.

Harding, T. (1995). Exemplar . . . the essential foundation of nursing lies in the establishment of a therapeutic relationship. *Professional Leader, 2*(1), 20–21.

Hays, D. (1961). Teaching a concept of anxiety. *Nursing Research, 10,* 108–113.

Hrabe, D. P. (2005). Peplau in cyberspace: An analysis of Peplau's interpersonal relations theory and computer-mediated communication, *Issues in Mental Health Nursing, 26,* 397–414.

Jewell, J. A., & Sullivan, E. A. (1996). Application of nursing theories in health education. *Journal of the American Psychiatric Nurses Association, 2*(3), 79–85.

Jones, A. (1995). Utilizing Peplau's psychodynamic theory for stroke patient care. *Journal of Clinical Nursing, 4*(1), 49–54.

Kelley, S. J. (1996). "It's just me, my family, my treatments, and my nurse . . . oh, yeah, and Nintendo": Hildegard Peplau's day with kids with cancer. *Journal of the American Psychiatric Nurses Association, 2*(1), 11–14.

Lambert, C. (1994). Depression: Nursing management, part 2. *Nursing Standard, 8*(48), 57–64.

Lego, S. (1998). The application of Peplau's theory to group psychotherapy. *Journal of Psychiatric and Mental Health Nursing, 5,* 193–196.

McNaughton, D. B. (2005). A naturalistic test of Peplau's theory in home visiting. *Public Health Nursing, 22*(5), 429–438.

Morrison, E. G., Shealy, A. H., Kowalsi, C., LaMont, J., & Range, B. A. (1996). Work roles of staff nurses in psychiatric settings. *Nursing Science Quarterly, 9,* 17–21.

Peden, A. R. (1998). The evolution of an intervention—The use of Peplau's process of practice-based theory development. *Journal of Psychiatric and Mental Health Nursing, 5,* 173–178.

Peplau, H. E. (n.d.). *Basic principles of patient counseling.*

Peplau, H. E. (1988). *Interpersonal relations in nursing.* NY: Springer. (Original work published 1952, New York: G. P. Putnam's Sons)

Peplau, H. E. (1992). Interpersonal relations: A theoretical framework for application in nursing practice. *Nursing Science Quarterly, 5,* 13–18.

Peplau, H. E. (1994a). Psychiatric mental health nursing: Challenge and change. *Journal of Psychiatric and Mental Health Nursing, 1,* 3–7.

Peplau, H. E. (1994b). Quality of life: An interpersonal perspective. *Nursing Science Quarterly, 7,* 10–15.

Peplau, H. E. (1994c). The "Bridges of Madison County" has been on the best-seller list for more than 1 year: From a psycho-social perspective, what is the appeal of this popular book? *Journal of Psychosocial Nursing, 32,* 57–58.

Peplau, H. E. (1995). Some unresolved issues in the era of biopsychosocial nursing. *Journal of the American Psychiatric Nurses Association, 1,* 92–96.

Peplau, H. E. (1997). Peplau's theory of interpersonal relations. *Nursing Science Quarterly, 10,* 162–167.

Price, B. (1998). Explorations in body image care: Peplau and practice knowledge. *Journal of Psychiatric and Mental Health Nursing, 5,* 179–186.

Profile: Hildegard E. Peplau, R.N., Ed.D. (1974). *Nursing '74, 4,* 13.

Reynolds, W. J. (1997). Peplau's theory in practice. *Nursing Science Quarterly, 10,* 168–170.

Rogers, M. E. (1970). *An introduction to the theoretical basis of nursing.* Philadelphia: F. A. Davis. [out of print]

Ryles, S. (1998). Applying Peplau's theory in psychiatric nursing practice. *Nursing Times, 94,* 62–63.

Shattell, M. (2005). Nurse bait: Strategies hospitalized patients use to entice nurse within the context of interpersonal relationship. *Issues in Mental Health, 26,* 205–223.

Sills, G. (1977). Research in the field of psychiatric nursing, 1952–1977. *Nursing Research, 26,* 201–207.

Stockmann, C. (2005). A literature review of the progress of the psychiatric nurse–patient relationship as described by Peplau. *Issues in Mental Health Nursing, 26,* 911–919.

Sullivan, H. S. (1947). *Conceptions of modern psychiatry.* Washington, DC: William Alanson White Psychiatric Foundation.

Vardy, C., & Price, V. (1998). Commentary: The

utilization of Peplau's theory of nursing in working with a male survivor of sexual abuse. *Journal of Psychiatric and Mental Health Nursing, 5,* 149–155.

Yamashita, M. (1997). Family caregiving: Application of Newman's and Peplau's theories. *Journal of Psychiatric and Mental Health Nursing, 4,* 401–405.

参考文献

Beeber, L., Anderson, C. A., & Sills, G. M. (1990). Peplau's theory in practice. *Nursing Science Quarterly, 3,* 6–8.

Forchuk, C. (1991). Peplau's theory: Concepts and their relations. *Nursing Science Quarterly, 4,* 54–60.

Forchuk, C., & Dorsay, J. P. (1995). Hildegard Peplau meets family systems nursing: Innovation in theory-based practice. *Journal of Advanced Nursing, 21,* 110–115.

Peplau, H. E. (1969, March). Theory: The professional dimension. In *Proceedings from the First Nursing Theory Conference.* University of Kansas Medical Center. [Reprinted 1986 in L. H. Nicholl (Ed.), *Perspectives on nursing theory* (pp. 455–466). Boston: Little, Brown]

Peplau, H. E. (1978). Psychiatric nursing: Role of nurses and psychiatric nurses. *International Nursing Review, 25,* 41–47.

Peplau, H. E. (1982). Some reflections on earlier days in psychiatric nursing. *Journal of Psychosocial Nursing and Mental Health Services, 20,* 17–24.

Peplau, H. E. (1985). Is nursing's self-regulatory power being eroded? *American Journal of Nursing, 85,* 140–143.

Peplau, H. E. (1985). The power of the dissociative state. *Journal of Psychosocial Nursing and Mental Health Services, 8,* 31–33.

Peplau, H. E. (1986). The nurse as counselor. *Journal of American College of Health, 35,* 11–14.

Peplau, H. E. (1987). Psychiatric skills, tomorrow's world. *Nursing Times, 83,* 29–33.

Peplau, H. E. (1988). The art and science of nursing: Similarities, differences, and relations. *Nursing Science Quarterly, 1,* 8–15.

Peplau, H. E. (1989). Future directions in psychiatric nursing from the history. *Journal of Psychosocial Nursing, 2,* 18–21, 25–28.

Peplau, H. E. (1990). Evolution of nursing in psychiatric settings. In E. M. Varcarolis (Ed.), *Foundations of psychiatric mental health nursing.* Philadelphia: Saunders.

Peplau, H. E. (1997). Is healthcare a right? *Journal of Nursing Scholarship, 3,* 220–222.

Rust, J. E. (2004). Dr. Hildegard Peplau: Profile. *Clinical Nurse Specialist, 18*(5), 262–263.

Thompson, L. (1980). Peplau's theory: An application to short-term individual therapy. *Journal of Psychosocial Nursing, 24,* 26–31.

Trench, A. S. (Executive producer), Wallace, D. (Producer), & Coberg, T. (Director). (1988). *Hildegard Peplau—The nurse theorists: Portraits of excellence* [Videotape]. Oakland, CA: Studio Three Production, Samuel Merritt College of Nursing.

文献解題

Beeber, L., & Caldwell, C. (1996). Pattern integrations in young depressed women: Part 1 and Part 2. *Archives of Psychiatric Nursing, 10*(3), 151–164.

Research in which 42 hours of clinical tapes were analyzed consisting of data derived from clinical interventions over a four-month period with six depressed women. Analysis of clusters of behaviors for nurse/client reciprocal interactions was made identifying four common pattern integrations of complementary, mutual, alternating, and antagonistic patterns as described by Peplau. Clinical illustrations and a model for intervention using the integrations is discussed.

Forchuk, C. (1995). Development of nurse–client relationships: What helps. *Journal of the American Psychiatric Nurses Association, 1,* 146–153.

This secondary analysis of data investigated factors that influence the progress of the therapeutic relationship during Peplau's orientation phase. Factors related to a shorter orientation phase included longer meetings between the nurse and patient, more cumulative time spent in such meetings, and a history of shorter previous hospitalizations. Factors that influenced the progression of the relationship in this phase included those that cannot be altered.

Forchuk, C., Beaten, S., Crawford, L., Ide, L., Voorberg, N., & Bethune, J. (1989). Incorporating Peplau's theory and case management. *Journal of Psychosocial Nursing, 2,* 35–38.

A case management program was established with a target client group of chronic mentally ill individuals who had no connection with the mental health system. Links were identified incorporating Peplau's theory and the case management model to develop a consistent approach. The importance of the interactive interpersonal relationship between the practitioner and the client became the main link. The combined model provided a basis for comprehensive permanent follow-up. Implementation is described in a case study.

Fowler, J. (1995). Taking theory into practice: Using Peplau's model in the care of patient. *Professional Nurse, 10,* 226–230.

The philosophy of palliative care and Peplau's Interpersonal Relations Model were reviewed for compatibility. A case study focused on the care of one terminally ill patient in a hospice setting as the model was applied to clinical practice.

Lego, S. (1998). The application of Peplau's theory to group psychotherapy. *Journal of Psychiatric and Mental Health Nursing, 5*(3), 193–196.

This is a portrayal of the phases of Peplau's interpersonal theory as they pertain to group psychotherapy. Clinical illustrations are discussed. Steps of the learning process are detailed as the patient moves through them in group therapy. Also, the nurse's roles are presented as they arise during group sessions.

Morrison, E. G., Shealy, A. H., Kowalski, C., LaMont, J., & Range, B. A. (1996). Work roles of staff nurses in psychiatric settings. *Nursing Science Quarterly, 9,* 17–21.

This research was conducted to authenticate the work roles of the psychiatric staff nurse as referenced by Peplau. Audiotaped one-to-one interactions were performed between 30 registered nurses and 62 patients. Overlapping behaviors were found between some roles. The most frequently occurring primary work role was that of the counselor, sustaining Peplau's view of the counselor's role.

Peden, A. R. (1998). The evolution of an intervention—The use of Peplau's process of practice-based theory development. *Journal of Psychiatric and Mental Health Nursing, 5,* 173–178.

Reviews Peplau's theories of nursing knowledge/ practice. Peplau is credited for research methodology and is acknowledged as setting precedents in psychiatric nursing.

Peplau, H. E. (1997). Peplau's theory of interpersonal relations. *Nursing Science Quarterly, 10,* 162–167.

Peplau first presents other theories essential to nursing practice before describing her interpersonal relations theory. The remainder of the article's focus is on this interpersonal theory. Participant observation includes the nurse self-analyzing overt and covert behaviors and ability to empathize. The nurse and patient progress through three phases of their relationship in the interpersonal process. These phases are discussed, as are the issues that occur throughout the interactions.

第 5 章

看護の定義と要素
Definition and Components of Nursing

Virginia Henderson[1]

Marie L. Lobo

　Virginia Henderson は，1897年3月19日にミズーリ州カンザスシティで生まれ，1996年11月30日に亡くなった。8人きょうだいの5番目の子どもで，父親がワシントンで弁護士を開業していた間，成長期のほとんどを家族の住むバージニア州で過ごした。

　Henderson の看護への関心は，第一次世界大戦中，病気の軍人や負傷兵を助けたいとの思いから生まれた。Henderson はワシントンDCの陸軍看護学校（Army School of Nursing）に入学し，1921年に卒業した。1926年，Columbia 大学教員養成校へ進学し，1932年に看護教育の学士号（B. S.），1934年に修士号（M. A.）を取得した。1934～1948年までは同校の臨床看護課程で，主に分析プロセスの利用法を指導した。1948～1953年にかけて，Harmer との共著であった『Principles and Practice of Nursing（看護の原理と実践）』[2] 第5版改訂に取り組んだ。1953年に Yale 大学看護学部で教員の任に就いた。在任中の Henderson は非常に生産的で，主要な著書の多くを1955年から1978年の間に出版した（McBride, 1996）。1959年から1971年の間，Henderson は看護研究インデックス・プロジェクトを取りしきっているが（Henderson & Watt, 1983），これは，明らかに看護研究を支えることへの関心の表れであったといえる。さらに，1953～1958年には，Leo Simmons が主宰した看護研究スタッフの調査およびアセスメントのプロジェクトに参加した。1980年代の Henderson（1982b）は，看護について，責任感をもって看護実践に関する研究を行い，そして，消費者の健康福利，満足感，そして医療の費用効果を測定することを研究の焦点にするべきだという考え方を支持した。さらに Henderson は，1966年の『International Nursing Index（国際看護インデックス）』の発行において重要な役割を果たした。このインデックスは，看護の図書館資源を管轄する政府機関（Interagency on Library Resources in Nursing）が活動を推進した結果，生まれたものである（Henderson, 1991）。退職後は Yale 大学名誉シニア研究教授を務めた。

　Henderson は，看護への傑出した貢献により多くの表彰を受けた。その1つ，シグマ・シータ・タウ・インターナショナル看護ライブラリ（Sigma Theta Tau International Nursing Library）は，Hen-

---

[1] 以前の版で本章に貢献した Chiyoko Yamamoto Furukawa と Joan Swartz Howe に感謝する。
[2] 訳注：邦訳；荒井蝶子 他監訳：看護の原理と実際．メヂカルフレンド社；1981．

derson の名前を取って Virginia Henderson 図書館と名づけられている。米国 Catholic 大学，Pace 大学，Rochester 大学，Western Ontario 大学，Yale 大学，Old Dominion 大学，Boston College，Thomas Jefferson 大学，Emory 大学などから名誉博士号を受けている。

　Henderson の著書は広く世界中の看護に影響を与えた。1985 年 6 月，国際看護師協会（ICN）から看護コンサルタントとして世界に与えた影響が認められ，最初の Christianne Reimann 賞が贈られた（McBride, 1996）。著書『Nature of Nursing（看護の本質）』（1966）と『Basic Principles of Nursing Care（看護ケアの基本原理）』[3]（1960；1997［改訂］）は広く知られており，ICN から出版された後者は，英語圏以外の看護師のために多くの言語に翻訳されている。Henderson は近年の技術的，社会的進歩の観点から，著書やインタビューの他，個人的に公の場に登場することで看護や看護教育，看護実践に関する考え方を明確に示した（Henderson, 1978, 1979a, 1979b, 1982a, 1985, 1987）。Henderson の最後の著書の 1 つは，1991 年に出版された『The Nature of Nursing：A Definition and Its Implications for Practice, Research, and Education. Reflections After 25 Years（看護の本質：定義およびその実践，研究，教育との関連 25 年後の追記を添えて）』[4] である。1966 年の『Nature of Nursing』初版と関連させて，見識と意見の変化が各章に追記されている。

　Virginia Henderson は，看護師独自の機能とは何かという疑問を抱き，看護実践の意味を明確にすることを生涯追究した。疑問とは，「看護の実践とは何か」「看護師は，どんな具体的な機能を果たすのか」「看護に独自の活動とは何か」といったことである。これらの疑問に関する考え方が，看護の定義の構築につながった。Henderson は，特に人間の生命に影響を与える仕事を専門職として考える場合，機能の概要を描かなければならないと考えた（Henderson, 1966, 1991）。看護の定義に関する Henderson の考え方は，Henderson 自身の看護教育や看護実践での経験，Columbia 大学看護学部の教え子や同僚，同時代の優れた看護のリーダーらから影響を受けている。こうした経験や看護実践の全てが主要な要因となって，「看護とは」「看護の機能とは」という看護への洞察をもたらした。

Henderson の看護の定義の展開

　Henderson が看護の定義を展開させた基礎として，2 つの出来事がある。まず，看護の教科書の改訂に参加したことである。もう 1 つは，多くの州が看護の免許制度を設けておらず，資格者による安全なケアが消費者に保証されていない状況を問題視したことである。

　カナダ人看護師 Bertha Harmer との共著であった教科書『Principles and Practice of Nursing（看護の原理と実践）』の改訂において，Henderson は看護師の機能を明確にする必要があることを認識した（Harmer & Henderson, 1939；Safier, 1977）。Henderson は，看護実践の中心的

3　訳注：邦訳：湯槇ます，小玉香津子 訳：看護の基本となるもの．日本看護協会出版会；2006.
4　訳注：邦訳：湯槇ます，小玉香津子 訳：看護論：25 年後の追記を添えて．日本看護協会出版会；1994.

な学習の基となる教科書は，確固とした，そして決定的な看護の定義を示すべきであると考えていた。さらに看護の原則と実践は，看護の専門職の定義の基に構築されなければならないと考えた。

　Hendersonは，州の免許制度によって看護実践を統制する事業に関わった。この事業を達成するためには，消費者のケアをする看護師機能の法的な規定をし，そして訓練も受けていない無能な実践者から大衆の安全を守る看護師法の中に看護を明確に定義しなければならないと考えた。

　看護の機能に関する公式な声明は，1932年と1937年に米国看護協会（ANA）が発表していたが，Henderson（1966, 1991）は，この声明は看護実践の定義としては具体的ではなく，満足できないと考えた。その後，1955年，ANA（1962）の定義は以下のように修正された。

　　専門職としての看護実践は，傷病者や虚弱者の観察やケア，相談，他者の健康の維持や病いからの予防，他の職種の指導・監督，免許をもつ医師や歯科医師の処方通りに行う与薬や処置等あらゆる行為を補完的に遂行することを意味し，しっかりとした専門的判断とスキルが必要であり，生物学的，身体的，社会的な科学原理の知識と応用を基盤とする。前述の意味には，診断，もしくは治療や矯正処置を処方する行為は含まないものとする。(p.7)

　この声明は，看護の機能を特定したことで改善されたようにみえるが，定義としてはまだ非常に一般的で漠然としている。新しい声明では，看護師は患者を観察し，ケアし，相談にのることができ，そして医師の監督なしに他の職種を監督できることになっている。看護師は医師に指示された与薬や処置を行うが，診断したり，処置を指示したり，看護ケアの問題を修正したりすることは禁じられている。そのためHendersonは，これも看護の定義としては満足できるものではないと考えた。

　学生，教師，実践家，著者，看護師の機能に関する会議の参加者としてのHendersonの豊富な経験は，Hendersonの看護の定義を構築するのに役立った。Hendersonは，会議での議論や調査の発表が広く伝わっていないことを残念に思っていた。これら会議の成果の情報を知る看護師はほんのわずかだった。

　1955年，Bertha Harmerの看護の教科書の改訂版で，Hendersonの最初の看護の定義は，次のように発表された（Harmer & Henderson, 1955）。

　　看護とは第一義に，（病気の有無にかかわらず）健康または健康の回復（あるいは安らかな死）のために，必要な強さや意志や知識をもっていれば援助を受けずに実行したであろう行為を個人が遂行できるように援助することである。さらに個人が，できるだけ早く援助に頼らなくて独自にできるように支援することは，看護独自の貢献である。(p.4)

　看護に関するこの記述は，現在知られているHendersonの看護の定義の本質を伝えている。これは共著であるため，Harmerの1922年の定義と比較してみるとよい。

看護には根本的にヒューマニズムが必要であり，奉仕の理想が基盤となっている。看護の目的は，病人を回復させたり負傷者を癒したりするだけでなく，心と身体に健康と安らぎ，休息，快適さをもたらすこと，そして無力な人，障害がある人，若者，高齢者，未成熟な人など全ての人を収容し，栄養を与え，保護し，世話することである。その目的は疾病を予防し，健康を守ることである。したがって看護は，疾病を予防し，健康を守ろうと努力する他の全ての社会的機関とつながっている。看護師は，個々の人のケアだけでなく，集団の健康にも関心をもつ者だと考えている。(p.3)

2つの看護の定義には類似点が見られる。Hendersonの定義は，Harmerの看護に関する考え方を要約し，部分的に整理統合したものである。Harmerの定義は疾病の予防，健康の維持，予防的ケアのために働く社会的機関とのつながりの必要性を強調している。Harmerは，社会における看護の役割が地域とウエルネス志向であることを強調した。Hendersonは，病人と健康な個人のケアに重点を置き，集団の健康と福祉への看護の関心には言及しなかった。しかし，『Basic Principles of Nursing Care』には短く，「看護師は時に，個人への職務を果たすだけでなく，家族や他の集団に対しても役割を果たすことがある」と述べた箇所がある（Henderson, 1997）。

健康の維持や回復，または安らかな死のために不可欠な個人の活動を援助すると強調していることから，Hendersonが個人のケアを重視していることは明らかである。Henderson は自身の定義を膨らませて，基本的な看護ケアの14項目を提案した（Henderson, 1966, 1991）。

［個人に可能なこと］
1. 正常に呼吸する
2. 適切に飲食する
3. 身体の老廃物を排泄する
4. 動いたり，望ましい姿勢を保ったりする
5. 睡眠と休息をとる
6. 適切な服を選び，着たり，脱いだりする
7. 服の調節や環境の調整によって，体温を正常な範囲に保つ
8. 身体を清潔に保ち，身だしなみを整え，皮膚を保護する
9. 環境中の危険を避け，他者を傷つけないようにする
10. 感情やニード，恐れ，意見を言い表して，他者とコミュニケーションする
11. 信仰に従って礼拝する
12. 達成感のある働き方をする
13. 遊んだり，いろいろなレクリエーションに参加したりする
14. 正常な発達と健康をもたらすような学習をし，発見をする。もしくは好奇心を満足させる。そして利用できる保健医療機関を活用する（pp.16-17）

1966年,『The Nature of Nursing』において,看護の定義に関するHendersonの最終的な声明が発表された。Hendersonはこの記述を,「私の考えの結晶」としている。

> 看護師独自の機能は,病気の有無にかかわらず,健康または健康の回復（あるいは安らかな死）のために,必要な強さや意志や知識をもっていれば援助を受けずに実行したであろう行為を,個人が遂行できるように援助することである。そして,できるだけ早く自立が得られるような方法で援助することである。(p.15)

わずかな言葉づかいを除いて,1955年と1966年,そしてより最近の1978年の定義はかなり似ており,初期に着想した看護の定義が原型を保ったままであることがわかる（Harmer & Henderson, 1955；Henderson, 1966；Henderson & Nite, 1978）。看護の定義自体は,Hendersonの主な考えや見識を十分説明するものではない。看護の機能と,基本的な看護ケアの14項目に関するHendersonの幅広い考えを正しく理解するには,ICNから出版された『Basic Principles of Nursing Care』を学ぶ必要がある（Henderson, 1960, 1997）。この本は,基本的看護ケアの各項目を雄弁に語っているので,看護独自の機能を説明した指導原理として利用できる。看護の定義と14項目は共に,看護師が先導し,コントロールできる機能の要点をまとめたものである。これらの項目は,『Principles and Practice of Nursing』第6版を学ぶことで理解が深まる。この版は,14項目に照らして構成されており,世界中の看護師の取り組みにも言及している。

Henderson（1966, 1991）は,看護師が医療チームの一員として,医師の治療計画を遂行することを期待した。看護師は病人にとって,医師の処方を確実に実施する最も重要な援助者である。この看護の機能は,看護師とクライエントの治療的関係を培うと考えられている。看護師は,学際的な医療チームの一員として,個人の回復を助けたり,死を迎えるときを支援したりする。看護師にとって理想的な状況は,看護師独自の機能を妨害されずに,チームのメンバーとして最大限に参加できることである。看護師は,健康を得るために利用できる患者の身体的強さや意志,知識を考慮し,患者が「全て満たした」「完全体」になるため,または「自立」を実現するために,患者に欠けているものがどんなものであれ,その代わりの役目を果たす。

看護師の専門職としての役割を損なう仕事や,看護師独自の機能を優先する必要性については慎重さが求められるが,Hendersonは,必要性が明らかで看護師に専門的知識・技術がある場合,他の医療職の役割や機能を担うことを勧めている。世界中を見てみると,看護師の機能は国ごとに異なり,またその国の中でも異なる。看護師対医師や他の医療職の比率は,看護師が何を行うかに影響を与えている。結果的に,特に,ナースプラクティショナーが生まれて以後,一般の人々は看護師の役割に困惑している。

Henderson（1991）は,晩年の著書で,「大勢の看護師が看護を定義しようと試みた事実があるにもかかわらず,『看護の本質 the nature of nursing』は依然として課題のままだ」(p.7)と述べ,看護を定義する努力はうまくいかなかったことを認めている。Hendersonの意見では,

1966年時も現在も，公式の看護の定義について看護師は同意には到達していない。唯一の違いは，現在は看護教育に看護理論と看護過程があることだと述べている。また，『The Nature of Nursing』を1990年代に書くとすれば，看護理論と看護過程についての考察も含めておく義務があると感じていた。

さらにHenderson（1991）は，看護の普遍的な定義について，普遍の概念を推進するのは難しいという結論を下した。その考え方は，世界中の多くの国々を訪問し，様々な人々のニーズを満たすための様々な看護実践と共に，看護教育の違いを見たことが基盤となっている。

Hendersonの理論と看護のメタパラダイム

人間humanまたは個人individualの概念について，Hendersonは，生物的，心理的，社会的，霊的要素を考慮に入れた。看護機能の14項目は，最初の8つの項目は生理的，9番目は保護的，10番目と14番目はコミュニケーションと学習という心理的側面，11番目は道徳・霊性について，12番目と13番目は仕事とレクリエーションに関する社会的項目に分類できる。Hendersonは，人間は14項目に盛り込まれた基本的ニードをもつと述べた。しかし，「これらのニードは，どれを取っても同じものはなく，無限に異なる生活パターンによって充足される。そのことを知っておくことも同じように重要だ」（Henderson, 1997, p.27）と続ける。Henderson（1966, 1991）は，心と身体は分けることができないと考え，心と身体に相互関係があると暗示している。

Hendersonは，「社会/環境」の概念のある側面を重視しているが，著書の中では主に個人について述べている。Hendersonは個人を家族との関連で見ているが，コミュニティが個人と家族に与える影響についてはほとんど触れていない。Harmerとの共著（Harmer & Henderson, 1955）では，人々の健康を守る公的・私的機関の仕事を支持した。社会は看護師に，自立した機能が不可能な個人のためにサービスを提供することを望み，期待すると考えた（Henderson, 1966, 1991）。それと引き換えに，Hendersonは，社会が看護教育に貢献することを期待した。つまり看護師には，社会においてカレッジや大学でしか受けられない種類の教育が必要だとして，「病院の予算からひねり出した資金で運営される養成プログラムでは，看護師のニードに合わせた教育を行うことができない」（Henderson, 1966, p.69）と述べている。

Hendersonは看護教育に関する章の中で，医療サービスの一連の流れの中に含まれる全ての内容を経験することを看護教育に含めるべきだとして，「リハビリテーションや予防的医療といった全ての局面について学生が学ぶのには，病院内での見学や参加の機会だけでは十分ではなく不可能である。したがって，他の保健医療機関や在宅ケアプログラムで経験をさせることが望ましい」（Henderson, 1966, p.45）と提唱した。看護ケアの14項目に関する考え方が非常に病い指向である一方，大きなコミュニティを背景にした看護の重要性を理解していたことは明らかである。Hendersonは，看護師のための幅広い教育も提唱した。そうした一般的な教育

によって，看護師が看護ケアの消費者や人々に影響を及ぼす様々な環境的項目を十分に理解できるようになると考えた。

Hendersonの「健康」に関する考え方は，人間の機能に関連している。そしてHendersonの健康の定義は，14項目で概略を示した通り，個人が自立して機能する能力を基に考えられている。健康であることは個人にとって困難な目標で，個人がそれを達成できるように看護師が支援することは難しい（Henderson, 1997）。また，健康を促進し，疾病を予防し，そして癒すのは看護師であると強調した（Henderson, 1966）。Henderson（1997）は，年齢や文化的背景，身体的および知的能力，情緒的なバランスといった項目がどのように健康に影響するのかを説明した。これらの項目は常に存在し，基本的ニードに影響する。Henderson（1989）は人々の福祉に関心をもっており，看護師は「予防的，創造的ヘルスケアばかりでなく，社会的正義や健康的な環境，適切な住居と食べ物や衣服の入手，教育や雇用の機会均等の全てが市民のウェルビーイングに不可欠であると認識し，これらのために働く人々の最前線にいなければならない」（p.82）と考えた。様々な社会的問題に取り組むことによって，看護師は人々の健康に影響を与えることができる。

Hendersonの看護の概念は，時代の観点からみても興味深い。Hendersonは，看護師には自然科学や社会学，人文科学の知識などの一般教育が必要だと考えた初期のリーダーの1人であった。看護の定義と基本的看護ケアの14項目を活用する他に，看護師には医師の治療計画を遂行することが期待される。個別的ケアは，ケアを計画する看護師の創造力の成果である。さらに看護師には，看護研究の成果を活用して患者ケアを改善することが期待されている。

> 自立した実践領域，または専門領域を明確に示す定義の下で働く看護師は，問題を特定すること，自分の役割を継続的に検証すること，活用する方法を改善すること，そして看護ケアの効果を評価することに責任を負わなければならない。現代においては，最も信頼できる分析につけられた名前が研究である。（Henderson, 1966, p.38）

Hendersonによると，看護師は知識が豊富で，個別的な人間味あるケアを実践する基盤を備え，科学的に問題を解決できなければならない。Henderson（1991）は，『The Nature of Nursing』の改訂の際，「看護において実践を検証し改善するために，研究は不可欠 *essential* である」（p.58）と考えた。根拠の確かな研究結果を実践していって看護ケアを改善することは重要である。

Hendersonと看護過程

Henderson（1980a）は，看護過程とは，「まさに問題解決への論理的アプローチの適応で，そのステップは科学的方法と同じである」（p.906）と考えた。このアプローチによって個人は

個別的ケアを受けられる。つまり，個別的ケアは看護過程の結果である。

　Hendersonは後期の著書で，看護過程に関する問題をいくつか挙げている。その1つは，看護過程の問題解決の方法は，看護特有のものかどうかという疑問である。Hendersonは看護過程を医学的過程の伝統的なステップと比較して，「看護過程は医学的過程に並行している。つまり，看護師による健康アセスメントは医師による医学的診察，看護診断は医師の診断に相当し，医学的治療計画に対しては看護指示，医学的評価に対しては看護評価がある」（Henderson, 1980a, p.907）と述べている。これはまるで，看護の目的に合わせて用語を転換したように思われる。看護以外の医療職で，看護過程をその専門職に合ったように変えて使うことができるだろうか。もしできるとすれば，看護過程を看護特有なものにしているのは何であろうか。

　Hendersonが取り上げているもう1つの論点は問題解決に関連したことである。看護にとって問題解決だけが全てなのだろうかと疑問を掲げた。Henderson（1987）は，「具体的には，看護過程における問題解決のステップの範囲外の活動を，看護に特有または看護の特徴とすることができないことである」（p.8）と述べた。直観，経験，権威，エキスパートの意見は重視されておらず，看護過程のどこにそれらを当てはめるのかという疑問を示した。さらに，「エキスパートの意見や権威は，暗に実践の基盤として認められていない」（Henderson, 1982a, p.108）と述べている。定冠詞「the」で限定された看護過程は，効果的な実践にとって限定的すぎるのであろうか（Henderson, 1982a, p.108）。

　第3の問題として，Hendersonは問題解決のアプローチの流れを挙げ，アートとしての看護が看護過程のどこに当てはまるのか疑問視している。科学は客観的であり不確定なままに残されるものがほとんどなく，アートは主観的であり定義しにくい部分があると考えるなら，直観はどこに当てはめられるのだろうか。Henderson（1987）は，「看護過程は現在，科学的側面を重視し，看護の直観的，アート的側面を軽視しているように思える」（p.8）と主張した。また，「科学とアートの統合は，あらゆる効果的な医療サービスの基盤だと思えるが，看護過程は科学とアートの統合よりも，看護の科学の方に重点を置いている」（Henderson, 1987, p.9）と主張する。看護過程では，看護で用いる主観的・直観的資質が軽視されているのであろうか。

　Hendersonが看護過程について挙げる第4の懸念は，医療従事者，患者，家族との協働の欠如である。Hendersonは，「現在定義されている通りであるなら，看護過程は，医療従事者による診断，治療・処置，ケアにおける協働的アプローチを意図しておらず，またこれらの問題点全てにおける患者や家族の本質的な権利も示していないようである」（Henderson, 1982a, p.109）と述べている。Henderson（1987）は，看護過程は他の保健医療職や患者，患者の家族との協働的機能ではなく，看護師の独立した機能に重点が置かれていると考えた。看護過程は相互依存的な機能ではなく，独立した看護機能の方を重視するのであろうか。

　おそらく看護過程が抱える問題は意味論であって，看護過程の真の価値は人が理解し，解釈し，身につけ，活用するかどうか次第である。ここで看護過程をHendersonの看護の定義と共に検討していく。

　Hendersonの看護の定義と説明が直接看護過程のステップに当てはまらないとしても，両者の関係を示すことはできる。Hendersonは，アセスメントについて直接言及していないが，そ

れは基本的看護ケアの14項目の記述の中に暗示されている。看護師は，個人のニードのアセスメントに14項目を利用する。たとえば，看護師が最初の項目である「正常に呼吸する」をアセスメントするときには，看護師は患者の呼吸状態に関する適切なデータを全て集める。それから看護師は次の項目に進み，その領域に関するデータを集める。個人に関するデータ収集は，全ての項目をアセスメントし終わるまで続く。

　看護過程におけるアセスメントの段階を完了するために，看護師は，データを分析する必要がある。Hendersonによれば，看護師は健康と疾病に関する標準の状態についての知識をもっていなければならない。この知識基盤を利用して，その分野について知っていることとアセスメントのデータを比較する。たとえば，50歳の成人で1分間に40回の呼吸数が観察された場合，看護師はこの人の呼吸数は標準よりも速いと判断する。または検査報告で尿の濃度が濃いと示された場合，「患者が他のルートで体液を失っているのでなければ，患者の水分摂取量が不適切という意味」だと看護師にはわかる（Henderson, 1997, p.51）。科学的な知識基盤をもっていれば，看護師はアセスメントのデータから結論を導き出すことができる。Henderson (1997) は，「個人が必要とする看護は，年齢や文化的背景，情緒的バランス，患者の身体的・知的能力に影響される。援助を求める患者のニードの看護師による評価には，これら全てのことが考慮されていなければならない」(p.31) という。

　これらの項目についてデータを分析した後，看護師は看護診断を行う。Hendersonは具体的に看護診断については言及していない。Hendersonは医師が診断し，看護師はその診断に基づいて行動する，または両者が同じ診断を下せたとしても，別個に看護診断をする必要はないと考えた。しかしHendersonの定義を見ると，看護診断は，援助の有無にかかわらず，個人の強さ，意志，知識を考慮に入れて，人としてのニードを満たす個人の能力を特定することである。アセスメントデータがあり，その分析を行うことによって，実際の問題が異常な呼吸であるというように看護師は特定することができる。さらに潜在的な問題も特定できる。たとえば11番目の信仰に関する項目について，入院や正常な日常的活動の変化が原因となって，潜在的な問題が起きているかもしれない。看護師のアセスメントとデータ分析に基づき，もし個人がこのニードを満たすことができていなければ，実際の問題についての看護診断が行われることになる。

　看護診断が下されると，看護師は望ましいアウトカムを設定して，効果的なケア計画を立てなければならない。Hendersonは，効果的な看護ケアは全て計画されたものであると考えた。「計画を記述するということは，計画者が個人のニードを考慮しなければいけないように仕向ける。ただし施設のルーチン業務に合わせて個人の計画を立てる場合は別である」(Henderson, 1997, p.37)。また，家族や友人からの情報を患者の理解に結びつけることを提唱した。そして，家族が患者のウェルビーイングに重要な役割を果たしていることを理解し，「おそらく彼女（看護師）の最大の貢献は，患者が家族に望んでいることを家族がわかるように援助することである」(Henderson, 1966, p.26) と述べている。

　ケア計画を重んじるHendersonの考え方は，治療・処置および看護ケアのニードを特定し，次にケアを提案するという『The Nature of Nursing』の模範例に表れている。Hendersonは，

1人の患者のために，朝，目を覚ましてから眠るまでの1時間ごとのケア計画を立てている。Hendersonは，患者が眠れなかったり何かを頼まれたりしない限りは，一晩中患者を眠らせておくように看護師に勧めている。

　看護ケア計画の次は実施である。Henderson（1966, 1991）の場合，看護の実施は，患者が14の項目を満たせるように援助することである。たとえば個人の睡眠や休息を援助する場合，薬を与える前に周知の効果的な睡眠や休息を誘導する方法をまず試してみる。ケア計画には，医師が処方した治療・処置も含まれる。つまり，Henderson（1966）は，「看護は主に，患者が日常の活動を行い，医師が処方した処置を遂行するために，患者が必要とする知識，意志，強さを提供することによって，患者を補完することだと考える」（p.21）と要約した。

　Henderson（1966, 1991）が説明する実施のもう1つの重要な側面は，看護師と患者との関係である。看護師は，患者の「皮膚の内側」に入り込み，患者のニードを十分に理解して，それらを満たす手段を実行する。Henderson（1997）は，看護ケアの質について次のように述べた。

> 　患者の身体的ケアを比較的能力のない看護師に任せる危険は2つある。能力のない看護師は，患者のニードを適切にアセスメントできないかもしれない。しかし，能力のある看護師が身体的ケアをしながら患者のニードをアセスメントする機会を奪われ，別の機会をつくれないことの方がおそらく重大である。このことに関連しては，身体的ケアを提供していると，他者と情緒面での支援関係をつくり上げることがやさしいということも指摘されるだろう。（p.36）

　この記述は，有能な看護師は，ケアを提供しながら人間関係のプロセスとアセスメントの両方を行うという考え方をはっきりと裏付けている。

　Henderson（1966, 1991）は，各個人の評価は「どのくらいのスピードで，またはどの程度患者が自立して，その人にとっての日常を活動できるかに基づいて」（p.27）行うことが基本だとする。この概念は，看護の定義および看護師独自の機能の記述の中に示されている。評価するには，個人の機能レベルの変化を観察し，記録する必要がある。個人の機能的能力に関するデータの比較は，看護ケアの前と後に行う。全ての変化を評価のために記録する。

　表5-1は，看護過程の段階をHendersonの看護の定義と基本的な看護ケアの14項目に当てはめてまとめたものである。表5-2のケーススタディは，看護過程にHendersonの定義と14の項目を応用した例である。

表 5-1　看護過程と Henderson による看護の 14 の項目および定義のまとめ

看護アセスメント	基本的な看護ケアの 14 項目に基づく個人のニードのアセスメント
	1．正常に呼吸する　　　　　　　　8．身体を清潔に保ち，身だしなみを 2．適切に飲食する　　　　　　　　　　整える 3．身体の老廃物を排泄する　　　　9．環境中の危険を避ける 4．動いたり，姿勢を保ったりする　10．コミュニケーションをとる 5．睡眠と休息をとる　　　　　　　11．信仰に従って礼拝する 6．適切な服を選び，着たり，脱いだ　12．達成感のある働き方をする 　　りする　　　　　　　　　　　　13．レクリエーションに参加する 7．体温を保つ　　　　　　　　　　14．学んだり，発見したり，好奇心を 　　　　　　　　　　　　　　　　　　　満足させたりする
看護診断	分析：データと健康および疾病の知識基盤を比較する
アウトカム	援助のもと，または援助なしで，自己のニードを満たす個人の能力を調べる 自立を取り戻すことを基本に，望ましいアウトカムを設定する
計画	病気の有無にかかわらず，看護師がどのように個人を援助できるか文書化する
実施	健康の維持や病いからの回復，安らかな死の助けなど個人のニードを満たす活動により病人および健康な個人と家族を援助する。生理学的原則，年齢，文化的背景，情緒面のバランス，身体的・知的能力に基づいて実行する。医師が処方した治療・処置を実行する
評価	看護の定義を満たしているか，看護実践に関連する原則に適しているかで評価する。人間としての基本的なニードを満たせているか。ケアの質は，ケアにかける時間よりも，看護スタッフの準備や生まれつきの素質に大きく影響される。看護ケアの成功したアウトカムは，患者が自身にとって通常の日常生活活動を自立して行うスピードや，どの程度行えるかを基準とする

表 5-2　Henderson の 14 項目を利用した Ortiz 氏の看護過程

Ortiz 氏は 28 歳，ヒスパニックで既婚，学齢期の子ども 2 人の父親である。妻は第 3 子を妊娠中である。Ortiz 氏は 9 年生で学校を退学。両親は，家ではスペイン語しか話さなかった。小学校入学まで周囲に英語を話す人はいなかった。学校に通っていた時は学業不振であった。両親は家計を助けるために，1 年目の終わりに彼が学校をやめることを望んだ。4 年前に工場の熟練労働者としての職に就くまで，複数の単純労働の仕事の経験がある。現在，家計を支えるために，週 5 日，レストランでの仕事をかけもちしている。Ortiz 氏は喫煙者である。最近，州は全ての公共の建物において屋内での喫煙を禁止し，さらに市の所有地全てで喫煙を禁止した。

看護過程	データおよび関連情報
アセスメント：基本的看護ケアの 14 項目に基づき Ortiz 氏のニードを査定する	
1．正常に呼吸する	1．呼吸数は 18 で正常。喫煙は 1 日 2 箱。午前中に乾性咳。息切れなし（職場環境のデータが必要）
2．適切に飲食する	2．身長 173 cm，体重 90 kg。皮膚状態は良好。昼食はトルティーヤ，豆，米。ソーダを飲む。夕食はレストランで食べる（72 時間の飲食記録が必要）
3．身体の老廃物を排泄する	3．排泄に関する問題は報告されていない
4．動いたり，姿勢を保ったりする	4．レストランでの 8 時間勤務後，両脚に痛みがある。2 つの仕事中，コンクリートの床に立っている
5．睡眠と休息をとる	5．夜間の睡眠は 5～6 時間。「ほとんどいつも疲れを感じている」
6．適切な服を選び，着たり，脱いだりする	6．2 つの仕事ではジーンズとシャツを着ている。寒いときはジャケットを着てブーツを履く

表 5-2 つづき（1）

7．体温を保つ 8．身体を清潔に保ち，身だしなみを整える 9．環境中の危険を避ける 10．コミュニケーションをとる 11．信仰に従って礼拝する 12．達成感のある働き方をする 13．レクリエーションに参加する 14．学んだり，発見したり，好奇心を満足させたりする	7．体温37℃。高くも低くもなく，問題はない 8．毎日シャワーを浴び，洗髪する 9．気候に合わせて服を着る。政府からの補助金による住宅に住んでいる（家庭環境の安全性については，さらにデータが必要） 10．英語とスペイン語が話せる。両方の言語で話し，理解できる（家族とのコミュニケーションについてはさらに情報が必要） 11．家族と毎週日曜日に教会（カトリック）に通う。教会のミサは，主にヒスパニックの教区民が参加し，英語とスペイン語で行われる 12．収入が比較的少ないことが不満だが，仕事は好き 13．「家族と過ごす時間がほしい」 14．高卒の学歴を取ることに関心がある。コミュニティカレッジに通って，「よい仕事に就くこと」を希望するが，「そのための時間をいつ見つけたらよいのかわからない」と言う
分析	・Ortiz 氏は，Erickson（1963）の発達理論でいう親密さの段階にいる。彼は週80時間働いて家族を支え，レクリエーション的なニードを除き家族のニードのほとんどに対処できている ・Ortiz 氏の生理学的機能は，体重を除いて正常の範囲である。心配な点は，喫煙と脚の痛み，睡眠と休息のパターンが不適切な点，2型糖尿病のリスクである ・Ortiz 氏の将来の計画は，学校に通って学歴をつけ，良い仕事を見つけることであり，そのための時間がないことを心配している
看護診断	1．睡眠と休息のパターンが不適切なため，疲れを感じ，家族と過ごす時間がない 2．喫煙に関する知識不足の結果，自身と家族の健康を危険にさらす可能性がある 3．脚の痛みは，仕事で8時間以上立ちっぱなしであることが原因である 4．体重と運動のパターンに関連して，2型糖尿病のリスクがある
アウトカム	・長期計画は，家計が安定し，休息とレクリエーションの時間ができること ・自身の喫煙と家族の受動喫煙が減ること ・脚の痛みが軽減されること ・2型糖尿病のリスクが減ること
看護計画	1．Ortiz 夫妻と共に検討する 　a．2つの仕事に代わるもの 　b．家族とのレクリエーションの時間をつくるためのスケジュールの調整 2．喫煙と受動喫煙の危険性および禁煙に役立つリソースを Ortiz 氏が十分に認識できるようにする 3．Ortiz 氏に脚のためのアイソメトリック・エクササイズを教える 4．食生活と運動パターンを見直し，改善に取りかかる

表 5-2　つづき（2）

看護の実施	1．Ortiz 夫妻と話し合う 　a．2 つの仕事に代わる，実現可能な仕事 　b．家族とのレクリエーションの時間をつくるためのスケジュールの変更 2．Ortiz 夫妻と 　a．喫煙の良い点と悪い点を話し合う 　b．家族への受動喫煙の影響も含めて，喫煙が健康に及ぼす危険性を教える 　c．Ortiz 氏の禁煙に役立つ選択肢を話し合う 3．Ortiz 氏に教える 　a．脚のためのアイソメトリック・エクササイズ 　b．同じ姿勢で立ち続けるのではなく，所定の位置で歩き回るなどする 4．Ortiz 夫妻に教える 　a．食生活計画：果物と野菜を増やす 　b．エクササイズ計画：ウォーキング，家族と一緒に歩くよう勧める 　c．2 型糖尿病の症状について話し合う
評価	・Ortiz 氏は，日常生活活動の改善に主体性を示したことから，看護ケアのアウトカムは成功した ・カレッジに進むという彼の長期目標を達成するために，GED 試験[*1]に向けて努力することを決断し，土曜日の朝にある GED 受験予備コースを調べた ・雇用主との仕事のシフトの調整によって，少なくとも週 2 日は仕事が 1 つになるようにする。その結果，睡眠時間が増え，家族と過ごす時間が増える ・食費の負担を減らすため，妊娠中の妻と新生児のために WIC[*2]を手配した ・州保健局が提供する無料のニコチン錠を入手して，家の中では禁煙にした ・定期的に脚のエクササイズを行っており，彼の報告によると，脚の状態は改善し，移動が速くなったようだ ・昼食に果物と野菜を食べている。週末に 1 回，平日の勤務時間の短い日に 2 回，少なくとも週 4 日，家族とウォーキングをしている

[*1] ハイスクール課程を修了した者と同等の学力を有することを証明するための試験。
[*2] Women, Infant, Children program。妊婦，産後 6 カ月までの母親，5 歳以下の子どもに，シリアルや牛乳・卵・ジュース・チーズ・豆・粉ミルクなどのクーポンを発券する低所得者向けのプログラム。

Henderson の看護の定義と要素の批評

1．理論の歴史的背景は？

　Henderson は看護実践の記述と定義を試みた初期の「理論家」の 1 人である。1920 年以前

に，Hendersonは陸軍看護学校の学生として看護の定義づけに取り組みはじめた。それは，個々の学生体験の分析の中に認められている。そしてこの分析は1921年に学校を卒業した後も続いた。その過程で定義のための前提ができ，定義が導き出された。Hendersonは，看護だけがもつ機能を見つけ出す必要を認識していたため，看護の基本を他の学問分野の考え方に頼らなかった。看護師の機能に関するHenderson（1966，1991）の解釈は，多くの肯定的影響と否定的影響が統合されたものであった。Hendersonは，看護実践の要素を特定するという使命をもった先駆者であった。Hendersonが受けた教育と看護実践を見直すことは，看護の定義を構築した歴史を調べるための基盤となる。

陸軍看護学校に附属する総合病院での基本的な看護教育は，Hendersonに大きな影響を与えた。そこでは，実習による学習，迅速な実行，技術的能力，そしてカテーテル法やベッドメイキングなどの看護行為に熟達することが重視された。結果的に人間味がなくなったケアになったが，それが専門職としての振る舞い方とされた。看護における倫理とヒューマニズム志向の態度は重視されたが，看護行為に比べると重要度は高くなかった。

看護学生の授業の大半は医師の講義が占めた。講義は，医学生に行われる講義の簡易版で，疾病と診断，そして治療の管理方法が中心であった。Hendersonは，医学的実践に基づいた統制化されたケアに不満を感じていた（Henderson, 1966, 1991）。校長Annie W. Goodrichは，看護教育に対するHendersonの評価に同意していた。

教育に関するHendersonのもう1つの関心事は，学生が看護ケアを学ぶときに，見習うべき適切なロールモデルがないことであった。Hendersonは，教官や卒業した看護師が提供する患者ケアを見学したいと切望したが，学生は看護教育を受ける代わりに病院に配属されたため，見学は不可能だった。学生が病人や負傷兵のケアをしながら自分で学ぶ過程が臨床実習であると考えられていた。Hendersonはこの状況を，戦争中，国のために尽くした患者への恩義の1つだと感じていた。看護師と患者の関係は，温かさと寛大さであると記されている。兵士の頼みごとは少なく，看護師はできることを全て行いたいと望んだ。軍人患者への恩義を表す機会は民間の病院にはなかったので，この経験は独特で特別と考えられた。

Hendersonの次の教育的経験は精神看護であったが，この現場は，人間関係のスキルを学ぶということが実現できない期待外れのものになった。精神科患者ケアへのアプローチは，これまでの体験と同じく，疾病の実態と治療に焦点を置いたものが続けられた。精神疾患予防への看護師の役割，または精神疾患患者に対するケアの治療的側面についての理解が欠如していた。その結果，Hendersonは看護師として挫折感を味わった。精神科で唯一価値があったのは，精神疾患を認識する機会が得られたことであった。

Boston Floating病院での小児科の経験からは，前向きで患者中心のケア，ケアの継続，優しく愛情のこもったケアというケアの3つの概念を学んだ。業務をこなすこと中心で厳格に管理されたケアのアプローチはこの現場にはなかった。しかし一方，家族中心のケアが行えないという欠点も明らかになった。親には，病気の子どもを見舞うことが許可されていなかった。そのため子どもは，最も必要なときに親の助けが得られずに孤独だった。そのうえ，Hendersonは子どもや家族のニードを特定するために，家庭環境を査定する努力がほとんど行われていな

いことを知った。

　ニューヨークの Henry Street 訪問看護所での学生としての最後の経験で，Henderson は地域看護ケアを学んだ。以前に学んだ患者ケア方法は，病人のライフスタイルを考慮したケアに取って代わった。Henderson は，そもそも入院するもととなった同じ環境に，患者が退院していくことを心配した。Henderson は，病院のケアは問題の原因に辿りつかなければ，単なる一時しのぎの手段として機能したに過ぎないと考えた。そして，こうした類のケアでは病院で行動をコントロールできる範囲外で生活する個人には通用しないということを認識した。

　Henderson は病院システムの中での看護に失望し，その中に身を置きたくないと考え，数年間，ワシントン D. C. とニューヨークの訪問看護サービスで正看護師として働いた。この経験には得るところがあり，看護に対する考え方を実際に試す機会となった。

　次の仕事は，バージニア州の Norfolk Protestant 病院の看護学校のプログラムで看護学生を教えることだった。Henderson は，大学教育を受けずに 5 年間教職に就くという責務を引き受けた。当時の看護学校の多くは，教官となることに大卒資格が必要なかったため，それは珍しいことではなかった。にもかかわらず，Henderson はさらに知識を得ることと看護の機能を明確にすることが必要だと考えた。その後，Columbia 大学教員養成校に入学し，看護に関連のある自然科学と人文科学を学んだ。それらの講座によって，Henderson は看護への探究や分析的アプローチを展開することができるようになった。

　卒業後の短期間，ニューヨーク，ロチェスターの Strong Memorial 病院のクリニックで教育スーパーバイザーを務めた後，Henderson は Columbia 大学に戻り，1948 年まで優れた教職者としてキャリアを重ねた。大学にいる間，Henderson は内科と外科の看護講座で，看護に関するいくつかのアイデアを実行した。教えていた概念は，患者中心のアプローチ，医学的モデルに取って代わる看護問題の方法，フィールド経験，家族のフォローアップケア，そして慢性疾患のケアであった。Henderson は看護クリニックを開き，多職種によるケア提供のコーディネートに力を尽くした。

　Henderson は Yale 大学看護学部の教官に任命されると，徐々に展開させてきた看護の定義を立証するための概念構築を続けた。Henderson は患者の行動の観察と解釈，そして患者のニードを満たす看護師の役割という領域で，同僚の Ernestine Wiedenbach と Ida Orlando の影響を受けた。Henderson は，これらのテーマに関する教官同士の議論が，看護に関する自身の概念の明確化に継続的に役に立ったことを認めていた。その代わりに同僚らも，Henderson の看護の定義だけでなく，概念を解説した著書『Basic Principles of Nursing Care』や『Principles and Practice of Nursing』に関わる Henderson との議論から恩恵を受けていた。

2. 理論に示されている基本概念とそれらの関係は？

　Henderson は，基本的な人間としてのニード，生物学・生理学，文化，そして相互関係とコミュニケーションの概念を使用している。これらは，看護独自の概念ではなく，他の学問分野から取り入れた概念である。つまり，利用の仕方が看護特有なのだといえる。これらの概念は，現在，理論構築のプロセスで期待されるような定義をされておらず，したがって，現在知ら

ている概念間の関係は，規定された前提に基づいて示されてはいない。Hendersonの業績の多くは，看護の定義と，独自の機能を伝えるための説明的記述であると考えられる。

しかし，Maslow（1970）の人間の欲求階層[5]は，基本的な14項目とほとんど合致する。最初の8つは生理的項目，9番目は安全の欲求である。残りの5つの項目は，愛と所属，社会的尊敬，そして自己実現の欲求が対象である。

Hendersonは，看護ケアの決定には生理学と生理学的バランスが重要であると主張するのに，生物学的生理学の概念を利用した。生物学的知識は，看護師が，回復や安らかな死に必要な患者の活動を援助するための基盤だと考えられた。Hendersonにとって，いかに人間の身体が機能するかについて，生理学や解剖学，細菌学から得られた情報は重要であった。そしてその情報は，病いやけがを軽減するために適切なケアを決定する上で看護師によって活用されている。

Hendersonは，家族とその他の社会集団から，人間のニードに影響を与える文化の概念を学んだ。そのため，看護師は個人のウェルビーイングに必要な全てを，完全に解釈し，調達することはできないと考えた。看護師は，せいぜい個人が人間の欲求を満たすように援助ができるだけである。

Hendersonの著書に，相互関係とコミュニケーションの概念についての記載がみられる。Hendersonは，感情を表すように促すとき，非言語的コミュニケーションへの感受性が不可欠であると考えた（Henderson, 1966）。Hendersonは，同僚のErnestine WiedenbachとIda Orlandoによる患者と看護師との相互関係に関する発見を支持した（Pelletier）。Wiedenbachと Orlandoは，「看護師は何を観察するか。看護師が何を思い，何を感じるか。その思いまたは感情に応じて看護師は何と発言し，どんな行動をとるか。患者がどのように反応するか。患者の問題とニードに対する看護師の解釈を，患者はどのように肯定または否定するか。最後に，看護師は，患者の問題解決を助けたり，ニードを満たしたりするときに，それが成功したかどうかをどうやって評価するか」（Henderson, 1991, p.36）を明らかにした。さらに，相互関係とコミュニケーションには，患者の友人や家族と会って話し，看護師が取り組むべきニードへの理解を深める機会も含まれる。その他に，患者のニードを確認するのに不可欠な条件は，建設的な看護師と患者の関係である。これは社会学の観点で考えることができるが，Hendersonは個人の背景を理解することが重要だと確信していた。個人の看護のニードには，その人が生活している背景が含まれなければならない。看護ケアのニードを満たすには，社会経済的状態と信念，価値観など，個人の文化的背景を考慮しなければならない。

明らかに，人間のニード，生体生理学，文化，相互関係とコミュニケーションの概念は相互に関連している。Hendersonの看護の定義の文脈に当てはめると，これらの概念は全て特定されており，看護サービスを必要とする人々に看護師が提供を期待されているものは何か，という説明に組み込まれている。これらの概念は明らかに基本的な看護の14項目を裏づけている。したがって，Hendersonの基本的な看護ケアの要素の基礎を成す概念は，相互に関連があり，

---

[5] 訳注：Abraham Maslow：アメリカの心理学者。人間の欲求を「生理的欲求」「安全欲求」「愛と所属の欲求」「承認（尊敬）欲求」「自己実現欲求」の5段階に分類し，自己実現理論を構築した。マズローの欲求階層説とも呼ばれている。

看護師がクライエント/患者に提供すべきケアに対応していると推測できる。

3. 看護の関心事として提示されている重要な現象は？ 重要な現象には人間，環境，健康，対人関係，ケアリング，目標達成，適応，エネルギーフィールドなどの他にも諸々の現象が含まれる。

　看護の定義と基本的な看護の14項目は，Hendersonが看護の関心事だと確信した現象を特定するための基盤となる。関心対象の現象は，人間，環境，健康，人間関係，ケアリング，目標達成，適応であり，看護の定義と基本的な看護の14項目の中には，明確に述べられている現象とそうでないものがある。

　人間に関しては，Hendersonは，看護とは，「全て満たす」「完全になる」，または「自立する」ための行動を実行できない患者に対し，必要な活動を援助することだと考えた。看護師がサービスや援助をする中心的人物は患者である点を重視した。そして，患者ができるだけ早く自分でケアを行えるよう促すことで，自立が達成されたのだから患者にとってはその方がよいとした（Henderson, 1991）。

　環境という現象は，基本的看護の9番目の項目の，「環境中の危険を避け，他者を傷つけないようにする」である。Hendersonは学生だった頃の経験で，病気の子どもや家族の退院後のニードを特定するために，家庭環境をアセスメントすることの重要性を認識した。また，Henry Street訪問看護所での経験により，患者が退院して同じ環境に戻ることが再入院を早めることを心配した。

　基本的な看護ケアの14項目を総合すると，全てが個人の健康に役立つ。Hendersonは，「私たちは看護を語るとき，健康促進と疾病の予防や治癒を重視しがちだ」（1991, p.25）と述べている。

　ケアを円滑に進めるための看護師と患者の人間関係は，看護独自の機能の遂行にとって重要な要素である。Hendersonは，看護師が患者の立場に立って考えるプロセスは常に難しく，「比較的成功した」と言えるだけだと考えた。一方，看護の機能の10番目の項目（感情やニード，恐れ，意見を言い表して，他者とコミュニケーションする）については，「聞き取る耳と，継続的な観察と，非言語行動を解釈すること」（Henderson, 1991, p.34）が必要であると強調した。患者のニードに集中することを妨げる看護師自身の感情をよく理解して認識し，患者のニードに適切に対処することも重要であると述べている。患者─看護師間の相互理解を築くために，看護師が何を感じ，何を考えているか意図的に選択して表現しなければならない。患者の立場に立って考えようとする看護師にとって，人間の行動の根底にある一般原理の限りない知識や，異なる文化と生活様式で暮らす人々の具体的な情報を活用することは有益である。Hendersonは，患者と看護師の相互関係に関連して，OrlandoとWiedenbachの貢献を認めていた。そしてさらに，患者と家族が関わる個別的計画立案には，医療チームとの相互関係も求められると考えた。

　ケアリングの概念は，Hendersonの看護の定義において非常に重要視されている。Hendersonは，患者が「全て満たす」「完全になる」，または「自立する」ために，その患者に不足し

ているものの代わりを看護師が務めるという概念を考えた。看護師は，「一時的に意識のない人の意識，自殺を試みた人にとっての生命への愛着，切断手術を受けた人の脚，盲目になったばかりの人の目，乳児の移動手段，若い母親の知識や自信，話すことが不自由または不可能な人々のマウスピース等々」（Henderson, 1991, p.22）の役目を果たす。

　Henderson（1991）は目標達成の現象について，看護の定義の最後にはっきりと，「できるだけ早く自立が得られるような方法で援助すること」（p.21）と述べている。看護師は，個人のケアをはじめ，管理するマスターであり，患者が医師の指示した治療計画を遂行できるように援助する。また，看護師はチームのメンバーとして，健康の改善，病いの回復，死にゆくときの援助のいずれであっても，相互に助け合いながら，他のメンバーと共に医療ケア計画全ての計画と遂行を援助する。Henderson（1997）は，チームのメンバー全員が，ケアを受ける人を中心人物とみなし，その人がケア計画を理解し，受け入れ，参加できるように援助することを期待した。つまるところ個人が自分でケアができ，健康の情報を見つけ，または処方された治療を遂行できることが早ければ早いほどその人にとっては望ましい。ケアを受ける側が，自分自身で選択したと感じることが望ましい。「要するに，重要な要素というのは，患者が自分をわかっていることと健康的な養生法を取り入れたいと願うことである」（Henderson, 1997, p.23）。Hendersonは，看護師の機能として基本的な看護の14項目を提案したが，そのアウトカムというのは，患者が「普通の」基本的人間の機能を，生理的，心理的，社会的，霊的に達成できることである。

　Hendersonは，看護の定義または基本的看護ケアの14項目で，はっきりとは適応の概念を用いていない。しかし，看護ケアを受ける人は適応のプロセスを期待し，それを看護師が援助することは明らかである。その例は，項目4の「動いたり，望ましい姿勢を保ったりする」，項目6の「適切な服を選び，着たり，脱いだりする」，項目9の「環境中の危険を避け，他者を傷つけないようにする」，項目12の「達成感のある働き方をする」，項目14の「正常な発達と健康をもたらすような学習をし，発見をする。もしくは好奇心を満足させる」の中に認められる。これらは，個人が人間のシステムにチャレンジする環境的，生理的，社会的，文化的，教育的要因に対応した変化に適応する必要があることを示す例である。適応は，人間や他の生き物が日常的に遭遇し，生き残るために調整が必要な継続的現象である。病人も健康な人も，病いや健康の程度に応じて，または状況に妥協して，様々な手段で日常のニードに適応しなければならならない。

4. 理論は誰に，どんな状況に，どのような方法で適用されるのか？

　Hendersonの業績，特に看護の定義と『Basic Principles of Nursing Care』が世界中の看護師に与えた影響は，広く知られ，称えられている。McBride（1996）は，そのことを雄弁に語っている。

　　Hendersonは，世界のために，退職後の歳月を看護コンサルタントとして費やした。患者の能力を補完することを重視する彼女の洗練された看護の定義は，看護が進むべき方向，す

なわち，高潔な価値観よりも損得勘定に没頭していくような状況の保健医療システムを取り巻く混乱に立ち向かう素晴らしい力を明確に示している。(p.23)

『Basic Principles of Nursing Care』は，1960年にICNが初版を出版し7回の増刷，改訂，さらに数回にわたる増刷をし，最後の版が2004年に出されている。これは明らかに，看護機能に関するHendersonの概念が受け入れられていることを示している。

1960年にBridgesは，『Basic Principles of Nursing Care』の序に，この本は，世界中の看護師に，高水準の看護を維持するための活動や，教育や法律，職能団体による看護ケア改善に向けての多様な活動を提供することになるだろうと述べている。さらに，患者が体験する恩恵やでき得る最善のケアを提供するようにという看護師への励ましによって，看護の基本について書かれたこの本が刺激となり，多くの国でさらなる看護の発展を促すことが期待される。

基本的にHendersonは看護を定義することに関心をもっており，看護ケアの14項目は，現象を説明したり予測したりすることを意図していなかった。むしろ個人や家族，地域ケアにおける看護の機能を十分に記述することを意図したものであった。したがってその理論は，健康や回復，安らかな死のための活動を行う強さや意志，知識が不足する個人のどんな状況にも当てはまる。

5. 理論はどのような方法で検証できるか？

理論に関する今日的な考え方から見ると，Hendersonの看護の定義は理論とはみなせないだろう。したがってこの理論から検証できる仮説を生み出すのは困難である。スペインの数人の研究者が，Hendersonの14項目を看護ケアおよび看護診断との関係で検討している（Alberdi, Artigas, Cuxart, & Aquera, 2003；Coll et al., 2007；Llamas, 2003；Lopez, Pancorbo, Sanchez, & Sanchez, 2003；Miro et al., 2000；Roca et al., 2000）。看護の定義と14項目を調べていくうえで，さらに多くの疑問が生じるだろう。そのうちのいくつかを以下に示す。

1. 米国看護師は一連の14項目に従っているか。他の国ではどうか。
2. 基本的な看護機能を活用するときに，はっきりと優先されるのは何か。
3. 看護師は，目前の医学的問題に対して最初にケアを提供し，それから独自の機能を用いるのか。それとも，最初に独自の機能を用いるのか。
4. 臨床の専門領域での看護実践で，10から14までの項目を含めたり，除外するのはどの分野か。

Henderson（1977）は，看護研究を行うことの支持者であった。学問的な，または理論的研究よりも，実践を改善することを目指す研究を好んだ。

晩年の著書では，看護実践に応用される研究への支援を重視し，推奨している（Henderson, 1991）。Hendersonは，「研究とは，看護師が，自身の行動の正当な根拠を得るときに用いる8つのプロセスの1つである」(p.56) とした。しかし，1966年の看護の定義の根底にある概念

については検証した記述がない。Hendersonはおそらく，研究の過程は時間がかかり，刻々と生じる生命の決断に利用するのは適切ではないとみなしたのだろう。研究は，状況に対する本能的・直観的な反応の代わりにはならないが，これらの反応は，看護もその一部である社会の中で，人間行動を導く看護師のもつ科学的知識に影響されていると考えていた。

6. 理論は望ましいアウトカムを導く看護行為を生み出すか？

　文献を検索すると，Hendersonの取り組みを直接実践に応用し，望ましいクライエントのアウトカムを示した研究はほとんどないことがわかる。発見できたのは，過去10年間に行われた研究である（Alberdi et al, 2003；Coll et al., 2007；Llamas, 2003；Lopez et al., 2003；Miro et al., 2000；Roca et al., 2000）。しかし，『Basic Principles of Nursing Care』の増刷数を考慮すると，世界中の看護師や教育者，管理者が実践に用いていることが推測でき，患者ケアにおけるアウトカムの改善事例やその他にもこの本の内容を利用したものがあるであろう。発展途上国の多くは，Hendersonの本を看護教育や実践の手引書として利用していると考えられるが，それを立証する文献的データは不足している。

　一方，Hendersonの考え方を活かした看護の目標は，個人が自立を取り戻すまで，行動する強さや意志，もしくは知識の欠如している部分を，その人に代わって実行することである。看護行為は，個人ができないことのみを行い，できる限りその個人が継続して自分のことを自分でできるように援助する。その結果としてのアウトカムは，自立を取り戻すことである。これは望ましいアウトカムだと考えられるはずである。

　理想としては，看護師が，個人の健康の改善と病気の緩和にHendersonの定義と14の項目を利用して看護実践を向上させることである。最終的な望ましいアウトカムは，回復率や，健康の増進と維持，または安らかな死を測定するものとなる。理論を用いることについてのHenderson（1991）の最新の見解では，「一般原理を応用することが，専門職の向上や進歩のための努力の一部であるべきである」（p.98）と語っている。しかしHendersonは，学生に他者の理論を取り入れた実践を勧める現在の看護教育には同意しなかった。Hendersonが『Nature of Nursing』を今日書くとすれば，学生に対し，既存の理論を学習する必要だけでなく，指針とする概念を自分自身で考える必要も強調するであろう。それは，学習した概念の混合されたものが，独自に個々の看護師に合った概念とは異なるものになるかもしれないと考えるからである。

7. 理論はどの程度普及しているか？

　Hendersonの理論を利用した人々や，利用された程度は，詳細が出版物上には現れないため，正確に判断することはできない。おそらく多くの看護師は，特にそのことを明記せず，この理論を利用している。しかし，ICN『Basic Principles of Nursing Care』の増刷数から考えて，看護実践，看護教育，看護管理は，この世界的な書の恩恵を受けているという結論を下せるだろう。ICNの資料からは，1960年以降，この書が30カ国語以上の言語に翻訳されていることがわかる（S. Patel, personal communication, February 1999）。また，Harmer（1939, 1955）やNite（1978）との共著の教科書には，Hendersonの看護機能の概念が看護教育や看護実践に与

えた影響について多くのことが明示されている。最近の文献レビューでは，Hendersonが世界に与えた影響を紹介する出版物が4件確認されている。

MillerとBeckett（1980）は一般開業医を無作為抽出し，英国のプライマリケアにおける看護師の役割拡大への支援について調査した。彼らは，臨床看護師のスキルの定義へのHendersonの貢献に言及し，特別な養成プログラムには教育的目的が必要であると述べた。

HalloranとHalloran（1985）は，DRG[6]/看護の均等化を探究する著書で，Hendersonの定義とANAの看護の定義を検討し，「現在のほとんどの看護師の実践には，これらの両方の定義の概念が反映されている」と述べた（p.1093）。彼らはしかし，Hendersonの定義の方がよりよく表現されていると述べている。

スウェーデンの研究者らは，テクノロジーが看護の本質に与えた影響に関するHenderson（1980b）の著書に言及した。彼らは，ICUの高齢患者の痛みと苦悩の経験に加え，その軽減を目的とした看護師と看護助手の介入を調査した（Hall-Lord, Larsson, & Steen, 1998）。彼らは，ICU患者の全てのニードをアセスメントする必要に関して，看護機能についてのHendersonの見解が望ましいと結論を下した。

オーストラリアのシドニーの研究者は，テクノロジーを用いたケア環境が看護の役割に与える影響についての文献レビューで，看護の人間らしい側面と技術的側面との対立を解決するために，Henderson（1980b）が果たした貢献について述べている（Pelletier et al., 1996）。Hendersonは，高度技術を用いた医療システムの環境では，看護の本質は維持しにくくなると考えていた。しかし，「効果的」な看護が優先するなら，高度技術をうまく取り入れて重症患者を治療したり，そうしたケアが必要な人々の寿命を延ばしたりすることは必須のこととなる。「看護が今ほど重要になった時代はない。現在，入院患者が，攻撃的で恐ろしく，時に痛みを伴うテクノロジーに耐えることを可能にしているのは，安らぎを与え，ケアを行っている看護師の存在と，そのふれあいである」（Henderson, 1985, p.7）。以上4つの例は，看護実践に与えたHendersonの世界的影響を裏付けるものである。特に，高度技術が導入され，役割拡大や医療システムが進歩した看護実践の現場における変化に，Hendersonの看護の定義は影響を与え続けている。

つい最近，スペインにおいて，Hendersonの理論の使用を示唆する多くの論文が発表された。Hendersonが看護ケアの提供に与えた影響に関する論文は，「ケーススタディ case studies」（Arboledas Bellón, 2009；Cañones Castelló, 2008；Díaz Hernández et al., 2009）の他，「在宅ケアへの利用 use in home care」（Coll et al., 2007），「ナーシングホームにおけるアセスメント assessment in a nursing home」（Sánchez, Palma, & Sánchez, 2007），「褥瘡ケアと予防のための看護ケア計画 nursing care planning for care and prevention of pressure ulcers」（Arboledas Bellón & Melero López, 2004），そして「家庭内暴力の場合の看護介入の指導 guiding nursing intervention in situations of domestic violence 」（González Arroyo, & Macias Garcia, 2006）である。研究は，「移民のニード the needs of immigrants」（Pallarés Marti, 2004）と，患者ケア要件の分

---

[6] 訳注：Diagnosis Related Group；診断別関連群。

析に Henderson の項目を用いた「SIPPS (Soins Individualisés à la Personne Soignee) ツールの開発 *the development of the SIPPS*」である (Subirana Casacuberta & Solà Arnau, 2006)。

シグマ・シータ・タウ・インターナショナルライブラリ[7]が，Henderson の名前を冠していることに触れておくと，「Virginia Henderson は，まぎれもなく 20 世紀で最も著名な看護師である。Henderson は，特殊な専門用語を使用せず最新の情報を得ることによって，その所属を問わずあらゆる臨床看護師の仕事を向上させるような電子ネットワークシステムが開発された場合に限り，喜んで自分の名前の使用を許可するとした。Henderson は優れた看護の生きた証人であることを誇りとしていた」(McBride, 1996, p.23)。これは，Henderson が様々な医療現場で日々のケアを行う多くの看護師に，看護実践についての適切な情報を広めようと全力を注いだ証拠である。改めて言うが，Henderson は，Nightingale の次に，看護実践の本質についての考えを定義として伝えた真の先駆者であった。

強みと限界

　Henderson の考えは，基本的な人間のニードと，個人の身体および情緒的側面に対する看護ケアについてを基盤とした。理論の大きな欠点は，人間の生理学的特性とその他の特性との概念的なつながりが欠けていることである。人間のホリスティックな特性の概念は，その著書からは明確に見えてこない。しかし Henderson は，全体論の概念の出現前に，看護に関する考えを書いていたことを心に留めておかなければならない。14 項目が優先順に記述されていると仮定すると，項目間の関係は明確ではない。リストの各項目は，確実に次の項目に影響している。しかし，Henderson は後の著書で，看護へのホリスティックアプローチを認めるかどうかを明らかにしなかった。

　個人のニードに関する優先順位が項目のリストで示されれば，目前の感情面の問題は，身体的なケアの後になるのであろうか。生理学的なニードへの対応が十分に行き届くまで，感情面のケアは後回しにされるのであろうか。14 の項目を使っていくうえで，看護師は年齢や気質，社会的または文化的地位，身体的および知的能力などの要因を考慮しなければならない。つまり個人の違いを重視しなければならないと，Henderson は明記している。個人の全ての要素を看護過程で考慮することで個別化ケアがはっきり浮かび上がる場合を除き，これらの項目が看護ケアにどのように相互関連し，影響を与えるのかは漠然としている。

　Henderson (1989) は，プライマリケアに関する大きな国際会議を批判し，現在の看護師の弱点について，いくつかの結論を提示した。Henderson は，会議では基本的な科学 (生理学など) に加えて科学的方法および看護への応用が軽視されていると思った。発表者たちの知識が乏しいと Henderson が憂慮した分野には，予算管理と財務管理，家族やコミュニティを中心と

---

[7] http://www.nursinglibrary.org/

した医療へのホリスティックアプローチ，政策立案および立案過程，変革推進者としてのリーダーの役割，リスクを押してでも不人気な行動をとること，アサーティブであることなどが含まれる。こうした懸念は，看護に対する考えや見解においてHendersonが最新の事情に精通していることを示すものである。これらの関心事の多くは初期の著書には書かれていなかった。

公正に見れば，専門職の理論基盤に関する議論が起こる以前に，看護を定義しようとするHendersonの努力は進められていた。したがって，Hendersonの看護の定義に理論が不足しているという理由で看護師や看護への貢献が差し引かれるべきではない。看護を責任ある専門職として，一般の人々に有能なケアを行えるように導いたHendersonのパイオニア精神は，看護のみならず社会にとっても多大な貢献となった。

最後に，死にゆく過程にある個人を援助することについて，Hendersonは，看護師は援助すると言っているが，何を行うのかはほとんど説明していない。看護の定義で，「安らかな死」という言葉に括弧がついていることについて，なぜ括弧がついているのか，看護が重要な役割を果たす大事な事柄として，単に1つだけ別に取り上げられただけなのではないかと不思議に思われる。しかし，Hendersonは後の著書で，このいきさつについて説明している。1991年に，Hendersonは，死が避けられないとき，人々がよい死を迎えられるように援助する看護師の役割について，初期の考え方を振り返っている。Hendersonは，「無用な延命に対する疑問」（p.33）を強調したかったと書いている。Hendersonは，次第に看護ケアの重要な役割となってきた「死ぬ権利」や，尊厳死の問題に取り組む家族や患者を支援していた。Hendersonは，ホスピスケアの進展が，死にゆく人へのケアの原理に影響を及ぼしていたと説明した。このことは，1966年の看護の定義に反映されてはいない。とはいえ，1966年に人生の最終段階における看護師の役割を雄弁に語った説明が，1991年の著書の中に述べられた考えを強く支持するものであったことは注目すべきである。

要　約

Hendersonが看護の定義と基本的看護の14項目で構築した看護の概念は単純明快である。ほとんどの看護師は，難しさを感じずに看護実践の指針として利用できる。考え方の多くは，看護のカリキュラムや実践の指導のために，先進国・途上国にかかわらず世界中で利用され続けており，ICNの著書に対する需要がそれを証明している。

Hendersonの看護の概念に改善できる点があるとすれば，理論的な基盤について概要を描き，実用性に関する研究を増やすことであろう。たとえば，全体論または一般システム理論なら，基本的な看護ケアの要素の相互関係をどのように説明できるのかを考えると興味深い。目前にある問題が身体的な問題以外の場合，看護師はどうすればよいのかを明確にするためには，項目のリストに優先順位があるのかどうかについての確証が必要である。

Hendersonが看護の定義を発表した時代を考えると，看護実践，教育，免許制度の進展にリーダーとして大きな功績を遺したと言うに値する。Hendersonの業績は，看護師が高度な学

位を求めるきっかけであり，起動力であったと考えられる。このことは，実践における看護の分析や，患者ケアの理論的基盤の特定および検証をするときに重要な点である。

最後に，Hendersonの考えの真髄が看護の定義であったということを，Hendersonは次のように説明している。

　私は，看護師が遂行する機能は，主に自立の機能，すなわち，自分自身で行動する知識や体力，もしくは意志が不足している場合，患者が通常，健康なとき，または処方された治療法を実行するときに行動するように，患者に代わって行動する機能だと考えている。この機能は，生理学や生物学，社会学を応用し，それらに基づいてスキルを磨く機会が限りなく与えられるということなので，複雑で創造的だと思える。(Henderson, 1966, p.68)

思考問題

1. Hendersonの定義と14の項目の適応した例，もしくはメタファーを作ってみよう。
2. あなたの実践における臨床的問題を特定し，Hendersonの定義と14の項目を用いて分析してみよう。最初からHendersonモデルを適用したとすれば，アウトカムはどのように違っていただろうか。
3. Hendersonの取り組みを地域看護の場で応用するにはどうすればよいだろうか。
4. Hendersonモデルを検証するリサーチクエスチョンを考えてみよう。その研究をどうやって行うか検討してみよう。

引用文献

Alberdi, C. R., Artigas, L. B., Cuxart, A. N., & Aguera, P. A. (2003). Guidelines for nursing methodology implantation [Spanish]. *Revista de Enfermeria, 26*(9), 73–74. Abstract in English retrieved June 19, 2007, through Ovid.

ANA statement on auxiliary personnel in nursing service. (1962). *American Journal of Nursing, 62*, 7.

Arboledas Bellón, J. (2009). Pain and depression: Strategies to improve primary health care, based on a clinical case [Spanish]. *Revista Rol de Enfermería, 32*(6), 55–60. Abstract in English retrieved November 30, 2009, from CINAHL Plus with Full Text database.

Arboledas Bellón, J., & Melero López, Á. (2004). Standarised [sic] nursing care plan for the prevention and treatment of pressure ulcers [Spanish]. *Metas de Enfermería, 7*(4), 13–16. Abstract in English retrieved November 30, 2009, from CINAHL Plus with Full Text database.

Cañones Castelló, M. E. (2008). Case report: A gastrectomized patient under treatment with chemotherapy and radiotherapy [Spanish]. *Enfermeria Clinica, 18*, 216–219. Abstract in English retrieved November 30, 2009, from CINAHL Plus with Full Text database.

Coll, M., Besora, I., Icart, T., Vall, A. F., Manito, I., Ondiviela, A., et al. (2007). Nursing care according to Virginia Henderson in the at home care field [Spanish]. *Revista de Enfermeria, 30*(3), 53–56. Abstract in English retrieved June 19, 2007, through Ovid.

Díaz Hernández, M., Hernández Rodríguez, J. E., Suárez Canino, J. A., Garcia Lázaro, I., Díaz Pérez, R., & Giráldez Macia, F. (2009). Lower-limb amputation patient nursing care plan from the perspective of the Virginia Henderson model [Spanish]. *Metas de Enfermería, 12*(1), 58–62. Abstract in English retrieved November 30, 2009, from CINAHL Plus with Full Text database.

Erikson, P. H. (1963). *Childhood and society* (2nd ed.). New York: Norton.

González Arroyo, A. A., & Macias Garciá, J. (2006). Domestic violence: A nursery [sic] guideline [Spanish]. *Nure Investigación, 23,* 8 pp. Abstract in English retrieved November 30, 2009, from CINAHL Plus with Full Text database.

Hall-Lord, M. L., Larrson, G., & Steen, B. (1998). Pain and distress among elderly intensive care unit patients: Comparison of patient's experiences and nurses' assessment. *Heart and Lung, 27,* 123–132.

Halloran, B., & Halloran, C. D. C. (1985). Exploring the DRG/nursing equation. *American Journal of Nursing, 85,* 1090–1095.

Harmer, B. (1922). *Textbook of the principles and practice of nursing.* New York: Macmillan.

Harmer, B., & Henderson, V. (1939). *Textbook of the principles and practice of nursing* (4th ed.). New York: Macmillan.

Harmer, B., & Henderson. V. (1955). *Textbook of the principles and practice of nursing* (5th ed.). New York: Macmillan.

Henderson, V. (1960). *Basic principles of nursing care.* Geneva: International Council of Nurses.

Henderson, V. (1966). *The nature of nursing.* New York: Macmillan.

Henderson, V. (1977). We've "come a long way" but what of the direction? *Nursing Research, 26,* 163–164.

Henderson, V. (1978). The concept of nursing. *Journal of Advanced Nursing, 3,* l6–17.

Henderson, V. (1979a). Preserving the essence of nursing in a technological age, part I. *Nursing Times, 75,* 2012–2013.

Henderson, V. (1979b). Preserving the essence of nursing in a technological age, part II. *Nursing Times, 75,* 2056–2058.

Henderson, V. (1980a). Nursing—Yesterday and tomorrow. *Nursing Times, 76,* 905–907.

Henderson, V. (1980b). Preserving the essence of nursing in a technological age. *Journal of Advanced Nursing, 5,* 245–260.

Henderson, V. (1982a). The nursing process—Is the title right? *Journal of Advanced Nursing, 7,* 103–109.

Henderson, V. (1982b). Speech at History of Nursing Museum, Philadelphia, May.

Henderson, V. (1985). The essence of nursing in high technology. *Nursing Administration Quarterly, 9,* 1–9.

Henderson, V. (1987). Nursing process—A critique. *Holistic Nursing Practice, 1,* 7–18.

Henderson, V. (1989). Countdown to 2000: A major international conference for the primary health care team, 21–23 September 1987, London. *Journal of Advanced Nursing, 14,* 81–85.

Henderson, V. (1991). *The nature of nursing: A definition and its implications for practice, research, and education. Reflections after 25 years* (Pub. No. 15-2346). New York: National League for Nursing Press.

Henderson, V. (1997). *Basic principles of nursing care* (Rev. ed.). Geneva: International Council of Nurses.

Henderson, V., & Nite, G. (1978). *Principles and practice of nursing* (6th ed.). New York: Macmillan.

Henderson, V., & Watt, S. (1983). 70+ and going strong. Virginia Henderson: A nurse for all ages. *Geriatric Nursing, 4,* 58–59.

Llamas, R. C. (2003). How is the nursing care process used? [Spanish]. *Revista de Enfermeria, 26*(5), 22–30. Abstract in English retrieved June 19, 2007, through Ovid.

Lopez, M. M., Pancorbo, H. P. L., Sanchez, J. L. I., & Sanchez, C. V. (2003). Nursing diagnosis and reports [Spanish]. *Revista de Enfermeria, 26*(3), 62–66. Abstract in English retrieved June 19, 2007, through Ovid.

Maslow, A. (1970). *Motivation and personality* (2nd ed.). New York: Harper & Row.

McBride, A. B. (1996). In celebration of Virginia Avenuel Henderson. *Reflections, 22*(1), 22–23.

Miller, D. S., & Beckett, F. M. (1980). A new member of the team? Expanding the role of the nurse in British primary care. *The Lancet, 2,* 358–361

Miro, B. M., Amoros, C. S. M., De Juan Sanchez, S., Fortea, C. E., Frau, M. J., Moragues, M. J., et al. (2000). Assessment of the critical patient at admission: An indicator of quality of care [Spanish]. *Revista de Enfermeria, 11*(2), 51–58. Abstract in English retrieved June 19, 2007, through Ovid.

Pallarés Martí, A. (2004). Influence of transcultural factors on immigrants populations' needs and nursing diagnosis [Spanish]. *Cultura de los Cuidados, 8*(16), 62–67. Abstract in English retrieved November 30, 2009, from CINAHL Plus with Full Text database.

Pelletier, O., Duffield, C. M., Adams, A., Crisp, I., Nagy, S., & Murphy, J. (1996). The impact of the technological care environment on the nursing role. *International Journal of Technology Assessment in Health Care, 12,* 358–366.

Roca, R. M., Ubeda, B. I., Fuentelsaz, G. C., Lopez, P. R., Pont, R. A., Garcia, V. L., et al. (2000). Impact of caregiving on the health of family caregivers [Spanish]. *Atencion Primaria, 26*(4), 217–223. Abstract in English retrieved June 19, 2007, through Ovid.

Safier, G. (1977). *Contemporary American leaders in nursing*. New York: McGraw-Hill.

Sánchez, J. M. V., Palma, M. R., & Sánchez, M. M. V. (2007). Geriatric nurse assessment: A model of register in nursing home care. *Gerokomos, 18*(2), 72–76. Abstract in English retrieved November 30, 2009, from CINAHL Plus with Full Text database.

Subirana Casacuberta, M., & Solà Arnau, I. (2006). Instruments based on direct measures II: SIIPS and SIGN II [Spanish]. *Metas de Enfermería, 9*(8), 50–53. Abstract in English retrieved November 30, 2009, from CINAHL Plus with Full Text database.

参考文献

Campbell, C. (1985). Virginia Henderson: The definitive nurse. *Nursing Mirror, 160*, 12.

Fulton J. S. (1987). Virginia Henderson: Theorist, prophet, poet. *Advances in Nursing Science, 10*, 1–9.

Halloran, E. J. (1996). Virginia Henderson and her timeless writings. *Journal of Advanced Nursing, 23W*, 17–24.

Halloran, E. J., & Wald, F. S. (1996). Professionally speaking: Virginia Henderson, the nursing profession and the reform of health services. *Nursing Leadership Forum, 2*(2), 58–63.

Henderson, V. (1977). *Reference resource for research and continuing education in nursing*. Kansas City, MO: American Nurses Association Publication No. 6125.

Henderson, V. (1982). Is the study of history rewarding for nurses? *Society for Nursing History Gazette, 2*, 1–2.

Henderson, V. (1986). Some observations on health care by health services or health industries (editorial). *Journal of Advanced Nursing, 1*, 1–2.

Henderson, V., & Watt, S. (1983). Epidermolysis bullosa. *Nursing Times, 79*, 43–46.

McCarty, P. (1987). How can nurses prepare for year 2000? (A response from Virginia Henderson). *The American Nurse, 19*, 3, 6.

Shamansky, S. L. (1964). CHN revisited: A conversation with Virginia Henderson. *Public Health Nursing, 1*, 193–201.

Shamansky, S. L. (1984). Virginia Henderson: A national treasure. *Focus on Critical Care, 11*, 60–61.

文献解题

Fulton, J. S. (1987). Virginia Henderson: Theorist, prophet, poet. *Advances in Nursing Science, 10*(1), 1–9. A journey, using nursing's metaparadigm as guideposts, that looks at the aesthetics and character of Virginia Henderson's work. The major work considered is *The Nature of Nursing*. Unique in the translation of selected materials into poetry.

Halloran, E. J. (1995). *A Virginia Henderson reader: Excellence in nursing*. New York: Springer. A compilation of 22 of Henderson's works, spanning a 30-year period. This volume organizes these into the categories of patient care, nursing education, nursing research, and nursing in society. Included are 12 chapters from the 1978 edition of *Principles and Practice of Nursing*.

Hardin, S. R. (1997). Virginia Henderson: Universality and individuality. *Journal of Multicultural Nursing and Health, 3*(3), 6–9. This article summarizes Henderson's definition of nursing and her thoughts on culture. It addresses Henderson's work in relation to culturally competent care.

Hargrove-Huttel, R. A. (1988). Virginia Henderson's nature of nursing theory and quality of life for the older adult. *Dissertation Abstracts International, 49*(08B), 3104. A descriptive study that investigated the relationship between Henderson's basic care needs and the quality of life for 174 older adults living in rural area. Findings supported that meeting the basic care needs is positively associated with the quality of life for older adults.

Lindell, M. E., & Olsson, H. M. (1989). Lack of care givers' knowledge causes unnecessary suffering in elderly patients. *Journal of Advanced Nursing, 14*, 976–979. This study investigated the personal hygiene of women over the age of 65; 35 of these women were healthy, and 28 were residents of long-term care wards. Those in long-term care required assistance with daily hygiene activities. Results indicated that those who required assistance with personal hygiene were likely to have abnormal genital problems. It was concluded that their caregivers lacked knowledge about the normal physiological aging process in women and thus were hindered in carrying out basic component 8, "Keep the body clean and well groomed and protect the integument."

Smith, J. P. (1989). *Virginia Henderson: The first ninety years*. Harrow, Middlesex, England: Scutari. This biography is based on information obtained during interviews with Virginia Henderson and several of those who knew her well. James Smith spent several weeks as Henderson's guest in New Haven, Connecticut, with the support of Trevor Clay, Royal College of Nursing, United Kingdom, and Vernice Ferguson, deputy assistant medical director for nursing programs, Veterans Administration, Washington, D.C. This volume adds to our information about who Virginia Henderson was as well as what she did.

第6章

セルフケア不足看護理論
Self–Care Deficit Nursing Theory

Dorothea Elizabeth Orem

Peggy Coldwell Foster

　Dorothea Elizabeth Orem（1914年～2007年7月22日）は，メリーランド州ボルティモアで，2人姉妹の妹として生まれた。1934年，ワシントンD. C. のProvidence病院付属看護学校修了後，米国Catholic大学で看護学の学士号（1939）と修士号（1945）を取得した。Oremは，手術室，小児科，成人外科病棟で看護師として勤務した他，個人の家庭や病院でのプライベート看護[1]の仕事や，救命救急の管理者を務めた。ミシガン州デトロイトのProvidence病院付属看護学校で生物学を教えた後，看護の業務管理者や看護学校長に就任した。その後ワシントンD. C. のCatholic大学Providence病院で病院長補佐となった。1949年，インディアナ州保健委員会病院課（Indiana State Board of Health, Hospital Division）へと移り，総合病院における看護業務機能向上の仕事に携わった。

　Oremは多くの名誉学位，たとえば1976年にはワシントンD. C. のGeorgetown大学の理学博士号，1980年にはテキサス州サンアントニオにあるIncarnate Word大学の理学博士号，1988年にはブルーミントンのIllinois Western大学の文学博士号，1998年にはMissouri大学の看護学名誉博士号などを授与されている。その他，1980年の米国Catholic大学・学友会看護理論賞，1991年の看護連盟Linda Richards賞，1992年の米国看護アカデミー名誉看護特別会員，1997年のSigma Theta Tau看護学国際名誉学会Edith Moore Copelandクリエイティブ優秀賞など，全米レベルの賞を贈られている。Orem博士は，Sigma Theta TauとPi Gamma Muのメンバーである。

　Dorothea E. Oremは，修士課程での研究の一部として看護を定義した。その後1958～1959年にかけて，保健教育厚生省教育局のコンサルタントとして，准看護師の訓練改善プロジェクトに参加した。Oremはこの仕事に刺激を受け，看護ケアを必要としたり，望んだりするときの意思決定が行われる状況や環境について探究した（Orem, 2001, p.20）。その答えは，看護師は「もう1人の自己」であるという考え方であった。この考え方は「セルフケア」という看護

1　訳注：施設や個人宅と個人で契約して働く看護師。

の概念に発展し，後に「セルフケア不足看護理論」となる。セルフケアとは，個人が可能であれば自分自身でケアを行うことを意味している。自分自身でケアを行えないとき，看護師が必要な援助を提供する。子どもの場合，両親または保護者が必要なケアの量と質を提供できないときに，看護ケアが必要となる。

　セルフケアの提供というOremの看護の概念は，1959年に初めて発表された。1965年，Oremは米国Catholic大学の数人の教員と共に，看護モデル委員会を組織した。1968年，Oremを含む委員会の一部が，看護開発協議会（Nursing Development Conference Group；NDCG）となり，この取り組みを続けた。このグループは看護の概念枠組みをつくり，学問としての看護を確立するために組織された。看護開発協議会は，1973年と1979年に『Concept Formalization in Nursing：Process and Product（看護における概念形成化：プロセスと成果）』[2]を出版した。

　Oremは，看護概念とセルフケア不足看護理論を構築し続けた。1971年，『Nursing：Concepts of Practice（看護：実践の概念）』[3]を出版。同書の第2版，第3版，第4版，第5版，第6版の出版年はそれぞれ，1980年，1985年，1991年，1995年，2001年である。初版の焦点は個人であった。第2版では複数の人間（家族，集団，コミュニティ）へと拡がり，第3版ではセルフケア，セルフケア不足，看護システムという3つの理論的に関連する概念から構成されるOrem看護一般理論を紹介した。第4版では，以前の版の考え方をさらに拡充し，発展させた。第5版（うち1章はSusan TaylorとKathie McLaughlin Renpenningの執筆）では，社会における家族やコミュニティ・グループなど複数の人間がいる状況へ関心を向けた。第6版では，Oremの考え方をさらに発展させて，序章で看護の理論を深め，特に看護の人間関係的側面に重点が置かれ，Oremの主要な概念の整理と概要を説明した。そして精神的健康の重要性について考察した。

Oremの看護一般理論

　Orem（2001）は，一般理論について次のように述べている。

　看護は人間の生命と健康の維持，疾病やけがからの回復，そしてそれらの影響に対処するためのセルフケア行動へのニードとその充足・維持に特別な関心をもっている（p.22）。
　……成人に対して看護が必要であるかどうかを評価する条件は，「生命と健康の維持，疾病やけがからの回復，またはそれらの影響に対処するために，治療的なセルフケアの質と量を充足する健康関連の能力が欠如していることである。子どもの場合，子どもの健康状態に関係がある両親（または保護者）が，治療的なケアの質と量を子どもに代わって充足する能力

---

[2] 訳注：邦訳；小野寺杜紀 訳：看護概念の再検討．医学書院；1976．
[3] 訳注：邦訳；小野寺杜紀 訳：オレム看護論：看護実践における基本概念．医学書院；1979．

表6-1　Oremの概念と3つの理論の関係

セルフケア理論	セルフケア不足理論	看護システム理論
セルフケア セルフケア・エージェンシー セルフケア要件 　普遍的 　発達的 　健康逸脱 治療的セルフケア・デマンド	治療的セルフケア・デマンドがセルフケア・エージェンシーを上回ったとき，セルフケア不足が生じ，看護が必要となる	看護エージェンシー 看護システム 　全代償的 　一部代償的 　支持―教育的
←――――――――――――基本的条件づけ要因――――――――――――→		

（Julia B. George, California State University, Fullerton, 1997. から許可を得て使用.）

を備えていない状況である」(p.82)。

Oremは，「セルフケア不足看護理論」という一般理論を提唱した。これは，①セルフケア理論，②セルフケア不足理論，③看護システム理論という相互に関連した3つの理論で構成されている。これら3つの理論に，6つの中心的概念と1つの周辺的概念が盛り込まれている。セルフケアと依存的ケア，セルフケア・エージェンシーと依存的ケア・エージェンシー，治療的セルフケア・デマンド，セルフケア不足，看護エージェンシー，看護システムといった中心的概念の他にも，基本的条件づけ要因という周辺的概念も，Oremの一般理論を理解するために不可欠である。表6-1に，これらの概念と3つの理論との関係を示した。

▼ セルフケア理論

セルフケア理論を理解するには，まず，セルフケア，セルフケア・エージェンシー，基本的条件づけ要因，治療的セルフケア・デマンドという概念を理解しなければならない。「セルフケア」は，自分自身のために，生命や健康，そしてウェルビーイングを維持する活動をはじめ，実際に行動に移すこと，または実践することである。セルフケアが効果的に遂行されれば，統合体としての構造および機能の維持，発達に貢献する（Orem, 2001, p.43）。セルフケアは，人間関係とコミュニケーションを介して学習される。「セルフケアは，自分自身のため，自分の目的のため，自分の生命や健康，ウェルビーイングのために行動することである」（Renpenning & Taylor, 2003, p.304）。

「セルフケア・エージェンシー self-care agency」は，セルフケアに関与する人間のパワーと能力である。セルフケアに関与する能力は，基本的条件づけ要因の影響を受ける。「基本的条件づけ要因 basic conditioning factors」とは，年齢，性別，発達状態，健康状態，社会文化的方向性，ヘルスケア・システム（診断や治療法など），家族システム，生活様式（定期的に参加する活動など），環境，そして資源の適切さと利用可能性である（Orem, 2001, p.328）。通常の環境において，成人は，自分のケアは自分である。しかし，子どもや高齢者，病人，障害者は，セルフケアのニードを満たすための活動をするときに援助してもらうか，または全面的な援助が必要である（p.43）。「治療的セルフケア・デマンド therapeutic self-care demand」は，個人の

セルフケアに必要なものが判明して，それを充足するために，特定の時期もしくは時間帯に求められるケア活動の全てである（p.523）。治療的セルフケア・デマンドは，社会の人々が，自分自身または他者のために意図的に遂行する計画的な活動をモデル化している。

　セルフケア理論に含まれている補足的な概念は，「セルフケア要件 self-care requisites」である。セルフケア要件は，セルフケア行動が生じる理由や，希望する結果としても表現される（Orem, 2001, p.522）。Orem は，セルフケア要件の 3 つのカテゴリーとして，①普遍的，②発達的，③健康逸脱の要件を挙げている。「普遍的セルフケア要件 universal selfcare requisites」は全ての人間の人生の全段階にみられ，総合的なウェルビーイングに加え，構造や機能の維持と関係がある（p.48）。これらの要件は相互に関連し，それぞれの要素が他の要素に影響を与えていると考えられる。これらに共通する言葉は，「日常生活活動 activities of daily living」である。Orem が特定したセルフケア要件は以下の通りである。

1. 十分な空気摂取の維持
2. 十分な水分摂取の維持
3. 十分な食物摂取の維持
4. 排泄過程と排泄物に関連したケアの提供
5. 活動と休息のバランスの維持
6. 孤独と社会的相互作用のバランスの維持
7. 人間の生命や機能，ウェルビーイングに対する危険の予防
8. 人間の潜在能力，既知の能力制限および正常でありたいという欲求に応じた社会集団内での人間の機能と発達の促進。「正常性 normalcy」とは，本質的に人間的であるという意味であり，個人の遺伝的・体質的特性や才能に調和しているという意味である。（p.225）

　「発達的セルフケア要件 developmental self-care requisites」は，普遍的セルフケア要件に比べて，成長や発達の過程に固有な要件である。これらの要件は，ライフサイクルのステージで何が起こっているかで，肯定的または否定的な影響を受ける（Orem, 2001, p.48）。たとえば，新しい仕事に適応するときや，顔の皺，体型変化，抜け毛などの身体の変化に適応するときである。Orem は，発達が起きるライフサイクルの段階を，子宮内生活期，誕生のプロセス期，新生児期，幼児期，青年期を含めた子ども時代，成人期，そして成人と子どもを含めた妊娠期に識別した（p.230）。

　「健康逸脱に対するセルフケア要件 health deviation self-care requisites」は，人間の構造や機能が変化して，正常の範囲から外れることと関連がある。遺伝的変異または他の異常が関係することもある（Orem, 2001, p.48）。それらは，特定の状態を診断したり，修正したりするためにとられる医学的治療と共に遂行され（高脂肪食摂食による右上腹部痛の診断や，脚の骨折で松葉杖を使った歩き方を習うなど），異常または逸脱の影響や，それらを診断・治療するための努力によってもたらされる影響にも対処しなければならない。健康逸脱に対するセルフケア要件は，次の通りである。

1. 適切な医学的援助を求め，確保すること……
2. 病理学的な条件と状態がもたらす影響や成り行きを認識し，注意を払うこと……
3. 医師が処方した診断的，治療的処置，リハビリテーションを効果的に実施すること……
4. 医学的ケアの不快や害をもたらすような影響を認識し，注意を払い，調整すること……
5. 自分が特殊な健康状態にあり，専門的な医療を必要としていることを受け入れて，自己概念（および自己像）を修正すること
6. 病理的な状況と状態がもたらす影響，ならびに医学的な診断と治療処置が生活スタイルに与える影響と共に生きることを学び，人間としての持続的な発達を促すこと（Orem, 2001, p.235）

Oremは，セルフケア理論でセルフケアが「何」を意味するのかを説明し，セルフケア要件に影響する様々な要素を列挙した。セルフケア不足理論では，個人のセルフケア要件を援助するために，「いつ」看護が必要とされるのかを具体的に示している。

▼ セルフケア不足理論

セルフケア不足理論は，いつ看護が必要とされるのかを説明しており，Orem（2001）の看護一般理論の基盤となっている。看護は，成人（または，他者に依存している人の場合，親や保護者）が，効果的なセルフケアを継続的に行う能力がないか，または制限されているときに必要となる。看護が必要とされるのは，その人のセルフケア能力が，そのセルフケア・デマンドを満たすのに必要なものより劣る場合，すなわちケアを行う能力が今は適切だが，今後低下したり，ケア・デマンドが増えたり，あるいはどちらともが生じて不足が予想されるときである（p.147）。看護が必須になるのは，個人が新たにセルフケアに関する複雑な方法を身につけなければならないために特別な知識やスキルが必要なときである（p.283）。あるいは個人が，病いやけがへの対処，すなわち病い・けがからの回復や，病い・けがの結果として生じる変化への対応に援助が必要なときである（p.82）。最初のカテゴリーには，普遍的，発達的，健康逸脱に対するセルフケア・ニードが含まれるが，他のカテゴリーは健康逸脱に対するセルフケアを焦点とする点が重要である。

Orem（2001）は，看護師が利用できる5つの援助方法を特定した。

1. 他者に代わって行動する
2. 指導や方向づけをする
3. 身体的または心理的支援を行う
4. 個人の発達を支援する環境を提供し，維持する
5. 教育する（p.56）

看護師は，これらの方法のいずれか，または全てを用いてセルフケアを援助できる。
Orem理論における概念の関係を図6-1に示す。このモデルから，個人は常に，治療的セル

図6-1 看護の概念枠組み

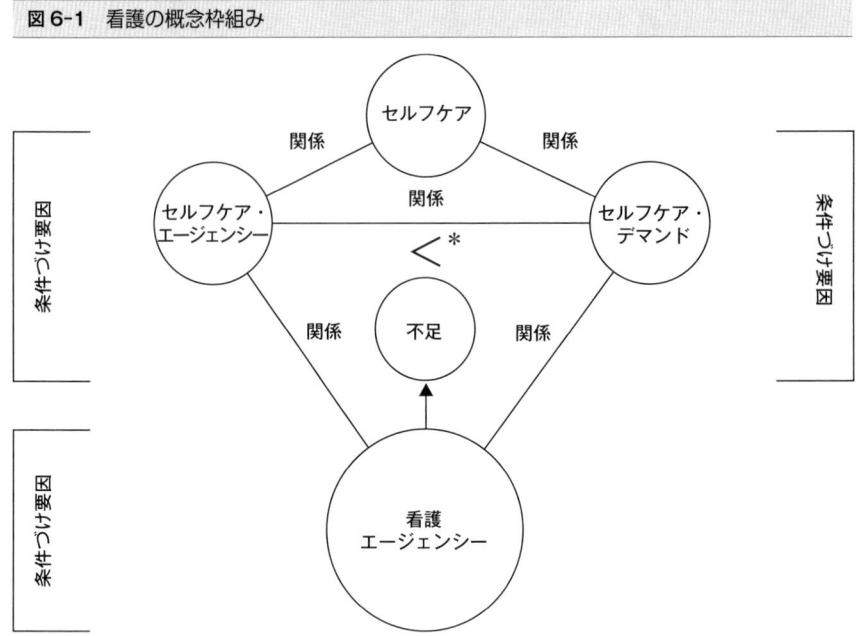

*＜：現在または予想される不足関係

(Orem, D. E.〈1991〉Nursing：Concepts of practice, 4th ed., St. Louis：Mosby, p.64. から許可を得て使用.)

フケア・デマンドだけでなく，特定のセルフケア能力（セルフケア・エージェンシー）を備えていることがわかる。能力以上にデマンドが多ければ，看護が必要になる。看護ケアを提供する活動は，看護の活動として記述することが必要である。Orem（2001）は，看護実践における看護師の仕事を以下のように特定した。

- 個人や家族または集団と，看護師対患者の関係を築き，維持する
- 看護ケアのシステムを設計し，計画，実施，管理する
- 看護師の関わりや援助に対する患者の要望，欲求，ニードに対応する
- 看護ケアを調整する
- 必要とされる迅速で継続的なケアの種類や量を明らかにする
- ケアと他のサービス，つまり医療や社会サービスまたは教育サービスで，必要なもの，または今受けているものを調整する
- 患者が自分自身のセルフケア・ニードを満たす能力を取り戻したとき，看護ケアから患者を解放する（p.19）

Oremは第1と第2の理論（セルフケア理論とセルフケア不足理論）でセルフケアを定義し，看護に対するニードについて説明した。第3の看護システム理論で，看護師，患者，またはその両者が患者のセルフケア・ニードにどのように対応するのか概要を説明した。

▼ 看護システム理論

　看護師によって設計される看護システムは，セルフケアに対するニードと，セルフケア活動を行う能力のアセスメントに基づいている。セルフケア不足がある場合，すなわち可能な行動（セルフケア・エージェンシー）と，最適な機能を維持するために必要な行動（治療的セルフケア・デマンド）との間に差があるとき，看護は必要とされる。

　看護エージェンシーは，教育や訓練を受けた看護師の発達した，または発達しつつある複雑な特性または属性である。看護エージェンシーによって，看護師の活動や知識獲得は可能になり，他者の治療的セルフケア・デマンドの充足を援助できるようになる。看護エージェンシーとセルフケア・エージェンシーは，どちらも計画的な活動を行うための特性や能力を象徴している点で類似している。看護エージェンシーは他者の利益とウェルビーイングのために遂行されるが，セルフケア・エージェンシーは自分自身の利益のために用いられる点で違いがある（Orem, 2001, p.289）。看護エージェンシーは，看護師が効果的な看護実践に関与する力であり，看護師が発展させてきたものである。こうして看護システムを構成し，管理できるようになる（Renpenning & Taylor, 2003, p.106）。

　セルフケア・エージェンシー，セルフケア・デマンド，看護エージェンシーは，条件づけ要因から影響を受ける。条件づけ要因は，人間または環境の要因であり，時宜に応じてセルフケア・エージェンシーやセルフケア・デマンド，看護エージェンシーに影響を及ぼす（Renpenning & Taylor, 2003）。たとえば，エアコンが壊れたために摂氏38℃の環境で看護システムが実施されると，この場合，セルフケア・デマンド，セルフケア・エージェンシー，看護エージェンシーは全て影響を受ける。

　Orem（2001）は，患者のセルフケア要件を満たすための看護システムを，全代償的システム，一部代償的システム，支持―教育的システムの3つに分類した（図6-2）。

　看護システムの要素と設計は，以下の4つを明確にする。すなわち，医療現場における看護師の責任範囲，その現場で活動する人々（看護師，患者，その他）の様々な役割，看護師と患者の関係のありように関する根拠，患者のセルフケア・エージェンシーを可能にし，治療的セルフケア・デマンドを満たすために看護師と患者が行う活動である（Orem, 2001, p.348）。全ての看護師は，看護システムを設計し，それを調整するなんらかの技法をもたなければならない。

　「全代償的看護システム wholly compensatory nursing system」は，その人に起因する場合でも，治療上の理由であっても，個人が必要なセルフケア行動（移動やその他の動作）を行えない状況の下での看護システムである。そうした制限がある人々は，自分のウェルビーイング，まさに生存そのもののために他者に依存する（Orem, 2001, p.352）。全代償的システムの3つのタイプとしては，計画的な行動を行えない人々のための看護システム，意識があり意思決定もできるが身体的な活動ができないか，または活動すべきではない人々のための看護システム，そして身体的な活動はできるが合理的な意思決定をする能力がないために監督が必要な人々のための看護システムである（p.352）。第1のタイプの例は，昏睡状態または麻酔下にあ

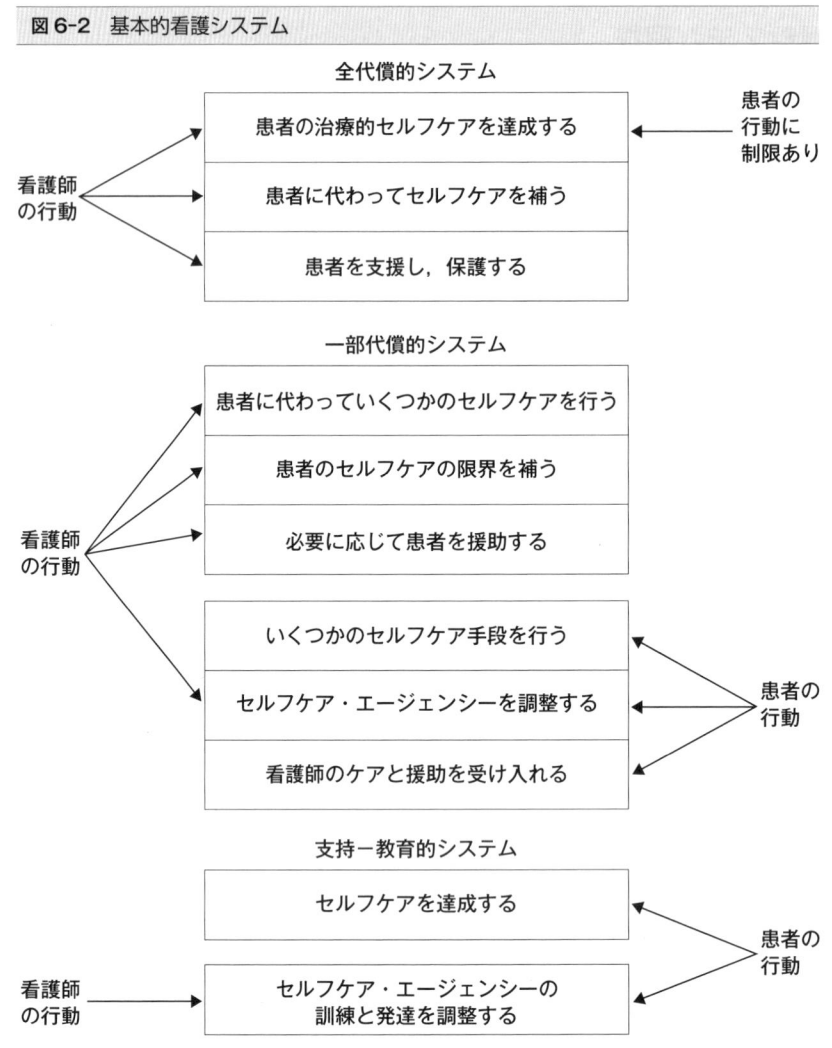

図6-2 基本的看護システム

全代償的システム

看護師の行動 →
- 患者の治療的セルフケアを達成する
- 患者に代わってセルフケアを補う
- 患者を支援し，保護する

← 患者の行動に制限あり

一部代償的システム

看護師の行動 →
- 患者に代わっていくつかのセルフケアを行う
- 患者のセルフケアの限界を補う
- 必要に応じて患者を援助する

- いくつかのセルフケア手段を行う
- セルフケア・エージェンシーを調整する
- 看護師のケアと援助を受け入れる

← 患者の行動

支持―教育的システム

- セルフケアを達成する

看護師の行動 →
- セルフケア・エージェンシーの訓練と発達を調整する

← 患者の行動

(Orem, D. E.〈1991〉. Nursing : Concepts of practice, 4th ed., St. Louis : Mosby, p.288. から許可を得て使用.)

る人々，第2のタイプの例は，C3-C4の脊椎骨折の人々，第3のタイプの例は，重度の精神障害の人々である。

　「一部代償的看護システム *partly compensatory nursing system*」は，患者と看護師共に，患者のセルフケアニードを充足するために身体活動を行える状態にあり，必要な活動を患者か看護師が行う状況の下での看護システムである（Orem, 2001, p.354）。一部代償的看護システムで看護ケアが必要な例としては，開腹手術直後の人などがある。こうした患者は，洗顔や歯磨きはできるが，包帯の交換や，移動や入浴に介助が必要である。

　第3の看護システムは，「支持―教育的システム *supportive-educative system*」である。このシステムでは，十分にセルフケア行動を行うことができるか，または治療的セルフケアに対するニードの満たし方を習得する必要があるにもかかわらず，どちらの場合でも，なんらかの援

助が必要な状況にある（Orem, 2001, p.354）。このシステムは，「支持—発達的 *supportive-developmental*」システムとも呼ばれる。このシステムでは，患者は全てのセルフケアを行い，意思決定や行動の調整，知識やスキルの獲得などについてのみ援助を求める（p.354）。そのときの看護師の役割は，セルフケア・エージェントとして患者の発達を促すことである。システムの例として，避妊の情報を求める16歳の女性を挙げることができる。看護師は，主に教師やコンサルタントの役割をとる。

1人の患者に対しては，一定期間，3種類の看護システムのうち1つまたは複数が利用される。たとえば陣痛が起きている女性は，始めは支持—教育的システムで，陣痛が進むにつれて一部代償的システムへと移行する。帝王切開が必要な場合には全代償的システムが必要となるが，麻酔が覚めると一部代償的システムへと移行する。その後，退院準備の段階では再び支持—教育的システムが適切になる。

看護システムは，集団を対象とする看護ケアにも適用できる。Orem は，家族または複数の人間に対する看護サービスには，一般的に2つの看護システム，すなわち，一部代償的看護システムと支持—教育的看護システムを組み合わせることが必要だという。一方で，看護知識の発展段階を考慮すると，個人へのケアに限定した方がよいとも述べている（pp.350-351）。明らかに Taylor と Renpenning（1995，2001）とは意見が一致していない。

Orem の理論と看護のメタパラダイム

Orem は理論の中で，人間，健康，社会，看護という4つの主な概念をそれぞれ説明している。人間が他の生き物と異なる点は，自分のことや環境との相互作用について考え，経験に関連づけて言葉や概念などのシンボルを生み出し，それらを用いて考え，コミュニケーションを取り，行動して，自分自身や他者の役に立とうと努力する能力を備えていることである（Orem, 2001, p.182）。人間の機能は，身体的・心理的側面と，人との関係や社会的な側面とが統合されていることが大切である。個人は学習と発達に対する潜在能力をもつと Orem は考えている。セルフケアニードを充足する方法は，本能ではなく習得した行動である。習得に影響する要素は，年齢，知的能力，文化，社会，そして感情などである。セルフケア方法を習得できない場合，他者がケア提供の方法を習得しなければならない。

『Nursing：Concepts of Practice』第6版において，Orem（2001）は，人間を2つの異なる考えから説明した。1つは，人間は成長し模索しながら人間としてその人に特有の潜在能力を発達させていくという考えである（p.187）。Orem は，この成長過程が力動的で常に変化し続ける点を強調する。そして，精神的発達過程を，自己実現と個人的発達という用語を用いて言及している（p.188）。第2の考えでは，人間の構造と機能の違いに注目する。この観点への情報は，生化学や生物物理学，遺伝学，解剖学，生理学といった様々な科学，そして心理学の様々な側面から得ることができるだろう（p.188）。しかし Orem は，効果的な看護ケアにはこの2

つの考えを融合させる必要があると強調している。

　Orem（2001）は，「健康」とは「単に疾病がないとか，弱っていないということではなく，身体的にも，精神的にも，そして社会的にも全てがウェルビーイングであること」というWHOの定義を支持し（p.184），さらに健康とウェルビーイング，健全な状態であることとの関係について語っている。一方で身体，精神の変化によって健康の解釈が変化することも認めている（p.182）。Oremは，健康の様々な側面（身体的，心理的，対人的，社会的）は，個人の内部では分離できないことも認めている（p.182）。Oremは，予防的医療の考えに基づいた健康についても説明している。予防的医療では，健康の促進や維持（第一次予防），疾病やけがの治療（第二次予防），合併症の予防（第三次予防）について言及している。さらに個人の精神的健康についても論述しており，成長過程の一部として生涯にわたって精神的健康または心理的健康を獲得し維持しようと模索し続けることについても指摘している（p.383）。

　Orem（2001）は，「看護」について次のように述べている。

　　現代社会において，成人は自立し，自分や自分に頼る人々がウェルビーイングであることに責任を負うよう期待される。無力な人や病人，高齢者，障害者，またそうでなくても貧しい人々は，切迫した悩みに直面したとき，既存の能力の範囲で責任を果たすため，もしくは責任能力を取り戻すために援助を受けるべきだという考えがほとんどの社会で受け入れられている。したがって自助と他者への援助は，望ましい活動として社会から重んじられている。看護は，これらの価値観に基づいた人間的なサービスである。看護はほとんどのコミュニティにおいて，望ましい・必要なサービスとみなされている（p.81）。継続的にセルフケアを維持するために，ケアを提供したり設計したりするために，特別な技術や科学的知識とそれらの応用が必要であり，どんなときでも看護が必要とされる。(p.83)

　Oremは，看護の概念に関連するいくつかの要素，すなわち，看護のアートとしての技や思慮深さ，サービスとしての看護，看護に関連する役割，そして看護の技術について語っている。Oremは，看護のアートとしての技は，看護師個人の質の高い知性であると定義する。そしてその質とは，創造性の他，情報（状況における変数と条件づけ要因）を分析したり，組み立てたりすることと関係があり，それらは全て個人または複数の人間を支援する看護システムを組み立てるのに役立つ（p.293）。こうした判断には，看護学と科学的知識やアートとしての技，そして人間性に関する理論的基盤が必要である。看護過程において，この基盤がいつ看護システムを設計するのかの判断を方向づける。看護の思慮深さは，必要なときに（新たな，または困難な状況など），他者の援助を求め，適切な結論を得て，どんな行動をするのかの意思決定を行い，そしてそれらの行動を実行することにつながる（p.293）。その人の固有な生活と看護の経験は，個々の看護師のアートとしての技と思慮深さの発達に影響を及ぼす。

　Orem（2001）はさらに，看護は人間的なサービスであると定義する。看護は，ヘルスケアの継続的な提供が不可能な状況にある人物を焦点とする点で，他の人間的サービスとは異なる。看護は，成人が，生活や健康の維持，疾病やけがからの回復，またはその影響への対処に

必要な努力（質と量）ができないときに必要となる（p.82）。子どもの場合，子どもの健康状態に責任を負う両親や保護者が，必要なケアの質と量を継続的に提供できないときに看護が必要となる（p.82）。子どもにとって看護は発達や成長を支援するためにも必要である。

特定の看護状況において看護師と患者に期待される行動は，それぞれの役割で決まる。期待される役割行動に，文化，環境，年齢，性別，保健医療の環境，資金など様々な要素が影響を及ぼす。看護師と患者の役割は補完的である。すなわち，患者の特定の行動は看護師の特定の反応を導き出し，また逆の場合もある。両者はセルフケアの目標達成のために協力する。

看護師と患者の関係において，看護師または患者は，それぞれ同時に複数の役割を遂行しているため，役割葛藤を経験することがある。たとえば，患者には父親や夫，ボーイスカウトのリーダーやサッカーコーチ，図書館員などの役割上期待される行動がある。看護師は妻，母親，娘，合唱団の責任者，PTA会長といった役割上期待される行動がある。このように，役割から要請されている様々な行動の葛藤は，患者や看護師が行うセルフケアに影響を及ぼす。

Orem（2001）は，通常，保健医療職が専門的な技術を発展させていくと考えたが，看護においてはそればかりでなく社会的対人関係に関する専門的な技術も重視していた。医療状況を制御する技術に社会的対人的関係技術を効果的に統合していくことで，質の高い専門的な看護が実施できる。Oremは「対応と制御」と呼ぶ行動を，処方されたことを遂行して特定の問題や状況に対処する方法と説明している。その目標は，問題を解消すること，制御すること，もしくは生命や健康またはウェルビーイングが許す範囲で現状維持することである（p.308）。

Oremの理論と看護過程

Orem（2001）は，「看護過程」とは，看護実践の「専門的—技術的」側面を説明するために看護師が用いる言葉であるという（p.309）。看護過程に関連するその他の活動は計画と評価である。1つの過程は，継続的，規則的な目標達成の流れ，すなわち，明確な形で開始され，または実行される計画的な行動である。

Orem（2001）は，看護実践の専門的—技術的作業と呼ぶ3段階の看護過程を考えた。これらのステップを表6-2に示す。

表6-2　Oremの看護過程と看護過程との比較

看護過程	Oremの看護過程
1. アセスメント 2. 看護診断 3. アウトカム 4. 科学的な根拠に基づく計画 5. 実施 6. 評価	ステップ1　看護診断と看護処方。なぜ看護が必要なのかを判断する 　　　　　　分析と解釈。ケアに関して判断する ステップ2　看護システムを設計し，ケアの提供を計画する ステップ3　看護システムを生み出して管理する

ステップ1　看護診断と看護処方：なぜ看護が必要なのかを判断する。
　　　　　分析と解釈：ケアに関して判断する。ケース・マネジメント作業とも呼ぶ。
ステップ2　看護システムを設計し，ケアの提供を計画する。
ステップ3　看護システムを生み出して管理する。計画と制御とも呼ぶ。

　Orem（2001）は，看護過程とは，看護師が診断や処方，調整，処置に関連する活動を遂行することであり，評価は制御の一側面であるとする（p.309）。

▼ 看護診断と看護処方（ステップ1）

　看護診断では，看護師が患者のセルフケア・エージェンシーや治療的セルフケア・デマンドに関するデータを入手し，エージェンシーとデマンドの現在と予測される将来との関係を特定することが必要である（Orem, 2001, p.310）。目標では，行動の方向性と性質を明確にする。処方では，特定のセルフケア要件や治療的セルフケア・デマンドの全ての要素を満たすために，その方法（行動方針やケア方法）を具体的に示す。Oremは，看護診断と処方，そして統制または処置において，患者と家族の協力に関する能力や関心が，看護師の行動に影響する点を強調する。

▼ 看護規制のための看護システムの設計（ステップ2）

　効果的かつ効率的な看護システムの設計とは，患者の援助にふさわしい方法を選択することである。この設計には看護師と患者の役割が含まれ，治療的セルフケア・デマンドを修正する，セルフケア・エージェンシーの実行を制御する，すでに成熟したセルフケア・エージェンシーを保護する，セルフケア・エージェンシーの新たな発達を支援するなどの場面で，セルフケアのどの課題が遂行されるのかに関わっている（Orem, 2001, p.319）。

　計画は，看護システムの設計から，その結果をもたらすメカニズムを特定するまでである。Orem（2001）は，計画とは，看護師と患者の責任との関連で，遂行しなければならない課題を体系化することであると指摘する（p.321）。計画には，看護師が患者と共に過ごす時間や，機器と材料が必要になる時間などを示すスケジュールも含まれる（p.322）。

▼ 看護システムの産出と管理（ステップ3）

　看護システムは，看護が処方されたが，まだ充足されていない治療的セルフケア・デマンドを充足させるために，また，患者がセルフケア・エージェンシーを活用したり，発達させるために，看護師と患者の相互作用を介し継続的に努力した結果つくられる（Orem, 2001, p.322）。この第3の専門的-技術的な看護過程のステップにおいて，看護師は，看護システムを設計して管理する活動を行う。

　看護師と患者の相互作用では，看護師は以下のことを行う。

1. 患者のためにセルフケアの課題を遂行し，調整する。またはセルフケアの課題を遂行で

きるように患者を援助する。
2. セルフケアの課題を調整し，ヘルスケアの他の要素と調和するように，ケアシステムを統一する。
3. 患者の日常生活システムを実現できるように，患者，家族，その他の人々がセルフケアの達成を支援するのと同時に，患者の関心事や能力，目標を充足させる。
4. 患者のセルフケア・エージェンシー訓練の実施または停止について，患者の指導や方向づけ，支援を行う。
5. 状況が許すなら，ケアの問題や課題について質問したり，話し合いを促したりすることでセルフケアに対する患者の関心を刺激する。疑問が発生したときに患者の役に立てるようにする。
6. 学習活動において患者を支援し，指導する。学習のきっかけをつくる。指導のための会合を開く。
7. 患者が病いや障害を経験したとき，医学的ケア処置の影響を受けたとき，また新しいセルフケアの方法を導入するか，もしくは継続しているセルフケア要件を充足する方法を変える必要が生じたときに，支援や指導を行う。
8. 患者を観察し，また患者が自分自身を観察できるように援助して，セルフケアの手段が効果的に行われているかどうか，セルフケアの効果，セルフケア・エージェンシーの行使または発達を調整する努力の成果，これらの目標を目指した看護行為の適切性と有効性を判断する。
9. セルフケアの適切性と有効性，セルフケア・エージェンシーの行使または発達の調整，そして看護援助について判断する。
10. 患者のウェルビーイングのために，看護師が前述の2つの作業を行った結果の意味について判断し，看護師と患者の役割を変化を通じて，看護ケアシステムを調節したり，アドバイスしたりする。(Orem, 2001, pp.322-323)

7項目までは直接ケアである。後の3項目は，提供されるケアを現在の形態で継続するか変更すべきなのかを判断することが目的である。これは看護過程を評価する部分となる。
Orem理論と看護過程を用いたケーススタディを表6-3と表6-4に示す。

ステップ1：Oremは，ステップ1を，看護が必要かどうかを判断する診断と看護処方の局面とした。このアセスメントの局面において，看護師は6領域についてデータを集める。

1. 健康状態
2. 健康に関する医師の所見
3. 健康に関する本人の考え
4. 生活歴やライフスタイル，健康状態を踏まえた健康の目標
5. セルフケアに関する個人の要件

表6-3　Oremの理論の看護過程への応用

基本的条件づけ要因	普遍的セルフケア	発達的セルフケア	健康逸脱	医学的問題および計画	セルフケア不足
年齢 性別 身長 体重 文化 人種 婚姻状況 宗教 職業	空気，水，食物 排泄物 活動と休息 孤独と社会的相互作用 生命とウェルビーイングに対する危険 人間の機能と発達の促進	発達過程における特別なニード 状況に応じて求められる新たな要件 出来事に関連する要件	病いやけがの状態 状態を修正するための処置	状態に関する医師の所見 医学的診断 医学的治療	セルフケア・ニードとセルフケア能力との差

看護診断	アウトカムおよび計画	実行	
セルフケア不足に基づく	アウトカム，看護の目標，対象・目的 　a．看護診断と一致させる 　b．セルフケア・デマンドに基づく 　c．セルフケア・エージェントである患者を前進させる 看護システムのデザイン 　a．全代償的 　b．一部代償的 　c．支持─教育的 適切な援助方法 　a．指導 　b．支援 　c．活動または行動 　d．発達のための環境を提供する	看護師と患者の以下の行動 　a．セルフケア・エージェントである患者を励ます 　b．セルフケア・ニードを満たす 　c．セルフケア不足を少なくする	看護師と患者による以下の行動の効果 　a．セルフケア・エージェントである患者を前進させる 　b．セルフケア・ニードを満たす 　c．セルフケア不足を少なくする

(Pinnell, N. N., & de Meneses, M.〈1986〉. The nursing process-Theory, application and related processes. Norwalk, CT：Appleton-Century-Crofts, p.66. から許可を得て改変・使用.)

6．セルフケアを遂行する個人の能力

　データは，普遍的，発達的，健康逸脱に対するセルフケア・ニードの領域と，それらの相互関係から集める。それからその人の知識やスキル，モチベーション，そして方針に関するデータを集める。Oremは，収集するデータについて，個人のニードを正しく判断するために必要なものに限定するべきだと注意を促している（Orem, 2001, p.310）。
　ステップ1において看護師は以下の質問の答えを探る。

1．患者の治療的ケア・デマンドは何か。それは現在においては？　将来は？
2．患者の治療的セルフケア・デマンドを満たすためのセルフケアへの関与度は不足しているか。
3．不足しているなら，不足の性質と不足した理由は何か。
4．治療上の目的のために，セルフケアへの関与を控えたり，すでに獲得したセルフケア能

表6-4　看護過程におけるM夫人のケーススタディへのOremの理論の応用例

アセスメント

基本的条件づけ要因	普遍的セルフケア	発達的セルフケア	健康逸脱	医学的問題および計画	セルフケア不足
48歳 女性 157.5 cm 79.4 kg イタリア系白人 25年間の円満な結婚生活後，未亡人になって6カ月 カトリック 大学教職員	喫煙を1日1.5箱 ファストフードを頻繁に食べる/高脂肪食/毎日1.4Lの水を摂取 夜遅くに摂る食事が1日のうちで最も量が多い 排泄には問題なし 定期的な運動はしていない 夜の睡眠時間は6～7時間 社会的相互作用が低下 × 6カ月間，彼女と夫のかつてのブリッジ仲間とプレイしていない	夫と死別 社会的活動の喪失 大学教職員の仕事に就いて充実している 1日12時間働いている 身だしなみは行き届いている	家族歴 父親：50歳で心臓発作 母親：53歳で脳梗塞で死亡 コレステロール260 mg，その他検査値は正常範囲 危険要因・心血管機能の知識なし B/P 142/88 T 36.9℃ P 92 R 26, 息切れなし 肥満，喫煙，高コレステロール値，運動不足，家族歴に関連する心臓病発症の可能性あり	肥満の診断 　心臓病の可能性あり 　減量のモチベーションは低い 処方： 　コレステロール値とバイタルサインの監視 　コレステロールと脂肪摂取を減らす 　運動量を増やす 　喫煙量を減らすか，または禁煙 　再評価し，必要であればコレステロール値を下げる薬を処方する	健康的なライフスタイルとM夫人の知識基盤およびライフスタイルとの間に差があり，心臓発作や脳梗塞の危険性を高めている

看護診断	アウトカムおよび計画	実施	評価
健康を損なう可能性 現在のライフスタイルと，心臓発作や脳梗塞のリスクとの関係についての知識不足は心機能を障害する可能性がある	アウトカム： コレステロール値が下がる 定期的な運動と禁煙，栄養のバランスによる健康的なライフスタイルの実現 看護目標および目的 目標：心臓機能障害のリスクを減らすこと 目的： 　M夫人が，高コレステロール値は心臓の機能障害の危険性を高めると発言するようになること 　M夫人が，喫煙と心血管機能の危険性との関係を認識すること 看護システムの設計： 支持―教育的 援助方法：指導，支援，教育，発達的環境の提供	協力して以下を取り決める 1. コレステロールを減らす 　M夫人は3日間の食事日記をつける 　M夫人はコレステロールと心血管機能へのコレステロールの影響について学ぶ 　M夫人はファストフードのコレステロールと脂肪量について尋ねる/情報を得る 　M夫人は低コレステロールとファストフード，低コレステロール食品，低コレステロールと低脂肪の食事を出すレストランについて知る 　M夫人の体重を減らすために，協力して食事日記を分析し，コレステロールと脂肪分の摂取を減らす方法を決める 　協力して，低コレステロール，低脂肪のイタリアンフードやレシピのアレンジ方法を決定する 　M夫人の達成度を高める 　M夫人は，コレステロール値を下げる薬について，担当医にアドバイスを求める 2. 喫煙量を減らす 　M夫人は喫煙する時間と，たばこを吸いたくなるきっかけを自覚する 　M夫人は喫煙を他の行動に置き換える方法について，計画を立てる（運動したり，ガムを噛んだりする）	M夫人は，現在のライフスタイルについて，心臓発作や脳梗塞の危険性が高いことを理解しているか？ M夫人は，低コレステロールや低脂肪の食品を選んだか？ M夫人のセルフケア不足は減少したか？ M夫人のコレステロール値は下がっているか？ M夫人の体重は減ったか？ M夫人の毎日の喫煙量は減ったか？ 支持―教育的システムは，セルフケア・エージェントであるM夫人への励ましに効果があったか？

力を守るための援助が必要か。
5. 将来のある期間に，患者がセルフケアに関与する可能性とはどんなことか。セルフケア知識が増えていること，または深まっていることなのか。セルフケアの技術を学んでいることなのか。セルフケアに関与する意欲が強まっていることなのか。重要なセルフケア手段（新しい手段も含めて）を，セルフケア・システムや日常生活に効果的かつ堅実に組み込んでいることなのか。(Orem, 1985, pp.225-226)

　収集されたアセスメントデータは，分析が必要となる。普遍的セルフケアに対するニードでは，M夫人は，身長157.5 cm，体重79.4 kgで，ファストフードと夜遅い食事から，過剰なカロリーと脂肪分，コレステロールを摂取しており，適切な空気，水分，食物摂取が不足していることは明らかである。運動量は少なく，活動と休息が不均衡となっている。中年期の発達的ニードでは，夫の死による著しい喪失感により，孤独と社会的相互作用とのバランスが不均衡である。M夫人のコレステロール値は高く，脳梗塞と心臓発作の家族歴と関係があり，彼女の生命や機能，ウェルビーイングは危険にさらされている。家族歴と血中コレステロール値からの医師の所見は，M夫人は18 kgの減量が必要だが，彼女の栄養に関する知識は少ない。イタリア文化の伝統から，M夫人にとって食べ物は家族や愛情を連想させるものであり，減量への動機づけが不足している。

　M夫人のデータを分析すると，肥満，高コレステロール，喫煙，社会的孤独，運動不足から健康が危険にさらされている可能性がある。データを分析することで看護診断につながり，セルフケア不足の優先順位を特定できる。看護診断には，対応と原因パターンを含めなければならない。Oremの枠組みでは，看護診断は，セルフケア不足（原因）に関連したセルフケア・デマンド（対応）を満たす能力がないということになる（Ziegler, Vaughn-Wrobel, & Erlen, 1986）。M夫人の場合，対応は「心血管機能が損なわれる可能性」となり，原因は「現在のライフスタイルが，心臓発作と脳梗塞の危険性をどのように高めているかについて，知識が不足していること」となる。

ステップ2：Oremはステップ2を，看護システムの設計と看護を提供するための計画の段階であると定めた。看護師は全代償的，一部代償的，支持―教育的のいずれかのシステムを設計する。策定する看護システムの設計は，看護師と患者が相互作用すること，次に患者の治療的セルフケア・デマンドを特定して満足させること，なんらかの限界が確認されれば，それを埋め合わせたり克服したりすること，患者の進行状況を制御すること，セルフケア能力を活用することである（Orem, 2001, p.348）。

　Oremモデルを用いる場合，アウトカムと目標は看護診断と一致し，患者は能力をもったセルフケア・エージェントになることができる。アウトカムと目標では，看護診断に対応する記述でその方向性が示され，健康に重点が置かれる。M夫人のアウトカムは，心血管障害のリスクを減らすことである。目標は血中コレステロール値を下げること，健康的なライフスタイル，すなわち定期的に運動すること，喫煙量を減らすこと，栄養のバランスを取ることとなる。

アウトカムと目標が決定されると，目的を記述できる。たとえば，M夫人の目的は，M夫人が，「高コレステロール値は心臓の機能障害を起こす危険性を高める」と言明することである。その他に，肥満，運動不足，喫煙，家族歴といった危険因子に関係する目的がある。M夫人のために設計した看護システムは，支持―教育的看護システムである。

　ステップ3：Orem（2001）の看護過程のステップ3では，看護システムを作成し管理する。このステップにおいて，看護師は患者のセルフケアの課題を遂行し，制御するか，または次のように患者の援助をする。「セルフケア行動と医療の他の要素とを制御する」「患者や家族らが満足いく方法で日常生活を過ごすシステムを作成し，活用して，セルフケア・ニードを満たす」「セルフケア・エージェンシーの行使の有無にかかわらず，患者の指導や方向づけ，支援を行う」「ケアの課題について患者の関心を刺激する」「学習活動を支援する」「医学的手法から派生するニードに患者が適応するように，支援や指導を行う」「セルフケア手法の遂行状態や効果を観察したり，自己観察を援助する」「セルフケアやセルフケア・エージェンシー，看護エージェンシーの充足度や効率性を判断する」「必要により看護ケアシステムを調整する」。

　看護師と患者の行動は，看護診断の原因によって方向性が決まる。「現在のライフスタイルが心臓発作と脳梗塞のリスクをどのように高めているかについて，知識が不足していること」は，M夫人の看護診断の原因である。看護師と患者が，この支持―教育的システムの実施に，それぞれ特定の役割を果たす。たとえば血中コレステロールを減らすという目標に関連して，共に取り決める役割がある。M夫人は3日間食事日記をつける。看護師はコレステロールと心血管機能へのコレステロールの影響について情報を提供する。M夫人は，頻繁に訪れるファストフード店でメニューの脂肪とコレステロール量を尋ね，情報を得る。看護師は，コレステロールを下げる効果のある低脂肪および低コレステロール食品の具体的な情報や，これらの食品を使っているレストランのリストを提供する。両者は協力して3日間の食事日記を分析し，どうやって食事を修正して脂肪分とコレステロールの摂取を減らすかを決定する。両者は，どんなイタリア料理が低脂肪・低コレステロールなのか，調理法はどのように工夫できるのかを判断する。血中コレステロール値の減少と共に，M夫人は達成度を褒められる。こうした実行の期間中，看護師は発達的環境を提供しながらM夫人の教育，指導，支援を行う。

　ステップ3には評価が含まれる。看護師と患者は共に評価を行う。M夫人の計画を評価する例として，両者は次のような問いを行う。「現在のライフスタイルが心臓発作や脳梗塞を引き起こすリスクを高めることを理解しているか」「低脂肪，低コレステロールのファストフードを選んだか」「血中コレステロール値を下げる目標を達成したか」「減量したか」。それから結果を医師に伝えて，まだ医学的介入が必要であれば手配する。セルフケア不足を減らすために，計画は効果があったか。セルフケア・エージェントである患者を励ますときに，看護システムは効果的であったか。

　評価は継続的なプロセスである。看護師と患者はセルフケア不足やセルフケア・エージェンシー，看護システムに影響を与えるデータになんらかの変化があれば，継続的に評価を行うことが重要である。

Oremの看護セルフケア不足理論の批評

　Oremはまず，概念枠組みを発表した（Orem, 1959）。それ以来，Oremの取り組みは進化を続けた。Oremの看護一般理論は，1979年から1980年にかけて提唱され，発表された。この看護セルフケア不足理論は，「セルフケア理論」「セルフケア不足理論」「看護システム理論」という3つの相互に関連する理論で構成されている。これらは，その後に続く論述の基盤となっている。

1. 理論の歴史的背景は？

　Oremは，准看護師と共に働きながら1950年代後半から取り組みを始め，20世紀から21世紀にかけて理論の構築を続けた。Oremはまず，入院患者個人に着目したが，第5版（1995）と第6版（2001）では複数の人間や家族を対象とし，精神的な健康増進と予防について論述した。そして，理論は臨床実践から生まれ，臨床実践家との継続的な接触や交流によって評価されると述べている（Trench, Wallace, & Cobert, 1988）。Susan Taylorによるインタビューで，Oremは「私の目標は初めから看護の文献を書くこと，つまり多くの知識を構造化して看護学生に利用してもらうことだった」（Taylor, 2007, p.25）と語った。

2. 理論に示されている基本概念とそれらの関係は？

　Oremは，生存と発達のためにセルフケアに対するニードを有する人間について説明している。自分自身でケアできないとき（セルフケアに対するニードが，セルフケア能力すなわちセルフケア・エージェンシーよりも大きいとき），誰かがそのケアを提供しなければならず，看護が必要となる。基本的概念は，「セルフケア」「普遍的/発達的/健康逸脱に対するセルフケア要件」「基本的条件づけ要因」「治療的セルフケア・デマンド」「セルフケア不足」「支持―教育的/一部代償的/全代償的看護システム」「セルフケア・エージェンシー」「看護エージェンシー」である。その人のセルフケア・エージェンシーが，セルフケア要件や基本的条件づけ要因から生じる治療的セルフケア・デマンドを適切に充足できるとき，セルフケアに対するニードはその人によって充足される。治療的セルフケア・デマンドがセルフケア・エージェンシーより大きければ，セルフケア不足が生じ，看護が必要となる。看護エージェンシーは，支持―教育的看護システムや一部代償的看護システム，全代償的看護システムを設計し，提供することによって，その人がセルフケアに対するニードを充足できるように支援する。

3. 看護の関心事として提示されている重要な現象は？ 重要な現象には人間，環境，健康，対人関係，ケアリング，目標達成，適応，エネルギーフィールドなどの他にも諸々の現象が含まれる。

　Orem（2001）は人間について，「自分自身と環境について熟考する能力」「経験からシンボルを生み出す能力」「思考，コミュニケーションを通してシンボルを利用する能力，自分自身や他者が発展していくように努力する能力」の3つの点で他の生き物とは異なると説明している（p.182）。

　Orem理論では環境は患者に直接影響を及ぼす。Orem（2001）は，個人には空気や水，食物の他，生活上の危険を予防することが必要で，人間の統合性の維持そして機能と発達の促進のために，機能とウェルビーイングが重要だと考える（p.226）。

　Oremの健康および支持—教育的システムに関する考え方は，健康の促進と維持に対応しており，現代社会においても適応できる。同様に，Oremのセルフケア理論も，医療に対する個人の責任を促している点で，ホリスティックな健康という前提に対応している。

　人間関係へのOremの考え方には，患者のための看護師の活動や行動と同じく，一部代償的システムや全代償的システムにおける他者（患者または看護師）への依存も含まれる。Oremは患者ケアに家族の能力を盛り込み，家族は患者にとって「セルフケア」提供者であることを認めている。また，患者の病いに関しては医師がどんな所見をもっているのかを判断する必要があるとした。

　Oremによると，セルフケアを継続するために特別な技術を用いたり，ケアの提供や設計に科学的な知識を応用したりしなければならないときは，常に看護が必要となる。この点については，セルフケア不足の場合も必要である。看護システムの設計には，支援が必要な領域や程度について考慮する必要がある。

　Orem（2001）は，「看護の人間関係の特徴は，看護師と患者とを結ぶそのときの契約的な関係に基づいている」（p.99）と述べている。そして理想的な状態ならば患者にとっても家族にとっても，看護師と患者との関係がストレス軽減に役立つと考える。ストレスを軽減すれば，患者と家族は健康とヘルスケアにベストを尽くせるようになる（p.101）。Orem理論では，情緒的な観点で「ケアリング」を論じるよりも，人間関係を考慮したうえでより身体的な看護ケアを提供する観点で「ケア」に言及している。

4. 理論は誰に，どんな状況に，どのような方法で適用されるのか？

　Oremの理論は，看護ケアを必要とする全ての個人に適用される。この理論は個人（子どもを含む）が自分のセルフケアに対するニードを満たせない状況に適用される。理論の独自な特徴の1つは，通常の生活や人間の発達には調整が必要であり，それは看護師の支持—教育的ケアによって改善されると考えた点である。TaylorとRenpenning（1995, 2001）は集団や家族，コミュニティに対するOrem理論の適応を拡大した。しかしOremは2001年，当時の知識をもとに，看護システムを用いるサービスの単位は個人に限るようアドバイスしている。

文献を検索すると，様々な場面や患者に理論が使われていることが裏付けられる。それらの一部を次に紹介する。

複数の人間（Chevannes, 1997；DeMoutigny, 1995；Geden & Taylor, 1999；Logue, 1997；Shum, McGonigal, & Biehler, 2005；Taylor & McLaughlin, 1991；Taylor & Renpenning, 2001）

ケア提供者（Baker, 1997；Carlson, Kotze, & Van Rooyen, 2005；Fawdry, Berry, & Rajacich, 1996；Schott-Baer, Fisher, & Gregory, 1995）

文化（Grubbs & Frank, 2004；Hadley & Roques, 2007；Hartweg & Berbiglia, 1996；Hurst, Montgomery, Davis, Killion, & Baker, 2005；Lee, 1999；Roberson & Kelley, 1996；Sonderhamm, Evers, & Hamrin, 1996；Villarruel & Denyes, 1997；Wang, 1997）

健康教育（Jewell & Sullivan, 1996）

異なる年齢集団（Anderson & Olnhausen, 1999；Brock & O'Sullivan, 1985；Callaghan, 2005, 2006a, 2006b；Chang, Cuman, Linn, Ware, & Kane, 1985；Chang, Hancock, Hickman, Glasson, & Davidson, 2007；Chang, Liu, & Chang, 2007；Clark, 1998；Dahlen, 1997；Denyes, 1982；Fan, 2008；Faulkner & Chang, 2007；Foote, Holcombe, Piazza, & Wright, 1993；Harper, 1984；Reed, 1986；Roy & Collin, 1994；Smith, 1996；Vesely, 1995；Villarruel & Denyes, 1991）

入院患者ケアの枠組み（Laurie-Shaw & Ives, 1988a, 1988b）

多様な臨床分野（Ailinger & Dear, 1997；Aish, 1996；Aish & Isenberg, 1996；Anastasio, McMahan, Daniels, Nicholas, & Paul-Simon, 1995；Beach et al., 1996；Becker, Teixeira, & Zanetti, 2008；Campbell & Weber, 2000；Chen, Li, & Gong, 2009；Conway, McMillan, & Solman, 2006；Ferraz, de Almeida, Girardi, & Soares, 2007；Fitzgerald, 1980；Frey & Denyes, 1989；Fujita & Dungan, 1994；Graham, 2006；Grando, 2005；Gulick, 1987；Hagopian, 1996；Jaarsma, Halfens, Senten, AbuSaad, & Dracup, 1998；Keohane & Lacey, 1991；Kline, Scott, & Britton, 2007；Logue, 1997；Mack, 1992；Magnan, 2004；Manzini & Simonetti, 2009；Norris, 1991；Orem & Vardiman, 1995；Ramos, Chagas, Freitas, Monteiro, & Leite, 2007；Sampai, Aquino, de Araujo, & Galvao, 2008；Simmons, 2009；Tseng, 2007；Tolentino, 1990；Zinn, 1986）

特に注目されていた理論の概念：

セルフケア不足（Gaffney & Moore, 1996；Timmins & Horan, 2007）

セルフケア・エージェンシー（Akyol, Çetinkaya, Bakan, Yaral, & Akkus, 2007；Allan, 1990；Allison, 2007；Baker, 1997；Brillhart, 2007；Denyes, 1988；Cast et al., 1989；Hart & Foster, 1998；Hines et al., 2007；Jirovic & Kasno, 1990, 1993；Kearney & Fleischer, 1979；McDermott, 1993；Tokem, Akyol, & Argon, 2007；Ulbrich, 1999；Utz, Shuster, Merwin, & Williams, 1994；Zrínyi & Zékányné, 2007）

依存的ケア・エージェンシー（Moore & Gaffney, 1989）

基本的条件づけ要因（Ailinger & Dear, 1997；Anatasio et al., 1995；Callaghan, 2006a,

2006b；Carroll, 1995；Conner-Warren, 1996；Freston et al., 1997；Frey & Denyes, 1989；Gaffney & Moore, 1996；Geden & Taylor, 1991；Hanucharurnkul, 1989；Jirovec & Kasno, 1990；Lawrence & Schank, 1995；Mapanga & Andrews, 1995；Marz, 1988；Moore, 1993；Moore & Mosher, 1997；Zadinsky & Boyle, 1996）

治療的セルフケア・デマンド（Kubricht, 1984）

5. 理論はどのような方法で検証できるか？

　Oremの理論は，最も簡単に応用できる理論の1つである。Taylor, Geden, IsaramalaiとWongvatunyu（2000）はインターネット検索で，Orem理論を利用した143の雑誌掲載論文を発見した（出版されていない学位論文は含まない）。英語で書かれ，研究論文であることが確認できたもののうち66件は，明らかに理論における関係性を検証していることが確認できた。その他の論文は，Orem理論を枠組み体系の一部に利用したり，セルフケアの定義を紹介したりしていた。これらの論文には，質的研究と量的研究の両方が含まれる。Taylorらは，Orem理論の側面を測定するために開発し妥当性を検証した数種類のツールを特定した。セルフケア・エージェンシーは，「Denyesセルフケア・エージェンシー・ツール」（Denyes, 1982）と，「セルフケア・エージェンシーの実施」（Kearney & Fleischer, 1979），そして「セルフケア・エージェンシーのアセスメント」（Evers, Isenberg, Philipsen, Senten, & Brouns, 1989；Lorensen, Holter, Evers, Isenberg, & Van Achterberg, 1993；Van Achterberg, Lorensen, Isenberg, Evers, & Phillipsen, 1991）で焦点となっている。GedenとTaylor（1991）は，「セルフケア質問紙」，Shum, McGonigalとBiehler（2005）は，コミュニティケアの場において複数の人を対象とする「コミュニティケア不足看護モデル」を開発した。

6. 理論は望ましいアウトカムを導く看護行為を生み出すか？

　Orem理論は，明らかに望ましいアウトカムへと看護行為を方向づけている。個人はセルフケアに対するニードをもち，（健康な成人の場合）そのニードを充足する能力またはセルフケア・エージェンシーがあるとみなされる。それらのニードは，個人が成長・発達し，人生のイベントを経験するときに生じたり，変化したりする。Orem理論ではセルフケアに対するニードがそれを充足する能力を上回る場合，セルフケア不足が生じるとみなす。そのときに看護が必要となる。看護システムは，個人がそれらのニードを充足させるように設計できる。設計されたシステムにおいて，看護師と患者が協力すれば患者のセルフケアに対するニードは充足され，望ましいアウトカムとなる。

7. 理論はどの程度普及しているか？

　Oremの理論は非常に影響力がある。概念は単純だが複雑でもあり，あらゆる実践領域で全てのレベルの実践者（初心者から上級者まで）が利用できる。Taylorら（2000）は，研究雑誌に掲載された英語論文を143件発見した。さらに，理論を実践に応用した多数の文献や学位論文，英語以外の言語で発表された論文などがある。2009年，数人の看護学者は，Oremが生き

ていた間の影響と，今後の看護と医療に与える影響についての見解を発表した（Clarke, Allison, Berbiglia, & Taylor, 2009）。

　Orem の理論は世界中で活用されている。オーストラリア，バングラデシュ，ブラジル，カナダ，ハンガリー，インド，オランダ，ノルウェー，パキスタン，スウェーデン，スイス，タイ，トルコでの利用が文献報告で裏付けられる（Aish, 1996；Aish & Isenberg, 1996；Akyol et al., 2007；Chang et al., 2007；Conway et al., 2006；Dahlen, 1997；Hadley & Roques, 2007；Hanucharurnkul, 1989；Hanucharurnkul, Wittayasooporn, Luecha, & Maneesriwongul, 2003；Jewell & Sullivan, 1996；Laurie-Shaw & Ives, 1988a, 1988b；Lee, 1999；Moser, Houtepen, & Widdershoven, 2007；Shaini, Venkatesan, & Ben, 2007；Soderhamm et al., 1996；Spirig & Willhelm, 1995；Tokem et al., 2007；Weimers, Svensson, Dumas, Navér, & Wahlberg, 2007；Wing & Cartana, 2007；Zrínyi & Zékányné, 2007）。その他に 1991 年創設の国際 Orem 学会（International Orem Society）の支援もある。この学会は，看護教育や実践，研究に Dorothea E. Orem の看護の概念を活かすことによって，看護の科学と学問を発展させるために設立された。2002 年には『Self-Care, Dependent-Care, & Nursing Journal（セルフケアと依存的ケア，そして看護学術誌）』が刊行された。Orem の取り組みは，多くの修士号や博士号論文の基盤となっている。それらの一部は章末に紹介する。

強みと限界

　『Nursing：Concepts of Practice』第 6 版（2001）の序文では，「なぜ人は看護を必要とし，看護から援助されるのか」「看護を必要とする人と看護を創出する人との関係」「人間の独自性」「望ましい結果を達成するために計画的な行動を選択して遂行すること」「援助方法」「実践的な科学的知識としての看護」という，幅広い 6 つのテーマが説明されている。この著書で，Orem は 3 つの相互に関連する理論で構成される一般理論を展開した。3 つの理論には，6 つの中心的概念と 1 つの周辺的概念があり，それらは，Orem セルフケア不足看護理論の構造の青写真となっている。

　理論の発展に影響を与えるのは，臨床家や学者，教育者の連携である。Orem の著書の第 5 版と第 6 版には，Taylor と Renpenning が，セルフケア不足看護理論に家族を含めた状況を焦点として論じた章がある（Orem, 1995, 2001）。また，セルフケア不足看護理論は，臨床のケーススタディの中で証明されている（Orem & Taylor, 1986）。

　Orem の看護理論は，看護実践の包括的な基盤として教育や臨床実践，管理，研究，看護情報システムの領域で，専門職としての看護に役立っている。Orem 理論の大きな強みは，実践初心者のみならず，看護高度実践者の看護にも応用できる点である。「セルフケア」「看護システム」「セルフケア不足」という用語は，看護学校の新入生にとっても理解しやすく，また看護師がさらに知識や経験を得るにつれて深く掘り下げていくこともできる。

Orem（2001）の理論のもう1つの強みは，看護が必要な場面を明確に定義している点である。看護が必要となるのは，個人が生命や健康の維持，疾病やけがからの回復，疾病やけがが及ぼす影響への対処，これらに必要なセルフケアの質と量を維持できないときである。セルフケアの継続に特別な技術や科学的知識が必要なときにも看護は必要となる（p.83）。

　Orem（2001）は，専門職としての看護の概念を普及させた。たとえば准看護師，看護師の役割をそれぞれ定義し，重要性を認めている。Oremは，「看護を考えること」において看護状況の力学および構造を概念化することと，技術的業務の遂行として看護を考えることとは別物であると述べている。

　Oremのセルフケアの前提は，健康増進や健康維持が強調された時代の考え方である。Orem理論におけるセルフケアは，どちらも医療への個人の責任を促すという点で，ホリスティックな健康と比較できる。これは現在，早期退院や在宅ケア，外来診療が重視されていることと特に関連がある。Orem（2001）は，「クライエント」はサービスを定期的に求める人のことであり，個人が医療専門職のケアを受ける間は「患者」という用語の方が適切と考えた（p.70）。

　Orem（2001）は，最高の効果をもたらすには，看護師が1つの，あるいは複数の看護システムを特定して活用することによって患者のセルフケア・エージェンシーを調整し，患者のセルフケア要件を満たすべきだと述べている（p.355）。Oremの理論においては，2つ以上のシステムを同時に利用することでさらに多くの臨床に応用できるようになることが報告されている（Knust & Quarn, 1983）。

　その他に，Oremが3つの看護システムを特定して概要を描いた点も長所である。これらは，看護学校の新入生でも容易に理解できる。Oremは，1つの統一体として行動し，一部分の変化が全体に影響するものを包括して説明するのに「システム」という語を用いた（Orem, 2001, p.155）。この定義は，システムを力動的，流動的なプロセスとみなす一般システム理論の考え方と一致する。

　Orem（2001）は，当初焦点にしていた個人のセルフケアを，複数の人間（家族，集団，コミュニティ）へと拡大した。Oremは，看護師が複数の人間を支援単位として対応するときの看護システムは，一部代償的看護システムと支持─教育的看護システムの特徴を組み合わせたものになると指摘する。一方で「現時点での看護知識の発達段階において，ケアまたはサービスの単位を個人とした状況での複数の看護システムの利用は慎重にした方がよい」（p.351）と言っており，不一致が生じている。

　Orem理論は簡単だが複雑である。一方，核心部分は補助的な記述によってあいまいになっている。「セルフケア」という用語は多くに用いられている。セルフケア・エージェンシー，セルフケア・デマンド，セルフケア前提，セルフケア不足，セルフケア要件，普遍的セルフケアなどの多くの用語は，最初にそれぞれの概念の本質を理解するまで，非常に紛らわしい。Orem理論の第6版は，以前の版よりもかなり読みやすいが，用語のいくつかはわかりにくいままである。たとえばセルフケア科学については「あくまでも実践的な内容の要素を備えているため，実践的である」（p.177）と記してある。

　その他の限界は，健康に関するOremの論述である。健康は多くの場合，力動的で常に変化

すると考えられている。Orem モデル（図 6-2 参照）での看護システムは，3 つの静的健康状態を暗示している。Orem は厳密さの意味を込めて，「具体的な形で表された看護システム」と呼んでいる。この看護システムモデルに対するもう 1 つの印象は，患者をシステムに位置づける重要な決定要素が，身体的運動能力であるという点である。理論全体で，個人の情緒面のニードはほとんど認識されていない。

要　約

　Orem は看護一般理論として，セルフケア，セルフケア不足，看護システムという相互に関連する 3 つの理論で構成したセルフケア不足看護理論を提示した。これらの理論には，セルフケア・エージェンシー，治療的セルフケア・デマンド，セルフケア不足，看護エージェンシー，看護システムの他，周辺的概念である基本的条件づけ要因を加えたセルフケアの 6 つの中心的概念が盛り込まれ，理論を支えている。

　セルフケア・デマンドがセルフケア能力を超越すれば，看護が必要となる。看護が必要であると判断されると，看護師は看護システムを設計する。全代償的システム，一部代償的システム，支持―教育的システムによって看護師と患者の役割が具体化される。

　Orem は理論全体で，人間，健康，看護，社会という看護のメタパラダイムを解明している。看護過程については，①診断および処方，②看護システムの設計およびケア提供の計画，③看護システムを産出し管理するの 3 つのステップであると定義した。このプロセスは，アセスメント，診断，アウトカム，計画，実行，評価の「看護過程」と並行している。

　Orem のセルフケア理論は看護実践に実用的に応用されている。臨床の看護職が様々な場面に応用しており，看護教育カリキュラムや看護情報システムの基盤に利用されている。

　Orem のセルフケア不足看護理論は進化を続けており，その影響は世界的規模に及ぶ。理論の普及は，専門的な看護に役立つ。Orem 理論は看護の現象を観察する独特の方法を提示し，同世代および次世代の看護理論の発展に大きく貢献している。おそらく，Orem が看護理論に与えた影響に関する最も優れた解説の 1 つは，Orem 博士追悼式典のゲストブックに残された看護師 Kathleen Jones の文章である。Dorothea E. Orem 博士は，「看護理論を現実的で実践に応用でき，心躍るものにした。理論の中に Orem は生き続けるだろう」(DeLorme, 2007, p.3)。

思考問題

1. Orem の理論の最も有益な特徴だと考えられるのはどんなことかを説明してみよう。
2. 看護システムを健康な成人に利用するにはどうすればよいだろうか。
3. 急性虫垂炎で入院した 4 歳児に用いる看護システムを設計してみよう。
4. Orem の理論に従うと，質問 3 の看護システムに 4 歳児の両親または保護者を関与させることになるだろうか。肯定または否定した理由を説明してみよう。

引用文献

Ailinger, R. L., & Dear, M. R. (1997). An examination of the self-care needs of clients with rheumatoid arthritis. *Rehabilitation Nursing, 22*(3), 13–14.

Aish, A. (1996). A comparison of female and male cardiac patients' responses to nursing care promoting nutritional self-care. *Canadian Journal of Cardiovascular Nursing, 7*(3), 4–13.

Aish, A. E., & Isenberg, M. (1996). Effects of Orem-based nursing intervention on nutritional self-care of myocardial infarction patients. *International Journal of Nursing Studies, 33*, 259–270.

Akyol, A. D., Çetinkaya, Y., Bakan, G., Yaral, S., & Akkus, S. (2007). Self-care agency and factors related to this agency among patients with hypertension. *Journal of Clinical Nursing, 16*, 679–687.

Allan, J. D. (1990). Focusing on living, not dying: A naturalistic study of self-care among seropositive gay men. *Holistic Nursing Practice, 4*(2), 56–63.

Allison, S. E. (2007). Self-care requirements for activity and rest: An Orem nursing focus. *Nursing Science Quarterly, 20*, 68–76.

Anastasio, D., McMahan, T., Daniels, A., Nicholas, P. K., & Paul-Simon, A. (1995). Self-care burden in women with human immunodeficiency virus. *Journal of the Association of Nurses for AIDS Care, 6*(3), 31–42.

Anderson, J. A., & Olnhausen, K. S. (1999). Adolescent self-esteem: A foundational disposition. *Nursing Science Quarterly, 12*, 62–67.

Baker S. (1997). The relationships of self-care agency and self-care actions to caregiver strain as perceived by female family caregivers of elderly parents. *Journal of New York State Nurses Association, 28*(1), 7–11.

Beach, E. K., Smith, A., Luthringer, L., Utz, S. K., Ahrens, S., & Whitmire, V. (1996). Self-care limitations of persons after acute myocardial infarction. *Applied Nursing Research, 9*(1), 24–28.

Becker, T. A. C., Teixeira, C. R., & Zanetti, M. L. (2008). Nursing diagnoses for diabetic patients using insulin [Portuguese]. *Revista Brasileira de Enfermagem, 61*, 847–852. Abstract in English retrieved November 30, 2009, from CINAHL Plus with Full Text database.

Brillhart, B. (2007). Internet education for spinal cord injury patients: Focus on urinary management. *Rehabilitation Nursing, 32*, 214–219.

Brock, A. M., & O'Sullivan, P. (1985). A study to determine what variables predict institutionalization of the elderly. *Journal of Advanced Nursing, 10*, 533–537.

Callaghan, D. (2005). Healthy behaviors, self-efficacy, self-care, and basic conditioning factors in older adults. *Journal of Community Health Nursing, 22*, 169–178.

Callaghan, D. (2006a). Basic conditioning factors' influences on adolescents' healthy behaviors, self-efficacy, and self-care. *Issues in Comprehensive Pediatric Nursing, 29*(4), 191–204.

Callaghan, D. (2006b). The influence of basic conditioning factors on healthy behaviors, self-efficacy, and self-care in adults. *Journal of Holistic Nursing, 24*(3), 178–185.

Campbell, J. C., & Weber, N. (2000). An empirical test of a self-care model of women's response to battering. *Nursing Science Quarterly, 13*, 45–53.

Carlson, S., Kotzé, W. J., & Van Rooyen, D. (2005). A self-management model towards professional maturity for the practice of nursing. *Curationis, 28*(5), 44–52.

Carroll, D. (1995). The importance of self-efficacy expectations in elderly patients recovering from coronary artery bypass. *Heart & Lung, 24*(1), 50–59.

Chang, B. L., Cuman, G., Linn, L. S., Ware, J. E., & Kane, R. L. (1985). Adherence to health care regimens among elderly women. *Nursing Research, 34*, 27–31.

Chang, E., Hancock, K., Hickman, L., Glasson, J., & Davidson, P. (2007). Outcomes of acutely ill older hospitalized patients following implementation of tailored models of care: A repeated measures (pre- and post-intervention) design. *International Journal of Nursing Studies, 44*, 1079–1092.

Chen, Y., Li, Y., & Gong, S. (2009). Application of Orem's self-care theory in postoperative nursing care of patients accepting artificial stapes implantation assisted by CO2 laser [Chinese]. *Chinese Nursing Research, 23*, 1731–1732. Abstract in English retrieved November 30, 2009, from CINAHL Plus with Full Text database.

Chevannes, J. (1997). Nurses caring for families—Issues in a multiracial society. *Journal of Clinical Nursing, 6*(2), 161–167.

Chiang, H., Liu, Y., & Chang, S. (2007). Applying Orem's Theory to the care of a diabetes patient with a foot ulcer [Chinese]. *Tzu Chi Nursing*

Journal, 6(6), 127–135. Abstract in English retrieved November 30, 2009, from CINAHL Plus with Full Text database.

Clark, C. C. (1998). Wellness self-care by healthy older adults. *Image: Journal of Nursing Scholarship, 30,* 351–355.

Conner-Warren, R. (1996). Pain intensity and home pain management of children with sickle cell disease. *Issues in Comprehensive Pediatric Nursing, 19,* 183–195.

Conway, J., McMillan, M. A., & Solman, A. (2006). Enhancing cardiac rehabilitation nursing through aligning practice to theory: Implications for nursing education. *Journal of Continuing Education in Nursing, 37,* 233–238.

Dahlen, A. (1997). Health status of elderly—67 years and older in a community—and their need of nursing care. A survey [Norwegian]. *Nordic Journal of Nursing Research and Clinical Studies, 17*(3), 36–42. Abstract in English retrieved December 26, 2007, from CINAHL Plus Full Text database.

DeLorme, R. H. (2007). Dorothea Elizabeth Orem made nursing theory exciting, realistic and usable. *Southern Cross Diocese Newsletter, 87*(37), 3.

De Moutigny, F. (1995). Family nursing interventions during hospitalization. *Canadian Nurse, 91*(10), 38–42.

Denyes, M. J. (1982). Measurement of self-care agency in adolescents (abstract). *Nursing Research, 31,* 63.

Denyes, M. J. (1988). Orem's model used for health promotion: Directions from research. *Advances in Nursing Science, 11*(1), 13–21.

Evers, G. C., Isenberg, M. A., Philipsen, H., Senten, M., & Brouns, G. (1993). Validity testing of the Dutch translation of the appraisal of the self-care agency A.S.A. scale. *International Journal of Nursing Studies, 30,* 331–342.

Fan, L. (2008). Self-care behaviors of school-age children with heart disease. *Pediatric Nursing, 34*(2), 131–140.

Faulkner, M. S., & Chang, L. (2007). Family influence on self-care, quality of life, and metabolic control in school-age children and adolescents with type I diabetes. *Journal of Pediatric Nursing, 22*(1), 59–68.

Fawdry, M. K., Berry, M. L., & Rajacich, D. (1996). The articulation of nursing systems with dependent care systems of intergenerational caregivers. *Nursing Science Quarterly, 9,* 22–26.

Ferraz, L., de Almeida, F. M., Girardi, F., & Soares, S. C. (2007). Nursing assistance for the promotion of self-care for people with special needs [Portuguese]. *Revista Engermagem, 15,* 597–600. Abstract in English retrieved November 30, 2009, from CINAHL Plus with Full Text.

Fitzgerald, S. (1980). Utilizing Orem's self-care model in designing an educational program for the diabetic. *Topics in Clinical Nursing, 2,* 57–65.

Foote, A., Holcombe, J., Piazza, D., & Wright, P. (1993). Orem's theory used as a guide for the nursing care of an eight-year-old child with leukemia. *Journal of Pediatric Oncology Nursing, 10*(1), 26–32.

Freston, M., Young, S., Calhoun, S., Fredericksen, T., Salinger, L., Malchodi, C., et al. (1997). Responses of pregnant women to potential preterm labor symptoms. *Journal of Obstetric, Gynecologic, and Neonatal Nursing, 26,* 35–41.

Frey, M. A., & Denyes, M. J. (1989). Health and illness self-care in adolescents with IDDM: A test of Orem's theory. *Advances in Nursing Science, 12*(1), 67–75.

Fujita, L. Y., & Dungan, J. (1994). High risk for ineffective management of therapeutic regimen: A protocol study. *Rehabilitation Nursing, 19,* 75–79, 126.

Gaffney, K. F., & Moore, J. B. (1996). Testing Orem's theory of self-care deficit: Dependent care agent performance for children. *Nursing Science Quarterly, 9,* 160–164.

Gast, H. L., Denyes, M. J., Campbell, J. C., Hartweg, D. L., Schott-Baer, D., & Isenberg, M. (1989). Self-care agency: Conceptualizations and operationalizations. *Advances in Nursing Science, 12*(1), 26–38.

Geden, E., & Taylor, S. G. (1991). Construct and empirical validity of the Self-as-Carer Inventory. *Nursing Research, 40,* 47–50.

Geden, E. A., & Taylor, S. G. (1999). Theoretical and empirical description of adult couples' collaborative self-care systems. *Nursing Science Quarterly, 12,* 329–334.

Graham, J. (2006). Nursing theory and clinical practice: How three nursing models can be incorporated into the care of patients with end stage kidney disease. *CANNT Journal, 16*(4), 28–31.

Grando, V. T. (2005). A self-care deficit nursing theory practice model for advanced practice psychiatric/mental health nursing. *Self-Care, Dependent-Care and Nursing, 13*(1), 4–8.

Grubbs, L., & Frank, D. (2004). Self-care practices related to symptom responses in African-American and Hispanic adults. *Self-Care,*

Dependent-Care and Nursing, 12(1),10–14.
Gulick, E. E. (1987). Parsimony and model confirmation of the ADL Self-Care Scale for Multiple Sclerosis persons. *Nursing Research, 36,* 278–283.
Hadley, M. B., & Roques, A. (2007). Nursing in Bangladesh: Rhetoric and reality. *Social Science and Medicine, 64,* 1153–1165.
Hagopian, G. A. (1996). The effects of informational audiotapes on knowledge and self-care behaviors of patients undergoing radiation therapy. *Oncology Nursing Forum, 23,* 697–700.
Hanucharurnkul, S. (1989). Predictors of self-care in cancer patients receiving radiotherapy. *Cancer Nursing, 12*(1), 21–27.
Hanucharurnkul, S., Wittayasooporn, J., Luecha, Y., & Maneesriwongul, W. (2003). An integrative review and meta-analysis of self-care research in Thailand: 1988–1999. In K. M. Renpenning & S. Taylor (Eds.), *Self-care theory in nursing, Selected papers of Dorothea Orem* (pp. 339–354). New York: Springer.
Harper, D. C. (1984). Application of Orem's theoretical constructs to self-care medication behaviors in the elderly. *Advances in Nursing Science, 6*(3), 29–46.
Hart, J. A., & Foster, S. N. (1998). Self-care agency in two groups of pregnant women. *Nursing Science Quarterly, 11,* 167–171.
Hartweg, D. L., & Berbiglia, V. A. (1996). Determining the adequacy of a health promotion self-care interview guide with healthy, middle-aged, Mexican-American women: A pilot study. *Health Care for Women International, 17*(1), 57–68.
Hines, S. H., Sampselle, C. M., Ronis, D. L., Yeo, S., Fredrickson B. L., & Boyd, C. J. (2007). Women's self-care agency to manage urinary incontinence: The impact of nursing agency and body experience. *Advances in Nursing Science, 30*(2), 175–188.
Hurst, C., Montgomery, A. J., Davis, B. L., Killion, C., & Baker, S. (2005). The relationship between social support, self-care agency, and self-care practices of African American Women who are HIV-positive. *Journal of Multicultural Nursing and Health, 11*(3), 11–22.
Jaarsma, T., Halfens, R., Senten, M., AbuSaad, H. H., & Dracup, K. (1998). Developing a supportive–educative program for patients with advanced heart failure within Orem's General Theory of Nursing. *Nursing Science Quarterly, 11,* 79–85.
Jewell, J. A., & Sullivan, E. A. (1996). Application of nursing theories in health education. *Journal of the American Psychiatric Nurses Association, 2*(3), 79–85.
Jirovec, M., & Kasno, J. (1990). Self-care agency as a function of patient-environmental factors among nursing home residents. *Research in Nursing and Health, 13,* 303–309.
Jirovec, M. M., & Kasno, J. (1993). Predictors of self-care abilities among the institutionalized elderly. *Western Journal of Nursing Research, 15,* 314–326.
Kearney, B., & Fleischer, B. (1979). Development of an instrument to measure self-care agency. *Research in Nursing and Health, 2,* 25–34.
Keohane, N. S., & Lacey, L. A. (1991). Preparing the woman with gestational diabetes for self-care. *Journal of Obstetric, Gynecologic, and Neonatal Nursing, 20,* 189–193.
Kline, K. S., Scott, L. D., & Britton, A. S. (2007). The use of supportive–educative and mutual goal-setting strategies to improve self-management for patients with heart failure. *Home Healthcare Nurse, 25,* 502–510.
Knust, S. J., & Quarn, J. M. (1983). Integration of self-care theory with rehabilitation nursing. *Rehabilitation Nursing, 8*(4), 26–28.
Kubricht, D. W. (1984). Therapeutic self-care demands expressed by outpatients receiving external radiation therapy. *Cancer Nursing, 7,* 43–52.
Laurie-Shaw, B., & Ives, S. M. (1988a). Implementing Orem's self-care deficit theory . . . part I. *Canadian Journal of Nursing Administration, 1*(1), 9–12.
Laurie-Shaw, B., & Ives, S. M. (1988b). Implementing Orem's self-care deficit theory . . . part 2. *Canadian Journal of Nursing Administration, 1*(2), 16–19.
Lawrence, D., & Schank, M. (1995). Health care diaries of young women. *Journal of Community Health Nursing, 12*(3), 171–182.
Lee, M. B. (1999). Power, self-care and health in women living in urban squatter settlements in Karachi, Pakistan: A test of Orem's theory. *Journal of Advanced Nursing, 30*(1), 248–259.
Logue, G. A. (1997). An application of Orem's Theory to the nursing management of pertussis. *Journal of School Nursing, 13*(4), 20–25.
Lorensen, M., Holter, I. M., Evers, G. C. M., Isenberg, M. A., & Van Achterberg, T. (1993). Cross-cultural testing of the "Appraisal of Self-care Agency: ASA scale" in Norway. *International Journal of Nursing Studies, 30*(1), 15–23.
Mack, C. J. (1992). Assessment of the autologous bone marrow transplant patient according to Orem's self-care model. *Cancer Nursing, 15,* 429–436.
Magnan, M. A. (2004). The effectiveness of fatigue-related self-care methods and strategies

used by radiation oncology patients. *Self-Care, Dependent-Care and Nursing, 12*(3), 12–21.

Manzini, F. C., & Simonetti, J. P. (2009). Nursing consultation applied to hypertensive clients: Application of Orem's self-care theory. *Revista Latino-Americana de Enfermagem, 17*(1), 113–119.

Mapanga, K., & Andrews, C. (1995). The influence of family and friends' basic conditioning factors and self-care agency on unmarried teenage primiparas' engagement in contraceptive practice. *Journal of Community Health Nursing, 12*(2), 89–100.

Marz, M. S. (1988). Effect of differentiated practice, conditioning factors and nursing agency on performance and strain of nurses in hospital settings. *Dissertation Abstracts International, 50*(05B), 1856. Abstract retrieved December 26, 2007, from Dissertation Abstracts Online database.

McDermott, M. A. N. (1993). Learned helplessness as an interacting variable with self-care agency: Testing a theoretical model. *Nursing Science Quarterly, 6,* 28–38.

Moore, J. B. (1993). Predictors of children's self-care performance: Testing the theory of self-care deficit. *Scholarly Inquiry for Nursing Practice: An International Journal, 7,* 199–212.

Moore, J. B., & Gaffney, K. F. (1989). Development of an instrument to measure mother's performance of self-care activities for children. *Advances in Nursing Science, 12*(1), 76–84.

Moore, J. B., & Mosher, R. (1997). Adjustment responses of children and their mothers to cancer: Self-care and anxiety. *Oncology Nursing Forum, 24,* 519–525.

Moser, A., Houtepen, R., & Widdershoven, G. (2007). Patient autonomy in nurse-led shared care: A review of theoretical and empirical literature. *Journal of Advanced Nursing, 57,* 357–365.

Norris, M. K. G. (1991). Applying Orem's theory to the long-term care of adolescent transplant recipients. *American Nephrology Nurses Association Journal, 18*(1), 45–47, 53.

Nursing Development Conference Group. (1973). *Concept formalization in nursing: Process and product.* Boston: Little, Brown.

Nursing Development Conference Group. (1979). *Concept formalization in nursing: Process and product* (2nd ed.). Boston: Little, Brown.

Orem, D. E. (1959). *Guides for developing curricula for the education of practical nurses.* Washington, DC: Government Printing Office.

Orem, D. E. (1971). *Nursing: Concepts of practice.* New York: McGraw-Hill. [out of print]

Orem, D. E. (1980). *Nursing: Concepts of practice* (2nd ed.). New York: McGraw-Hill. [out of print]

Orem, D. E. (1985). *Nursing: Concepts of practice* (3rd ed.). New York: McGraw-Hill. [out of print]

Orem, D. E. (1991). *Nursing: Concepts of practice* (4th ed.). St. Louis: Mosby.

Orem, D. E. (1995). *Nursing: Concepts of practice* (5th ed.). St. Louis: Mosby.

Orem, D. E. (2001). *Nursing: Concepts of practice* (6th ed.). St. Louis: Mosby.

Orem, D. E., & Taylor, S. G. (1986). Orem's General Theory of Nursing. In P. Winstead-Fry (Ed.), *Case studies in nursing theory* (pp. 37–71) (Pub. No. 15-2152). New York: National League for Nursing.

Orem, D. E., & Vardiman, E. M. (1995). Orem's nursing theory and positive mental health: Practical considerations. *Nursing Science Quarterly, 8,* 165–173.

Ramos, I. C., Chagas, N. R., Freitas, M. C., Monteiro, A. R. M., & Leite, A. C. S. (2007). Orem's Theory and the chronic kidney patient [Portuguese]. *Revista Enfermagem, 15,* 444–449. Abstract in English retrieved November 30, 2009, from CINAHL Plus with Full Text database.

Reed, P. G. (1986). Developmental resources and depression in the elderly. *Nursing Research, 35,* 368–374.

Renpenning, K. M., & Taylor, S. G. (Eds.). (2003). *Self-care theory in nursing: Selected papers of Dorothea Orem.* New York: Springer.

Roberson, M. R., & Kelley, J. H. (1996). Using Orem's theory in transcultural settings: A critique. *Nursing Forum, 31*(3), 22–28.

Roy, O., & Collin, F. (1994). The aged patient with dementia. *Canadian Nurse, 90*(1), 39–42.

Sampaio, F. A. A., Aquino, P. S., de Araujo, T. L., & Galvao, M. T. G. (2008). Nursing care to an ostomy patient: Application of the Orem's theory. *Acta Paulista de Enfermagem, 21*(1), 94–100.

Schott-Baer, D., Fisher, L., & Gregory, C. (1995). Dependent care, caregiver burden, hardiness, and self-care agency of caregivers. *Cancer Nursing, 18,* 299–305.

Shaini, G. S., Venkatesan, L., & Ben, A. (2007). Effectiveness of structured teaching on home care management of diabetes mellitus. *Nursing Care of India, 98*(9), 197–199.

Shum, S., McGonigal, R., & Biehler, B. (2005). Development and application of the Community Care Deficit Nursing Model (CCDNM) in two populations. *Self-Care, Dependent-Care and*

Nursing, 13(1), 22–25.

Simmons, L. (2009). Dorthea Orem's self care theory as related to nursing practice in hemodialysis. *Nephrology Nursing Journal, 36*, 419–421.

Smith, C. (1996). Care of the older hypothermic patient using a self-care model. *Nursing Times, 92*(3), 29–31.

Soderhamm, O., Evers, G., & Hamrin, E. (1996). A Swedish version of the Appraisal of Self-Care Agency (ASA) Scale. *Scandinavian Journal Caring Science, 10*(1), 3–9.

Spirig, R., & Willhelm, A. B. (1995). Bibliography on the subject of Dorothea Orem's nursing theory [German]. *Pflege, 9*, 213–220. Abstract in English retrieved January 21, 2008, from CINAHL Plus Full Text online.

Taylor, S. G. (2007). The development of Self-care Deficit Nursing Theory: An historical analysis. *Self-Care, Dependent-Care and Nursing, 15*(1), 22–25. Abstract in English retrieved December 26, 2007, from CINAHL Plus Full Text database.

Taylor, S. G., Geden, E., Isaramalai, S., & Wongvatunyu, S. (2000). Orem's Self-Care Deficit Nursing Theory: Its philosophic foundation and the state of the science. *Nursing Science Quarterly, 13*, 104–110.

Taylor, S. G., & McLaughlin, K. (1991). Orem's General Theory of Nursing and community nursing. *Nursing Science Quarterly, 4*, 153–160.

Taylor, S. G., & Renpenning, K. M. (1995). The practice of nursing in multiperson situations, family and community. In D. E. Orem, *Nursing: Concepts of practice* (5th ed., pp. 348–380). St. Louis: Mosby.

Taylor, S. G., & Renpenning, K. M. (2001). The practice of nursing in multiperson situations, family and community. In D. E. Orem, *Nursing: Concepts of practice* (6th ed., pp. 394–433). St. Louis: Mosby.

Timmins, F., & Horan, P. (2007). A critical analysis of the potential contribution of Orem's (2001) Self-Care Deficit Nursing Theory to contemporary coronary care nursing practice. *European Journal of Cardiovascular Nursing, 6*(1), 32–39.

Tokem, Y., Akyol, A. D., & Argon, G. (2007). The relationship between disability and self-care agency of Turkish people with rheumatoid arthritis. *Journal of Clinical Nursing, 16*(3a), 44–50.

Tolentino, M. B. (1990). The use of Orem's self-care model in the neonatal intensive-care unit. *Journal of Obstetric, Gynecologic, and Neonatal Nursing, 19*, 496–500.

Trench, A. S. (Executive producer), Wallace, D. (Producer), & Coberg, T. (Director). (1988). *Dorothea E. Orem—The nurse theorists: Portraits of excellence*. Oakland, CA: Studio Three Production, Samuel Merritt College of Nursing.

Tseng, S. (2007).Nursing a diabetes patient undergoing amputation surgery [Chinese]. *Tzu Chi Nursing Journal, 6*(3), 117–127. Abstract in English retrieved November 30, 2009, from CINAHL Plus with Full Text database.

Ulbrich, S. L. (1999). Nursing practice theory of exercise as self-care. *Image—The Journal of Nursing Scholarship, 31*, 65–70.

Utz, S. W., Shuster, G. F., Merwin, E., & Williams, B. (1994). A community based smoking cessation program: Self-care behaviors and success. *Public Health Nursing, 11*, 291–299.

Van Achterberg, T., Lorensen, M., Isenberg, M. A., Evers, G. C. M., Levine, E., & Phillipsen, H. (1991). The Norwegian, Danish, and Dutch version of the Appraisal of Self-Care Agency scale: Comparing reliability aspects. *Scandinavian Journal of Caring Sciences, 5*(2), 101–108.

Vesely, C. (1995). Pediatric patient-controlled analgesia: Enhancing the self-care construct. *Pediatric Nursing, 21*(2), 124–128.

Villarruel, A. M., & Denyes, M. J. (1991). Pain assessment in children: Theoretical and empirical validity. *Advances in Nursing Science, 14*, 32–41.

Villarruel, A. M., & Denyes, N. J. (1997). Testing Orem's theory with Mexican Americans. *Image—The Journal of Nursing Scholarship, 29*, 283–288.

Wang, C. Y. (1997). The cross cultural applicability of Orem's conceptual framework. *Journal of Cultural Diversity, 4*(2), 44–48.

Weimers, L., Svensson, K., Dumas, L., Navér L., & Wahlberg, V. (2007). Hands-on approach during breastfeeding support in a neonatal intensive care unit: A qualitative study of Swedish mothers' experiences. *Neonatal Intensive Care, 20*(2), 20–27.

Wing, S., & do Horto Fontoura Cartana, M. (2007). Promoting self-care to patients suffering headache through the oriental perspective of health [Portuguese]. *Revista Brasileira de Enfermagem, 60*, 225–226. Abstract in English retrieved December 12, 2007, from CINAHL Plus with Full Text database.

Zadinsky, J., & Boyle, J. (1996). Experiences of women with chronic pelvic pain. *Healthcare of Women International, 17*, 223–232.

Ziegler, S. M., Vaughn-Wrobel, B. C., & Erlen, J. A. (1986). *Nursing process, nursing diagnosis, nursing knowledge—Avenues to autonomy*. Norwalk,

CT: Appleton-Century-Crofts.

Zinn, A. (1986). A self-care program for hemodialysis patients based on Dorothea Orem's concepts. *Journal of Nephrology Nursing, 3*, 65–77.

Zŕinyi, M., & Zékányné, R. I. (2007). Does self-care agency change between hospital admission and discharge? An Orem-based investigation. *International Nursing Review, 54*, 256–262.

修士論文および博士論文

修士論文

Barbel, L. L. (1988). Perceived learning needs of cardiac patients. *Masters Abstracts International, 27*(01), 90. Abstract retrieved December 12, 2007, from Dissertation Abstracts Online database.

Buti, R. L. (1998). The effects of meditation on global and factor scores on the BSI: A secondary analysis. *Masters Abstracts International, 36*(04), 1060. Abstract retrieved December 12, 2007, from Dissertation Abstracts Online database.

Cipolla, R. M. (1992). Retrospective record review of lost work days and a cumulative trauma disorders abatement program in a clothing manufacturer: Implications for nursing. *Masters Abstracts International, 31*(01), 268. Abstract retrieved December 12, 2007, from Dissertation Abstracts Online database.

Esterhuysen, A. E. C. (1997). Orem's theory applied in the community health practice [Afrikaans]. *Masters Abstracts International, 36*(03), 781. Abstract in English retrieved December 12, 2007, from Dissertation Abstracts Online database.

Grachek, M. K. (1987). The relationship between loneliness and self-care practices of elderly residents of a senior housing complex. *Masters Abstracts International, 26*(01), 105. Abstract retrieved December 12, 2007, from Dissertation Abstracts Online database.

Harter, J. W. (1988). Self-care action demands identified by female myocardial infarction patients. *Masters Abstracts International, 27*(02), 254. Abstract retrieved December 12, 2007, from Dissertation Abstracts Online database.

Hendershott, S. M. (1994). Attitudes of seniors with diabetes: Reliability and validity of the English version of the semantic differential in diabetes. *Masters Abstracts International, 33*(06), 1838. Abstract retrieved December 12, 2007, from Dissertation Abstracts Online database.

Kozy, M. A. (1993). The relationship of hardiness and self-care agency in persons with HIV infection. *Masters Abstracts International, 32*(03), 939. Abstract retrieved December 12, 2007, from Dissertation Abstracts Online database.

Ludlow, M. D. (1997). The relationship between basic conditioning factors and the self-care practice of meditation in HIV-seropositive persons. *Masters Abstracts International, 35*(06), 1775. Abstract retrieved December 12, 2007, from Dissertation Abstracts Online database.

Palyo, K. A. (1995). Lived experiences of women with HIV within a self-care framework. *Masters Abstracts International, 33*(06), 1642. Abstract retrieved December 12, 2007, from Dissertation Abstracts Online database.

Price, H. J. (1987). Variables influencing burden in spousal and adult child primary caregivers of persons with Alzheimer's disease in the home setting. *Masters Abstracts International, 27*(01), 90. Abstract retrieved December 12, 2007, from Dissertation Abstracts Online database.

Reynolds, C. S. (1999). Health beliefs and medication compliance with clients at high risk for cardiovascular events. *Masters Abstracts International, 37*(04), 1182. Abstract retrieved December 12, 2007, from Dissertation Abstracts Online database.

Sullivan, C. A. (1994). Description of homeless men's perceptions of relevant life experiences within a self-care framework. *Masters Abstracts International, 32*(04), 1172. Abstract retrieved December 12, 2007, from Dissertation Abstracts Online database.

Thompson, M. E. (1997). Self-care agency in adults with diabetes mellitus. *Masters Abstracts International, 36*(03), 784. Abstract retrieved December 12, 2007, from Dissertation Abstracts Online database.

Ward, S. T. (1990). Physical restraint use on the confused elderly patient in an acute care setting: A retrospective study. *Masters Abstracts International, 29*(04), 653. Abstract retrieved December 12, 2007, from Dissertation Abstracts Online database.

Wiebe, V. M. (1999). Examining self-care among the elderly using Orem's self-care framework. *Masters Abstracts International, 38*(03), 685. Abstract retrieved December 12, 2007, from Dissertation Abstracts Online database.

博士論文

Baiardi, J. M. (1997). The influence of health status, burden, and degree of cognitive impairment on the self-care agency and dependent-care agency of caregivers of elders. *Dissertation Abstracts International, 58*(11B), 5885. Abstract retrieved December 12, 2007, from Dissertation Abstracts Online database.

Banfield, B. E. (1997). A philosophical inquiry of Orem's Self-Care Deficit Nursing Theory. *Dissertation Abstracts International, 58*(11B), 5885. Abstract retrieved December 12, 2007, from Dissertation Abstracts Online database.

Beauchesne, M. F. (1989). An investigation of the relationship between social support and the self care agency of mothers of developmentally disabled children. *Dissertation Abstracts International, 50*(01B), 121. Abstract retrieved December 12, 2007, from Dissertation Abstracts Online database.

Carroll, D. L. (1993). Recovery in the elderly after coronary bypass surgery. *Dissertation Abstracts International, 54*(06B), 2992. Abstract retrieved December 12, 2007, from Dissertation Abstracts Online database.

Denyes, M. J. (1980). Development of an instrument to measure self-care agency in adolescents. *Dissertation Abstracts International, 41*(05B), 1716. Abstract retrieved December 12, 2007, from Dissertation Abstracts Online database.

Dodd, M. J. (1980). Enhancing self-care behaviors through informational interventions in patients with cancer who are receiving chemotherapy. *Dissertation Abstracts International, 42*(02B), 565. Abstract retrieved December 12, 2007, from Dissertation Abstracts Online database.

Eith, C. A. (1983). The nursing assessment of readiness for instruction of breast self-examination instrument (NARIB): Instrument development. *Dissertation Abstracts International, 44*(06B), 1780. Abstract retrieved December 12, 2007, from Dissertation Abstracts Online database.

Emerson, E. A. (1992). Playing for health: The process of play and self-expression in children who have experienced a sexual trauma. *Dissertation Abstracts International, 53*(06B), 2784. Abstract retrieved December 12, 2007, from Dissertation Abstracts Online database.

Fernsler, J. R. (1983). A comparison of patient and nurse perceptions of patients' self-care deficits associated with cancer chemotherapy. *Dissertation Abstracts International, 45*(03B), 827. Abstract retrieved December 12, 2007, from Dissertation Abstracts Online database.

Ford, D. C. (1987). Complications and referrals of patients with protein-calorie malnutrition. *Dissertation Abstracts International, 49*(04B), 1089. Abstract retrieved December 12, 2007, from Dissertation Abstracts Online database.

Fuller, F. J. (1992). Health of elderly male dependent-care agents for a spouse with Alzheimer's disease. *Dissertation Abstracts International, 53* (09B), 4589. Abstract retrieved December 12, 2007, from Dissertation Abstracts Online database.

Gallegos, E. C. (1997). The effect of social, family and individual conditioning factors on self-care agency and self-care of adult Mexican women. *Dissertation Abstracts International, 55*(11B), 5889. Abstract retrieved December 12, 2007, from Dissertation Abstracts Online database.

Garde, P. P. (1987). Orem's "Self-Care Model" of nursing practice: Implications for program development in continuing education in nursing. *Dissertation Abstracts International, 48*(02A), 284. Abstract retrieved December 12, 2007, from Dissertation Abstracts Online database.

Hehn, D. M. (1985). Hospice care: Critical role behaviors related to self-care and role supplementation. *Dissertation Abstracts International, 46*(08B), 2623. Abstract retrieved December 12, 2007, from Dissertation Abstracts Online database.

Hines, S. J. H. (2006). An exploratory study of the relationship between body experience and self-care agency to manage urinary incontinence. *Dissertation Abstracts International, 67*(07B), 3701. Abstract retrieved December 12, 2007, from Dissertation Abstracts Online database.

Horsburgh, M. E. (1994). The contribution of personality to adult well-being: A test and explication of Orem's theory of self-care. *Dissertation Abstracts International, 56*(03B), 1346. Abstract retrieved December 12, 2007, from Dissertation Abstracts Online database.

Hurst, J. D. (1991). The relationship among self-care agency, risk-taking, and health risks in adolescents. *Dissertation Abstracts International, 52*(03B), 1352. Abstract retrieved December 12, 2007, from Dissertation Abstracts Online database.

Jesek-Hale, S. R. (1994). Self-care agency and self-care in pregnant adolescents: A test of Orem's theory. *Dissertation Abstracts International, 56*(01B), 173. Abstract retrieved December 12, 2007, from Dissertation Abstracts Online database.

Kain, C. D. (1985). Dorothea E. Orem's self-care model of nursing: Implications for program development in associate degree nursing education. *Dissertation Abstracts International, 47*(03B), 994. Abstract retrieved December 12, 2007, from Dissertation Abstracts Online database.

Keatley, V. M. (1998). Critical incident stress in generic baccalaureate nursing students. *Dissertation Abstracts International, 59*(05B), 969. Abstract retrieved December 12, 2007, from Dissertation Abstracts Online database.

Kennedy, L. M. (1990). The effectiveness of a self-care medication education protocol on the home medication behaviors of recently hospitalized elderly. *Dissertation Abstracts International, 51*(08B), 3779. Abstract retrieved December 12, 2007, from Dissertation Abstracts Online database.

Kleinbeck, S. V. M. (1995). Postdischarge surgical recovery of adult laparoscopic outpatients. *Dissertation Abstracts International, 57*(02B), 989. Abstract retrieved December 12, 2007, from Dissertation Abstracts Online database.

Klymko, K. L. (2006). African American hypertensives: Cognition and self care. *Dissertation Abstracts International, 67*(05B), 2474. Abstract retrieved December 12, 2007, from Dissertation Abstracts Online database.

Koster, M. K. (1995). A comparison of the relationship among self-care agency, self-determinism, and absenteeism in two groups of school-age children. *Dissertation Abstracts International, 56*(10B), 5418. Abstract retrieved December 12, 2007, from Dissertation Abstracts Online database.

McDermott, M. A. N. (1989). The relationship between learned helplessness and self-care agency in adults as a function of gender and age. *Dissertation Abstracts International, 50*(08B), 3403. Abstract retrieved December 12, 2007, from Dissertation Abstracts Online database.

Magnan, M. A. (2001). Self-care and health in persons with cancer-related fatigue: Refinement and evaluation of Orem's self-care framework. *Dissertation Abstracts International, 62*(12B), 5664. Abstract retrieved December 12, 2007, from Dissertation Abstracts Online database.

Marten, M. L. C. (1982). The relationship of level of depression to perceived decision-making capabilities of institutionalized elderly women. *Dissertation Abstracts International, 43*(09B), 2855. Abstract retrieved December 12, 2007, from Dissertation Abstracts Online database.

Metcalfe, S. A. (1996). Self-care actions as a function of therapeutic self-care demand and self-care agency in individuals with chronic obstructive pulmonary disease. *Dissertation Abstracts International, 57*(12B), 7453. Abstract retrieved December 12, 2007, from Dissertation Abstracts Online database.

Monsen, R. B. (1988). Autonomy, coping, and self-care agency in healthy adolescents and in adolescents with spina bifida. *Dissertation Abstracts International, 50*(06B), 2340. Abstract retrieved December 12, 2007, from Dissertation Abstracts Online database.

Neuman, B. M. (1996). Relationships between children's descriptions of pain, self-care and dependent-care, and basic conditioning factors of development, gender, and ethnicity: "Bears in my throat." *Dissertation Abstracts International, 57*(04B), 2482. Abstract retrieved December 12, 2007, from Dissertation Abstracts Online database.

Nicholas, P. K. (1989). Hardiness, self-care practices, and perceived health status in the elderly. *Dissertation Abstracts International, 52*(04B), 1957. Abstract retrieved December 12, 2007, from Dissertation Abstracts Online database.

Nicholson, L. L. (2002). Self-care activities and quality of life in ovarian cancer survivors. *Dissertation Abstracts International, 63*(03B), 1272. Abstract retrieved December 12, 2007, from Dissertation Abstracts Online database.

Olson, G. P. (1985). Perceived opportunity for and preference in decision-making of hospitalized men and women. *Dissertation Abstracts International, 47*(02B), 572. Abstract retrieved December 12, 2007, from Dissertation Abstracts Online database.

Ortiz-Martinez, M. A. (1994). The self-care model for nursing in Puerto Rico: A crosscultural study of the implementation of change [Spanish]. *Dissertation Abstracts International, 56*(07B), 3696. Abstract in English retrieved December 12, 2007, from Dissertation Abstracts Online database.

Renker, P. R. (1997). Physical abuse, social support, self-care agency, self-care practices, and late adolescent pregnancy outcome. *Dissertation Abstracts International, 58*(11B),

5891. Abstract retrieved December 12, 2007, from Dissertation Abstracts Online database.

Robinson, M. K. (1995). Determinants of functional status in chronically ill adults. *Dissertation Abstracts International, 56*(10B), 5424. Abstract retrieved December 12, 2007, from Dissertation Abstracts Online database.

Slusher, I. L. (1994). Self-care agency and self-care practice of adolescent primiparas during the in-hospital postpartum period. *Dissertation Abstracts International, 55*(08B), 3240. Abstract retrieved December 12, 2007, from Dissertation Abstracts Online database.

Sonninen, A. L. (1997). Testing reliability and validity of the Finnish version of the appraisal of self-care agency (ASA) with elderly Finns. *Dissertation Abstracts International, 60*(03C), 604. Abstract retrieved December 12, 2007, from Dissertation Abstracts Online database.

Wells-Biggs, A. J. (1985). Hermeneutic interpretation of the work of Dorothea E. Orem: A nursing metaphor. *Dissertation Abstracts International, 47*(02B), 576. Abstract retrieved December 12, 2007, from Dissertation Abstracts Online database.

White, M. A. M. (2000). Predictors of self-care agency among community-dwelling older adults. *Dissertation Abstracts International, 61*(03B), 1332. Abstract retrieved December 12, 2007, from Dissertation Abstracts Online database.

文献解題

Aish, A. (1996). A comparison of female and male cardiac patients' responses to nursing care promoting nutritional self-care. *Canadian Journal of Cardiovascular Nursing, 7*(3), 4–13.

This study investigated gender-based response to an Orem-based nursing care plan that focused on nutrition. The care was provided to 62 men and 42 women who had suffered myocardial infarctions in the patients' homes within a week of discharge from the hospital. A three-day diet record was obtained seven weeks after discharge. Both men and women in the treatment group had changed their dietary habits by lowering the intake of both total and saturated fat.

Aish, A. E., & Isenberg, M. (1996). Effects of Orem-based nursing intervention on nutritional self-care of myocardial infarction patients. *International Journal of Nursing Studies, 33*, 259–270.

This study investigated the effect of an Orem-based nursing care measure on the nutrition of patients who had experienced myocardial infarction. The major variables of interest were the impact of self-care agency and self-efficacy on healthy eating. The treatment took place during the first six weeks after discharge for 104 patients who were randomly assigned to treatment and control groups. Findings supported that the nursing care influenced self-care agency but did not have an impact on self-efficacy in healthy eating.

Anderson, J. A., & Olnhausen, K. S. (1999). Adolescent self-esteem: A foundational disposition. *Nursing Science Quarterly, 12*, 62–67.

After conducting a concept synthesis and concept derivation, the authors argue that self-esteem is a foundational disposition within the self-care deficit theory. As such, self-esteem is also a component of self-care agency.

Baker, S. (1997). The relationships of self-care agency and self-care actions to caregiver strain as perceived by female family caregivers of elderly parents. *Journal of the New York State Nurses Association, 28*(1), 7–11.

This descriptive correlational study investigated caregiver strain in 131 primary caregivers. Findings included an inverse relationship between self-care agency and caregiver strain; mediation effects of self-care actions on the relationships between household tasks, emotional support, and caregiver strain; that multiple roles increased caregiver strain and that personal care tasks had a moderator effect on self-care actions that decreased caregiver strain. The author suggests that nurses need to educate caregivers of the importance of self-care.

Callaghan, D. (2005). Healthy behaviors, self-efficacy, self-care, and basic conditioning factors in older adults. *Journal of Community Health Nursing, 22*(3), 169–173.

This study, a secondary statistical analysis, focused on selected basic conditioning factors in relation to healthy behaviors, self-efficacy beliefs, and ability for self care. Subjects were 235 older adults. Findings included that the basic conditioning factors of education, income, health insurance, race, support system, routine religious practice, medical problems, marital status, gender, age, and number of children had statistically significant relationships with healthy behaviors, self-efficacy, and self-care.

Chang, E., Hancock, K., Hickman, L., Glasson, J., & Davidson, P. (2007). Outcomes of acutely ill older hospitalized patients following implementation of tailored models of care: A repeated measures (pre- and post-intervention) design. *International Journal of Nursing Studies, 44,* 1079–1092.

The purpose of this study was to evaluate the use of tailored models of care for older patients in an aged care ward and a medical ward in two Sydney, Australia, teaching hospitals. The efficacy of care was evaluated through patient and nurses' satisfaction with the provided care, increase in activities of daily living, reduction of unplanned readmissions, and knowledge of medications. The groups of patients, aged 65 and older and admitted for an acute illness with the exclusion of those with moderate or severe dementia, included 232 admitted before the implementation of the care models and 116 admitted during the implementation. There were 90 nurses in the pre-model group and 22 in the implementation group. The implementation of the ward-specific models resulted in statistically significant increased satisfaction for both patients and nurses, increased participation in activities of daily living, and increased knowledge of medication.

Dennis, C. M. (1997). *Self-care deficit theory of nursing: Concepts and applications.* St. Louis: Mosby.

This text provides a basic introduction to Orem's theory, based on work done by faculty at Illinois Wesleyan University. It seeks to define the concepts and terminology associated with the theory in ways that are useful to beginning students of nursing and aid them in the practical application of the theory.

Taylor, S. G., Geden, E., Isaramalai, S., & Wongvatunyu, S. (2000). Orem's Self-Care Deficit Nursing Theory: Its philosophic foundation and the state of the science. *Nursing Science Quarterly, 13,* 104–110.

Reviews the published research relating to Orem's theory, using the five stages of theory development identified by Orem. Most of the studies reviewed were descriptive research and served to increase the knowledge base about self-care but provided little indication of sustained research programs based on the theory. The authors conclude that "the bricks are piling up around the framework, but only a few scholars are working on building the walls" (p. 108).

第7章

概念システムと目標達成理論
Conceptual System and Theory of Goal Attainment

Imogene M. King

Julia B. George

　Imogene M. King は，1923 年に 3 人きょうだいの末子として生まれた。ミズーリ州セントルイス市の St. John's 病院看護学校で基礎看護教育を受け，1945 年に卒業。1948 年に看護学士，哲学と化学などの科目を加えた副専攻の教育学士，1957 年に看護学修士を St. Louis 大学で，1961 年にニューヨーク市 Columbia 大学教員養成校で教育学博士の学位を取得した。さらに博士課程修了後，研究デザイン，統計学，コンピュータの分野で研究に携わった（King, 1986b）。

　King は，管理者，教育者，実務者として成人内科外科看護での臨床実践を経験した。St. John's 病院看護学校（セントルイス市），Loyola 大学（イリノイ州シカゴ市），South Florida 大学（タンパ市）で教鞭を執り，Ohio 州立大学（コロンバス市）では看護学部長を務めた。1960 年代中期には，米国保健教育福祉省看護部門研究助成金支部の副責任者を務め，1970 年代初期には国防総省兵役女性諮問委員会の委員を務めた。King は，1994 年に米国看護アカデミーの特別会員，1996 年米国看護師協会 Jessie M. Scott リーダーシップ賞の授与や，フロリダ州看護協会終身会員資格の付与，また King の名を冠した Tampa 大学年次研究賞が設けられるなど，数多くの栄誉を受けた。

　King は定年後も South Florida 大学で名誉教授の職務を全うし，King 理論のさらなる適用を目指してコンサルタントとしての活動と研究活動を続けた。ミシガン州オークランド市の Oakland 大学看護学部に本部を置く King 国際看護団体（King International Nursing Group）の設立にも積極的に関与した。King 博士は，2007 年 12 月 24 日にフロリダ州で永遠の眠りに就いた。

　20 世紀の様々な分野における知識の急速な進歩は，社会全般のみならず看護専門職にも計り知れないほどの影響を及ぼした。1960 年代，看護師は新興の専門職として，看護実践と拡大する看護師の役割に独自の知識基盤を明確にしようとしていた。1964 年に King は，看護知識の開発に伴う問題と今後の見通しについての論文を発表した。1968 年には初めて，その後の King 理論の概念システムに使用する概念のいくつかを特定し，看護の知識基盤の必要性を論述し続けた。

このような状況の下で King（1971）は，次のような疑問について答えを探し求めた。

1．米国における社会と教育のどのような変化が看護の変化に影響を及ぼしているのか。
2．看護が変化する過程で，終始変わらずに存在し続ける基本要素は何か。
3．どこまでが看護実践の範囲か，どのような環境で看護師は役割を遂行するのか。
4．現在の看護が目指す目標は，過去半世紀の目標と類似しているか。
5．看護分野で長年にわたり変わらず重要視されているのは看護実践のどの側面か。(p.19)

さらに King（1971）は，システム分析と一般システム理論の文献を探究することでさらに浮上した疑問を追加している。

1．看護の役割と責任を果たす過程で，看護師にどのような種類の意思決定が求められるのか。
2．決定をするためにどのような情報が必要不可欠か。
3．看護場面にはどのような選択肢があるのか。
4．看護師が個人のケア，回復および健康について重大な決定をする場合に，看護師がとるべき行動にどのような選択肢があるのか。
5．看護師は今どのような技術を駆使しているのか，そして看護師が選択決定する場合に，どのような知識が必要不可欠か。(pp.19-20)

これらの疑問は，数十年前に提起されていながら，現在も依然として考えるべき事柄であり続けている。これらの疑問とその解答がいずれも重要であり続けているということは，看護知識に関する King の時代を超えた思考と学識の深さを実証している。

King の著書『Toward a Theory for Nursing：General Concepts of Human Behavior（看護の理論化：人間行動の普遍的概念）』[1] は 1971 年に，『A Theory for Nursing：Systems, Concepts, Process（看護理論：システム，概念，プロセス）』[2] は 1981 年に出版された（1990 年に再版）。この 2 冊は，看護師が利用できる膨大な知識と，ある状況における事実と概念を個々の看護師が選ぶ場合に遭遇する難題について，King が思索し，その思想を基に培われた書物である。King は『Toward a Theory for Nursing』（1971）の序文で，看護理論ではなく，看護の概念枠組みを提案するつもりだと明言している。書名に記されているように，King の目的は看護理論の構築に「向けた *toward*」活動を援助することだった。これとは対照的に『A Theory for Nursing』（1981/1990a）の序文では，新たな枠組みを開発して確立したと述べ，これが理論であることを示している。第 2 の書物で，King はシステムの考えに基づく概念枠組みを再度提示し，医療の中での看護をシステムとして理解するとして，特定した概念間の関係について論

---

[1] 訳注：邦訳；杉森みど里 訳：看護の理論化：人間行動の普遍的概念. 医学書院；1976.
[2] 訳注：邦訳；杉森みど里 訳：看護理論. 医学書院；1985.

述している。本章でも，King は看護における概念の開発と知識の適用について論述し，開放系システムの枠組みから導き出した「目標達成理論」を詳細に説明することで理論構築の方法の1つを示している。

King（1997, 2001, 2006a）は後にこの枠組みを概念システムとして特定している。複数の考えや概念を一群のものとして意味をもつようにまとめられたものが概念システムである。広範囲にわたる文献調査（King, 1971, 1981/1990a を参照）からも明らかなように，King は多種多様な情報源から概念システムを導き出して開発し，開発した概念システムを基にして理論を導き出している。目標達成理論は概念システムから導き出されているので，本章ではこの概念システムとその前提および概念を最初に提示し，次に目標達成理論について述べる。

King の概念システム

概念システムの目的は，①専門分野としての看護に必要な概念を特定すること，②看護の科学的知識基盤を開発する一環として，研究によって検証される理論の由来を規定すること，③看護カリキュラムを編成するための骨子になること，④看護が展開される全ての環境において，ケアの質を保証する理論を基盤とする看護実践を可能にすることである（King, 1990c, 1977）。概念と知識そのものは各々の専門分野で類似しているが，それらの使用法は各分野によって違ってくる（King, 1989）。概念システムには，King（1990c, 1997）がその必須要素としている目標，構造，機能，資源，意思決定などが含まれている。概念システムに含まれる看護の「目標 goal」が健康である。「構造 structure」が，3つの開放系システム（個人システム・個人間システム・社会システム）である。「機能 function」は，相互作用と相互浸透行為に関与する個人間のレシプロカルな関係になる。「資源 resource」には，人的資源（医療専門職者とそのクライエント）と，特定の活動に必要な経費や物資，サービスなどの物的資源の両方が含まれる。「意思決定 decision making」は，システムの目標達成を支援するための資源の配分を選択する場合に行われる。

King（1989）は，理論の概念システムの基本になる前提をいくつか提示している。この中には，人間は環境と継続的に相互作用している開放系システムであるという前提，看護の焦点は環境と相互作用している人間であるという前提，看護の目標は個人と集団が健康を維持できるよう援助することであるという前提が含まれている。

概念システムは，個人システム，個人間システム，社会システムの3つの相互作用システムで構成される（図 7-1）。King（1995a）は，人間の行動を焦点にして概念システムを要約している。個人システムとは個人を意味する。個人がそれぞれ他者と相互作用することで，個人間システムが形成される。この個人間システムの規模は，2者から大集団にまで及ぶ。そして集団同士が相互作用すると社会システムが形成され，集団はコミュニティの一部になる。コミュニティは社会に帰属する。

図7-1 力動的な相互作用システム

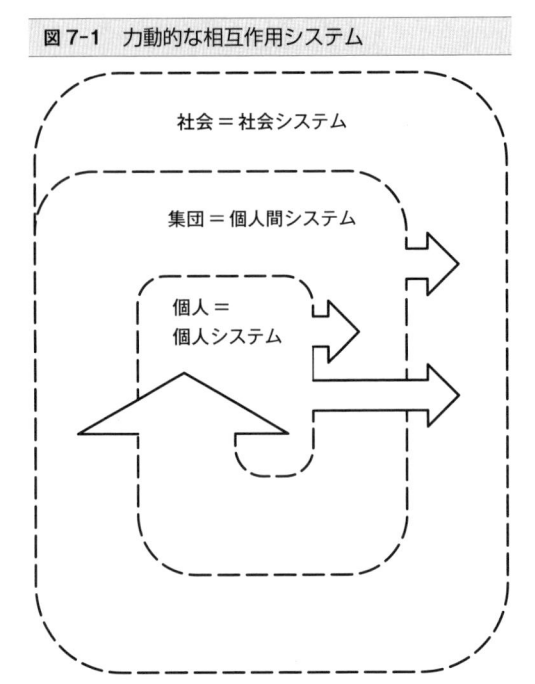

(King, I. M.〈1971〉. Toward a theory for nursing. New York: Wiley, p. 20. Copyright ©1971, by John Wiley & Sons. から許可を得て使用.)

　概念システムでは，様々な社会環境における人間の行動を分析単位としている（King, 1995a）。Kingはこれらのシステムごとに関連性のある概念をいくつか特定している。しかし，これらの概念の全てが人間—環境間の相互作用の過程で相互に関係しているうえに，ほとんどあらゆる状況で看護師に使用されるので，それぞれのシステムの概念の配置は恣意的になるとも述べている。King（1981/1990a）は，これらの概念のほぼ全てを定義し，後年の出版物にこれら全てを再度掲載している。長年の間に追加された概念もあれば，削除されたと思われる概念もある。概念システムの概念は，様々な出版物で論述されているので，表7-1を参照してほしい（King, 1971, 1981/1990a, 1989, 1990c, 1992, 1995a, 2001, 2006a）。

▼ 個人システム

　個人1人ひとりが，1つの個人システムである。個人システムの最も新しい概念は，知覚，自己，成長と発達，身体像である（King, 2001, 2006a）。「知覚 perception」は，あらゆる行動に影響を及ぼす概念であり，他の全ての概念と関係するものでもあることから，個人システムの主要概念となっている。知覚の特徴は，誰もが体験し，主観的あるいは個人的で，選択的であり，これは，どのような状況であれ，そこに居合わせる個人がそれぞれ独自の流儀でその状況を体験するという意味である。知覚は，利用可能な情報に基づき現在の活動を焦点化する。また，個人はいずれの状況でも積極的な参加者であり，参加することによって個人のアイデンティティは影響を受けるという意味で，知覚は相互浸透行為でもある（King, 1981/1990a）。

表7-1 Kingの概念システムに含まれる概念

概念	1971	1981	1989	1990c	1992	1995a	2001	2006a
個人システム（個人）								
知覚	●	●	●	●	●	●	●	●
情報	●							
エネルギー	●							
自己		●	●	●	●	●	●	●
成長と発達		●	●	●	●	●	●	●
身体像		●	●	●	●	●	●	●
空間		●	●	●	*	●	●	●
時間		●	●	●		●	●	●
学習			●			●	●	
個人間システム（集団）								
個人間関係	●					●		
コミュニケーション	●	●	●	●	●	**	●	●
相互作用		●	●	●	●	●	●	●
相互浸透行為		●	●	●	●	●	●	●
役割		●	●	●	●	●	●	●
ストレス		●	●	●		●		
社会システム（社会）								
社会組織	●	●	***	●	●	●	●	●
役割	●							
社会的地位	●	●	●			●		
権威		●	●	●	●	●	●	●
権力		●	●	●	●	●	●	●
意思決定		●	●	●	●	●	●	●
統制			●					

* 1992年に個人的空間として初めて列挙される
** 1995年に言語的および非言語的コミュニケーションとして初めて記述される
*** 1989年に組織になる

Kingはさらに，知覚について，感覚と記憶から得たデータを整理して解釈し，変容する過程として論述している。このような人間と環境との相互作用の過程は行動に影響を及ぼし，この過程を通して体験が意味をもつようになり，その人の現実に対するイメージが浮かび上がる。またこの過程には学習も含まれている。

「自己 *self*」とは，1つの開放系システムとして存在する力動的な個人であり，その行動は目標を達成しようとするという特徴がある。King（1981/1990a）は，Jersild（1952）の自己の定義を取り入れている。この定義では，自己に思考と感情が含まれている。この思考と感情は，自分が他者とは別個の個人であるという人間の意識と関係があり，自分が誰で何者なのかという見解に影響を及ぼす。態度，観念，価値観，コミットメントなども自己に含まれる。さらに，自己によって自分の内なる世界と，他人と客体が存在する外界とを区別する。

「成長と発達 *growth and development*」は，細胞および分子レベルの変化と行動の変化の両方が含まれる。これらの変化は通常，順を追って規則的に現れるので予測することは可能だが，

個人差がある。このような変化は，遺伝体質，生命・生活体験，とりわけ有意味な体験や満足感が得られる体験や，成熟を助長する環境などから影響を受ける（King, 1981/1990a）。成長と発達は，達成が可能な状態から自己実現を目指して歩む人々の生命・生活過程であると定義できる。Kingは，Freud（1966），Erikson（1950），Piaget（Inhelder & Piaget, 1964），Gesell（1952），Havinghurst（1953）などの理論家に言及しているが，特定の理論家の成長発達モデルや理論，枠組みを取り入れているわけではない。

「身体像 *body image*」は，非常に個人的で主観的なものであり，獲得あるいは習得したもので，力動的で，人間が自己を再定義するたびに変化していくことが特徴である。身体像は，成長と発達の各段階の一部を構成している。King（1981/1990a）は，身体像には自分の身体に対する知覚の仕方と，自分の外見に対する他者の反応の両方が含まれると述べている。

King（1981/1990a, 1989, 1992, 1995a）は，初期の著作では空間と時間も個人システムに含まれる概念として定義している。「空間」は，万人に共通していることが特徴で，この理由は誰もが空間について何らかの概念を抱いているからである。空間は，個人的で主観的なものであり，状況的で，状況における関係に左右され，容積・領域・距離・時間などの機能としての次元があり，相互浸透行為的で，状況に対する個人の知覚に基づくものである。King（1981/1990a）は，空間はいずれにも存在し，普遍的であり同じであり，縄張りのような物理的領域とその空間を占拠する個人の行動によって定義されると述べている。空間に関する個人の定義は文化に影響される。

「時間」の特徴は，普遍的で，生命・生活過程に固有のもので，相互的であり，距離と浮上する情報量に左右され，一連の事象が継続的に過去から未来へと推移するので，一方向的で不可逆的であり，測定が可能で，知覚に基づくものなので主観的である。King（1981/1990a）は，時間とは，ある事象が起きてから次の事象が起こるまでの間隔のことで，人によって体験の仕方には相違があると定義している。

1986年にKing（1986a）は，個人システムに含まれる概念の1つとして「学習」を加えているが，概念として定義はしていない。学習は1995年版に加えられたが，後年の出版物では単独の概念として論述されていない。2001年にKingは，コーピングの概念を個人システムに追加すると述べているが，これについてそれ以上詳しい論述はしていない。コーピングについては，1992年版で個人間システムに含まれるストレスとストレッサーとの関連で説明されている。

現行の個人システムの概念は，知覚，自己，成長と発達，身体像である。個人システムの場合は，個人が看護の焦点になる（King, 1986a）。個人システム同士が互いに接触すると，個人間システムが形成される。

▼ 個人間システム

個人間システムは，人間の相互作用によって形成される。2人の相互作用によって2者関係が形成され，3人の場合は3者関係が，4人以上になると小集団や集団が形成される。相互作用は，人数が増えれば増えるほど複雑になる。最新版個人間システムの概念は，相互作用，コ

ミュニケーション，相互浸透行為，役割である（King, 2001, 2006a）。個人システムの概念も，相互作用を理解する場合に使用される（King, 1989）。King は1992年に個人間システムの概念として個人間関係を加えたが，この概念は定義されず，後年の著作には含まれていない。

「相互作用 interaction」の特徴は，人間関係を確立するためのメカニズムや価値観，普遍的な体験であり，知覚に影響され，レシプロカルであり，相互的または相互依存的で，言語および非言語的コミュニケーションが含まれ，コミュニケーションの効果によって行われる学習であり，一方向的・不可逆的であり，力動的で，時空内に存在することなどである（King, 1981/1990a）。相互作用は共存する2人以上の人物によって行われる観察可能な行動と定義される。

「コミュニケーション」は，言語的および非言語的，状況的，知覚的，相互浸透行為的，不可逆的あるいは順行性，個人的，力動的であるという特徴がある（King, 1981/1990a）。言語的コミュニケーションのシンボルは言葉であり，口語や文語のような言葉をシンボルとして使用して，個人や集団から他者へ考えが伝えられる。非言語的行動の重要な1つがタッチングである。その他，距離や姿勢，表情，身体的外観，身体の動きなどが非言語的行動に含まれる。コミュニケーションには個人間の情報交換が含まれる。これは，対面で行われる場合もあれば，電子媒体や文書で行われる場合もある。社会的過程としてのコミュニケーションには，人間関係を育んで維持し，人間の集団と社会の規則正しい機能を促進する働きがある。コミュニケーションは人間の相互作用としての情報を司る要素であり，あらゆる行動にみられる。King は，個人内，つまり個人の内部で行われるコミュニケーションについても論述している。すなわち心理的過程と共に遺伝的特質，代謝性の変化，ホルモン変異，神経信号などからの影響について，個人内コミュニケーションが社会とのやり取りに影響を及ぼし得ることを述べている。

概念システムの「相互浸透行為 transaction」は，認知と知覚に由来し，交流の分析ではない。相互浸透行為の特徴は，人間は1人ひとりが自分の知覚に基づいた独自の世界観を有していることから唯一無二であり，時空内での体験——一連の事象であることなどである。King（1981/1990a）は相互浸透行為を，人間と環境の一連の交換作用であり，参加者の目標指向型の観察可能な行動が含まれると定義している。

「役割 role」の特徴には，習得的，社会的，状況的であることが挙げられる。さらに，このような役割を2つ以上果たしている2人以上の個人間の関係によって，一方があるときには提供する側となり，別のときには受ける側になるようなレシプロシティが含まれている（King, 1981/1990a）。役割には3つの主要な要素がある。第1は，役割とは社会システムの中で特定の地位に就いている人たちに期待される一連の行動によって構成されるということである。2番目に，組織内の地位に伴う義務と権利の範囲を規定する一連の手続きや規則が存在することである。3番目は，特定の状況で，ある目的のために相互作用をする2人以上の個人の関係である。看護師の役割は，1人または2人以上と相互作用をする看護場面で，看護師が専門職者として，看護の仕事として確認されている技術，知識および価値観を駆使して，他人の目標を確認しその目標を達成できるよう援助することと定義できる。

Kingの初期の著作には，ストレスとストレスに対するコーピングが掲載されており，定義もなされていた（1981/1990a, 1989, 1992, 1995a）。「ストレス」とは，開放系システムと環境

との継続的な交換作用の結果であり，それは普遍的な力動性を有している。その強度は一定ではなく，過去の体験が影響する時間および空間的次元があり，個別的で，私的で，主観的な，生活上の出来事に対する特有の唯一無二の反応である。King（1981/1990a）は，ストレスとは絶えず変化し続ける状態であり，このような状態下で，個人は環境と相互作用しながら，成長と発達や活動を支えるバランスを保とうと努めていると定義している。ストレッサーの調節と統制を目的とした開放系システムは，基本的に環境との相互作用で情報およびエネルギーを交換している。さらに，物や人，出来事も，ストレッサーとして個人のエネルギー反応を引き起こすのでストレスに含まれる。ストレスはプラスにもマイナスにも作用するので，その人にとって最高の結果をもたらすのに役立つ可能性があると同時に，疲労の原因になる可能性もある。

　個人間システムとして定義されている概念は，相互作用，コミュニケーション，相互浸透行為，役割，ストレスである。概念システムで現在も使用されているのは，相互作用，コミュニケーション，相互浸透行為，役割である。個人間システムでは，環境が看護の焦点になる（King, 1986）。2つ以上の個人間システムが合流すると，社会システムと呼ばれる大規模なシステムが形成される。

▼ 社会システム

　社会システムとは1つのシステムとして構成された大規模集団である。望ましい帰属意識を保ち活動と規則を維持する方法を説明するために，そのシステムによって定められた規則，行動，慣習を用いている（King, 1981/1990a）。社会システムには，仲間，家族，地域集団，宗教団体，教育機関，政府，職業組織などがある。社会システムに関係する最新の概念には，組織，権威，権力および意思決定，その他にも個人システムと個人間システムで利用した全ての概念が加えられている（King, 1989, 2001, 2006a）。

　King（1981/1990a）は，「組織 organization」について4つのパラメータを挙げている。第1は，システムに属す個々人の行動パターンと期待，ニード，望ましいアウトカムなどと，人間が抱いている価値観である。2番目はシステムが存在する環境であり，これは利用できる物的・人的資源に影響を及ぼす。3番目はシステム内の人間，つまり家族，管理者側と職員，幹部役員と成員である。4番目は，組織目標を達成するために用いられるテクノロジーが関係する。

　「組織」の特徴は，地位と活動を命じる構造である。そして組織には個人と組織の目標を達成するための公式および非公式の人員配置が含まれていて，遂行すべき活動と共に成員の役割と地位を説明する機能があり，達成すべき目標やアウトカムがあり，資源がある。King（1981/1990a）は組織を，定められた地位に就いて役割を担い，資源を活用して個人と組織の両方の目標達成を目指す人々によって構成されるものと定義している。

　「権威 authority」の特徴は，秩序や指揮命令系統，実施する行為に対する責任などで観察が可能であること，正式な組織に必要な普遍性を有していること，協力が必要でありレシプロカルであること，合法的に認められた者に属していること，状況的，目標達成に不可欠で，権力

と結びついていることである（King, 1981/1990a）。権威に関する前提としては「人間によって見分けることができ，合法とみなされる」「地位と関係し，その地位に就く人物が賞罰を行うことになる」「適正な能力を身につけて専門的な知識と技術を使用する専門職者によって保持される」「人間関係の技術を身につけた人物によって，集団のリーダーシップを発揮する形で行使される」ことがある。Kingは権威を，意図，正当性，権威を伴った組織的地位の容認に影響を及ぼす関係者の経験と理解，価値観における相互浸透行為の積極的でレシプロカルなプロセスであると定義した。

「権力 power」の特徴は，普遍的で，状況的（つまり個人の属性ではなく，状況に応じて存在するもの）で，組織に必要とされ，その状況の資源の影響を受け，力動的で，目標指向的である（King, 1981/1990a）。権力に関する前提は，次の通りである。「権力とは，実際上というよりも潜在的なエネルギーである」「社会の大混乱を避けるために必要である」「集団の一体感を高める働きがある」「組織での地位と関係している」「権威と直結している」「人間のコミュニケーションの機能である」「意思決定と結びついている」。Kingは権力を，資源を利用して目標を達成する組織の力量，他人に影響力を発揮する1人の人物，目標を達成する手腕や，誰もがもっている潜在的な力で生活のあらゆる領域に存在するもの，また社会的な強制力と定義している。

「意思決定」の特徴は，個人や集団の生活と仕事の秩序を保つために必要であり，普遍的，個別的，私的，主観的，状況的，一連の継続的な過程，目標指向的であることなどである。組織内での意思決定は，変動的でかつ秩序ある過程であり，この過程を通して，可能な活動を特定したうえでさらに目標に関連するものを選択し，目標を目指して個人や集団の措置が講じられると定義されている（King, 1981/1990a）。

Kingは，初期の著作で社会システムの概念の1つとして社会的地位を取り上げて定義している。社会的地位の特徴は，状況的であり，立場に左右され，可逆的なことである。King（1981/1990a）は社会的地位を，集団内のある人物と他の成員との立場的な関係，あるいはある集団と他の集団との立場的関係と定義している。また，社会的地位は特権，説明責任，資格条件などを伴うことも明確に論じている。1989年版には，統制も社会システムの概念の1つに含まれていたが，定義はされていない。

King（1981/1990a）の概念システムの主な論旨は，誰もがその環境の中で他者と共に目標を明らかにしてそれに向かう総体として世界を捉えているということである。もう1つの論旨は，目標の設定とそれを目指す動きは生活場面の中で起こるということである。この特徴は知覚する側と知覚される側（人や物）との相互作用であり，この相互作用に携わる個人はそれぞれが能動的な参加者であり，その活動と交換作用によって変化することである。

諸々の理論は，概念枠組みから導き出される。Kingは概念システムを構成する概念とシステムから目標達成理論を導き出している。

King の目標達成理論

　Kingの中範囲理論，目標達成理論の主要な要素は「通常は初対面の，医療機関で出会い，役割を果たすことができる健康状態を維持するために援助を授受しようとする2者間の個人間システム」（King, 1981/1990a, p.142）に見出すことができる。個人間システムに向けられた視点には，看護実践は看護師が個人と共に個人のために行う実践であるが故に，他の医療専門職の実践と区別されるというKingの信念が反映されている。初版の理論では，概念は，相互作用，知覚，コミュニケーション，相互浸透行為，自己，役割，ストレス，成長と発達，時間，個人的空間である（King, 1981/1990a, 1986b, 1987b, 1989, 1990c, 1992, 1995b, 1997, 1999）。Kingは2001年版の概要で，ここに意思決定を追加し，成長と発達，ストレス，時間，空間を削除しているが，このように変更した根拠は述べられていない。表7-2に，年月を経て追加または除外された概念を年版別に表示する。本章の後述では，最新の概念を使用する。

　理論の諸々の概念は，いずれの看護場面でも相互に関連し合っている（King, 1989, 1995b）。これらの用語は，前述の概念システムの説明においてすでに定義したが，ここでは目標達成理論を構成する重要な要素として再度定義する。Kingは，いずれの概念も概念的に定義したが，相互浸透行為のみは操作的に定義をしたと述べている。しかしながら，Kingの他の著書では相互作用にも操作的定義が使用されている（King, 1990c）。

　「相互作用」は，共存する2人以上にみられる言語的および非言語的な目標指向型の行動であり，知覚とコミュニケーションが含まれる（King, 1981/1990a）。Kingは相互作用を図7-2

表7-2　目標達成理論の概念

概念	1981	1986b	1987b	1989	1990c	1992	1995b	1997	1999	2001	2006a
相互作用	●	●	●	●	●	●	●	●	●	●	●
知覚	●	●	●	●	●	●	●	●	●	●	●
コミュニケーション	●	●	●	●	●	●	●	●	●	●	●
相互浸透行為	●	●	●	●	●	●	●	●	●	●	●
自己	●	●	●	●	●	●	●	●	●		●
役割	●	●	●	●	●	●	●	●	●		
ストレス	●	●	●	●	●	**	●	***	●		
成長と発達	●	●	●	●	●	●	●	●	●		
時間	●	●	●	●	●	●	●	●	●		
空間	●	●	●	●	*	●	●	●	●		
コーピング								●			
意思決定****										●	●

*　　個人的空間となり掲載され始めたのは1990年である
**　　1992年にストレスに対するコーピングとして特定された
***　　1997年にストレス―ストレッサーとして特定され，コーピングは別個の概念としてリストアップされた
****意思決定は，初期の著作では開放系システムに必要不可欠な特徴として論述された

図7-2 相互作用

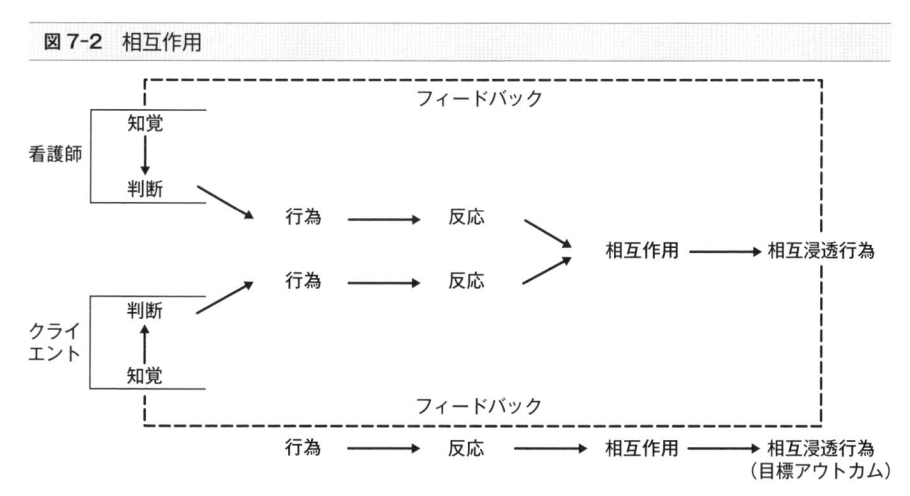

```
                      フィードバック
          ┌知覚                                                    ┐
看護師    │                                                        │
          └判断 ─→ 行為 ─→ 反応 ↘                                  │
                                   相互作用 ─→ 相互浸透行為
          ┌判断 ─→ 行為 ─→ 反応 ↗
クライ    │
エント    └知覚
                      フィードバック
                行為 ─→ 反応 ─→ 相互作用 ─→ 相互浸透行為
                                              （目標アウトカム）
```

(King, I. M.〈1971〉. Toward a theory for nursing. New York ; Wiley, pp. 26, 92. Copyright ©1971, by John Wiley & Sons. から許可を得て使用.)

のように図式している。これは相互浸透行為モデルとしても知られている。相互作用に関与する個人は考えや態度，知覚に相違があるので交換作用が始まる。個人はある目的のために集まって互いに認識し合い，それぞれが判断して精神活動をするか，行動を起こそうとする。そして，互いに相手と状況に反応する（知覚，判断，行動，反応）。King は，相互作用と相互浸透行為のみが直接観察できることを示している。King の看護師―患者間の相互作用の法則は，「共存する看護師と患者が明確な目標をもって相互作用すると，看護場面でそれぞれの知覚認識，意図的なコミュニケーション，大切な目標に基づいた相互交流が始まる」というものである（King, 1997, p.184）。

「知覚」は，個人がそれぞれ捉えている現実である（King, 1981/1990a）。知覚の要素は，環境からエネルギーを取り入れ，それを情報によって組織化する過程であり，エネルギーを変換する過程であり，情報を処理する過程であり，情報を記憶し蓄える過程であり，情報を観察可能な行動様式で送り出す過程である。

「コミュニケーション」は，人々の間で行われる情報交換で，対面中に行われる場合もあれば，電子メディアや文書で行われる場合もある（King, 1981/1990a）。コミュニケーションは，相互作用の象徴であると共に相互作用の情報的側面の一部でもあり，人と人との間だけでなく一個人の内部でも行われる。

「相互浸透行為」は，人間と環境との間で行われる一連の交換作用のことで，関係者にとって価値がある目標への到達を目指した観察可能な行動が含まれる（King, 1981/1990a）。相互浸透行為は，人間の価値観がはっきり表れる相互作用であり，歩み寄り，協議，社会的交換作用などが関係している。看護師とクライエントとの間の相互浸透行為によって目標は達成される。

「役割」は，期待される一連の行動と定義され（King, 1981/1990a），その人の地位，その地位に伴う権利と責任，相互作用をする個人間関係などと関連がある。役割は，葛藤と混乱を未然に回避するために，期待される行動を関係者全員が適切に理解・解釈できるようにすること

が重要になる。

「意思決定」は，利用可能な選択肢の中から事実と価値観に基づいて選択を行い，実行に移し，その結果を達成すべき目標と関連づけて評価する過程と定義される(King, 1981/1990a)。意思決定は，個人と組織の生活に浸透する。

「健康」は，理論の概念としては言及されていないが，看護の目標として明確化されている(King, 1990b)。King (1986b) は，個人の健康状態や社会的役割を果たす能力であるとしている。

King (1981/1990a, 1989, 1990c) は，相互交流モデルとも呼ばれる相互浸透行為の操作的定義を使用して，相互作用に含まれる要素を特定している。特定されている要素は「行為 action」「反応 reaction」「障害 disturbance（問題 problem）」「相互目標設定 mutual goal setting」「目標達成手段の探求 exploration of means to achieve the goal」「目標達成手段に関する合意 agreement on means to achieve the goal」「相互浸透行為」「目標達成 goal attainment」である。当初は二者関係（看護師とクライエント）の相互作用を説明するモデルであったことから，目標達成を可能にする過程として相互の目標設定や意思決定が使用されていた。しかし，クライエントが家族や集団，コミュニティであっても適用できるモデルである。

King (1990c) は目標達成理論を基に，次のような命題を展開している。①知覚が正確で，役割が調和した看護師—クライエント間の相互作用としてコミュニケーションが行われると相互浸透行為が起こる。②相互浸透行為によって目標の達成と，成長と発達が可能になる。③目標達成は満足感と効果的な看護ケアを導く（pp.80-81）。King は，目標達成理論からさらに多くの命題が導き出せる可能性があると示唆している。

King の初版（1981/1990a）では，内部と外部の境界を定める基準が明記されていた。内部境界基準は，この理論の概念の特徴から導き出され，理論を言及するのに使用されていた。外部境界基準は，理論の範囲に言及するのに使用された。その後 King（私信，2001）は，開放系システムに境界はないと述べているように，もはや境界基準を支持していない。しかしながら過去の遺物であっても，これらの境界基準が依然として目標達成理論に関する重要な側面を指し示していることは確かである。

- 看護師は，専門職看護の資格を有する実務者である。
- クライエントは，看護分野が提供するサービスを必要としている。
- 一般に看護師とクライエントは，最初は見知らぬ他人同士として出会う。
- 看護師とクライエントは，共存する形で出会い，目標達成を目指した相互作用をする。
- 看護師—クライエント関係は，レシプロカルな関係の1つである。
  - 看護師は専門知識と技術を身につけており，目標設定に役立つ情報を交換（コミュニケーション）することができる。
  - クライエントは，自己に関する情報と知識を有しており，関心事と見解を伝えて，相互の目標設定に役立てることができる。
- 相互作用は，二者関係において起こる（これは当初の説である。King はその後，家族や集

団，コミュニティとの共同作業について言及し，二者関係を超える三者関係以上の相互作用に関わる人々との共同作業を明確にした）。
- 相互作用は，専門職看護師と，看護を必要とするクライエントとの間で起こる。
- 相互作用のための環境は，自然な環境である。

　King（1995b）は，これらの考えを相互浸透行為過程のモデルに包括し，看護師はクライエントが言語表現しない場合には家族と相互作用できることを付け加えている。King（1987a）は，クライエントの統制の所在に関する考え方を用いて，クライエントが外部統制型の場合は相互の目標設定を達成することが難しくなると述べている。
　このように King は，看護師とクライエントでは，専門職看護師は専門の知識と技術を携え，看護を必要とするクライエントは自己に関する知識をもち，私的な問題を認識したうえで，自然な環境で見知らぬ他人同士として出会うと言っている。両者は相互に作用し合いながら問題を特定し，目標を設定して達成しようとする。看護師という個人システムと，クライエントという個人システムが出会うことで，二者関係の個人間システムによる相互作用が始まる。この個人間システムは，互いに相手方の個人システムの影響を受けるだけでなく，両者を取り巻く社会システムの影響も受ける。対象が家族や集団の場合にも，同様の過程が始まる。

King の理論と看護のメタパラダイム

　King（1981/1990a）は「目標達成理論」の導入で概念システムについて紹介し，その概念は人間，健康，環境，社会であることを示している。目標達成理論は看護理論として提示されているので，King は看護も定義している。このように，人間，健康，環境，看護の4つの主要概念が King によって説明されている。
　King（1981/1990a）は，「人間 human beings」に関する前提をいくつか明確にしている。King は，人間は社会的で，鋭敏な感覚をもち，理性的で，反応し，知覚し，統制し，目的をもち，行動志向的であり時間志向的であると説明している。2001年に King は，人間は霊的存在でもあるとし，この用語を1971年版の原稿に掲載したものの，出版の段階で偶発的に抜けてしまった経緯を簡単に説明している。こうした人間に関する信念に基づいて，King は次のような看護師―クライエント間の相互作用に特有の前提を導き出している。

- 看護師とクライエントの知覚は，相互作用の過程に影響を及ぼす。
- 看護師とクライエントの目標，ニード，価値観は，相互作用の過程に影響を及ぼす。
- 個人は，自分自身について知る権利がある。
- 個人は，自分の生活，自分の健康，地域のサービスなどに影響を及ぼす決定に関与する権利がある。

- 医療専門職者には，個人が自分の健康についての情報に基づく意思決定に役立つ情報を共有できるようにする責任がある。
- 個人には，医療を受ける権利と拒否する権利がある。
- 医療専門職者の目標と医療を受ける側の目標は，一致しないこともある。（1981/1990a, pp.143-144）

　King（1981/1990a）はさらに，看護の関心事は，人々の自己実現を目的とした健康維持と成長を支援できるような方法で，人々が環境と相互作用できるように援助することであるとも述べている。人間には3つの根本的な健康上のニードがあり，それは，①必要なときに容易に利用できる健康関連情報に対するニード，②病いの予防を目的としたケアに対するニード，③人間が日常生活動作を自力でできない場合のケアに対するニードである。看護師はクライエントがどのような健康関連情報をもっているのか，自分自身の健康をどう考えているのか，健康を維持するためにどのような行動をとっているかを突き止める機会を捉えて明確にするようにとKingは示している。

　Kingは，「健康」とは「1人の人間の力動的な生の体験であり，日常生活のための潜在能力を最高レベルにまで高めるために，内部および外部環境のストレッサーに対して資源を最大限活用しながら行われる継続的な適応を意味する」（King, 1989, p.152），「変化が絶え間なく進行する力動的な状態であり，個人の日常的な役割を果たす能力であるという見方もできる」（King, 1990b, p.76）と定義している。King（1990b）は，健康は連続体ではなくホリスティックな状態であると主張し，健康の特徴を「遺伝的，主観的，相対的，力動的，環境的，機能的，文化的，知覚的」（p.124）であると断言している。そして健康を機能的な状態であるとし，病いを支障をきたしている状態と考え，病いを個人の正常機能範囲からの逸脱，あるいは機能のバランスの異常であると定義している。この逸脱は，生理学的構造と関係している場合もあれば，心理的気質や社会的関係が関わっている場合もある（King, 1981/1990a）。

　「環境」と「社会」は，Kingの概念システムの主要概念とされているが，著書には具体的に定義されていない。社会は，Kingの概念システムを構成する社会システムの部分とみなすこともできる。1983年にKingは，目標を設定しそれを達成する方法を選ぶ過程で行われる相互作用の範囲を拡大して，この中にクライエントと家族との関わりにおける家族員との共同目標設定を含めた。健康の定義では，内部環境と外部環境の両方に言及して「環境とは内部環境と外部環境とのバランスを保つ機能のことである」（1990b, p.127）と述べているが，『A Theory for Nursing』では，一般に外部環境を意味する言葉として使用している。Kingは自分の研究資料を開放系システムに基づくものとして紹介しているので，外部環境の定義は一般システム理論から導き出されているのではないかと思われる。諸々のシステムには，内部の構成要素とそれを取り巻く外界とを区別するのに役立つ半透明の境界があると考えられる。システムの外部環境に相当する部分は，システムの外側に存在する世界である。システムの外部環境として特に重要なのは，システムと直接エネルギーおよび情報を交換している部分である。King（1981/1990a）が「3つのシステムによって個人に影響を及ぼす環境が形成される」と言っていること

とは確かである。

　「看護」は「看護師とクライエントが医療場面で行為，反応，相互作用などを駆使して，互いに相手に対する知覚と状況について情報を共有できるようになり，さらにこのコミュニケーションによって両者が目標の設定と，目標を達成する手段の選択を可能にすることである」と定義されている（King, 1981/1990a）。「行為」は，精神および身体的活動を含む一連の行動であると定義されている。この一連の行動は，精神活動によって現在の状態を認識することから始まり，次に身体的行為によってこれらの状態に関係する活動が開始され，最後にこの状況を統制しようとする精神活動と，目標を達成しようとする身体活動が合体する。「反応」は，具体的に定義されていないが，実践で説明された一連の行動に含まれているとみなすこともできなくはない。「相互作用」は，既に説明した通りである。King は，1971 年に発表した看護の定義をその後変更しているが，看護は看護師によって行われると言及し続けている。King の看護の定義の「看護師」と「医療場面」は，たとえば「法律家」と「法的場面」や「理学療法士」と「治療場面」といった形で，クライエントと相互作用するいずれの実践者にも置き換えることができる。このように置き換えられるということは，他の諸々の実践にも適用できる定義ということになる。このことが King の定義の弱点になっている。

　上記の看護の定義に加えて，King（1981/1990a）は専門職としての看護師の目標，領域，機能についても説明している。目標は，「健康を維持または回復できるよう援助すること」である（King, 1990b, pp.3-4）。看護の領域には，健康の増進，維持および回復と，疾病，損傷および死にゆく過程にある人々のケアリングが含まれる。専門職としての看護師の機能は，個人，家族，集団，地域などへの看護ケアを計画して実施，評価する看護過程全般で，情報を解釈することである。

目標達成理論と看護過程

　目標達成理論の「看護師とクライエントは，情報交換をして，互いに目標を設定した後，設定した目標を達成するために行動する」という基本的な前提は，看護過程の基本的な前提でもある。King（1990c/1997）は，看護過程のステップは相互に関係する行為システムであると説明し，看護過程の方法論への理論的基盤になる概念を，自分の理論に基づいて特定している。

　King（1981/1990a, 1997）によると，「アセスメント」は，多くは見知らぬ他人同士として出会う看護師とクライエントが相互作用する過程で行われる。アセスメントは，並行して進行する行為と反応であるという見方もできる。King が特定している概念は，看護師とクライエントの知覚，コミュニケーション，相互作用である。この出会いに看護師は専門の知識と技術を提供できる状態で臨むのに対して，クライエントは自己に関する知識と重要な問題に関する知覚についての情報を提供できる状態で臨むことになる。看護師には，アセスメント，面接，コミュニケーションの技術だけでなく，自然科学と行動科学の知識を統合して具体的な場面に適

用する能力も必要とされる。

　目標達成理論の概念は全てアセスメントに適用される。成長と発達，自己と役割に関する知識，ストレス量などは，知覚に影響を及ぼし，次にこの影響がコミュニケーション，相互作用，相互浸透行為へと及ぶ。アセスメントの段階で，看護師はとりわけクライエントの成長発達レベル，自己観，現在の健康状態に関する知覚，コミュニケーションのパターン，役割，社会化などのデータを収集する必要がある。クライエントの知覚に影響を及ぼす要因は，感覚器系の機能，年齢，発達レベル，性別，教育レベル，薬剤服用歴と食事摂取状況，医療を必要としている理由の理解度などである。看護師の知覚は，看護師の文化的・社会経済的背景と年齢によって，さらにクライエントの診断名などからも影響を受ける（King, 1981/1990a）。知覚は，データの収集と解釈の基礎であり，アセスメントの基礎になる。知覚が正確かどうかを確かめるためにはコミュニケーションが必要になる。コミュニケーションが行われなければ，相互作用と相互浸透行為は成立しない。

　たとえば，看護師が Kelly Jenkins と初めて出会い，次のようなアセスメントデータを収集する場面を考えてみよう。Jenkins 夫人は身だしなみのきちんとした妊婦で，診察室でも落ち着いた様子で，看護師とアイコンタクトを交していることを看護師は知覚する。相互作用の過程で看護師が把握したことは，次の通りである。Kelly は 25 歳，既婚，妊娠 6 カ月前後で，妊娠中に約 5.4 kg の体重増加（成長と発達）があり，自分は本来健康だと思っている（自己）。大学では英語を専攻して理学士の学位を取得し，この地域に家族で転居する前は，高校で英語の教師をしていた。出産後に教師の職を探す予定である。最近転居したことで，妊娠中期に入ってから医療機関を変えなければならず多少ストレスになっているが，初めてマイホームに入居したのでワクワクする思いもある。Kelly は，友人や実家の家族と連絡を取り合うのに便利なので，以前とは比較にならないほど頻繁に E メールと Facebook を利用しているという。自然無痛分娩クラスの情報や，信頼できる歯科医と小児科医がいないか知りたがっている。また，妊娠 3 カ月頃まで続いていた嘔気と嘔吐にはもはや悩まされなくなったので，晴れやかな気持ちになったことも報告している。妊娠の経過は順調のようで，合併症もない。

　アセスメントの段階で共有した情報を使用して，King によって定義された「看護診断」が導き出される。King（1981/1990a）は，看護診断を，クライエントによって援助を求めることになった，そして認識されている苦痛，難題，心配事などについての記述と定義している。これは，看護師はアセスメントの段階でクライエントと相互に共有した問題を看護診断として表記するという意味である。ストレス，苦痛，難題，心配事などは，密接に関連し合っていることがあり，看護診断ではとりわけストレスが重要な概念になることが多い。

　Kelly Jenkins の看護診断には，「妊娠中の経過が正常範囲内の健康な初産婦」と「この地域への転入に関連した，医療および出産の地域資源に関する知識不足」が含まれる。これらの診断は，アセスメントの段階で行われた相互作用から導き出される。

　看護診断の設定後に「アウトカム」が特定され，「計画立案」が始まる。King（1997, 2001）は，目標達成とアウトカムが同等であることを示唆している。King（1997）は，関係する概念は目標に対する「意思決定」と，目標を達成する「方法に関する合意」であると述べている。

そして計画立案を，目標の設定とその達成の方法に関する意思決定であると説明している。これは，相互浸透行為の一環であり，クライエントとの相互交換が関係している。クライエントは目標達成方法の意思決定に参加するよう要請されるとKingは明記している。Kingは，看護師とクライエントが相互作用する場合に，クライエントには自分のケアの決定に参加する権利があるのは当然のこととみなしているが，クライエントに参加する責任があるとは言っていない。したがって，クライエントに参加は要請するが，参加する義務があるとは考えていないということになる。CarterとDufour（1994）は，このように参加するかしないかを決めるクライエントの能力を考慮に入れることによって，Kingの業績の文化的柔軟性が高められていると考察している。

「実施」は，目標達成を目指した活動の中で行われる。実施は，Kingの理論によると継続的な相互浸透行為である。Kingは，関係する概念は「相互浸透行為」であると述べている。

Kelly Jenkinsの場合には，互いに設定する望ましいアウトカム（あるいは，Kingの用語では目標）は，健康な母親と父親となり，新生児が誕生することである。相互浸透行為には，両親の定期健診計画を立案して守ること，看護師が専門機関の紹介と地域の資源について情報を提供して，家族が適切な医療提供者を選択し，出産教育を受けて，Kellyがたとえば定期的な運動や適切な栄養摂取といった健康的な習慣を続けられるようにすることが含まれる。

「評価」は，目標として特定したアウトカムの達成度が関係している。King（1981/1990a）の記述では，評価について，クライエントの目標の達成度だけでなく，看護ケアの有効性にも言及している。さらにKingは，評価の概念には目標が達成されたかどうか，達成されなかった場合にはその理由も含まれることを指摘している（King, 1997）。

その後この評価データには「合併症なし経腟分娩で約4136gの新生児を出産」という一文が加えられた。父親は満面の笑みで，将来，野球とサッカーをして遊ぶ計画を立てている。家族が選んだ小児科医は，新生児を診察して健康児だと断言している。看護師の支援を受けて，母子は初めての授乳に成功し，健康な母親と父親，新生児の誕生という目標は達成された。

理論の概念は全て看護過程の全段階に適用されるが，知覚を伴うコミュニケーション，相互作用および相互浸透行為は，目標達成に不可欠であり，いずれの段階でも必要なことは明らかである。Kingは，目標を達成するための計画立案と活動を共に実施しながらクライエントのニードと福祉を焦点とした相互作用に共に参加することと，知覚を正当なものとすることの重要性を強調している。Kingは相互関係を重視しているが，これを言語的コミュニケーションに限定もしていなければ，目標を達成するための実践行為へのクライエントの積極的な直接参加も求めていない。CarterとDufour（1994），King（1983）は，看護師がクライエントと直接相互作用できない状況では，家族や，クライエントの個人間システムおよび社会システムの成員と相互作用することを支持している。

King（2001）は，目標志向型看護記録と呼ばれる記録システムを開発して，相互浸透行為モデルと目標達成の実行に役立てている。目標達成度の測定に使用する目的で「目標達成尺度」も開発している。

Kingの目標達成理論の批評

1. 理論の歴史的背景は？

　知識が急増しつつあった時期に，Kingは看護の変化に及ぼす影響について自ら提起した問題に答えるために，文献研究を開始した。そして，自分の考えを文献に基づいて裏づけし，その情報を看護実践に適用した。Kingは「看護の焦点は環境と相互作用する人間であり，健康は社会的な役割を果たす能力である」（King, 1992, p.21）として，目標達成理論の全体的な前提を明確にしている。看護師―クライエント間の相互作用に関する前提には，以下の事柄が含まれている。

　　看護師とクライアントの知覚は，相互作用の過程に影響を及ぼす。個人と家族には，自分の健康に関する知識を得る権利がある。個人と家族には，医療を受ける権利もあれば，拒否する権利もある。個人と家族には，自分の生活，自分の健康，地域サービスに影響を及ぼす決定に参加する権利がある。健康に関する情報に基づいて決定するのに役立つ情報を医療専門職者は共有する責任がある。医療専門職者には，クライエントの知覚について適切な情報を収集して，自分たちの目標とクライエントの目標を調和させる責任がある。(p.21)

　これらの後半の前提は，個人を対象にしたものとして1981年発行の著書で初めて提示された。1992年発行版には家族も対象に含まれた。これらの前提は容易に理解できる。King理論の個人システム，個人間システムおよび社会システムから「目標達成理論」が導き出されている。この中範囲理論は，看護理論開発の機運が高まり百花繚乱の様相を呈していた20世紀後半に開発された。ホリスティックなシステムと知覚に重点を置いているので，この理論は同時性パラダイムと最も適合する。

2. 理論に示されている基本概念とそれらの関係は？

　Kingは，相互作用，知覚，コミュニケーション，相互浸透行為，自己，役割，ストレス，成長と発達，時間，空間，意思決定といった概念を何度も使用している。この理論で扱われているのは看護師とクライエントの二者関係であり，これは両者がそれぞれ自己の知覚，役割，成長発達レベルを持ち寄って成立している関係である。看護師とクライエントは，最初は相互作用の形で，次に相互浸透行為の形でコミュニケーションを図り，共に設定した目標を達成しようとする。この関係は，両者の行動が確認される空間で展開されて，時間的には両者が意思決定をして決定事項を行動に移すといった前進的流れで推移する。

3. 看護の関心事として提示されている重要な現象は？　重要な現象には人間，環境，健康，対人関係，ケアリング，目標達成，適応，エネルギーフィールドなどの他にも諸々の現象が含まれる。

　Kingは，人間，環境，健康および看護という4つの主要な概念の他に，個人システム，個人間システムおよび社会システムを含めている。さらに，相互浸透行為のための相互作用と，目標達成のための相互浸透行為の重要性も強調している。健康は目標として特定されている。

4. 理論は誰に，どんな状況に，どのような方法で適用されるのか？

　Kingは，この理論の概念の多くは状況に左右されると述べているが，これらが状況に特有の概念でないことは確かである。つまり，状況に影響されることは確かだが，多種多様な状況に現れる可能性がある。目標達成理論は「自然な環境」に限定されるのであって，成長と発達のような概念に年齢の制約はない。目標達成理論は，いずれの看護場面でも一般化できるが，外部統制型のクライエントとの相互目標設定に伴う難事が限界になる可能性は否定できない。この理論は，相互関係に重点を置いているので，当初は看護師と言語的に相互作用することが可能で，目標達成の実施に直接参加できるクライエントへの対応に限定されるのではないかと思われた。しかしKingは，観察可能な行動について言語的と同様に，非言語的コミュニケーションについても言及している。実際に，昏睡状態の個人でさえも，バイタルサインという形で観察可能な行動が現れるので，非言語的なコミュニケーションが可能である。また，言語的コミュニケーションのできない個人のために，家族が相互浸透行為に関与することもできる。Kingは相互浸透行為と相互目標設定によって目標は達成されるはずだと予測している。King（2006）はシステムアプローチの看護管理での使用法について説明しており，Husting（1997）は，Kingの理論は文化的に多種多様な状況にも適用でき異文化間看護ケアに役立つとして支持している。King（1994）も，概念システムは文化に縛られることはないと述べている。

5. 理論はどのような方法で検証できるか？

　文献に報告されたKingの理論と概念システムに関連した研究には，主に質的研究か記述研究のいずれかが使用されている。いくつかは実験研究と準実験研究も使用されている。それ以上に関心が高いのが，Kingの業績から導き出された中範囲理論の検証とそれに関係する測定ツールの報告ではないかと思われる（Brooks, 1995；Brooks & Thomas, 1997；Davis, 1992；Doornbos, 1995；du Mont, 1998；Frey, 1987, 1989, 1995；Killeen, 1996；Meighan, 1998；Rawlins, Rawlins, & Horner, 1990；Sieloff, 1996, 2003）。発表された研究の概要は**表7-3**を参照してほしい。相互浸透行為や目標達成度を調査した研究は，相互目標の設定と相互浸透行為によって目標達成度は高くなり，逆に相互浸透行為の不足は目標達成度の低下と関連していることを裏づけている（Binder, 1992；Bowman, 2004；Campbell-Begg, 1998；Ford, 1992；Froman, 1995；Hanna, 1993；Hanucharurnkui & Vinya-nguag, 1991；Kameoka, 1995；Lincoln, 1997；McKay, 1999；Quirk, 1995；Scott, 1998）。Kingの研究が知覚に関係する研究の

表 7-3　King の概念モデルと目標達成理論に関する研究における研究方法

執筆者/発表年	研究対象	トピック（論題）
内容分析		
Bryant-Lukosius/1993	非ホジキンリンパ腫の患者	患者のニードに対する看護師と患者の知覚 Patient and nurse perceptions of patient needs
相関研究		
Allan/1995	虚弱な高齢者 36 人	目標達成度と生活満足度 Goal attainment and life satisfaction
Batchelor/1994	スタッフナース 55 人	費用効果性に対する予算関連の知識と態度 Budgetary Knowledge and attitudes toward cost-effectiveness
Church/1997	低所得者層の女性 250 人	母乳栄養の期間と相互作用の関係 Relationship of interaction and duration of breastfeeding
Duffy/1990	成人内科外科患者 86 人	看護師のケア行動とケアのアウトカムとの関係 Relationship of nurse caring behaviors and outcomes of care
Froman/1995	看護師―成人内科外科クライエントの 2 者関係 40 組	知覚，相互浸透行為（関連する因子） Perception, transaction (factor relating)
Gerstle/2001	看護師	成長発達の一部としての道徳的判断，知覚および痛みに対する判断 Moral judgment as part growth and development, perception, and judgment of pain
Glasgow/1998	アフリカ系カナダ人女性 30 人とそのパートナー	先入観に基づく健康と妊娠のアウトカム Preconceptual health and pregnancy outcomes
Hobdell/1995	母親 68 人，父親 64 人，神経管欠損症の小児 69 人	発達：慢性的悲嘆と小児の認知的発達に対する親の知覚との関係 Perception, self, growth and development—relationship of chronic sorrow to parental perception of child's cognitive development
Krassa/1994	看護師 354 人	政治的参加に影響を及ぼす要因 Factors influencing political participation
McKay/1999	ケースマネジメント看護師とその患者	相互浸透行為，役割（役割緊張を含む），患者の満足度 Transactions, role, including role strain, and patient satisfaction
Monna/1989	地域保健看護師	教育準備に関係しての職務満足度 Perception of job satisfaction as related to educational preparation
Oates/1994	専門職看護師と准看護師 65 人	職場形成への参加に対する知覚 Perceptions of participation in shaping the workplace
O'Shall/1988	主任看護師とスタッフナース	役割概念と職務満足度の一致度 Congruence of role conception with job satisfaction
Phillips/1995	ディプロマ課程の看護大学生 102 人	貧困に対する知覚と学年 Perceptions toward poverty and year in program

表 7-3 つづき（1）

執筆者/発表年	研究対象	トピック（論題）
Rhodes/1995	成人アフリカ系米国人	健康に対する知覚と医療サービスの利用 Perceptions of health and utilization of health services
Sharts-Hopko/1995	女性249人	発達，環境の変化，健康，更年期段階の知覚 Development, environmental change, health, perceptions during menopause
Ventresca/1994	地域保健看護師62人	目標達成度と職務満足度 Goal attainment and job satisfaction
Wicks/1992	139家族	家族の健康と慢性疾患との関係 Relationship of family health and chronic illness
Winker/1996	1病院	相互作用障害と組織の健康 Interaction disturbance and organizational health

記述研究

執筆者/発表年	研究対象	トピック（論題）
Bagby/1994	25～70歳の成人	看護師のケア行動に対する知覚 Perceptions of nurse caring behaviors
Binder/1992	青年期男女50人	医療提供者との相互作用中の相互浸透行為 Transactions in interactions with health care providers
Bowman/2004	入院児の両親	親の知覚と看護師―家族間の相互作用 Parent perceptions and interactions between nurses and families
Campbell-Begg/1998	回復過程にある薬物常用者	集団的アニマルセラピー中の相互浸透行為 Transactions during animal-assisted group therapy
Harrity/1992	支援プログラムのボランティア活動に携わる定年退役軍人17人	ボランティアの特徴の記述 Describes characteristics of the volunteers
Johnson/2005	公衆衛生看護師116人	職場の職務満足度，人員補充，退職防止に対する知覚 Perceptions of job satisfaction, recruitment, and retention in work place
Keyworth/1998	訪問看護師63人	セクシュアルハラスメントへの反応と忍耐力 Responses to sexual harassment and hardiness
Kirkpatrick/1992	12年生の女生徒8人	死と死にゆく過程に対する知覚 Perceptions of death and dying
Lincoln/1997	看護師33人，産褥期クライエント62人	情報へのニードに対する知覚 Perceptions of information needs
Lockhart/1992, 2000	女性看護師	顔面損傷に対する知覚 Perceptions of facial disfigurement
Lott/1996	30～60歳の黒人看護師	受容と再認に対する知覚 Perceptions of acceptance and recognition
Mann/1997	在宅ケア（専門）看護師57人	自分の継続教育に対する知覚 Perceptions of continuing their education

表7-3 つづき (2)

執筆者/発表年	研究対象	トピック（論題）
Marasco/1990	産褥期のカップル 5 組	早期退院と家族の適応に対する知覚 Perceptions of early discharge and family adjustment
McGeein/1992	地域保健看護師	高齢者虐待に対する知覚 Perceptions of elder mistreatment
Monti/1992	精神科のクライエント 40 人	サイコソーシャルクラブでの相互浸透行為に対する知覚 Perceptions of transactions in a psychosocial club
Morris/1996	在宅ケアのクライエント 124 人	看護ケアに対する知覚 Perceptions of nursing care
Olsson & Forsdahl/1996	新規採用看護師 62 人	適正能力に対する知覚 Perceptions of competency
Omar/1989	ステップファミリーカップル 40 組と血縁家族カップル 40 組	生活満足度に関するコーピングと相互作用 Coping and interaction related to life satisfaction
Parsons & Ricker/1993	マサチューセッツ州ナースプラクティショナー 140 人	母乳栄養促進のための実践活動 Practices used to promote breastfeeding
Petrich/2000	医学生と看護学生	肥満に対する知覚 Perception of obesity
Quirk/1995	看護師（RN）30 人	自発的なチームと職務満足度 Self-directed teams and job satisfaction
Richard-Hughes/1997	成人アフリカ系米国人	臓器提供に対する態度と信念 Attitudes and beliefs about organ donation
Scott/1998	重症疾患児の介護者 21 人と小児救命ケア看護師 17 人	重症疾患児の両親/一次介護者のニードに対する知覚 Perceptions of the needs of parents/primary caregivers of critically ill children
Theobald/1992	看護学部教員	臨床指導の特徴 Clinical teaching characteristics
Zurakowski/1990	ナーシングホーム入居者 91 人	人間―環境間相互作用 Person-environment interaction
実験研究		
Hanna/1990, 1993	青年期女性 51 人	相互浸透行為と経口避妊薬使用 Transactions and oral contraceptive use
Hanucharurnkui & Vinya-nguag/1991	成人外科患者 40 人	目標達成のための相互作用，相互目標設定およびセルフケア（オレムの理論との併用）Interactio, mutual goal setting, and self-care to achieve goals（used in conjunction with Orem）
Lockhart & Goodfellow/2009	低学年看護学生 37 人	知覚パターン Patterns of perception

表7-3 つづき（3）

執筆者/発表年	研究対象	トピック（論題）
グラウンデッドセオリー		
Desruisseaux/1991	人工肛門形成術後の女性患者5人	学習要因としての目標達成 Goal attainment as a factor of learning
Kameoka/1995	日本の整形外科2病棟の経過記録19件	相互浸透行為 Transaction
質的研究		
Dispenza/1989	最近夫が心筋梗塞に罹った夫婦5組	コーピング反応に対する知覚 Perceptions of coping responses
Federowicz/2002	在宅ケアのクライエント8人	質的看護ケアに対する知覚（Ericson, Tomlin, Swainのモデリングとロールモデリングを併用） Perception of quality nursing care (used with modeling and role modeling by Ericson, Tomlin, and Swain)
Gellatly-Frey/1997	減量中の女性6人	減量維持に対する知覚；減量維持を促進するための相互浸透行為の使用 Perceptions about maintaining weight loss ; Use of transactions to facilitate such maintenance
Gunther/2001		Gadamerの哲学的解釈学とKingの看護論を使用して質の高い看護ケアの特徴を特定する試み Used Gadamer's philosophical hermeneutics with king's A Theory of Nursing to identify the characteristics of high-quality nursing care
Skariah/1999	3, 4, 5年生60人	健康に対する知覚 Perception of health
Talosi/1993	喘息の就学年齢児	目標達成度 Goal attainment
Villanueva-Noble/1998	小学5年生の図画203点	健康に対する知覚 Perceptions of health
準実験研究		
Cox/1995	大学の学生133人	演習の厳密な実施による目標達成 Goal attainment in exercise adherence
Fredenburgh/1993	成人地域精神保健クライアント30人	相互目標設定とストレス緩和 Mutual goal setting and stress reduction
Glenn/1989	看護大学卒業生48人	成長と発達（自己開発）と自主性 Growth and development (development of self) and autonomy
Harman/1998	有資格看護助手	プリセプタープログラムの効果 Effects of preceptor program
Kaminski/1999	在宅ケア（専門）看護師	ファシリテーターとしての看護師の知覚 Nurses perceptions as facilitators
Khowaja/2006	経尿道的前立腺切除術を受けた患者，ケア提供者	アウトカム向上としての目標達成 Goal attainment as improved outcomes

表7-3 つづき（4）

執筆者/発表年	研究対象	トピック（論題）
Sink/2001	妊婦89人	知覚，情報のニードおよび自己効力感 Perceptions, informational needs, and feelings of competency

2次分析

執筆者/発表年	研究対象	トピック（論題）
Dawson/1996		ソーシャルサポート，ソーシャルネットワーク，産前ケア Social support, social network, prenatal care
Rexford/2001	心臓疾患で在宅ケアを受けている患者	看護アプローチと生活の質 Nursing approaches and quality of life
Tawil/1993	配偶者の介護者	援助の必要度に関する性別と知覚 Gender and perception of level of need for assistance
White-Linn/1994	成人117人	生活の質に対する知覚 Perceptions of quality of life

サーベイ

執筆者/発表年	研究対象	トピック（論題）
Casey/2002	病棟管理者75人とスタッフナース269人	周産期病棟の方針と実践，母乳栄養に対する看護師の態度 Policies and practices on perinatal units and nurse attitudes toward breastfeeding
Konkle-Parker/1996	ナースプラクティショナー59人	ヘルスカウンセリングの方略 Health counseling strategies
McGirr, Rukholm, Salmoni, O'Sullivan, & Koren/1990	心臓系リハビリテーションを紹介された成人65人	気分と運動に対する知覚 Perceptions of mood and exercise behavior

理論の検証

執筆者/発表年	研究対象	トピック（論題）
Brooks, 1995, Brooks & Thomas/1997	学士課程最上級生18人	対人的気づきについての理論 Theory of intrapersonal perception awareness
Doornbos/1995	慢性精神疾患の若年成人家族84組	慢性精神疾患をもつ若年成人家族の家族健康論 Theory of family health in the families of the young chronically mentally ill
du Mont/1998	女子中学生327人	非同時期発達理論（早期初潮，健康リスク行動，抑うつ症状）Theory of asynchronous development (early menarche, health risk behaviors, and depressive symptoms)
Frey/1987, 1989, 1995	糖尿病または喘息の小児の家族	家族，小児および慢性疾患に関する理論 Theory of families, children, and chronic illness
May/2000	学士課程前期看護学生380人	（個人間システムに基づく）基本的共感，自己認識および学習スタイルに関する理論 Theory of basic empathy, self-awareness, and learning styles (from the personal system)
Meighan/1998	46家族	相互作用促進に関する理論 Theory of interaction enhancement

表7-3 つづき（5）

執筆者/発表年	研究対象	トピック（論題）
ツール開発		
Davis/1992		患者アウトカム記録：目標志向システム Patient Outcome Documentation—a goal-oriented system
Killeen/1996		Killeen-Kingの「患者ケアに対する患者の満足度」（患者—利用者の知覚）Killeen-King Patient Satisfaction with Nursing Care (Patient-consumer perceptions)
Rawlins et al./1990		家族のニード・アセスメント・ツール Family Needs Assessment Tool
Sieloff/1996	看護最高責任者460人	Sieloff-Kingの「部門の権力アセスメント」Sieloff-King Assessment of Department Power
Sieloff/2003	看護最高責任者357人	Sieloff-Kingの「組織内集団の権力アセスメント」Sieloff-King Assessment of Group Power Within Organizations
時系列分析		
Ford/1992	患者記録	患者中心のケアと生産性および質 Patient-centered care and productivity and quality

指針や枠組みとして利用できることを示している研究は非常に多い（Bagby, 1994；Bowman, 2004；Bryant-Lukosius, 1993；Dispenza, 1989；Federowicz, 2002；Froman, 1995；Gellatly-Frey, 1997；Gerstle, 2001；Harrity, 1992；Hobdell, 1995；Johnson, 2005；Kaminiski, 1999；Kirkpatric, 1992；Lincoln, 1997；Lockhart, 1992, 2000；Lott, 1996；Mann, 1997；Marasco, 1990；McGeein, 1992；McGirr et al., 1990；Monna, 1989；Monti, 1992；Morris, 1996；Oates, 1994；Olsson & Forsdahl, 1996；Petrich, 2000；Phillips, 1995；Rhodes, 1995；Scott, 1998；Sharts-Hopko, 1995；Sink, 2001；Skariah, 1999；Tawil, 1993；Theobald, 1992；Villaneuva-Noble, 1998；White-Linn, 1994）。これらの研究のいくつかは，明らかにKingの概念システムと目標達成理論に関連していたが，その他，特定の環境における看護師などの知覚を説明する目的の研究もあった。これらは看護師の知覚とクライエントの知覚が，両者の相互作用と相互浸透行為の能力に及ぼす影響を調査することを目的とはしていない。これらの研究によって，目標達成理論に含まれる関係が検証されるかどうかは疑問である。このような検証は継続して行い，文献として報告する必要がある。

6. 理論は望ましいアウトカムを導く看護行為を生み出すか？

　この理論の焦点は，目標の達成である。クライエントと環境との相互作用で何らかの支援や情報，介入が必要になると，相互作用と相互浸透行為による看護師—クライエント関係が生ま

れる。Kingは，看護師とクライエントはこの関係に知識と情報を持ち寄り，それらが介入の特定と展開に役立てられて，相互目標の達成が可能になることを示している。King（1981/1990a）は，相互浸透行為過程の実施と目標達成度を記録しようとして，目標志向型看護記録を開発している。また，健康目標の達成度を測定するための目標基準測定ツールも開発している（King, 1988, 2001）。これは，相互目標を設定することで望ましいアウトカムが達成されることを予測する理論である。

7. 理論はどの程度普及しているか？

Kingの概念システムと目標達成理論が広範囲にわたって使用されていることは，概念システムと理論に関する文献の増大からも明らかである。文献での報告には，次のような研究が含まれている。Kingの概念システムと目標達成理論のいずれか，または両方を使用して看護師の態度や特徴，知覚，知識を調査した研究（Batchelor, 1994；Gerstle, 2001；Glenn, 1989；Johnson, 2005；Kaminski, 1999；Keyworth, 1998；Krassa, 1994；Lockhart, 1992, 2000；Lott, 1996；Mann, 1997；McGeein, 1992；Monna, 1989；Oates, 1994；Olsson & Forsdahl, 1996；O'Shall, 1988；Petrich, 2000；Phillips, 1995；Quirk, 1995；Ventresca, 1994），看護行為の影響を調査した研究（Church, 1997；Duffy, 1990；Rosendahl & Ross, 1982），クライエントの知覚と目標達成度のいずれか，または両方を調査した研究（Allan, 1995；Bagby, 1994；Cox, 1995；Desruisseaux, 1991；Dispenza, 1989；Federowicz, 2002；Fredenburgh, 1993；Gellatly-Frey, 1997；Glasgow, 1998；Harrity, 1992；Hobdell, 1995；Kameoka, 1995；Kirkpatric, 1992；Marasco, 1990；Monti, 1992；Morris, 1996；Rhodes, 1995；Richard-Hughes, 1997；Rooke, 1995a；Sharts-Hopko, 1995；Sink, 2001；Skariah, 1999；Talosi, 1993；Tawil, 1993；Villaneuva-Noble, 1998；White-Linn, 1994），組織の構造と機能を調査した研究（Batchelor, 1994；Casey, 2002；Dawson, 1996；Ford, 1992；Johnson, 2005；McKay, 1999；Monna, 1989；Oates, 1994；O'Shall, 1988；Ventresca, 1994；Winker, 1996）。そして様々な臨床分野のケアおよびトピックを調査した研究には，次のようなテーマが含まれている。「青少年」「心臓系リハビリテーション」「薬物依存」「慢性疾患」「クリニカルパス」「地域精神保健」「糖尿病患者ケア」「高齢者」「家族」「健康行動の変化」「質の高いケア」「在宅ケア」「成人入院患者」「低所得/貧困」「更年期」「初潮」「腫瘍学」「親準備」「妊娠」「産後および新生児ケア」「セルフケア」（Binder, 1992；Bowman, 2004；Bryant-Lukosius, 1993；Campbell-Begg, 1998；Church, 1997；Dawson, 1996；Doornbos, 1995；Duffy, 1990；duMont, 1998；Fredenburgh, 1993；Frey, 1987, 1989, 1995；Froman, 1995；Funghetto, Terra, & Wolff, 2003；Glasgow, 1998；Gunther, 2001；Hanna, 1990, 1993；Hanucharurnkui & Vinya-nguag, 1991；Hobdell, 1995；Khowaja, 2006；Kirkpatric, 1992；Konkle-Parker, 1996；Laben, Dodd, & Sneed, 1991；Laben, Sneed, & Seidel, 1995；Lincoln, 1997；Machado & Vieira, 2004；Marasco, 1990；McGirr et al., 1990；Meighan, 1998；Norris & Hoyer, 1993；Omar, 1989；Parsons & Picker, 1993；Phillips, 1995；Rexford, 2001；Scott, 1998；Sharts-Engel, 1984；Sharts-Hopko, 1995；Skariah, 1999；Talosi, 1993；Villaneuva-Noble, 1998；White-Linn,

1994；Wicks, 1992；Zurakowski, 1990)。

　Kingの概念システムや目標達成理論の実践での活用に関する論文には，次のような臨床分野とトピックが含まれている。「手根管症候群」「ケースマネジメント」「文化的多様性」「糖尿病患者ケア」「退院計画立案」「記録」「高齢者」「救命救急ケア」「遺伝学」「健康増進」「HIV」「マネジドケア」「新生児」「腫瘍学」「整形外科」「組織構造」「親準備」「実践の枠組み」「妊娠」「精神療法」「農村地帯の看護」「三次ケア」「ケアの質」(Alligood, 1995；Bauer, 1998, 1999；Benedict & Frey, 1995；Byrne & Schreiber, 1989；Calladine, 1996；Coker et al., 1995；David, 2000；DeHowitt, 1992；Fawcett, Vaillancourt, & Watson, 1995；Gill et al., 1995；Hampton, 1994；Husband, 1988；Husting, 1997；Jolly & Winker, 1995；Jonas, 1987；Jones, Clark, Merker, & Palau, 1995；Kemppainen, 1990；Laben et al., 1995；Messmer, 1995；Messner & Smith, 1986；Norgan, Ettipio, & Lasome, 1995；Norris & Hoyer, 1993；Omar, 1989；Porter, 1991；Rooda, 1992；Shea et al., 1989；Smith, 1988；Sowell & Lowenstein, 1994；Temple & Fawdry, 1992；Tritsch, 1998；West, 1991；Williams, 2001；Woods, 1994)。教育に関係した文献には，「看護助手の準備教育」「カリキュラム開発」「教育方法」「学生の知覚と特徴」などが含まれている (Bello, 2000；Brooks, 1995；Brooks & Thomas, 1997；Brown, 1999；Daubenmire, 1989；Dougal & Gonterman, 1999；Gold, Haas, & King, 2000；Gulitz & King, 1988；Harman, 1998；May, 2000；Rooke, 1995b)。

　国際的には，カナダとドイツではKingの理論が実践で使用されている(Bauer, 1998, 1999；Fawcett et al. 1995；Gill et al. 1995；Glasgow, 1998；Petrich, 2000；Porter, 1991；Shea et al. 1989；West, 1991；Woods, 1994)。さらにスウェーデンと日本では，広範囲に適用され検証されており，スウェーデンでは教育にも使用されている (Frey et al., 1995；Kameoka, 1995；Rooke, 1995b)。パキスタンとノルウェーでは，研究の基礎として使用されており(Khowaja, 2006；Olsson & Forsdahl, 1996)，ブラジルでは臨床実践，教育および研究で使用されている (Bello, 2000；David, 2000；Franca & Pagliuca, 2002；Funghetto, Terra, & Wolff, 2003；Machado & Vieira, 2004；Moreira & Araüjo, 2002a, 2002b)。Killeen (2007) は，Kingの概念システムと理論を看護情報科学と併用して，グローバルなコミュニケーションを組み立てるよう勧めている。

　Kingの概念モデルと理論は影響力があり，広く普及していることが証明されている。今後もさらに研究を進めて，理論の概念間の関係を確立する必要があり，看護実践での使用に関する評価報告も必要になる。Lane-Tillerson (2007) は，Kingの個人間システムは2050年を過ぎても，看護師とクライエントとの相互作用が医療の必須要素であり続ける限り，実践で有効利用され続けるだろうと予想している。Lane-Tillersonが詳述したのは個人間システムについてのみであるが，3つのシステムは相互に作用するので，看護師とクライエントそれぞれの個人システムと，医療という社会システムも，個人間システムと同様に適切であり続けるはずであると論じている。したがって，この概念システムは理論と同様に，看護実践，教育および研究の指針であり続けるであろう。

強みと限界

　Kingの業績が米国国内での利用に限定されていないことは，この概念システムと理論が様々な文化圏の至る所で使用されていることからも明らかである。この理論の大きな強みは，コミュニケーションはいつでも瞬間的に生じ行われているもので，多文化的な状況が標準的になることである。Husting（1997）は，概念システムのそれぞれの相互作用システムがもつ文化的側面の重要性に言及している。

　提示されている内容は一見すると複雑そうに思えるが，Kingの目標達成理論は比較的単純である。一時期，この理論と関係するとされていた概念12のうち，10は特定されて定義された。概念間の関係も留意されていたが，関係が特定されている概念は2つのみである。これらの概念のうちの6つは，Kingの最新の出版物で使用されている（2001, 2006）。Kingの目標達成理論では，諸々の事象が論理的な筋道で説明され，概念も大部分が明確に定義されている。しかしながら，Kingの記述の大きな矛盾点は，この理論を導き出す基になった概念システムの基本概念の1つとされている環境について，明確に定義していないことである。さらにKingは，看護師は集団と地域のヘルスケアに関係していることを示していながら，当初の論述は二者関係で行われる看護に終始していた。それ故にこの理論は，本質的には概念システムで説明されている3つのシステムのうちの2つのみから導き出されたことになる。概念システムを構成する社会システムの部分は，個人システムおよび個人間システムの部分ほど明確に目標達成理論と結びついているわけではない。これは，CarterとDufour（1994）がKingの理論に対する批評として問題にしている。つまり概念システムと理論が必ずしも識別されているわけではないという指摘である。

　Kingはストレスについて，定義ではプラスとマイナスの両面があることを示していながら，終始マイナスの意味合いで論述している。最終的には，看護師とクライエントは見知らぬ他人同士だと言いながら，目標達成に向けた両者の共同作業について述べ，健康維持の重要性にも言及している。しかし健康維持に関係するような長期目標の達成は，見知らぬ他人同士が共同作業で行う類のものとは言い難い。

　また限界の1つに，基本概念の把握が難しいことがある。読者は概念システムと理論に関する記述を綿密に調べ，繰り返し述べられている定義の1つひとつを入念に調べる必要がある。もう1つの限界は，集団や家族，地域に看護ケアを提供する段階の理論開発がされていないことと関係している。しかしこの理論の初版の発表内容こそ個人を対象にしたケアリングに終始していたが，最近のKingをはじめとする他の著者の出版物では，集団や家族のような比較的規模の大きな単位を対象にした活動における理論の有効利用についても述べられるようになった。King（Fawcett, 2001；King, 2006b）も，看護管理実践での使用を支持している。

　もう1つの限界は，Kingの理論に基づく研究と看護実践については，さらに多くの一般向け

の報告が必要とされていることである。現在までの研究の大多数は修士論文と博士論文で，その件数に比べると，その他の看護文献で発表されている研究は皆無に近い。研究を発表している研究者は称賛に値する。FreyとSieloff（1995）の研究は，この事態を打開するための素晴らしい出発点になった。他の研究者も，この2人の足跡を辿る必要がある。

要　約

　Kingは，目標達成理論を導き出した基盤として概念システムを提示している。概念システムは，個人システム，個人間システムおよび社会システムの3つのシステムで構成され，いずれも環境と継続的に相互交換作用をしている。現在の版では個人システムに含まれる概念は，知覚，自己，身体像，成長と発達である。最新版個人間システムに含まれる概念は，役割，相互作用，コミュニケーション，相互浸透行為である。社会システムの概念は，組織，権力，権威，意思決定である。基になった初期の概念，空間，時間，学習，ストレス，社会的地位は，概念システムの適用を説明する際に用いられている。

　これらのシステムと，システムを構成する人間，健康，環境，社会といった抽象概念を基にして，Kingは目標達成理論を導き出している。目標達成理論の主要概念は，相互作用，知覚，コミュニケーション，相互浸透行為，自己，意思決定である。これらの概念はそれぞれ個別に定義されていて，理論の全体的な命題と，理論内部と外部の境界を定める基準が提示されている。目標達成理論に含まれていた初期の概念は，役割，ストレス，成長と発達，時間，空間，コーピングである。

　Kingは，人間に関する理念と概念システムに基づいて目標達成理論を展開している。Kingは理論を検証するために実施したいくつかの研究結果を提示し，目標達成度を記録する目標志向型看護記録と，目標達成度を測定する目標達成尺度を考案して発表している。本章では，看護研究，教育および実践での概念システムと目標達成理論の使用に関する概要も提示した。

　この理論は利用価値があり，検証が可能で，看護実践に適用することができる。「完璧な理論」ではないが，広範囲にわたって一般化が可能であり，特定の状況に限局されていない。King博士の研究は文献にしっかりと基づいているので，読者はこれを今後の研究に役立つ潤沢な資料集としても利用することができる。Kingの研究は，看護分野の優れた学術研究の一例になっている。

思考問題

1. 本章の最初にリストアップしたKingの疑問の1つを選び，現段階で自分ならどう答えるか考えてみよう。
2. 過去に関与したことがある看護場面を分析してみよう。クライエントとの相互交流が達成された理由や，達成されなかった理由を説明してみよう。

3. 知覚が個人システムの他の概念にどのような影響を及ぼすのか説明してみよう。
4. 参加者それぞれの知覚が相互浸透行為過程にどのような影響を及ぼすのか考察してみよう。
5. King は，目標を達成するために必要なものは何か，目標が達成されたことをどのようにして把握するとしているか考えてみよう。

引用文献

Allan, N. J. (1995). Goal attainment and life satisfaction among frail elderly. *Masters Abstracts International, 33*(05), 1486.

Alligood, M. R. (1995). Theory of Goal Attainment: Application to adult orthopedic nursing. In M. A. Frey & C. L. Sieloff (Eds.), *Advancing King's systems framework and theory of nursing* (pp. 209–222). Thousand Oaks, CA: Sage.

Bagby, A. M. (1994). Nurse caring behaviors: The perceptions of potential health care consumers in a community setting. *Masters Abstracts International, 33*(03), 864.

Batchelor, S. G. (1994). Relationship of budgetary knowledge and staff nurses' attitudes toward cost-effectiveness. *Masters Abstracts International, 32*(05), 1365.

Bauer, R. (1998). A dialectical study of the psychotherapeutic effectives of nursing interventions [German]. *Pflege, 11*, 305–311.

Bauer, R. (1999). A dialectical perspective of the psychotherapeutic effectiveness of nursing therapeutics [German]. *Pflege, 12*, 5–10.

Bello, I. T. R. (2000). Imogene King's theory as the foundation for the set of a teaching-learning process with undergraduation [sic] students [Portuguese]. *Testo & Contexto Enfermagem, 9*, 646–657. Abstract in English retrieved May 18, 2007, from CINAHL Plus with Full Text database.

Benedict, M., & Frey, M. A. (1995). Theory-based practice in the emergency department. In M. A. Frey & C. L. Sieloff (Eds.), *Advancing King's systems framework and theory of nursing* (pp. 317–324). Thousand Oaks, CA: Sage.

Binder, B. K. (1992). King's transaction elements indentified in adolescents' interactions with health care providers. *Dissertation Abstracts International, 54*(01B), 163.

Bowman, A. M. (2004). Parents' perceptions of quality family-centered nursing care in pediatrics. *Masters Abstracts International, 42*(06), 1679.

Brooks, E. M. (1995). Exploring the perception and judgment of senior baccalaureate student nurses from a nursing theoretical perspective. *Dissertation Abstracts International, 56*(12B), 6667.

Brooks, E. M., & Thomas, S. (1997). The perception and judgment of senior baccalaureate student nurses in clinical decision making. *Advances in Nursing Science, 19*(3), 50–69.

Brown, S. J. (1999). Student nurses' perceptions of elderly care. *Journal of National Black Nurses' Assocation, 10*(2), 29–36.

Bryant-Lukosius, D. E. (1993). Patient and nurse perceptions of the needs of patients with non-Hodgkin's lymphoma: A qualitative study. *Masters Abstracts International, 31*(04), 1730.

Byrne, E., & Schreiber, R. (1989). Concept of the month: Implementing King's conceptual framework at the bedside. *Journal of Nursing Administration, 19*(2), 28–32.

Calladine, M. L. (1996). Nursing process for health promotion using King's theory. *Journal of Community Health Nursing, 13*(1), 51–57.

Campbell-Begg, T. (1998). Promotion of transactions during animal-assisted, group therapy with individuals who are recovering from chemical addictions. *Masters Abstracts International, 37*(04), 1175.

Carter, K. F., & Dufour, L. T. (1994). King's theory: A critique of the critiques. *Nursing Science Quarterly, 7*(3), 128–133.

Casey, E. H. (2002). *Breastfeeding support on perinatal units in Florida hospitals.* Unpublished master's thesis, Florida State University, Tallahassee. Abstract retrieved May 18, 2007, from http://etd.lib.fsu.edu/theses/available/etd-04122004-085346.

Church, C. J. (1997). The relationship of interaction between peer counselors and low-income women and duration of breastfeeding. *Masters Abstracts International, 36*(04), 1061.

Coker, E., Fradley, T., Harris, J., Tomarchio, D., Chan, V., & Caron, C. (1995). Implementing nursing diagnosis within the context of King's conceptual framework. In M. A. Frey & C. L. Sieloff (Eds.), *Advancing King's systems framework and theory of nursing* (pp. 161–175). Thousand Oaks, CA: Sage.

Cox, M. A. C. (1995). Exercise adherence: Testing a goal attainment intervention program. *Dissertation Abstracts International, 56*(09B), 4813.

Daubenmire, M. J. (1989). A baccalaureate nursing curriculum based on King's conceptual framework. In J. Riehl-Sisca (Ed.), *Conceptual models for nursing practice* (3rd ed., pp. 167–178). Norwalk, CT: Appleton & Lange.

David, G. L. B. (2000). Ethics in the relationship between nursing and AIDS-afflicted families (Portuguese). *Texto & Contexto Enfermagem, 9*, 590–599. Abstract in English retrieved May 18, 2007, from CINAHL Plus with Full Text database.

Davis, S. M. (1992). Patient Outcome Documentation: Development and implementation. *Masters Abstracts International, 30*(04), 1288.

Dawson, B. W. (1996). The relationship between functional social support, social network and the adequacy of prenatal care. *Masters Abstracts International, 35*(01), 361.

DeHowitt, M. C. (1992). King's conceptual model and individual psychotherapy. *Perspectives in Psychiatric Care, 28*(4), 11–14.

Desruisseaux, B. (1991). A qualitative study: Goal attainment is the path to mastery—A factor contributing to patients' learning following ostomy surgery. *Masters Abstracts International, 30*(02), 296.

Dispenza, J. M. (1989). Relationships of husband and wife perceptions of the coping responses of the female spouse of males in high level stress. *Masters Abstracts International, 28*(03), 407.

Doornbos, M. M. (1995). Using King's systems framework to explore family health in the families of the young chronically mentally ill. In M. A. Frey & C. L. Sieloff (Eds.), *Advancing King's systems framework and theory of nursing* (pp. 192–205). Thousand Oaks, CA: Sage.

Dougal, J., & Gonterman, R. (1999). A comparison of three teaching methods on learning and retention. *Journal for Nurses in Staff Development, 15*, 205–209.

Duffy, J. R. (1990). An analysis of the relationships among nurse caring behaviors and selected outcomes of care in hospitalized medical and/or surgical patients. *Dissertation Abstracts International, 51*(08B), 3777.

Du Mont, P. M. (1998). The effects of early menarche on health risk behaviors. *Dissertation Abstracts International, 60*(07B), 3200.

Erikson, E. (1950). *Childhood and society*. New York: Norton. [out of print]

Fawcett, J. (2001). The nurse theorists: 21st century updates—Imogene M. King. *Nursing Science Quarterly, 14*, 310–315.

Fawcett, J. M., Vaillancourt, V. M., & Watson, C. A. (1995). Integration of King's framework into nursing practice. In M. A. Frey & C. L. Sieloff (Eds.), *Advancing King's systems framework and theory of nursing* (pp. 176–191). Thousand Oaks, CA: Sage.

Federowicz, M. L. (2002). An investigation of clients' perceptions of what constitutes quality nursing care: A phenomenological approach. *Masters Abstracts International, 40*(06), 1501.

Ford, W. A. (1992). A study of productivity and quality on a pilot unit for patient centered care. *Masters Abstracts International, 30*(04), 1290.

Franca, I. S. X., & Pagliuca, L. M. F. (2002). Usefulness and the social significance of the Theory of Goal Attainment by King. *Revista Brasileira de Enfermagem, 55*, 44–51. Abstract retrieved July 11, 2007, from CINAHL Plus with Full Text database.

Fredenburgh, L. (1993). The effect of mutual goal setting on stress reduction in the community mental health client. *Masters Abstracts International, 32*(03), 934.

Freud, S. (1966). *Introductory lectures on psychoanalysis* (J. Strachey, Trans.). New York: Norton. [out of print]

Frey, M. A. (1987). Health and social support in families with children with diabetes mellitus. *Dissertation Abstracts International, 48*(04A), 841.

Frey, M. A. (1989). Social support and health: A theoretical formulation derived from King's conceptual framework. *Nursing Science Quarterly, 2*, 138–148.

Frey, M. A. (1995). Toward a theory of families, children, and chronic illness. In M. A. Frey & C. L. Sieloff (Eds.), *Advancing King's systems framework and theory of nursing* (pp. 109–125). Thousand Oaks, CA: Sage.

Frey, M. A., Rooke, L., Sieloff, C., Messmer, P. R., & Kameoka, T. (1995). King's framework and theory in Japan, Sweden, and the United States. *Image: Journal of Nursing Scholarship, 27*, 127–130.

Frey, M. A., & Sieloff, C. L. (Eds.). (1995). *Advancing King's systems framework and theory of nursing*. Thousand Oaks, CA: Sage.

Froman, D. (1995). Perceptual congruency between clients and nurses: Testing King's

Theory of Goal Attainment. In M. A. Frey & C. L. Sieloff (Eds.), *Advancing King's systems framework and theory of nursing* (pp. 223–238). Thousand Oaks, CA: Sage.

Funghetto, S. S., Terra, M. G., & Wolff, L. R. (2003). Woman [sic] with breast cancer: Perception about the disease, family and society [Portuguese]. *Revista Brasilerira de Enfermagem, 56,* 528–532. Abstract in English retrieved May 18, 2007, from CINAHL Plus with Full Text database.

Gellatly-Frey, H. L. (1997). Women's perceptions of factors that contributed to weight loss and maintenance. *Masters Abstracts International, 35*(04), 998.

Gerstle, D. S. (2001). Relationships among registered nurses' moral judgment and their perception and judgment of pain, and selected nurse factors. *Dissertation Abstracts International, 62*(04B), 1803.

Gesell, A. (1952). *Infant development.* New York: Harper & Row. [out of print]

Gill, J., Hopwood-Jones, L., Tyndall, J., Gregoroff, S., LeBlanc, P., Lovett, C., et al. (1995). Incorporating nursing diagnosis and King's theory in O.R. documentation. *Canadian Operating Room Nursing Journal, 13*(1), 10–14.

Glasgow, V. M. (1998). Preconceptual health and its effect on pregnancy outcomes in African-Canadian Women and their partners. *Masters Abstracts International, 36*(06), 1585.

Glenn, C. J. (1989). The development of autonomy in nurses. *Dissertation Abstracts International, 50*(05B), 1852.

Gold, C., Haas, S., & King, I. (2000). Conceptual frameworks: Putting the nursing focus into core curricula. *Nurse Educator, 25*(2), 95–98.

Gulitz, E. A., & King, I. M. (1988). King's general systems model: Application to curriculum development. *Nursing Science Quarterly, 1,* 128–132.

Gunther, M. E. (2001). The meaning of high-quality nursing care derived from King's interacting systems. *Dissertation Abstracts International, 62*(04B), 1804.

Hampton, D. C. (1994). King's Theory of Goal Attainment as a framework for managed care implementation in a hospital setting. *Nursing Science Quarterly, 7,* 170–173.

Hanna, K. M. (1990). Effect of nurse–client transaction on female adolescents' contraceptive perceptions and adherence. *Dissertation Abstracts International, 51*(07B), 3323.

Hanna, K. (1993). Effect of nurse–client transaction on female adolescents' oral contraceptive use. *Image, 25,* 285–290.

Hanucharunkui, S., & Vinya-nguag, P. (1991). Effects of promoting patient's participation in self-care on postoperative recovery and satisfaction with care. *Nursing Science Quarterly, 4,* 14–20.

Harman, B. J. (1998). The effects of a paraprofessional preceptor program for certified nursing assistants in dementia special care units. *Dissertation Abstracts International, 59*(11B), 5786.

Harrity, M. C. (1992). The characteristics of the military retirees who volunteered as civilians for a U.S. Army family support system during Operation Desert Shield/Storm. *Masters Abstracts International, 31*(01), 273.

Havinghurst, R. (1953). *Human development and education.* New York: McKay. [out of print]

Hobdell, E. F. (1995). Using King's interacting systems framework for research on parents of children with neural tube defect. In M. A. Frey & C. L. Sieloff (Eds.), *Advancing King's systems framework and theory of nursing* (pp. 126–136). Thousand Oaks, CA: Sage.

Husband, A. (1988). Application of King's theory of nursing to the care of the adult with diabetes. *Journal of Advanced Nursing, 13,* 484–488.

Husting, P. M. (1997). A transcultural critique of Imogene King's Theory of Goal Attainment. *Journal of Multicultural Nursing and Health, 3*(3), 15–20.

Inhelder, B. F., & Piaget, J. (1964). *The early growth of logic in the child.* New York: Norton. [out of print]

Jersild, A. T. (1952). *In search of self.* New York: Columbia University Teachers College Press. [out of print]

Johnson, T. (2005). Job satisfaction recruitment and retention of public health nurses. *Masters Abstracts International, 43*(05), 1701.

Jolly, M. L., & Winker, C. K. (1995). Theory of Goal Attainment in the context of organizational structure. In M. A. Frey & C. L. Sieloff (Eds.), *Advancing King's systems framework and theory of nursing* (pp. 305–316). Thousand Oaks, CA: Sage.

Jonas, C. M. (1987). King's goal attainment theory: Use in gerontological nursing practice. *Perspectives, 11*(4), 9–12.

Jones, S., Clark, V. B., Merker, A., & Palau, D. (1995). Changing behaviors: Nurse educators and clinical nurse specialists design a discharge planning program. *Journal of Nursing Staff Development, 11,* 291–295.

Kameoka, T. (1995). Analyzing nurse–patient interactions in Japan. In M. A. Frey & C. L. Sieloff (Eds.), *Advancing King's systems framework and theory of nursing* (pp. 251–260). Thousand Oaks, CA: Sage.

Kaminski, L. A. (1999). Perceptions of homecare nurses as facilitators of discussions and advance directives. *Masters Abstracts International, 37*(04), 1179.

Kemppainen, J. K. (1990). Imogene King's theory: A nursing case study of a psychotic client with human immunodeficiency virus infection. *Archives of Psychiatric Nursing, 4*, 384–388.

Kennedy, M. S. (2008). In Memoriam: Imogene King, December 24, 2007. *American Journal of Nursing, 108*, 87.

Keyworth, C. A. (1998). Responses of visiting nurses to sexual harassment by clients. *Masters Abstracts International, 36*(03), 782.

Khowaja, K. (2006). Utilization of King's interacting systems framework and Theory of Goal Attainment with new multidisciplinary model: Clinical pathway. *Australian Journal of Advanced Nursing, 24*(2), 44–50. Abstract retrieved April 14, 2007, from CINAHL Plus with Full Text database.

Killeen, M. B. (1996). Patient-consumer perceptions and responses to professional nursing care: Instrument development. *Dissertation Abstracts International, 57*(04B), 2479.

Killeen, M. B. (2007). Viewpoint: Use of King's conceptual system, nursing informatics, and nursing classification systems for global communication. *International Journal of Nursing Terminologies and Classifications, 18*(2), 51–57.

King, I. M. (1964). Nursing theory: Problems and prospects. *Nursing Science, 2*, 394–403.

King, I. M. (1968). A conceptual frame of reference for nursing. *Nursing Research, 17*, 27–37.

King, I. M. (1971). *Toward a theory for nursing: General concepts of human behavior.* New York: Wiley. [out of print]

King, I. M. (1983). King's theory of nursing. In I. W. Clements & F. B. Roberts (Eds.), *Family health: A theoretical approach to nursing care.* New York: Wiley. [out of print]

King, I. M. (1986a). *Curriculum and instruction in nursing.* East Norwalk, CT: Appleton-Century-Crofts. [out of print]

King, I. M. (1986b). King's Theory of Goal Attainment. In P. Winstead-Fry (Ed.), *Case studies in nursing theory* (pp. 197–213) (Pub. No. 15-2152). New York: National League for Nursing.

King, I. M. (1987a). *King's theory.* Paper presented at Nurse Theorist Conference, Pittsburgh, PA. [cassette recording]

King, I. M. (1987b). King's Theory of Goal Attainment. In R. R. Parse, *Nursing science: Major paradigms, theories and critiques* (pp. 107–113). Philadelphia: Saunders.

King, I. M. (1988). Measuring health goal attainment in patients. In C. Waltz & O. Strickland (Eds.), *Measurement of nursing outcomes* (Vol. 1, pp. 109–117). New York: Springer.

King, I. M. (1989). King's general systems framework and theory. In J. Riehl-Sisca (Ed.), *Conceptual models for nursing practice* (3rd ed., pp. 149–58). Norwalk, CT: Appleton & Lange.

King, I. M. (1990a). *A theory for nursing: Systems, concepts, process.* Albany, NY: Delmar. (Originally published 1981, New York: Wiley)

King, I. M. (1990b). Health as a goal for nursing. *Nursing Science Quarterly, 3*, 123–128.

King, I. M. (1990c). King's conceptual framework and theory of goal of attainment. In M. E. Parker (Ed.), *Nursing theories in practice* (pp. 73–84) (Pub. No. 15-2350). New York: National League for Nursing.

King, I. M. (1992). King's Theory of Goal Attainment. *Nursing Science Quarterly, 5*, 19–26.

King, I. M. (1994). Quality of life and goal attainment. *Nursing Science Quarterly, 7*, 29–32.

King, I. M. (1995a). A systems framework for nursing. In M. A. Frey & C. L. Sieloff (Eds.), *Advancing King's systems framework and theory of nursing* (pp. 14–22). Thousand Oaks, CA: Sage.

King, I. M. (1995b). The Theory of Goal Attainment. In M. A. Frey & C. L. Sieloff (Eds.), *Advancing King's systems framework and theory of nursing* (pp. 23–32). Thousand Oaks, CA: Sage.

King, I. M. (1997). King's Theory of Goal Attainment in practice. *Nursing Science Quarterly, 10*, 180–185.

King, I. M. (1999). A Theory of Goal Attainment: Philosophical and ethical implications. *Nursing Science Quarterly, 12*, 292–296.

King, I. M. (2001). Theory of Goal Attainment. In M. Parker (Ed.), *Nursing theories and nursing practice* (pp. 275–286). Philadelphia: F. A. Davis.

King, I. M. (2006a). Imogene M. King's Theory of Goal Attainment In M. Parker (Ed.), *Nursing theories and nursing practice* (2nd ed., pp. 235–243). Philadelphia: F. A. Davis.

King, I. M. (2006b). A systems approach in nursing administration: Structure, process, and outcome. *Nursing Administration Quarterly, 30*(2), 100–104.

Kirkpatrick, N. C. (1992). A phenomenological study of adolescent females' perceptions of death and dying in light of the AIDS epidemic. *Masters Abstracts International, 31*(02), 765.

Konkle-Parker, D. J. (1996). Survey of nurse practitioners' health counseling strategies. *Masters Abstracts International, 35*(04), 1000.

Krassa, T. J. (1994). A study of political participation by registered nurses in Illinois. *Dissertation Abstracts International, 56*(02B), 743.

Laben, J. K., Dodd, D., & Sneed, L. (1991). King's Theory of Goal Attainment applied in group therapy for inpatient juvenile sexual offenders, maximum security state offenders, and community parolees, using visual aids. *Issues in Mental Health Nursing, 12*(1), 51–64.

Laben, J. K., Sneed, L. D., & Seidel, S. L. (1995). Goal attainment in short-term group psychotherapy settings: Clinical implications for practice. In M. A. Frey & C. L. Sieloff (Eds.), *Advancing King's systems framework and theory of nursing* (pp. 261–277). Thousand Oaks, CA: Sage.

Lane-Tillerson, C. (2007). Imaging practice in 2050: King's conceptual framework. *Nursing Science Quarterly, 20*, 140–143.

Lincoln, K. E. (1997). A comparison of postpartum clients' and nurses' perceptions of priority information needs for early discharge. *Masters Abstracts International, 36*(05), 1330.

Lockhart, J. S. (1992). Female nurses' perceptions regarding the severity of facial disfigurement in patients following surgery for head and neck cancer: A comparison based on experience in head and neck oncology. *Dissertation Abstracts International, 54*(02B), 745.

Lockhart, J. S. (2000). Nurses' perceptions of head and neck oncology patients after surgery: Severity of facial disfigurement and patient gender. *Plastic Surgical Nursing, 20*(2), 68–80. Abstract retrieved July 11, 2007, from CINAHL Plus with Full Text database.

Lockhart, J. S., & Goodfellow, L. M. (2009). The effect of a 5-week head and neck surgical oncology practicum on nursing students' perceptions of facial disfigurement: Part I. *ORL-Head and Neck Nursing, 27*(3), 7–12.

Lott, C. E. (1996). Perceptions of acceptance and recognition among professional Black nurses. *Masters Abstracts International, 34*(04), 1551.

Machado, M. F. A., & Vieira, N. F. C. (2004). The mother's participation in the child malnutrition program [Portuguese]. *Revista Latino-Americana de Enfermagem, 12*(1), 76–82. Abstract in English retrieved May 18, 2007, from CINAHL Plus with Full Text database.

Mann, C. M. (1997). Home care nurses' perceptions of continuing their education. *Masters Abstracts International, 35*(04), 1000.

Marasco, G. (1990). Parents' perceptions of the effects of early postpartum discharge on family adjustment. *Masters Abstracts International, 29*(01), 95.

May, B. A. (2000). Relationships among basic empathy, self-awareness, and learning styles of baccalaureate pre-nursing students within King's personal system. *Dissertation Abstracts International, 61*(06B), 2991.

McGeein, M. L. S. (1992). A descriptive study of community health nurses' perceptions of elder maltreatment. *Masters Abstracts International, 31*(01), 278.

McGirr, M., Rukholm, E., Salmoni, A., O'Sullivan, P., & Koren, I. (1990). Perceived mood and exercise behaviors of cardiac rehabilitation program referras. *Canadian Journal of Cardiovascular Nursing, 1*(4), 14–19.

McKay, T. A. (1999). An examination of case management nurses' role strain, participative decision-making, and their relationships to patient satisfaction: Utilization of King's Theory of Goal Attainment in a managed care environment. *Dissertation Abstracts International, 60*(09B), 4522.

Meighan, M. M. (1998). Testing a nursing intervention to enhance paternal–infant interaction and promote paternal role assumption. *Dissertation Abstracts International, 60*(07B), 3204.

Messmer, P. R. (1995). Implementation of theory-based nursing practice. In M. A. Frey & C. L. Sieloff (Eds.), *Advancing King's systems framework and theory of nursing* (pp. 294–304). Thousand Oaks, CA: Sage.

Messner, R., & Smith, M. N. (1986). Neurofibromatosis: Relinquishing the masks; a quest for quality of life. *Journal of Advanced Nursing, 11*, 459–464.

Monna, K. A. (1989). The perception of job satisfaction of baccalaureate-prepared and diploma-prepared community health nurses. *Masters Abstracts International, 28*(04), 579.

Monti, A. (1992). Members' perceptions of the transactions within their psychosocial club. *Masters Abstracts International, 30*(04), 1296.

Moreira, T. M. M., & Araújo, T. L. (2002a). The conceptual model of interactive open systems and the Theory of Goal Attainment by Imogene King [Portuguese]. *Revista Latino-Americana de Enfermagem, 10*(1), 97–103. Abstract in English retrieved May 18, 2007, from CINAHL Plus with Full Text database.

Moreira, T. M. M., & Araújo, T. L. (2002b). Interpersonal system of Imogene King: The relationships among patient with no-compliance to the treatment of the hypertension and professionals of health [Portuguese]. *Acta Paulista de Enfermagem, 15*(3), 35–43. Abstract in English retrieved May 18, 2007, from CINAHL Plus with Full Text database.

Morris, G. L. (1996). Client satisfaction with nursing care in the home. *Masters Abstracts International, 34*(06), 2348.

Norgan, G. H., Ettipio, A. M., & Lasome, C. E. M. (1995). A program plan addressing carpal tunnel syndrome: The utility of King's goal attainment theory. *AAOHN Journal, 43*, 407–411.

Norris, D. M., & Hoyer, P. J. (1993). Dynamism in practice: Parenting within King's framework. *Nursing Science Quarterly, 6*, 79–85.

Oates, S. J. (1994). Nurses' perceptions of participation in shaping the workplace. *Masters Abstracts International, 33*(03), 874.

Olsson, H., & Forsdahl, T. (1996). Expectations and opportunities of newly employed nurses at the University Hospital, Tromso, Norway. *Social Sciences in Health, 2*(1), 14–22. Abstract retrieved July 12, 2007, from CINAHL Plus with Full Text database.

Omar, M. A. (1989). Relationship of family processes to family life satisfaction in stepfamilies and biological families during pregnancy. *Dissertation Abstracts International, 51*(03B), 1196.

O'Shall, M. L. (1988). The relationship of congruency of role conception between head nurse and staff nurse and staff nurse job satisfaction. *Masters Abstracts International, 27*(03), 379.

Parsons, A. E., & Ricker, V. J. (1993). Critique of practices used by Massachusetts nurse practitioners to promote breastfeeding. *Nursing Scan in Research, 6*(5), 4–5.

Petrich, B. E. A. (2000). Medical and nursing students' perceptions of obesity. *Journal of Addictions Nursing, 12*(1), 3–16.

Phillips, E. L. (1995). Diploma nursing students' attitudes toward poverty. *Masters Abstracts International, 33*(06), 1846.

Porter, H. B. (1991). A Theory of Goal Attainment and ambulatory care oncology nursing: An introduction. *Canadian Oncology Nursing Journal, 1*(4), 124–126.

Quirk, S. E. (1995). A study to determine if working on self-directed teams increases job satisfaction among home health registered nurses. *Masters Abstracts International, 34*(01), 283.

Rawlins, P. S., Rawlins, T. D., & Horner, M. (1990). Development of the family needs assessment tool. *Western Journal of Nursing Research, 12*, 201–214.

Rexford, D. S. (2001). Quality of life in a heart failure population. *Masters Abstracts International, 40*(01), 152.

Rhodes, E. R. (1995). Perceptions of health among low-income African-Americans and utilization of health services. *Masters Abstracts International, 34*(03), 1153.

Richard-Hughes, S. (1997). Attitudes and beliefs of Afro-Americans related to organ and tissue donation. *International Journal of Trauma Nursing, 3*(4), 119–123. Abstract retrieved July 12, 2007, from CINAHL Plus with Full Text database.

Rooda, L. A. (1992). The development of a conceptual model for multicultural nursing. *Journal of Holistic Nursing, 10*, 337–347.

Rooke, L. (1995a). The concept of space in King's systems framework: Its implications for nursing. In M. A. Frey & C. L. Sieloff (Eds.), *Advancing King's systems framework and theory of nursing* (pp. 79–96). Thousand Oaks, CA: Sage.

Rooke, L. (1995b). Focusing on King's theory and systems framework in education by using an experiential learning model: A challenge to improve the quality of nursing care. In M. A. Frey & C. L. Sieloff (Eds.), *Advancing King's systems framework and theory of nursing* (pp. 278–93). Thousand Oaks, CA: Sage.

Rosendahl, P. B., & Ross, V. (1982). Does your behavior affect your patient's response? *Journal of Gerontological Nursing, 8*, 572–575.

Scott, L. D. (1998). Perceived needs of parents of critically ill children. *Journal of the Society of Pediatric Nurses, 3*(1), 4–12. Abstract retrieved July 12, 2007, from CINAHL Plus with Full Text database.

Sharts-Engel, N. C. (1984). On the vicissitudes of health appraisal. *Advances in Nursing Science, 7*, 12–23.

Sharts-Hopko, N. C. (1995). Using health, personal, and interpersonal system concepts within the King's systems framework to explore perceived health status during the menopause transition. In M. A. Frey & C. L. Sieloff (Eds.), *Advancing King's systems framework and theory of nursing* (pp. 147–160). Thousand Oaks, CA: Sage.

Shea, H., Rogers, M., Ross, E., Tucker, D., Fitch, M., & Smith, I. (1989). Implementation of nursing conceptual models: Observations of a multi-site research team. *Canadian Journal of Nursing Administration, 2*(1), 15–20.

Sieloff, C. L. (1996). Development of an instrument to estimate the actualized power of a nursing department. *Dissertation Abstracts International, 57*(04B), 2484.

Sieloff, C. L. (2003). Measuring nursing power within organizations. *Journal of Nursing Scholarship, 35*, 183–187.

Sink, K. K. (2001). Perceptions, informational needs, and feelings of competency of new parents. *Dissertation Abstracts International, 62*(01B), 166.

Skariah, R. A. (1999). Analysis of first nation children's drawings of their perceptions of health. *Masters Abstracts International, 37*(04), 1184.

Smith, M. C. (1988). King's theory in practice. *Nursing Science Quarterly, 1*, 145–146.

Sowell, R. L., & Lowenstein, A. (1994). King's theory as a framework for quality: Linking theory to practice. *Nursing Connections, 7*(2), 19–31.

Talosi, R. (1993). Puppetry simulation: The health education vehicle to goal attainment in children with asthma. *Masters Abstracts International, 32*(04), 1172.

Tawil, T. M. P. (1993). Gender differences in frequency of assistance and perceived elderly patients' level of need by spouse primary caregivers with the activities of daily living: Dressing and bathing. *Masters Abstracts International, 32*(04), 1172.

Temple, A., & Fawdry, K. (1992). King's Theory of Goal Attainment: Resolving filial caregiver role strain. *Journal of Gerontological Nursing, 18*(3), 11–15.

Theobald, S. K. (1992). Clinical teaching characteristics of baccalaureate and associate degree nursing faculty: A comparative study. *Masters Abstracts International, 31*(01), 284.

Tritsch, J. M. (1998). Application of King's Theory of Goal Attainment and the Carondelet St. Mary's case management model. *Nursing Science Quarterly, 11*, 69–73.

Ventresca, A. R. (1994). Job satisfaction: Goal attainment of community health nurses. *Masters Abstracts International, 33*(04), 1232.

Villanueva-Noble, N. S. (1998). Cross-cultural analysis of perceptions of health in children's drawings: A replicate study. *Masters Abstracts International, 36*(04), 1070.

West, P. (1991). Theory implementation: A challenging journey. *Canadian Journal of Nursing Administration, 4*(1), 29–30.

White-Linn, V. M. (1994). Perceived quality of life of adults aged 30 to 50 years with type I and II diabetes. *Masters Abstracts International, 33*(05), 1496.

Wicks, M. L. N. (1992). Family health in chronic illness. *Dissertation Abstracts International, 53*(12B), 6228.

Williams, L. A. (2001). Imogene King's interacting systems theory—Application in emergency and rural nursing. *Online Journal of Rural Nursing & Health Care, 2*(1). Retrieved May 18, 2007, from http://www.rno.org/journal/issues/Vol-2/issue-1/Williams.htm.

Winker, C. K. (1996). A descriptive study of the relationship of interaction disturbance to the organizational health of a metropolitan general hospital. *Dissertation Abstracts International, 57*(07B), 4306.

Woods, E. C. (1994). King's theory in practice with elders. *Nursing Science Quarterly, 7*, 65–69.

Zurakowski, T. L. (1990). Interpersonal factors and nursing home resident health. *Dissertation Abstracts International, 51*(09B), 4281.

文献解题

Glasgow, V. M. (1998). Preconceptual health and its effect on pregnancy outcomes in African-Canadian women and their partners. *Masters Abstracts International, 36*(06), 1585.

A sample of 30 African Canadian women and their partners completed questionnaires about their perceptions of preconceptual health and these perceptions were related to pregnancy outcomes. Overall, the data supported a strong relationship between the perceptions of both partners and improved pregnancy outcomes.

Harman, B. J. (1999). The effects of a paraprofessional preceptor program for certified nursing assistants in dementia special care units. *Dissertation Abstracts International, 59*(11B), 5786.

This study utilized a multisite, repeated measures, quasi-experimental design to investigate the outcomes of a newly instituted paraprofessional mentor program for certified nursing assistants (CNAs) in dementia special care units. Participating CNAs attended a six-hour educational program to prepare them to serve as preceptors. Sixteen new CNAs were enrolled in the study with 11 completing the data collection. Of these 11, six had preceptors and five participated in the usual program or served as the control group. Because of the sample size, statistical significance was not found. However, 100% of the experimental group continued employment as compared to 56% in the control group.

Quirk, S. E. (1995). A study to determine if working on self-directed teams increases job satisfaction among home health registered nurses. *Masters Abstracts International, 34*(01), 283.

This descriptive study investigated job satisfaction in 30 home health registered nurses in two agencies. In one agency, nurses participated in self-directed teams, while in the other, nurses did not have access to self-directed teams. Those who worked on self-directed teams exhibited higher levels of job satisfaction.

Sieloff, C. L. (1996). Development of an instrument to estimate the actualized power of a nursing department. *Dissertation Abstracts International, 57*(04B), 2484. and

Sieloff, C. L. (2003). Measuring nursing power within organizations. *Journal of Nursing Scholarship, 35,* 183–187.

Sieloff originally developed and tested the Sieloff–King Assessment of Departmental Power (SKADP) instrument. Tests of the SKADP supported content and construct validity. However, because of feedback from study participants and psychometric analysis, the instrument was revised and became the Sieloff–King Assessment of Group Power Within Organizations (SKAGPO). Factor analysis supported subscales of controlling the effects of environmental forces, position, power perspective, resources, role, power competency, communication competency, and goal and outcome competency. Initial reliability and validity have been established and Sieloff recommends both further study of reliability and validity and use of the SKAGPO in future studies of nursing power in organizations.

West, P. (1991). Theory implementation: A challenging journey. *Canadian Journal of Nursing Administration, 4*(1), 29–30.

Describes the implementation of King's conceptual system for theory-based practice in a large metropolitan hospital. Identifies that more time spent in educating the staff about the framework would have helped the staff understand and accept the value of theory-based practice.

第8章

ユニタリ・ヒューマンビーイングの科学
Science of Unitary Human Beings

Martha E. Rogers

Maryanne Garon

　Martha Elizabeth Rogers（1914年5月12日～1994年3月13日）は，先見の明と影響力を兼ね備えた看護理論家であり，創意に富んだ思想家であり，看護専門教育についての明晰な発言者でもあった。Rogersの概念システムは，専門職としての看護実践，理論の展開および研究に多大な影響を及ぼし続けている。またそれだけでなく，一人の人間としても敬愛され，尊敬されるに値する女性であった。恵まれた家庭生活を送り，兄弟姉妹をはじめ，数え切れないほどの姪や甥などを含む家族だけでなく，多くの友人や看護関係の同僚の誰からも愛されていた。このような敬意と敬愛の一端は，米国看護アカデミー特別会員や，米国看護師協会特別会員の称号を贈られていることからも垣間見ることができる。

　Rogersは，1914年5月12日にテキサス州ダラスで生まれ，1931年から1933年までTennessee大学（ノックスビル市）に在籍した。かなり早い時期から，一般教養や人文科学から自然科学まで幅広い学術分野に関心を示していたようで，大学では，医学部進学課程よりも，フランス語，動物学，遺伝学，発生学といった多数の学科等の内容が豊富なコースである自然科学系医学課程を専攻した（Hektor, 1989）。しかし在籍中にRogersも両親も，医学は女性にとって適切なキャリアではないという結論を下した（Garon, 1992）。そして，友人が入学を予定しているという理由で，Knoxville総合病院看護学校（テネシー州）に入学することにした。自立心が旺盛で知的な若い女性であったRogersには，病院付属看護学校は制約が多すぎたのか，一時期退学しているが，間もなく復学して看護師養成課程を修了した（Rogersとの個人面談録，1991）。そして，1936年に看護学準学士号を取得した。その後もGeorge Peabody大学（テネシー州ナッシュビル市）で勉学を続け，公衆衛生学士号を取得した。学位取得後に，ミシガン州の農村部で保健師として初めて職に就いた。その地に2年間留まった後，最初の修士号を取得するために大学に復学し，1945年にColumbia大学教員養成校（ニューヨーク州ニューヨーク市）で，公衆衛生管理学修士の学位を取得した（Hektor, 1989）。Rogersは，コネチカット州ハートフォード市の訪問看護サービス機関で，看護師，看護師長，教育責任者として職に就いたこともある。教育部長代理に昇進後，アリゾナ州フェニックス市に移り，市で最初の訪問看護サービスを開設し，最高責任者に就任した（『Martha E. Rogers：A Short Biography』，日付なし，http://medweb.uwcm.ac.uk/martha）。その後，東海岸に戻って勉学を続け，1952年に公衆衛生学修士，1954年に博

士の学位を，いずれも Johns Hopkins 大学（メリーランド州ボルティモア市）で取得した。Rogers の大学でのキャリアは，New York 大学看護教育学部主任教授に任命された 1954 年に始まった。Rogers は，公式的には 1979 年に退職したが，その後も名誉教授としての職務を続けた。退職後はフェニックス市に戻り，1994 年に永眠するまでその地で過ごした。

「時代に先んじよう，この世界と共に，そして超越して」(Ireland, 2000, p.59)

　看護は独立した重要な学問分野であり，独自の研究分野であるという Rogers の見解は，自身のライフワークに大きな影響を及ぼしていた。著作の大半は，特に 1970 年以前の著作は，大学および大学院での看護学教育を確立するための活動に専念していた。Rogers は，看護学分野には未だ確認も記述もされていない看護独自の知識群があると確信していた。大学・大学院での看護学教育の必要性を主張する論文の中で，看護独自の知識群を発展させ，それらを記述していた。その内容の集大成が，最終的に概念システム「ユニタリ・ヒューマンビーイングの科学 science of unitary human beings（SUHB）」になったのではないかと思われる（Garon, 1992）。
　1961 年に出版された Rogers の最初の著書『Educational Revolution in Nursing（看護における教育改革）』は，看護師に広範な一般教養を含む大学教育を求める内容だった。この著作には，初期段階の概念システムも含まれていた。1964 年に出版された 2 冊目の著書『Reveille in Nursing（看護の黎明）』を見ると，概念モデルをさらに発展させていることがわかる。この著書で，Rogers は専門職としての看護学カリキュラムを提唱した。Rogers はその中でカリキュラムを論じ，その後に概念システムの中心になる前提を説明した。Meleis（1985）は，これらの著作を看護過程の理論的基盤に関する最初の論評として紹介した。Rogers は概念システムについての考えを洗練し続け，1970 年に『An Introduction to the Theoretical Basis of Nursing（看護の理論的基盤序説）』[1] を出版した。この著作には概念システムの基礎となる考え方が含まれている。この 1970 年版を Rogers は一度も改訂しなかったが，多くの新たな執筆を行い，こうした新著では概念システムについて新たな見解を導入した。本章では，初版だけでなくその後の Rogers による詳細な説明も含めて概念と原理を紹介するつもりである。Rogers の概念システムを適切に理解するには，1970 年版を読破することも必要だが，その後の出版物を含めて読破しなければ十分とはいえない。
　Rogers は生涯を通して，看護を独自の知識群を備えた科学として明確化する活動に専念する姿勢を貫き通した（Malinski, 2006）。看護の焦点は，ユニタリ・ヒューマンビーイングとその世界である。Rogers は「ユニタリ unitary」という用語を使用して，人間は部分の総和を超え，その総和とは性質も異なる全体像であることを暗示しようとした。Rogers が「ホリズム」という用語を使わなかったのは，この言葉があまりにも全ての事柄（食事療法からマッサージや結

---

[1] 訳注：邦訳；樋口康子，中西睦子 訳：ロジャーズ看護論．医学書院；1979．

腸洗浄法まで）を説明するために混用され，そしてしばしば不正確に使われているという理由からだった（Malinski, 1994）。ユニタリ・ヒューマンビーイングは，部分に注目している限り，理解することも探究することもできない。個人の生理学的指標や社会的背景の情報を収集すると，関連している機能を理解するのに役立つであろうが，この情報からユニタリ・ヒューマンビーイングを理解することはできない。

　Rogers（1990b/1994）は，いずれの学問分野にも多数の理論があるので，諸々の理論を導き出すことが可能な世界観のような，理論の基盤になる抽象概念や概念システムを提示するつもりであると主張していた。そして「自身の体系化された業績は，看護の基礎科学であることを明確にした」（Malinski, 2006, p.7）。Rogersは，これは新たな所産であり，異質なパラダイムに根ざしたものであることを強調した。「パラダイム *paradigm*」は，多種多様な意味がある用語として言及されている（Cuba, 1990）。パラダイムは，科学者や特定の分野の人々が，自分の専門分野において関心がある問題や領域にアプローチする方法と定義することができる（Briggs & Peat, 1984）。これは現実に対する各自の観点であり，世界観にたとえられる。科学史の学者であるThomas Kuhn（1970）は，科学的パラダイムについて，これがどのように変化するのかについても記述した。Kuhnは，知識は革命やパラダイム転換と呼ばれる知識の抜本的変化を経て進歩すると確信していた。しかし，1つのパラダイムに深々と根をおろしている人にとって，物の見方を新たなパラダイムに転換することは困難である。この転換は，突然に起こる――従来の情報が突然，見る目が変わったかのように全くの別物に見えてくる――といわれている。このパラダイム転換の実証に使用される一例が，図8-1のようなデッサンである。

　1つの視点から見ると，このデッサンは野兎のように見える。しかし視点を変えて，ページを90度回転して縦横を反対にすると，それは突然アヒルに見える。こうして一度転換すると，両方を容易に見ることができる。そして，一種類の動物にしか見えなかった時点に戻ることが難しくなる。これがパラダイム転換の例である。最初は，従来のパラダイムからのみ物事を見ている。しかし一度転換してしまうと，後戻りをして新たなパラダイムで物事を見ないようにすることも，従来のパラダイムを抱き続けることも困難になる。

　看護師の多くは還元主義に基づく生物医学的観点から人間と看護実践を捉えることに慣れている。還元主義的な観点や生物医学的モデルに基づいて実践に携わっている看護師は，ユニタリ・ヒューマンビーイングの科学を理解しようとする前に，パラダイム転換する必要がある。ユニタリ・ヒューマンビーイングの科学の用語と概念は，看護師のほとんどが日常的な実践で使用している用語と概念とは大幅な相違がある。

　Rogersによって展開された概念システムを理解するには，図8-1に示されたようなパラダイム転換が必要になる。最初は従来の観点が最優先されるので，「理解」し難い。しかしこの概念システムを読破して実践に適用すると，パラダイムを転換することができる。突然，「アヒル」が見えてくるのである。新たな見解が意味をもつようになり――そして，後戻りして旧来の，あるいは従来の見解で現実を見ることが困難になる。これは過去の見解が不要なものとして捨て去られたためではなく，むしろ新たな世界観に組み入れられたためである。

図8-1 Cindy Tavernise のデッサン（許可を得て使用）

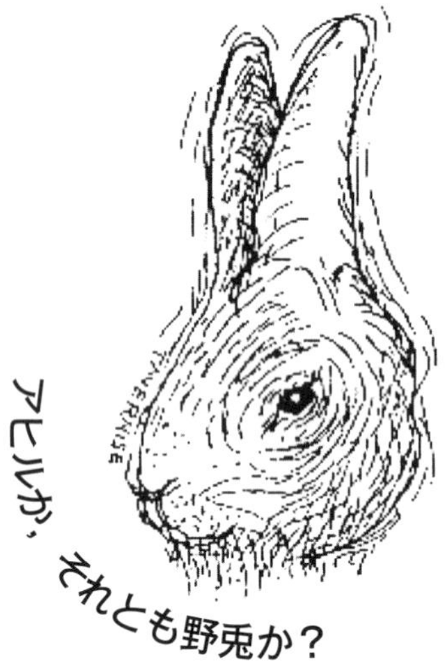

アヒルか，それとも野兎か？

Rogers の概念システム

Rogers は，1970年の著書『An Introduction to the Theoretical Basis of Nursing Science』で，看護学という学問分野の基礎となる5つの前提を概説している。

1. 人間 man は1つの統一体であり，統一体として自己の統合性を所持している。統一体を構成する部分の総和以上の，しかも総和とは異質な特徴を顕示している。（p.47）（Rogers は，1970年版では「person」や「human being」ではなく，「man」を使用していた）
2. （開放系システムとしての）人間と環境は，物質とエネルギーを継続的に交換し合っている。（p.54）
3. 生命過程は，時空連続体に沿って一方向性に，不可逆的に進化する。（p.59）
4. パターンとオーガニゼーションは人間を見分ける手段になり，それらによって個人の創造的な全体像が映し出される。（p.65）
5. 人間は，抽象作用と想像，言語と思考，感覚と感情のような，潜在能力によって特徴づけられる。（p.73）

Rogers は，自分が受けた自然科学系の教育だけでなく，人文科学，自然科学，哲学などの文献を利用して，看護の概念システムを発展させようとした。概念システムを推論する段階では，Von Bertalanffy の一般システム理論の用語を使用して，開放系システムの宇宙と，ヒューマン

フィールドと環境のフィールドとの継続的な相互作用という概念を立証しようとした（Meleis, 2007）。また，物理学と電気力学論もいくつかの概念を基盤として利用した。この他に，古代ギリシャの哲学者 Lewin の場の理論，神学者の Teilhard de Chardin[2] と Polanyi[3] の著作からも影響を受けていた（Garon, 1992）。Rogers はその後の著作で，上記の前提を洗練して内容を凝縮し，最終的に概念システムの 5 つの構成要素を決定した（Rogers, 1992）。それが「エネルギーフィールド」「汎次元性」「パターン」「ユニタリ・パーソン」「環境」である。

最初の概念は，「エネルギーフィールド energy field」である。エネルギーフィールドは，「生物と無生物の基本的な単位」と定義される（Rogers, 1990b, p.109；1994, p.252）。Rogers の概念システムを理解するためには，Rogers のエネルギーフィールドに関する見解を理解することが必要不可欠になる。「エネルギー」は，フィールドの力動的な性質を意味し，「フィールド」は絶えず動いていて，無限である（Rogers, 1990b/1994, 1994）。このシステムでは，人間と環境はいずれもエネルギーフィールドとして概念化される。これは無限であるが故に，その境界は肉体的な身体の限りではない。

エネルギーフィールドは，多くの看護師にとって難解な概念ではないかと思われる。この難しさ故に Rogers の理論に関しては，「抽象的すぎる」と言って放棄してしまう看護師と，エネルギーフィールドはどうすれば見たり触れたり，見分けることができるのかと疑問を抱く看護師との，いずれかに偏りがちである。Reeder（1999）は，多くの看護師がこのような疑問を抱くのは当然のことであると認めて，Rogers 学説のシステムのエネルギーフィールドを，隠喩で表現することを提起した。Rogers は，人間と環境をエネルギーフィールドとして概念化して言及していたが，それ以上詳しい説明はほとんどしていなかった。Rogers のエネルギーフィールドについての説明は，力動的で一体化した性質についてであった。「フィールドは統一化に関する概念である。エネルギーは，フィールドの力動的な性質を意味するもので，フィールドは絶えず動いていて，無限である」（Rogers, 1990b, p.109；1994, p.252）。Reeder の記述によると，可能性としては「Rogers は，エネルギーフィールドという隠喩を意図的に選ぶことによって，想像力と潜在的な好奇心を呼び起こし……そのうえで……ニュートン学説の三次元性を暗示する文字通りの実体ではなく……革命的とも言える汎次元世界の人間という考え方を，あますところなく表現しようとした」(p.7) のではないかとも考えられる。エネルギーフィールドの概念は，隠喩として捉えた方が理解しやすくなる。看護師の中には人間を，生体の放電による発光現象を撮影したキルリアン写真や『スター・トレック』[4] に登場する進化したエイリアンのようなものとして見たり考えたりすることは難しいと思う人たちもいるだろうが，人々は途方もなく力動的でありながら一体化した存在であるという点では，ほとんどの看護師が同意できるのではないだろうか。エネルギーフィールドは測定することも目で見ることも困難なので，この観点は，物の見方を Rogers 学派の概念システムに切り替えるための適切な出発点となるだろう。

---

[2] 訳注：Teilhard de Chardin；フランスのイエズス会神父・古生物学者・哲学者。
[3] 訳注：John Charles Polanyi；カナダの科学者．1986 年ノーベル化学賞。
[4] 訳注：Star Trek；米国 NBC テレビの SF シリーズ番組。

次の概念は「パターン pattern」で，これは Rogers の後年の著書で重視されるようになった（Sarter, 1987）。これはシステム思考と量子物理学の両方から生まれた概念である。パターンは，「エネルギーフィールドの際立った特徴であり，単一の波形として知覚される」（Rogers, 1990b, p.109；1994, p.252）と定義されている。Rogers は，ユニタリ・ヒューマンビーイングは，部分を研究し総計したとしても理解できないということを強調するために，パターンという概念を使用した。その代わりに，人間にはそれぞれの身元を確認できるパターンがある。パターンは，特定のシステムに特徴的な，ユニークな関係を表している。Capra は，『The Web of Life（生命のつながり）』の中で「パターンを研究する場合は，生体システムの知識が必要不可欠になる」（1996, p.81）と強調した。システム思考で重視されるのは，構造や身体の部分ではなく，関係パターンである。システムの特性は，パターンの特性である。還元できない非物質的な生命の側面がパターンである。Rogers のモデルを運用する場合に，人間のエネルギーフィールドのパターンをアセスメントする手段を特定することが難題の1つになっている。今までに，ヒューマンフィールドのパターンを適切に特定して測定する手段の開発を試みた複数の看護研究者が，Bays（1995, 2001），Bernardo（1993, 1996），Brown（1992），Butcher（1994a, 1996），Matas（1997），Rapacz（1991），Yarcheski & Mahon（1995）などである。他にも，Malinski（1986）の『Explorations on Martha Rogers' Science of Unitary Human Beings（Martha Rogers のユニタリ・ヒューマンビーイングの科学の探究）』，Barrett（1990b）の『Visions of Rogers' Science-Based Nursing（Rogers の科学に基づく看護）』，Madrid と Barrett（1994）の『Rogers' Scientific Art of Nursing Practice（Rogers の科学的看護実践のアート）』などの研究が行われている。ヒューマンフィールドのパターンについて，現在までに探究されている領域は，「青年期成人」「慢性疼痛」「希望」「損傷に関連した行動と生活上の出来事」「再パターン化」「時間と創造性」などである。

　次の概念は「汎次元性 pandimensionality」である。初期の著作では，この概念を時空として言及していた。その後，四次元性を経て多次元性に改変し，最終的には 1992 年に汎次元性と言及するに至った。汎次元性は，境界のない無限の領域という意味である。Rogers は，三次元を超える時空を理論化した 20 世紀の物理学に基づく知識の変化を利用していた。人間と環境のフィールドと，あらゆる現実が汎次元的であると考えられる（Rogers, 1992）。これは，現実に対する認識の仕方であり，世界は三次元という標準的な見解を超越する考え方である。五感で体験できる三次元の世界観を超越すると，可能性の範囲が無限になる。現実の汎次元的性質を利用すると，既視感，予知，千里眼のような，超自然的と思われている多くの現象を説明することができる。これらの概念を理解するのに役立つ一般的な手段として，Abbott（1992）の数学ファンタジー小説『Flatland（平面世界）』[5] を挙げることができる。この小説では，二次元世界に居住する主人公が三次元世界への道を発見する。彼は二次元を超える現実などいまだかつて想像したこともなかったので，別の次元のアイデアに圧倒されて途方に暮れながらも，次第に啓発されることになる。『Flatland』の主人公が三次元の概念化に難儀したように，私た

5　訳注：邦訳；石崎阿砂子，江頭満寿子 訳：多次元★平面国：ペチャンコ世界の住人たち．東京図書；1992．

表8-1 ユニタリ・ヒューマンビーイングに顕現するフィールドのパターン化

低周波	高周波	超高周波
実用的・実際的	想像的	先見性
遅いと感じる時間体験	早いと感じる時間体験	永遠
多様性に欠ける		多様性に富む
睡眠時間が長い	覚醒時間が長い	超覚醒状態
長いリズム	短いリズム	持続している感じ
ゆっくりした動き	早い動き	持続している感じ

(Rogers, M.〈1992〉. Nursing science and the space age. Nursing Science Quarterly, 5, 31. 一部修正.)

ちも三次元を超える現実を想像することは難しい。しかし，最新の物理学の諸理論は，Rogersの多次元の概念化を裏付けている（Capra, 1983）。この件については，私たちの言葉と解釈の方が現実よりも後れている。

「ユニタリ・ヒューマンビーイング」は，「還元も分割もできない汎次元的エネルギーフィールドで，これはパターンによって特定され，統一体としての全体像に固有の，しかも部分の知識では予測できない特徴を呈する」(Rogers, 1992, p.29) と Rogers によって定義されている。ユニタリ・ヒューマンビーイングとその環境は，看護学の焦点なので，看護に独自の観点になり，看護の独自な実践領域になる。

「環境あるいは環境エネルギーフィールド」は「還元できない汎次元的エネルギーフィールドで，これはパターンによって確認され，ヒューマンフィールドと一体化している」(Rogers, 1992, p.29) と定義される。

Rogers（1992）は，これらの基本的な構成要素や概念と共に，3つの原則も提唱した。この3原則によって，ヒューマンフィールドと環境フィールドの変化する性質は表現される。この概念システムを構成する他の側面と同様に，この3原則も年月が経つにつれて進化し，改良が加えられている。Rogers は，言葉の使用と用語の正確さを求め，意味に細心の注意を払う傾向があった。そして，概念や原則の意味が的確でないと気づいたときは，改良や修正を加えたり，用語を取り替えたりして明確化するようにしていた。それ故に原則についても，初期の著作とは異なる名称になっている。最新の3原則は「共鳴性の原理」「らせん運動性の原理」「統合性の原理」である。

「共鳴性の原理 *principle of resonancy*」は，「ヒューマンフィールドと環境のフィールドで起こる低周波から高周波パターンへの持続的な変化」(Rogers, 1992, p.31) と定義される。人間は波形のパターンで認識されるので，様々な生活リズムを波形のパターンにたとえることができる。この中には，睡眠―覚醒パターン，ホルモンレベル，情動的な状態の変動（喜びや痛みや孤独感の波形）のような事象が含まれる。このような事象として人間のパターンに起こる変化は，低周波から高周波へ向かうパターンになる。このような変化をいくつか表8-1に例示する。これらは共鳴性の原理を示す例である。これらの変化は，ヒューマン/環境フィールドのパターン化の流れの中で起こる持続的な創造的変化を表現するものと想定される。

「らせん運動性の原理 *principle of helicy*」は，「人間と環境のフィールドのパターンの継続的

図8-2 らせん性を表現する手段になるスリンキー玩具

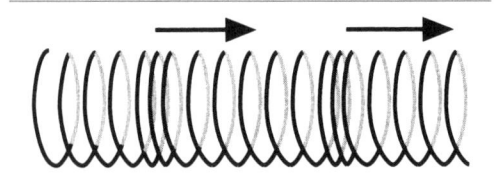

な，創造的な，予測不能な，増大し続ける多様性」（Rogers, 1992, p.31）と定義される。Rogersは，らせん運動性を「人間の進化の過程での創発の秩序」（1970, p.100）とみなしていた。この原則は，人間は退行することはなく，ますます多様で複雑になっていくという事実が基礎になっている。Rogersは，スリンキー[6]を頻繁に使用して，らせんを描くような形で絶えず前進しながら複雑化していく人間の変化の性質を例示しようとした（図8-2）。そして，この原則によって，ホメオスタシスの考えは排除されることを強調した。人間の発達は静的ではなく，以前と全く同じ位置に戻ることは決してない。スリンキーが進む軌道を辿るので，らせんを描くように進んで以前と同じような位置に戻るかもしれないが，それは同じ位置ではなく，その位置からスリンキーが辿る軌道を一回りしただけである。ユニタリ・パーソンは，発達の過程で後退することはない。人間の発達についてこのような考え方をすると，加齢を前向きに捉えることができる。人間は高齢になるにつれてますます多様化して複雑になるのである。

　「統合性の原理 principle of integrality」は，「ヒューマンフィールドと環境フィールドとの持続的な相互過程」（Rogers, 1992, p.31）と定義される。「統合性 integrality」という用語は，「integral（全体にとって必要不可欠）」という言葉に由来し，人間と環境のフィールド間の必要不可欠な関係を説明するために導き出されている。Rogersは，「相互作用 interaction」の代わりに「プロセス」という用語を意図的に使用することによって，ヒューマン―環境フィールド間の関係の相互的な性質を強調しようとした。相互作用という言葉には，時折起こる関係や因果的な関係を含んだ意味合いもある。これを例証するために，戸外で真夏の陽の光を浴びながら遊んでいる子どもを想像してみよう。その子は日焼けする。これは，その子と太陽との相互作用と考えられなくもない。しかし，その子と太陽との相互過程は同時に起きていて生涯にわたって継続するという点に留意してみよう。このプロセスには，この惑星の生命にとって太陽の必要性から始まり，子どもによるビタミンDの吸収，現在進行中の放射線の皮膚への影響，オゾン層の子どもへの影響などに至るまで，何もかもが含まれている。この，現在進行中の相互「プロセス」こそが，人間と環境の性質である。

---

6 訳注：slinky；階段を降りていくバネ状の玩具。

Rogersの研究成果と看護のメタパラダイムを構成する4つの主要概念

　Rogersは，看護のメタパラダイムを構成する4つの主要概念をそれぞれ著述で取り上げているが，これらをユニタリ・ヒューマンビーイングの科学の構成要素とはみなしていなかった。「人間」をユニタリ・パーソンと定義し，ユニタリ・パーソンは還元できない汎次元的エネルギーフィールドであり，これはパターンによって確認され，環境と一体化していると説明していた（Rogers, 1992）。「環境」についても，「還元できない汎次元的エネルギーフィールドであり，これはパターンによって確認され，ヒューマンフィールドと一体化している」と定義していた。Rogersは，「看護」はこの専門職に独自の知識群と研究分野を表している一個の名詞であることを繰り返し強調した。そして，看護は科学であると共にアートであることも強調していた。Rogersは，社会における看護の役割について，次のような感銘的で情熱的な記述を残している。

　　看護の物語は，人類へのサービスを題材にした壮大な叙事詩である。テーマは人々である。すなわち，人々はいかにして生を受け，いかに生き，いかに死ぬのか，そして健やかなときも病めるときも，喜びも悲しみも体験する人々がテーマである。この物語の使命は，知識をわかりやすい言葉に言い換えてヒューマンサービスに取り入れることである。
　　看護では人間に対する思いやりが重要になる。心で理解し，手をかざして苦痛を和らげる。多くの学識を有意味な援助に統合することが知識人の役割である。（Rogers, 1966, 引用 Barrett, 1990b, p.31）

　さらにRogersは，看護の目的を「交響曲のように調和した人間―環境間の相互作用を促進し，ヒューマンフィールドの一貫性と統合性を強化し，最高レベルの健康状態を可能な限り実現するために，ヒューマンフィールドと環境のフィールドのパターン化の方向づけと再方向づけをすること」（1970, p.122）であるとし，「人々がどこにいようが，地球上であれ圏外であれ，人間としての向上を促進すること」（Rogers, 1992, p.33）と定義した。
　Rogersは健康を，価値を伴う用語とみなしていた。そして「ユニタリ・ヒューマンビーイングの健康は，還元できないヒューマンフィールドの徴候を意味し」（1990a, p.10；1994, p.248），「疾病と病状は，ヒューマンフィールドに望ましくないと思われる特徴が現れるときに適用される価値を伴う用語である」（1992, p.33）と述べた。Rogersは，健康は相対的な状態なので無限であると確信し，そして健康と病いは対極に二分される性質のものではなく，生命過程の表出であると考えていた。看護師は，人々が，それぞれの定義と潜在能力に応じて，最高レベルの健康とウェルビーイングに到達できるよう援助する過程に関与する。健康の概念は，Rogers学説の概念システムでは，ユニタリ・ヒューマンビーイングや，環境との相互作用

の概念に比べるとそれほど重要ではない。

▼ Rogers学説の実践の方法論

　Rogersは，看護実践を「科学的な知識群（看護学）を使用して，人間が最高レベルのウェルビーイングを目指して前進できるよう支援する過程」（Rogers, 1994, p.64）と説明した。そしてこの過程は，①評価および診断と，②介入という2つのカテゴリーに包括されると説明した。評価/診断段階は，「個人，家族，集団の現在のウェルビーイングのレベルが，最低から最高レベルに至る連続体上のどこに位置するのかを特定する過程」（Rogers, 1994, p.64）である。介入は，「継続的な部分的修正，一部変更，全面的な修正，全面的な変更を特定して開始する過程」（p.64）である。Rogersは，北米看護診断協会（North American Nursing Diagnosis Association：NANDA）発足当初は協議会の関係者の1人であったが，後年は看護診断の使用に断固反対する意見を述べていた。

　　診断は適切でない。むしろ看護は，人間のあらゆる潜在能力に対処する分野である……診断に簡単にしがみつくような代物ではない。なぜなら，これは医学を中心に存在し続けてきた言葉であり，模倣するに値しない集団こそが医学である。私たちは，医学と同じ現象を扱うわけではない。私は，法律を学ぶつもりなどないように，医学を学ぶつもりもない。看護の関心事は，人々である。（M. J. Smith, 1988, p.84のインタビュー記事から引用）

　看護過程と看護診断は，ユニタリ・ヒューマンビーイングの科学と調和しないという理由で，Barrett（1990a）はユニタリ・ヒューマンビーイングの科学の枠組みの範囲で実践方法を考案した。そしてこの実践方法を，健康パターン化実践法という名称で呼ぶことにした。Barrettはこの方法を，Rogersの健康と看護の役割に関する記述だけでなく，自身のクライエントを対象にした活動と健康パターン化実践を展開した経験から導き出した。
　健康パターン化実践法には，2つの主要なプロセスがある。このプロセスは「パターン徴候を知ること pattern manifestation knowing」（初版ではパターン徴候の評価）と，「任意相互的なパターン化 voluntary mutual patterning」（初版では，意図的な相互的パターン化）である。この2つのプロセスは，順位付けもなければ，分離もできない。最初の「知ること」には，知るようになること，性質を認識すること，見分けることが含まれる。Barrett（1998）は，「評価」という用語を「知ること」に変更したが，この理由は，評価という言葉には看護師とクライエントは対等でないという意味合いだけでなく測定の意味合いもあるのに対して，知ることという言葉は平等主義的な見解のニュアンスがあると確信したからである。
　2番目のプロセス「任意相互的なパターン化」では，健康についてクライエントには自由な選択が認められている。しかし，看護師にも「クライエントがこの自由を十分に，意識せずに，あるいは感じることなく選択をしていないかどうかを知り，クライエントに気づかせる」よう仕向ける義務がある（Barrett, 1998, p.137）。Barrettは，クライエントはこれらの過程で全面的な参加者になるということを強調した。そして，クライエントに「何が必要ですか？」ある

いは「今，どのような選択の余地がありますか？」といった質問をするよう提案した。

実践現場での使用

人間と環境を一体化した全体像として捉えるよう強調したRogersのユニタリ・ヒューマンビーイングの科学には，多くの看護師集団が魅力を感じている。個人も機関も，自分たちの看護実践のベースとしてユニタリ・ヒューマンビーイングの科学を取り入れている。この後，1人のクライエントを対象にした例を紹介し，次に看護リーダーシップと看護教育での使用について考察する。

臨床実践での使用

最初は，臨床実践で個人のクライエントにRogersの理論を使用した例である。

経験豊富なX看護師は，内科外科病棟で6年近く勤務している。看護学学士号を取得するために大学に入学したばかりで，看護理論を学習中である。勤務中に，G氏が入院してきた。G氏は66歳で，Ⅱ型糖尿病の患者である。X看護師は，過去5年以上にわたって何度もG氏のケアに携わってきた。初めて会ったとき，G氏は活気に満ちた男性で，常勤のセールスマンだった。妻と中高生の娘2人と地域の持ち家で暮らしている。最初の入院は，糖尿病の自己管理不行き届きによって起きた急性の高血糖と脂質異常症に対して，インスリン療法を開始するためだった。それから5年後の今，G氏は多数の合併症を併発している。心臓バイパス術と左下肢膝関節下切断術を受け，失明に近い状態で，腎臓は不全状態に陥りつつあった。今回は，胸水と発熱で入院した。

X看護師はRogersのユニタリ・ヒューマンビーイングの科学を学習しており，「パターン徴候を知ること」の過程を開始する。病室に入り，以前とは別人のようなG氏の状態に驚かされた。顔色は灰色がかっていて青白く，悲しげな顔の額にしわを寄せ，遠くをじっと見つめているかのようであったが，X看護師は，G氏には彼女が見えていないことに気づいたので，近寄って彼の手に触れ，改めて自己紹介をした。周囲に目をやると，妻と2人の娘も病室にいて，静かに座っている。病室は薄暗く，多くの椅子と機器の部品が散乱している。X看護師はG氏と，（G氏の観点から）なぜ病院にいるのか，今までどのような生活をしていたのか，彼の目標は何かといったことを話し始めた。話をしているうちに，G氏は生き生きとした表情になり，X看護師が知っている「昔のG氏」のように見えてきた。G氏は，退院して家族と過ごし，趣味にいそしむ生活を切望している。新型の音声認識ソフトウェア付きコンピュータを持っていて，使用法はすでに学習している。天気の良い日には，妻がガーデニングをするときに一緒に戸外に出て座って過ごすことも好きである。

X看護師がG氏の現在の生活と目標について詳しく知れば知るほど，G氏をケアの全面的な参加者にして，目標を達成させることが容易になる。X看護師は，G氏に対する見解が，新たに学んだRogers的世界観の影響をどれほど受けているのかを知って驚いている。今までであ

れば，G氏のような患者に対して，「衰弱しつつあるために，いわば以前とは別人になってしまっている」といった見方をしていただろうことに気づいた。またX看護師は，自分も医療機関の関係者も，患者本人が当然すべきケアをしなかった慢性疾患患者に対する見方はかなり批判的だったのだろうと認めざるを得なかった。

今ではX看護師も，らせん運動性の原理に基づいて，G氏は他の誰もがそうであるように複雑になり，多様化しているのだと認識している。そして，G氏と人々との関係と，彼と一体化している環境の場もわかっている。また，G氏が依然として新たな技術（自分のコンピュータ）を習得し，自分の環境（自宅の庭）を楽しんでいることも認識している。さらに，G氏は身体的な障害や疾病に罹る以前の彼を超えていて，今でもX看護師が知っているいつも通りの活気に満ちた男性であることもわかっている。

医師がG氏の医学的な問題を精査している間に，X看護師はG氏と家族と共に退院の準備に取りかかる。精査の結果，G氏はコクシジオイデス症に罹っていることが判明したので，アンフォテリシンBによる6週間のIV療法が必要になる。X看護師は退院計画立案者と相談して，G氏がこの抗生物質療法を自宅で受けられるよう手配することにする。そして，義足の調節や在宅医療機器，栄養相談，その他諸々のニーズを，G氏と家族が明確にできるよう援助する。

それから数日間勤務を離れていたX看護師が病棟に戻ってみると，G氏は家族に囲まれて，車椅子で退院するところだった。X看護師が話をしようとして立ち止まると，G氏はX看護師の方を向き，手を伸ばしてX看護師の手を握ろうとした。そして自分から「あの」と言い出し，「この病院には大勢の人たちが働いていますが，私をここまで変えてくれたのはあなただけですよ，Xさん……本当にありがとう」と続けた。笑みを浮かべながら勤務に就くX看護師……ユニタリ・ヒューマンビーイングの科学によって患者に対する自分の態度とケアが変わったことに満足している。

この看護師は，Barrettの実践の方法論を利用する過程で，最初に「パターン徴候を知ること」の過程を使用した。そして，G氏を1人の人間としてその全体像──パターン，価値観，生活の中で重要なものに対する信念──を理解することができた。X看護師は，自分の考えからではなく，患者の観点から健康の意味を再定義しなければならなかった。もう1つの段階「任意相互的なパターン化」（これは，実際には同時に行われる可能性がある）では，看護師はG氏の健康上のニーズを，G氏の観点から検討して，現在の価値観と知識レベルを特定した。G氏と家族は非常に勉強熱心で，コクシジオイデス症に関する情報をインターネットで検索しようとしていた。G氏にとって帰宅は重要なことなので，彼も家族も職員との共同作業に積極的に関与し，退院に備えて自宅の準備をしていた。またこの一家は，在宅看護師の援助を受けて，在宅治療を受けられるようにするための学習も計画していた。G氏は致命的な慢性疾患に罹っているが，Barrettが定義した実践の方法論を使用すると，看護師はケアの焦点を個人のパターンと観点に向けることができる。

看護リーダーシップと教育での使用

　Rogersの概念モデルは，管理と教育にも使用することができる。この概念システムでは，「人間の感覚は繊細で，創造力があり，尊敬に値する存在」という見方をするよう求められる（Gueldner, 1989, p.114）。Barrett（1989）がRogersの理論から導き出したパワーの概念を使用すると，人々は選ぶ自由があるので，承知のうえで変化を試みることができる。看護リーダーは（管理者であれ教育者であれ），知識を活用して漸進的な変化をもたらそうとする。リーダーは，Rogers学説の概念システムの範囲で実践に携わり，役割モデルにならなければならないが，これはコミュニケーションパターンを開放して，相互作用する個人それぞれが独自のユニタリな性質を評価する方法で行うことになる。また看護リーダーは，看護と医療システム（あるいは教育システム）は極めて複雑で，多様化する高周波の方向に向かって絶えず進化して全体性を有するシステムであるとも理解している。

　看護リーダーが，開放性，創造性および多様性を受け入れて，そのような環境をつくり出すと，看護師も他の関係者も成長し，進化し，向上し，自分たちにも，所属する機関にも，クライエントにも利益をもたらす実践や教育体験を形成することができるようになる。Rogersモデルを実際に，San Diego Veterans Administration メディカルセンターで実施した体験が，Heggie, Schoenmehl, Greico, Chang（1989）らと，Heggie, Garon, Kodiath, Kelly（1994）らによって記述されている。これらの著者は，ユニタリ・ヒューマンビーイングの科学の使用が必要とされるパラダイム転換は，一朝一夕には起こらないことを実証し，変化の過程を，Rogersの考えの活用をモデル化したものを含めて記述していた。管理モデルにより，ケアリングの看護サービスを裁定する管理者を職員が指名することになった。職員は，Rogers学説によって，自分たちはプラスの方向へ大きな変容を遂げていることを確認した。

　ユニタリ・ヒューマンビーイングの科学は，看護管理と同じ方法でオンラインコースの学生と教師にも適用できる。この場合の過程は，物理的にも時間的にも隔たりがある学生と指導教員の間で起こる。それでも，両者のエネルギーフィールドが相互作用していることは確かである。「パターン徴候を知ること」の過程で，指導教員は学生を単なる身体的存在以上の，そしてオンラインコースの登録名簿に記載された名前以上の存在であるとみなす。指導教員は，学生はそれぞれがユニタリ・ヒューマンビーイング，すなわち複雑で力動的で多様な，各人を構成する部分の総和以上の存在であることを認識する。学生であるというだけでなく，学生それぞれに個別的な自分流のパターンがある。彼らは，今日のような自分たちに成長するに至った経歴があり，文化があり，家族がいて，様々な経験を積んで教育課程に在籍しているのである。「任意相互的なパターン化」の過程では，学生はオンラインコース教育の能動的な「参加者」である。学士教育課程の受講を選択し，オンラインコースへの参加を選択している。彼らは承知のうえで変化に関与する。この他にも，オンラインで受講するための時間配分，アクセスと利用が可能な資源，そしてある程度は自分自身のペースなどを選択する。指導教員の役割は，学生と共に活動することと，この「了解に基づく変化への関与」を促進することである。

　これらの例は，Rogersの世界観（ユニタリ・ヒューマンビーイングの科学）を使用すると，

看護実践の極めて多義にわたる分野の枠組みを再構成できることを実証している。この科学の観点では，個人と環境の統合性，個人の変化への能動的参加，人それぞれの個別的パターンなどが焦点になる。このアプローチの意義は，焦点を看護師やリーダーからケアを受ける側に転換して，選択，参加，相互性および全体性に向けている点である。看護師不足，燃え尽き症候群，離職防止などが問題化している時代に，この世界観はクライエントだけでなく，看護師にとっても革新的で，変容可能な看護に光を当てている。

ユニタリ・ヒューマンビーイングの科学と理論的な問題の批評

1. 理論の歴史的背景は？

　Rogersは，1950年代中頃に看護に対する自分の見解を概念化しはじめ，1994年に亡くなるまで思考を育み続けた。Rogersは看護師になる前に自然科学を学び，博士号を取得していた。そして，20世紀に起きた自然科学の進歩と，知識開発の方法に並々ならぬ関心を抱いていた。そうした背景からか，物理学から神学に至る様々な分野から知識を導き出し活用している（Garon, 1992）。Rogersは看護の概念基盤を思索して記述した最初の看護師の1人であった（Meleis, 1985）。Rogersの業績には，様々な分野で，とりわけ老子の『Tao Te Ching（道徳経）』や仏教思想と一致する内容も含まれている（Hanchett, 1992；Overman, 1994）。

　ユニタリ・ヒューマンビーイングの科学は，それ自体は理論ではないが，ここからは多くの理論が導き出されている。Rogersは，ユニタリ・ヒューマンビーイングの科学から3通りの理論を導き出した。それらは，「進化/変化の加速論 theory of accelerating evolution/change」「超常現象の創発 emergence of the paranormal」「フィールドパターン化の顕現 manifestations of field patterning」である（Malinski, 2006）。他にもユニタリ・ヒューマンビーイングの科学から導き出された理論の例としては，「全体性とハーモニーを意味する健康 enfolding health-as-wholeness-and-harmony」（Carboni, 1995b），「パワー power」（Barrett, 1993, 1989；Caroselli, 1995；Caroselli & Barrett, 1998；Caroselli-Dervan, 1991），「霊性 spirituality」（D. W. Smith, 1994）などを挙げることができる。概念分析は，「意識の統合 integrated awareness」（Phillips & Bramlett, 1994），「癒し healing」（Wendler, 1996），「超覚醒体験 beyond-waking experience」（Watson, 1998）などである。著者によっては，統一的な世界観をParseとNewmanの理論とも共有しているという理由で，Rogersのユニタリ・ヒューマンビーイングの科学から導き出された理論に分類する人たちもいる。この点について，Malinski（2006）は「研究者はそれぞれ，必ずしもRogersと一致するとは限らない異質の理論的観点から，独創的なシンテーゼ[7]

---

[7] 訳注：synthese：弁証法によって定立theseと反定立antitheseを統合したもので，弁証法的進行の3段階（正-反-合）の「合」に相当する。

と，新たな創発的特性を論述しているが，そうして論述したものがRogersと新たな世界観を共有していることにより，看護におけるRogersの存在感が増大する結果になっている」（p.7）と述べていた。

　Rogersが亡くなった1994年以降も，献身的な研究者グループの活動によってユニタリ・ヒューマンビーイングの科学は発展し続けている。このグループの活動は，主に『Nursing Science Quarterly』，ウェブサイト，Rogers学派研究者協会（Society of Rogerian Scholars）とその機関誌『Visions』，年次学会などで知ることができる。これらの人々による寄稿原稿はユニタリ・ヒューマンビーイングの科学の継続的な発展に役立ち，Rogersによって初めて紹介された新興の知識を探究し，拡大して研究を継続しようとする看護師にも役立っている。Martha Rogersの影響力は，Rogersと面識のある看護師をはじめとして，その研究に触発された看護師全てに現在も及び続けている。Reeder（2002）は，この点について「Marthaは何よりも，看護を眠りから目覚めさせたいと思っていた。そして看護師には，なぜ今のような生き方をして仕事をしているのか『考えて』，知ってほしいと強く願っていた」（2項）とも述べていた。

2. 理論に示されている基本概念とそれらの関係は？

　基本概念は，エネルギーフィールド，汎次元性，パターン，ユニタリ・ヒューマンビーイング，環境である。関係は，共鳴性，らせん運動性および統合性の原理に基づいて定義される。理論の概念は，首尾一貫した流儀で定義されて使用されている。Rogersは，言語の使用法に細心の注意を払い，細かな区別をして語法を厳密化し，自分の意図した意味を適切に提示しようとした。概念間の関係は論理的であり，明確に規定した前提に基づいている。しかし，概念と概念間の関係はほとんどの看護師に馴染みのない言葉で言及されているので，相当な予備知識がないと読破して理解することは困難である。

3. 看護の関心事として提示されている重要な現象は？　重要な現象には人間，環境，健康，対人関係，ケアリング，目標達成，適応，エネルギーフィールドなどの他にも諸々の現象が含まれる。

　Rogersは，看護の関心事になる主要な現象は，ユニタリ・ヒューマンビーイングとそれを取り巻く環境であると記述していた。ユニタリ・ヒューマンビーイングとその環境は，一体化し分割できないエネルギーフィールドであると定義されている。さらにRogersは，看護とは人間を大事に思い，心にかけ，気遣いながら関心をもって関わり合うことで，その目的は人間の健康とウェルビーイングを増進することであると記述している（Rogers, 1988）。

4. 理論は誰に，どんな状況に，どのような方法で適用されるのか？

　理論では，人間と人間を取り巻く環境は一体化しているので，Rogersの研究は人間のいる所ならどこでも，大気圏外であっても適用が可能である。ユニタリ・ヒューマンビーイングの科学は看護のあらゆる面に適用されているので，グランドセオリーに分類されている。使用するうえで何らかの限界があるとすれば，それはユニタリ・ヒューマンビーイングの科学の問題で

はなく，それを使用する実務者側のせいと言っても過言ではない。

　ユニタリ・ヒューマンビーイングの科学を看護実践で使用するには，クリティカルシンキングと，知識に対するシステムアプローチの能力が必要とされる。Rogers の概念システムを使用すると，看護師はユニタリ・ヒューマンビーイングを対象にした活動の中で，広範囲にわたって多様な介入を考慮に入れることができる。Rogers（1970）は，看護介入は疾病の状態にではなく，全体性を焦点としていることを強調した。全体性を焦点にした介入としては，誘導的イメージ法，リラクセーションとストレス緩和テクニック，治療的タッチ，モーションセラピー，瞑想，アロマセラピーなどを挙げることができる。Rogers の業績を実践で使用する看護師には，判断を保留して，当事者の観点から正確にアセスメントする能力と共に，当人の意思決定を支援する能力が必要とされる。

5. 理論はどのような方法で検証できるか？

　Rogers の概念システムは，複数の看護研究の基礎を成す枠組みとして利用されている。これらの研究には，複数の調査方法が使用されているが，Rogers の全体性を強調する認識論との一貫性は保たれている（Barrett, 1990a）。Rawnsley（1977）は，ユニタリ・ヒューマンビーイングの科学のみの範囲内で研究の枠組みを構成した最初の看護研究者だといわれている（Ference, 1996a）。New York 大学（NYU）では，Rogers 学説を枠組みとして理論に展開している看護学位論文が多数生み出されており，この中には，Bernardo（1993），Bray（1989），Caroselli-Dervan（1991），de Sevo（1991），Doyle（1995），Hastings-Tolsoma（1992），McNiff（1995a），Mersmann（1993），Moulton（1994），Rizzo（1990），Schneider（1995b），Schodt（1989），Sherman（1993），D. W. Smith（1992）らの論文も含まれていた。初期の 2 例が，Ference（1979）と Barrett（1983）である。Ference は「時間体験 *time experience*」，「創造力特性 *creativity traits*」，「差異化 *differentiation*」および「ヒューマンフィールドの動き *human field motion*」について研究し，この研究を基にして「ヒューマンフィールドの動き測定ツール」を考案した。Barrett は「ヒューマンフィールドの動き」と「パワー」について研究し，これを基にして「知ることによる変化への関与 *knowing participation in change*」のような「パワー理論」を展開した。

　これらおよびその他の業績により，いくつもの Rogers の前提は様々な形で支持されている。ヒューマンフィールドと環境のフィールドの継続的な相互プロセスについては，いくつかの研究で支持されている（Meleis, 1997）。しかしながら，Rogers 学説の枠組みとの一貫性を保持できるような研究方法を探し出すことは容易ではなく，方法論的に問題があることも事実である。この他にも，哲学的探究を含む様々な知識生成への研究方法によって，この概念システムの知識は増大している。

　質的および数量的方法の両方を使用して，ユニタリ・ヒューマンビーイングの科学から導き出された諸理論の検証が行われている。記述研究の例は，Abu-Realh, Magwood, Narayan, Rupprecht と Suraci（1996），Allen（1988），Alligood（1991），Alligood と McGuire（2000），Bray（1989），Donahue と Alligood（1995），Doyle（1995, 1998），Ireland（1996），MacNeil

（1996），McNiff（1995a, 1995b），Morris（1991），Moulton（1994），Orshan（1996），Richard（1993），Rush（1997），Sherman（1993, 1996），D. W. Smith（1992, 1995）などである。現象学的研究例は，Dominguez（1996），Kells（1995），Klebanoff（1994），C. T. Smith（1989），Sullivan（1994），Thomas（1993）などである。準実験研究の例は，Biley（1996a），Bramlett と Gueldner（1993），Krause（1991），Meehan（1993）などである。実験研究例は，Butcher と Parker（1988），Girardin（1990），Lewandowsdki（2004），Mersmann（1993），Samarel, Fawcett, Ryan, Davis（1998），Straneva（1992），Thornton（1996a, 1996b），Wall（2000）などである。Daingerfield（1993）は民族誌学的方法を使用し，Halkitis と Kirton（1999）はフォーカスグループを使用した。グラウンデッドセオリーの方法論を，Krause（1991），Quinn（1988），Schneider（1995a, 1995b）らが使用した。Pohl（1992）は，量的研究方法と質的研究方法の両方を研究に使用していた。

　Rogers の概念システムと，導き出された諸理論を探究し検証するのに「ベスト」といえる方法論など1つもないことは明らかである。Alligood と Fawcett（1999）は，合理的解釈的解釈学の方法論はユニタリ・ヒューマンビーイングの科学と両立すると主張した。そして，この研究方法を活用して，Rogers の書籍3冊からパターンという概念を探究した（2004）。Butcher（1994a, 1994b, 1998）は，「ユニタリフィールドパターン類型研究法」（現象学的解釈学的方法）を開発し，Carboni（1995a）は，Rogers 学的問いと呼ばれる質的研究の方法論について説明した。Cowling（1998）は事例研究（統一事例調査）の使用を主張しているが，Sherman（1997）は数量的調査法の使用を支持し，M. C. Smith と Reeder（1998）は，どうすれば臨床アウトカム研究をユニタリ・ヒューマンビーイングの科学と両立させることができるのかを論述した。Rogers 学派の研究の論評は Dykeman と Loukissa（1993）の著書に掲載されており，もう一例は Kim（2008）の著書に掲載されている。Malinski（2008）は，Rogers 学派の研究に多様な研究方法を支持し続けている。

　ユニタリ・ヒューマンビーイングの科学を研究するために多くのツールが考案されている。この中には，次のようなツールが含まれる。

- Power as Knowing Participation in Change Tool（変化への関与について知ることによるパワー測定ツール）（Barrett & Caroselli, 1998）
- Human Field Image Metaphor Scale（ヒューマンフィールドに関するイメージ的隠喩測定尺度）（Johnston, 1993, 1994）
- Person−Environment Participation Scale（人間―環境参加測定尺度）（Leddy, 1999）
- Human Field Motion Tool（ヒューマンフィールドの動き測定ツール）（Ference, 1979, 1986b）
- McCanse Readiness for Death Instrument（McCanse 臨死準備性調査法）（McCanse, 1995）
- Mutual Exploration of the Healing Human Field−Environmental Field Relationship（ヒューマンフィールド―環境フィールド間の癒し/治癒関係の相互探究）（Carboni, 1992）
- Diversity of Human Field Pattern Scale（ヒューマンフィールドパターンの多様性測定尺度）（Hastings−Tolsma, 1992）

- Temporal Experiences Scale（時間体験測定尺度）（Paletta, 1990）
- Assessment of Dream Experiences（夢体験アセスメント法）（Watson, 1999）
- Time Metaphor Test（時間に関する隠喩テスト）（Allen, 1988；Hastings-Tolsma, 1992；Watson, Sloyan, & Robalino, 2000）

6. 理論は望ましいアウトカムを導く看護行為を生み出すか？

　Rogersなら，これをある種の価値観を含んだ質問とみなしたはずである。これは，誰にとってのアウトカムを尋ねているのか，そして誰が望ましいと定めるのかによって違ってくる。最近のヘルスケアではアウトカムに重きが置かれていることは確かであるが，Rogersの実践モデルでは，ケアを受ける人がリーダーシップを発揮して達成すべき望ましいアウトカムを決定することになる。Barrett（1998）は，Rogers学説の実践モデル，つまり健康パターンに基づく実践モデルでは，結果は特定もしなければ予想もしないと指摘していたが，M. C. SmithとReeder（1998）は，Rogers学説を臨床アウトカム研究と両立させることは可能だと主張した。

7. 理論はどの程度普及しているか？

　Rogersのユニタリ・ヒューマンビーイングの科学が普及し続けていることは確かである。Rogers学派研究者協会が設立されており，Rogers学会報が発行され，年次学会も開催されている。New York大学と他の多くの大学の卒業生が，Rogers学説の概念システムについて研究し，執筆し，このシステムを適用する活動を続けている。さらに，この理論は他の，たとえばFitzpatrick，Parse，Margaret Newmanなどの看護理論の展開の出発点になっていることも確認されている。Sarter（1988）は，もしMartha Rogersがいなかったなら，看護専門職は全く別の地点に留まっていたに違いないと記述している。Rogersの考えによって看護のパラダイムが転換され，癒しの代替手段や，東洋哲学，哲学的探究などに新たな道がひらかれた。さらに，分離できない全体像としてのユニタリ・ヒューマンビーイングという見解はおそらく，看護専門職にとって全体性が焦点となり実践の基盤になるという点で，合意を得るのに役立つのではないだろうか（Garon, 1992）。

　複数の研究分野で，個々の原則について研究が行われてきた。統合性の原則に関しては，以下のような研究がある。「慢性心不全患者の統合性としての霊性 spirituality as integrality in chronic heart failure patients」（Hardin, Hussey, Wolford, & Steele, 2003），「誘導的イメージ法と親─胎児間の愛着 guided imagery and parent-fetal attachment」（Kim, 1990），「腎移植を待つ成人の忍耐力，不確実性，パワーおよび環境 hardiness, uncertainty, power, and environment in adults waiting for kidney transplant」（Stoeckle, 1993），「高齢女性の健康上の選択肢 health choices in older women」（Johnson, 1996），「ヒューマンフィールドパターン，リスクテイキング[8]および時間体験 human field pattern, risk taking, and time experience」（Hastings-Tolsma, 1992），「リーダーシップのスタイル leadership styles」（Killer, 1994），「65歳を超える高齢者

---

[8] 訳注：risk taking；リスクがあることを覚悟して意図的にその行動を選択すること。

の生活満足度，生活目標およびパワー *life satisfaction, purpose in life, and purpose in life, and power in those over 65 years of age*」（Rizzo, 1990），「光周波数と睡眠覚醒周波数 *lightwave frequency and sleep-wakenfulness frequency*」（Girardin, 1990），「音楽と呼吸困難 *music and dyspnea*」（McBride, Graydon, Sidani, & Hall（1999），「音楽とヒューマンフィールドの動き *music and human field motion*」（Edwards, 1991），「音楽と環境認識 *music and perception of environment*」（Biley, 1996a）；「親―胎児間愛着と擬娩[9] *parent-fetus attachment and couvade*」（Schodt, 1989），「休息とハーモニクス *rest and harmonics*」（M. J. Smith, 1986），「睡眠パターンと環境の変化 *sleep patterns and environment change*」（Dixon, 1994），「時間体験と音楽の反復進行の複雑性 *temporal experience and musical sequence complexity*」（de Sevo, 1991），「癌患者の補足的療法の使用によるユニタリフィールド実践様式 *unitary field practice modalities through use of complementary therapies by people with cancer*」（Abu-Realh et al., 1996）。共鳴性の原則に関係する研究には，「誘導的イメージ法 *guided imagery*」（Butcher & Parker, 1988；Lewandowski, 2004）と「緊張性頭痛 *tension headache*」（MacNeil, 1996）の研究が含まれる。らせん運動性の原則に関係する研究には，以下の研究が含まれる。「創造性，時間体験および神秘体験 *creativity, time experience, and mystical experience*」（Bray, 1989），「時間，睡眠パターンおよび活動を含む加齢に関する理論 *the theory of aging, including time, sleep patterns, and activity*」（Alligood & McGuire, 2000），「加速変化論 *the theory of accelerating change*」（Alligood, 1991；Biley, 1992a），「時間体験，ヒューマンフィールドの動きおよび創造性 *time experience, human field motion, and creativity*」（Allen, 1988）。最近になって研究者たちは，Rogersの原則は3原則全てを包含する統一的な観点から研究する方が適切だと認識するようになった。Wright（2004）は「成人の信頼とパワー *trust and power in adults*」について研究し，Lewandowski（2004）は「痛みのパターン化と誘導的イメージ法のパワー *patterning of pain and power with guided imagery*」について研究し，Yarcheski, MahonとYarcheski（2004）は「青年期初期成人の健康とウェルビーイング *health and well-being in early adolescents*」について研究を実施した。Todaro-Franceschi（2008）は「エネルギーという不可解なもの *enigma of energy*」を明らかにしようとした。

　治療的タッチはユニタリ・ヒューマンビーイングの科学に関連した介入の中で，最も広範囲にわたって知られている1つである。治療的タッチについては，次のような研究が含まれている。「治療的タッチを受けた体験 *experience of receiving therapeutic touch*」（Samarel, 1992），「生体内赤血球生成 *vitro erythropoiesis*」（Straneva, 1992），「射乳 *milk letdown*」（Mersmann, 1993），「熱傷患者の疼痛と不安 *pain and anxiety in burn patients*」（Turner, Clark, Williams, & Gautheir, 1998），「変性関節炎の高齢者の疼痛 *pain in elders with degenerative arthritis*」（Peck, 1997, 1998），「術後痛 *postoperative pain*」（Meehan, 1993），「ストレス緩和と免疫機能 *stress reduction and immune function*」（Garrard, 1995）。

　ユニタリ・ヒューマンビーイングの科学の使用については，複数の実践分野で論述されてい

---

[9] 訳注：couvade 擬娩；妻の産褥中に夫も床に就き，産みの苦しみを模倣したり食事制限をしたりする風習。

る。この中には次の分野が含まれている。「依存症/薬物乱用 addiction/drug abuse」（Compton, 1989；Conti-O'Hare, 1998；Rushing, 2008）,「加齢へのアプローチ approaches to aging」（Butcher, 2003）,「気づき awareness」（Phillips & Bramlett, 1994/2008；Sharts-Hopko, 2008）,「心臓系ケア cardiac care」（Contrades, 1987）,「終末期疾患患者のケア care of the terminally ill」（Buczny, Speirs, & Howard, 1989）,「ケアリング caring」（M. C. Smith, 1999）,「地域保健 community health」（Ruka, Brown, & Procope, 1997）,「夢見 dreaming」（Repede, 2009）,「家族看護 family nursing」（Winsted-Fry, 2000）,「癒し healing」（Schneider）,「高齢女性の健康 health in older women」（Shearer, Fleury, & Reed, 2009）,「在宅保健 home health」（Heggie et al., 1994）,「健康パターン化様式としての創造的イメージ法 innovative imagery as a health patterning modality」（Barrett, 1992）,「更年期 menopause」（Novak, 1999）,「腫瘍学 oncology」（Farren, 2009；Feber, 1996）,「痛み pain」（Baumann, 2009）,「ペット療法 pet therapy」（Coakley & Mahoney, 2009）,「産後アセスメント postpartum assessment」（Tettero, Jackson, & Wilson, 1993）,「10代の妊娠予防 preventing teen pregnancy」（Porter, 1998）,「乳房切除術後のケア post-mastectomy care」（Biley, 1993）,「精神科ケア psychiatric care」（Thompson, 1990；Reiki 2009b）,「霊性 spirituality」（Malinski, 1991）,「職員配置 staffing」（Douglas & Kerfoot, 2008）,「治療的タッチ therapeutic touch」（Benor, 1996；Biley, 1996b；Green, 1998；Griffin, Moore, Ruge, & Weiler-Crespo, 1996；Kenosian, 1995；Mills, 1996；Samarel, 1997）,「時間 time」（Ring, 2009a；Watson, 2008）,「統一パターン評価 unitary pattern appreciation」（Cowling, 2000）,「将来的使用 use in the future」（Barrett, 2000）,「個別的看護 LIGHT モデルの使用 use of the Personalized Nursing LIGHT model」（Andersen & Smereck, 1989）。

　ユニタリ・ヒューマンビーイングの科学は，教育の分野でも使用されている。Batra（1995, 1996）は，看護学士課程と卒後教育での使用について論述した。Hellwig と Ferrante（1993）は，準学士看護教育課程の枠組みとしての使用について記述した。Klemm と Stashinko（1997）は，Rogers の業績の教授法について述べ，Patty（1999）は外科系技術者への教育にユニタリ・ヒューマンビーイングの科学を使用する方法を紹介した。

　ユニタリ・ヒューマンビーイングの科学は米国国内全域で広く使用されているだけでなく，国外でも多くの国々の看護に影響を及ぼしている。これらの国々は，オーストラリア（Powell, 1997），カナダ（Chapman, Mitchell, & Forchuk, 1994），中国（Sheu, Shiau & Hung, 1997），ドイツ（Ammende, 1996a, 1996b；Madrid, 1996；Richter, 1998），韓国（Kim, Kim, Park, Park, & Lee, 2008），スペイン（Tejero, 1998），英国とアイルランド（Benor, 1996；Biley, 1992a 1992b, 1993, 1996a, 1996b, 1998, 1999；Feber, 1996；Green 1998；Mills, 1996；Mills & Biley, 1994；Tettero et al., 1993；Wendler, 1996）などである。

強みと限界

　Rogers は，楽観論に基づく概念システムを紹介した。これは人間を故障しやすい機械的な部品の寄せ集めではなく，ユニークな発達を続ける「生成」システムとする見方である。Rogers は，看護師とケアを受ける側の人々についても，絶えず変化し続ける生命過程に対等の立場で参加するケアのパートナーであるという見解を示した。これは現在も，人間との連続的な過程で絶えず発達を続けるうえでの環境の重要性に，看護師が焦点を向け直すのに役立っている（Garon, 1992, p.71）。

　Rogers の概念システムは，その抽象性と適用の難しさ故に，批判の槍玉に上げられる頻度も筆頭格である。Rogers 自身，たびたび批判されていることは百も承知で，「私は，聖人君子か，没して久しい故人としか思われていないようですね！」（Safier, 1977）と語っていた。Cerilli と Burd（1989）は，このシステムの抽象性と実践への適用の難しさを批判的に分析し，理解して適用するには専門用語が難しすぎると主張した。前述の San Diego Veterans Affairs メディカルセンターのヘルスケアシステムで実施された看護サービスの体験は，これらの批評を多少とも裏付ける結果を示している。熱狂的に支持する看護師がいる一方で，モデルの抽象性と適用の難しさに音を上げる看護師もいる。このような考え方を看護師に継続的に教育することは時間を要することであった。結局は，Rogers の概念モデルに問題があるのではなく，この創造的な考え方に対する看護師と医療システムのレディネスの問題ということになる。

要　約

　Rogers の概念システムは，範囲が広いので看護実践のあらゆる環境に適用できることで定評がある。Rogers 学説の概念システムは，教育と実践環境に適用されてきた。その結果，看護研究は増加し，さらに理論的知識が展開されるようになった。人間とその環境の還元できない全体性を捉える見方に重きを置いているので，看護分野では全体性が焦点になるという点である程度の合意が得られている（Meleis, 1985）。Rogers の著書によって，既成の自然科学の見解とも，フェミニズムの理論とも，東洋の文化と哲学とも一致する新たなパラダイムの見解が看護分野で探究されるようになった（Garon, 1992）。Rogers の概念には操作化が難しいものもあるが，それでも看護師たちは，今後も Rogers のアイデアを探究し，実践で使用し続けるであろうことは疑いの余地がない。

思考問題

1. Rogersの世界観は，看護師に，生物医学以外の観点から患者をアセスメントするよう勧めている。この世界観を使用すると，患者のパターンについて，より多くのことがわかるようになるだろうか。
2. RogersとNightingaleでは，環境の見解にどのような相違があるだろうか。本文で取り上げた患者G氏のケア計画を立案する場合に，看護師はどのようなことをすれば，病院内に適切な癒しの環境を創り出すことができるだろうか。
3. もしあなたがトラブルの絶えない病棟の管理者に新たに選ばれた場合に，Rogersのユニタリ・ヒューマンビーイングの科学を使用することで職場環境の改善を図ることができるだろうか。
4. Rogersのユニタリ・ヒューマンビーイングの科学は，独自の独立した学問分野としての看護を焦点にしている。これによって看護は将来より良い方向に向かうだろうか。そうなると思う理由／そうはならないと思う理由を説明してみよう。
5. Rogersのユニタリ・ヒューマンビーイングの科学は実践の基盤として理想的な看護理論になる可能性があるということを他の看護師に納得させるよう命じられた場合に，ぜひとも説得したいと思う理由を3点挙げてみよう。
6. Rogersのユニタリ・ヒューマンビーイングの科学に由来する研究領域を再考してみよう。あなたの実践分野で，最も展開してみたい領域とその理由は何だろうか。

引用文献

Abbott, E. (1992). *Flatland*. New York: Dover.

Abu-Realh, M. H., Magwood, G., Narayan, M. C., Rupprecht, C., & Suraci, M. (1996). The use of complementary therapies by cancer patients. *Nursing Connections, 9*(4), 3–12.

Allen, V. L. R. (1988). The relationship of time experience, human field motion, and clairvoyance: An investigation in the Rogerian conceptual framework. *Dissertation Abstracts International, 50*(1B), 121.

Alligood, M. R. (1991). Testing Rogers's theory of accelerating change: The relationships among creativity, actualization, and empathy in persons 18 to 92 years of age. *Western Journal of Nursing Research, 13*(1), 84–96.

Alligood, M. R., & Fawcett, J. (1999). Acceptance of the invitation to dialogue: Examination of an interpretive approach for the Science of Unitary Human Beings. *Visions: The Journal of Rogerian Nursing Science, 7*(1), 5–13.

Alligood, M. R., & Fawcett, J. (2004). An interpretive study of Martha Rogers' conception of pattern. *Visions: The Journal of Rogerian Nursing Science, 12*(1), 8–13.

Alligood, M. R., & McGuire, S. L. (2000). Perception of time, sleep patterns, and activity in senior citizens: A test of a Rogerian theory of aging. *Visions: The Journal of Rogerian Nursing Science, 8*(1), 6–14.

Ammende, M. (1996a). Changes of paradigm in nursing. Part 1: Theory of Martha Rogers [German]. *Pflege, 9*, 5–11.

Ammende, M. (1996b). Changes of paradigm in nursing: Part 2: Elizabeth Barrett's "Theory of power" [German]. *Pflege, 9*, 98–104.

Andersen, M. D., & Smereck, G. A. D. (1989). Personalized Nursing LIGHT model. *Nursing Science Quarterly, 2*, 120–130.

Barrett, E. A. M. (1983). An empirical investigation of Martha E. Rogers' principle of helicy: The relationship of human field motion and power. *Dissertation Abstracts International, 45*(2A), 615.

Barrett, E. A. M. (1989). A nursing theory of power for nursing practice: Derivation from Rogers' paradigm. In J. Riehl-Sisca (Ed.), *Conceptual models for nursing practice* (3rd ed., pp. 207–217). Norwalk, CT: Appleton & Lange.

Barrett, E. A. M. (1990a). Rogers' science-based nursing practice. In E. A. M. Barrett (Ed.), *Visions of Rogers' science based nursing* (pp. 31–44). New York: National League for Nursing.

Barrett, E. A. M. (Ed.). (1990b). *Visions of Rogers' science based nursing*. New York: National League for Nursing.

Barrett, E. A. M. (1992). Innovative imagery: A health-patterning modality for nursing practice. *Journal of Holistic Nursing, 10*, 154–166.

Barrett, E. A. M. (1998). A Rogerian practice methodology for health patterning. *Nursing Science Quarterly, 11*, 136–138.

Barrett, E. A. M. (2000). Speculations on the unpredictable future of the Science of Unitary Human Beings. *Visions: The Journal of Rogerian Nursing Science, 8*, 15–25.

Barrett, E. A. M., & Caroselli, C. (1998). Methodological ponderings related to the Power as Knowing Participation in Change Tool. *Nursing Science Quarterly, 11*, 17–22.

Batra, C. (1995). Theory based curricula and utilization of Martha Rogers framework in undergraduate and graduate programs. *Rogerian Nursing Science News, 8*(2), 8–9.

Batra, C. (1996). Developing a baccalaureate curriculum based on Martha Rogers' framework. *Rogerian Nursing Science News, 9*(1), 10–11.

Baumann, S. (2009). A nursing approach to pain in older adults. *MEDSURG Nursing, 18*(2), 77–82.

Bays, C. L. (1995). Older adults' descriptions of hope after a stroke. *Dissertation Abstracts International, 56*(10B), 5412.

Bays, C. L. (2001). Older adults' descriptions of hope after a stroke. *Rehabilitation Nursing, 26*(1), 18–20, 23–27.

Benor, R. (1996). Innovations in practice. Therapeutic touch. *British Journal of Community Health Nursing, 1*, 203–208.

Bernardo, L. M. (1993). Parent-reported injury-associated behaviors and life events among injured, ill, and well preschool children. *Dissertation Abstracts International, 54*(7B), 3548.

Bernardo, L. M. (1996). Parent-reported injury-associated behaviors and life events among injured, ill, and well preschool children. *Journal of Pediatric Nursing: Nursing Care of Children and Families, 11*, 100–110.

Biley, F. C. (1992a). The perception of time as a factor in Rogers' Science of Unitary Human Beings: A literature review. *Journal of Advanced Nursing, 17*, 1141–1145.

Biley, F. (1992b). The Science of Unitary Human Beings: A contemporary literature review. *Nursing Practice, 5*(4), 23–26.

Biley, F. C. (1993). Energy fields nursing: A brief encounter of a unitary kind. *International Journal of Nursing Studies, 30*, 519–525.

Biley, F. C. (1996a). An exploration of the Science of Unitary Human Beings and the principle of integrality: The effects of background music on patients and their perception of the environment. *Rogerian Nursing Science News, 9*, 9.

Biley, F. C. (1996b). Rogerian science, phantoms, and therapeutic touch: Exploring potentials. *Nursing Science Quarterly, 9*, 165–169.

Biley, F. C. (1998). The Beat Generation and beyond: Popular culture and the development of the Science of Unitary Human Beings. *Visions: The Journal of Rogerian Nursing Science, 6*, 5–12.

Biley, F. (1999). The impact of the beat generation and popular culture on the development of Martha Rogers's Theory of the Science of Unitary Human Beings. *International History of Nursing Journal, 5*(1), 33–39.

Bramlett, M. H., & Gueldner, S. H. (1993). Reminiscence: A viable option to enhance power in elders. *Clinical Nurse Specialist, 7*(2), 68–74.

Bray, J. D. (1989). The relationships of creativity, time experience and mystical experience. *Dissertation Abstracts International, 50*(8B), 3394.

Briggs, J. P., & Peat, F. D. (1984). *The looking glass universe: The emerging science of wholeness*. New York: Cornerstone.

Brown, P. W. (1992). Sibling relationship qualities following the crisis of divorce. *Dissertation Abstracts International, 53*(11B), 5639.

Buczny, B., Speirs, J., & Howard, J. R. (1989). Nursing care of a terminally ill client: Applying Martha Rogers' conceptual framework. *Home Healthcare Nurse, 7*(4), 13–18.

Butcher, H. K. (1994a). A unitary field pattern portrait of dispiritedness in later life. *Dissertation Abstracts International, 55*(11B), 4784.

Butcher, H. K. (1994b). The unitary field pattern portrait method: Development of research method within Rogers' scientific art of nursing practice. In M. Madrid & E. A. M. Barrett (Eds.), *Rogers' scientific art of nursing practice* (pp. 397–429). New York: National League for Nursing.

Butcher, H. K. (1996). A unitary field pattern portrait of dispiritedness in later life. *Visions: The Journal of Rogerian Nursing Science, 4*, 41–58.

Butcher, H. K. (1998). Crystallizing the processes of the Unitary Field Pattern Portrait research method. *Visions: The Journal of Rogerian Nursing Science, 6*, 13–26.

Butcher, H. K. (2003). Aging as emerging brilliance: Advancing Rogers's unitary theory of aging. *Visions: The Journal of Rogerian Nursing Science, 11*(1), 55–66.

Butcher, H. K., & Parker, N. I. (1988). Guided imagery within Rogers' Science of Unitary Human Beings: An experimental study. *Nursing Science Quarterly, 1,* 103–110.

Capra, F. (1983). *The turning point.* Toronto: Bantam Books.

Capra, F. (1996). *The web of life: A new scientific understanding of living systems.* New York: Anchor Books, Doubleday.

Carboni, J. T. (1992). Instrument development and the measurement of unitary constructs. *Nursing Science Quarterly, 5,* 134–142.

Carboni, J. T. (1995a). The Rogerian process of inquiry. *Nursing Science Quarterly, 8,* 22–37.

Carboni, J. T. (1995b). Enfolding health-as-wholeness-and-harmony: A theory of Rogerian nursing practice. *Nursing Science Quarterly, 8,* 71–78.

Caroselli, C. (1995). Power and feminism: A nursing science perspective. *Nursing Science Quarterly, 8,* 115–119.

Caroselli, C., & Barrett, E. A. M. (1998). A review of the power as knowing participation in change literature. *Nursing Science Quarterly, 11,* 9–16.

Caroselli-Dervan, C. (1991). The relationship of power and feminism in female nurse executives in acute care hospitals. *Dissertation Abstracts International, 52*(6B), 2990.

Cerilli, K., & Burd, S. (1989). An analysis of Martha Rogers' nursing as a Science of Unitary Human Beings. In J. Riehl-Sisca (Ed.), *Conceptual models for nursing practice* (3rd ed., pp. 189–195). Norwalk, CT: Appleton & Lange.

Chapman, J. S., Mitchell, G. J., & Forchuk, C. (1994). A glimpse of nursing theory-based practice in Canada. *Nursing Science Quarterly, 7,* 104–112.

Coakley, A. M., & Mahoney, E. K. (2009). Creating a therapeutic and healing environment with a pet therapy program. *Complementary Therapies in Clinical Practice, 15,* 141–146.

Compton, M. A. (1989). A Rogerian view of drug abuse: Implications for nursing. *Nursing Science Quarterly, 2,* 98–105.

Conti-O'Hare, M. (1998). Examining the wounded healer archetype: A case study in expert addictions nursing practice. *Journal of the American Psychiatric Nurses Association, 4*(3), 71–76.

Contrades, S. (1987). Altered cardiac output: An assessment tool. *DCCN: Dimensions of Critical Care Nursing, 6,* 274–282.

Cowling, W. R. (1998). Unitary case inquiry. *Nursing Science Quarterly, 12,* 139–141.

Cowling, W. R. (2000). Healing as appreciating wholeness. *Advances in Nursing Science, 22*(3), 16–32.

Daingerfield, M. A. F. (1993). Communication patterns of critical care nurses. *Dissertation Abstracts International, 54*(4B), 1888.

de Sevo, M. R. (1991). Temporal experience and the preference for musical sequence complexity: A study based on Martha Rogers' conceptual system. *Dissertation Abstracts International, 52*(6B), 2991.

Dixon, D. S. (1994). An exploration of the sleep patterns of individuals when their environment changes from home to the hospital. *Dissertation Abstracts International, 55*(11B), 4785.

Dominguez, L. M. (1996). The lived experience of women of Mexican heritage with HIV/AIDS. *Dissertation Abstracts International, 57*(4B), 2475.

Donahue, L., & Alligood, M. R. (1995). A description of the elderly from self-selected attributes. *Visions: The Journal of Rogerian Nursing Science, 3,* 12–19.

Douglas, K., & Kerfoot, K. (2008). Applying a systems thinking model for effective staffing. *Nurse Leader, 6*(5), 52–55.

Doyle, M. B. (1995). Mental health nurses' imagination, power, and empathy: A descriptive study using Rogerian nursing science. *Dissertation Abstracts International, 56*(11B), 6033.

Doyle, M. B. (1998). Mental health nurses' imagination, power, and empathy: A descriptive study using Rogerian nursing science. *Rogerian Nursing Science News, 10*(4), 8.

Dykeman, M. C., & Loukissa, D. (1993). The Science of Unitary Human Beings: An integrative review. *Nursing Science Quarterly, 6,* 179–188.

Edwards, J. V. (1991). The relationship of contrasting selections of music and human field motion. *Dissertation Abstracts International, 52*(6B), 2992.

Farren, A. T. (2009). An oncology case study demonstrating the use of Rogers's Science of Unitary Human Beings and standardized nursing languages. *International Journal of Nursing Terminologies and Classifications, 20*(1), 34–39.

Feber, T. (1996). Promoting self-esteem after laryngectomy. *Nursing Times, 92*(30), 37–39.

Ference, H. M. (1979). The relationship of time experience, creativity traits, differentiation, and human field motion: An empirical investigation of Rogers' correlates of synergistic human development. *Dissertation Abstracts International, 40*(11B), 5206.

Ference, H. (1986a). Foundations of a nursing science and its evolution: A perspective. In V. M. Malinski (Ed.), *Explorations on Martha Rogers' Science of Unitary Human Beings* (pp. 35–44). Norwalk, CT: Appleton-Century-Crofts.

Ference, H. M. (1986b). The relationship of time experience, creativity traits, differentiation, and human field motion. In V. M. Malinski (Ed.), *Explorations on Martha Rogers' Science of Unitary Human Beings* (pp. 95–106). Norwalk, CT: Appleton-Century-Crofts.

Garon, M. (1992). Contributions of Martha Rogers to the development of nursing science. *Nursing Outlook, 40*(2), 67–72.

Garrard, C. T. (1995). The effect of therapeutic touch on stress reduction and immune function in persons with AIDS. *Dissertation Abstracts International, 56*(7B), 3692.

Girardin, B. W. (1990). The relationship of light-wave frequency to sleepwakefulness frequency in well, full-term, Hispanic neonates. *Dissertation Abstracts International, 52*(2B), 748.

Green C. A. (1998). Critically exploring the use of Rogers' nursing theory of Unitary Human Beings as a framework to underpin therapeutic touch practice. *European Nurse, 3*, 158–169.

Griffin, W. M., Moore, P., Ruge, C., & Weiler-Crespo, W. (1996). Martha E. Rogers' nursing science: Application to Therapeutic Touch. *Rogerian Nursing Science News, 8*(3), 9–12.

Guba, E.G. (Ed.). (1990). *The paradigm dialog.* Newbury Park, CA: Sage.

Gueldner, S. H. (1989). Applying Rogers' model to nursing administration: Emphasis on client and nursing. In B. Henry, C. Arndt, M. DiVincenti, & A. Marriner-Tomey (Eds.), *Dimensions of nursing administration* (pp. 113–119). Boston: Blackwell Scientific.

Halkitis, P. N., & Kirton, C. (1999). Self-strategies as means of enhancing adherence to HIV antiretroviral therapies: A Rogerian approach. *Journal of the New York State Nurses Association, 30*, 22–27.

Hanchett, E. S. (1992). Concepts from Eastern philosophy and Rogers' Science of Unitary Human Beings. *Nursing Science Quarterly, 5*, 164–170.

Hardin, S. R., Hussey, L., Wolford, N. R., & Steele, L. (2003). Spirituality as integrality among heart failure patients: A pilot study. *Visions: The Journal of Rogerian Nursing Science, 11*(1), 43–49.

Hastings-Tolsma, M. T. (1992). The relationship of diversity of human field pattern to risk-taking and time experience: An investigation of Rogers' principles of homeodynamics. *Dissertation Abstracts International, 53*(8B), 4029.

Heggie, J., Garon, M., Kodiath, M., & Kelly, A. (1994). Implementing the Science of Unitary Human Beings at the San Diego VA Medical Center. In M. Madrid & E. A. M. Barrett (Eds.), *Rogers' scientific art of nursing practice* (pp. 285–304). New York: National League for Nursing.

Heggie, J. R., Schoenmehl, P. A., Grieco, C., & Chang, M. K. (1989). Selection and implementation of Dr. Martha Rogers' nursing conceptual model in an acute care setting. *Clinical Nurse Specialist, 3*, 143–147.

Hektor, L. M. (1989). Martha E. Rogers: A life history. *Nursing Science Quarterly, 2*, 63–73.

Hellwig, S. D., & Ferrante, S. (1993). Martha Rogers' model in associate degree education. *Nurse Educator, 18*(5), 25–27.

Ireland, M. (1996). Death anxiety and self-esteem in children four, five and six years of age: A comparison of minority children who have AIDS with minority children who are healthy. *Rogerian Nursing Science News, 8*(4), 16.

Ireland, M. (2000). Martha Rogers' odyssey. *American Journal of Nursing, 100*(10), 59.

Johnson, E. E. (1996). Health choice-making: The experience, perception, expression of older women. *Dissertation Abstracts International, 57*(11B), 6851.

Johnston, L. W. (1993). The development of the Human Field Image Metaphor Scale. *Dissertation Abstracts International, 54*(4B), 1890.

Johnston, L. W. (1994). Psychometric analysis of Johnston's Human Field Image Metaphor Scale. *Visions: The Journal of Rogerian Nursing Science, 2*, 7–11.

Kells, K. J. (1995). Sensing presence as open or closed space: A phenomenological inquiry on blind individuals' experiences of obstacle detection. *Dissertation Abstracts International, 57*(1B), 239.

Kenosian, C. V. (1995). Wound healing with noncontact therapeutic touch used as an adjunct therapy. *Journal of WOCN, 22*, 95–99.

Kilker, M. J. (1994). Transformational and transactional leadership styles: An empirical investigation of Rogers' principle of integrality (abstract). *Rogerian Nursing Science News, 7*(2), 1.

Kim, H. (1990). Patterning of parent-fetal attachment during the experience of guided imagery: An experimental investigation of Martha Rogers human-environment integrality. *Dissertation Abstracts International, 51*(10B), 4778.

Kim, T. S. (2008). Science of Unitary Human Beings: An update on research. *Nursing Science Quarterly, 21*, 294–299.

Kim, T. S., Kim, C., Park, K. M., Park, Y. S., & Lee, B. S. (2008). The relation of power and

well-being in Korean adults. *Nursing Science Quarterly, 21,* 247–254.
Klebanoff, N. A. (1994). Menstrual synchronization. *Dissertation Abstracts International, 56*(2B), 742.
Klemm, P. R., & Stashinko, E. E. (1997). Martha Rogers' Science of Unitary Human Beings: A participative teaching-learning approach. *Journal of Nursing Education, 36,* 341–345.
Krause, D. A. B. (1991). The impact of an individually tailored nursing intervention on human field patterning in clients who experience dyspnea. *Dissertation Abstracts International, 53*(3B), 1293.
Kuhn, T. (1970). *The structure of scientific revolutions* (2nd ed.). Chicago: University of Chicago Press.
Leddy, S. K. (1999). Further exploration of the psychometric properties of the Person-Environment Participation Scale: Differentiating instrument reliability and construct stability. *Visions: The Journal of Rogerian Nursing Science, 7,* 55–57.
Lewandowski, W. A. (2004). Patterning of pain and power with guided imagery. *Nursing Science Quarterly, 17*(3), 233–241.
MacNeil, M. (1996). Therapeutic Touch and pain in tension headache. *Rogerian Nursing Science News, 8*(3), 13.
Madrid, M. (1996). The participating process of human field patterning in an acute-care environment [German]. *Pflege, 9,* 246–254.
Madrid, M., & Barrett, E. A. M. (Eds.). (1994). *Rogers' scientific art of nursing practice.* New York: National League for Nursing.
Malinski, V. M. (1986). *Explorations on Martha Rogers' Science of Unitary Human Beings.* Norwalk, CT: Appleton-Century-Crofts.
Malinski, V. M. (1991). Spirituality as integrality: A Rogerian perspective on the path of healing. *Journal of Holistic Healing, 9*(1), 54–64.
Malinski, V. M. (1994). Highlights in the evolution of nursing science: Emergence of the Science of Unitary Human Beings. In V. M. Malinski & E. A. M. Barrett (Eds.), *Martha E. Rogers: Her life and her work* (pp. 197-204). Philadelphia: F. A. Davis.
Malinski, V. M. (2006). Rogerian science-based nursing theories. *Nursing Science Quarterly, 19,* 7–12.
Malinski, V. M. (2008). Research diversity from the perspective of the science of unitary human beings. *Nursing Science Quarterly, 21,* 291–293.
Martha E. Rogers: A short biography. (n.d.). Retrieved July 6, 2006, from http://medweb.uwcm.ac.uk/martha.
Matas, K. E. (1997). Human patterning and chronic pain. *Nursing Science Quarterly, 10,* 88–96.
McBride, S., Graydon, J., Sidani, S., & Hall, L. (1999). The therapeutic use of music for dyspnea and anxiety in patients with COPD who live at home. *Journal of Holistic Nursing, 17,* 229–250.
McCanse, R. P. (1995). The McCanse Readiness for Death Instrument (MRDI): A reliable and valid measure for hospice care. *Hospice Journal: Physical, Psychosocial, and Pastoral Care of the Dying, 10*(1), 15–26.
McNiff, M. A. (1995a). A study of the relationship of power, perceived health, and life satisfaction in adults with long-term care needs based on Martha E. Rogers' Science of Unitary Human Beings. *Dissertation Abstracts International, 56*(11B), 6037.
McNiff, M. A. (1995b). A study of the relationship of power, perceived health, and life satisfaction in adults with long-term care needs based on Martha E. Rogers' Science of Unitary Human Beings. *Rogerian Nursing Science News 8*(2), 1–2.
Meehan, T. C. (1993). Therapeutic touch and postoperative pain: A Rogerian research study. *Nursing Science Quarterly, 6,* 69–78.
Meleis, A. (1985). *Theoretical nursing: Development and progress.* Philadelphia: Lippincott.
Meleis, A. (1997). *Theoretical nursing: Development and progress* (3rd ed.). Philadelphia: Lippincott.
Meleis, A. (2007). *Theoretical nursing: Development and progress* (4th ed.). Philadelphia: Lippincott, Williams & Wilkins.
Mersmann, C. A. (1993). Therapeutic touch and milk letdown in mothers of non-nursing preterm infants. *Dissertation Abstracts International, 54*(4B), 4602.
Mills, A. (1996). Nursing. Therapeutic touch—Case study: The application, documentation and outcome. *Complementary Therapies in Medicine, 4,* 127–132.
Mills, A., & Biley, F. C. (1994). A case study in Rogerian nursing. *Nursing Standard, 9*(7), 31–34.
Morris, D. L. (1991). An exploration of elders' perceptions of power and well-being. *Dissertation Abstracts International, 52*(8B), 4125.
Moulton, P. J. (1994). An investigation of the relationship of power and empathy in nurse executives. *Dissertation Abstracts International, 55*(4B), 1379.
Novak, D. M. (1999). Perception of menopause and its application to Rogers' Science of Unitary Human Beings. *Visions: The Journal of Rogerian Nursing Science, 7,* 24–29.
Orshan, S. A. (1996). The relationships among perceived social support, self-esteem, and accul-

turation in pregnant and non-pregnant Puerto Rican teenagers—abstract of doctoral dissertation. *Rogerian Nursing Science News, 9*(1), 9–10.

Overman, B. (1994). Lessons from the Tao for birthing practice. *Journal of Holistic Nursing, 12*, 142–147.

Paletta, J. L. (1990). The relationship of temporal experience to human time. In E. A. M. Barrett (Ed.), *Visions of Rogers' science based nursing* (pp. 239–253). New York: National League for Nursing.

Patty, C. M. (1999). Teaching affective competencies to surgical technologists. *AORN Journal, 70*, 776, 778–781.

Peck, S. D. E. (1997). The effectiveness of therapeutic touch for decreasing pain in elders with degenerative arthritis. *Journal of Holistic Nursing, 15*, 176–198.

Peck, S. D. (1998). The efficacy of therapeutic touch for improving functional ability in elders with degenerative arthritis. *Nursing Science Quarterly, 11*, 123–132.

Phillips, B. B., & Bramlett, M. H. (1994). Integrated awareness: A key to the pattern of mutal process. *Visions: The Journal of Rogerian Nursing Science, 2*, 19–34.

Pohl, J. M. (1992). Mother-daughter relationships and adult daughters' commitment to caregiving to their aging disabled mothers. *Dissertation Abstract International, 53*(12B), 6225.

Porter, L. S. (1998). Reducing teenage and unintended pregnancies through client-centered and family-focused school-based family planning programs. *Journal of Pediatric Nursing: Nursing Care of Children and Families, 13*, 158–163.

Powell, G. M. (1997). The new physics: Health and nursing. *Australian Journal of Holistic Nursing, 4*(1), 17–23.

Quinn, A. A. (1988). Integrating a changing me: A grounded theory of the process of menopause for perimenopausal women. *Dissertation Abstracts International, 50*(1B), 126.

Rapacz, K. E. (1991). Human patterning and chronic pain. *Dissertation Abstracts International, 52*(9B), 4670.

Rawnsley, M. (1977). *Relationships between the perception of the speed of time and the process of dying: An empirical investigation of the holistic theory of nursing proposed by Martha Rogers*. Unpublished doctoral dissertation, Boston University.

Reeder, F. (1999). Energy: Its distinctive meanings. *Nursing Science Quarterly, 12*, 6–7.

Reeder, F. (March, 2002). Remembrances of Martha E. Rogers. *Rogerian Nursing Science News Online, 1*(2). Retrieved June 25, 2006, from http://medweb.uwcm.ac.uk/martha.

Repede, E. J. (2009). Participatory dreaming: A conceptual exploration from a unitary appreciative inquiry perspective. *Nursing Science Quarterly, 22*, 360–368.

Richard, M. A. (1993). Staff nurses' perception of power as a function of organizational factors. *Dissertation Abstracts International, 54*(2A), 466.

Richter, D. (1998). Holistic nursing—Do nurses take on too much? [German]. *Pflege, 11*, 255–262.

Ring, M. E. (2009a). An exploration of the perception of time from the perspective of the science of unitary human beings. *Nursing Science Quarterly, 22*, 8–12.

Ring, M. E. (2009b). Reiki and changes in pattern manifestations. *Nursing Science Quarterly, 22*, 250–258.

Rizzo, J. A. (1990). An investigation of the relationships of life satisfaction, purpose in life, and power in individuals sixty-five years and older. *Dissertation Abstracts International, 51*(9B), 4280.

Rogers, M. E. (1961). *Educational revolution in nursing*. New York: Macmillan.

Rogers, M. E. (1964). *Reveille in nursing*. Philadelphia: F. A. Davis.

Rogers, M. E. (1970). *An introduction to the theoretical basis of nursing*. Philadelphia: F. A. Davis.

Rogers, M. E. (1988). Nursing science and art: A prospective. *Nursing Science Quarterly, 1*, 99–102.

Rogers, M. E. (1990a). Nursing: Science of Unitary, Irreducible, Human Beings: Update 1990. In E. A. M. Barrett (Ed.), *Visions of Rogers' science-based nursing* (pp. 5–11). New York: National League for Nursing. (Reprinted in 1994 in V. M. Malinski & E. A. M. Barrett [Eds.], *Martha E. Rogers: Her life and her work* [pp. 244–249]. Philadelphia: F. A. Davis)

Rogers, M. E. (1990b). Space-age paradigm for new frontiers in nursing. In M. E. Parker (Ed.), *Nursing theories in practice* (pp. 105–113). New York: National League for Nursing. (Reprinted in 1994 in V. M. Malinski & E. A. M. Barrett [Eds.], *Martha E. Rogers: Her life and her work* [pp. 250–255]. Philadelphia: F. A. Davis)

Rogers, M. E. (1992). Nursing science and the space age. *Nursing Science Quarterly, 5*, 27–34.

Rogers, M. E. (1994). Educating the nurse for the future. In V. M. Malinski & E. A. M. Barrett (Eds.), *Martha E. Rogers: Her life and her work* (pp. 61–68). Philadelphia: F. A. Davis.

Ruka, S. M., Brown, J. A., & Procope, B. (1997). Clinical exemplar: A blending of health strategies in a community-based nursing center. *Clinical Nurse Specialist, 11*, 179–187.

Rush, M. M. (1997). A study of the relations among perceived social support, spirituality, and power as knowing participation in change among sober female alcoholics within the Science of Unitary Human Beings. *Journal of Addictions Nursing, 9*, 146–155.

Rushing, A. M. (2008). The unitary life pattern of persons experiencing serenity in recovery from alcohol and drug addiction. *Advances in Nursing Science, 31* (3), 198–210.

Safier, G. (1977). *Contemporary American leaders in nursing: An oral history.* New York: McGraw-Hill.

Samarel, N. (1992). The experience of receiving therapeutic touch. *Journal of Advanced Nursing, 17*, 651–657.

Samarel, N. (1997). Therapeutic touch, dialogue, and women's experiences in breast cancer surgery. *Holistic Nursing Practice, 12*(1), 62–70.

Samarel, N., Fawcett, J., Ryan, F. M., & Davis, M. M. (1998). Effects of dialogue and therapeutic touch on preoperative and postoperative experiences of breast cancer surgery: An exploratory study. *Oncology Nursing Forum, 25*, 1369–1376.

Sarter, B. (1987). Philosophical sources of nursing theory. *Nursing Science Quarterly, 1*, 52–57.

Sarter, B. (1988). *The stream of becoming: A study of Martha Rogers's theory.* New York: National League for Nursing.

Schneider, P. E. (1995a). Focusing awareness: The process of extraordinary healing from a Rogerian perspective. *Visions: The Journal of Rogerian Nursing Science, 3*, 32–43.

Schneider, P. E. (1995b). A model of alternative healing: A comparative case analysis. *Dissertation Abstracts International, 56*(4B), 1938.

Schodt, C. M. (1989). Patterns of parent-fetus attachment and the couvade syndrome: An application of human-environment integrality as postulated in the Science of Unitary Human Beings. *Dissertation Abstracts International, 50*(10B), 4455.

Sharts-Hopko, N. (2008). Integrated awareness: A commentary fifteen years later. *Visions: The Journal of Rogerian Nursing Science, 15*(2), 56–59.

Shearer, N. B. C., Fleury, J. D., & Reed, P. G. (2009). The rhythm of health in older women with chronic illness. *Research and Theory for Nursing Practice, 23*(2), 148-160.

Sherman, D. W. (1993). An investigation of the relationships among spirituality, perceived social support, death anxiety, and nurses' willingness to care for AIDS patients. *Dissertation Abstracts International, 55*(5B), 1808.

Sherman, D. W. (1996). Nurses' willingness to care for AIDS patients and spirituality, social support, and death anxiety. *Image: Journal of Nursing Scholarship, 28*, 205–213.

Sherman, D. W. (1997). Rogerian science: Opening new frontiers of nursing knowledge through its application in quantitative research. *Nursing Science Quarterly, 10*, 131–135.

Sheu, S. L., Shiau, S. J., & Hung, C. H. (1997). The application of Rogers' Science of Unitary Human Beings to an adolescent with mental illness [Chinese]. *Journal of Nursing (China), 44*(2), 51–57.

Smith, C. T. (1989). The lived experience of staying healthy in rural Black families. *Dissertation Abstracts International, 50*(9B), 3925.

Smith, D. W. (1992). A study of power and spirituality in polio survivors using the nursing model of Martha E. Rogers. *Dissertation Abstracts International, 53*(4B), 1791.

Smith, D. W. (1994). Toward developing a theory of spirituality. *Visions: The Journal of Rogerian Nursing Science, 2*, 35–43.

Smith, D. W. (1995). Power and spirituality in polio survivors: A study based on Rogers' science. *Nursing Science Quarterly, 8*, 133–139.

Smith, M. C. (1999). Caring and the Science of Unitary Human Beings. *Advances in Nursing Science, 21*(4), 14–28.

Smith, M. C., & Reeder, F. (1998). Clinical outcomes research and Rogerian science: Strange or emergent bedfellows? *Visions: The Journal of Rogerian Nursing Science, 6*, 27–38.

Smith, M. J. (1986). Human-environment process: A test of Rogers' principle of integrality. *Advances in Nursing Science, 9*(1), 21–28.

Smith, M. J. (1988). Perspectives on nursing science. *Nursing Science Quarterly, 1*(2), 80–85.

Stoeckle, M. L. (1993). Waiting for a second chance at life: An examination of health-related hardiness, uncertainty, power, and the environment in adults on the kidney transplant waiting list. *Dissertation Abstracts International, 54*(6B), 3000.

Straneva, J. A. E. (1992). Therapeutic touch and in vitro erythropoiesis. *Dissertation Abstracts International, 54*(3B), 1338.

Sullivan, L. M. (1994). The meaning and significance of homelessness to a child: A phenomenological inquiry. *Dissertation Abstracts International, 56*(2B), 746.

Tejero, M. C. (1998). Reflections on Martha E. Rogers' theory [Spanish]. *Revista Rol de Enfermeria, 21*(238), 43–46.

Tettero, I., Jackson, S., & Wilson, S. (1993). Theory to practice: Developing a Rogerian based assessment tool. *Journal of Advanced Nursing, 18*, 776–782.

Thomas, D. J. (1993). The lived experience of people with liver transplants. *Dissertation Abstracts International, 54*(2B), 747.

Thompson, J. E. (1990). Finding the borderline's border: Can Martha Rogers help? *Perspectives in Psychiatric Care, 26*(4), 7–10.

Thornton, L. M. (1996a). A study of Reiki, an energy field treatment, using Rogers' science. *Rogerian Nursing Science News, 8*(3), 14–15.

Thornton, L. M. (1996b). A study of Reiki using Rogers' science, part II. *Rogerian Nursing Science News, 8*(4), 13–14.

Todaro-Franceschi, V. (2008). Clarifying the enigma of energy, philosophically speaking. *Nursing Science Quarterly, 21*, 285-290.

Turner, J. G., Clark, A. J., Williams, M., & Gautheir, D. K. (1998). The effect of therapeutic touch on pain and anxiety in burn patients. *Journal of Advanced Nursing, 28*(1), 10–20.

Wall, L. M. (2000). Changes in hope and power in lung cancer patients who exercise. *Nursing Science Quarterly, 13*, 234–242.

Watson, J. (1998). Exploring the concept of beyond waking experience. *Visions: The Journal of Rogerian Nursing Science, 6*, 39–46.

Watson, J. (1999). Measuring dreaming as a beyond waking experience in Rogers' conceptual model. *Nursing Science Quarterly, 12*, 245–250.

Watson, J. (2008) Issues with measuring time experience in Rogers' conceptual model. *Visions: The Journal of Rogerian Nursing Science, 15*(2), 79–90.

Watson, J., Sloyan, C. M., & Robalino, J. E. (2000). The Time Metaphor Test re-visited: Implications for Rogerian research. *Visions: The Journal of Rogerian Nursing Science, 8*, 32–45.

Wendler, M. C. (1996). Understanding healing: A conceptual analysis. *Journal of Advanced Nursing, 24*, 836–842.

Winsted-Fry, P. (2000). Rogers' conceptual system and family nursing. *Nursing Science Quarterly, 13*, 278–280.

Wright, B. W. (2004). Trust and power in adults: An investigation using Rogers' science of unitary human beings. *Nursing Science Quarterly, 17*, 139–146.

Yarcheski, A., & Mahon, N. E. (1995). Rogers' pattern manifestations and health in adolescents. *Western Journal of Nursing Research, 17*, 383–397.

Yarcheski, A., Mahon, N. E., & Yarcheski, T. J. (2004). Health and well-being in early adolescents using Rogers' science of unitary human beings. *Nursing Science Quarterly, 17*, 72–29.

文献解題（看護）

Alligood, M. R., & Fawcett, J. (2004). An interpretive study of Martha Rogers' conception of pattern. *Visions: The Journal of Rogerian Nursing Science, 12*(1), 8–13.
This rational hermeneutic interpretive study reviewed three of Rogers's publications to seek a better understanding of her conceptualization of pattern. They concluded that "patterning" is the observable active dynamic process of unitary human beings and that "pattern" is more of an abstraction. They believe that "patterning" is a more useful term in actual nursing practice. This study raises interesting questions about one of the key concepts in the SUHB.

Barrett, E. A. M. (Ed.). (1990). *Visions of Rogers' science-based nursing*. New York: National League for Nursing.
This book is a compilation of materials from scholars and clinicians who have worked with Rogerian science. One of the noteworthy contributions of this book is Rogers's 1990 update. In addition, it is divided into sections on practice, research, and education.

Butcher, H. K. (2003). Aging as emerging brilliance: Advancing Rogers's unitary theory of aging. *Visions: The Journal of Rogerian Nursing Science, 11*(1), 55–66.
Butcher starts this article stating that "every 50 seconds, another baby boomer celebrates their 50th birthday" (p. 55). As people live longer, and an increased percentage of the population is in the older age-group, it is essential that we examine our understanding and views of aging and the aged. Butcher confronts some of the common negative stereotypes of the aged and helps to reframe the view of aging in Rogers's original notion as "a negentropic process of increasing diversity, creativity and innovation" (p. 55). This article is essential for nurses working with older persons as well as for anyone with aging family members or who may them-

selves join the ranks of the "elderly" one day.

Lewandowski, W. A. (2004). Patterning of pain and power with guided imagery. *Nursing Science Quarterly, 17*, 233–241.

Lewandowski used Rogers's SUHB to study changes in pain and power using a guided imagery modality in a quasi-experimental, randomized design. She used Barrett's definition of power and the Power as Knowing Participation in Change Tool. Chronic pain patients were randomly assigned to two groups, with the experimental group being taught to use guided imagery. The guided imagery technique was "effective for reducing pain, but it did not have a significant impact on their sense of power" (p. 241). While not demonstrating the desired links with the Power-as-Knowing Participation in Change, this study provides valuable information on a treatment modality consistent within the SUHB.

Madrid, M. (Ed.). (1997). *Patterns of Rogerian knowing.* New York: National League for Nursing.

The most recent compilations of writings from scholars and clinicians who share their applications of the Science of Unitary Human Beings.

Malinski, V. M. (2006). Rogerian science-based nursing theories. *Nursing Science Quarterly, 19*, 7–12.

In this article, Malinski provides an overview of relevant theories and research derived from Rogers's Science of Unitary Human Beings. It is an excellent overview of both recent and classic work in this paradigm and can serve as a starting point for nurses interested in developing their own research based in the SUHB.

Malinski, V. M., & Barrett, E. A. M. (1994). *Martha E. Rogers: Her life and her work.* Philadelphia: F. A. Davis.

One of the most comprehensive reviews of Martha Rogers's life and her writings. In addition to chapters devoted to Rogers's work, this book also includes a comprehensive bibliography of citations about Rogers and the Science of Unitary Human Beings, a review of her life history, and even her family geneaology provided by her sister. Just as the book was being prepared for press, the publishers received word of Martha Rogers's death and included the following tribute as a publisher's note:

> I climbed aboard her spacecraft a long time ago.
> It wasn't made of metal or plastic, and it had no
> rigid form. It was the web of the mind that carries
> us beyond our expectations. She brought a Slinky
> along to demonstrate "The Spiral of Life."
>
> I cannot visualize Martha at rest. She is out there
> somewhere discovering, developing, and nurturing ideas
> to challenge us when next we meet.
>
> Robert H. Craven, Sr. (p. iv)

Matas, K. E. (1997). Human patterning and chronic pain. *Nursing Science Quarterly, 10*, 88–96.

This study investigated pattern manifestations of chronic pain through comparing adults in chronic pain management programs and adults living in the community who did not report chronic pain. Findings included lower scores on human field motion and power as knowing participation measurements for the chronic pain group as compared to those without such pain, showing continued support for Rogers's abstract conceptual system. The author speculates that chronic pain may slow movement to higher-frequency patterns.

O'Mathuna, D. P., Pryjmachuk, S., Spencer, W., Stanwick, M., & Matthiesen, S. (2002). A critical evaluation of the theory and practice of therapeutic touch. *Nursing Philosophy, 3*, 163–176.

The authors critically scrutinize the practice of therapeutic touch (TT). They point out the incongruities between Rogers's work and conceptualization of energy fields and the original theoretical base of Krieger and Kunz. They conclude that "TT is a questionable intervention, underpinned by a very weak, theoretical, clinical and research base" (p. 163). Whatever the reader's beliefs about the subject, it is a well-done critique that looks seriously at the theories involved.

Phillips, B. B., & Bramlett, M. H. (1994). Integrated awareness: A key to the pattern of mutual process. *Visions: The Journal of Rogerian Nursing Science, 2*, 19–34.

This theoretical exploration sought to analyze the concept of integrated awareness in its relationship with the Science of Unitary Human Beings. Integrated awareness has direct relevance to the nature of human-to-human mutual process, involves creating a matrix recognizing cognition of a greater awareness of self and environment, implies an abstract sense of connection in the evolution of the human and environmental fields, and may be seen as a unifying schema of inner peace, serenity, well-being, and power.

Sarter, B. (1987). Philosophical sources of nursing theory. *Nursing Science Quarterly, 1,* 52–59.
Sarter's thoughtful and well-written article helps to explain some of the philosophical underpinnings of Rogers's writings (and of others).

Smith, M. C. (1999). Caring and the Science of Unitary Human Beings. *Advances in Nursing Science, 21*(4), 14–28.
This concept clarification sought to elucidate ambiguity about the concept of caring. By examining points of congruence between the literature on caring and the Science of Unitary Human Beings, five constitutive meanings of caring were identified. These are manifesting intentions, appreciating pattern, attuning to dynamic flow, experiencing the infinite, and inviting creative emergence. The article includes narratives to ground the abstract in concrete human experiences.

文献解題（看護以外）

Abbott, E. (1992). *Flatland.* New York: Dover.
This book, written at least a century ago, is an account of an intelligent creature from a two-dimensional world who finds his way to a three-dimensional world. It is an easy and quick read and is considered one of the best things of its kind that has ever been written. It is also a good introduction to the idea of dimensions beyond three.

Briggs, J. P., & Peat, F. D. (1984). *The looking glass universe: The emerging science of wholeness.* New York: Cornerstone.
A book about the science of wholeness, written for the general public. Dr. John Briggs is a science writer and Dr. David Peat a physicist. Together they produced an entertaining and enlightening book that helps explain many of the concepts underlying the Rogerian conceptual system.

Capra, F. (1996). *The web of life: A new scientific understanding of living systems.* New York: Anchor Books, Doubleday.
The most recent book by Fritjof Capra (author of *The Tao of Physics* and *The Turning Point*). Capra is a theoretical physicist who is able to write about new conceptions of science for the general public. His writings are quite consistent with the Rogerian conceptual system and provide both support and explanation for some of her views. His two earlier books are also helpful in understanding Rogers's conceptual system.

ウェブサイト

http://www.societyofrogerianscholars.org
A comprehensive website filled with useful information about the SUHB, research, references, conferences, and multiple links.

http://www.nyu.edu/nursing/centers/martharogerscenter.html
Information about the Martha E. Rogers center at New York University.

http://www.sandiego.edu/academics/nursing/theory
Website devoted to nursing theorists, Martha Rogers included.

http://www.twu.edu/cns
A website devoted to nonlinear science, defined as "one of a number of emerging methodological and theoretical constructs that make up what is often called the 'science of complexity.' The popular name for this new science is 'chaos theory.'"

Roy 適応モデル

Roy Adaptation Model

Sister Callista Roy

Julia Gallagher Galbreath

　Sister Callista Roy（RN, Ph. D. 1939年生）は，Boston 大学 William R. Connell 看護学部（マサチューセッツ州）の教授で，看護理論家でもある。Roy は「Roy 適応モデル」の研究で世界的に知られている。教育の他に，看護の知識と実践の開発に関する学術的思索，研究，執筆活動にも携わる。Roy の業績には，知識の性質を普遍的宇宙に関する知識として哲学的に概念化することと，この世界観が看護知識と看護実践にどう影響するかを探究することがある（Roy & Jones, 2007）。Roy は，コーピングを概念化して測定法を開発する研究を続けている（Roy & Chayaput, 2004）。さらに同僚と共にボストン適応理論看護研究会（Boston-Based Adaptation Research in Nursing Society）を設立した。現在は Roy 適応理論協会（Roy Adaptation Association）と名称を変更している。Connell 看護学部の教授に就任する以前は，博士課程修了特別研究員で，California 大学 Robert Wood Johnson 臨床看護奨学生でもあり，さらにカリフォルニア州ロサンゼルス市の Mount Saint Mary's 大学看護学部長，オレゴン州 Portland 大学看護学部大学院非常勤教授，アリゾナ州トゥーソン市の Saint Mary's 病院での病院長代理と看護師コンサルタントなど，多くの指導的な職位を歴任した。

　シスター Roy は，1963 年に看護学士の学位を Mount Saint Mary's 大学で取得し，1966 年に看護学修士，そして 1977 年には社会学博士の学位をロサンゼルス市の California 大学で取得した。米国看護アカデミー特別会員でもある。Roy は著者として，また共著者や論文寄稿者として，多大な業績を残している。主な著書を以下に記す。『Introduction to Nursing：An Adaptation Model（看護入門：適応モデル）』[1]（Roy, 1976, 1984），『Essentials of the Roy Adaptation Model（Roy 適応モデル要説）』[2]（Andrews & Roy, 1986），『Theory Construction in Nursing：An Adaptation Model（看護における理論構築：適応モデル）』[3]（Roy & Roberts, 1981），『The Roy Adaptation Model：The Definitive Statement（Roy 適応モデル：決定文書）』（Roy & Andrews, 1991），『The Roy Adaptation Model（Roy 適応モデル）』[4]（Roy & Andrews, 1999），『Roy Adaptation Model-Based Research：25 Years of Con-

---

[1] 訳注：邦訳；松木光子 訳：ロイ適応看護モデル序説. HBJ 出版局；1993.
[2] 訳注：邦訳；松木光子 監訳：ロイ適応看護論入門. 医学書院；1992.
[3] 訳注：邦訳；中木高夫，川崎修一 訳：看護における理論構築の方法. 医学書院；2008.
[4] 訳注：邦訳；松木光子 監訳：ザ・ロイ適応看護モデル. 医学書院；2010.

tributions to Nursing Science（Roy 適応モデルに基づく研究：25 年間にわたる看護学への貢献）』（Roy et al., 1999），『Nursing Knowledge Development and Clinical Practice（看護知識の開発と臨床実践）』（Roy & Jones, 2007）

　Roy 適応モデル（RAM）は，シスター Roy が California 大学で，大学院課程の研究活動の一環として Dorothy E. Johnson の指導を受けて取り組んだ研究を発端としたものであり，1964 年に発表されて以来，多くの人々の興味と関心を呼び起こしてきた。Roy 適応モデルは 1970 年，Mount Saint Mary's 大学で看護学部のカリキュラムに採用された。同年に，Roy は適応について自分の考えを初めて書籍にして出版した（Roy, 1970）。

　それは，Roy 適応モデルについて説明し，このモデル特有の焦点を反映した看護アセスメントと介入とを紹介した教科書であり，Roy および同僚の教授陣によって著された（Roy, 1976）。1991 年に，Roy と Andrews は『The Roy Adaptation Model：The Definitive Statement』を発表した。ここには，過去 20 年間に Roy のモデルを使用して教育と実践に携わった寄稿者数人の体験に基づく記事もまとめて収録されている。この教科書には，それ以前に出版された 4 冊を基盤にして，カナダのアルバータ州エドモントン市にある Royal Alexandra 病院看護学校で開発されたモデルの概念図式が収録された。1999 年に Roy は 21 世紀の看護に備えて Roy 適応モデルの要素を再定義している（Roy & Andrews, 1999）。

　その後も Roy は Roberts（1981）と，『Theory Construction in Nursing：An Adaptation Model』を共同で執筆し，Roy 適応モデルを使用した看護理論を構築する方法について論述した。ここで理論に関する計 74 の前提が提示された。

　1991 年に Roy は同僚の研究者グループとボストン適応理論看護研究会を設立した。現在は Roy 適応理論協会と呼ばれている。協会の目的は，以下の通りである。

1. Roy 適応モデルに基づく看護の知識を育み，看護実践を向上させる。
2. 知識と研究活動に必要な，学究的に優秀な人材を輩出する。
3. 看護実践のための研究の普及と活用に向けたネットワークを拡大する。
4. 専門的看護科学者の育成を促進する。（Pollock, Frederickson, Carson, Massey, & Roy, 1994, p.362）

　さらにこの看護学者集団は，1970〜1995 年の 25 年間に実施された研究を批判的に分析して統合することを目的として，Roy 適応モデルに関する調査研究を収集して再調査し，分析する作業に着手した。調査研究者の名簿を集めるために使用したキーワードは，「research and adaptation（研究と適応）」「Roy Adaptation Theory（Roy 適応理論）」「Adaptation Model（適応モデル）」「Roy」で，これらのキーワードは，次のようなデータベースから検索された。「Cancer」「CINAHL」「Dissertation Abstracts International（国際学位論文要約集）」「Educational Resources Index Citations（ERIC）」「Health Planning」「Medline」「Psychological Abstracts（Psyc

Lit)」「Social Science Citation Index（SSCI：社会科学引用索引）」（Roy et al. 1999）。モデルに関連したこれらの研究は，北米，南米，アジア，アフリカ，欧州諸国およびオーストラリアから集められた。この集大成が『Roy Adaptation Model-Based Research：25Years of Contributions to Nursing Science』と題する書籍である（Roy et al. 1999）。

『Nursing Knowledge Development and Clinical Practice』で，Royは共編者のDorothy A. Jonesと共に，看護リーダーたちの著書を収集し，21世紀に台頭する看護実践について論述している。ここでRoyは「普遍的宇宙に関する知識 *knowledge of universal cosmic imperative*」として，知識の哲学的論説を寄稿しているが，これは1997年に一考察として開始した（Roy, 1997b），Roy適応モデルの基礎になっている哲学的見解である。この見解における哲学的主張は，生活の目的意識と，適応人間の創造的潜在能力に重点を置いている（Roy & Jones, 2007）。

Roy 適応モデル

Royは，科学的前提によりRoy適応モデルの基盤になる固有の基礎を築くことができたのは，von Bertalanffy（1968）の一般システム理論と，Helson（1964）の適応理論に関する著作のおかげだと語っている。前提は，当初，哲学的および科学的見解から導き出された。Roy適応モデルの哲学的前提は，創造性，目的意識，全体論，人間関係的過程といった人道主義的観点に基づいているが，これは「ヴェリティヴィティ *veritivity*」というRoy適応モデルの概念と関係があり，ヴェリティヴィティには，実存することの目的意識，目的の統一，活動と創造性，生命の価値と意味などが含まれていた。科学的前提は，全体論，相互依存，コントロールの過程，情報のフィードバック，生体システムの複雑性といったシステム理論の観点に基づいていて，適応理論の前提——「行動は適応的である」「適応とは刺激の機能であり適応レベルである」「適応レベルは個別的で力動的である」「反応過程はポジティブであり，アクティブである」——と関係していた（Roy & Andrews, 1999）。

モデルの発表から25周年を契機に，Royはモデルの基礎を形成する前提を言い換えて，適応を再定義した。「適応」とは「個人として，あるいは集団としてものを考え，感じている人間が，自覚的な意識を働かせながら選択して，人間と環境との統合を創り出す過程とその成果」と定義される（Roy & Andrews, 1999, p.30）。1997年に，Royは自身の哲学的所説を広げていくにあたって，文化の多様性に見られる豊かさを拠り所にした（Roy, 1997a）。Royによると，哲学的前提は人道主義とヴェリティヴィティから生まれる。「ヴェリティヴィティ」という用語は「絶対的真実のもつ揺るぎなさが，信念，コミットメントおよびケアリングの価値につながることを意味する哲学的前提を明確にする」ための，Royによる造語である（Roy & Jones, 2007, p.236）。

この哲学的前提は，「看護では，個人は身体的および社会的環境と同一の広がりをもつという見方をする。看護学者は価値観に基づいた立場をとる。人間的な個人の性質に関する信念と希

表9-1　21世紀に向けての概念についての基本的な視点

科学的前提
1. 物質とエネルギーのシステムは，自己組織化が複雑化し高度化する。
2. 意識と意味は，個人と環境を構成する要素である。
3. 自己と環境に対する意識は，思考と感情に根ざしている。
4. 人間の意思決定は，創造的なプロセスの統合として説明できる。
5. 思考と感情は，人間の行為に介在する。
6. システム関係には，相互依存性の受容，保護および育成が含まれる。
7. 人々と地球には共通のパターンがあり，両者は必要不可欠な関係にある。
8. 人々と環境の変容は，人間の意識の中で起こる。
9. 人間と環境の意味が一体化すると，適応が可能になる。

普遍的宇宙としての世界観に基づく哲学的前提
1. 人々は世界とも，神の姿とも相互に関係している。
2. 人間の意味は，宇宙が収束するオメガポイント[5]に根ざしている。
3. 神は，多様な創造力によって現れ，万物と運命を共にする。
4. 人々は，意識性，啓蒙思想，信仰心といった人間の想像力を働かせる。
5. 人々は，宇宙を演繹的に推論し，立証し，変容する過程に加わることについて説明する責任がある。

(Roy, C., & Jones, D. A.〈2007〉. Nursing knowledge development and clinical practice. New York : Springer.)

望に根ざして，人間のウェルビーイングに関与する学問分野をつくり上げている」（Roy, 1997a, p.42）と言及されている。Royは，モデルの哲学的前提を再定義するときに，霊性の創造（Swimme & Berry, 1992）の特徴を拠り所にした。この枠組みには，以下が含まれている。

- 意識性という焦点と，虚偽意識を排除する意見
- セルフコントロール，バランス，静穏といった境地に達するための啓蒙思想
- 信仰のコアとなる現世の創造の教化（Roy & Andrews, 1999, p.35）

Royは1988年に哲学的前提について説明し，1999年にはそれらに他者，世界，神との相互性を焦点に含め，展開した（Roy & Andrews, 1999）。人間システムを，安定性に焦点化した静的システムとして見るのではなく，創造的宇宙の中で目的意識の観点から捉えている（Roy & Jones, 2007）。このモデルの基礎を成す哲学的・科学的前提の全体的な論述は，『Nursing Knowledge Development and Clinical Practice』に掲載されている（Roy & Jones, 2007）。表9-1に，最新の科学的および哲学的前提についての考えを表示する（Roy & Jones, 2007）。

Roy適応モデルの4つの主要概念は，以下の通りである。

1. 個人としても集団としても適応システムである人間
2. 環境
3. 健康
4. 看護の目標（Roy & Andrews, 1999, p.35）

---

[5] 訳注：omega point；環境が安定してバランスが保たれている自然の最終状態。

モデルには，この4つの領域に関連した概念が提示され，それぞれが明瞭化されて，これら概念間の相互関係が定義されている。

▼ 適応システムとしての人間

まず焦点となる領域は，個人および集団における適応システムとしての人間である。このモデルは，看護活動を形成するための観点やパラダイムとなる。個人，集団，組織，コミュニティと，それらが属する社会のいずれのレベルでも，焦点は看護関係と相互作用である（Roy & Andrews, 1999, p.35）。これらはいずれも一個の人間システムとみなすことができるので，看護師によって，それぞれがホリスティックな適応システムとみなされる。適応システムという考えは，システムと適応という2つの概念と結びついている。

人間適応システム：モデルの基礎を成す哲学的前提が全体論に由来することから，Royはホリスティックな観点からシステムとしての人間を概念化している。全体論は，人間の統合された行動全体を有意味とする見方であり，この見地から人間システムは個々の部分の総和以上のものとされる（Roy & Andrews, 1999, p.35）。人は生体システムとして環境と絶えず相互作用をしている。システムの特徴には，入力，出力，コントロール，フィードバックがある。

システム理論家のH. L. Dunn（1971）は，生命の最小単位，すなわち細胞に注意を向けるよう私たちに促している。細胞は生ける開放系システムである。細胞には内界と外界がある。外界からは，生存に必要な物質を取り入れなければならない。そして内界では，膨大な数の分子の配列を維持しなければならない。従って，システムが開放系ということは，システムと環境との間で情報および物資，エネルギーの交換が絶えず行われていることを意味する。個人だけでなく，グループや人間の集合体もこのようなシステムの性質を所有している。図9-1に，単純なシステムを示す。

適応：Royは，図9-2のように，人間を適応システムとして表示している。この適応システムには，適応レベルの刺激の入力，フィードバックの役目をする行動反応としての出力，コーピング機制と呼ばれるコントロール過程がある。人間適応システムには，外部環境と同様にシステムの内部からの入力もある。Royは，「刺激 stimuli」と「適応レベル」（特定の刺激の内部蓄積）を入力として特定している。刺激は，「焦点刺激」「関連刺激」「残存刺激」の3つに分類されて概念化されている。人間システムが直面している刺激が「焦点刺激 focal stimulus」である。焦点刺激により，人間システムは気づきを最大限高める必要に迫られる。焦点刺激はシステムの意識の中心になる。「関連刺激 contextual stimuli」は，焦点刺激を除く人間システムの内界と外界の全ての刺激であり，これは状況にプラスまたはマイナスに影響を及ぼすものとして確認することができる。「残存刺激 residual stimuli」は，内的あるいは外的要因による刺激のことで，刺激の影響は現時点では不明である。看護実践では，残存刺激として未知の影響を及ぼす可能性がある事象や状況を，一般的な知識と関連づけて考慮する必要がある。刺激と共に「適応レベル」も，適応システムとしての人間システムに内部情報を入力する重要な役割を担っ

図 9-1　単純なシステムの図解

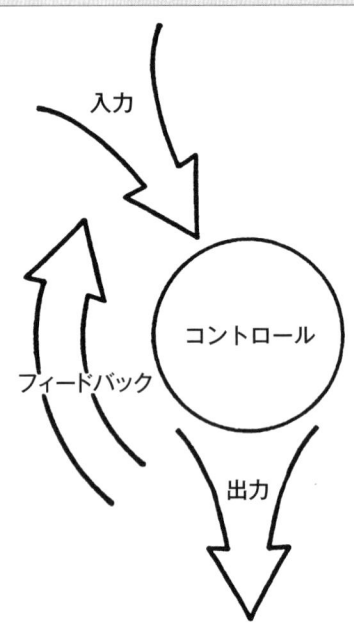

(Roy, C. & Andrews, H. A.(Eds.).〈1991〉. The Roy Adaptation Model : The definitive statement. p.7. Norwalk, CT : Appleton & Lange. から許可を得て使用.)

図 9-2　システムとしての人間

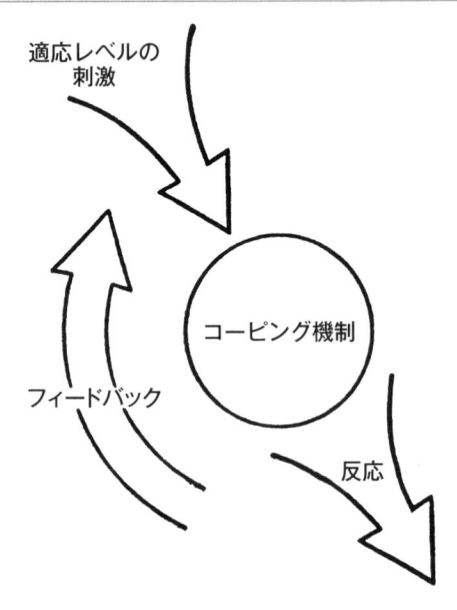

(Roy, C., & Andrews, H. A.(Eds.).〈1991〉. The Roy Adaptation Model : The definitive statement. p.8. Norwalk, CT : Appleton & Lange. から許可を得て使用.)

ている．適応レベルは，複数の刺激が結合している状態であり，これは人間適応システムの生命・生活過程の状態を示している．Royはこれを，「統合 integrated」「補償 compensatory」「譲歩 compromised」という3つのレベルの生命・生活過程として定義している．統合過程は，人間システムのニードを満たすために全体として機能しているときに存在する．補償過程は，人間の反応システムが活性化されたときに現れる．そして譲歩過程は，補償過程と統合過程で適応が達成されないときに現れる．統合的な生命・生活過程では，歩み寄りの過程へと変化して，システムの補償過程を活性化することもある（Roy & Andrews, 1999, pp.36-43）．

人間適応システムの出力は行動反応である（図9-2参照）．それは内的な反応になる場合もあれば外的な反応になる場合もあり，これらの反応がシステムの行動である．これらの行動は観察が可能で，看護師によって直観的に察知され，測定が可能で，人間システム当人から主観的に報告されることもある．出力反応はシステムと環境へフィードバックされる．Royはシステムの出力を全て適応反応と非効果的反応のいずれかに分類している．「適応反応 adaptive response」とは，人間システムの統合性を向上させるような反応である．生存，成長，生殖，円熟，変容などのシステムの目標を達成できるときに，システムの統合性，つまり全体性が行動に現れる（Roy & Andrews, 1999, p.44）．個人が所属する家族，集団，コミュニティ，社会は，順次，個人の変化を察知して，その変化に反応することになる．家族の適応の一例として，「新生児に母乳栄養を確立する能力とそれに対する満足感の表明」を挙げることができる．これとは逆に，「非効果的反応 ineffective response」は，適応システムとして人間の目標達成を支援しない．非効果的反応が起こると，システムの生存，成長，生殖，円熟，変容などがただちに，あるいは徐々に脅かされる（Roy & Andrews, 1999, p.44）．非効果的反応は，家族や集団のような高次のシステムにも起こることがある．臨床場面では，非効果的反応は「新生児への母乳栄養の確立に対する家族の能力と満足感の欠如」のように定義できるであろう．

人間の場合は，複雑な内部の力動性がコントロールとしての機能を果たす．Royは「コーピング機制」という用語を使用してコントロール過程を説明している．コーピング機制には，身体に侵入しようとする細菌に対抗する白血球防衛システムや，低体温に対する反応としての悪寒のように生得的あるいは遺伝的なものもある．その他の機制は，消毒薬による創洗浄など，習得的なものである．Royはコントロール機制について，看護学に独自の概念として「調節器 regulator」と「認知器 cognator」を提示している．Royのモデルでは，人間の適応システムにおけるコーピング機制のサブシステムとして調節器サブシステムと認知器サブシステムを置き，「変革器 innovator」と「安定器 stabilizer」を，集団の機能に固有のコントロール機制とみなしている（Roy & Anway, 1989）．

「調節器サブシステム」は入力と内部過程と出力から構成されている．入力は，人の外部で生じるものもあれば，内部で生じるものもある．調節器サブシステムの伝達物質は，本質的には化学物質か神経系や内分泌系の物質である．自律神経反射は脳幹と脊髄で起こる神経反応で，調節器サブシステムの出力反応として起こる．内分泌系支配下の標的器官と組織からも，調節器出力反応が生まれる．最終的にRoyは，中枢神経系で起こる精神運動反応を，調節器サブシステムの出力反応として提示している（Roy & Roberts, 1981）．生理的過程の多くは，調節器

サブシステムの反応とみなすことができる。たとえば呼吸についてもいくつかの調節器フィードバック機構が確認されている。代謝の最終産物である二酸化炭素が上昇すると，延髄の化学物質受容体が刺激されて呼吸数が増加するメカニズムもその1つである。これらの中枢への刺激作用が強力になると，換気が6～7倍に増加することもある（Guyton, 1971）。調節器過程の一例は，有害な外部刺激が視覚化され，視神経を介して脳の高次中枢へ伝達された後に，脳の低次自律神経中枢へ伝達される場合である。これらの中枢を起点とする交感神経系のニューロンは複数の臓器に影響を及ぼし，血圧上昇や心拍数増加などが起こる。Royによる調節器過程の概略図を図9-3に示す。

　個人に留意すると，他にもRoy適応モデル固有のコントロールシステム「認知器サブシステム」がある（Roy & Andrews, 1999）。認知器サブシステムへの刺激も，内部に起因するものと外部に起因するものがある。調整器サブシステムの出力反応は，認知器サブシステムへのフィードバック刺激になる。認知器のコントロール過程は，知覚や情報処理，学習，判断，情動といった高次の脳機能と関係している。知覚や情報処理は，選択的注意，コード化，記憶といった内部過程と関係している。学習は，模倣，強化および洞察の過程と相互に関係している。問題解決と意思決定は，判断に関係する内部過程の例である。最後に，情動には，安心感や情動的評価，愛着などを求める防衛過程がある。Royによる認知器サブシステムの概略図を，図9-4に示す。人間の統合性を維持するには，調節器と認知器が相互に関係しながら作動していくことが前提になる。

個人の状況：Albert Smith氏は，心筋への酸素供給量が減少したために痛覚受容体が刺激され，痛みのメッセージが求心性神経線維に沿って中枢神経系へ伝達される状態に陥っている。そして次に，脳下部の自律中枢によって遠心性交感神経線維が刺激され，心拍数と呼吸数が増加している。その結果，心筋への酸素供給量が増加している。この酸素供給量の増加は，調節器サブシステムの作用によるものとみなすことができる。

　また，認知器サブシステムも内部に入力される痛み刺激を受容する。Smith氏は，左側の胸部と上肢の痛みが心臓と関係していることを過去の経験から学習しているので，判断力を働かせて何をすべきか決定した。Smith氏は屋内に入ってエアコンのスイッチを入れ，座って下肢を挙上し，ゆっくりと深呼吸をすることにした。また，緊急時の援助は要請しないことにした。彼は，これらの行動によって適応反応が起こるはずだと確信しているに違いない。しかし，その後の調節器サブシステムの反応によっては，自分の判断を疑問視するような結果になりはしないかと，警戒心を強めていることも考えられる。これが選択的な注意とコード化という認知器過程になる。痛みの症状出現後にSmith氏はさらに洞察を続けて，痛みが出現した原因を突きとめようとするはずである。そして，32.2℃の天候が原因だったと判断し，猛暑中の活動は控えることを忘れないようにしようと考えるだろう。この例では，Smith氏は知覚，学習，判断といった認知器サブシステムのプロセスを使用したことになる。

　Roy適応モデルには，集団に固有の機能として「コントロール機制 control mechanism」が提示されている。Royは家族，集団および共同体システムのコントロール機制を，「安定器サブシ

図9-3 調節器

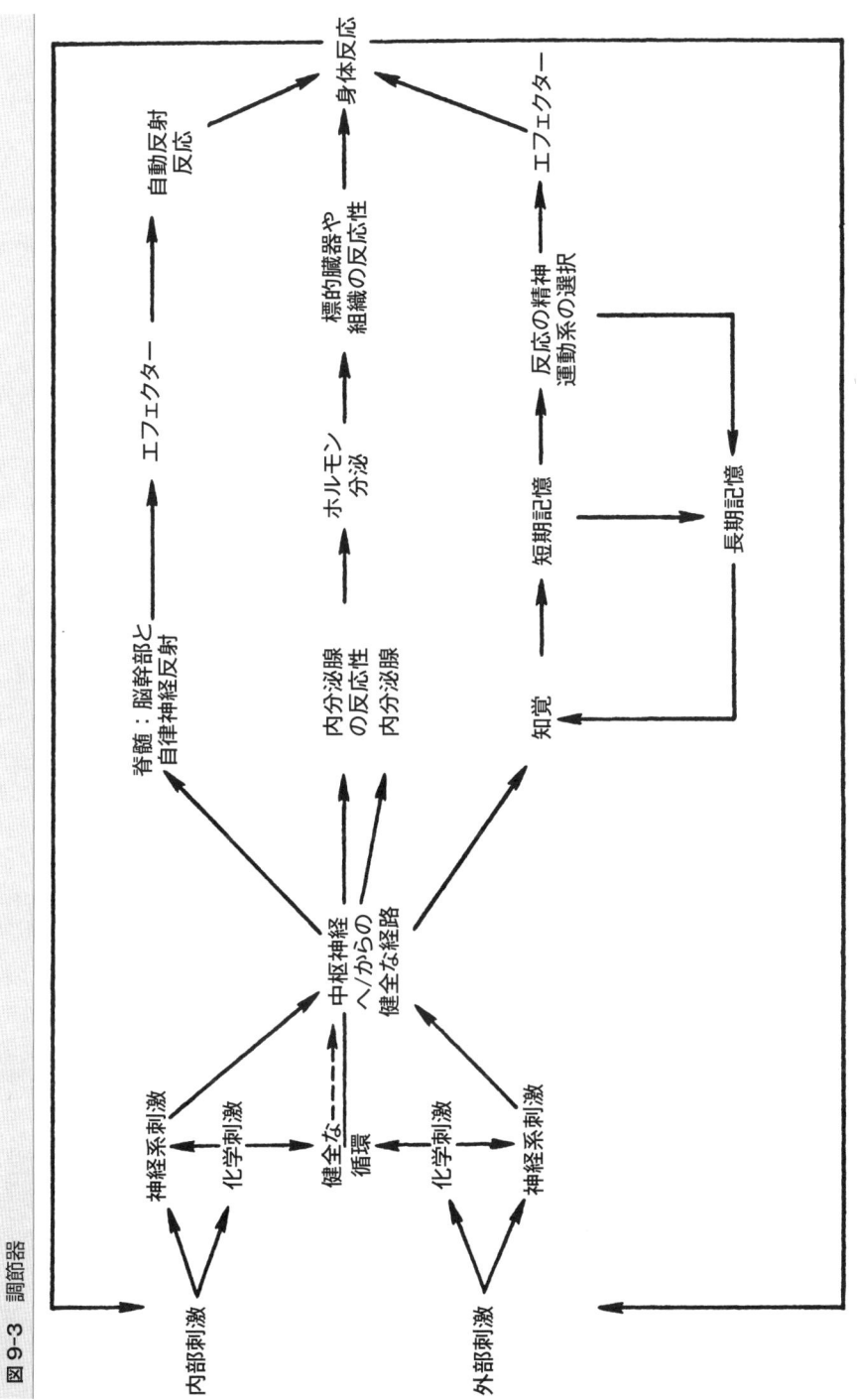

(Roy, C., & McLeod, D.〈1984〉. Theory of the person as an adaptive system. In Roy, C., & Roberts, S. L. Theory construction in nursing : An adaptation model. p.61. Upper Saddle River, NJ : Prentice-Hall. から許可を得て使用.)

図 9-4 認知器

内部刺激 → 以下のための健全な経路と器官 知覚/情報処理 → 以下の過程 選択的注意、コード化、記憶／模倣、強化、洞察／問題解決と意思決定／安心と情緒的評価と愛着を求める防備 → 反応の精神 運動系の選択 → エフェクター → 反応

外部刺激 →

(Roy, C., & Mcleod, D.〈1984〉. Theory of the person as an adaptive system. In Roy, C., & Roberts, S. L. Theory construction in nursing : An adaptation model. p.64. Upper Saddle River, NJ : Prentice-Hall. から許可を得て使用.)

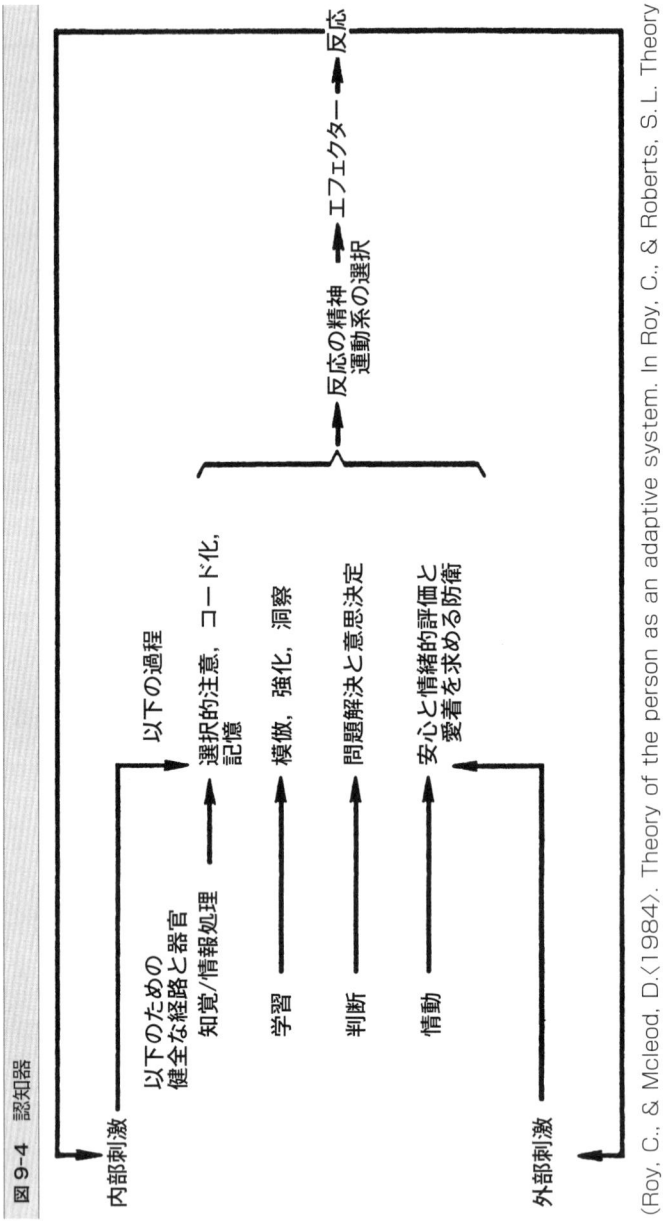

図9-5 適応システムとしての人

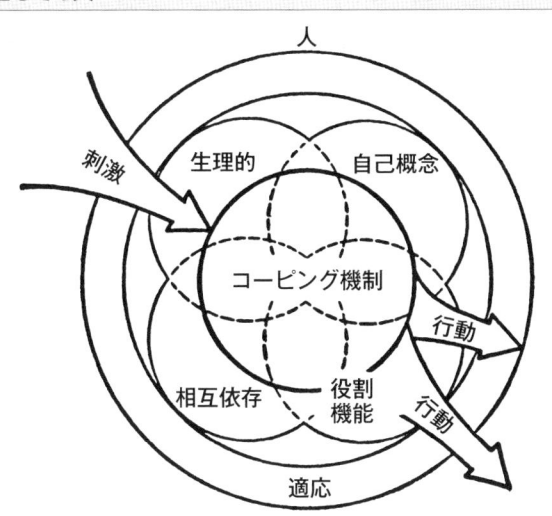

(Roy, C., & Andrews, H. A. Eds.〈1991〉. The Roy Adaptation Model : The definitive statement. p.17. Norwalk, CT : Appleton & Lange. から許可を得て使用.)

ステム」と「変革器サブシステム」に分類している（Roy & Andrews, 1999, pp.47-48）。この概念化により，集団には安定化と変化という2つの目標があることを発案している。安定器過程は，集団で活動する場合や，集団でウェルビーイングに貢献する場合に，構造，価値および日常的活動が確立される過程である。2番目の集団コントロール機制は変革器サブシステムである。このシステムによって変化と成長を促進する構造と過程が明確になる。

　集団の状況：ある家族が，15歳になる娘の予定外の妊娠を知ることになった。これは家族システムにとって焦点刺激であり，家族にはこの状況に効果的に適応できる可能性もあれば，できない可能性もある。家族のコーピング過程が始まるので，家族の反応をアセスメントすることができる。

▼ 4つの適応様式

　コーピング過程，すなわち認知器─調節器と安定器─変革器によって，適応システムとしての人間の適応は促進される。しかし，コーピング過程は直接観察することができない。観察し，測定し，主観的報告ができるのは，個人や集団の反応や行動に限定される。Royは，個人の認知器─調節器のコーピング機制や，集団の安定器─変革器のコーピング過程に起因する行動をアセスメントするためのカテゴリーとして，「生理的─物理的 physiological-physical 様式」「自己概念─集団同一性 self-concept-group identity 様式」「役割機能 role function 様式」「相互依存 interdependence 様式」の4つの適応様式を特定している。適応様式に関連する行動を観察すると，健康な状況と病いの状況における適応反応や非効果的反応を特定することができる。図9-5は，適応システムとしての人間システムを4つの適応様式を含めて概念化した図式である。

次に，4つの適応様式について詳しく説明する。

生理的―物理的様式：生理的様式とは，人間システムの環境に対する身体的反応と，環境との相互作用を意味する（Roy & Andrews, 1999）。個人の場合，この様式の根本的なニードは生理的統合性であり，これは酸素供給，栄養，排泄，活動と休息，防御などに関連した基本的ニードで構成される。この様式における複雑な過程では，感覚，水分と電解質，酸塩基バランス，神経機能，内分泌機能などと関係している。これらのニードと過程は以下のように定義できる。

- 酸素供給：身体で行われる換気，ガス交換およびガス運搬によって細胞への酸素供給を維持する過程（p.126）
- 栄養：人間が栄養素を摂取して消化吸収し消費することによって身体組織を維持し，成長を促進し，エネルギーを供給する一連の過程（p.149）
- 排泄：不消化物，廃液および過剰なイオンの身体からの排除（p.171）
- 活動と休息：様々な目的に役立つ身体運動と，エネルギー必要量を最小限にするような動きへの変換（pp.192-193）
- 防御：身体を異物から守るための非特異的防御（粘膜バリアと，化学的および細胞性防御）過程と，特異的（免疫系）防御過程（p.233）
- 感覚：エネルギー（光，音，熱，機械的振動，圧迫）を神経活動に変換して知覚する過程（p.259）
- 体液，電解質，酸塩基バランス：身体の内部環境の安定を維持する複雑な過程（p.295）
- 神経機能：調節器および認知器コーピング機制のカギになる神経過程と，調節器および認知器コーピング機制と神経機能との複雑な関係（p.313）
- 内分泌機能：自律神経系と共に作動して，生理的プロセスを全てコントロールする内分泌系のコントロールおよび調節パターン（p.355）

物理的様式は，家族，集団および集合体における人間適応システムを対象にした第1の適応様式で，アセスメントの焦点になる。この様式の根本的なニードは，資源の適切性や全体性である。集団の場合には，関係者や物理的な設備，財源といった資源の基本的な運用と関係している（Roy & Andrews, 1999, p.49）。

自己概念―集団同一性様式：個人の場合には，自己概念様式は精神的および霊的統合性に必要な基本的ニードや，自己統合の存在としての知ろうとするニードと関係している。自己概念は，いついかなるときも自己自身に対する当人の信念と感情で構成されるので，個人の行動の中心になる（Roy & Andrews, 1999, p.49）。自己概念を構成する要素は，身体的自己と人格的自己である。身体的自己には身体感覚と身体像が含まれる。そして人格的自己には，自己一貫性，自己理想，道徳的・倫理的・霊的自己が含まれる。身体感覚とは，身体的自己に対する当人の体験や実感の仕方であり，身体像とは身体的自己に対する当人の見方である。自己一貫性

とは，不均衡を回避して自己の組織化を維持しようとする当人の努力を意味し，自己理想とは自らに期待する生き方と行動を意味する。そして道徳的・倫理的・霊的自己とは，当人の信念体系と自己評価に相当する（pp.379-382）。家族や集団，集合体などの集団同一性様式の根本的なニードは，同一性の統合性である。集合体の場合には「この様式は個人間関係，集団的自己像，社会環境および文化で構成される」（p.49）。

　役割機能様式：役割機能様式は，個人と集団の両方の行動に属する。役割は，特定の地位にある個人が，別の地位に就いている個人に対して今後どう振る舞うべきかという一連の期待で構成される。この様式の根本的なニードは社会的統合性である。Royはさらに具体的に，社会的統合性とは個人が他の人たちとの関係を知り適切に振る舞えることであると述べている。個人の場合のこの様式の焦点は，社会において個人が担う役割になる。集団内の役割行動は，社会システムが目標を達成して機能を果たす手段になる。集団の役割機能モデルの根本的なニードは「役割明瞭さ role clarity」と呼ばれる。この様式には，管理者とスタッフの機能，情報管理，意思決定システム，秩序の維持，あるいは期待される責任を理解してその遂行に邁進する要請などが含まれる（Roy & Andrews, 1999, pp.49-50）。

　相互依存様式：相互依存様式は，個人と集団の両方の適応行動に適用される。行動は個人と集団の独自の関係に関するものとしてアセスメントされる。個人の場合の根本的なニードは，関係の統合性や関係を育むことによって生まれる安全性と安心感である。この様式では，重要他者との愛情，信頼および価値観の授受と，支援システムが焦点になる。重要他者とは，個人にとって最も重要な人物である。支援システムは，個人が愛情や信頼，価値観などのニードを満たせるよう援助してくれる人々として確認される。集団の場合には，相互依存性は社会的背景と関係があり，集団の内外での公的・私的な交際が含まれる。背景，公共施設などのインフラ，資源が構成要素である（Roy & Andrews, 1999, p.50）。

環　　境

　Royによると，人間適応システム内部からの刺激とシステム周囲からの刺激が，内部および外部環境を構成する要素ということになる。Royは，環境を具体的に「適応システムとして人間を取り巻き，その発達と行動に影響を及ぼす条件，状況，影響力の全てであり，とりわけ人的資源と地球資源を考慮に入れたもの」（Roy & Andrews, 1999, p.52）と定義している。

健　　康

　Royは，健康を「本来あるべき統合された全体として存在し，およびそのような状態に向かう過程」（Roy & Andrews, 1999, p.54）と定義している。個人の統合は，生存，成長，生殖，習熟，人間と環境の変容といった目標を達成する能力として表現される。Royは「健全な状態であれば，あるいは状態が損なわれていなければ本来あるべき全体としての存在に到達できる」という意味で「統合性」という用語を使用すると述べている（p.54）。Royによると，生

命・生活の目的意識と生命・生活の意味は，統合性と全体性に関係する有意味な要因である。このような健康の見解は，単に疾病がない状態という範囲を超えている。この観点からすると，健康は，実際には身体面や情緒面，あるいは他の面での変化によって人に生じるものである。体調や病い，変化よりも重要なのは，個人の反応である。Roy 適応モデルにおける健康とは，適応の成功を意味し，それは統合された状態とその過程である。Roy 適応モデルの実践に携わる看護師の目標は，尊厳をもった死を含む生命・生活のあらゆる過程で，適応反応を促進し人間の健康を増進させることである。

▼ 看護の目標

　Roy は看護の目標を，4つの適応様式，すなわち生理的―物理的，自己概念―集団同一性，役割機能，相互依存様式に関係する適応反応の増進であるとしている。適応反応とは，健康にプラスの影響を及ぼし，人間適応システムの統合性を助ける反応である。Roy 適応モデルの観点からすると，人間の反応には問題やニード，障害だけでなく，潜在的な能力，利点，技術，現存の能力，コミットメントなども含まれる（Roy & Andrews, 1999）。反応は全て行動である。看護活動は適応反応を支援し，非効果的反応の減少に努める。看護師は，人間システムに特定の状況で現れやすい刺激に伴う非効果的反応の可能性を予測できるので，それに備えて前もって指導することになる。このモデルで提案される看護行動には，適応反応の維持を目的としたアプローチも含まれる。

　　前述した胸部痛の事例では，Albert Smith 氏が直面している刺激（焦点刺激）は心筋への酸素供給量の不足である。関連刺激には，32.2℃ の外気温，痛みの感覚などの他に，Smith 氏の年齢，体重，血糖値，冠動脈の開存度，健康認識なども含まれるが，この範囲に限定はされない。残存刺激には，喫煙歴，仕事関連のストレスなどが含まれる。
　Smith 氏の場合は，刺激，適応レベル，コーピング過程が原因で非効果的反応が起きている。心筋に供給される酸素量が不足すると生理的統合性が脅かされ，この状態が続くと生存できなくなる。この反応がシステムへフィードバックされて焦点刺激になる。Smith 氏は，認知器機制を利用することによって，全ての刺激に適応するために，屋内の涼しい部屋へ入り，座って下肢を挙上することで酸素必要量を減少させようとしている。刺激に順応すると，心筋の酸素必要量が満たされて，痛みは消失した。胸部痛の可能性に対する能力について認識を変えることができれば，Smith 氏のコーピングはさらに助長される可能性がある。

▦ 看護過程

　看護過程は，Roy 適応モデルを活用する看護実践と両立する手段あるいは意思決定法であ

る。看護師は，行動についてアセスメントと看護判断をした後，反応に影響を及ぼす刺激をアセスメントし，看護診断をして目標を設定し，介入を実施して適応を促進しようとする（Roy & Andrews, 1999, p.55）。Royは21世紀に向けて前提に応えて，次のような広義の看護目標を提示している。「看護師は，相互依存性の受容および保護，育成によってシステム関係の強化を目指し，個人と環境の変容を目指す」（p.55）

Roy適応モデルには，看護過程を適用する場合に利用できるガイドラインが提示されている。Roy適応モデルを活用する看護過程には，行動アセスメント，刺激のアセスメント，看護診断，目標設定，介入，評価が含まれている（Roy & Andrews, 1999）。

行動アセスメント

行動アセスメントは，4つの適応様式（生理的―物理的様式，自己概念―集団同一性様式，役割機能様式，相互依存様式）のそれぞれに関連した反応や出力行動の情報を収集すると考えられている。Royは，行動を「特定の環境下での行為や反応」と定義している。これらは観察が可能な場合もあれば不可能な場合もある（Roy & Andrews, 1999, p.67）。看護師は，観察，綿密な測定，特殊な面接技術などを活用して詳細なデータを収集する。

4つの適応様式ごとにクライエントをアセスメントすると，系統的でホリスティックなアプローチを向上させることができる。このようなアセスメントにより，看護師や看護チームが行うクライエントケアの焦点が明瞭になる。理想的な状況では，4つの適応様式のアセスメントが完全に実施されて記録され，医療チーム全体が同じレベルでクライエントの特有な状況を理解することである。熟練した看護実践では，専門的な技術を活かして行動をアセスメントし，知識を活用して具体的な基準に照らして比較し，行動が適応反応か非効果的反応かを評価できるようになる必要がある。オハイオ州トロイ市Upper Valleyメディカルセンターの看護師は「看護歴/アセスメント」を開発した（図9-6）。書式には，Roy適応モデルの4つの適応様式が使用されている。それぞれの適応様式には，アセスメントするクライエントの年齢や重症度についての指針となる質問が設けられている。収集する情報には，主観的データ・客観的データ・測定データが含まれている。4つの適応様式に関連した広範囲にわたる行動のアセスメントの論述は，『The Roy Adaptation Model』（Roy & Andrews, 1999）と『Nursing Manual：Assessment tool According to the Roy Adaptation Model（看護マニュアル：Roy適応モデルに適したアセスメントツール）』（Cho, 1998）に掲載されている。

刺激のアセスメント

行動のアセスメントデータ収集後に，看護師は顕在化するテーマとクライエントの行動パターンを分析して，非効果的反応や，看護師の継続的な関与による支援が必要なケアの受け手である人間システムの適応反応を特定することになる。予想や基準，ガイドラインなどと相違する行動は，非効果的反応につながる頻度が高い。Royは，調節器の活動亢進と認知器の効力低下によって頻発する徴候を特定している（Roy & Andrews, 1999）。調節器の活動が亢進すると，心拍数や血圧の上昇，興奮状態，食欲減退，緊張，血清コルチゾール値の上昇といった徴

図 9-6　Upper Valley メディカルセンター入院時看護アセスメント

Upper Valley メディカルセンター
PMMC STOUDER
入院時看護アセスメント

記入法：該当する□にチェックする。
外科入院：T.P.R 欄と入院日欄を全て記入する。
＊『ケア計画／24 時間看護アセスメント＆ケア記録』
を参照する。N/A—該当せず

入院年月日	時刻	搬入先：□救命救急室 □入院受付 □診察室	来院方法：□車椅子 □独歩 □移送車	病室番号	家庭医	□男性 □女性	年齢
体温	脈拍　□整 □不整	□整 □不整	呼吸	血圧（左上肢）	血圧（右上肢）	身長	体重

情報源：□患者　□家族　□友人　□移送記録　□前回医療記録／年月日_____　□電話面接
□現在の救命救急室記録　□その他_____

主訴の既往歴と現在の状況 _____

（相互依存・役割機能・自己概念様式）

痛みの有無　□なし　□あり／部位	痛みの程度：1（軽度）—10（激痛）	いつから痛むか	自宅での痛みへの対応

アレルギー：（反応の説明）□薬物　□食品　□環境　□なし　　アレルギー表示バンドの有無：□あり　□N/A

患者の既往歴
なし　あり
□　□　心疾患（心筋梗塞 [MI]、狭心症、慢性心不全 [CHF]、不整脈、心雑音、僧帽弁膜症、僧帽弁逸脱症、ペースメーカー）
□　□　高血圧
□　□　脳卒中発作
□　□　呼吸器（喘息、肺気腫、気管支炎）
□　□　腎臓（腎結石、感染症、血液透析）
□　□　肝臓（肝炎、単核球症、黄疸）
□　□　癌
□　□　血液疾患（出血、血塊、貧血、静脈炎）

なし　あり
□　□　輸血歴
□　□　糖尿病
□　□　甲状腺疾患
□　□　発作／失神
□　□　筋疾患
□　□　頸部／背部疾患、関節炎
□　□　抑うつ症、精神疾患
□　□　アルコール／薬物乱用
□　□　感染症（結核、性感染症）
□　□　その他

手術歴　□なし　　麻酔に対する患者／家族の反応　□N/A　□なし　□あり_____

入院歴　□なし　　最近の X 線検査　□なし　□あり_____　最近の臨床検査　□なし　□あり_____

家族の健康歴（該当する状態をチェックする）　□なし
□癌　□糖尿病　□脳卒中　□高血圧　□心疾患　□筋疾患　□その他_____

薬物療法（処方薬、市販薬 [O.T.C.]、脱法薬物）使用量と回数も記入する　　入院時担当看護師は最終使用日時と使用量を記入する
□なし

処方通りに服用していますか？：□はい　□いいえ　□N/A
家庭の状況（結婚歴、子ども、重要他者、生活環境―階段、その他）

NSG-001　　　　　　　　入院時看護アセスメント（1ページ）　　　　　　　　UVMC 3/88　Rev. 3/92

図9-6 つづき（1）

相互依存・自己概念・役割機能（続き）

職業 _____

社会的経歴（教育，特殊な学習のニード，信仰，趣味）
_____

地域資源の利用： □なし　□在宅ケア　□ホスピス　□家庭給食（宅配）サービス　□教会グループ　□支援グループ　□その他 _____

個人的関心事 _____

信仰について何か要望がありますか？　□なし　□あり _____

情動的状態：　□冷静　□不安　□怒り　□無口　□多弁　□悲しげ　□動揺　□その他 _____

過去1～2年間の生活の変化：□なし　□健康状態の変化　□子の誕生　□結婚/離婚　□親しい人の死
□仕事/ビジネス関連の変化　□その他 _____

ストレスに適切に対処していると思いますか？　□はい　□いいえ　□状況次第　説明： _____

神経系

精神状態：　□意識清明　□見当識あり　□見当識障害　□不穏状態　□嗜眠傾向　□応答なし　□記憶喪失
□その他 _____

会話：　□明瞭　□不明瞭言語　□早口で擬音語を使用　□失語状態　□嗄声　□障害/外国語 _____

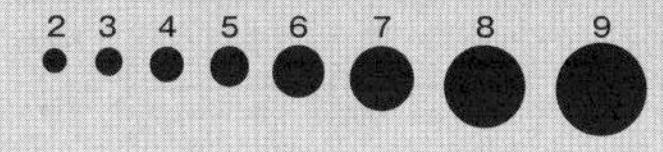

2　3　4　5　6　7　8　9　　+（対光）反射あり
● ● ● ● ● ● ● ●　　−反射なし
　　　　　　　　　　　±緩慢

右眼 ____ mm　左眼 ____ mm

指示通りに四肢を動かす能力
0（動かない）　1（弱い）　2（強い）
右上肢 [RA]　左上肢 [LA]　右下肢 [RL]　左下肢 [LL]

感覚器

視覚障害　□なし　□あり　　□眼鏡/コンタクトレンズ　□義眼　□白内障　□緑内障　□失明状態　□右　□左

聴覚障害　□なし　□あり　片側難聴　□右　□左　両側難聴　□右　□左　補聴器　□右　□左

活動/休息

睡眠（通常の就寝/覚醒時刻と睡眠時間） _____
睡眠障害　□なし　□睡眠後も疲労が回復しない　□不眠　□悪夢　□その他 _____

セルフケア能力（該当する欄にチェックする）							
活動	0	1	2	3	4	5	0―自立
飲食							1―補助具
入浴							2―介護者
更衣/身だしなみ							3―補助具と介護者
トイレ行動							4―依存状態/不可
ベッド上運動							5―前の週に変化あり
移動（移乗）							
歩行							
階段の昇降							
買物							
料理							
家事							

転倒・転落リスク評価

項目	点数	
年齢3歳未満あるいは75歳以上	10点	
混乱状態と見当識障害，幻覚，老衰	15点	
転倒の既往	15点	
最近意識消失の既往，発作性疾患	15点	
足元不安定/切断	10点	
視力低下	5点	
聴力低下	5点	
薬物/飲酒の問題，鎮静薬	5点	
術後状態/鎮静状態	5点	
言語的障壁	5点	
態度（反抗的，好戦的，抗争的，恐怖）	10点	
体位性低血圧	5点	転倒リスク表示バンド着用 □
15点以上はリスク状態 転倒予防措置を開始	合計点数	

補助具：　□なし　□松葉杖　□ポータブルトイレ　□歩行器　□ステッキ　□副子/固定器　□車椅子　□人工補綴（義眼，義肢など）
□その他 _____

活動耐性：　□問題なし　□衰弱　□眩暈　□不安定歩行　□狭心症　□呼吸困難　□安静時呼吸困難
□その他 _____

入院時看護アセスメント（2ページ）

図9-6 つづき（2）

皮膚： □温感 □熱感 □乾燥 □発汗 □冷汗		皮膚の色調： □正常 □蒼白 □チアノーゼ □黄染 □斑点 □紅潮

浮腫： □なし □あり／部位

足背動脈触知： □触知可 □異常／説明

皮膚の病変：（皮膚の病変部位を示す番号を図に記入する）
□なし □瘢痕(1) □発疹(2) □創傷または開放部位(3) □挫傷(4) □切開創(5)
□縫合／ステープル縫合(6) □擦過(剝離)創(7) □変色(8) □その他(9)
説明

包帯： □なし □あり／部位

モニターパターン： □N/A

呼吸： □呼吸困難なし □努力様呼吸 □頻呼吸 □徐呼吸

心音： □聴取可 □異常

咳嗽： □なし □あり □乾性咳嗽
□湿性咳嗽／色調：

酸素吸入： □なし □あり 吸入法／量：

喫煙： □なし □あり／種類＿＿＿＿
＿＿＿箱／日＿＿＿年数

呼吸音：□クリア（雑音なし） □異常／性状

皮膚損傷のリスク予測指標（Bradenスケール）

知覚の認知	1.全面的障害	2.重度の障害	3.軽度の障害	4.障害なし
湿潤	1.常に湿潤	2.非常に湿潤	3.時々湿潤	4.稀に湿潤
活動	1.ベッド上生活	2.車椅子生活	3.時々歩行	4.頻繁に歩行
可動性	1.全面的制限	2.重度の制限	3.軽度の制限	4.制限なし
栄養状態	1.非常に不良	2.不良	3.良好	4.非常に良好
剪断力＆摩擦	1.問題あり	2.潜在的問題あり	3.明らかな問題はなし	

サブカテゴリーごとの記述は，Bradenスケールを参照
合計点数が15点以下の患者はリスク状態を意味する．
（皮膚ケア判定用ツリー Skin Care Decision Tree）を参照．　　合計点数

酸素供給・皮膚統合性

腹部：□柔らかい □硬い □膨満／腹囲＿＿＿＿＿ □膨満なし □圧痛／部位

腸音： □あり □消失　　　　　　　　　　　最終排便／色調／性状

排便パターン： □下痢 □便秘 □潜血便 □痔核
□問題なし □失禁 □緩下薬／浣腸使用／リスト：

排尿パターン： □排尿時灼熱感 □夜間頻尿（回数，夜間の回数）
□排尿開始困難 □頻尿 □問題なし □失禁―□完全尿失禁 □昼間 □夜間 □時々 □切迫性 □血尿

排液チューブ： □なし □留置カテーテル(1) □間欠的カテーテル法(2) □N/G（経鼻胃チューブ）(3) □G（胃）チューブ(4)
□胸腔ドレーン(5) □T-チューブ(6) □ペンローズドレーン(7) □オストミー形成術(8)術式：
□その他(9)
ドレナージ法の説明

排泄

現行の食事療法／摂取制限： □常食	食事療法を守っていますか？ □はい □いいえ	最終水分／食物摂取	食欲： □良好 □普通 □減退

過去6カ月間の体重の変化： □なし □あり／説明

水分摂取：□制限 □0～5カップ／日 □5～10カップ／日 □>10カップ／日

カフェイン使用：量＿＿＿＿＿＿＿＿＿＿＿＿＿＿ □飲酒：種類／量

摂食障害：□なし □嘔気 □嘔吐 □咀嚼／嚥下困難 □口内痛 □味覚の変調 □口腔内潰瘍 □消化障害 □潰瘍
□口内白斑 □紅斑 □その他

義歯：□なし □あり／ □上部：□総 □部分 □下部：□総 □部分 □キャップ □ブリッジ □歯牙の弛緩 □固定装置 □クラウン

IV（静脈内）輸液：□なし □あり―溶液名・注入速度・注入部位・カテーテルNo.	□mL	□血管内挿入装置 （シャント）

電解質・栄養

入院時看護アセスメント（3ページ）

図9-6 つづき (3)

入院時看護アセスメント

内分泌系	☐N/A	最終月経　　問題：☐なし　☐異常出血　☐乳房部腫瘤の既往　☐腟分泌物　☐その他　☐母乳栄養	乳房自己検査の実施：☐いいえ　☐はい 頻度
		入院中にPap（パパニコロウ塗抹）検査を希望しますか？　☐いいえ　☐はい（※） ※チャート第1面のステッカーを参照	最終Pap検査：
	☐N/A	最終直腸検査　入院中に直腸検査を希望しますか？　☐いいえ　☐はい（※） ※チャート第1面のステッカーを参照	
		疾病／手術／治療法による現在または将来的影響に関する問題： ☐外形　☐性的機能　☐その他	

メモ

入院時看護アセスメント（4ページ）

(C. Mikolajewski, J. Frantz, C. Garber, J. Snyder, J. Boles, S. Deslich, et al. から許可を得て使用. Braden Scale©Braden, B. J., & Bergstrom, N. から許可を得て使用.)

| **表9-2** | 適応に影響を及ぼす一般的な刺激 |

文化：社会経済的地位，民族性，信念体系
家族/集合体の関係者：構造とタスク
発達段階：年齢，性別，課題，遺伝形質，遺伝因子，集団の存続期間，展望
適応様式の統合性：生理的様式（病的状態を含む）/物理的様式（資源の基本的な運用を含む）/自己概念―集団同一性様式/役割機能様式/相互依存様式
認知器―変革器の有効性：知覚，知識，スキル
環境的配慮：内部あるいは外部環境の変化，医学的管理，薬物使用・飲酒・喫煙，政治的あるいは経済的安定性

(Roy, C., & Andrews, H. A.〈1999〉. *The Roy Adaptation Model*, 2nd ed., p.72. Stamford, CT：Appleton & Lange. から許可を得て使用.)

候が頻発する可能性がある。認知器の効力が低下すると，知覚と情報処理の欠陥，学習の不成功，判断力の低下，不適切な行動などが頻発する可能性がある。

　非効果的反応や支援が必要な行動がみられる場合は，看護師は行動に影響すると思われる内部刺激と外部刺激をアセスメントする。この段階で，看護師は当人が対応を迫られる焦点刺激，関連刺激，残存刺激についてデータを収集する。集団の場合の非効果的反応は，変革器の効力低下に関連して安定器の活動が亢進すると起こりやすくなる。たとえば，10代の娘の予期せぬ妊娠を知らされた家族の場合は，取り乱した家族による粛正が始まり（安定器の活動亢進），それに伴って妊娠に関する話し合いだけでなく，問題に対処するために援助を求めることさえ拒否する（変革器の効力低下）ことも考えられる。看護の支援が必要とされる反応には，向上や維持，あるいは改善している反応の中で，今後状況の変化が予想され，効果が長続きしそうもない行動が含まれる。また，適応レベルに達しているが，教育や予期的ガイダンスによってさらに強化が可能な行動も含めることができる。

　刺激をアセスメントする段階では，行動のアセスメントと同じ技術を使用して焦点刺激の性質を明らかにする。焦点刺激は人間システムに最も大きなダメージを与えるか，行動に直結する原因になるからである。焦点刺激を明確化する場合に覚えておくべきことは，ある様式の範疇に入る行動は，他の様式の焦点刺激になる可能性があり，所定の焦点刺激は2つ以上の様式に影響を及ぼす可能性があるということである。最優先事項は，システムの統合性を脅かすような行動（非効果的反応）である。看護師は，有意な関連刺激と残存刺激を特定する。Royらは，影響を及ぼしやすい一般的な刺激を特定している（**表9-2**）。

　看護師は「適応レベル」（内部刺激の蓄積），すなわち有意な内部刺激をアセスメントすると，生命・生活過程が統合，補償，譲歩のいずれの過程にあるかをアセスメントすることができる。『The Roy Adaptation Model』では，生命・生活過程と共に統合，譲歩，補償の指標が，当該章の執筆者によって詳述されている（Roy & Andrews, 1999）。この他に考慮すべき刺激の領域には，認知器および変革器機制による習得的コーピング過程と，環境の変化などが含まれる。

　看護診断：看護診断は，人間適応システムの適応状態について看護師の判断を表記する解釈的記載である（Roy & Andrews, 1999, p.77）。Royが提案した方法では，観察した行動を，

最も影響力のある刺激と共に明記することになる。この方法を用いるとSmith氏の診断は「炎天下への過度の露出に関連した，心筋への酸素運搬量不足による胸部痛」と表記することができる。看護師が支援したい適応反応も，看護診断として表記できる。たとえば，Smith氏が身体的制約に適応するために職業相談のような援助を求めている場合は，看護師はこれを支援が必要な行動として診断することになる。この場合には，「キャリア変更に伴う役割遂行不能状態への適応」が適切な診断になる。Royらは，ポジティブな適応の指標についても類型学を考案している（表9-3）。Royは，北米看護診断協会の診断カテゴリーは，適応の問題とも関係していると指摘し，これらのカテゴリーを臨床分類法として言及している（Roy & Andrews, 1999）（表9-4）。

▼ 目標設定

看護介入の目的は，適応レベルを維持・向上させ，非効果的行動を適応行動に変えることである。目標設定には，看護ケアによる望ましい行動をアウトカムとして明確に文書で提示する作業が含まれる。これらのアウトカムには適応が反映される。Royは，この目標表記は人間システムの望ましい行動を観点にして行うよう提案している。文書には，望ましい行動，期待される変化について，時間枠を含めて記載される（Roy & Andrews, 1999, p.85）。目標は，状況に応じて短期目標になる場合もあれば，長期目標になる場合もある。

Smith氏の事例では，「Smith氏は，30分間の休息後（時間枠）に，日常的な活動（行動）を，胸部痛なしに（変化）続行できるようになる」という短期目標を表記することができる。長期目標は，「Smith氏は6カ月以内（時間枠）に，新たな分野（変化）で，仕事（行動）に復帰できるようになる」と表記できる。

▼ 介　　入

看護介入は，刺激の変容や適応過程の強化を目的として，個人や集団と共に立案される。看護師は，具体的な活動を立案して，選択した刺激を適切に変容できるようにする（Roy & Andrews, 1999）。看護活動による刺激の管理は，「刺激の変容，増加，減少，除去，維持」のうち，いずれか最も状況に適切な方法によって行われる（p.86）。これらの方法を使用して看護師は刺激を調整し，刺激の総計が個人のコーピング能力の範囲内に入るようにする。個人のコーピング過程は，人間適応システムの通常の適応の仕方である。コーピング過程で効果的な反応ができないと，個人の統合性が損なわれる。

前述のSmith氏の場合を考えてみよう。Smith氏は胸痛に襲われている。担当の看護師は，心疾患に関する情報，低脂肪食の情報，料理教室などのニードだけでなく，心臓の強さと持久力を高めるための心臓系リハビリ運動プログラムのニードや，職業相談のニードも特定できるであろう。これらのケア計画によって関連刺激を変容し，Smith氏が生産的な仕事に復帰するという長期目標を達成できるよう援助することになる。

表9-3	ポジティブな適応の指標に関する類型学

生理的―物理的様式

個人	集団

酸素供給
　安定した換気過程　　　　　　　　　　　　　　　　　　十分な財源
　安定したガス交換パターン　　　　　　　　　　　　　　成員の潜在能力
　十分なガス運搬　　　　　　　　　　　　　　　　　　　物的施設/設備の可用性
　十分な補償過程

栄養
　安定した消化過程
　身体の必要量を十分に満たしている栄養摂取パターン
　食事摂取方法の変更に合わせた代謝およびその他のニードの充足

排泄
　効果的な恒常的排便過程
　安定した排便パターン
　効果的な尿生成過程
　安定した排尿パターン
　排泄の変調に効果的なコーピング法

活動と休息
　統合的な可動過程
　不活動中の補償的運動過程による十分な補強
　効果的な活動休息パターン
　効果的な睡眠パターン
　睡眠条件の変化に効果的な環境の変更

防御
　傷のない皮膚
　効果的な治癒反応
　統合性と免疫状態の変化への十分な二次防御
　効果的な免疫過程
　効果的な体温調節

感覚
　効果的な感覚過程
　感覚入力情報への効果的な統合
　入力に対する安定した知覚，解釈，評価パターン
　感覚の変調に対する効果的なコーピング法

水分と電解質および酸塩基バランス
　安定した水分バランス過程
　体液中の電解質の安定
　酸塩基システムのバランス状態
　効果的な化学的緩衝調節

神経機能
　覚醒と注意の効果的過程，感覚と知覚，コード化，概念形成，記憶，言語，
　　計画，運動反応などの効果的過程
　統合された思考過程と感情過程
　神経系の発達，加齢および変調に応じた可塑性と機能的有効性

内分泌機能
　代謝過程および身体過程の効果的なホルモン調節
　生殖器系の発達に効果的なホルモン調節
　ホルモン系の安定した負のフィードバックパターン
　ストレスに対して効果的なコーピング法

表9-3 つづき

自己概念―集団同一性様式	
個人	集団

身体的自己
- 肯定的な身体イメージ
- 効果的な性機能
- 身体的成長と精神性の統合
- 身体的変化に対する十分な代償作用
- 喪失に効果的なコーピング法
- 効果的な生の終息の過程

人格的自己
- 安定した自己統一パターン
- 自己理想の効果的な統合
- 効果的な道徳的・倫理的・霊的成長過程
- 機能的な自尊感情
- 自己への脅威に効果的なコーピング法

集団側：
- 効果的な個人間関係
- 支持的な文化
- プラス志向の士気
- 集団の受容
- 原則に基づく関係
- 価値観を動因とする関係

個人と集団の役割機能様式

- 役割の明瞭さ
- 効果的な役割転換過程
- 手段的および表現的役割行動の統合
- 一次的，二次的および三次的役割の統合
- 効果的な役割遂行パターン
- 役割の変化に効果的なコーピング過程
- 役割遂行の説明責任
- 集団の役割の効果的な統合
- 安定した役割習熟パターン

個人と集団の相互依存様式	
個人	集団

- 情動的適切性
- 安定した授受のパターン
- 依存と自律の効果的なパターン
- 離別と孤独に対して効果的なコーピング法
- 発達の適切性
- 資源の適切性

(Roy, Sr. C., & Andrews, H. A.〈1999〉. *The Roy Adaptation Model*, 2nd ed., p.79-81. Stamford, CT：Appleton & Lange. から許可を得て使用.)

　いずれの状況でも，看護師が焦点刺激と関連刺激を修正するために利用できる代案が多数あるという理由で，Royは1966年にMcDonaldとHarmsによって考案された看護判断法を使用するよう提言している．この方法を使用する場合は，最初に該当する刺激とコーピング過程を特定する．次に，それぞれの刺激を変容することによって予想される「成果 *consequences*」，予想通りの結果になる「確率 *probability*」（高いか，半々か，低いか），変容することの「価値 *value*」（望ましいか，望ましくないか）という観点から，看護介入の選択肢を考慮する．この判断法を使用する場合は，人間適応システムの成員との共同作業になる（Roy & Andrews, 1999, p.87）．

表9-4　一般に繰り返される問題の類型学

生理的—物理的様式

個人	集団
酸素	財源不足
低酸素症	潜在能力の不足
ショック状態	物的施設/設備の不足
換気障害	
不十分なガス交換	
不十分なガス運搬	
組織循環の変調	
酸素必要量の変化に対して補償過程による補強不足	

栄養
　平均値の20〜25%超または未満の体重
　身体の必要量を超える，あるいは満たない栄養摂取量
　食欲不振
　嘔気と嘔吐
　食物摂取方法の変更に非効果的なコーピング法

排泄
　下痢
　便失禁
　便秘
　尿失禁
　尿閉
　鼓腸
　排泄の変調に非効果的なコーピング法

活動と休息
　寝たきり状態
　活動耐性低下
　不適切な活動・休息パターン
　運動，歩行，協調運動などの制限
　生活不活発病
　睡眠剥奪
　睡眠パターン混乱の潜在的状態

保護
　皮膚統合性障害
　圧迫潰瘍
　瘙痒感
　治癒過程の遅延
　感染
　アレルギー反応への非効果的コーピングの潜在的状態
　免疫状態の変化への非効果的コーピング
　非効果的な体温調節
　発熱
　低体温

感覚
　一次感覚の障害
　損傷の潜在的状態
　セルフケア能力の喪失
　感覚の単調化または歪曲
　感覚過負荷または感覚遮断
　コミュニケーション歪曲の潜在的状態

表9-4 つづき（1）

生理的—物理的様式	
個人	集団

急性の痛み
慢性の痛み
知覚障害
感覚障害への非効果的なコーピング法

体液と電解質
　脱水
　浮腫
　細胞内液貯留
　ショック状態
　高/低カルシウム血症，高/低カリウム血症，高/低ナトリウム血症
　酸塩基バランス異常
　pHの変化に非効果的な緩衝系調節

神経機能
　意識レベルの低下
　認知的処理能力の障害
　記憶障害
　行動および気分の不安定性
　認知障害に非効果的な補償作用
　二次的脳損傷の潜在的状態

内分泌機能
　非効果的なホルモン調節
　非効果的な生殖器機能の発達
　ホルモン系ループの不安定性
　内部周期性リズムの不安定性
　ストレス状態

自己概念—集団/個人同一性様式	集団

身体的自己
　身体イメージの混乱　　　　　　　　　　　　　　非効果的な個人間関係
　性的機能障害　　　　　　　　　　　　　　　　　抑圧された文化
　レイプ心的外傷症候群　　　　　　　　　　　　　士気の低下
　喪失の未解決状態　　　　　　　　　　　　　　　烙印

人格的自己
　不安　　　　　　　　　　　　　　　　　　　　　虐待関係
　無力感　　　　　　　　　　　　　　　　　　　　価値のない関係
　罪悪感
　自尊感情の低下

個人と集団の役割機能様式

非効果的な役割転換
役割疎遠状態の長期化
役割葛藤—役割内，役割間
役割不履行
役割の曖昧性
外部集団のステレオタイプ化

表9-4	つづき（2）
個人と集団の相互依存様式	

非効果的な提供パターン
非効果的な依存―自立パターン
分離不安
孤独感
非効果的な関係の展開
資源不足

(Roy, Sr. C., & Andrews, H. A.〈1999〉. *The Roy Adaptation Model*, 2nd ed., p.82-84. Stamford, CT：Appleton & Lange. から許可を得て使用.)

　Smith氏の場合では，看護師は低脂肪食を維持する可能性を高める手段として，料理教室に参加することを選択した場合の結果を判断する。成功の確率は高いと評価される。この評価は，クライエントの自宅近くの市民センターに無料で利用できる料理教室があることを前提にしている。さらに，価値も望ましいように思われる。看護師はSmith氏と相談してこの介入法を選択し，他の介入と共に実行しようとする。実施段階では，看護師は患者，家族，担当医，地域の関係機関などの協力が必要になる。看護師は地域にSmith氏を援助できるようなプログラムをみつけられない状況に立たされる場合もある。この場合には，看護師はSmith氏と代案を探求しながら，地域住民の健康増進という地域レベルのニードを特定することもできる。そうした状況でも，看護師は看護としての判断を行いながら，地域の関係機関や集団に働きかけて，共に地域にみられるこの非効果的反応を変容しようとする。いずれの状況であれ，とるべき行動を特定し，特定した行動は実行に移さなければならない。

▼ 評　　価

　評価は，実行に移した行動の有効性を立証する行為である。看護師は関係者と共同で行動を観察して，行動目標が達成されているかどうか確かめる。目標行動をクライエントの出力反応と比較して，それが目標を達成する方向に向かっている反応か，それともかけ離れた方向へ向かっている反応かを確かめる。目標が達成されていない場合は，アセスメントデータの正確性と達成率，特定した目標とクライエントシステムの願望との一致度，介入の実施方法などの問題を追加して，看護師は看護過程を継続する。そして，評価データに基づいて目標と介入を再調整する（Roy & Andrews, 1999）。

▓ Roy看護過程の看護実践への適用

　個人の状況：術後回復室では，様々な臨床場面で行われる看護アセスメントと介入に，Roy適応モデルを適用することができる。次の事例研究では，手術と麻酔から回復した直後の患者

にRoy適応モデルが適用されている。

　行動アセスメントの焦点は，患者が全身麻酔で手術を受けた直後から1時間の回復期に現れる生理的様式の反応である。Roy適応モデルを適用すると，有意な行動を調節器からの出力反応として概念化することができる。交感神経系と副交感神経系の活動亢進は，調節器システムの活性化を示す信号と考えられる。患者に期待されている基準値から逸脱した調節器からの出力反応は，術後刺激に対する非効果的反応の最初の警告といえる。鍵になる基準値は，患者の術前の心拍数，血圧および呼吸数の測定値である。基準値から逸脱する変化が観察されたときは，ただちに刺激をアセスメントする。目標は，患者の基本的な生存を最優先事項として設定される。介入を実施して，焦点刺激および関連刺激を変容し，適応を促進できるようにする。目標の達成度を評価し，必要に応じてさらに処置を講じる。

　Reed夫人は腹部大手術を受けた後，手術室から回復室へと移された。術前に設定されたバイタルサインの基準値は，心拍数80/分，血圧120/80 mm Hg，呼吸数16/分であった。回復室に入室してから45分後のバイタルサインは，心拍数150/分，血圧90/60 mm Hg，呼吸数32/分である。調節器出力反応の亢進は，血圧低下に反応して心臓の交感神経系が興奮していることを示す徴候である。Reed夫人に非効果的反応が現れていると看護師は判断し，そこでただちに刺激のアセスメントが行われる。

　焦点刺激は，不詳の根源的原因に派生する動脈血圧の低下である。関連刺激は，年齢45歳，四肢の冷感，爪床の蒼白化，12時間にわたる絶食，5％ブドウ糖液と乳酸リンゲル液を100 cc/時で静脈内注入（IV）中などである。さらに関連刺激には，術中に200 ccのIV輸液，回復室入室後45分間の尿量10 cc，1.5時間の全身麻酔，術中出血量推定500 cc，手術部位からの出血なし，回復室に入室してから45分後の意識レベルは触覚刺激に対する反応遅延といったことも含まれている。残存刺激には，腎感染症の既往が含まれる。

　「体液量不足による動脈血圧低下」という看護診断が下される。関連データから，心拍数，血圧および尿量が基準値から逸脱していることからも，体液量不足が考えられる。次に看護師は，関連刺激を変容する介入を実施して，適応反応を促進しようとする。「15分以内に十分な循環血液量を確保し，血圧を基準値±20 mmHgの範囲内に維持する」という目標が設定される。看護師は計画を立案した後，次のような介入を段階的に実施する。IV輸液の注入速度を，300 cc/時に増量する。ベッドの下肢側を挙上して，静脈還流量を増加する。フェイスマスクで40％の酸素吸入を開始する。声かけと触診によって刺激しながら，Reed夫人にゆっくり深呼吸をするように伝える。看護師は，緊急時に使用する昇圧薬を常備し，体外式持続モニター用カフ（加圧帯）を装着して，血圧を常時監視できるようにする。また，Reed夫人の臨床症状について他のチーム員にも相談する。

　看護行為が有効かどうかの評価を継続する。看護師は，「十分な循環血液量を確保する」という目標が達成されるまで，Reed夫人の術後管理を回復室で行うことになる。評価基準は，尿量30 cc/時以上，意識清明，爪床部蒼白化の速やかな改善，血圧が術前の基準値±20 mm Hg，脈拍が術前の基準値±20拍/分，呼吸数が術前の基準値±5回/分などである。

集団の状況：ある養護教諭は，勤務する学校で第10学年の学生（中高生）を対象に，飲酒・喫煙の経験について調査を実施し，10代の青少年の30％が毎日2本以上喫煙していることを知った。喫煙は「かっこいい」「スリル」がある，「親離れ」の手段になる，健康へのリスクは「ほとんどない」といった意見を学生は述べている。アセスメントによって，喫煙を「かっこいい」イメージで放映するメディアによってもたらされる不適切な役割モデル化，学生の発達段階の不安をコントロールするために要請される適応コーピングの欠如，親子間のコミュニケーションを構築する過程への両親の関与不足，喫煙による健康リスクの知識不足などが刺激として特定される。看護診断には，「自負心と自尊心の形成に非効果的な物質使用」「発達段階の不安のコントロールに非効果的な物質使用」「家族との独立の問題に非効果的な物質使用」「喫煙による健康リスクへの知識不足」などが含まれる。看護師は，次のような目標を設定する。3カ月以内に学生はメディアによって作り出された喫煙イメージを間違った通念だと言えるようになる，4カ月以内に第10学年の生徒は喫煙は健康にリスクがあると言えるようになる，6カ月以内に第10学年の喫煙者数を現在の半数以下に減少させる，1年以内に学生は発達段階の不安に対して前向きなコーピング法を特定できる，両親は10代の子どもの活動に深く関与するようになる。看護師は，ティーンエイジャー，親，教員を中心メンバーとするチームを編成して，対策を立てることにする。このチームで，喫煙を「かっこいい」イメージで放映するメディアの，不適切な役割モデルに関する刺激を変える決定をする。その計画には，喫煙者の「別の」イメージを示したポスターの使用と，喫煙しない看護学生の対談も含まれている。対談のテーマは，生活の目標を設定することと，物質の使用や乱用をせずに自尊心を育むことである。チームメンバーは，資金や場所，スケジュール作成の援助などを含めて資源を確保する。看護師が招集したチームは他にも多数の対策を展開していった。1年後に喫煙率は17％に減少した。

Roy 適応モデルの批評

1. 理論の歴史的背景は？

　Roy 適応モデルは1960年代中頃の発表以降注目を集め，現在も実践，教育，研究の場での利用は広がり続けている。基礎となる前提は詳述され，21世紀の看護の難局に対処できるまで拡大し続けている。科学的前提は，当初は Bertalanffy（1968）の一般システム理論，Helson（1964）の適応を3つの刺激カテゴリーの蓄積効果とする見解，Davies（1988）の自己組織化の能力に関する論述，Swimme と Berry（1992）の，受容する，保護する，養育するという概念などから導き出されていた。Roy はさらに，統一性と，宇宙の創造の有意味性を追加している。哲学的前提は，他者との相互関係，働きおよび神に重きを置く人道主義から創案された。Roy は，森羅万象における人間システムの場所と，人間存在の意味を考慮に入れている。そし

て，人間の意思決定は創造的過程の統合として説明できることを示し，霊性の創造については，Fox（1983）とdeChardin（1966, 1969）を参考にしている。Royは「高次の複雑な自己組織化，意識と意味，創造的過程の統合，人類と地球に共通のパターン，多様性と運命，宇宙の収斂と変容，そして気づき，啓発および信仰心のような創造的能力などについては，新たな知識を開発できる」（Roy & Andrews, 1999, 44）と述べている。

2. 理論に示されている基本概念とそれらの関係は？

　Roy適応モデルには，看護の関心事である人間の行動を理解し，人々と社会のウェルビーイングを増進する介入を明確化する場合に利用できる道筋が提示されている。これらの概念を，図9-7に提示する。Roy適応モデルの一連の概念には，論理的な道筋がある。それぞれの主要概念の説明には，適応によって統合性を維持するという考え方が繰り返し登場する。健康の定義は，統合性という考え方に基づいている。これを操作化して表現すると，人間の生存，成長，生殖，円熟，人間と環境の変容といった目標を達成する反応という意味になる。コーピングと適応の過程を促進することが，看護の基本的な活動である。Roy適応モデルは，幅広い見解を備えており，人間の体験が反映されているので，研究によって知識を細かく区分し，基本概念と概念間の関係について理解を深めようとしている現段階でも看護実践に十分適合する。とりわけ，普遍的宇宙に関する知識の広範な哲学的枠組みをシステム理論と適応レベル理論の科学的前提と結びつけると，人間が目的意識をもって宇宙に反応して宇宙を形成しようとしているという価値観に基づく見解を提示することになる。

3. 看護の関心事として提示されている重要な現象は？　重要な現象には人間，環境，健康，対人関係，ケアリング，目標達成，適応，エネルギーフィールドなどの他にも諸々の現象が含まれる。

　Roy適応モデルは，個人と集団の現象を考慮に入れたモデルである。Roy適応モデル自体は，調節器と認知器とのサブシステムによる個人のコーピングと適応の過程に関心があり，安定器

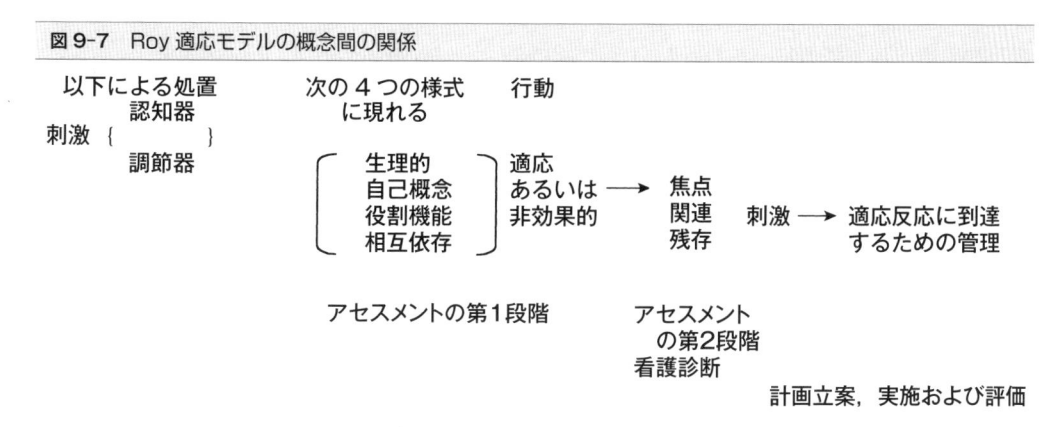

図9-7　Roy適応モデルの概念間の関係

```
以下による処置        次の4つの様式      行動
    認知器            に現れる
刺激 {      }         ┌ 生理的 ┐  適応
    調節器            │ 自己概念 │ あるいは  → 焦点
                     │ 役割機能 │ 非効果的    関連    刺激 → 適応反応に到達
                     └ 相互依存 ┘             残存           するための管理

                     アセスメントの第1段階    アセスメント
                                              の第2段階
                                              看護診断
                                                              計画立案，実施および評価
```

(Julia B. George, California State University, Fullerton, 1997. から許可を得て使用.)

による集団の適応過程と，変革器によるコーピング過程の向上である。そして行動を看護アセスメントの焦点にしているので，このモデルを指針として利用すると，それぞれのアセスメント領域を対象にした広範囲なガイドラインによって展開することができる。これは，看護と人間システムとの相互作用に関する哲学的観点であり，全体性，ヴァリティヴィティ，宇宙レベルの開放性を基盤とした哲学的観点であることを示している。また，人間適応システムによる適応を健康に映し出されるものとして提示し，全体性を生存，成長，生殖，円熟，個人と環境の変容という目標を達成するシステムの過程として提示している。人間システムと宇宙との統合が，このモデル自体の関心事である。

4. 理論は誰に，どんな状況に，どのような方法で適用されるのか？

　Roy 適応モデルは，看護実践に様々な影響を及ぼしている。このモデルの概念は，生涯を通して個人に適用され，家族や集団，その他の人間適応システムの集合体にも適用される。全ての年齢や状況に対してこのモデルを用いることができる。このモデルは，その時々に看護師の主要な関心事によって構成されるであろう。たとえば，子どもが車にはねられた場合には，その子の生理的統合性をアセスメントし，調節器サブシステムのコーピングを支援する看護活動と，生存という目標が最優先事項になる。優先順位を変更する場合にも看護師は看護の方向と道筋を定める手引としてこのモデルを引き続き使用することができる。看護師は負傷した子どものケアをしながら家族のケアも開始する。この時点では，子どもが負傷したことによって家族の集団同一性が影響を受けているので，看護師はこの変化に関係する関連刺激をアセスメントする。このモデルは，看護師が看護学と看護に関連する自然科学と人文科学の膨大な知識を整理し，整理した知識を応用して個人と集団の適応を向上させようとする場合に役立つ。

5. 理論はどのような方法で検証できるか？

　Roy 適応モデルに関するデータは，量的研究や質的研究と同様，ツール開発でも相当な量になっている。Roy 自身も，看護の知識開発に関連した調査研究に 35 件以上関与している。Fredrickson（2000）は，Roy 適応モデルを使用して実施された研究を調査し，人間を適応システムとし，健康を適応のアウトカムとして概念化した Roy の理論の正しさは，理論的研究と経験的研究の両方で裏付けられるという結論に達した。Fredrickson は，Roy 適応モデルで概念化されている環境と看護についてもさらに研究を進めるよう提言している。Yoder（2005）は，テキサス州サンアントニオ市の Brooke Army メディカルセンターと，米国陸軍外科研究（United States Army Institute of Surgical Research）で実施された Roy 適応モデルに基づく研究について，終了したものと進行中のものを含めて報告した。そして Roy 適応モデルは，慢性疾患の人々や，熱傷後に長期リハビリテーションが必要とされる人々を対象にした生活の質に関する研究の「優れた指針になっている」という結論に達した。Roy 適応モデルと研究に関する詳細は，Fawcett（2005）と Roy，Whetsell と Frederickson（2009）に論述されている。

　Roy と Zhan（2006）は，看護の知識開発は 2 つの広範囲カテゴリー，つまり基礎看護学と臨床看護学に分類されると意見を述べている。

基礎看護学では，看護の観点から人間と集団に関する知識を発掘し，解釈して実践で利用できるようにする……基礎科学では，調査者は適応システムとしての個人や集団を研究する。この範囲は次の通りである。①適応過程すなわち認知器と調節器の活動性，安定器と変革器の活動性，適応レベルのパターンの安定性，進化を続ける適応パターンの力学。②適応様式すなわち，様式の発達，様式間の相互関連性，文化的影響とその他の影響。③健康に関係する適応。特に，個人と環境の相互作用と，適応様式の統合性。(pp.270–271)

　臨床看護学の分野では，特に適応と人間─環境の変容を促進する場合に，看護師が果たす役割を調査する。臨床看護学の研究には次のテーマが含まれる。①認知器─調節器あるいは安定器─変革器の有効性の変化。②適応様式内と様式間の変化。③適応過程を促進する看護ケア。特に，過渡期，環境が変化している間，そして急性および慢性疾患に罹患中，外傷を負っている間，治療の間，テクノロジーの脅威に曝されているとき。(pp.270–271)

　Royが同僚と共に設立したボストン適応理論看護研究会は，現在はRoy適応理論協会と呼ばれている。Roy適応理論協会の看護学者たちは，記念事業の1つとして，このモデルに関係する調査研究163篇を再調査し，批判的な分析と統合を試みた。この再調査の目的は，Roy適応モデルとの関連性，研究計画と研究方法の長所と短所，Roy適応モデルに由来する前提との関連性，看護実践への適用などを明らかにすることだった。さらに，実践への適用については，それぞれの研究が「実践に適用できる可能性が高い」「実践に適用する前にさらなる臨床評価が必要」「実践に適用する前にさらなる研究が必要なことは必定」の3カテゴリーのいずれに分類されるかが検討された（Roy et al., 1999）。

　Barone，RoyとFrederickson（2008）は，Roy適応モデルの概念の測定に使用されたツールを評価した。過去30年間に実施された研究231篇を調査し，これらの研究で使用されたツール123種を評価した結果，二次分析の基準を満たしているツールは20種だった。それらは，実用性の高いツールが14，中程度のツールが3，利用範囲が限定されるものが1，Roy適応モデルとの併用を勧められないものが2という結果であった。

　このモデルは諸々の概念を結びつけることができる傘のようなものなので，このモデルを使用して中範囲理論を展開することもできる。このような中範囲理論の研究に含まれる例は，次の通りである。「血液透析へのコーピング coping with hemodialysis」（Burns, 1997），「慢性疼痛への適応 adaptation to chronic pain」（Dunn, 2004），「慢性疼痛理論 theory of chronic pain」（Tsai, Tak, Moore, & Palencia, 2003），「Tsai（2003）の介護者ストレス理論 Tsai's theory of caregiver stress」，「糖尿病への適応に関する理論の統合 theory synthesis about adapting to diabetes mellitus」（Whittemore & Roy, 2002），「被虐待女性への適応理論の応用 theory on adaptation as a mediator in battered women」（Woods, 2001），「高齢聴力障害者の認知的適応理論 theory on cognitive adaptation in hearing-impaired older persons」（Zahn, 2000）。Weinert, Cudney, Spring（2008）は，慢性疾患への適応を目的とした概念モデルを展開して報告している。

　Roy適応モデルを使用した研究で取り上げられている領域には以下のものがある。

年齢別：小児	Hovey, 2005；Katz, 2002；Knipp, 2006；Newman, 2005
青年期	Modrcin-Talbott, Pullen, Ehrenberger, Zandstra, & Muenchen, 1998；Modrcin-Talbott, Pullen, Zandstra, Ehrenberger, & Muenchen, 1998
大学生	Gipson-Jones, 2009
成人後期と高齢者	Chen, 2005；Flood, 2005/2006；Lee & Ellenbecker, 1998；Nicholson, 2009；Shyu, Liang, Lu, & Wu, 2004；Taylor, 1997；Zhan, 2000
臨床分野別：麻酔導入	Mayne & Bagaoisan, 2009
アルツハイマー病患者	Santana, Almeida, & Savoldi, 2009
被虐待女性	Woods, 2001
心臓系ケア	Kan, 2009
出産	Fawcett et al., 2005；Shin, Park, & Kim, 2006；Weiss, Fawcett, & Aber, 2009
慢性疾患/疼痛	K. S. Dunn, 2004, 2005；Pollock, 1993；Tsai et al., 2003
死と死にゆく過程	Dobratz, 2004a, 2004b, 2005
糖尿病	Scollan-Koliopoulos, 2004；Whittemore & Roy, 2002
ホスピス	Raleigh, 2006
HIV/AIDS	Orsi, Grandy, Tax, & McCorkle, 1997
精神衛生	Bigelow et al., 2006
多発性硬化症	Gagliardi, 2003；Gagliardi, Frederickson, & Shanley, 2002
新生児集中ケア	Raeside, 1997, 2000；Modrcin-Talbott, Harrison, Groer, & Younger, 2003
腫瘍学	Chen, Ma, Kuo, & Shyr, 1999；Coleman, 2005；Ezer et al. 2006；Grimes, 1997；John, 2007；P. D. Morgan, 2006；Nuamah, Cooley, Fawcett, & McCorkle, 1999；Phuphaibul & Muensa, 1999；Samarel et al., 1998；Samarel, Fawcett, & Tulman, 1997；Samarel et al., 1999；Samarel, Tulman, & Fawcett, 2002
整形外科	Hsiao & Hsieh, 2009
脊髄損傷	Chen, Boore, & Mullan, 2005；DeSanto-Madeya, 2006, 2009
尿失禁	Gallagher, 1998；Johnson, 1997
集団：	
小児/家族	Bournaki, 1997；Van Riper, 2007
退役軍人	Nayback, 2009
悲嘆家族	O'Mallon, 2009
ペアレンティング	Niska, 1999；Niska, Lia-Hoagberg, & Snyder, 1997；Niska, Snyder, & Lia-Hoagberg, 1999

心理社会的決定	Ducharme, Ricard, Duquette, Levesque, & Lachance, 1998；Levesque, Ricard, Ducharme, Duquette, & Bonin, 1998
ツール開発	DeSanto-Madeya & Fawcett, 2009；Modrcin-McCarthy, McCue, & Walker, 1997；Newman, 1997；Pollock & Duffy, 1990

6. 理論は望ましいアウトカムを導く看護行為を生み出すか？

　看護介入を導き出す場合にRoy適応モデルが実用的かどうかは，おそらく誰もが考える最も重要な問題ではないだろうか。このモデルを使用することで看護師は，焦点刺激を変容，増強，軽減，除去あるいは維持するか，それが可能でない場合は，関連刺激を管理して適応を促進するようになる。看護知識の探究は，関連刺激の相対的な影響と，人間適応システムのコーピング機制について，さらに理解を深めることでもある。たとえば，看護師は喫煙による生理的なリスクを10代の若者に「指導」すべきか（情報不足という関連刺激），メディアによって作り出される喫煙のイメージを「かっこいい」と「認識」すること（認知器コーピング機制）について討議を導入すべきかなどである。

　このモデルには，人間適応システムの適応を向上させるという目標——望ましいアウトカム——が設定されている。21世紀に向けた哲学的前提（表9-1）をもう一度考えてみよう。看護師が生存，成長，生殖，円熟および人間—環境の変容を向上させると，個人と，個人が所属する社会のウェルビーイングが向上する。自分で自分の生活を決定して個人の役割を主導することが何よりも尊重される。

7. 理論はどの程度普及しているか？

　Roy適応モデルは教育において，ロサンゼルス市のMount Saint Mary's大学の学部でカリキュラムの編成に使用されている。同様に，モデルの図解表示などの広範囲な使用法も，Royal Alexandra病院看護学校の教授陣と学生によって考案されている（Andrews & Roy, 1986）。

　実践，看護管理，看護教育，学術的研究のいずれの分野でも，Roy適応モデルの使用は急増しており目を見張るものがある。1997年以降の文献調査で，世界中の実践，管理，研究および教育の分野で広範囲にわたって使用されていることが示された。章末に学位論文と修士論文に分けて文献を提示した。世界各国で使用されているRoy適応モデルの例を以下に紹介する。

アジア：「青年期成人の出産 *adolescent childbearing*」（Wang & Kuo, 2006），「ケア分析 *care analysis*」（Dey, 2005），「概念マッピング *concept mapping*」（Hsu, 2004；Hsu & Hsieh, 2005），「慢性疾患 *chronic illness*」（Sung, Jong, & Lu, 2006），「老年期健康教育 *geriatric health education*」（Sengupta, 2007），「不妊症 *infertility*」（Ko & Chen, 2005），「集中ケア *intensive care*」（Chan, 2003, 2004），「子宮内胎児死亡 *intrauterine death*」（Shih, 2004），「多重役割適応 *multiple role adaptation*」（Lin, 2005），「術後ケア *post-surgery care*」（Chen & Chang, 2004；Kan, 2009），「脊髄損傷 *spinal cord injury*」（Chen et al. 1999）
オーストラリア：「出産 *childbearing*」（Fawcett et al., 2005）

コロンビア：「看護教育 nursing education」（Moreno, Durán, & Hernandez, 2009），「腎移植 renal transplant」（de Carvalho Lira, Cavalcante, & de Oliveira, 2005）

ブラジル：「アルツハイマー病患者 Alzheimers」（Santana et al, 2009），「医療サービスへのアクセス access to health services」（Pagliuca, de Araújo, & de Araújo, 2006），「慢性疾患 chronic illness」（da Rocha & da Silva, 2004 ; Guedes & de Araújo, 2005, da Silva Rocha, Moreira, & Rodrigues, 2005），「概念分析 concept analysis」（Lopes, Pagliuca, & Araújo, 2006），「先天性心疾患児の母親 mothers of children with congenital heart disease」（Rocha, Zagonel, 2009），「産科 obstetrics」（Rodrigues, Pagliuca, & da Silva, 2004），「腫瘍学 oncology」（Caetano & Soares, 2005 ; Castro Montenegro, de Araújo, Diniz, & Marques, 2005），「オストミーケア ostomy care」（Monge & Avelarm, 2009），「ウェルビーイング well-being」（Savoldi, Neves, dos Santos, & Mauro, 2003）

カナダ：「小児 children」（Pejic, 2005），「高齢者 elderly」（Thelot & Guimond-Papai, 2000），「心理社会的適応決定因子 psychosocial determinants of adaptation」（Ducharme et al., 1998 ; Levesque et al., 1998）

フランス：「高齢者と社会支援 elderly and social support」（Paul & Robichaud-Ekstrand, 2002），「移植 transplant」（Baert et al. 2000）

インド：「血液透析 hemodialysis」（Fathima, 2004）

イタリア：「腫瘍学 oncology」（Vellone et al. 2004）

メキシコ：「高齢者 elderly」（Salazar Gonzalez & Jirovec, 2001）

スロヴェニア：「家族 family」（Hitejc, 2001），「生活の質 quality of life」（Dornik, 2001）

スペイン：「集団 groups」（Guedes, Lopes, & de Araujo, 2005），「在宅ケア home care」（Madina Lizarraide, 2001），「集中ケア intensive care」（Hernández Gil, 2002），「母親の適応 mothers' adaptation」（de Mondonsa Gondim, de Figueiredo Carvalho, & Di Ciero Miranda, 2009），「看護モデル nursing models」（Roy, 2000），「ペアレンティング parenting」（Fortes & Lopes, 2005），「サービス学習 service-learning」（Martínez Riera, Cibanal Juan, & Pérez, 2009）

スウェーデン：「新生児集中ケア neonatal intensive care」（Nyqvist & Karlsson, 1997）

タイ：「小児 children」（Phuphaibul & Muensa, 1999），「腫瘍学 oncology」（Sirapo-ngam, Putwatana, Kitrungroj, & Piratchavet, 2002）

トルコ：「癌 cancer」（Ozkan & Ogce, 2009）

英国：「地域保健 community health」（Lankester & Sheldon, 1999），「高齢者 elderly」（Dawson, 1998），「新生児集中ケア neonatal intensive care」（Raeside, 1997, 2000），「腫瘍学 oncology」（Cook, 1999）

米国：「青少年 adolescents」（Hennessey-Harstad, 1999），「介護者 caregivers」（Newman, 2005）;「地域保健 community health」（Dixon, 1999），「概念分析 concept analysis」（Duquette, 1997），「血液透析 hemodialysis」（Keen et al. 1998），「管理職集団 managing work groups」（Hanna, 2006），「更年期 menopause」（Cunningham, 2002），「多文化的看護 multicultural nursing」（M. G. Morgan, 1997），「ペアレンティング parenting」（Niska, 2001），「脊髄損傷 spinal cord injury」(Harding-Okimoto, 1997),「理論に基づく実践 theory based practice」(Frederickson et al., 1997)

ジンバブエ:「慢性疾患 chronic illness」(Saburi, Mapanga, & Mapanga, 2006)

強みと限界

　Roy 適応モデルには,あらゆる分野の看護に活用できる様々な利点がある。まず第1には,個人や集団全体を焦点にし,包括していることである。このモデルの4つの様式を使用すると,人間適応システムの複数の側面に留意できるので,システム全体を理解するのに役立つ。人間適応システムにとって重要な霊的側面は,看護アセスメントではしばしば省略されがちだが,このモデルには,看護師の信念を強要することなく取り入れられる様式で霊性が包括されている。Roy 適応モデルが研究を支援するモデルであることは,文献で報告されている Roy 適応モデルを使用した研究の件数からも,Roy 適応理論協会が設立されていることからも明らかである。このように Roy 適応モデルは研究と結びつき,停滞することなく進化を続けている。これは論理的に体系づけられた,看護師の観察技術と面接技術を拠り所にしたモデルである。

　研究と実践については,限界も確認されている。その1つは,Roy 適応モデルで使用されている概念と用語について一貫性のある定義が必要なことと,そうした一貫性のある定義を基盤にした研究が必要とされることである。また実践分野では,時間的制約がいっそう厳しくなっており,2 領域の Roy 適応モデルのアセスメントをもれなく実施するための時間的問題が生じている。これは,特に Roy 適応モデルを使用し始めたばかりの看護師にとって切実な問題である。Roy 適応モデルの使用経験が比較的豊富な看護師は,それほど時間を問題視しないのかもしれない。

要　約

　Roy 適応モデルでは,人間適応システム,環境,健康,看護が,看護に関係する必須概念として特定されている。人間適応システムは内部環境刺激および外部環境刺激と絶えず相互作用していると捉えられている。人間適応システムはこれらの刺激に作用し,反応する。刺激は,焦点刺激,関連刺激および残存刺激として定義される。「焦点刺激」は,人間システムが速やかに対応しなければならない刺激であり,システムの知識に基づく意識と注意力に基づく意識が最大限求められる。「関連刺激」は,内的要因と外的要因のいずれかまたは両方で,プラスまたはマイナス効果がある刺激として確認できる。「残存刺激」は,外部環境または内部環境による刺激で,この刺激による現状への影響はわかっていない。このモデルを使用する場合には,看護師は影響を及ぼしている刺激を特定し,刺激の変容や適応反応の強化を中心とした介入方法

を明確にするよう求められる。たとえば，看護師の地域アセスメントによって「出産前ケアを受けるために必要な交通機関の欠如」が関連刺激として特定された場合には，この問題に取り組むために地域を基盤とした対策を展開することになる。看護の関心事になる現象は，個人の調節器と認知器による内的コーピング過程と，集団の人間適応システムの安定器と変革器による内的コーピング過程であり，これらの過程を支援することが看護介入の焦点になる。4つの適応様式，すなわち生理的―物理的，自己概念―集団同一性，役割機能，相互依存の各様式は，「行動」アセスメント領域である。このモデルの4つの適応様式は，学生や看護師が最初に理解できる側面ではないだろうか。体液と電解質，排泄，酸素付加，自己概念，役割，その他諸々に関する行動のアセスメントは，看護の従来の方法なので，なじみ深く思い浮かべることができる。Royらは，「Roy適応モデル」による行動のアセスメントの方向性を詳細に示している（Roy & Andrews, 1999）。適応様式に関係する行動を観察すると，看護師は生命・生活場面で適応反応や非効果的反応を特定することができる。「看護診断」は，人間適応システムの適応状態について看護師が行う判断である。看護の目的は，適応様式ごとに適応を促進することである。看護師は，刺激を変容するか適応反応を強化して，人間適応システム全体の統合性を向上させようとする。このモデルを使用する看護師は，焦点刺激を変容，増加，減少，除去あるいは維持するか，それが可能でない場合は関連刺激を変容して，個人―環境間の意図的な適応と変容を促進するよう求められる。健康は，統合された全体である人の状態，もしくはそれに向かっていく過程と定義される（Roy & Andrews, 1999）。

思考問題

1. あなたの専門分野でクライエントにケアを提供する場合に，クライエントに共通の要因になると思われる重大な焦点刺激は何だろうか。特定の疾患に罹患中，あるいは痛みや体液の喪失，高血糖，低体温，低酸素症など諸々の刺激が顕著な状態は，あなたの専門分野のクライエント集団に共通に影響を及ぼす焦点刺激になるといえるだろうか。
2. このような焦点刺激は，クライエントの4つの様式の行動にどのような影響を及ぼすだろうか。
3. 最も有意な影響を受ける特定の様式はあるのだろうか。
4. あなたのケア環境の患者に起こる刺激の中で，最も共通して起こる焦点刺激と関連刺激をアセスメントする方法があるのか考えてみよう。
5. あなたのケア分野でコーピング過程を支援する看護行為の指針として役立つ研究はあるだろうか。
6. 健康問題や病いに効果的なコーピングをしている家族に最も多く共通してみられる要因は何だろうか。
7. 看護師は，個人や家族の自己管理（コーピング過程）を支援するために，どのような援助ができるだろうか。

引用文献

Andrews, H. A., & Roy, C. (1986). *Essentials of the Roy Adaptation Model*. Norwalk, CT: Appleton-Century-Crofts.

Baert, C., Cocula, N., Delran, J., Faubel, E., Foucaud, C., & Martins, V. (2000). Comparative study of transplant or pending patient's needs [French]. *Recherche en Soins Infirmiers, Dec* (63), 26-51. Abstract retrieved July 3, 2005, from EBSCOhost database.

Barone, S. H., Roy, C. L., & Frederickson, K. C. (2008). Instruments used in Roy Adaptation Model-based research: Review, critique, and future directions. *Nursing Science Quarterly, 21*, 353–362.

Bigelow, N. O., Turner, B. M., Andreasen, N. C., Paulsen, J. S., O'Leary, D. S., & Ho, B-C. (2006). Prism adaptation in schizophrenia. *Brain and Cognition, 61*, 235–242.

Bournaki, M. (1997). Correlates of pain-related responses to venipunctures in school-age children. *Nursing Research, 46*, 147–154.

Burns, D. P. (1997). *Coping with hemodialysis: A midrange theory deduced from the Roy Adaptation Model*. (Online) Dissertation abstract from CINAHL Accession No. 2000013715.

Caetano, J. Á., & Soares, E. (2005). Mastectomized women facing the physical-self and the personal-self adaptation process [Portuguese]. *Revista Enfermagem, 13*, 210–216. Abstract retrieved July 3, 2005, from EBSCOhost database.

Castro Montenegro, S. M., de Araújo, S. E., Diniz, de Oliveira, F., & Marques Moraes, K. (2005). The nursing process in a patient with brain tumor based in Roy's Adaptation Model: A case study [Portuguese]. *Enfermagem Atual, 5*(30), 32–36. Abstract retrieved July 3, 2005, from EBSCOhost database.

Chan, D. (2003). Applying Roy Adaptation Model in assessing health in a patient with severe acute respiratory syndrome in ICU. *Hong Kong Nursing Journal, 39*(2). Abstract retrieved July 3, 2005, from EBSCOhost database.

Chan, D. (2004). Using the Roy Adaptation Model to guide the assessment of patients in an intensive care setting in Hong Kong. *Connect: The World of Critical Care Nursing, 3*(4), 106–110. Abstract retrieved July 3, 2005, from EBSCOhost database.

Chen, C. C. (2005). Dynamics of nutritional health in a community sample of American elders: A multidimensional approach using Roy Adaptation Model. *Advances in Nursing Science, 28*, 376–389.

Chen, H., Ma, F., Kuo, B., & Shyr, Y. (1999). Physical and psychological adjustment in women with mastectomy: Based on Roy's Adaptation Model [Chinese]. *Nursing Research (China), 7*, 321–332.

Chen, H-Y., Boore, J. R. P., & Mullan, F. D. (2005). Nursing models and self-concept in patients with spinal cord injury—A comparison between UK and Taiwan. *International Journal of Nursing Studies, 42*, 255–272.

Chen, Y., & Chang, P. (2004). Nursing care for a post coronary artery bypass graft patient [Chinese]. *Journal of Nursing, 51*(6), 80–86. Abstract retrieved July 3, 2005, from EBSCOhost database.

Cho, J. (1998). *Nursing manual: Assessment tool according to Roy Adaptation Model*. Glendale, CA: Polaris.

Coleman, E. A. (2005). The effect of telephone social support and education to adaptation to breast cancer during the year following diagnosis. *Oncology Nursing Forum, 32*, 822–829.

Cook, N. F. (1999). Clinical. Self-concept and cancer: Understanding the nursing role. *British Journal of Nursing, 8*, 318–324.

Cunningham, D. A. (2002). Application of Roy's Adaptation Model when caring for a group of women coping with menopause. *Journal of Community Health Nursing, 19*(1), 49–60.

da Rocha, L. A., & de Silva, L. F. (2004). Living with high blood pressure: Physiological adaptative [sic] way and the necessity of health education [Portuguese]. *Revista Paulista de Enfermagem, 23*(2), 144–152. Abstract retrieved July 3, 2005, from EBSCOhost database.

da Silva Rocha, J. M., Moreira, T. M. M., & Rodrigues, D. P. (2005). Adaptation of the patient suffering from diabetes mellitus type 2 to the disease and to the treatment [Portuguese]. *Revista da Rede de Enfermagem do Nordeste, 6*(1), 20–28. Abstract retrieved July 3, 2005, from EBSCOhost database.

Davies, P. (1988). *The cosmic blueprint*. New York: Simon and Schuster.

Dawson, S. (1998). Adult/elderly care nursing. Pre-amputation assessment using Roy's Adaptation Model. *British Journal of Nursing 7*, 536, 538–542.

de Carvalho Lira, A. L. B., Cavalcante Guedes, M. V., & de Oliveira Lopes, M. V. (2005). Psicosocial [sic] adaptation of post-renal transplanted [sic] adolescents according to the Roy theory [Spanish]. *Invetigacion y Educacion en Enfermeria, 23*(1), 68–77. Abstract retrieved July 3, 2005, from EBSCOhost database.

deChardin, P. T. (1966). *Man's place in nature*. New York: Harper & Row.

deChardin, P. T. (1969). *Human energy*. New York: Harcourt Brace Jovanovich.

De Mendonça Gondim, K., de Figueiredo Carvalho, Z. M., & Di Ciero Miranda, M. (2009). Mothers' adaptation of children with cerebral paralysis—Application of Roy's Model [Spanish]. *Nure Investigación, 40*, 13 pp. Abstract in English retrieved November 30, 2009, from CINAHL Plus with Full Text database.

DeSanto-Madeya, S. A. (2006). A secondary analysis of the meaning of living with spinal cord injury using Roy's Adaptation Model. *Nursing Science Quarterly, 19*, 240–246.

DeSanto-Madeya, S. (2009). Adaptation to spinal cord injury for families post-injury. *Nursing Science Quarterly, 22*, 57–66.

DeSanto-Madeya, S., & Fawcett, J. (2009). Toward understanding and measuring adaptation level in the context of the Roy Adaptation Model. *Nursing Science Quarterly, 22*, 355–359.

Dey, M. (2005). Application of Roy's Adaptation Model in care analysis. *Asian Journal of Cardiovascular Nursing, 13*(2), 14–20. Abstract retrieved July 3, 2005, from EBSCOhost database.

Dixon, E. L. (1999). Community health nursing practice and the Roy Adaptation Model. *Public Health Nursing, 16*, 290–300.

Dobratz, M. C. (2004a). Life-closing spirituality and the philosophic assumptions of the Roy Adaptation Model. *Nursing Science Quarterly, 17*, 335–338.

Dobratz, M. C. (2004b). The Life Closure Scale: Additional psychometric testing of a tool to measure psychological adaptation in death and dying. *Research in Nursing and Health, 27*(1), 52–62.

Dobratz, M.C. (2005). A comparative study of life-closing spirituality in home hospice patients. *Research and Theory for Nursing Practice, 19*, 243–256.

Dornik, E. (2001). Quality of life of a tetraplegic—case study [Slovene]. *Obzornik Zdravstvene Nege, 35*, 205–211. Abstract retrieved July 3, 2005, from EBSCOhost database.

Ducharme, F., Ricard, N., Duquette, A., Levesque, L., & Lachance, L. (1998). Empirical testing of a longitudinal model derived from the Roy Adaptation Model. *Nursing Science Quarterly, 11*, 149–159.

Dunn, H. L. (1971). *High level wellness*. Arlington, VA: Beatty.

Dunn, K. S. (2004). Toward a middle-range theory of adaptation to chronic pain. *Nursing Science Quarterly, 17*, 78–84.

Dunn, K. S. (2005). Testing a middle-range theoretical model of adaptation to chronic pain. *Nursing Science Quarterly, 18*, 146–156.

Duquette, A. M. (1997). Adaptation: A concept analysis. *Journal of School Nursing, 13*(3), 30–33.

Ezer, H., Ricard, N., Bouchard, L., Souhami, L., Saad, F., Aprikian, A., et al. (2006). Adaptation of wives to prostate cancer following diagnosis and 3 months after treatment: A test of family adaptation theory. *International Journal of Nursing Studies, 43*, 827–838.

Fathima, L. (2004). The effect of information booklet provided to caregivers of patients undergoing haemodialysis on knowledge of home care management. *Nursing Journal of India, 95*(4), 81–82. Abstract retrieved July 3, 2005, from EBSCOhost database.

Fawcett, J. (2005). Using the Roy Adaptation Model to guide nursing research. *Nursing Science Quarterly, 18*, 320–320.

Fawcett, J., Aber, C., Weiss, M., Haussler, S., Myers, S. T., King, C., et al. (2005). Adaptation to cesarean birth: Implementation of an international multisite study. *Nursing Science Quarterly, 18*, 204–210.

Flood, M. (2005/2006). A mid-range nursing theory of successful aging. *Journal of Theory Construction and Testing, 9*(2), 35–39.

Fortes, A. N., & Lopes, M. V. O. (2005). Psychosocial adaptation problems in mothers of children carrying Down syndrome [Spanish]. *Cultura de los Culdados, 9*(17), 68–73. Abstract retrieved July 3, 2005, from EBSCOhost database.

Fox, M. (1983). *Original blessing: A primer in creation spirituality*. Santa Fe, NM: Bear & Co.

Fredrickson, K. (2000). Research issues. Nursing knowledge development through research: Using the Roy Adaptation Model. *Nursing Science Quarterly, 13*, 12–17.

Frederickson, K., Williams, J. K., Mitchell, G. J., Bernardo, A., Bournes, D., & Smith, M. C. (1997). Nursing theory—Guided practice. *Nursing Science Quarterly, 10*, 53–58.

Gagliardi, B. A. (2003). The experience of sexuality for individuals living with multiple sclerosis. *Journal of Clinical Nursing, 12*, 571–578.

Gagliardi, B. A., Frederickson, K., & Shanley, D. A. (2002). Living with multiple sclerosis: A Roy Adaptation Model-based study. *Nursing Science Quarterly, 15*, 230–236.

Gallagher, M. S. (1998). Urogenital distress and the psychosocial impact of urinary incontinence on elderly women . . . including commentary by Baggerly, J. *Rehabilitation Nursing, 23*(4), 192–197.

Gipson-Jones, T. (2009). Perceived work and family conflict among African American nurses in college. *Journal of Transcultural Nursing, 20,* 304-312.

Grimes, C. E. (1997). The relationship of daily hassles, life change events, and pain to hopelessness in the ambulatory cancer patient. *Dissertation Abstracts International, 58*(02), 632B. Abstract retrieved July 5, 2007, from Dissertation Abstracts Online.

Guedes, M. V. C., & de Araújo, T. L. (2005). Hypertensive crisis: Case study with use of the nursing interventions classification in order to reach adaptive responses based in the Roy's Theoretic Model [Portuguese]. *Acta Paulista de Enfermagem, 18,* 241–246. Abstract retrieved July 3, 2005, from EBSCOhost database.

Guedes, M. V. C., Lopes, M. V. O., & de Araujo, T. L. (2006). Studying the evidence in the concept of group in Roy's Adaptation Model [Spanish]. *Cultura de los Cuidados, 9*(17), 82–87. Abstract retrieved July 3, 2005, from EBSCOhost database.

Guyton, A. C. (1971). *Basic human physiology: Normal function and mechanisms of disease.* Philadelphia: Saunders.

Hanna, D. R. (2006). Using the Roy Adaptation Model in management of work groups. *Nursing Science Quarterly, 19,* 226–227.

Harding-Okimoto, M. B. (1997). Pressure ulcers, self-concept and body image in spinal cord injury patients. *SCI Nursing, 14*(4), 111–117.

Helson, H. (1964). *Adaptation level theory.* New York: Harper & Row.

Hennessey-Harstad, E. B. (1999). Empowering adolescents with asthma to take control through adaptation. *Journal of Pediatric Health, 13,* 273–277.

Hernández Gil, E. (2002). The Callista Roy Adaptation Model: Caring for the patient with an acute myocardial infarction [Spanish]. *Metas de Enfermeria, 5*(44), 52–58. Abstract retrieved July 3, 2005, from EBSCOhost database.

Hitejc, K. (2001). Practical application of the theory of Caliste Roy in the process of adaptation of the family to a mentally retarded child [Slovene]. *Obzornik Zdravstvene Nege, 35*(5), 185–191. Abstract retrieved July 3, 2005, from EBSCOhost database.

Hovey, J. K. (2005). Fathers parenting chronically ill children: Concerns and coping strategies. *Issues in Comprehensive Pediatric Nursing, 28*(2), 83–95.

Hsiao, T., & Hsieh, H. (2009). Nurse's experience of using music therapy to relieve acute pain in a post-orthopedic surgery patient [Chinese]. *Journal of Nursing, 56*(4), 105–110.

Hsu, L. (2004). Developing concept maps from problem-based learning scenario discussions. *Journal of Advanced Nursing, 48,* 510–518. Abstract retrieved July 3, 2005, from EBSCOhost database.

Hsu, L., & Hsieh, S. (2005). Concept maps as an assessment tool in a nursing course. *Journal of Professional Nursing, 21*(3), 141–149. Abstract retrieved July 3, 2005, from EBSCOhost database.

John, L. (2007). Pilot study of a seated exercise intervention for lung cancer patients. *Oncology Nursing Forum, 34*(1), 190.

Johnson, V. Y. (1997). Effects of a submaximal exercise protocol to recondition the circumvaginal musculature in women with genuine stress urinary incontinence. *Dissertation Abstracts International, 58*(03), 1213B. Abstract retrieved July 5, 2007, from Dissertation Abstracts Online.

Kan, E. Z. (2009). Perceptions of recovery, physical health, personal meaning, role function, and social support after first-time coronary artery bypass graft surgery. *Dimensions of Critical Care Nursing, 28*(4), 189–195.

Katz, S. (2002). Gender differences in adapting to a child's chronic illness: A causal model. *Journal of Pediatric Nursing, 17,* 257–269.

Keen, M., Breckenridge, D., Frauman, A. C., Hartigan, M. F., Smith, L., Butera, E., et al. (1998). Nursing assessment and intervention for adult hemodialysis patients: Application of Roy's Adaptation Model. *ANNA Journal, 25,* 311–319.

Knipp, D. K. (2006). Teens' perceptions about attention deficit/hyperactivity disorder and medications. *Journal of School Nursing, 22*(2), 120–125.

Ko, H., & Chen, S. (2005). An experience nursing a patient with ovarian hyperstimulation syndrome who has undergone artificial fertilization treatment [Chinese]. *Journal of Nursing, 52*(3), 90–96. Abstract retrieved July 3, 2005, from EBSCOhost database.

Lankester, K., & Sheldon, L. M. (1999). Health visiting with Roy's model: A case study. *Journal of Child Health Care, 3*(1), 28–34.

Lee, A. A., & Ellenbecker, C. H. (1998). The perceived life stressors among elderly Chinese immigrants: Are they different from those of other elderly Americans? *Clinical Excellence for Nurse Practitioners, 2*(2), 96–101.

Levesque, L., Ricard, N., Ducharme, F., Duquette, A., & Bonin, J. (1998). Empirical verification of a theoretical model derived from the Roy Adaptation Model: Findings from five studies. *Nursing Science Quarterly, 11*, 31–39.

Lin, L. (2005). Multiple role adaptation among women who have children and re-enter nursing school in Taiwan. *Journal of Nursing Education, 44*(3), 116–123. Abstract retrieved July 3, 2005, from EBSCOhost database.

Lopes, M. V., Pagliuca, L. F., & Araujo, T. L. (2006). Historical evolution of the concept environment proposed in the Roy Adaptation Model. *Revista Latino-Americana de Enfermagem, 14*, 259–265. Abstract retrieved July 3, 2005, from EBSCOhost database.

Madina Lizarraide, E. (2001). A study of a case of homecare in accordance with Roy's Adaptation Model [Spanish]. *Metas de Enfermeria, 4*(33), 18–25. Abstract retrieved July 3, 2005, from EBSCOhost database.

Martinez Riera, J. R., Cibanal Juan, L., & Pérez Mora, M. J. (2009). Teaching integration into the service-learning process [Spanish]. *Metas de Enfermería, 12*(6), 50–55.

Mayne, I. P., & Bagaoisan, C. (2009). Social support during anesthesia induction in an adult surgical population. *AORN Journal, 89*, 307–310, 313–315.

McDonald, F. J., & Harms, M. (1966). Theoretical model for an experimental curriculum. *Nursing Outlook, 14*(8), 48–51

Modrcin-McCarthy, M. A., McCue, S., & Walker, J. (1997). Preterm infants and STRESS: A tool for the neonatal nurse. *Journal of Perinatal and Neonatal Nursing, 10*(4), 62–71.

Modrcin-Talbott, M. A., Harrison, L. L., Groer, M. W., & Younger, M. S. (2003). The biobehavioral effects of gentle human touch on preterm infants. *Nursing Science Quarterly, 15*, 60–67.

Modrcin-Talbott, M. A., Pullen, L., Ehrenberger, H., Zandstra, K., & Muenchen, B. (1998). Self-esteem in adolescents treated in an outpatient mental health setting. *Issues in Comprehensive Pediatric Nursing, 21*, 159–171.

Modrcin-Talbott, M. A., Pullen, L., Zandstra, K., Ehrenberger, H., & Muenchen, B. (1998). A study of self-esteem among well adolescents: Seeking a new direction. *Issues in Comprehensive Pediatric Nursing, 21*, 229–241.

Monge, R. A., & Avelar, M. C. Q. (2009). Nursing care of patients with intestinal stoma: Nurse's perceptions. *OnlineBrazilian Journal of Nursing, 8*(1), 1 p.

Moreno, M. E., Durán, M. M., & Hernandez, Á. (2009). Nursing care for adaptation. *Nursing Science Quarterly, 22*, 67–73.

Morgan, M. G. (1997). The Roy Adaptation Theory and multicultural nursing. *Journal of Multicultural Nursing and Health, 3*(3), 10–14

Morgan, P. D. (2006). Spiritual well-being, religious coping, and the quality of life of African American breast cancer treatment: A pilot study. *ABNF Journal, 17*(2), 73–77.

Nayback, A. M. (2009). PTSD in the combat veteran: Using Roy's Adaptation Model to examine the combat veteran as a human adaptive system. *Issues in Mental Health Nursing, 30*, 304–310.

Newman, D. M. L. (1997). Responses to caregiving: A reconceptualization using the Roy Adaptation Model. *Holistic Nursing Practice, 12*(1), 80–88.

Newman, D. M. L. (2005). Functional status, personal health, and self-esteem of caregivers of children in a body cast: A pilot study. *Orthopaedic Nursing, 24*, 416–425.

Nicholson, N. R., Jr. (2009). Social isolation in older adults: An evolutionary concept analysis. *Journal of Advanced Nursing, 65*, 1342–1352.

Niska, K. J. (1999). Family nursing interventions: Mexican American early family formation . . . third part of a three-part study. *Nursing Science Quarterly, 12*, 335–340.

Niska, K. J. (2001). Mexican American family survival, continuity, and growth: The parental perspective. *Nursing Science Quarterly, 14*, 322–329.

Niska, K. J., Lia-Hoagberg, B., & Snyder, M. (1997). Parental concerns of Mexican American first-time mothers and fathers. *Public Health Nursing, 14*, 111–117.

Niska, K. J., Snyder, M., & Lia-Hoagberg, B. (1999). The meaning of family health among Mexican American first-time mothers and fathers. *Journal of Family Nursing, 5*, 218–233.

Nuamah, I. F., Cooley, M. E., Fawcett, J., & McCorkle, R. (1999). Testing a theory for health-related quality of life in cancer patients: A structural equation approach. *Research in Nursing and Health, 22*, 231–242.

Nyqvist, K. H., & Karlsson, K. H. (1997). A philosophy of care for a neonatal intensive care unit: Operationalization of a nursing model. *Scandinavian Journal of Caring Sciences, 11*(2), 91–96.

O'Mallon, M. (2009). Vulnerable populations:

Exploring a family perspective of grief. *Journal of Hospice and Palliative Nursing, 11*(2), 91–100.

Orsi, A. J., Grandy, C., Tax, A., & McCorkle, R. (1997). Nutritional adaptation of women living with HIV: A pilot study. *Holistic Nursing Practice, 12*(1), 71–79.

Ozkan, S., & Ogce, F. (2009). Psychometric analysis of the Inventory of Functional Status— Cancer (IFS-CA) in Turkish women. *Journal of Transcultural Nursing, 20*(2), 187–193.

Pagliuca, L. M. F., de Araújo, T. L., & de Araújo Aragão, A. E. (2006). The limp amputee person and the access to health services: Nursing care based on Roy [Portuguese]. *Revista Enfermagem, 14*(1), 100–106. Abstract retrieved July 3, 2005, from EBSCOhost database.

Paul, R., & Robichaud-Ekstrand, S. (2002). Expected and received assistance from the informal social support network by older persons undergoing heart surgery [French]. *Recherche en Soins Infirmiers, Dec*(71), 38–55. Abstract retrieved July 3, 2005, from EBSCOhost database.

Pejic, A. R. (2005). Verbal abuse: A problem for pediatric nurses. *Pediatric Nursing, 31*, 271–281. Abstract retrieved July 3, 2005, from EBSCOhost database.

Phuphaibul, R., & Muensa, W. (1999). International pediatric nursing: Negative and positive adaptive behaviors of Thai school-aged children who have a sibling with cancer. *Journal of Pediatric Nursing: Nursing Care of Children and Families, 14*, 342–348.

Pollock, S. E. (1993). Adaptation to chronic illness: A program of research for testing nursing theory. *Nursing Science Quarterly, 6*, 86–92.

Pollock, S. E., & Duffy, M. E. (1990). The health-related hardiness scale: Development and psychometric evaluation. *Nursing Research, 39*, 218–222.

Pollock, S. E., Frederickson, K., Carson, M. A., Massey, V. H., & Roy, C. (1994). Contributions to nursing science: Synthesis of findings from adaptation model research. *Scholarly Inquiry for Nursing Practice, 8*, 361–374.

Raeside, L. (1997). Clinical. Perceptions of environmental stressors in the neonatal unit. *British Journal of Nursing, 6*, 914–916.

Raeside, L. (2000). Caring for dying babies: Perceptions of neonatal nurses. *Journal of Neonatal Nursing, 6*(3), 93–99.

Raleigh, E. D. H. (2006). Family caregiver perception of hospice support. *Journal of Hospice and Palliative Nursing, 8*(1), 25–33.

Rocha, D. L. B., & Zagonel, I. P. S. (2009). Model of maternal transitional care in mothers of a child with congenital heart disease [Portuguese]. *Acta Paulista de Enfermagem, 22*, 243–249. Abstract in English retrieved November 30, 2009, from CINAHL Plus with Full Text database.

Rodrigues, D. P., Pagliuca, L. M. F., & da Silva, R. M. (2004). Roy's Model in obstetric nursing: Analysis from Meleis' point of view [Portuguese]. *Revista Gaucha de Enfermagem, 25*(2), 165–175. Abstract retrieved July 3, 2005, from EBSCOhost database.

Roy, C. (1970). Adaptation: A conceptual framework for nursing. *Nursing Outlook, 18*, 43–45.

Roy, C. (1976). *Introduction to nursing: An adaptation model*. Upper Saddle River, NJ: Prentice Hall. [out of print]

Roy, C. (1984). *Introduction to nursing: An adaptation model* (2nd ed.). Upper Saddle River, NJ: Prentice Hall. [out of print]

Roy, C. (1988). An explication of the philosophical assumptions of the Roy Adaptation Model. *Nursing Science Quarterly, 1*, 26–24.

Roy, C. (1997a). Future of the Roy model: Challenge to redefine adaptation. *Nursing Science Quarterly, 10*, 42–48.

Roy, C. (1997b). Knowledge as universal cosmic imperative. *Proceedings of Nursing Knowledge Impact Conference 1996* (pp. 95–118). Chestnut Hill, MA: BC Press.

Roy, C. (2000). The Roy Adaptation Model in the context of nursing models with examples of application and difficulties [Spanish]. *Cultura de los Cuidados, 4*(7/8), 139–159. Abstract retrieved July 3, 2005, from EBSCOhost database.

Roy, C., & Andrews, H. A. (1991). *The Roy Adaptation Model: The definitive statement*. Norwalk, CT: Appleton & Lange.

Roy, C., & Andrews, H. A. (1999). *The Roy Adaptation Model* (2nd ed.). Stamford, CT: Appleton & Lange.

Roy, C., & Anway, J. (1989). Roy's Adaptation Model: Theories and propositions for administration. In B. Henry, C. Arndt, M. DeVincenti, & A. Marriner-Tomey (Eds.), *Dimensions and issues of nursing administration* (pp. 75–88). St. Louis: Mosby.

Roy, C., & Chayaput, P. (2004). Coping and Adaptation Processing Scale—English and Thai versions. *RAA Review Newsletter, 6*(2), 4, 6.

Roy, C., & Jones, D. A. (2007). *Nursing knowledge development and clinical practice*. New York: Springer.

Roy, C., Pollock S., Massey, V., Lauchner, K., Whetsel, V., Frederickson, K., et al. (1999). *Roy Adaptation Model-based research: Twenty-five years of contributions to nursing science*.

Indianapolis: Sigma Theta Tau International.
Roy, C., & Roberts, S. (1981). *Theory construction in nursing: An adaptation model*. Upper Saddle River, NJ: Prentice Hall.
Roy, C., Whetsell, M. V., & Frederickson, K. (2009). The Roy Adaptation Model and research. *Nursing Science Quarterly, 21*, 209–211.
Roy, C., & Zahn, L. (2006). Sister Callista Roy's Adaptation Model and its applications. In M. E. Parker (Ed.), *Nursing theories and nursing practice* (2nd ed., pp. 268–280). Philadelphia: F. A. Davis.
Saburi, G. L., Mapanga, K. G., & Mapanga, M. B. (2006). Perceived family reactions and quality of life of adults with epilepsy. *Journal of Neuroscience Nursing, 38*(3), 158–165. Abstract retrieved July 3, 2005, from EBSCOhost database.
Salazar Gonzalez, B. C., & Jirovec, M. M. (2001). Elderly Mexican women's perceptions of exercise and conflicting role responsibilities. *International Journal of Nursing Studies, 38*(1), 45–49. Abstract retrieved July 3, 2005, from EBSCOhost database.
Salvodi, N. A., Neves, E. P., dos Santos, I., & Mauro, M. Y. C. (2003). Searching for the well being and being healthy as a worker [Portuguese]. *Escola Anna Nery Revista de Enfermagem, 7*, 413–423. Abstract retrieved July 3, 2005, from EBSCOhost database.
Samarel, N., Fawcett, J., Krippendorf, K., Piacentino, J. C., Eliasof, B., Hughes, P., et al. (1998). Women's perceptions of group support and adaptation to breast cancer. *Journal of Advanced Nursing, 28*, 1259–1268.
Samarel, N., Fawcett, J., & Tulman, L. (1997). Effect of support groups with coaching on adaptation to early stage breast cancer. *Research in Nursing and Health, 20*(1), 15–26.
Samarel, N., Fawcett, J., Tulman, L., Rothman, H., Spector, L., Spillane, P. A., et al. (1999). Patient education: A resource kit for women with breast cancer: Development and evaluation. *Oncology Nursing Forum, 26*, 611–618.
Samarel, N., Tulman, L., & Fawcett, J. (2002). Effects of two types of social support and education on adaptation to early-stage breast cancer. *Research in Nursing and Health, 25*, 459–470.
Santana, R. F., Almeida, K. S., & Savoldi, N. A. M. (2009). Indicators of the applicability of nursing instructions in the daily lives of Alzheimer patient caregivers [Portuguese]. *Revista de Escola de Enfermagem da USP, 43*, 459–464. Abstract in English retrieved November 30, 2009, from CINAHL Plus with Full Text database.
Scollan-Koliopoulos, M. (2004). Theory-guided intervention for preventing diabetes-related amputations in African Americans. *Journal of Vascular Nursing, 22*(4), 126–133.
Sengupta, M. (2007). An evaluative study to assess the effectiveness of health education on prevention and management of constipation among geriatric cardiac clients. *Asian Journal of Cardiovascular Nursing, 15*(1), 19–24. Abstract retrieved July 3, 2005, from EBSCOhost database.
Shih, H. (2004). Nursing experience in helping a primipara with intrauterine fetal death adapt to labor induction in hospital [Chinese]. *Journal of Nursing, 51*(5), 101–107. Abstract retrieved July 3, 2005, from EBSCOhost database.
Shin, H., Park, Y-J., & Kim, M. J. (2006). Predictors of maternal sensitivity during the early postpartum period. *Journal of Advanced Nursing, 55*, 425–434.
Shyu, Y-I. L., Liang, J., Lu, J. R., & Wu, C-C. (2004). Environmental barriers and mobility in Taiwan: Is the Roy Adaptation Model applicable? *Nursing Science Quarterly, 17*, 165–170.
Sirapo-ngam, Y., Putwatana, P., Kitrungroj, L., & Piratchavet, V. (2002). Factors influencing role adaptation of patients with cervical cancer receiving radiation therapy. *Thai Journal of Nursing Research, 6*(4), 163–176. Abstract retrieved July 3, 2005, from EBSCOhost database.
Sung, R., Jong, S., & Lu, P. (2006). Nursing experience with an [sic] lymphangioleiomyomatosis patient with chylothorax [Chinese]. *Journal of Nursing, 53*(4), 96–105. Abstract in English retrieved July 3, 2005, from EBSCOhost database.
Swimme, S. A., & Berry, T. (1992). *The universe story*. San Francisco: Harper.
Taylor H. J. (1997). Self-esteem, coping, and attitude toward menopause among older rural Southern women. *Dissertation Abstracts International, 58*(05), 2359B. Abstract retrieved July 5, 2007, from Dissertation Abstracts Online.
Thelot, W., & Guimond-Papai, P. (2000). Physical restraints and older adults [French]. *Canadian Nurse, 96*(2), 36–40.
Tsai, P-F. (2003). A middle-range theory of caregiver stress, *Nursing Science Quarterly, 16*, 137–145.
Tsai, P-F., Tak, S., Moore, C., & Palencia, I. Testing a theory of chronic pain. *Journal of Advanced Nursing, 43*, 158–169.
Van Riper, M. (2007). Families of children with Down syndrome: Responding to "A change in plans" with resilience. *Journal of Pediatric Nursing, 22*, 116–128.
Vellone, E., Sinapi, N., Piria, P., Bernardi, F. M., Dario, L., & Brunetti, A. (2004). Anxiety and depression of cancer patient hospitalized and

at home [Italian]. *Professioni Infermieristiche, 57*(2), 93–101. Abstract retrieved July 3, 2005, from EBSCOhost database.

von Bertalanffy, L. (1968). *General system theory*. New York: Braziller.

Wang, Y., & Kuo, H. (2006). The nursing experience in helping an unmarried adolescence [sic] girl to care for her premature infant [Chinese]. *Journal of Nursing, 53*(5), 76–83. Abstract retrieved July 3, 2005, from EBSCOhost database.

Weinert, C., Cudney, S., & Spring, A. (2008). Evolution of a conceptual model for adaptation to chronic illness. *Journal of Nursing Scholarship, 40*, 364–372.

Weiss, M., Fawcett, J., & Aber, C. (2009). Adaptation, postpartum concerns, and learning needs in the first two weeks after caesarean birth. *Journal of Clinical Nursing, 18*, 2938-2948.

Whittemore, R., & Roy, C. (2002). Adapting to diabetes mellitus: A theory synthesis. *Nursing Science Quarterly, 15*, 311–317.

Woods, S. J. (2001). Adaptation as a mediator of intimate abuse and traumatic stress in battered women. *Nursing Science Quarterly, 14*, 215–21.

Yoder, L. H. (2005). Using the Roy Adaptation Model: A program of research in a military nursing research service. *Nursing Science Quarterly, 18*, 321–323.

Zhan, L. (2000). Cognitive adaptation and self-consistency in hearing-impaired older persons: Testing Roy's Adaptation Model. *Nursing Science Quarterly, 13*, 158–165.

博士論文

Arcamone, A. A. (2005). The effect of prenatal education on adaptation to motherhood after vaginal childbirth in primiparous women as assessed by Roy's four adaptive modes. *Dissertation Abstracts International, 66*(09), 4722B. Abstract retrieved July 2, 2007, from Dissertation Abstracts Online.

Armentrout, D. C. (2005). Holding a place: A grounded theory of parents bringing their infant forward in their daily lives following the removal of life support and subsequent infant death. *Dissertation Abstracts International, 66*(03), 1387B. Abstract retrieved July 5, 2007, from Dissertation Abstracts Online.

Beck-Little, R. (2000). Sleep enhancement interventions and the sleep of institutionalized older adults. *Dissertation Abstracts International, 61*(07), 3503B. Abstract retrieved July 2, 2007, from Dissertation Abstracts Online.

Black, K. D. (2004). Physiologic responses, sense of well-being, self-efficacy for self-monitoring role, perceived availability of social support, and perceived stress in women with pregnancy-induced hypertension. *Dissertation Abstracts International, 65*(04), 1773B. Abstract retrieved July 2, 2007, from Dissertation Abstracts Online.

Bufe, G. M. (1996). A study of opinions of children about mental illness and associated predictor variables. *Dissertation Abstracts International, 58*(01), 133B. Abstract retrieved July 5, 2007, from Dissertation Abstracts Online.

Burns, D. P. (1997). Coping with hemodialysis: A mid-range theory deduced from the Roy Adaptation Model. *Dissertation Abstracts International, 58*(03), 1206B. Abstract retrieved July 2, 2007, from Dissertation Abstracts Online.

Cacchione, P. Z. (1998). Assessment of acute confusion in elderly persons who reside in long term care facilities. *Dissertation Abstracts International, 59*(01), 156B. Abstract retrieved July 2, 2007, from Dissertation Abstracts Online.

Carson, M. A. (1991). The effect of discrete muscle activity on stress response. *Dissertation Abstracts International, 52*(11), 5757B. Abstract retrieved July 5, 2007, from Dissertation Abstracts Online.

Chayaput, P. (2004). Development and psychometric evaluation of the Thai version of the Coping and Adaptation Processing Scale. *Dissertation Abstracts International, 65*(06), 2864B. Abstract retrieved July 2, 2007, from Dissertation Abstracts Online.

Chen, Y. (2005). The influence of physiological factors, psychological factors, and informal social support on hospital readmission in discharged patients with chronic obstructive pulmonary disease (COPD) in Taiwan. *Dissertation Abstracts International, 66*(04), 1976B. Abstract retrieved July 2, 2007, from Dissertation Abstracts Online.

Cheng, S. (2002). A multi-method study of Taiwanese children's pain experiences. *Dissertation Abstracts International, 63*(03), 1265B. Abstract retrieved July 2, 2007, from Dissertation Abstracts Online.

Chiou, C-P. (1997). Correlates of functional status

of hemodialysis patients in Taiwan. *Dissertation Abstracts International, 58*(11), 5887B. Abstract retrieved July 2, 2007, from Dissertation Abstracts Online.

Ciambelli, M. M. (1996). Adaptation in marital partners with fertility problems: Testing a midrange theory derived from Roy's Adaptation Model. *Dissertation Abstracts International, 57*(12), 7448B. Abstract retrieved July 5, 2007, from Dissertation Abstracts Online.

Collins, J. M. (1992). Functional health, social support, and morale of older women living alone in Appalachia. *Dissertation Abstracts International, 53*(04), 1781B. Abstract retrieved July 5, 2007, from Dissertation Abstracts Online.

Corbett, R. W. (1995). The relationship among trace elements, pica, social support and infant birthweight. *Dissertation Abstracts International, 56*(06), 3125B. Abstract retrieved July 5, 2007, from Dissertation Abstracts Online.

Domico, V. D. (1997). The impact of social support and meaning and purpose in life on quality of life of spousal caregivers of persons with dementia. *Dissertation Abstracts International, 58*(12), 6485B. Abstract retrieved July 2, 2007, from Dissertation Abstracts Online.

Dunn, K. S. (2001). Adaptation to chronic pain: Religious and non-religious coping in Judeo-Christian elders. *Dissertation Abstracts International, 62*(12), 5640B. Abstract retrieved July 2, 2007, from Dissertation Abstracts Online.

Ellison, K. J. (1993). Focal and contextual stimuli influencing caregiving in spouses of older adults with diabetes. *Dissertation Abstracts International, 55*(04), 1377B. Abstract retrieved July 5, 2007, from Dissertation Abstracts Online.

Flaugher, M. (2002). The intervention of music on perceptions of chronic pain, depression, and anxiety in ambulatory individuals with cancer. *Dissertation Abstracts International, 63*(10), 4593B. Abstract retrieved July 2, 2007, from Dissertation Abstracts Online.

Frame, K. R. (2002). The effect of a support group on perceptions of scholastic competence, social acceptance and behavioral conduct in preadolescents diagnosed with attention deficit hyperactivity disorder. *Dissertation Abstracts International, 63*(02), 737B. Abstract retrieved July 2, 2007, from Dissertation Abstracts Online.

Giedt, J. F. (1999). The psychoneuroimmunological effects of guided imagery in patients on hemodialysis for end-stage renal disease. *Dissertation Abstracts International, 61*(01), 192B. Abstract retrieved July 2, 2007, from Dissertation Abstracts Online.

Gipson-Jones, T. L. (2005). The relationship between work-family conflict, job satisfaction and psychological well-being among African American nurses. *Dissertation Abstracts International, 66*(05), 2512B. Abstract retrieved July 2, 2007, from Dissertation Abstracts Online.

Haines, S. A. (2000). Relative bioavailability of estradiol and norethindrone after a single application of an estradiol progestin matrix transdermal system. *Dissertation Abstracts International, 61*(10), 5234B. Abstract retrieved July 2, 2007, from Dissertation Abstracts Online.

Hamid, A. Y. S. (1993). Child-family characteristics and coping patterns of Indonesian families with a mentally retarded child. *Dissertation Abstracts International, 54*(03), 1332B. Abstract retrieved July 5, 2007, from Dissertation Abstracts Online.

Harner, H. M. (2001). Obstetrical outcomes of teenagers with adult and peer age partners. *Dissertation Abstracts International, 62*(05), 2256B. Abstract retrieved July 2, 2007, from Dissertation Abstracts Online.

Hay, C. G. (2005). Predictors of quality of life of elderly end-state renal disease patients: An application of Roy's model. *Dissertation Abstracts International, 66*(03), 1395B. Abstract retrieved July 2, 2007, from Dissertation Abstracts Online.

Henderson, P. D. (2002). African-American women coping with breast cancer. *Dissertation Abstracts International, 63*(12), 5764B. Abstract retrieved July 2, 2007, from Dissertation Abstracts Online.

Higgins, K.M. (1996). The entrepreneurial nurse-midwife: A profile of successful business practice. *Dissertation Abstracts International, 58*(03), 1211B. Abstract retrieved July 5, 2007, from Dissertation Abstracts Online.

Hinkle, J. L. (1999). A descriptive study of variables explaining functional recovery following stroke. *Dissertation Abstracts International, 60*(12), 6021B. Abstract retrieved July 2, 2007, from Dissertation Abstracts Online.

Huang, C-M. (2002). Sleep and daytime sleepiness in first-time mothers during early postpartum in Taiwan. *Dissertation Abstracts International, 64*(07), 3189B. Abstract retrieved July 2, 2007, from Dissertation Abstracts Online.

Jarczewski, P. A. H. (1995). Social support, self-esteem, symptom distress, and anxiety of adults with acquired immune deficiency syndrome. *Dissertation Abstracts International, 56*(04), 1936B. Abstract retrieved July 5, 2007, from Dissertation Abstracts Online.

Jenkins, B. E. (2006). Emotional intelligence of faculty members, the learning environment, and empowerment of baccalaureate nursing students. *Dissertation Abstracts International, 67*(07), 3701B. Abstract retrieved July 2, 2007, from Dissertation Abstracts Online.

Jensen, K. A. (1996). Stress and coping of caregivers to individuals with dementia. *Dissertation Abstracts International, 57*(04), 2478B. Abstract retrieved July 5, 2007, from Dissertation Abstracts Online.

Khanobdee, C. (1994). Hope and social support of Thai women experiencing a miscarriage. *Dissertation Abstracts International, 55*(11), 4786B. Abstract retrieved July 5, 2007, from Dissertation Abstracts Online.

Kittiwatanapaisan, W. (2002). Measurement of fatigue in myasthenia gravis patients. *Dissertation Abstracts International, 63*(10), 4595B. Abstract retrieved July 2, 2007, from Dissertation Abstracts Online.

Klein, G. J. M. (2000). The relationships among anxiety, self-concept, the imposter phenomenon, and generic senior baccalaureate nursing students' perceptions of clinical competency. *Dissertation Abstracts International, 61*(10), 5236B. Abstract retrieved July 2, 2007, from Dissertation Abstracts Online.

Kochniuk, L. (2004). We never buy green bananas: The oldest old. A phenomenological study. *Dissertation Abstracts International, 65*(06), 2318A. Abstract retrieved July 2, 2007, from Dissertation Abstracts Online.

Kruszewski, A. Z. (1999). Psychosocial adaptation to termination of pregnancy for fetal anomaly. *Dissertation Abstracts International, 61*(01), 194B. Abstract retrieved July 2, 2007, from Dissertation Abstracts Online.

Lefaiver, C. A. (2006). Quality of life: The dyad of caregivers and lung transplant candidates. *Dissertation Abstracts International, 67*(09), 4978B. Abstract retrieved July 2, 2007, from Dissertation Abstracts Online.

Lin, L. (2003). Juggling between maternal and student role: Multiple role adaptation among women who are re-entering school in Taiwan. *Dissertation Abstracts International, 64*(12), 6014B. Abstract retrieved July 2, 2007, from Dissertation Abstracts Online.

Lu, Y. (2001). Caregiving stress effects on functional capacity and self-care behavior for elderly caregivers of persons with Alzheimer's disease. *Dissertation Abstracts International, 62*(04), 1807B. Abstract retrieved July 2, 2007, from Dissertation Abstracts Online.

Mahoney, E. T. (2000). The relationships among social support, coping, self-concept, and stage of recovery in alcoholic women. *Dissertation Abstracts International, 61*(04), 1872B. Abstract retrieved July 2, 2007, from Dissertation Abstracts Online.

Martin, B. P. (1995). An analysis of common postpartum problems and adaptation strategies used by women during the first two to eight weeks following delivery of a full-term healthy newborn. *Dissertation Abstracts International, 56*(06), 3128B. Abstract retrieved July 5, 2007, from Dissertation Abstracts Online.

McLeod-Fletcher, C. (1996). Appraisal and coping with vaso-occlusive crisis in adolescents with sickle cell disease. *Dissertation Abstracts International, 57*(12), 5308A. Abstract retrieved July 5, 2007, from Dissertation Abstracts Online.

Murphy, K. P. (1993). Relationships between biopsychosocial characteristics and adaptive health patterns in elder women. *Dissertation Abstracts International, 55*(03), 822B. Abstract retrieved July 5, 2007, from Dissertation Abstracts Online.

Newman, A. M. (1991). The effect of the arthritis self-help course on arthritis self-efficacy, perceived social support, purpose and meaning in life, an arthritis impact in people with arthritis. *Dissertation Abstracts International, 52*(06), 2995B. Abstract retrieved July 5, 2007, from Dissertation Abstracts Online.

Patterson, J. E. (1995). Responses of institutionalized older adults to urinary incontinence: Managing the flow. *Dissertation Abstracts International, 56*(05), 2563B. Abstract retrieved July 5, 2007, from Dissertation Abstracts Online.

Phahuwatanakorn, W. (2004). The relationships between social support, maternal employment, postpartum anxiety, and maternal role competencies in Thai primiparous mothers. *Dissertation Abstracts International, 64*(11), 5451B. Abstract retrieved July 2, 2007, from Dissertation Abstracts Online.

Phillips, J. A. (1991). Adaptation and injury status of industrial workers on a rotating shift pattern. *Dissertation Abstracts International, 52*(06), 2995B. Abstract retrieved July 5, 2007, from Dissertation Abstracts Online.

Phillips, K. D. (1994). Testing biobehavioral adaptation in persons living with AIDS using Roy's theory of the person as an adaptive system. *Dissertation Abstracts International, 56*(02), 745B. Abstract retrieved July 5, 2007, from Dissertation Abstracts Online.

Rees, B. S. (1995). Influences of coronary artery disease knowledge, anxiety, social support, and self-efficacy on adaptive health behaviors of patients treated with a percutaneous transluminal coronary angioplasty. *Dissertation Abstracts International, 56*(07), 3696B. Abstract retrieved July 5, 2007, from Dissertation Abstracts Online.

Sabatini, M. (2003). Exercise and adaptation to aging in older women. *Dissertation Abstracts International, 64*(08), 3748B. Abstract retrieved July 2, 2007, from Dissertation Abstracts Online.

Saint-Pierre, C. (2003). Elaboration et verification d'un modele predictif de l'adaptation aux roles associes de mere et de travailleuse a statut precaire [French text]. *Dissertation Abstracts International, 65*(03), 1252B. Abstract retrieved July 2, 2007, from Dissertation Abstracts Online.

Sander, R. A. (2004). Measurement of functional status in the spinal cord injured patient. *Dissertation Abstracts International, 65*(04), 1783B. Abstract retrieved July 2, 2007, from Dissertation Abstracts Online.

Senesac, P. M. (2004). The Roy Adaptation Model: An action research approach to the implementation of a pain management organizational change project. *Dissertation Abstracts International, 65*(06), 2872B. Abstract retrieved July 2, 2007, from Dissertation Abstracts Online.

Shuler, P. J. (1990). Physical and psychosocial adaptation, social isolation, loneliness, and self-concept of individuals with cancer. *Dissertation Abstracts International, 51*(05), 2289B. Abstract retrieved July 5, 2007, from Dissertation Abstracts Online.

Sirapo-Ngam, Y. (1994). Stress, caregiving demands, and coping of spousal caregivers of Parkinson's patients. *Dissertation Abstracts International, 55*(04), 1381B. Abstract retrieved July 5, 2007, from Dissertation Abstracts Online.

Smith, B. J. A. (1989). Caregiver burden and adaptation in middle-aged daughters of dependent, elderly parents: A test of Roy's model. *Dissertation Abstracts International, 51*(05), 2290B. Abstract retrieved July 2, 2007, from Dissertation Abstracts Online.

Stevens, K. A. (2005). Preoxygenation practices prior to tracheal suctioning by nurses caring for individuals with spinal cord injury. *Dissertation Abstracts International, 66*(05), 2518B. Abstract retrieved July 2, 2007, from Dissertation Abstracts Online.

Taival, A. S. (1998). The older person's adaptation and the promotion of adaptation in home nursing care: Action research of intervention through training based on the Roy Adaptation Model. *Dissertation Abstracts International, 60*(01), 113C. Abstract retrieved July 2, 2007, from Dissertation Abstracts Online.

Thomas-Hawkins, C. (1998). Correlates of changes in functional status in chronic in-center hemodialysis patients. *Dissertation Abstracts International, 59*(11), 5792B. Abstract retrieved July 2, 2007, from Dissertation Abstracts Online.

Toughill, E. H. (2001). Quality of life: The impact of age, severity of urinary incontinence and adaptation. *Dissertation Abstracts International, 61*(10), 5240B. Abstract retrieved July 2, 2007, from Dissertation Abstracts Online.

Tsai, P-F. (1998). Development of a middle-range theory of caregiver stress from the Roy Adaptation Model. *Dissertation Abstracts International, 60*(01), 133B. Abstract retrieved July 2, 2007, from Dissertation Abstracts Online.

Velos Weiss, J. C. (1998). Lifestyle and angina in the elderly following elective coronary artery bypass graft surgery. *Dissertation Abstracts International, 59*(04), 1589B. Abstract retrieved July 2, 2007, from Dissertation Abstracts Online.

Wildblood, R. A. (2001). Helping siblings cope when a child has cancer. *Dissertation Abstracts International, 66*(09), 5110B. Abstract retrieved July 2, 2007, from Dissertation Abstracts Online.

Willoughby, D. F. (1995). The influence of psychosocial factors on women's adjustment to diabetes. *Dissertation Abstracts International, 56*(08), 4247B. Abstract retrieved July 5, 2007, from Dissertation Abstracts Online.

Wood, A. F. (1998). An investigation of stimuli related to baccalaureate nursing students' transition toward role mastery. *Dissertation Abstracts International, 59*(08), 4023B. Abstract retrieved July 2, 2007, from Dissertation Abstracts Online.

Woods, S. J. (1997). Predictors of traumatic stress in battered women: A test and explication of the Roy Adaptation Model. *Dissertation Abstracts International, 58*(03), 1220B. Abstract retrieved July 5, 2007, from Dissertation Abstracts Online.

Wunderlich, R. J. (2003). An exploratory study of physiological and psychological variables that predict weaning from mechanical ventilation. *Dissertation Abstracts International, 64*(08), 3750B. Abstract retrieved July 2, 2007, from Dissertation Abstracts Online.

Zbegner, D. K. (2003). An exploratory retrospective study using the Roy Adaptation Model: The adaptive mode variables of physical energy level, self-esteem, marital satisfaction, and parenthood motivation as predictors of coping behaviors in infertile women. *Dissertation Abstracts International, 64*(08), 3751B. Abstract retrieved July 2, 2007, from Dissertation Abstracts Online.

Zhang, W. (2004). Factors influencing end-of-life decisions regarding the living will and durable power of attorney: An application of Roy's Adaptation Model. *Dissertation Abstracts International, 65*(06), 2874B. Abstract retrieved July 2, 2007, from Dissertation Abstracts Online.

修士論文

Baden, T. M. (2004). Roy's Adaptation Model and parental grief of adult children who died a traumatic death. *Masters Abstracts International, 42*(02), 566. Abstract retrieved July 2, 2007, from Dissertation Abstracts Online.

Blamer, K. (1999). A comparative study of women's perceptions of vaginal and cesarean births. *Masters Abstracts International, 37*(04), 1175. Abstract retrieved July 2, 2007, from Dissertation Abstracts Online.

Clark, E. D. (2001). The lived experience of mothers coping with their child's cancer. *Masters Abstracts International, 39*(05), 1379. Abstract retrieved July 2, 2007, from Dissertation Abstracts Online.

Gaines, G. (1997). A qualitative study of the levels of adaptation of African-American males who are recovering from crack addiction. *Masters Abstracts International, 35*(06), 1774. Abstract retrieved July 2, 2007, from Dissertation Abstracts Online.

Garris, T. M. (2006). Investigation of self-reported transitional health care needs of the adolescent with congenital heart disease. *Masters Abstracts International, 45*(02), 817. Abstract retrieved July 2, 2007, from Dissertation Abstracts Online.

Gorney, P. A. (1997). Nurses' beliefs and perceptions about children in pain. *Masters Abstracts International, 35*(06), 1774. Abstract retrieved July 2, 2007, from Dissertation Abstracts Online.

Lazenby, L. M. (2001). The experiences of Mexican mothers in a neonatal intensive care nursery. *Masters Abstracts International, 40*(05), 1219. Abstract retrieved July 2, 2007, from Dissertation Abstracts Online.

Lonobile, C. J. (1999). An exploratory study of victimization of emergency department nurses: Types encountered and coping mechanisms. *Masters Abstracts International, 37*(04), 1180. Abstract retrieved July 2, 2007, from Dissertation Abstracts Online.

Martin, J. L. (2003). Spousal grief in older adults: The lived experience of surviving spouses during the second year of bereavement. *Masters Abstracts International, 42*(04), 1242. Abstract retrieved July 2, 2007, from Dissertation Abstracts Online.

Moore, L. A. (2005). The lived experience of being a mother of a child with severe cerebral palsy. *Masters Abstracts International, 43*(06), 2197. Abstract retrieved July 2, 2007, from Dissertation Abstracts Online.

Moulton, S. A. (2005). Black Canadians' perceptions of hypertension control. *Masters Abstracts International, 44*(05), 2277. Abstract retrieved July 2, 2007, from Dissertation Abstracts Online.

Short, J. K. (2004). The lived experience of mothers coping with the birth of a stillborn infant. *Masters Abstracts International, 42*(06), 2167. Abstract retrieved July 2, 2007, from Dissertation Abstracts Online.

文献解題

Calvillo, E. R., & Flaskerud, J. H. (1993). The adequacy and scope of Roy's Adaptation Model to guide cross-cultural pain research. *Nursing Science Quarterly, 6*, 118–129.

This research investigated the operational, empirical, and pragmatic adequacy and scope of the RAM, in conjunction with the gate control theory of pain, in studying pain in 60 Mexican-American and Anglo-American women undergoing elective cholecystectomy. Operational adequacy was demonstrated through the reliability and validity of the empirical indicators used (Spielberger State-Trait Anxiety Inventory, Acculturation Scale, Pain Rating Index, Self-Esteem Inventory, Sense of Coherence Scale, Index of Activities of Daily Living, and Support Scale). Empirical adequacy was evaluated by comparing actual findings to hypothesized results. Only partial support was found. Pragmatic adequacy was supported through the development of several innovative practice strategies. Scope was determined to be adequate.

Ducharme, F., Ricard, N., Duquette, A., Levesque, L., & Lachance, L. (1998). Empirical testing of a longitudinal model derived from the Roy Adaptation Model. *Nursing Science Quarterly, 11,* 149–159.

This article reports the results of four studies to test a theoretical longitudinal model of the psychosocial determinants of adaptation in different target groups vulnerable to mental health problems. In cross-sectional testing the model was found to be relatively stable over time. Longitudinal data indicated little consistency in relationship patterns across the studies. Important relationships were identified as those between perceived stress, passive/avoidance coping strategies, and psychological distress. Nursing interventions need to be aimed at perceived stress, conflicts in the exchange of support, and passive and avoidance coping strategies.

Fredrickson, K., Jackson, B. S., Strauman, T., & Strauman, J. (1991). Testing hypotheses derived from the Roy Adaptation Model. *Nursing Science Quarterly, 4,* 168–174.

This study hypothesized that the translation of physiological stimuli through the cognator mechanism of perception alters biopsychosocial responses. Subjects were 45 patients who were entering an aggressive chemotherapy program. Results supported that perception of symptoms correlates positively with both psychosocial adaptation and actual physiological status. Also, perception of symptoms and psychosocial adaptation correlated with six month survival but not with actual physiological status.

Lee, A. A., & Ellenbecker, C. H. (1998). The perceived life stressors among elderly Chinese immigrants: Are they different from those of other elderly Americans? *Clinical Excellence for Nurse Practitioners, 2*(2), 96–101.

This qualitative study investigated the type and amount of stressors experienced by 30 elderly people from two Chinese churches in a northeastern metropolitan city and compared the findings with those of a similar study conducted on other elderly Americans. Findings indicated elderly Chinese immigrants in the United States report amounts and sources of stress that differ from those of other elderly Americans. While additional studies are needed to identify coping strategies, this study alerts the practicing nurse to the importance of carefully categorizing stimuli from the perspective of the person who is experiencing them.

Levesque, L., Ricard, N., Ducharme, F., Duquette, A., & Bonin, J. (1998). Empirical verification of a theoretical model derived from the Roy Adaptation Model: Findings from five studies. *Nursing Science Quarterly, 11,* 31–39.

This article discusses a theoretical model and the findings of five studies conducted to verify that model. Subjects in the studies included informal caregivers of demented relatives and of psychiatrically ill relatives at home and professional caregivers of elderly institutionalized patients and of aged spouses in the community. Support was found for linking the focal stimulus of perceived stress with the contextual stimulus or conflicts in the exchange of social support and passive/avoidance coping strategies with psychological distress. Psychological distress was considered an indicator of adaptation in the self-concept mode.

Nuamah, I. F., Cooley, M. E., Fawcett, J., & McCorkle, R. (1999). Testing a theory for health-related quality of life in cancer patients: A structural equation approach. *Research in Nursing and Health, 22,* 231–242.

The study was a secondary analysis of data collected from 375 newly diagnosed cancer patients, aged 60 to 92. The analyses did not support that all four response modes are interrelated but did find a strong association between the severity of illness and adjuvant cancer treatment and biopsychosocial responses, including a reduction in health-related quality of life. Thus, the RAM proposition that environmental stimuli influence the biopsychosocial responses was supported. Findings suggest that nursing should seek to identify the needs of those receiving adjuvant cancer treatments and to help manage the severity of the illness.

Sabatine, M. (2003). Exercise and adaptation to aging in older women. *Dissertation Abstracts International, 64*(08), 3748B. Abstract retrieved July 2, 2007, from Dissertation Abstracts Online.

This study tested an assumption from the RAM: that exercise has a positive relationship to each of the adaptive modes (physiological: health status; role function: functional status; self-concept: self-esteem; interdependence: interpersonal relationship) and that the four modes are interrelated. Findings included positive relationships between exercise and health status, functional status and self-esteem, as well as support for the interrelatedness of the four modes. The relationship between exercise and interpersonal relationships was not statistically significant. The importance of this study includes its support for exercise as a positive adaptation factor in aging.

Smith, B. J. A. (1989). Caregiver burden and adaptation in middle-aged daughters of dependent, elderly parents: A test of Roy's model. *Dissertation Abstracts International, 51*(05), 2290B. Abstract retrieved July 2, 2007, from Dissertation Abstracts Online.

This longitudinal study sought to detect changes in caregiver burden and in the four modes of adaptation in a convenience sample of 30 40- to 60-year-old daughters who were caring for a dependent elderly parent. Caregiving had begun at some time before the beginning of the study. Caregiver burden scores were consistently at a high moderate perception throughout the six weeks of the study. Therefore, changes in physical symptoms (physiological mode), self-esteem, role function, and interdependence could not be assessed. It was noted that measures of physiological dysfunction were higher than established norms throughout the study. Self-concept and interdependence scores also remained high for the duration of study, and role scores were positive. It was recommended that the study be repeated with subjects entering the study at the beginning of the caregiving process.

Velos Weiss, J. C. (1998). Lifestyle and angina in the elderly following elective coronary artery bypass graft surgery. *Dissertation Abstracts International, 59*(04), 1589B. Abstract retrieved July 2, 2007, from Dissertation Abstracts Online.

This study identified lifestyle as the focal stimulus and angina as the physiological mode response. Subjects were 166 males and females, 65 years of age or older, who were one year post-coronary-artery-bypass surgery. Correlational analyses supported weak relationships between the contextual stimuli of number of veins used for the surgery and the number of sequential vein grafts with the response of angina. Significant lifestyle predictors of angina were smoking tobacco products and being less than fully active. The study supported the RAM relationship between selected stimuli and physiological mode response.

Weiss, M. E., Hastings, W. J., Holly, D. C., & Craig, D. I. (1994). Using Roy's Adaptation Model in practice: Nurses' perspectives. *Nursing Science Quarterly, 7*, 80–86.

This qualitative study investigated the use of the RAM in hospital-based nursing practice. The RAM was found to be useful in focusing, organizing, and directing nurses' thoughts and actions in relation to patient care. Nurses who used the RAM perceived an improved quality of both nursing process and patient outcomes. However, the level of integration of the RAM into practice varied among the nurses in the study. Those with prior education in the RAM who also participated in professional advancement activities had higher levels of integration, while those who did not have such education and who were resistant to change were less likely to integrate the model into practice.

第10章

Neuman システムモデル
The Neuman Systems Model

Betty Neuman

Julia B. George

　Betty Neuman は，1924年にオハイオ州で100エーカー（40.5ヘクタール）もの広大な農園を営む一家に生まれた。3人きょうだいの第2子で1人娘だった。11歳のとき，6年間にわたり腎疾患の治療で入退院を繰り返していた父親が亡くなった。父が看護師を賞賛していたことが，Neuman の看護に対する考え方と優れた臨床看護師を目指そうする気持ちに大きく影響を及ぼした。また，農村地域で助産師をしていた母親の仕事からも大きな影響を受けている。

　高等学校卒業後，Neuman には看護教育を受ける経済的余裕がなかった。そこでオハイオ州デイトンで航空機器の修理工や，航空機関連会社で製図士として働いたり，また簡単な料理のコックとして仕事をしながら自分の教育資金を貯める一方，母と弟の生活を支えていた。そうした最中，学生軍事訓練隊看護師プログラム（Cadet Nurse Corps Program）が創設されたので，予定より早く病院付属看護学校へ入学することができた。

　1947年に Neuman はオハイオ州アクロン市の Peoples 病院（現 Akron General メディカルセンター）看護学校を卒業した。その後，California 大学 Ros Angeles 校で保健師として看護学士（1957）と，公衆衛生・精神保健看護師コンサルタントとして修士号を取得した（1966）。Grand Valley 州立大学（ミシガン州アレンデール市）と Neumann 大学（ペンシルバニア州アストン市）からは，名誉博士の称号を受けている。1993年には米国看護アカデミー特別会員になった。

　Neuman は様々な病院でスタッフナース，看護師長，個人契約看護師として実践に携わってきた。地域でも，学校および産業看護，個人開業医である夫の診療所看護師，地域精神保健施設でのカウンセリングや危機介入など，様々な分野で活動に携わった経験がある。修士号を取得してから6カ月後の1967年には母校の看護学部長に就任し，教員，著者，講師およびコンサルタントとして，看護や他職種間協働のヘルスケアの分野で活躍してきた。

　1973年に Neuman は家族と共にオハイオ州へ戻り，以来，州の精神保健コンサルタントの仕事，また継続教育の仕事に従事しながら，Neuman モデルの開発を続けた。Neuman は，結婚および家族カウンセラー（現在は結婚および家族セラピスト）としてカリフォルニア州で最初に資格認定された看護師の1人で，米国結婚・家族セラピスト協会（American Association of Marriage and Family Therapists）の臨床研究員であり，個人開業カウンセリングを行っている。また，カリフォルニア州の不動

産取扱免許を持ち，個人パイロット免許も取得している．専門職としての活動の他に，不動産管理や投資にも関心があり，健康維持および増進活動と同様に，持てる力を存分に発揮している．

「Neumanシステムモデル」はもともと1970年にCalifornia大学Los Angeles校の大学院で，学生の要望に応え，人間の生理的・心理的・社会文化的・発達的側面についての概論を教える入門コース向けに開発された（Neuman, 2002a）．モデルは，この内容を全体論に基づき統合させて構築する補助教材として開発され，2年にわたる評価期間を経て，初めて『Nursing Research』誌に発表された（Neuman & Young, 1972）．それ以来，世界中で最も広く使用される看護モデルの1つとなった．

Neuman（1982b, 1989b, 1995, Neuman & Fawcett, 2002）は，『The Neuman Systems Model（Neumanシステムモデル）』[1] を第4版まで出版している．また，『Conceptual Models for Nursing Practice（看護実践の概念モデル）』[2] と，Parkerの『Nursing Theories and Nursing Practice（看護理論と看護実践）』でも，全ての版で複数の章を担当した（Neuman, 1974, 1980, 1989a, 1990b）．Neumanは，モデルの研究を続けるだけでなく，1988年にNeumanシステムモデル理事会（Neuman Systems Model Trustees Group）を設立した．理事会の協定書には，モデルを本来の完全な状態で存続・保存・保護するという設立目的が記されている．原版のNeumanシステムモデル図（図10-1）に今後永続的な変更を多少とも加える場合は，理事会の全会一致の承認を得なければならない（Neuman & Fawcett, 2002）．理事会はNeumanシステムモデルについて専門的な助言をし，ペンシルバニア州アストン市にあるNeumannカレッジにNeumanシステムモデル文書館を設置して関係書目を保管し，2年ごとにNeumanシステムモデルシンポジウムを開催している（Gigliotti, 2003）．Neumanシステムモデル理事会ウェブサイトのアドレスは，http://www.neumansystemsmodel.org である．

Neumanシステムモデルの開発

Neuman（2002a）は，「互いに助け合って生きる *helping each other live*」という自身の理念が，Neumanシステムモデルのホリスティックなシステムの観点を育む支えになったと言っている．また，多種多様な医療現場や地域社会での臨床経験と，ストレスとシステムの理論的な観点を活用してモデルを開発した．Caplan（1964）の予防レベルの考え方もモデルに組み入れられた．その他，Beckstrand（1980），de Chardin（1955），Cornu（1957），Edelson（1970），Emery（1969），Laszlo（1972），Lazarus（1981），Oakes（1978），Putt（1972），Selye

---

[1] 訳注：邦訳：野口多恵子，河野庸二，塚原正人 監訳：ベティ・ニューマン看護論．医学書院；1999.
[2] 訳注：邦訳：小野寺杜紀 他訳：看護モデル：その解説と応用．日本看護協会出版会；1985.

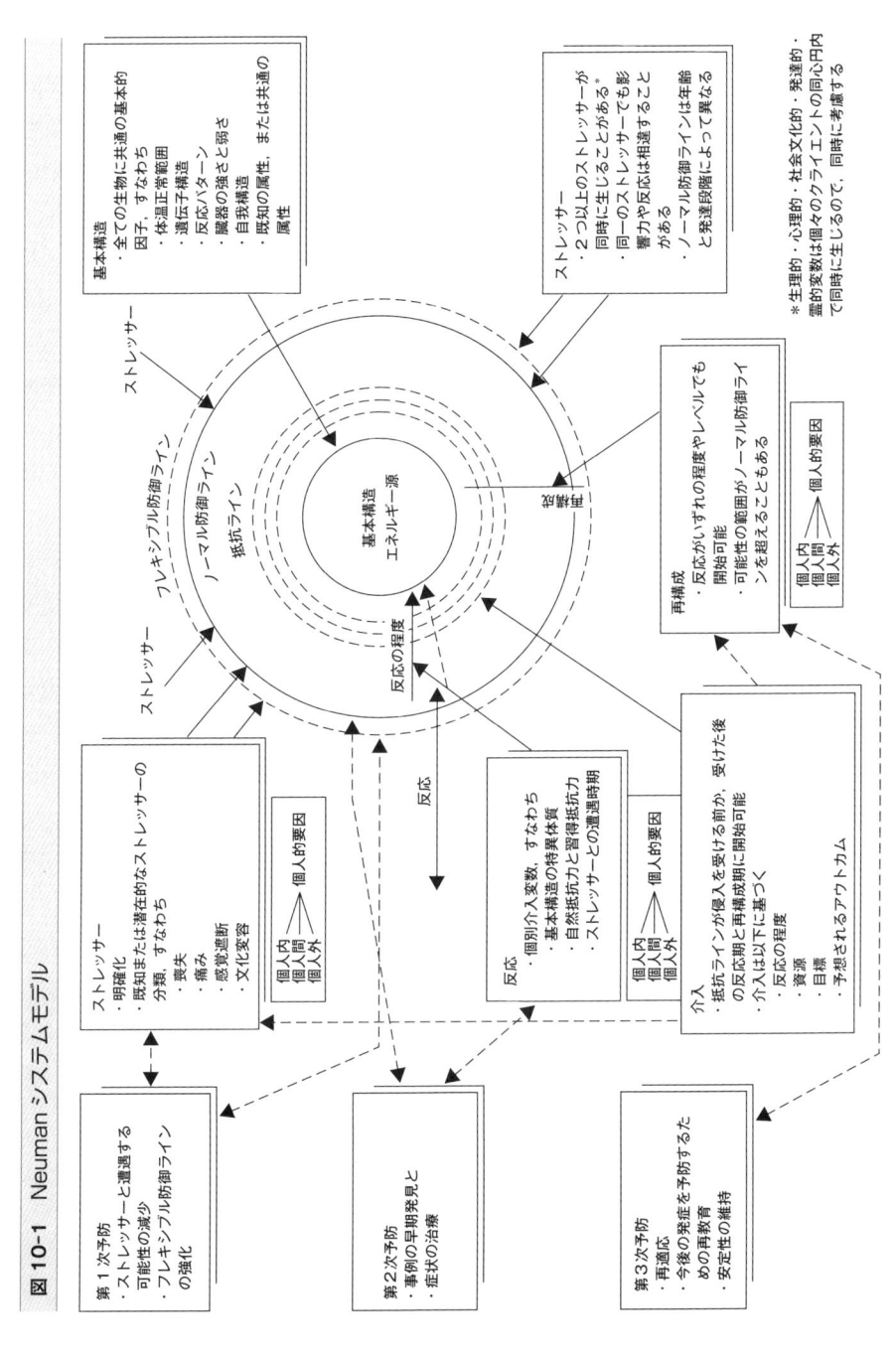

第10章 ◆ Neuman システムモデル　265

図10-1　Neuman システムモデル

基本構造
- 全ての生物に共通の基本的因子，すなわち
  - 体温正常範囲
  - 遺伝子構造
  - 反応パターン
  - 臓器の強さと弱さ
  - 自我構造
  - 既知の属性，また共通の属性

ストレッサー
- 2つ以上のストレッサーが同時に生じることがある*
- 同一のストレッサーでも影響力や反応は相違することがある
- ノーマル防御ラインは年齢と発達段階によって異なる

*生理的・心理的・社会文化的・発達的・霊的変数は個々のクライエントの同心円内で同時に生じるので，同時に考慮する

ストレッサー
- 明確化
- 既知または潜在的なストレッサーの
  - 分類
  - 痛み
  - 感覚遮断
  - 文化変容

個人内
個人間　→　個人的要因
個人外

円の中心： 基本構造　エネルギー源

同心円：ストレッサー／フレキシブル防御ライン／ノーマル防御ライン／抵抗ライン／反応の程度／抵抗ライン

再構成
- 反応がいずれの程度やレベルでも開始可能
- 可能性の範囲がノーマル防御ラインを超えることもある

個人内
個人間　→　個人的要因
個人外

反応
- 個別介入変数，すなわち
  - 基本構造の特異体質
  - 自然抵抗力と習得抵抗力
  - ストレッサーとの遭遇時期

個人内
個人間　→　個人的要因
個人外

介入
- 抵抗ラインが侵入を受ける前か，受けた後の反応期と再構成期に開始可能
- 介入は以下に基づく
  - 資源
  - 目標
  - 反応の程度
  - 予想されるアウトカム

第1次予防
- ストレッサーと遭遇する可能性の減少
- フレキシブル防御ラインの強化

第2次予防
- 事例の早期発見と症状の治療

第3次予防
- 再適応
- 今後の発症を予防するための再教育
- 安定性の維持

(Neuman, B. & Fawcett, J.〈2002〉. The Neuman Systems Model, 4th ed., p.13. Upper Saddle River, NJ：Prentice Hall. から許可を得て使用.)

（1950），von Bertalanffy（1968）などの研究も取り入れられている。

　モデルの元々のタイトル「A Model for Teaching Total Person Approach to Patient Problems（患者の問題への全人的アプローチの指導モデル）」は，補助教材としての由来を反映するものだった（Neuman & Young, 1972）。このモデルが教育分野だけでなく，臨床実践と研究の分野でも認められ活用され始めたときに，タイトルは「The Betty Neuman Health Care Systems Model：A Total Person Approach to Patient Problems（Neumanヘルスケアシステムモデル：患者の問題への全人的アプローチ）」に変更された（Neuman, 1974, 1980）。1982年に『The Neuman Systems Model』という本となり，モデルに関する章のタイトルは「The Neuman Health-Care Systems Model：A Total Approach to Client Care（Neuman医療システムモデル：クライエントケアへの全人的アプローチ）」に変わった（Neuman, 1982a, 1982b）。Neumanは1985年に「The Neuman Systems Model」というタイトルを使用し，それ以降，一貫してこれを使用している（Neuman, 1985）。

　Neumanシステムモデルでは，看護は1つのシステムと考えられているが，これは看護実践には相互作用の要因が含まれているという理由と，看護の役割と機能がますます多様化しているという理由からである（Neuman, 2002）。看護を開放系システムとする利点の1つは，ますます複雑化する看護の変化に対応し得る組織システムが必要とされていることから，看護分野のみならず様々な科学分野を一体化する力としてもシステムを使用できることである。システム理論の観点は，部分の重要性に価値を置きながら複雑な全体を認識するのに役立つ。部分間の関係と，部分間や全体と環境との相互作用は，システム―環境間の交換作用を捉えるメカニズムとなっており，これらを利用して動的に絶えず変化しているシステムの性質を支援することができる。

　Neuman（2002c）は，「全体論 *wholism*」は哲学的概念であると共に生物学的概念でもあるという考え方をしている。全体論には，システムが内部環境および外部環境からのストレッサーに反応するときの全体像や動的自由，創造力から生じる関係が含まれる。それぞれの構成要素は単独ではなく全体の一部として考慮しなければならない。そしてこの構成要素が，全体の認識に影響を及ぼすことになる。

Neumanシステムモデル

　Neumanシステムモデルは，ストレスとストレスに対する反応/潜在的反応に基づくもので，全体性，ウエルネス，クライエントの認識と動機，エネルギー，環境との相互作用を理念的基盤にしている（Neuman, 2002c）。重要な構成要素は，内部および外部環境と相互作用する生理的・心理的・社会文化的・発達的・霊的変数で構成されるクライエント/クライエントシステムと，最適なウエルネスに到達するための3つの介入としての予防レベルである（Neuman & Reed, 2007）。Neumanシステムモデルでは，クライエントは一個の開放系システムとみなさ

れ，このシステム内で入力，プロセス，出力，フィードバックのサイクルが繰り返されて動的組織的パターンが構成される。このようなシステム論的観点を使用すると，個人，集団，家族，コミュニティ，あるいは他のいずれの集合体であれ，いずれもクライエントとみなすことができる。これらのクライエントが成長と生存を目指して発達する過程で，開放系システムは絶えず分化して精緻に，あるいは複雑になる。システムが複雑になるにつれて，内部の調節条件も複雑になる。環境との交換作用はレシプロカルで，クライエントと環境は，双方共にプラスまたはマイナスの影響を及ぼし・及ぼされ合う関係にある。システム側が環境に順応することもあれば，システム側に合わせて環境を調整することもある。

理想は，システムの安定性が最適なレベルに到達することである。Neumanは，システムが安定すると活性化するというHeslin（1986）の見解に同意している。開放系システムとしてのクライエントシステムには，システム内外のシステムに混乱を招く様々な要因の間でバランスを取ろうとしたり，維持しようとしたりする性質がある（Neuman, 2002c）。Neumanはこれらの要因をストレッサーと呼び，ストレッサーにはプラスまたはマイナス効果のいずれかをもたらす力があるという見方をしている。ストレッサーに対する反応は，（まだ起きてはいないが）起こり得る場合もあれば，実際に起きていて反応と症状が確認できる場合もある。

Neumanシステムモデル図（**図10-1**参照）には以下のモデルの主要な側面が提示されている。「基本構造とエネルギー源 basic structure and energy resources」「生理的・心理的・社会文化的・発達的・霊的変数 physiological, psychological, sociocultural, developmental, and spiritual variables」「抵抗ライン line of resistance」「ノーマル防御ライン normal line of defense」「フレキシブル防御ライン flexible line of defense」「ストレッサー stressors」「反応 reaction」「第1次，第2次および第3次予防 primary, secondary, and tertiary prevention」「個人内，個人間および個人外因子 intra-, inter-, and extrapersonal factors」「再構成 reconstitution」。「環境」「健康」「看護」は，モデルには示されていないが，モデルに内在する部分である。クライエントシステムは一連の同心円で囲まれた基本構造として図に示されており，これは生体の開放系システムである。

基本構造とエネルギー源

基本構造，すなわち中心を成すコアは，種に共通する基本的生存因子によって構成される（Neuman, 2002c）。これらの因子には，システム変数（生理的・心理的・社会文化的・発達的・霊的因子），遺伝的特徴，システムを構成する要素の強みと限界などが含まれる。クライエントシステムが1人の人間の場合は，基本構造には体温を正常範囲内に維持する能力のような特徴，頭髪の色調や刺激に対する反応のような遺伝的特徴，様々な身体組織機能と組織間の相互関係などが含まれる。また，体力，認知能力，文化的観点，発達段階，価値体系のような5つの変数のそれぞれに関連したベースラインを成す特徴も存在する。

Neuman（2002c）は，システムの安定性を，システムの特徴が損なわれずに環境とのエネルギー交換が行われるときに生じる状態としている。これは開放系システムであり，安定性は動的である。出力がフィードバックされて入力されると，システムがシステムそのものを調節

しようとする。一方向への変化は，反対方向への補正的な動きによって無効にされる。システムの通常の，つまり安定した状態が障害されると，障害によって起こる混乱に対処しようとして，必要エネルギー量が急増する。安定性が保たれているとシステムはストレッサーに対処でき，最適な健康状態と統合性を確保したり保持したり維持することができる。

▼ クライエント変数

Neuman は原版では，看護ケアの受け手を個人および患者と特定していた（Neuman, 1974, 1980；Neuman & Young, 1972）。1982 年に章のタイトルで「クライエント」を使い，考察では「患者」を使っていた（Neuman, 1982a）。1989 年版刊行の頃までに，クライエント—ケア提供者間の協力関係を目指す動向を認識して，クライエント／クライエントシステムを一貫して使用している（Neuman, 2002c）。

Neuman（2002c）は個々のクライエントをホリスティックな見方で捉え，変数（生理的・心理的・社会文化的・発達的・霊的変数）を同時的かつ包括的に考慮している。「生理的 *physiological*」変数は身体の構造と内部・外部機能に適用される。「心理的 *psychological*」変数は精神的な過程と関係に適用され，「社会文化的 *sociocultural*」変数は社会的および文化的な期待，活動および影響に関係するシステムの機能に適用される。「発達的 *developmental*」変数は一生を通じての発達に関わる過程に適用される。「霊的 *spiritual*」変数は 1989 年に加えられ，霊的信念の影響に適用される。理想的な状況では，これらの変数が内部環境および外部環境のストレッサーに対して調和と安定性を保ちながら機能する。ストレッサーへのシステムの反応を，モデル図の同心円ごとにアセスメントする場合，それぞれの変数に留意する必要がある。看護ケアによってクライエントシステムの最適な安定レベルを向上させようとする場合は，断片化を避けることが極めて重要になる。

Neuman（2002c）は，霊的変数以外の 4 変数は看護領域では普通に理解されていると指摘している。霊的変数は，最近になってからモデルに加えられたので，かなり詳細に考察されている。これは基本構造を構成する生得的な要素とみなされ，クライエントに認識されている場合も認識されていない場合もあり，発達している場合もそうでない場合もある。Neuman は，霊的変数はクライエントシステムの他の変数全てに浸透しており，その存在と潜在的な力に全く気づいていない段階から，最適なウエルネスを支える高度に発達した霊的理解の段階に至るまでの連続体上に存在するという見方をしている。この連続体には霊的変数の存在を否定する段階も含まれる。

霊性は，Nightingale の時代から看護ケアに組み入れられてきた（Neuman & Reed, 2007）。Neuman（2002c）は，霊的変数を計り知れないエネルギーを秘めた種子にたとえている。種子は適切な環境条件が整えば生物になり，栄養の供給源になる。このエネルギーは，謙虚さや喜びを体験するような生命・生活事象から生まれ，「その真理を知って，生活場面で試してみなければならないようなもの」(p.16) として認識されるようになる。試した結果が思考パターンにプラスの影響を及ぼすと身体にもプラスに影響する。たとえば，幸福感は免疫系を強化する作用があり，悲哀や絶望感は逆の作用がある。Neuman は霊的エネルギーを「最初に精神で，

そして次に身体で」(p.16) 使用されるものとして説明している。

▼ 抵抗ライン

抵抗ラインは，基本構造を保護する働きがあり，環境ストレッサーがノーマル防御ラインに侵入すると活性化する。抵抗ラインが発動された反応の例に，免疫システムの活性化がある。抵抗ラインが効果的に反応すると，システムは再構成できる。抵抗ラインが効果的に反応できなかった場合，エネルギーが消耗し死に至ることもある。

▼ ノーマル防御ライン

システムの安定性という点では，ノーマル防御ラインは長期にわたり安定性を司る代表といえる（Neuman, 2002c）。これはシステムにとって通常の安定レベル，あるいは正常範囲のウエルネスの状態で，クライエントシステムがウエルネスから逸脱しているかどうかを決めるベースラインとして使われる。多様なストレッサーに対処していった結果として，ノーマル防御ラインは長い年月の間に変化する。ノーマル防御ラインによって示される安定性が，実際に環境へ反応できる範囲となる。

フレキシブル防御ラインによって十分に保護されなくなると，ノーマル防御ラインがストレッサーの侵入を受ける。ノーマル防御ラインが侵入を受けて突破されると，クライエントシステムが反応する。不安定さを示す症候や病いが出現することでこの反応は明らかになり，システムのストレッサーに抵抗する能力が低下することになる。

▼ フレキシブル防御ライン

フレキシブル防御ラインは，モデル図にはストレッサーに対する外側の境界線と，初期反応あるいは保護壁として示されている。フレキシブル防御ラインはクッションの役割をし，アコーディオンのように伸び縮みしてノーマル防御ラインから遠ざかったり，逆に近づいたりする（Neuman, 2002c）。これはノーマル防御ラインを保護し，衝撃を和らげてクライエントシステムを通常の安定した状態に保つ緩衝装置の役目をする。理想的には，フレキシブル防御ラインがストレッサーのシステムへの侵入を阻止する。フレキシブル防御ラインとノーマル防御ラインの間隔が広くなればなるほど，システムを保護できるレベルが高くなる。

フレキシブル防御ラインは，静止しているというよりも動的であり，栄養不良や睡眠不足，危険などの要因によって比較的短期間に変調しやすい。フレキシブル防御ラインは，単一のストレッサーの侵入を受ける場合もあれば複数のストレッサーの侵入を受ける場合もある。

▼ 環　境

Neuman（2002c）は環境を，クライエントまたはクライエントシステムを取り巻く全ての内部要因・外部要因や影響と定義している。クライエントが環境に及ぼす影響と，環境がクライエントに及ぼす影響は，どのようなときでもプラスかマイナスに作用する。クライエントシステムと環境どちらの変化も反応の方向性に影響を及ぼす。たとえば睡眠不足の人は十分に休

息している人たちよりも，環境からの感冒ウイルスに感染しやすい。

　内部環境とは，クライエントシステムの内部に存在する個人内環境である。内部環境は，クライエントシステムの境界線内にのみ存在する全ての力と，相互作用的な影響力によって構成される。

　外部環境は，クライエントシステムの外部に存在する個人間および個人外環境である。外部環境はシステム境界線外にある諸々の力と相互作用による影響力など，外的なものから成り立っている。

　1989 年に Neuman は第 3 の環境として「創造環境 created environment」を定義した。これは個人内・個人間・個人外環境である。創造環境はクライエントによって無意識のうちに育まれるものであり，システム全体の特徴を成すものである。創造環境は，内部環境および外部環境とエネルギー交換を行う開放系システムである。これは力動的で，システムの変数を全て無意識的に動員するとされているが，なかでも心理的および社会文化的変数の動員が顕著である。動員の目的は，システムの統合，統一，安定である。Lazarus（1981）の研究によると，この機能は内部および外部両環境を取り囲む保護的なコーピングシールドと考えられる。創造環境は絶縁体の役目をするので，この環境はクライエントシステムのストレッサーに対する反応を変化させることがある。その主な目的は，クライエントの健康にプラスの刺激を与えることである。Capers（1996）は，創造環境にはウエルネスに影響を及ぼす文化的要因が含まれることを強調している。創造環境は保護機能をもつものであるが，環境ストレッサーに反応するためにシステムに必要なエネルギーを使ってしまうと，システムにマイナスの影響を及ぼすことがある。

　創造環境のアセスメントには，ケア提供者は 3 つの点を明確にする必要がある。最初は，すでに創り出されているものは何か，そして創造環境はどのような性質かである。次に，それはどの程度使用され，クライエントがそれをどの程度重視していて，どのようなアウトカムがもたらされるのか。最後に，どのような保護が必要か，あるいは可能か，理想的な状態を創り出すことが可能であるかである。創造環境は，プロセスに基づく永続的な適応の概念であり，クライエントのウエルネス状態を向上させることもあれば，低下させることもある。

▼ ストレッサー

　Neuman（2002c）はストレッサーを，緊張を生み出して，システムを不安定にするような力を秘めている刺激と定義している。そしてストレッサーそのものは中立で，その影響をプラスやマイナスと判断するのはクライエント/クライエントシステムの認識であると考えている。システムは，一度に 1 つまたは複数のストレッサーに対応する必要が出てくる場合がある。重要なことはストレッサーのタイプ・性質・強度，システムがストレッサーに遭遇する時期，さらに必要とされるエネルギー量を含め，遭遇に対するシステムの反応や潜在的な反応の性質などを明確にすることである。反応は，1 つまたは複数のシステムのサブパーツやサブシステムで起こる。1 つのサブシステムの中で起きた反応は，次に発信源であるストレッサーに影響を及ぼすことになる。一時的であれ永続的であれ，システムが有益な方向に変化する可能性があ

れば，アウトカムはプラスになるはずである。

　ストレッサーはシステムの内部にも外部にも存在する。Neuman（2002c）はストレッサーの性質を，個人内，個人間，個人外に分類している。「個人内 intrapersonal」ストレッサーは，クライエントシステムの境界線内で生じ，内部環境と相互に関係している。個々のクライエントシステムの例としては自己免疫反応がある。「個人間 interpersonal」ストレッサーは，クライエントシステムの境界線外で生じ，システムに最も接近していて影響を及ぼす。例として役割期待が挙げられる。「個人外 extrapersonal」ストレッサーもシステムの境界線外側で生じるが，個人間ストレッサーに比べてシステムから離れている。社会政策などがその例である。個人間および個人外ストレッサーは，外部環境と関連している。創造環境には，個人内，個人間および個人外ストレッサーが含まれている。

▼ 健　　康

　Neuman（2002c）は健康を，最適なシステムの安定性，5つの変数間の調和，あるいはその時点で最良のウエルネス状態として明確化している。健康は，ウエルネスから病いへと続く連続体とみなされる（図10-2）。健康もまた動的なものであり，常にクライエントシステムの中で起こる正常範囲内での長期にわたる変化であるとも説明される。その健康レベルは，基礎構造の要因と，クライエントシステムの環境ストレッサーに対する反応と適応によって多様である。ウエルネスは，システムが利用できるエネルギーレベルに対し，侵入してきているストレッサーの，実際の影響または潜在的な影響がどのくらいかを特定することで決定できる。クライエントシステムは，必要なエネルギーが使用可能な量を超えると病いと死の方向へ向かい

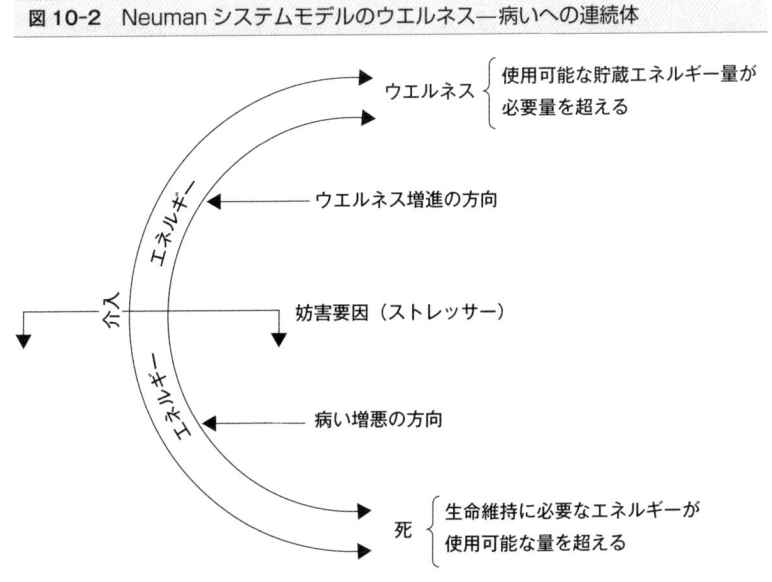

図10-2　Neumanシステムモデルのウエルネス―病いへの連続体

- ウエルネス：使用可能な貯蔵エネルギー量が必要量を超える
- ウエルネス増進の方向
- 妨害要因（ストレッサー）
- 病い増悪の方向
- 死：生命維持に必要なエネルギーが使用可能な量を超える

（Neuman, B. & Fawcett, J.〈2002〉. The Neuman Systems Model, 4th ed., p.23. Upper Saddle River, NJ : Prentice Hall. から許可を得て使用.）

（エントロピー），使用可能なエネルギーが必要量よりも多い場合や，必要量よりも大量に生成できる場合はウエルネスの方向へ向かう（負のエントロピー）。

反　　応

　反応は，図10-1で明らかにされているが，Neumanはそれを個別に考察していない。Neumanは反応とアウトカムはプラスの場合もあればマイナスの場合もあると指摘し，システムは負のエントロピーか正のエントロピーへ向かうと考察している。

予防介入

　システムのバランスを保持し，達成し，維持するために第1次，第2次，第3次介入が使用される。複数の介入としての予防策が同時に使用されることもある。

　「第1次予防介入 primary prevention-as-intervention」は，システムがストレッサーに反応する前に行われ，健康増進やウエルネスの維持が含まれる。第1次予防では，ストレスを予防してリスク因子を減少することにより，フレキシブル防御ラインを強化することが焦点になる。この介入は，リスクや偶発的な危険性が明らかになった時点で反応が起きる前に開始される。活用される方策として，予防接種，健康教育，運動，ライフスタイルの変更などがある。Neuman（2002c）は，健康増進はクライエントとケア提供者の主要な関心領域であり，理想的な状況では，最適なウエルネス増進を目指すために，第1次予防介入の構成要素である健康増進を，第2次予防介入および第3次予防介入と併用すべきであると述べている。

　「第2次予防介入 secondary prevention-as-intervention」は，システムがストレッサーに反応した後に開始され，出現している症状に対して行われる。第2次予防では，内部の抵抗ラインの強化を焦点にして，症状の適切な治療によって基本構造を保護する。この意図は，システムの安定性を最適なレベルまで回復しながら，同時にエネルギーを温存することである。もし第2次予防がうまく機能せず再構成が起こらなければ，基本構造はシステムと機能を存続させることができなくなり，死に至る段階に入る。第2次予防の例には鎮痛薬やポジショニングによる疼痛緩和が含まれる。

　「第3次予防介入 tertiary prevention-as-intervention」は，第2次予防による治療サービスがシステムに施された後に始まる。その目的は，現段階の体力を維持してエネルギーを温存し続けることでウエルネスを保持するか，クライエントシステムの再構成を保護することである。第3次予防は，システムの安定性が回復し始めた（再構成が開始された）後ならいつでも開始できる。第3次予防は，第1次予防の段階に戻っていくように発動させる。例としては，心臓リハビリテーションプログラムへの参加などが挙げられる。

再構成

　ストレッサーの侵入に対し治療が開始された時点で再構成が始まる。Neuman（2002c）は再構成を，システムの安定性の回復と維持と定義している。再構成によりノーマル防御ラインの範囲が広がりウエルネスのレベルが以前より高くなることもあれば，以前よりも低いレベル

でシステムが安定することもある。また病いより前のレベルまで回復することもある。これはストレッサーへのさらなる反応を防ぐためにクライエントの資源を適切に動員できるか否かにかかっており，適応の状態がいかに動的かを示すものである。

▼ 看　護

Neuman（2002c）はモデルの一部として看護についても考察している。看護の主な関心事は，クライエントシステムが安定したレベルを達成，維持または保持できるよう援助することである。最良のウエルネスという目標は，どのようなときにもシステムが可能な限り最大限の安定性を保っている場合に達成される。これはストレッサーの侵入による顕在的・潜在的な影響を正確にアセスメントして，第1次予防介入・第2次予防介入・第3次予防介入を通してクライエントシステムが最良のウエルネスに必要な適応ができるよう援助することによって成し遂げられる。看護師はシステムの安定性を支援しながら，クライエントシステム，環境，健康，看護を結びつけることになる。

▼ Neumanシステムモデルの独自の観点

Neumanは1974年にNeumanシステムモデルの基礎として明確化した前提を初めて発表した。1995年にはこれらの前提を命題と呼び，2002年にNeumanシステムモデル独自の観点を要約しながらこれらの命題を次のように説明している。

- クライエントシステムとしての個人または集団は，それぞれが独自の存在である。そしてシステムはそれぞれ基本構造に含まれる所定の反応の正常範囲内で，共通の既知の因子や生得的な特質によって構成される複合体である。
- クライエントは一個のシステムとして環境と絶えず動的にエネルギー交換をしている。
- 既知，未知および普遍的な環境ストレッサーが多数存在する。クライエントの通常の安定性，またはノーマル防御ラインを乱す可能性の度合いは個々のストレッサーによって異なる。クライエント変数（生理的・心理的・社会文化的・発達的・霊的変数）間の特定の相互関係は，どの時点においても，1つまたは複合体のストレッサーへの可能な反応に対して，フレキシブル防御ラインがどの程度までクライエントを守ることができるか，その度合いに影響を及ぼす。
- 個々のクライエント/クライエントシステムは，ノーマル防御ライン，すなわち通常のウエルネス/安定状態と呼ばれる，環境に対する反応の正常範囲を広げ続けている。これは多様なストレスとの遭遇に対処し続けることで時間をかけて変化してきたという意味である。ノーマル防御ラインは，健康からの逸脱を測定する基準として使用できる。
- フレキシブル防御ラインのクッション作用，つまりアコーディオン様の効果によってクライエント/クライエントシステムを環境ストレッサーから保護できなくなると，ノーマル防御ラインはストレッサーに突き破られる。ストレッサーに対するシステムの反応や起こり得る反応の性質と程度は，変数（生理的・心理的・社会文化的・発達的・霊的変数）間

の相互関係に左右される。
- クライエントは，ウエルネスであれ病いであれ，変数（生理的・心理的・社会文化的・発達的・霊的変数）間の相互関係によって構成される力動的な複合体である。ウエルネスは，システムがその安定性を最適な状態に維持するのに必要な利用可能なエネルギーの連続体上に存在する。
- それぞれのクライエントシステムは，抵抗ラインと呼ばれる一連の内部抵抗因子を備えている。これはクライエントを通常のウエルネス状態（ノーマル防御ライン）に戻して安定させ，場合によっては環境ストレッサー反応以前よりも高いレベルの安定性を取り戻させることもある。
- 第1次予防は，環境ストレッサーに関係する潜在的なまたは実際の危険因子を明確にし，軽減または緩和させ，起こり得る反応を予防するためにクライエントのアセスメントや介入に一般的知識を適応することに関連している。健康増進という目標は第1次予防に含まれる。
- 第2次予防は，ストレッサーへの反応に続く症候，介入の適切な優先順位の設定および症状緩和のための治療などに関連している。
- 第3次予防は，再構成が始まって，修復因子の働きによってクライエントが循環しながら第1次予防の段階に戻るときに起こる適応のプロセスと関係がある。（Neuman, 2002c, p.14）

Neumanシステムモデルと看護のメタパラダイム

　Neumanは，看護のメタパラダイムにおける4つの主要概念をモデルの一部として位置づけ考察している。以下にそれぞれの概念を簡潔に要約して提示する。
　「人間」は，内部および外部環境の力およびストレッサーの両者と相互作用する開放系システムと捉えられる。人間は絶えず変化しながら，動的に安定している状態，あるいは様々なレベルの病いに向かって動いている。この開放系システムは，5つの変数と共に中心を成す基本構造と保護的な防御ラインによって構成される。
　「環境」は，システムとその機能に密接な関連がある極めて重要な領域である。ここに内部，外部および創造環境が含まれる（Neuman, 2002c）。環境は，システムの影響を受けると共にシステムに影響を及ぼす全ての要因という見方もできる。
　「健康」は，システム安定の状態とその程度と定義され，ウエルネスから病いに至る連続体の中で考えられている（Neuman, 2002c）（図10-2参照）。安定性は，システムのパーツとサブパーツの全てのバランスが保たれて調和することで，全体のバランスが保たれているときに生まれる状態である。システムのニードが満たされると最適なウエルネス状態になり，満たされないと病いになる。生命の維持に必要なエネルギーがないと死に至る。

「看護」の第一の関心事は，ストレスに関連した状況あるいはストレッサーに対するクライエントやクライエントシステムの起こり得る反応に関連した状況で，適切な行動を見極めることである。看護介入の目的は，システムの適応や順応を援助することと，エネルギーの温存を焦点にして，クライエントシステムの変数間の安定性と，変数と環境ストレッサー間の安定性をある程度まで保持，回復あるいは維持することである。

臨床実践における Neuman システムモデル

　Neuman（1982b, 1995, 2002b）は，「Neuman システムモデル看護過程フォーマット」と呼ばれる3段階式の看護過程のフォーマットを紹介している（表10-1）。「看護診断」と題する第1段階では，データベースを使用してウエルネスからの逸脱を明確にし，仮の介入を展開させていく。第2段階の「看護目標」には，システムの安定性を保持，達成または維持するために，ケア提供者—クライエント間の介入方法に関する交渉が含まれる。第3段階の「看護アウトカム」には，予防対策モデルに基づいた看護介入，望ましい変化が起きているかどうかの確認や看護目標の再検討，短期目標の結果を使用した長期目標の決定，クライエントのアウトカムに基づく看護過程の妥当化などが含まれる。

　Freese, Neuman, Fawcett（2002）は，Neuman システムモデルをベースにした臨床実践のガイドラインを提示している。

- 臨床実践の目的は，クライエントが最適なシステムの安定性を保持，達成または維持できるよう援助することである。
- 臨床問題には，個人内，個人間および個人外ストレッサーに対する顕在的または潜在的な反応が含まれる。
- 臨床実践は，実質的にはどのような医療施設でも，また地域にあるどのような施設でも可能であり，たとえばクリニックや病院，ホスピス，家庭，そして地域の路上や歩道でも行われる。
- 臨床実践への正当な参加者は，顕在的または潜在的な個人内，個人間，個人外のストレッサーに直面している個人または家族や集団，コミュニティである。
- Neuman システムモデル看護過程フォーマットは，看護実践のプロセスに相当し，この中には診断，目標およびアウトカムの3要素が含まれる。
- Neuman システムモデル看護過程フォーマットを使用する場合は，クライエントシステムとケア提供者が互いに協力し合って，診断，目標およびアウトカムを決定する。
- 診断は，Neuman システムモデル診断分類法によって分類することができる。この分類法は，以下の項目に則って体系化されている。「クライエントシステム（個人・家族・集団・コミュニティ）」「反応レベル（第1次・第2次・第3次）」「ストレッサーに対応するクラ

表 10-1　Neuman システムモデル看護過程フォーマット

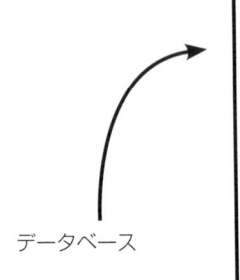

看護診断

データベース	ウエルネスからの逸脱を，相関関係性と制約に基づいて特定する	I．看護診断 　A．データベース：次の1〜7を基にして明確化する 　　1．クライエント/クライエントシステムの安全性を脅かす潜在的または顕在的なストレッサーの明確化と評価 　　2．基本構造因子と，エネルギー源の状態と強度のアセスメント 　　3．フレキシブル防御ラインおよびノーマル防御ライン，抵抗ライン，潜在的な反応の程度，反応，および/または反応後の再構成の潜在能力などの特徴のアセスメント 　　4．クライエント—環境間の潜在的および/または顕在的な個人内，個人間および個人外相互作用の明確化，分類および評価。5つの変数全てを考慮に入れて行う 　　5．過去，現在および今後の生活過程とコーピングパターンがクライエントシステムの安定性に及ぼす影響の評価 　　6．最適なウエルネスを目指すための顕在的/潜在的な内部および外部資源の明確化と評価 　　7．ケア提供者とクライエント/クライエントシステムとの認識の相違の明確化と解決 注：ケア提供者は，上記の領域全てに留意しながら，同時に（クライエント/クライエントシステム内で力動的な相互作用をする）5つの変数（生理的・心理的・社会文化的・発達的・霊的）にも留意すること 　B．ウエルネスからの逸脱：以下の1と2を基に特定する 　　1．理論とクライエント—データの統合を基に状態を明確化し，それを基にして包括的な看護診断名を記入する。クライエント/クライエントシステムのウエルネスレベル，システムの安定性に関するニード，望ましい目標達成基準への到達に利用できる全ての資源などを基に目標の優先順位を設定する 　　2．クライエントにとって望ましい安定性とウエルネスのレベルに到達すること，すなわちノーマル防御ラインの維持とフレキシブル防御ラインを保持することによって基本構造を保護するための仮の目標と介入
	望ましい変化に向けて，仮の介入を特定する	

イエントサブシステム（生理的・心理的・社会文化的・発達的・霊的）」「ストレッサー（システム内・システム間・システム外）」「ストレッサーのタイプ（生理的・心理的・社会文化的・発達的・霊的）」。

・クライエントシステムの防御および抵抗ラインがストレッサーの侵入をどの程度受けているのかによって，第1次・第2次・第3次予防介入としての臨床的介入が行われる。

・一般的なアウトカムは Neuman システムモデルから導き出される。クライエントシステム

表10-1 つづき

看護目標

望ましい変化を設定するためのケア提供者とクライエント/クライエントシステムとの交渉 → クライエント/クライエントシステムの安定性を保持・達成・維持するために交渉したケア提供者の介入方法	II．看護目標：以下のAとBを基に特定する 　A．看護診断の段階で分類されたニードと明確化された資源に基づいて，ウエルネスからの逸脱を修正するために設定された望ましい変化や目標達成基準についてクライエントと交渉する 　B．望ましい達成目標としてクライエントシステムの安定性を保持・達成・維持するために，適切な介入としての予防方法をクライエントと交渉する。アセスメントとクライエントのデータの統合に使用される理論的観点は，介入で使用される観点と類似している

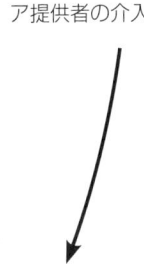

看護アウトカム

1つまたは複数の介入としての予防方略を活用した看護介入 → 短期目標のアウトカムは，中期・長期目標の決定に影響する ← 望ましい変化が起きているか否かの確認，あるいは看護目標の変更 ↓ クライエントのアウトカムによって看護過程と看護行為の妥当性を確認し，これをフィードバックして，その後必要に応じてシステムに入力できるようにする	III．看護アウトカム：A〜Dによって特定する 　A．以下の予防介入方略を1または複数使用して達成される看護介入 　　1．第1次予防（システムの安定性を保持するための行為） 　　2．第2次予防（システムの安定性を達成するための行為） 　　3．第3次予防（システムの安定性を維持するための行為）。通常は第2次予防介入後に行われる 　B．介入後の達成目標の評価。目標が達成された場合はそれを確認し，未達成の場合はシステムのフィードバックの原則に基づいて，その後の目標変更の基盤として役立てる 　C．その後の看護行為の中期・長期目標を短期目標の達成度と関連して設定する 　D．クライエントの目標達成度。これにより看護過程が妥当化される

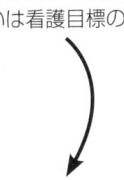

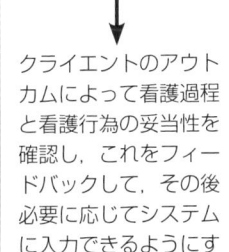

(Copyright ©1980, by Betty Neuman. Revised 1987 by Betty Neuman.)

に固有のアウトカムは，一般的なアウトカムを特定の臨床場面へ適用する形になる。
- Neumanシステムモデルに基づく臨床実践は，その時点で可能な限り高レベルの安定性を達成しやすくすることでクライエントシステムのウェルビーイングに貢献している。
- 研究結果を実際に臨床実践に当てはめることによって，臨床実践は研究と結びついている。また，臨床で遭遇する問題は，新たな研究問題になる。（p.38）

Neumanシステムモデル過程フォーマットの診断の段階では、看護師は包括的なクライアント・データベースの収集に専念して、現在のウエルネス状態の特定と、環境ストレッサーに対する顕在的または潜在的な反応を特定する。アセスメントの具体的な指針を**表10-2**に示す。収集したデータは優先順位を設定して関連する理論と比較し、あるいは統合してクライエントの状態を説明できるようにする。通常のウエルネス状態からの逸脱を明確にして、それらの印象の要約を作成する。要約には個人内因子、個人間因子、個人外因子が含まれる。データと理論を統合したものが「看護診断」のベースとなる。診断表記は臨床実践で使用するためにガイドラインに照らし合わせ、クライエントの全人的状態を反映させる必要がある。

　第2段階の看護目標では、ケア提供者とクライエント、つまりケアの受け手との交渉が必要になる。ケア提供者の全体的な目標は、クライエントがエネルギーを温存し、現状を乗り越える力としてエネルギーを使うよう導くことによって、理想的には、クライエントのウエルネスレベルを維持または向上することである。具体的なアウトカムは、看護診断から導き出される。目標の設定では、クライエントとケア提供者双方の認識を考慮しなければならない。アウトカムは、Neumanシステムモデルの看護目標の項目下では逸脱を修正する目標アウトカムとして明記される。これらは、明確にされたニードと、利用可能な資源が基本になる。アウトカムはクライエントと交渉して設定される。

　第3段階の看護アウトカムは看護介入と共に開始される。Neuman（2002b）によると、クライエントの包括的なデータベースと適切な理論を統合したものが看護行為の基本になる。この場合の理論は、クライエントとケア提供者の認識からみて、また、クライエントとケア提供者が環境内で機能できる能力をもつかどうかに照らして適切な理論ということになる。これらの行為を特定する様式が予防介入レベルである。**表10-3**にその看護行為の指針を示す。

　予防としてのこれらの看護介入実施後に評価をして、予想した望ましい変化が起きているかどうか確認する。確認できなければ目標を変更する。その後、短期目標のアウトカムに照らして当面の目標と長期目標を設定する。

　「Neumanシステムモデル看護過程フォーマット」を適用して実施された事例研究の一例を、**表10-4**に示す。

Neumanシステムモデルの批評

1. 理論の歴史的背景は？

　Neumanシステムモデルのベースになる観点は、研究の中で論理的な順序を踏まえ明確に詳述されている。Neumanは、ストレス、システム、予防レベル、システム内の全体論、コーピング、ゲシュタルト理論などに関し、文献の情報だけでなく、自身の臨床看護経験も生かしていることを明らかにしている。こうした文献を研究することでNeumanの展開する関係につい

表 10-2 アセスメントおよび介入ツール

A. 入力情報の要約
  1. 氏名＿＿＿＿＿＿＿＿＿＿＿＿＿＿
     年齢＿＿＿＿＿＿＿＿＿＿＿＿＿＿
     性別＿＿＿＿＿＿＿＿＿＿＿＿＿＿
     未婚・既婚（婚歴）＿＿＿＿＿＿＿
  2. 紹介元と関連情報＿＿＿＿＿＿＿＿＿＿

B. クライエントが認識しているストレッサー
  （クライエントの意識レベルが低下していたり，責任能力がない場合には，家族か他の情報源からデータを入手する）
  1. あなたは，健康上の問題によってどの領域が大きなストレスになっていると思いますか？（領域の確認）
  2. 現在の状況は普段の生活と比べてどのように違いますか？（生活パターンの確認）
  3. 今までに同じような問題を経験したことがありますか？ ある場合は，それはどのような問題で，どのように対処しましたか？ うまく対処できましたか？（過去のコーピングパターンの確認）
  4. 現在の状況から，どのような将来を予期していますか？（知覚因子，すなわち「現実」対「歪曲」──期待，現在および今後予想されるコーピングパターンの確認）
  5. あなたは自分のためにどのようなことをするつもりですか？ どのようなことができると思いますか？（知覚因子，すなわち「現実」対「歪曲」──期待，現在および今後予想されるコーピングパターンの確認）
  6. ケア提供者，家族，友人，あるいは他の人たちに何をしてほしいと思いますか？（知覚因子，すなわち「現実」対「歪曲」──期待，現在および今後予想されるコーピングパターンの確認）

C. ケア提供者が認識しているストレッサー
  1. あなたは健康上の問題によってどの領域がクライエントの大きなストレスになっていると思いますか？（領域を明確にする）
  2. 現在の状況はクライエントの日常的な生活パターンと比べてどのように違うと思いますか？（知覚因子，すなわち「現実」対「歪曲」──期待，現在および今後予想されるコーピングパターンの確認）
  3. クライエントは今までに同じような状況を経験したことがありますか？ ある場合は，そのときのクライエントの行動を，あなたはどのように評価しますか？ それらの行動は成功したと思いますか？（過去のコーピングパターンを明確にする）
  4. クライエントの現在の状況から，どのような将来を予期していますか？（知覚因子，すなわち「現実」対「歪曲」──期待，現在および今後予想されるコーピングパターンの確認）
  5. クライエントは自分のためにどのようなことができると思いますか？（知覚因子，すなわち「現実」対「歪曲」──期待，現在および今後予想されるコーピングパターンの確認）
  6. クライエントはケア提供者，家族，友人，あるいは他の資源に対してどのようなことを期待していると思いますか？（知覚因子，すなわち「現実」対「歪曲」──期待，現在および今後予想されるコーピングパターンの確認）

印象の要約
  クライエントとケア提供者との間に認識の相違や歪曲があれば，状況に関連して，いかなる相違についても記録する。

D. 個人内因子
  1. 身体的因子（例：動作レベル，身体機能の程度）
  2. 心理・社会文化的因子（例：態度，価値観，期待，行動パターン，コーピングパターンの特徴）
  3. 発達的因子（例：年齢，発達状態，現在の発達状態に関連する因子）
  4. 霊的因子，信念体系（例：希望，支えになる因子）

E. 個人間因子
  例としては，上記 D 領域に影響を及ぼしているか，及ぼしていたかもしれない資源と家族，友人，ケア提供者などとの人間関係

F. 個人外因子
  例としては，上記 D および E 領域に影響を及ぼしているか，及ぼしていたかもしれない資源と地域の施設，財源，雇用などとの関係

表 10-2 つづき

G. 包括的な看護診断の表記

クライエントの認識やケア提供者の認識，あるいは臨床検査結果，他のケア提供者やサービス機関などから収集した総合的なデータに基づいてニードを確認し，優先順位を設定することで達成される。これらのデータを適切な理論と関連づける。再アセスメントは継続して続けられ，事前に定めた目標に基づく介入の効果にも関連する。効果的な再アセスメントには，クライエントの総合的な状況に関係する以下の項目が含まれる。

　a．ストレッサーの性質の変化と，優先順位の設定
　b．個人内因子の変化
　c．個人間因子の変化
　d．個人外因子の変化

再アセスメントでは，第1次，第2次，第3次予防介入カテゴリーに関連した目標の優先順位の変化に注目することが重要になる。この種のアセスメントツールは，クライエントの総合的な状況と，5つのクライエント変数（生理的，心理的，社会文化的，発達的，霊的）と環境との関係について現在と今後の進行状況を包括的に分析できる性質のものにすべきである。

(Neuman, B.〈1995〉. The Neuman Systems Model, pp.59-61. Norwalk, CT：Appleton & Lange.)

表 10-3 予防介入フォーマット

看護行為		
第1次予防	第2次予防	第3次予防
1. クライエント/クライエントシステムの安定性を脅かすストレッサーを分類する。ストレッサーの侵入を防ぐ	1. ストレッサーの侵入後，基本構造を保護する	1. 再構成の間に，最高レベルのウエルネスを達成して維持する。あるいは治療後に安定性を取り戻して維持する
2. 情報を提供して，現在のクライエント/クライエントシステムの強度を保持または強化できるようにする	2. 内部および外部資源を動員し，それを最大限利用して，安定性とエネルギーの温存を図る	2. 必要に応じて教育，再教育，再方向づけなどを行う
3. ポジティブなコーピングと機能性をサポートする	3. ストレッサーと，ストレッサーに対する反応を意図的に操作して，緩和を促進する	3. 適切な目標に向けてクライエント/クライエントシステムを支援する
4. 既存の，あるいは起こり得る有害ストレッサーに対する過敏な反応を緩和する	4. クライエント/クライエントシステムを励まし，教育して目標達成の過程に関与させる	4. 保健サービスの資源を調整して統合する
5. ウエルネスへの動機づけをする	5. 適切な対処および介入方法を促進する	5. 必要に応じて，第1次および第2次予防介入を提供する
6. 学際的な理論と疫学的な識見を調整して統合する	6. ウエルネスの達成にプラスの要因をサポートする	
7. 教育や再教育をする	7. 調整と統合によってアドボカシーを推進する	
8. ストレスをポジティブな介入方法として利用する	8. 必要に応じて第1次予防介入を提供する	

注：予防介入の各領域における看護行為の最優先事項は，ストレッサーの性質と，それらのクライエント/クライエントシステムへの脅威を特定することである。看護行為のカテゴリーに属する一般的な機能は，開始，計画立案，組織化，監視，調整，実施，統合，擁護，支援，評価などである。限定的ストレッサー分類の一例は，①剥奪，②過剰，③変化，④不耐性の4カテゴリーで説明される。

(Copyright ©1980, by Betty Neuman. Revised 1987 by Betty Neuman.)

表10-4　Neumanシステムモデルを使用した事例研究

入力情報の要約
氏名：Carolyn Miles
年齢：35歳
性別：女性
結婚歴：既婚
紹介元：クライエント本人

A．クライエントが認識しているストレッサー
　1．主なストレス領域または問題領域
　　　a．2週間前に，妊娠2カ月であることを知り，妊娠受診で来院
　　　b．第一子は生後11カ月。第2子を望んでいたが，今回の妊娠のタイミングについて複雑な思いを抱いている
　2．生活のパターン
　　　a．家事と娘の育児をしている
　　　b．教会の活動には積極的に参加している
　　　c．ペアレンティングに関係する地域での集まりに参加している
　　　d．協力的な家族と友人がいる
　　　e．以前との相違は？―嘔気と疲労を感じている
　3．今までに同じような問題を体験したことは？
　　　a．嘔気と疲労は，第一子を妊娠したときと似ている
　　　b．役立ったことは？―クラッカーを食べることと横になること。主に我慢した
　4．今後予想されること
　　　a．妊娠中の健康をどのように維持し，よちよち歩きの活発な娘の世話をどのようにすべきか懸念している（最初の妊娠は，在胎齢に比べて出生時体重が少ない低体重児の分娩だったので，懸念している）
　　　b．2歳未満の子ども2人の世話が負担になることも予想される
　5．クライエントが自分のためにできることは？
　　　a．家族や友人と，自分たちの体験について話す
　　　b．出産と育児に関する記事と本を読む
　　　c．「自分に期待しすぎないようにして，何もかもやろうとしないようにする――でもそれは難しい！」
　6．他の人たちに期待することは？
　　　a．家族が，出産予定日の前後に来てくれる予定なので，子どもの世話と家事をしてくれると思う
　　　b．夫は，料理の分担を増やし，家の掃除も手伝ってくれることになっている

B．ケア提供者（初回妊娠時に出生前ケアを担当した第1次ケア提供者）によって認識されたストレッサー
　1．主なストレス領域
　　　a．低体重児分娩の既往
　　　b．リラックスすることが困難なタイプAの性格
　2．通常の生活パターンと相違する状況を列記する
　　　a．妊娠による嘔気と疲労
　　　b．家族が増えることに対する懸念に対処すること
　3．クライエントが過去に体験した類似の状況
　　　a．妊娠による嘔気と疲労の体験
　　　b．2歳未満の子どもを2人もつことは未経験
　4．今後の予測
　　　a．クライエントはこの状況に対処できる――そのために，今後は支援と励ましが必要になる
　5．クライエントが自分のためにできることは？
　　　a．クライエントの支援システムを利用する
　　　b．必要な休息を取ることに焦点を当てる
　　　c．目標は健康的な子どもを出産することで，仕事は後回しにできることを忘れないようにする

表10-4	つづき（1）

6. クライエントが家族，友人，ケア提供者に期待すること
    a．正確な情報
    b．支援と励まし
    c．（クライエントの話に）耳を傾けること

印象の要約：クライエントとケア提供者の認識に，明らかな相違はない

C．個人内因子
  1．身体的
    a．身長：165.1 cm
    b．体重：56.7 kg（妊娠前の体重と変わりなし）
    c．体温：36.9℃，脈拍：76/分，呼吸：12/分
    d．BP：118/76 mmHg
    e．尿検査：尿糖（－），尿中アルブミン（－）
    f．ケア：自己とよちよち歩きの娘の日常生活活動作を全て行う
    g．予防接種：必要な予防接種は全て受けている
    h．睡眠時間：毎夜7～8時間
    i．喫煙も飲酒もしない
    j．低脂肪でバランスの取れた食事を摂取している。通常1日3食
    k．嘔気と疲労を体験しているという報告。現時点で一番のストレッサーである
  2．心理・社会文化的
    a．35歳，女性，既婚
    b．白人
    c．コミュニケーション学の修士号を取得
    d．ときどき孤独感を感じることがある。大勢の友人を招くことを好む。一番の親友が6～12カ月のうちに引っ越す予定である
    e．「ペースを落として，ゆっくりすること」が必要とわかっているが，実行することは難しい。「私はいつも盛りだくさんな計画を立てます。それをいつも実行しているので，どうすれば少なくできるのか本当にわからないのです。1つ良いことは，計画したことを全部できなくてもあまり気にならないことです」
    f．自宅住まい
    g．英語とスペイン語が堪能
  3．発達的
    a．「私はよき母親として今までやってきました。ですから今回の新たな難局にも対処できると思っています」
    b．「どうやって，全てのことをする時間を見つけられるか？」
  4．霊的・信念体系
    a．これは支援の領域で，心配の領域ではない
    b．教会の活動に活発に参加して，毎週の教会の礼拝に出席するのは大事なこと
    c．毎日聖書を個人で勉強している
D．個人間因子
  1．協力的な家族と友人がいる
  2．家族や友人としばしば電話で話をし，友人とは定期的に昼食を共にする
  3．自分の子どもと同じようなよちよち歩きの子どもをもつ友人と一緒に子ども同士を遊ばせている
  4．2歳未満の子どもを2人もつことに懸念を抱いている
  5．教会のプロジェクトに参加して，幼児教育プログラムの向上に取り組んでいる
  6．よちよち歩きの娘がいるので家では休息したいときに休息できない。これは最初の妊娠時の体験とは異なるので，前回のコーピング反応は効果的でない
  7．とても疲れている日もあるので，娘が静かな遊びに興味をもつように試してみるつもりでいる
  8．夫は在宅勤務が可能な日もあり，そのときは娘の世話も手伝ってもらえる

表10-4	つづき (2)

E. 個人外因子
   1. 地域には幼児向けの適切な昼間保育プログラム/施設がないので，育児から解放される必要があるときに地域で実際に受けられる支援は何もない
   2. 家族全員がヘルスケアを受けるのに問題はない

全体の要約
生理的：嘔気と疲労のストレッサーを伴う正常妊娠
心理・社会文化的：協力的な家族と友人がいる。自己期待に関連したストレッサー
発達的：年齢的に見て正常
霊的：信念体系は心強い支援になる

F. 包括的看護診断の表記
   1. 看護診断
      a. 妊娠に関連した嘔気と疲労（クライエント個人，第2次介入，生理的サブシステムとストレッサー，個人内システム）
      b. 2歳未満の子ども2人の育児に関連した知識不足（クライエントシステムとしての家族，第1次介入，発達のサブシステムとストレッサー，クライエントにはシステム間だが，家族にはシステム内）
   2. 目標（相互の合意に基づく望ましいアウトカム）
      a. 嘔気と疲労を管理して，通常の日常生活活動を継続できるようになる
      b. 2歳未満の子ども2人をもつことへのコーピング対策を立案する
      c. 健康的な妊娠のアウトカム（健康的な母親，父親，よちよち歩きの娘，乳児）を達成する
   3. 予防介入
      a. 嘔気と疲労の管理
         i. 第1次：ノーマル防御ラインが侵入を受けている——症状の出現
         ii. 第2次：よちよち歩きの娘が昼寝中にとる休息を含めて日常的な活動計画を立案する。嘔気を軽減する食品の種類や摂食パターンを調べる
         iii. 第3次：可能なときはいつでも休息するよう励まし続ける。夫にできる範囲で手助けしてもらう。日々の適切な栄養摂取を心がける。毎日少なめに計画することができるように，日々の活動計画をリストアップした日記をつける
      b. 2歳未満の子ども2人の育児に関する知識不足
         i. 第1次：配偶者，友人，家族，ケア提供者と最新の育児方法について話し合い，これらの方法をどのように取り入れていけるか検討する。ケア提供者は，年少児2人を育てながら常勤で仕事をしている友人と話しをするよう勧める
         ii. 第2次および第3次：現段階では必要なし。フレキシブル防御ライン・ノーマル防御ラインは効果的に機能している
      c. 健康的な妊娠のアウトカム
         i. 全体的な望ましいアウトカム：aとbに挙げられた予防介入
   4. 評価
      Carolynは妊娠38週で2,948gの健康な女児を出産し，「案ずるより産むが易しでした」と語った。2児の父親になった夫と姉になった娘は，新たな家族の誕生に大喜びしている。Carolynは「今も，毎日計画を立て過ぎないようにしています」と言っている。期待したアウトカムは達成された。

ての知識は豊富になるが，それはNeumanシステムモデルを理解するために不可欠ではない。

Neumanシステムモデルは，諸々の看護理論が一般システム理論に基づいて展開されていた時期に開発された。年代的には20世紀に看護理論展開の機運が高まっていた中期に相当する。Parse（1987）の全体性パラダイムの説明をベースにすると，Neumanシステムモデルはこのパラダイムにぴったり当てはまる。モデルは全体論に基づいているが，生理的・心理的・社会文化的・発達的・霊的という5つの変数に重きを置いている。システムの外部環境との相互作

用は，ストレッサーに適応する反応として，そしてストレッサーや環境を統制しようとする反応として説明されている。健康は動的状態とされ，防御ラインへの侵襲や，侵入の可能性を客観的にアセスメントすることで表現される。再構成と予防レベルは，標準的な状態の維持またはそれへの回復と定義することができる。ケア計画は，看護師の熟練したアセスメントに基づいて立案される。しかし，クライエントは独自の存在とみなされるので，意思決定はクライエントと共に行い，ケアについてもクライエントと交渉が行われる。Louis, Neuman, Fawcett（2002）はモデルによって明確化された関係の研究には，量的および質的研究方法の両方を活用することを支持している。

2. 理論に示されている基本概念とそれらの関係は？
3. 看護の関心事として提示されている重要な現象は？　重要な現象には人間，環境，健康，対人関係，ケアリング，目標達成，適応，エネルギーフィールドなどの他にも諸々の現象が含まれる。

　Neuman システムモデルの基本的な概念は，5 つの変数（生理的・心理的・社会文化的・発達的・霊的変数），予防介入レベル（第 1 次，第 2 次，第 3 次），防御ライン（フレキシブル防御ライン，ノーマル防御ライン，抵抗ライン），環境（内部，外部，創造），ストレッサー（個人内，個人間，個人外），健康，再構成，システムコア，看護である。これらは全て定義されている。しかしながら，Fitzpatrick と Whall（2005）が明らかにしたように，概念の操作的定義がされていれば，誰もが同じやり方でこれらの概念を確実に適用するのに役立つので，さらに有益になるはずである。ストレッサーに対する反応は，明確に定義されているとは言い難い。

　Neuman はこれらの概念を一貫して使用し，モデルを図式化して提示している（図 10-1 参照）。概念間の関係は論理的で，図に明確に定義されている。モデル図は，一見すると盛りだくさんだが，明確化された関係を論理的に提示した図であることは，体系的な分析によって裏付けられている。

4. 理論は誰に，どんな状況に，どのような方法で適用されるのか？

　このモデルはヘルスケアのために立案されており，看護ケアを受ける側の全て（個人，集団，組織，コミュニティ）に適用される。Neuman は「クライエント/クライエントシステム」という用語を使用しており，そのことによって，クライエントは個人を意味したり，集団を意味することができる。システム論の観点から見ると，モデルを活用する者がシステム（個人，家族，組織，その他諸々）を定義して，それからそのシステムにとっての基本構造と防御ラインを定義することができる。ホリスティックなシステム論的アプローチであり，特定の状況に限定されるものではなく，様々な状況で使用できる。このモデルが適用できない環境を見つけることは至難の業と言っても過言ではない。

　モデルは現象を説明し予測している。たとえば，防御ラインが活性化されたが効果的に機能せず，第 2 次予防介入によっても強化することができなければ，死の脅威に曝される。フレキシブル防御ラインが効果的に機能する場合は，システムへの差し迫った脅威はないが，潜在的

なストレッサーに対する反応を強化するために第1次予防介入が必要になる場合もある。

　Fawcett（2005）は，参加を望まないクライエントを対象にした実践でNeumanシステムモデルが役立つかどうか疑問を投げかけている。Neumanシステムモデルはケア提供者とクライエントの相互的な関与に重きを置いているので，確かにこれは対応を迫られる課題である。このような状況では，ケア提供者の認識がNeumanシステムモデルに基づく看護過程でかなり大きな役割を担うことになる。また，クライエントの個人間システムである家族やそれ以外の代理人の関与も極めて重要になるだろう。

5. 理論はどのような方法で検証できるか？

　Louisら（2002）は，Neumanシステムモデルに基づく研究のガイドラインを明記している。

- Neumanシステムモデルに基づく研究目標の1つは，クライエントシステムの保持，達成および維持に及ぼす第1次，第2次および第3次予防介入の効果を予測することである。Neumanシステムモデルに基づく研究のもう1つの目標は，予防介入のコスト，利益および有用性を明らかにすることである。
- 重要な現象には以下が含まれる：生理的・心理的・社会文化的・発達的・霊的変数，クライエント/クライエントシステムの中心を成す基本構造の特性，フレキシブル防御ラインおよびノーマル防御ラインと抵抗ラインの特性，内部・外部および創造環境の特徴，個人内・個人間・個人外ストレッサーの特徴，第1次・第2次・第3次予防介入の要素。
- 正確に研究すべき問題は，防御および抵抗ラインと共に，生理的・心理的・社会文化的・発達的・霊的変数に関するストレッサーがクライエントシステムの安定性に及ぼす影響の扱いについてである。
- 研究計画には，質的・量的研究アプローチを使用する帰納的および演繹的研究と，関連するツールの使用が含まれる。
- データにはクライエントシステムと調査者双方の認識が含まれ，病院，外来，在宅，コミュニティでデータ収集が行われる。
- 研究参加者は，個人，家族，集団，コミュニティ，組織，複数の協力関係者などのクライエントシステムである。調査者も研究参加者になる。
- 質的および量的研究方法の両方に関連したデータ分析法が適切である。
- 質的データ分析法を使用する場合は，フレキシブル防御ラインを調整変数，抵抗ラインを媒介変数とみなすべきである。
- Neumanシステムモデルに基づく研究結果は，ストレッサーとクライエントシステムの安定性との関係に及ぼす予防介入の影響に関する知識の向上に役立つ。
- 研究結果を実践に直接活用することによって，研究は臨床実践に結びつく。そして，臨床実践で遭遇する問題は新たな研究問題となる。（p.114）

　注目すべきは，とりわけ4番目のガイドラインで，Neumanシステムモデルに基づいて明確

にした関係の検証には量的および質的研究方法の両方が使用されると述べていることである。

　Neumanシステムモデルは，看護研究で最も広範囲にわたって使用されている看護モデルの1つである。1989年にLouisとKoertvelyessyは，Neumanシステムモデルを看護研究で最も頻繁に使用されている3大モデルの1つと報告した。Louis（1995）は，研究結果は「有意な関係なし」から「決定的な結果」を示すものまで広範囲に及ぶとしている（p.478）。それぞれの研究の厳密性を評価することと同時に，予防介入を使用する利点と，介入を適用した期間を評価する重要性について提言している。1999年にFawcettは1982～1997年に発表された200篇の研究結果を報告した。しかしながらこれらの研究のほとんどに，モデルの使いやすさや妥当性に関する結論は含まれていなかった。

　Gigliotti（1999a）は，防御ラインに関する記述の仕方が一貫していないので，研究間の比較は難しいと指摘している。たとえば引用した4篇の研究では，ストレッサーとそれに伴うフレキシブル防御ラインを強化する具体的な介入については全ての研究で考察されているが，個々の研究で異なるアウトカムの定義が使われていた。AliとKhalil（1989），Gigliotti（1999b）は「ノーマル防御ライン突破あるいは侵入」と言い，Louis（1989）は「抵抗ラインは活性化されず」という語を使用し，FreibergerとBryant, Marino（1992）は「抵抗ライン活性化」という表現を用いている。

　モデルから導き出される関係と諸理論については盛んに研究が行われている。しかし，用語の使用法と研究結果には統一性がない。Fawcett（1999）とGigliotti（1999a）は，Neumanシステムモデルの概念と研究対象の変数との関連性をさらに首尾一貫させて明確にする必要があると述べている。FawcettとGiangrande（2001, 2002）は，Neumanシステムモデルを基盤にした研究の集成的な文献調査を実施した。そしてNeumanシステムモデルを看護研究の指針として使用するよう提言すると共に，Neumanシステムモデルに基づく系統的研究プログラムが必要であると述べ，このような一貫した研究プログラムがなければメタ分析は実施できないとしている。

6. 理論は望ましいアウトカムを導く看護行為を生み出すか？

　Neumanシステムモデルを利用すると，3レベルの予防介入を使用して望ましいアウトカムを達成することが可能な看護行為を導き出せる。3レベルの介入の目的は，システムに侵入して病いを引き起こすストレッサーからシステムを守るために防御ラインが機能して，システムの再構成を行う，または統合された状態に戻ることにある。このモデルの強みは，3つの予防レベルを備えていることである。3つの予防レベルを備えることで，クライエントシステムのニードに応じて適切な看護行動がとれるようになっている。看護介入は健康状態を増進あるいは維持して疾病を予防し，クライエント/クライエントシステムを健康的な状態に戻すために使われる。

　ホリスティックなアプローチと観点はこのモデルの重要な部分であり，Neumanシステムモデルを治療的看護介入のガイドとして使用する看護師は，看護師がクライエントと相互作用する過程全体を通して3つの予防介入レベルを全て使用することができる。また，5つの変数を使用することも，クライエントの全体像に留意する一助となる。看護予防介入を導き出すため

にNeumanシステムモデルを使用することについて検証が行われている。『The Neuman Systems Model』第4版には，米国国内と世界各国のカリキュラム，看護実践および看護管理でのモデル使用例を取り上げた複数の章が収録されている。

「クライエントによって認識されているストレッサーは何か。それらのストレッサーにシステムはどのように反応しているか」という問いかけと，クライエントと共に設定する目標によって看護行為は決定される。原因と反応を焦点とすることで，望ましいアウトカムを達成できる可能性が高い看護行為が実施できる。Neumanシステムモデルは看護師がクライエントとケア提供者の認識に留意するよう導くので，両者の認識が一致していると，望ましいアウトカムを達成できる頻度が高くなる。たとえばPuetz（1990）は，看護師が個別のアセスメントを実施しないと，クライエントと看護師の認識は一致しない可能性が高いことを見出した。看護師がNeumanシステムモデルアセスメントガイドラインに従っていないと，認識が一致しないこと自体がクライエントのストレッサーになり，望ましいアウトカムの達成はあまり期待できなくなる。LowryとBeckman, Gehrling, Fawcett（2007）は，Neumanシステムモデルに基づいた実践ではケア計画はクライエント主導であるので，クライエントの満足感が大事なアウトカムとなるという理由で，クライエントとケア提供者の認識の一致が重要であると述べている。

7. 理論はどの程度普及しているか？

Neumanシステムモデルは最も普及している看護理論およびモデルの1つであり，世界中で直接的な臨床実践と看護管理，看護研究，看護教育で使用されている。世界中のこれらの分野でモデルを使用した例には，以下が含まれる。

- オーストラリア：南オーストラリア大学における**教育**での使用（McCulloch, 1995）
- ブラジル：仕事―健康―疾病 work-health-disease に関連した**実践**（Silveira, 2000）
- カナダ：**実践**：「慢性期ケア chronic care」（Felix, Hinds, Wolfe, & Martin, 1995），「コミュニティ/公衆衛生 community/public health」（Beynon, 1995；Beynon & Laschinger, 1993；Bunn, 1995；Drew, Craig, & Beynon, 1989；Mytka & Beynon, 1994），「老年学 gerontology」（Gibson, 1996），「HIV」（Mill, 1997），「看護管理 nursing administration」（Beynon, 1995；Craig & Morris-Coulter, 1995；Drew et al., 1989；Neuman, 1995），「整形外科 orthopedics」（Shaw, 1991），「小児科 pediatrics」（Galloway, 1993；Maligalig, 1994）
研究：「背部痛 back pain」（McMillan, 1995），「ケア提供者の負担 caregiver burden」（Semple, 1995），「クリティカルケア critical care」（Lunario, 2004），「糖尿病 diabetes」（Robinson-Lewis, 2004），「性同一性障害 gender identity disorder」（Janze, Watson, & Stevenson, 1999），「股関節手術患者 hip surgery patients」（Bowman, 1997），「腫瘍学 oncology」（Cava, 1992），「ラテックスアレルギー latex allergy」（Cowperthwaite, LaPlante, Mahon, & Markowski, 1997），「看護師協会会長 Nurses' Association Presidents」（Johnson, 1995），「知覚 perception」（Sheridan, 2005），「公衆衛生看護 public health nursing」（Mackenzie & Laschinger, 1995），「ストレス stress」（Montgomery & Craig, 1990；Samuels-Dennis, 2004），

「理論に基づくケア theory-based care」（Laschinger & Duff, 1991）

教育：「看護学校卒後プログラムおよび学士課程プログラム postdiploma and baccalaureate program」（Beddome, 1995；Craig, 1995；Crawford, Tarko, Ting, Gunderson, & Andrews, 1999；Neuman, 1995；Peternelj-Taylor & Johnson, 1996；Tarko & Crawford, 1999）

- 中国：研究：「腫瘍学 oncology」（Lin, Ku, Leu, Chen, & Lin, 1996）
- デンマーク：実践：「リハビリテーション rehabilitation」（Thygesen & Esbensen, 2008）：

  教育：「地域保健看護学 community health nursing」（Neuman, 1995）
- エジプト：研究：「腫瘍学 oncology」（Ali & Khalil, 1989）
- 英国：実践：「母乳栄養 breastfeeding」（Evely, 1994），「地域保健 community health」（Damant, 1995；Davies & Proctor, 1995），「ダウン症候群 Down syndrome」（Owens, 1995），「家族看護 family nursing」（Picton, 1995），「老年学 gerontology」（Beckingham & Baumann, 1990；Haggart, 1993；Millard, 1992；Moore & Munro, 1990），「総合的患者ケア general patient care」（Goodman, 1995），「集中ケア intensive care」（Black, Deeny, & McKenna, 1997；Wormald, 1995），「多発性硬化症 multiple sclerosis」（Knight, 1990），「周術期ケア perioperative care」（Parr, 1993），「リハビリテーション rehabilitation」（Bowles, Oliver, & Stanley, 1995）

  研究：「腫瘍学 oncology」（Hinds, 1990）

  看護教育（Ross, Bourbonnais, & Carroll, 1987；Vaughan & Gough, 1995）
- グアム：「学士課程教育 baccalaureate education」（Neuman, 1995）
- 香港：研究：「腫瘍学 oncology」（Molassiotis, 1997）：教育（Cheung, 1997）
- アイスランド：レイキャビク市 St. Joseph 病院における実践（Neuman, 1995）と Akureyeri 大学における学士課程

  教育（Neuman, 1995）
- イスラエル：「霊性 spirituality」の研究（Musgrave, 2001）
- オランダ：実践：「精神保健 mental health care」（Fawcett, 2004；Timmermans, 1999；Verberk, 1995）

  研究：「依存症 addiction」（Westrik, 1999）

  教育：「高等教育 higher education」（de Meij & de Kuiper, 1999；Fawcett, 2004）
- サウジアラビア：「卵巣切除による更年期 surgically induced menopause」（Al-Nagshabandi, 1993）
- 南アフリカ：実践：「小児科 pediatrics」（Orr, 1993）：研究：「意識的認識 conscious awareness」（Moola, 2004），「クリティカルケア看護師とストレス critical care nurses and stress」（Moola, Ehlers, & Hattingh, 2008），「ホリスティックケア holistic care」（Norrish, 2001），「小児科 HIV ケア pediatric HIV」（Orr, 1999）
- スウェーデン：実践：「地域保健 community health」（Engberg, Bjälming, & Bertilson, 1995），「避妊 contraception」（Lindell & Olsson, 1991），「病院ケア hospital care」（Neuman, 1995），「産業保健 occupational health」（McGee, 1995）

研究：「老年学 gerontology」（Lindgren & Olsson, 1999），「ユーモア humor」（Carras & Olsson, 1999）；Olsson & Leadersh, 1999），「減量 slimming」（Eilert-Petersson & Olsson, 1999），「看護学生のストレス stress in student nurses」（Agren, Fröistedt, & Olsson, 1999；Backe & Olsson, 1999）

　教育：「カレッジ college」（Engberg, 1995）
- 台湾：研究：「QOL quality of life」（Lee, R-P.2005）

　教育：（Neuman, 1995）
- タイ：研究：「心臓ケア cardiac care」（Pothiban, 1993），「地域資源の調整 coordinating community resources」（Noonill, Sindhu, Hanucharurnkul, & Suwonnaroop, 2007），「周産期リスクアセスメント perinatal risk assessment」（Lapvongwatana, 2000）
- トルコ：概念構築：「バーンアウト burnout」（Günüsen, Ustün, & Gigliotti, 2009）
- 米国：実践：「思春期 adolescents」（Cazzell, 2008），「上級実践 advanced practice」（Gigliotti, 2002；Russell & Hezel, 1994），「ケア提供者 caregivers」（Skipwith, 1994），「ケースマネジメント case management」（Bittinger, 1995；Mann, Hazel, Geer, Hurley, & Podrapovic, 1993），「心臓ケア cardiac care」（Lile, 1990），「認知障害 cognitive impairment」（Chiverton & Flannery, 1995），「地域看護 community nursing」（Cookfair, 1996；Gellner, Landers, O'Rourke, & Schlegel, 1994；Neuman, 1995；Neuman, 2005），「概念分析 concept analysis」（Reed, 1999）；「クリティカル看護 critical care nursing」（Bueno & Sengin, 1995），「クリティカルパス critical pathways」（Lowry, 1999），「文化 culture」（Capers, 1996），「抑うつ depression」（Hassell, 1996），「糖尿病 diabetes mellitus」（Baerg, 1991），「透析 dialysis」（Breckenridge, 1997a；1997b），「高齢者 elderly」（Burnett, 1999；LaReau, 2000），「終末期腎疾患 end stage kidney disease」（Graham, 2006），「家族アセスメント/看護 family assessment/nursing」（Berkey & Hanson, 1991；Flannery, 1991；Kahn, 1992；Ume-Nwagbo, DeWan & Lowry, 2006；Reed, 1993；Ridgell, 1993），「老年看護 gerontological nursing」（Delunas, 1990；Hiltz, 1990；Peirce & Fulmer, 1995），「ヘルスプロテクション health protection」（Bigbee & Jansa, 1991），「HIV ケア HIV care」（Miner, 1995；Pierce & Hutton, 1992；Simmons & Borgdon, 1991），「ホリスティックケア holistic care」（DiJoseph & Cavendish, 2005），「在宅ケア提供者 home caregivers」（Russell, Hileman, & Grant, 1995），「病院ベースのケア hospital-based care」（Davidson & Myers, 1999；Neuman, 1995；Scicchitani, Cox, Heyduk, Maglicco, & Sargent, 1995），「院内教育 in-service education」（Roberts, A. G., 1994），「集中ケア intensive care」（Fulbrook, 1991；Kido, 1991），「間質性膀胱炎 interstitial cystitis」（Kubsch, Linton, Handerson, & Wichowski, 2008），「長期ケア long-term care」（Schlentz, 1993），「多臓器不全 multisystem organ failure」（Bergstrom, 1992），「新生児集中ケア neonatal intensive care」（Ware & Shannahan, 1995）；「脳神経科学看護 neuroscience nursing」（Foote, Piazza, & Schultz, 1990），「麻酔専門看護師 nurse anesthesia」（Martin, 1996），「産科/被虐待女性 obstetrics/battered women」（Barnes-McDowell & Freese, 1999；Bullock, 1993），「腫瘍学 oncology」（Piazza, Foote,

Wright, & Holcombe, 1992；Weinberger, 1991)，「周産期看護 perinatal nursing」(Gigliotti, 1998；Trépanier, Dunn, & Sprague, 1995)，「精神科看護 psychiatric nursing」(Herrick, Goodykoontz, Herrick, & Hackett, 1991；Stuart & Wright, 1995)，「霊性 spirituality」(Beckman, Boxley-Harges, Bruick-Sorge, & Salmon, 2007)，「薬物乱用 substance abuse」(Mynatt & O'Brien, 1993；Waters, 1993)，「終末期疾患 terminal illness」(Lile, Pase, Hoffman, & Mace, 1994)，「理論に基づく実践 theory-based practice」(Dale & Savala, 1990；Derstine, 1992；Neuman, 1990, 1998)

研究：「AIDS 教育 AIDS education」(F. A. Brown, 1994)，「思春期の妊娠 adolescent pregnancy」(Sabatini, 2003)，「飲酒 alcohol use」(Rohr, 2006)，「抗生物質療法 antibiotic therapy」(Herald, 1993)，「不安 anxiety」(Wilkey, 1990)，「喘息 asthma」(Levi, 2001)，「学士課程教育 baccalaureate education」(Fulton, 1992；Lamb, 1998；Mirenda, 1995；Peterson, 1997；Roggensack, 1994；Speck, 1990)，「アロマセラピー aromatherapy」(Tweed, 1999)，「腰背部損傷/疼痛 back injuries/pain」(K. C. Brown, Sirles, Hilyer, & Thomas, 1992；Koku, 1992；Radwanski, 1992)，「血圧 blood pressure」(Picot, Zauszniewski, Debanne, & Holston, 1999；Young, 2000)，「母乳栄養 breastfeeding」(Cagle, 1996；Marlett, 1998)，「燃え尽き症候群 burnout」(Collins, M. A., 1996；Hansen, 2000；Marsh, 1997)，「ケア提供者 caregivers」(Jones-Cannon & Davis, 2005；Rowe, 1989)，「心血管系 cardiovascular」(Geiger, 1996；Harper, 1992；Kazakoff, 1990；Lijauco, 1997；Micevski, 1996；Metzger, 2006；Riley-Lawless, 2000；Williamson, 1992)，「ケアリング caring」(M. C. Roberts, 2002)，「脳血管発作 cerebral vascular accident」(Gifford, 1996)，「出産 childbirth」(Poe, 2002)，「慢性肺疾患患者 chronic lung disease patient」(Narsavage, 1997)，「研究の概念枠組 conceptual frameworks in research」(Grant, Kinney, & Davis, 1993)，「認知アセスメント cognitive assessment」(Flannery, 1995)，「クリティカル/集中ケア critical/intensive care」(Gavigan, Kline-O'Sullivan, & Klumpp-Lybrand, 1990；Ramsey, 1999；Watson, 1991)，「糖尿病 diabetes」(Barron, 1998；Casalenuovo, 2002)，「透析 dialysis」(A. M. Jones, 2002)，「老年学 gerontology」(Butts, 1998；C. R. Collins, 1999；Dunn, 2007；Kottwitz & Bowling, 2003；Rodrigues-Fisher, Bourguignon, & Good, 1993)，「悲嘆 grieving」(Reed, 2003)，「頭部外傷 head injury」(Grant & Bean, 1992；Henze, 1993；W. R. Jones, 1996；Neabel, 1998)，「健康増進 health promotion」(Fowler & Risner, 1994)，「HIV」(Gulliver, 1997；Norman, 1990；Simpson, 2000)，「在宅ケア home care」(Peoples, 1990)，「女性ホームレス homeless women」(Hemphill, 2005)，「ホスピス hospice」(Decker & Young, 1991)，「ユーモア humor」(Cullen, 1993)，「脂質異常症 hyperlipedemia」(Britt, 2006)，「予防接種 immunization」(Chilton, 1996)，「乳児のタバコ煙への曝露 infant exposure to smoke」(Flanders-Stepans & Fuller, 1999)，「職業的ストレス/職務満足度 job stress or satisfaction」(P. A. Hanson, 1997；Moody, 1996；Morris, 1991；Peters, 1997)，「長期ケア long-term care」(Petock, 1990)，「NICU neonatal intensive care unit」(Alliston, 2003；Bass, 1991)，「看護管理 nursing administration」(Rowles,

1992；Walker, 1994），「看護教育 *nursing education*」（Nortridge, Mayeux, Anderson, & Bell, 1992；Payne, 1993），「看護ビジランス *nursing vigilance*」（Geib, 2003），「看護師−患者関係と文化 *nurse-patient relations and culture*」（Butrin, 1992），「ナースプラクティショナーの実践 *nurse practitioner practice*」（Larino, 1997），「看護師の価値観 *nurses' values*」（Cammuso, 1994），「腫瘍学 *oncology*」（Allen, 1997；Jennings, 1997；Lancaster, 1991, 2005；O'Neal, 1993；Sabo & Michael, 1996；South, 1995），「整形外科 *orthopedics*」（Nicholson, 1995；Wright, 1996），「疼痛管理 *pain control*」（Vitthuhn, 1999），「ペアレンティング *parenting*」（Heaman, 1991；Krajewski, 2003），「患者の満足度 *patient satisfaction*」（Fukuzawa, 1995），「小児科 *pediatrics*」（Bishop, 2001；Chun, 2006；Courchene, Patalski, & Martin, 1991；Freiberger, Bryant, & Marino, 1992；Gray, 1998；Rosenfeld, Goldsmith, & Madell, 1998），「周産期ケア *perinatal care*」（Annamunthodo-Allen, 2005；Higgs, 1994；Lowry, Saeger, & Barnett, 1997；Wullschleger, 1999），「麻酔後ケア *postanesthesia care*」（Heffline, 1991），「精神科および地域ケア *psychiatric and community care*」（Chiverton, Tortoretti, LaForest, & Walker, 1999；P. L. Lee, 1995），「精神科ケア *psychiatric care*」（Waddell & Demi, 1993），「QOL *quality of Life*」（Robinson, 1998），「役割緊張あるいはストレス *role strain or stress*」（P. S. Brown, 2004；Gigliotti, 2007），「性的虐待 *sexual abuse*」（Barnes, 1993；Goble, 1991），「学校看護 *school nursing*」（Mannina, 1997；Zavala-Onyett, 2001），「共同ガバナンス *shared governance*」（George, 1997），「脊髄損傷 *spinal cord injury*」（Hayes, 1994），「霊性 *spirituality*」（Poppe, 2005），「学生と教育者のストレスと忍耐力 *stress and hardiness in students and educators*」（Cox, 1995；Hood, 1997），「ストレスと看護管理職 *stress and nurse managers*」（Holloway, 1995），「ストレッサー *stressors*」（Skalski, DiGerolamo, & Gigliotti, 2006），「薬物乱用 *substance abuse*」（Bemker, 1996；M. S. Hanson, 1995；Monahan, 1996；Poole, 1991），「乳児突然死症候群 *sudden infant death syndrome*」（Barnes-McDowell, 1997），「霊的ケア *spiritual care*」（Carrigg & Weber, 1997），「終末期疾患 *terminal illness*」（Hainsworth, 1996），「外傷ケア *trauma care*」（Bueno, Redeker, & Norman, 1992），「人工呼吸器患者 *ventilator dependent patients*」（Lowry & Anderson, 1993），「ウェルネスプログラム *wellness program*」（James, 2001），「女性の健康 *women's health*」（Parodi, 1997；Reeves, 2004；Scalzo-Tarrant, 1992；Taggart & Mattson, 1996；Tarmina, 1992）

教育：「準学士 *associate*」（Bloch & Bloch, 1995；Hilton, & Grafton, 1995；Lowry & Newsome, 1995；Moscaritolo, 2009），「学士 *baccalaureate*」（Bremner & Initili, 1999；Glazebrook, 1995；Klotz, 1995；Knox, Kilchenstein, & Yakulis, 1982；Kilchenstein & Yakulis, 1984；Madrid & Stefanson, 1999；McHolm & Geib, 1998；Neuman, 1995；Strickland-Seng, 1995；Walker, 1995），「学士と大学院生 *baccalaureate and graduate*」（Edwards & Kittler, 1991；Neuman, 1995；Stittich, Flores, & Nuttall, 1995），「インターディシプリナリ *interdisciplinary*」（Toot, Amaya, & Memmott, 1999），「大学院生 *graduate*」（Neuman, 1995）

・ユーゴスラビア：実践：「第 1 次医療 primary health care」(Neuman, 1995)；教育：「学士課程 baccalaureate」(Neuman, 1995)

　以上は Neuman システムモデルを使用した研究全てを網羅することを意図して作られたリストではないが，それにもかかわらずこのモデルが広範囲に普及していることを印象づける資料になっている。Lowry ら（2007）は，「ホリスティックで力動的な相互作用システム，有害なストレッサーと有益なストレッサーを焦点にし，そしてウエルネスを重視しているので，今後も人々が人々を必要とし続ける限り，Neuman システムモデルは効果的なモデルであり続けるはずである」(p.227) と自信をもって述べている。Neuman と Reed（2007）は，特にホリスティックな健康を重視する傾向が続くことは間違いないと確信している。そして Neuman システムモデルの用語はいずれの文化圏の看護師にも容易に理解できるので，このモデルは今後も普及して支持され続けるはずだと断言している。さらに Neuman, Newman と Holder（2000）は，Neuman システムモデルを看護リーダーシップの分野で使用して，サービスの分断化を避け，看護ケアの組織に明確な方向性を提示できるようにすることの重要性を確認している。

強みと限界

　Neuman システムモデルの主な長所は，柔軟性があり，看護のあらゆる分野，すなわち研究，管理，教育，実践で使用できることである。『The Neuman systems Model』第 3 版と 4 版には，米国国内全域とオーストラリア，カナダ，イングランド，オランダ，スウェーデン，タイ，ウェールズなどの国々の，看護のあらゆる領域に普及しているこのモデルの使用例を取り上げて考察した章が多数含まれている。このように広範囲にわたって受け入れられていることが，このモデルが本質的に万人に共通して適用できることを裏付けている。

　Neuman（2002）は，これは看護向けに立案されたモデルだが，他の医療分野でも使用することができると報告している。このことは長所という見方もできれば，短所という見方もできる。長所としては，このモデルが複数の医療分野で使用されれば，クライエントケアへの首尾一貫したアプローチが容易になることである。Neuman が提唱するアセスメントツールを基に，全ての分野で似たようなデータ収集技法が使用されれば，恐らくクライエントは同じような質問に何度も（少なくとも医療分野ごとに一度ずつ）答える必要はなくなるはずである。短所としては，このモデルが様々な分野で役立つとすれば，看護に固有のモデルではなくなるので，看護実践を他分野の実践から識別できなくなるかもしれないということである。

　モデルの最大の弱点は，用語のさらなる明瞭化が必要なことである。個人間ストレッサーと個人外ストレッサーは，もう少し明瞭に識別される必要がある。個人間ストレッサーは 2 者の間で生まれ，個人外ストレッサーは集団や社会と個人の間で生まれるのではないかと言えるかもしれないが，この点は明瞭に識別されていない。その他にかなり詳細な説明が必要な領域は，

ウエルネスからの逸脱と，ウエルネスレベルをいかに明確化するかということである。また，反応も定義される必要がある。

　Neumanシステムモデルの説明には一貫性に欠ける点がいくつかある。反応は，図式には含まれているが，本文では具体的に説明されていない。逆に健康，環境および看護は，文章には組み入れられているが，図には掲載されていない。この図に加えられるいかなる変更にもNeumanシステムモデル理事会で満場一致の合意が必要とされることから，この図がモデルの最も重要な表記であるとみなされるのではないだろうか。この推測を基にすると，論理的には，言語で表現される概念は図式から導き出されているものと考えられる。

　その他の一貫性に欠ける点は，Neumanが重視するホリスティックなアプローチとクライエントシステムに関する包括的な再考，そして健康と病いに関する考察に関連する。ホリスティックで包括的な見解は，開放系システムと関連している。健康と病いの状態は連続体上に表示されて，健康に向かう動きを負のエントロピー，病気に向かう動きをエントロピーと説明している。エントロピーは，開放系システムというよりも閉鎖系システムの特徴である。Neumanは病いのレベルよりもウエルネスのレベルについて言及しているが，健康と病いが二元的なものであるかどうかは明確にしていない。

要　約

　Neumanシステムモデルは，大学院生にクライエントケアへの統合的アプローチを教える補助教材として開発された。これは一般システム理論に基づくモデルで，クライエントを環境のストレッサーに反応する開放系システムと捉えている。クライエント要因は，生理的・心理的・社会文化的・発達的・霊的変数である。クライエントシステムは，抵抗ラインで保護された基本（コア）となる構造を有している。通常の健康レベルは，フレキシブル防御ラインにより保護されているノーマル防御ラインであるとみなされる。ストレッサーは，個人内，個人間，個人外ストレッサーで，これらは内部環境，外部環境および創造環境から生じる。ストレッサーがフレキシブル防御ラインを突破すると，ストレッサーに侵入されてシステムの抵抗ラインが活性化され，システムがウエルネス―病いの連続体上を病気の方向に動いたと表現される。使用できる十分なエネルギーがあるか，またはエネルギーを生成できる場合には，ノーマル防御ラインが以前のレベルまで，あるいは以前よりも低いレベルまたは高いレベルまで回復してシステムは再構成される。看護介入は3つの予防様式を通して行われる。第1次予防はストレッサーがシステムに侵入する前に行われ，第2次予防はシステムが侵入したストレッサーに反応した後に行われる。そして第3次予防は再構成としての第2次予防介入後に実施される。

　このモデルは世界中のあらゆる看護分野で広く利用されている。看護教育，研究，管理，直接ケアの場でモデルが幅広く活用されていることをもって，その柔軟性と普遍性が多くの出版物に述べられている。モデルのいくつかの概念をさらに深め定義づけていくことが，モデルのさらなる強化に役立つであろう。

思考問題

1. 個人，家族，コミュニティを1つのクライエントシステムとして考え，それぞれのシステムの5つの変数の例を明らかにしよう。
2. 臨床実践の分野を1つ選び，その分野におけるクライエントに共通するストレッサーを10個列挙してみよう。
3. 2で列挙したストレッサーの中で，フレキシブル防御ラインに侵入する可能性が最も高いストレッサーはどれか。なぜそう思うか。（ストレッサーが個人内か，個人間か，個人外かを含めて，Neumanの用語を使って答えてみよう）
4. 臨床分野を1つ選び，その実践分野のクライエントを対象にした第1次，第2次および第3次予防介入の例を示してみよう。これらの介入としての予防が必要になる事態を引き起こす可能性が最も高いストレッサーはどれか。これらの介入としての予防はどのような順序で実施されるだろうか。
5. 予防介入は，第1次，第2次および第3次で達成可能であろうか。可能だと思う理由，またはそうでないと考える理由を挙げてみよう。
6. Neumanシステムモデルのどの側面が，あなたの看護実践をガイドするものとして活用できそうか，または活用することが難しいのか考えてみよう。

引用文献

Ågren, C., Fröistedt, M., & Olsson, H. (1999, April 9). *Identifying stress in trainee psychiatric care nurses using the Neuman Systems Model.* Paper presented at The 7th Biennial International Neuman Systems Model Symposia, Vancouver, British Columbia, Canada.

Allen, K. S. (1997). The effect of cancer diagnosis information on the anxiety of patients with an initial diagnosis of first cancer. *Masters Abstracts International, 35*(04), 996. (University Microfilms No. AAG1384216)

Alliston, S. A. (2003). Neonatal nurses' attitudes, practices, and knowledge of skin care in the extremely low birth weight infant. *Masters Abstracts International, 41*(06), 1704. Abstract retrieved July 2, 2007, from Dissertation Abstracts Online database.

Al-Nagshabandi, E. A. H. (1993). An exploration of the physical and psychological responses of surgically-induced menopausal Saudi women using the Neuman Systems Model. *Dissertation Abstracts International, 55*(04B), 1374. (University Microfilms No. AAG941282)

Ali, N. S., & Khalil, H. Z. (1989). Effect of psychoeducational intervention on anxiety among Egyptian bladder cancer patients. *Cancer Nursing, 12,* 236–242.

Annamunthodo- Allen, M. (2005). The effects of a prenatal health teaching program. *Masters Abstracts International, 43*(05), 1698. Abstract retrieved July 2, 2007, from Dissertation Abstracts Online database.

Backe, H., & Olsson, H. (1999, April 9). *Stress amongst student nurses: An application of the Neuman Systems Model.* Paper presented at The 7th Biennial International Neuman Systems Model Symposia, Vancouver, British Columbia, Canada.

Baerg, K. L. (1991). Using Neuman's model to analyze a clinical situation. *Rehabilitation Nursing, 16*(1), 38–39.

Barnes, M. E. (1993). Knowledge, experiences, attitudes, and assessment practices of nurse practitioners with regard to stressors related to childhood sexual abuse. *Masters Abstracts International, 32*(01), 223. (University Microfilms No. AAG1353486)

Barnes-McDowell, B. M. (1997). Home apnea monitoring: Family functioning, concerns, and coping (Sudden Infant Death Syndrome, parents). *Dissertation Abstracts International, 58*(03B), 1205. (University Microfilms No. AAG9726731)

Barnes-McDowell, B. M., & Freese, B. (1999, April 9). *MEG's meeting: Dialog in diversity.*

Paper presented at The 7th Biennial International Neuman Systems Model Symposia, Vancouver, British Columbia, Canada.

Barron, L. A. (1998). Diabetes self-management and psychosocial adjustment. *Masters Abstracts International, 37*(02), 587. (University Microfilms No. AAG1392504)

Bass, L. S. (1991). What do parents need when their infant is a patient in the NICU? *Neonatal Network: Journal of Neonatal Nursing, 10*(4), 25–38.

Beckingham, A. C., & Baumann, A. (1990). The ageing family in crisis: Assessment and decision-making models. *Journal of Advanced Nursing, 15*, 782–787.

Beckman, S., Boxley-Harges, S., Bruick-Sorge, C., & Salmon, B. (2007). Five strategies that heighten nurses' awareness of spirituality to impact client care. *Holistic Nursing Practice, 21*(3), 135–139.

Beckstrand, J. (1980). A critique of several conceptions of practice theory in nursing. *Research in Nursing and Health, 3*, 69–70.

Beddome, G. (1995). Community-as-client assessment: A Neuman-based guide for education and practice. In B. Neuman, *The Neuman Systems Model* (3rd ed., pp. 567–579). Stamford, CT: Appleton & Lange.

Bemker, M. A. (1996). Adolescent female substance abuse: Risk and resiliency factors (drug abuse, marijuana, learned helplessness, dependency). *Dissertation Abstracts International, 57*(12B), 7446. (University Microfilm No. AAG9714858)

Beynon, C. C. (1995). Neuman-based experiences of the Middlesex-London Health Unit. In B. Neuman, *The Neuman Systems Model* (3rd ed., pp. 537–547). Stamford, CT: Appleton & Lange.

Beynon, C. C., & Laschinger, H. K. (1993). Theory-based practice: Attitudes of nursing managers before and after educational sessions. *Public Health Nursing, 10*, 183–188.

Bergstrom, D. (1992). Hypermetabolism in multisystem organ failure: A Neuman systems perspective. *Critical Care Nursing Quarterly, 15*(3), 63–70.

Berkey, K. M., & Hanson, S. M. (1991). *Pocket guide to family assessment and intervention*. St. Louis: Mosby-Year Book.

Bigbee, J. L., & Jansa, N. (1991). Strategies for promoting health protection. *Nursing Clinics of North America, 26*, 895–913.

Bishop, B. D. (2001). Increasing parental knowledge in treatment of childhood fever. *Masters Abstracts International, 40*(06), 1500. Abstract retrieved July 2, 2007, from Dissertation Abstracts Online database.

Bittinger, J. P. (1995). Case management and satisfaction with nursing care of patients hospitalized with congestive heart failure. *Dissertation Abstracts International, 56*(07B), 3688. (University Microfilm No. AAI9537111)

Black, P., Deeny, P., & McKenna, H. (1997). Sensoristrain: An exploration of nursing interventions in the context of the Neuman systems theory. *Intensive and Critical Care Nursing, 13*, 249–258.

Bloch, C., & Bloch, C. (1995). Teaching content and process of the Neuman Systems Model. In B. Neuman, *The Neuman Systems Model* (3rd ed., pp. 175–182). Stamford, CT: Appleton & Lange.

Bowles, L., Oliver, N., & Stanley, S. (1995). A fresh approach . . . Staff in two wards formed a discussion group to create a new people-centred tool of assessment for rehabilitation. *Nursing Times, 91*(1), 40–41.

Bowman, A. M. (1997). Sleep satisfaction, perceived pain and acute confusion in elderly clients undergoing orthopedic procedures. *Journal of Advanced Nursing, 26*, 550–564.

Breckenridge, D. M. (1997a). Decisions regarding dialysis treatment modality: A holistic perspective. *Holistic Nursing Practice, 12*(1), 54–61.

Breckenridge, D. M. (1997b). Patients' perceptions of why, how, and by whom dialysis treatment modality was chosen . . . including commentary by Whittaker, A. A. and Locking-Cusolito, H. with author response. *ANNA Journal, 24*, 313–321.

Bremner, M. N., & Initili, H. (1999, April 8). *Development of an academic and community partnership using the Neuman Systems Model at a large urban hotel*. Paper presented at The 7th Biennial International Neuman Systems Model Symposia, Vancouver, British Columbia, Canada.

Britt, L. (2006). Investigating differences in management of hyperlipidemia: A comparison of nurse practitioners and physicians. *Masters Abstracts International, 44*(06), 2760. Abstract retrieved July 2, 2007, from Dissertation Abstracts Online database.

Brown, F. A. (1994). The effects of an eight-hour affective education program on fear of AIDS and homophobia in student nurses. *Masters Abstracts International, 33*(05), 1487. (University Microfilm No. AAI1361079)

Brown, K. C., Sirles, A. T., Hilyer, J. C., & Thomas, M. J. (1992). Cost-effectiveness of a back school intervention for municipal employees. *Spine, 17*, 1224–1228.

Brown, P. S. (2004). Relationships among life event stress, role and job strain, and sleep in middle-aged female shift workers. *Dissertation Abstracts International, 65*(04B), 1774. Abstract retrieved July 2, 2007, from Dissertation Abstracts Online database.

Bueno, M. M., Redeker, N., & Norman, E. M. (1992). Analysis of motor vehicle crash data in an urban trauma center: Implications for nursing practice and research. *Heart and Lung: Journal of Critical Care, 21,* 558–567.

Bueno, M. M., & Sengin, K. K. (1995). The Neuman Systems Model for critical care nursing. In B. Neuman, *The Neuman Systems Model* (3rd ed., pp. 275–291). Stamford, CT: Appleton & Lange.

Bullock, L. F. C. (1993). Nursing interventions for abused women on obstetrical units. *AWHONN's Clinical Issues in Perinatal and Women's Health Nursing, 4,* 371–377.

Bunn, H. (1995). Preparing nurses for the challenge of the new focus on community mental health nursing. *Journal of Continuing Education in Nursing, 26*(2), 55–59.

Burnett, H. M. (1999). An exploratory study on the perceived health status changes in criminally victimized older adults. *Masters Abstracts International, 38*(02), 418. Abstract retrieved July 2, 2007, from Dissertation Abstracts Online database.

Butrin, J. (1992). Cultural diversity in the nurse–client encounter. *Clinical Nursing Research, 1,* 238–251.

Butts, M. J. (1998). Outcomes of comfort touch in institutionalized elderly female residents (Nursing homes, women). *Dissertation Abstracts International, 59*(07B), 3344. (University Microfilm No. AAG9839828)

Cagle, R. (1996). The relationship between health care provider advice and the initiation of breast-feeding. *Dissertation Abstracts International, 57*(08B), 4974. (University Microfilm No. AAG9700009).

Cammuso, B. S. (1994). *Caring and accountability in nursing practice in Ireland and the United States: Helping Irish nurses bridge the gap when they choose to practice in the United States.* Unpublished doctoral dissertation, Clark University, UMI PUZ9417668.

Capers, C. F. (1996, September/October). The Neuman Systems Model: A culturally relevant perspective. *The Association of Black Nursing Faculty Journal,* 113–117.

Caplan, G. (1964). *Principles of preventive psychiatry.* New York: Basic Books. [out of print]

Carras, C., & Olsson, H. (1999, April 8). *Exploratory study of student nurse attitudes to humour using Neuman Systems Model analysis.* Paper presented at The 7th Biennial International Neuman Systems Model Symposia, Vancouver, British Columbia, Canada.

Carrigg, K. C., & Weber, R. (1997). Development of the Spiritual Care Scale. *Image: Journal of Nursing Scholarship, 29,* 293.

Casalenuovo, G. A. (2002). Fatigue in diabetes mellitus: Testing a middle range theory of well-being derived from Neuman's theory of optimal client system stability and the Neuman Systems Model. *Dissertation Abstracts International, 63*(05B), 2301. Abstract retrieved July 2, 2007, from Dissertation Abstracts Online database.

Cava, M. A. (1992). An examination of coping strategies used by long-term cancer survivors. *Canadian Oncology Nursing Journal, 2*(3), 99–102.

Cazzell, M. (2008). Linking theory, evidence, and practice in assessment of adolescent inhalant use. *Journal of Addictions Nursing, 19*(1), 17–25.

Cheung, Y. L. (1997). Student forum: The application of Neuman System Model to nursing in Hong Kong. *Hong Kong Nursing Journal, 33*(4), 17–21.

Chilton, L. L. A. (1996). The influence of behavioral cues on immunization practices of elders (influenza). *Dissertation Abstracts International, 57*(09B), 5572. (University Microfilm No. AAG9704005)

Chiverton, P., & Flannery, J. C. (1995). Cognitive impairment: Use of the Neuman Systems Model. In B. Neuman, *The Neuman Systems Model* (3rd ed., pp. 249–261). Stamford, CT: Appleton & Lange.

Chiverton, P., Tortoretti, D., LaForest, M., & Walker, P. H. (1999). Bridging the gap between psychiatric hospitalization and community care: Cost and quality outcomes. *Journal of the American Psychiatric Nurses Association, 5*(2), 46–53.

Chun, A. U. (2006). Issues and concerns of transition from a pediatric healthcare facility to an adult healthcare facility for thalassemia patients. *Masters Abstracts International, 44*(05), 2273. Abstract retrieved July 2, 2007, from Dissertation Abstracts Online database.

Collins, C. R. (1999). The older widow-adult child relationship as an influence upon health promoting behaviors (Healthcare Decisions Questionnaire). *Dissertation Abstracts International, 60*(04B), 1527. (University Microfilm No. AAG9926389)

Collins, M. A. (1996). The relation of work stress, hardiness, and burnout among full-time hospital staff nurses. *Journal of Nursing Staff Development, 12*(2), 81–85.

Cookfair, J. M. (1996). *Nursing care in the community* (2nd ed.). St. Louis: Mosby-Year Book.

Cornu, A. (1957). *The origin of Marxist thought*. Springfield, IL: Thomas. [out of print]

Courchene, V. S., Patalski, E., & Martin, J. (1991). A study of the health of pediatric nurses administering cyclosporine A. *Pediatric Nursing 17*, 497–500.

Cowperthwaite, B., LaPlante, K., Mahon, B., & Markowski, T. (1997). Latex allergy in the nursing population. *Canadian Operating Room Nursing Journal, 15*(2), 23–24, 26–28, 30–32.

Cox, D. D. (1995). *The impact of stress, coping, constructive thinking and hardiness on health and academic performance of female registered nurse students pursuing a baccalaureate degree in nursing*. Unpublished doctoral dissertation, University of Pittsburgh, Pittsburgh, PA.

Craig, D. M. (1995). The Neuman Model: Examples of its use in Canadian educational programs. In B. Neuman, *The Neuman Systems Model* (3rd ed., pp. 521–527). Stamford, CT: Appleton & Lange.

Craig, D. M., & Morris-Coulter, C. (1995). Neuman implementation in a Canadian psychiatric facility. In B. Neuman, *The Neuman Systems Model* (3rd ed., pp. 397–406). Stamford, CT: Appleton & Lange.

Crawford, J., Tarko, M., Ting, B., Gunderson, J., & Andrews, H. (1999, April 8). *The Neuman Systems Model: A conceptual framework for advanced psychiatric/mental health nursing education*. Poster presented at The 7th Biennial International Neuman Systems Model Symposia, Vancouver, British Columbia, Canada.

Cullen, L. M. (1993). Nurses' perceptions of humor as a preventive intervention to promote the health of clients in a health care setting. *Masters Abstracts International, 32*(02), 592. (University Microfilm No. AAG1353482)

Dale, M. L., & Savala, S. M. (1990). A new approach to the senior practicum. *Nursing Connections, 3*(1), 45–51.

Damant, M. (1995). Community nursing in the United Kingdom: A case for reconciliation using the Neuman Systems Model. In B. Neuman, *The Neuman Systems Model* (3rd ed., pp. 607–620). Stamford, CT: Appleton & Lange.

Davidson, J., & Myers, J. (1999, April 8). *Neuman Systems Model: Application to organizational systems*. Poster presented at The 7th Biennial International Neuman Systems Model Symposia, Vancouver, British Columbia, Canada.

Davies, P., & Proctor, H. (1995). In Wales: Using the Model in community mental health nursing. In B. Neuman, *The Neuman Systems Model* (3rd ed., pp. 621–627). Stamford, CT: Appleton & Lange.

de Chardin, P. T. (1955). *The phenomenon of man*. London: Collins. [out of print]

Decker, S. D., & Young, E. (1991). Self-perceived needs of primary caregivers of home-hospice clients. *Journal of Community Health, 8*, 147–154.

Delunas, L. R. (1990). Prevention of elder abuse: Betty Neuman health care systems approach. *Clinical Nurse Specialist, 4*(1), 54–58.

de Meij, J., & de Kuiper, M. (1999, April 7). *The Neuman Systems Model as the basis for the curriculum of the Dutch Reformed College for Higher Education, Department of Nursing*. Paper presented at The 7th Biennial International Neuman Systems Model Symposia, Vancouver, British Columbia, Canada.

Derstine, J. B. (1992). Theory-based advanced rehabilitation nursing: Is it a reality? *Holistic Nursing Practice, 6*(2), 1–6.

DiJoseph, J., & Cavendish, R. (2005). Expanding the dialogue on prayer relevant to holistic care. *Holistic Nursing Practice, 19* (4), 147–154.

Drew, L. L., Craig, D. M., & Beynon, C. E. (1989). The Neuman Systems Model for community health administration and practice: Provinces of Manitoba and Ontario, Canada. In B. Neuman, *The Neuman Systems Model* (2nd ed., pp. 315–341). Norwalk, CT: Appleton & Lange.

Dunn, K. S. (2007). Predictors of self-reported health among older African-American central city adults. *Holistic Nursing Practice, 21*, 237–243.

Edelson, M. (1970). *Sociotherapy and psychotherapy*. Chicago: University of Chicago. [out of print]

Edwards, P. A., & Kittler, A. W. (1991). Integrating rehabilitation content in nursing curricula. *Rehabilitation Nursing, 16*, 70–73.

Eilert-Petersson, E., & Olsson, H. (1999, April 8). *Humor and slimming related to NSM*. Poster presented at The 7th Biennial International Neuman Systems Model Symposia, Vancouver, British Columbia, Canada.

Emery, F. (Ed.). (1969). *Systems thinking*. Baltimore: Penguin Books. [out of print]

Engberg, I. B. (1995). Brief abstracts: Use of the Neuman Systems Model in Sweden. In B. Neuman, *The Neuman Systems Model* (3rd ed., pp. 653–656). Stamford, CT: Appleton & Lange.

Engberg, I. B., Bjälming, E., & Bertilson, B. (1995). A structure for documenting primary health care in Sweden using the Neuman Systems

Model. In B. Neuman, *The Neuman Systems Model* (3rd ed., pp. 637–651). Stamford, CT: Appleton & Lange.

Evely, L. (1994). A model for successful breast-feeding. *Modern Midwife, 4*(12), 25–27.

Fawcett, J. (1995). Constructing conceptual-theoretical-empirical structures for research: Future implications for use of the Neuman Systems Model. In B. Neuman, *The Neuman Systems Model* (3rd ed., pp. 459–471). Stamford, CT: Appleton & Lange.

Fawcett, J. (1999, April 9). *An integrative review of Neuman Systems Model-based research*. Paper presented at The 7th Biennial International Neuman Systems Model Symposia, Vancouver, British Columbia, Canada.

Fawcett, J. (2004). Conceptual models of nursing: International scope and substance? The case of the Neuman Systems Model. *Nursing Science Quarterly, 17*, 50–54.

Fawcett, J. (2005). Neuman's systems model. In *Contemporary nursing knowledge: Analysis and evaluation of nursing models and theories* (2nd ed., pp. 166–222). Philadelphia: F. A. Davis.

Fawcett, J., & Giangrande, S. K. (2001). Neuman Systems Model-based research: An integrative review project. *Nursing Science Quarterly, 14*, 231–238.

Fawcett, J., & Giangrande, S. K. (2002). The Neuman Systems Model and research: An integrative review. In B. Neuman, & J. Fawcett (Eds.), *The Neuman Systems Model* (4th ed., pp. 120–149). Upper Saddle River, NJ: Prentice Hall.

Fawcett, J., & Gigliotti, E. (2001). Using conceptual models of nursing to guide nursing research: The case of the Neuman Systems Model. *Nursing Science Quarterly, 14*, 339–345.

Felix, M., Hinds, C., Wolfe, S. C., & Martin, A. (1995). The Neuman Systems Model in a chronic care facility: A Canadian experience. In B. Neuman, *The Neuman Systems Model* (3rd ed., pp. 549–565). Stamford, CT: Appleton & Lange.

Fitzpatrick, J. J., & Whall, A. L. (2005). *Conceptual models of nursing: Analysis and application*. Upper Saddle River, NJ: Prentice Hall.

Flanders-Stepans, M. B., & Fuller, S. G. (1999). Physiological effects of infant exposure to environmental tobacco smoke: A passive observation study. *Journal of Perinatal Education, 8*(1), 10–21.

Flannery, J. (1991). FAMLI-RESCUE: A family assessment tool for use by neuroscience nurses in the acute care setting. *Journal of Neuroscience Nursing, 23*, 111–115.

Flannery, J. (1995). Cognitive assessment in the acute care setting: Reliability and validity of the Levels of Cognitive Functioning Assessment Scale (LOCFAS). *Journal of Nursing Measurement, 3*(1), 43–58.

Foote, A. W., Piazza, D., & Schultz, M. (1990). The Neuman Systems Model: Application to a patient with a cervical spinal cord injury. *Journal of Neuroscience Nursing, 22*, 302–306.

Fowler, B. A., & Risner, P. B. (1994). A health promotion program evaluation in a minority industry. *ABNF Journal, 5*(3), 72–76.

Freese, B. T., Neuman, B., & Fawcett, J. (2002). Guidelines for Neuman Systems Model-based clinical practice. In B. Neuman & J. Fawcett (Eds.), *The Neuman Systems Model* (4th ed., pp. 37–42). Upper Saddle River, NJ: Prentice Hall.

Freiberger, D., Bryant, J., & Marino, B. (1992). The effects of different central venous line dressing changes on bacterial growth in a pediatric oncology population. *Journal of Pediatric Oncology Nursing, 9*, 3–7.

Fulbrook, P. R. (1991). The application of the Neuman systems model to intensive care. *Intensive Care Nursing, 7*(1), 28–39.

Fulton, B. J. (1992). Evaluation of the effectiveness of the Neuman Systems Model as a theoretical framework for baccalaureate nursing program. *Dissertation Abstracts International, 53*(11B), 5641. (University Microfilm No. AAG9305991)

Fukuzawa, M. (1995). Nursing care behaviors which predict patient satisfaction. *Masters Abstracts International, 34*(04), 1547. (University Microfilm No. AAI1378670)

Galloway, D. A. (1993). Coping with a mentally and physically impaired infant: A self-analysis. *Rehabilitation Nursing, 18*(1), 34–36.

Gavigan, M., Kline-O'Sullivan, C., & Klumpp-Lybrand, B. (1990). The effect of regular turning on CABG patients. *Critical Care Nursing Quarterly, 12*(4), 69–76.

Geib, K. M. (2003). The relationships among nursing vigilance by nurses, patient satisfaction with nursing vigilance, and patient length of stay in a surgical cardiac care unit. *Dissertation Abstracts International, 64*(11B), 5448. Abstract retrieved July 2, 2007, from Dissertation Abstracts Online database.

Geiger, P. A. (1996). Participation in a Phase II cardiac rehabilitation program and perceived quality of life. *Masters Abstracts International, 34*(04), 1548. (University Microfilm No. AAI1378753)

Gellner, P., Landers, S., O'Rourke, D., & Schlegel, M. (1994). Community health nursing in the 1990s—Risky business? *Holistic Nursing Practice, 8*(2), 15–21.

George, J. (1997). Nurses' perceived autonomy in a shared governance setting. *Journal of Shared Governance, 3*(2), 17–21.

Gibson, M. (1996). Health promotion for a group of elderly clients. *Perspectives, 20*(3), 2–5.

Gifford, D. K. (1996). Monthly incidence of stroke in rural Kansas. *Kansas Nurse, 71*(5), 3–4.

Gigliotti, E. (1998). You make the diagnosis. Case study: Integration of the Neuman Systems Model with the theory of nursing diagnosis in postpartum nursing . . . including commentary by M. Lunney. *Nursing Diagnosis, The Journal of Nursing Language and Classification, 9*(1), 14, 34–38.

Gigliotti, E. (1999a, April 9) *The use of Neuman's lines of defense and resistance in the published nursing research literature.* Paper presented at The 7th Biennial International Neuman Systems Model Symposia, Vancouver, British Columbia, Canada.

Gigliotti, E. (1999b). Women's multiple role stress: Testing Neuman's flexible line of defense. *Nursing Science Quarterly, 12,* 36–44.

Gigliotti, E. (2002). A theory-based clinical nurse specialist practice exemplar using Neuman's Systems Model and nursing's taxonomies. *Clinical Nurse Specialist: The Journal for Advanced Nursing Practice, 16*(1), 10–16.

Gigliotti, E. (2003). The Neuman Systems Model Institute: Testing middle-range theories. *Nursing Science Quarterly, 16,* 201–206.

Gigliotti, E. (2007). Improving external and internal validity of a model of midlife women's maternal-student role stress. *Nursing Science Quarterly, 20,* 161–170.

Glazebrook, R. S. (1995). The Neuman Systems Model in cooperative baccalaureate nursing education: The Minnesota Inter collegiate Nursing Consortium experience. In B. Neuman, *The Neuman Systems Model* (3rd ed., pp. 227–230). Stamford, CT: Appleton & Lange.

Goble, D. S. (1991). A curriculum framework for the prevention of child sexual abuse (sexual abuse prevention, Neuman systems, Tyler's rationale). *Dissertation Abstracts International, 52*(06A), 2004. (University Microfilm No. AAG9133480)

Goodman, H. (1995). Patients' views count as well. *Nursing Standard, 9*(40), 55.

Graham, J. (2006). Nursing theory and clinical practice: How three nursing models can be incorporated into the care of patients with end stage kidney disease. *The CANNT Journal, 16*(4), 28–31.

Grant, J. S., & Bean, C. A. (1992). Self-identified needs of informal caregivers of head-injured adults. *Family and Community Health, 15*(2), 49–58.

Grant, J. S., Kinney, M. R., & Davis, L. L. (1993). Using conceptual frameworks or models to guide nursing research. *Journal of Neuroscience Nursing, 25*(1), 52–56.

Gray, R. (1998). The lived experience of children, ages 8–12 years, who witness family violence in the home. *Masters Abstracts International, 36*(05), 1327. (University Microfilm No. AAG1389149)

Gulliver, K. M. (1997). Hopelessness and spiritual well-being in persons with HIV infection (immune deficiency). *Masters Abstract International 35*(05), 1374. (University Microfilm No. AAG1385172)

Günüsen N. P., Üstün, B. & Gigliotti, E. (2009). Conceptualization of burnout from the perspective of the Neuman Systems Model. *Nursing Science Quarterly, 22,* 200–204.

Haggart, M. (1993). A critical analysis of Neuman's Systems Model in relation to public health nursing. *Journal of Advanced Nursing, 18,* 1917–1922.

Hainsworth, D. S. (1996). Research briefs. The effect of death education on attitudes of hospital nurses toward care of the dying. *Oncology Nursing Forum, 23,* 963–967.

Hansen, C. S. (2000). Is there a relationship between hardiness and burnout in full-time staff nurses versus per diem nurses? *Masters Abstracts International, 39*(01), 193. Abstract retrieved July 2, 2007, from Dissertation Abstracts Online database.

Hanson, M. S. (1995). *Beliefs, attitudes, subjective norms, perceived behavioral control, and cigarette smoking in white, African-American, and Puerto Rican-American teenage women.* Unpublished doctoral dissertation, University of Pennsylvania, Philadelphia, PA.

Hanson, P. A. (1997). An application of Bowen Family Systems Theory: Triangulation, differentiation of self and nurse manager job stress responses. *Dissertation Abstracts International, 58*(11B), 5889. (University Microfilm No. AAG9815103)

Harper, B. (1992). Nurses' beliefs about social support and the effect of nursing care on cardiac clients' attitudes in reducing cardiac risk factors. *Masters Abstracts International, 31*(01), 273. (University Microfilm No. AAG1349176)

Hassell, J. S. (1996). Improved management of depression through nursing model application and critical thinking. *Journal of the American Academy of Nurse Practitioners, 8,* 161–166.

Hayes, K. V. D. (1994). Diagnostic content validation and operational definitions of risk factors for the nursing diagnosis high risk for disuse syndrome (spinal cord injury). *Dissertation Abstracts International, 55*(12B), 5284. (University Microfilm No. AAI9511772)

Heaman, D. J. (1991). Perceived stressors and coping strategies of parents with developmentally disabled children (stressors). *Dissertation Abstracts International, 52*(12B), 6316. (University Microfilms No. AAG9208071)

Heffline, M. S. (1991). Second place: A comparative study of pharmacological versus nursing interventions in the treatment of postanesthesia shivering—Mary Hanna Memorial Journalism Award winner. *Journal of Post Anesthesia Nursing, 6,* 311–320.

Hemphill, J. C. (2005). Discovering strengths of homeless abused women. *Dissertation Abstracts International, 66*(07B), 3635. Abstract retrieved July 2, 2007, from Dissertation Abstracts Online database.

Henze, R. L. (1993). The relationship among selected stress variables and white blood count in severely head injured patients. *Dissertation Abstracts International, 55*(02B), 365. (University Microfilm No. AAG9419287)

Herald, P. A. (1993). Relationship between hydration status and renal function in patients receiving aminoglycoside antibiotics. *Dissertation Abstracts International, 55*(02B), 365. (University Microfilm No. AAF9419288)

Herrick, C. A., Goodykoontz, L., Herrick, R. H., & Hackett, B. (1991). Planning a continuum of care in child psychiatric nursing: A collaborative effort. *Journal of Child and Adolescent Psychiatric and Mental Health, 4*(2), 41–48.

Heslin, K. (1986). *A systems analysis of the Betty Neuman model.* Unpublished student paper. University of Western Ontario, London, Ontario, Canada.

Higgs, K. T. (1994). Preterm labor risk factors identified in an ambulatory perinatal setting with home uterine activity monitoring support. *Masters Abstracts International, 33*(05), 1490. (University Microfilm No. AAI1360323)

Hilton, S. A., & Grafton, M. D. (1995). Curriculum transition based on the Neuman Systems Model. In B. Neuman, *The Neuman Systems Model* (3rd ed., pp. 163–174). Stamford, CT: Appleton & Lange.

Hiltz, D. (1990). The Neuman Systems Model: An analysis of a clinical situation. *Rehabilitation Nursing, 15,* 330–332.

Hinds, C. (1990). Personal and contextual factors predicting patients' reported quality of life: Exploring congruency with Betty Neuman's assumptions. *Journal of Advanced Nursing, 15,* 456–462.

Holloway, C. (1995). Stress perceived among nurse managers in community health settings. *Masters Abstracts International, 33*(05), 1490. (University Microfilm No. AAI1361519)

Hood, L. J. (1997). The effects of nurse faculty hardiness and sense of coherence on perceived stress, scholarly productivity, and job satisfaction (stress). *Dissertation Abstracts International, 58*(09B), 4720. (University Microfilm No. AAG9809243)

James, B. R. (2001). Wellness program influence on health risk factors and medical costs among Seventh0day Adventist workers. *Dissertation Abstracts International, 62*(08B), 3566. Abstract retrieved July 2, 2007, from Dissertation Abstracts Online database.

Janze, T. R., Watson, D. B., & Stevenson, R. W. D. (1999, April 8). *Quality of life in patients with gender identity disorder.* Paper presented at The 7th Biennial International Neuman Systems Model Symposia, Vancouver, British Columbia, Canada.

Jennings, K. M. (1997). Predicting intention to obtain a pap smear among African-American and Latina women (cervical cancer, cancer prevention). *Dissertation Abstracts International, 58*(07B), 3557. (University Microfilm No. AAG9800878)

Johnson, K. M. (1995). Stressors of local Ontario Nurses' Association presidents. *Masters Abstracts International, 34*(03), 1149. (University Microfilm No. AAI1376934).

Jones, A. M. (2002). The effect of education on adherence with oral iron supplementation among hemodialysis patients. *Masters Abstracts International, 41*(01), 191. Abstract retrieved July 2, 2007, from Dissertation Abstracts Online database.

Jones, W. R. (1996). Stressors in the primary caregivers of traumatic head injured persons. *AXON, 18*(1), 9–11.

Jones-Cannon, S., & Davis, B. L. (2005). Coping among African-American daughters caring for aging parents. *The Association of Black Nursing Faculty Journal, 16*(6), 118–123.

Kahn, E. C. (1992). A comparison of family needs

based on the presence or absence of DNR orders. *DCCN: Dimensions of Critical Care Nursing, 11,* 286–292.

Kazakoff, K. J. (1990). The evaluation of return to work and retention of employment of cardiac patients following cardiac rehabilitation programs. *Masters Abstracts International, 29*(03), 450. (University Microfilms No. AAG1343456)

Kido, L. M. (1991). Sleep deprivation and intensive care unit psychosis. *Emphasis: Nursing, 4*(1), 23–33.

Kilchenstein, L., & Yakulis, I. (1984). The birth of a curriculum: Utilization of the Betty Neuman Health Care Systems Model in an integrated baccalaureate program. *Journal of Nursing Education, 23,* 126–127.

Klotz, L. C. (1995). Integration of the Neuman Systems Model into the BSN curriculum at the University of Texas at Tyler. In B. Neuman, *The Neuman Systems Model* (3rd ed., pp. 183–195). Stamford, CT: Appleton & Lange.

Knight, J. B. (1990). The Betty Neuman Systems Model applied to practice: A client with multiple sclerosis. *Journal of Advanced Nursing, 15,* 447–455.

Knox, J. E., Kilchenstein, L., & Yakulis, I. M. (1982). Utilization of the Neuman Model in an integrated baccalaureate program: University of Pittsburgh. In B. Neuman, *The Neuman Systems Model: Application to nursing education and practice* (pp. 117–123). Norwalk, CT: Appleton-Century-Crofts.

Koku, R. V. (1992). Severity of low back pain: A comparison between participants who did and did not receive counseling. *AAOHN Journal, 40*(2), 84–89.

Kottwitz, D., & Bowling, S. (2003). A pilot study of the Elder Abuse Questionnaire. *Kansas Nurse, 78*(7), 4–6. Retrieved May 18, 2007, from the CINAHL Plus Full Text database.

Krajewski, L. L. (2003). Legislators' perceptions of respite care for children with special health care needs having tracheostomies with or without ventilator assistance. *Masters Abstracts International, 42*(05), 1682. Abstract retrieved July 2, 2007, from Dissertation Abstracts Online database.

Kubsch, S., Linton, S. M., Hankerson, C., & Wichowski, H. (2008). Holistic interventions protocol for interstitial cystitis symptom control: A case study. *Holistic Nursing Practice, 22* (4), 183–192.

Lamb, K. A. (1998). Baccalaureate nursing students' perception of empathy and stress in their interactions with clinical instructors: Testing a theory of optimal student system stability according to the Neuman Systems Model. *Dissertation Abstracts International, 60*(03B), 1028. (University Microfilms No. AAG9923301)

Lancaster, D. R. N. (1991). Coping with appraised threat of breast cancer: Primary prevention coping behaviors utilized by women at increased risk. *Dissertation Abstracts International, 53*(01B), 202. (University Microfilms No. AAG9215110).

Lancaster, D. R. N. (2005). Coping with appraised breast cancer risk among women with family histories of breast cancer. *Research in Nursing and Health, 28,* 144–158.

Lapvongwatana, P. (2000). Perinatal risk assessment for low birthweight in Thai mothers: Using the Neuman Systems Model. *Dissertation Abstracts International, 61*(03B), 1325. Abstract retrieved July 2, 2007, from Dissertation Abstracts Online database.

LaReau, R. M. (2000). The effect of an initial clinical nursing experience in a nursing home on associate degree nursing student attitudes toward the elderly. *Masters Abstracts International, 38*(02), 420. Abstract retrieved July 2, 2007, from Dissertation Abstracts Online database.

Larino, E. A. (1997). Determining the level of care provided by the family nurse practitioner during a deployment. *Masters Abstracts International, 35*(05), 1376. (University Microfilms No. AAG1385132)

Laschinger, H. K., & Duff, V. (1991). Attitudes of practicing nurses towards theory-based nursing practice. *Canadian Journal of Nursing Administration, 4*(1), 6–10.

Laszlo, E. (1972). *The systems view of the world: The natural philosophy of the new development in the sciences.* New York: Braziller. [out of print]

Lazarus, R. (1981). The stress and coping paradigm. In C. Eisdorfer, D. Cohen, A. Kleinman, & P. Maxim (Eds.), *Models for clinical psychopathology* (pp. 177–214). New York: SP Medical and Scientific Books.

Lee, F-P. (2005). The relationship of comfort and spirituality to quality of life among long-term care facility residents in southern Taiwan. *Dissertation Abstracts International, 66*(02B), 815. Abstract retrieved July 2, 2007, from Dissertation Abstracts Online database.

Lee, P. L. (1995). Caregiver stress as experienced by wives of institutionalized and in-home dementia husbands. *Dissertation Abstracts International, 56*(06B), 4241. (University Microfilms No. AAI9541861)

Leja, A. M. (1989). Using guided imagery to combat postsurgical depression. *Journal of Gerontological Nursing, 15*(4), 6–11.

Levi, C. (2001). School nurses' asthma knowledge and management, roles and functions. *Masters Abstracts International, 39*(06), 1558. Abstract retrieved July 2, 2007, from Dissertation Abstracts Online database.

Lijauco, C. C. (1997). Factors related to length of stay in coronary artery bypass graft patients. *Masters Abstracts International, 36*(02), 512.

Lile, J. L. (1990). A nursing challenge for the 90's: Reducing risk factors for coronary heart disease in women. *Health Values: Achieving High Level Wellness, 14*(4), 17–21.

Lile, J. L., Pase, M. N., Hoffman, R. G., & Mace, M. K. (1994). The Neuman Systems Model as applied to the terminally ill client with pressure ulcers. *Advances in Wound Care: The Journal for Prevention and Healing, 7*(4), 44–48.

Lin, M., Ku, N., Leu, J., Chen, J., & Lin, L. (1996). An exploration of the stress aspects, coping behaviors, health status and related aspects in family caregivers of hepatoma patients [Chinese]. *Nursing Research [China], 4*(2), 171–185.

Lindell, M., & Olsson, H. (1991). Can combined oral contraceptives be made more effective by means of a nursing care model? *Journal of Advanced Nursing, 16*, 475–479.

Lindgren, A., & Olsson, H. (1999, April 8). *Elderly and humour-An interview study with NSM as reference.* Poster presented at The 7th Biennial International Neuman Systems Model Symposia, Vancouver, British Columbia, Canada.

Loescher, L. J., Clark, L., Attwood, J. R., Leigh, S., & Lamb, G. (1990). The impact of cancer experience on long-term survivors. *Oncology Nursing Forum, 17*, 223–229.

Louis, M. (1989). An intervention to reduce anxiety levels for nurses working with long-term care clients using Neuman's model. In J. P. Riehl-Sisca (Ed.), *Conceptual models for nursing practice* (3rd ed., pp. 95–103). Norwalk, CT: Appleton & Lange.

Louis, M. (1995). The Neuman model in nursing research, an update. In B. Neuman, *The Neuman Systems Model* (3rd ed., pp. 473–495). Stamford, CT: Appleton & Lange.

Louis, M., & Koertvelyessy, A. (1989). The Neuman Model in nursing research. In B. Neuman (Ed.), *The Neuman Systems Model* (2nd ed., pp. 93–113). Norwalk, CT: Appleton & Lange.

Louis, M., Neuman, B., & Fawcett, J. (2002). Guidelines for Neuman Systems Model-based nursing research. In B. Neuman & J. Fawcett (Eds.), *The Neuman Systems Model* (4th ed., pp. 113–119). Upper Saddle River, NJ: Prentice Hall.

Lowry, L. W. (1999, April 8). *Critical pathways and the Neuman Systems Model.* Paper presented at The 7th Biennial International Neuman Systems Model Symposia, Vancouver, British Columbia, Canada.

Lowry, L. W., & Anderson, B. (1993). Neuman's framework and ventilator dependency: A pilot study. *Nursing Science Quarterly, 6*, 195–200.

Lowry, L., Beckman, S., Gehrling, K. R., & Fawcett, J. (2007). Imagining nursing practice: The Neuman Systems Model in 2050. *Nursing Science Quarterly, 20*, 226–229.

Lowry, L. W., & Newsome, G. G. (1995). Neuman-based associate degree programs: Past, present, and future. In B. Neuman, *The Neuman Systems Model* (3rd ed., pp. 197–214). Stamford, CT: Appleton & Lange.

Lowry, L. W., Saeger, J., & Barnett, S. (1997). Client satisfaction with prenatal care and pregnancy outcomes. *Outcomes Management for Nursing Practice, 1*(1), 29–35.

Lunario, R. A. (2004). The relationship between frequent suctioning and the risk of VAP. *Masters Abstracts International, 42*(05), 1682. Abstract retrieved July 2, 2007, from Dissertation Abstracts Online database.

Mackenzie, S. J., & Laschinger, H. K. (1995). Correlates of nursing diagnosis quality in public health nursing. *Journal of Advanced Nursing, 21*, 800–808.

Madrid, E., & Stafanson, D. (1999, April 7). *Diversity and dialogue: Use of the Neuman Systems Model in an RN-BSN curriculum.* Paper presented at The 7th Biennial International Neuman Systems Model Symposia, Vancouver, British Columbia, Canada.

Maligalig, R. M. (1994). Parents' perceptions of the stressors of pediatric ambulatory surgery. *Journal of Post Anesthesia Nursing, 9*, 278–282.

Mann, A. H., Hazel, C., Geer, C., Hurley, C. M., & Podrapovic, T. (1993). Development of an orthopaedic case manager role. *Orthopaedic Nursing, 12*(4), 23–27.

Mannina, J. (1997). Finding an effective hearing testing protocol to identify hearing loss and middle ear disease in school aged children. *Journal of School Nursing, 13*(5), 23–28.

Marlett, L. A. (1998). The breast feeding practices of women with a history of breast cancer. *Masters Abstracts International, 37*(04), 1180. (University Microfilm No. AAG1393760)

Marsh, V. (1997). Job stress and burnout among nurses: The mediational effect of spiritual well-being and hardiness. *Dissertation Abstracts International, 58*(08B), 4142. (University Microfilms No. AAG9804907)

Martin, S. A. (1996). Applying nursing theory to the practice of nurse anesthesia. *AANA Journal, 64*, 369–372.

McCulloch, S. J. (1995). Utilization of the Neuman Systems Model: University of South Australia. In B. Neuman, *The Neuman Systems Model* (3rd ed., pp. 591–597). Stamford, CT: Appleton & Lange.

McGee, M. (1995). Implications for use of the Neuman Systems Model in occupational health nursing. In B. Neuman, *The Neuman Systems Model* (3rd ed., pp. 657–667). Stamford, CT: Appleton & Lange.

McHolm, F. A., & Geib, K. M. (1998). Application of the Neuman Systems Model to teaching health assessment and nursing process. *Nursing Diagnosis: The Journal of Nursing Language and Classification, 9*(1), 23–33.

McMillan, D. E. (1995). Impact of therapeutic support of inherent coping strategies on chronic low back pain: A nursing intervention study. *Masters Abstracts International, 35*(02), 520. (University Microfilms No. AAGMM13363)

Metzger, M. E. (2006). The use of two peripheral intravenous sites in patients undergoing cardiac catheterization with possible percutaneous coronary intervention. *Masters Abstracts International, 45*(01), 285. Abstract retrieved July 2, 2007, from Dissertation Abstracts Online database.

Micevski, V. (1996). Gender differences in the presentation of physiological symptoms of myocardial infarction. *Masters Abstracts International, 35*(02), 520. (University Microfilms No. AAG1382268)

Mill, J. E. (1997). Clinical. The Neuman Systems Model: Application in a Canadian HIV setting. *British Journal of Nursing, 6*, 163–166.

Millard, J. (1992). Health visiting an elderly couple. *British Journal of Nursing, 1*, 772–773.

Miner, J. (1995). Incorporating the Betty Neuman Systems Model into HIV clinical practice. *AIDS Patient Care, 9*(1), 37–39.

Mirenda, R. M. (1995). A conceptual-theoretical strategy for curriculum development in baccalaureate nursing programs. *Dissertation Abstracts International, 56*(10B), 5421. (University Microfilms No. AAI9601825)

Molassiotis, A. (1997). A conceptual model of adaptation to illness and quality of life for cancer patients treated with bone marrow transplants. *Journal of Advanced Nursing, 26*, 572–579.

Monahan, G. L. (1996). A profile of pregnant drug-using female arrestees in California: The relationships among sociodemographic characteristics, reproductive and drug addiction histories, HIV/STD risk behaviors, and utilization of prenatal care services and substance abuse treatment programs (immune deficiency). *Dissertation Abstracts International, 57*(09B), 5576. (University Microfilms No. AAG9704608)

Montgomery, P., & Craig, D. (1990). Levels of stress and health practices of wives of alcoholics. *Canadian Journal of Nursing Research, 22*, 60–70.

Moody, N. B. (1996). Nurse faculty job satisfaction: A national survey. *Journal of Professional Nursing, 12*, 277–288.

Moola, S. (2004). Facilitating conscious awareness among critical care nurses. *Dissertation Abstracts International, 66*(08B), 4155. Abstract retrieved July 2, 2007, from Dissertation Abstracts Online database.

Moola, S., Ehlers, V. J., & Hattingh, S. P. (2008)., Critical care nurses' perceptions of stress and stress-related situations in the workplace. *Curationis, 31*(2), 77–86.

Moore, S. L., & Munro, M. F. (1990). The Neuman System Model applied to mental health nursing of older adults. *Journal of Advanced Nursing, 15*, 293–299.

Morris, D. C. (1991). Occupational stress among home care first line managers. *Masters Abstracts International, 29*(03), 443. (University Microfilms No. AAG1343455)

Moscaritolo, L. M. (2009). Interventional strategies to decrease nursing student anxiety in the clinical learning environment. *Journal of Nursing Education, 48*(1), 17–23.

Musgrave, C. F. (2001). Religiosity, spiritual well-being, and attitudes toward spiritual care of Israeli oncology nurses. *Dissertation Abstracts International, 61*(11B), 5799. Abstract retrieved July 2, 2007, from Dissertation Abstracts Online database.

Mynatt, S. L., & O'Brien, J. (1993). A partnership to prevent chemical dependency in nursing using Neuman's systems model. *Journal of Psychosocial Nursing and Mental Health Services, 31*(4), 27–34.

Mytka, S., & Beynon, C. (1994). A model for public health nursing in the Middlesex-London, Ontario schools. *Journal of School Health, 64*(2), 85–88.

Narsavage, G. L. (1997). Promoting function in clients with chronic lung disease by increasing their perception of control. *Holistic Nursing Practice, 12*(1), 17–26.

Neabel, B. (1998). A comparison of family needs perceived by nurses and family members of acutely brain-injured patients. *Masters Abstracts International, 37*(02), 592. (University Microfilms No. AAGMQ32546)

Neuman, B. (1974). The Betty Neuman health-care systems model: A total person approach to patient problems. In J. P. Riehl & C. Roy (Eds.) *Conceptual models for nursing practice* (pp. 99–114). New York: Appleton-Century-Crofts.

Neuman, B. (1980). The Betty Neuman Health-Care Systems Model: A total person approach to patient problems. In J. P. Riehl & C. Roy (Eds.), *Conceptual models for nursing practice* (2nd ed., pp. 119–134). New York: Appleton-Century-Crofts.

Neuman, B. (1982a). The Neuman health-care systems model: A total approach to client care. In B. Neuman, *The Neuman Systems Model: Application to nursing education and practice*. Norwalk, CT: Appleton-Century-Crofts. [out of print]

Neuman, B. (1982b). *The Neuman Systems Model: Application to nursing education and practice*. Norwalk, CT: Appleton-Century-Crofts.

Neuman, B. (1985). The Neuman Systems Model. *Senior Nurse, 3*(3), 20–23.

Neuman, B. (1989a). The Neuman Nursing Process Format: A family case study. In J. Riehl-Sisca (Ed.), *Conceptual models for nursing practice* (3rd ed., pp. 49–62). Norwalk, CT: Appleton & Lange.

Neuman, B. (1989b). *The Neuman Systems Model* (2nd ed.). Norwalk, CT: Appleton & Lange. [out of print]

Neuman, B. (1990b). Health on a continuum based on the Neuman Systems Model. *Nursing Science Quarterly, 3*, 129–135.

Neuman, B. (1990b). The Neuman Systems Model: A theory for practice. In M. E. Parker (Ed.), *Nursing theories in practice* (pp. 241–261). New York: National League for Nursing.

Neuman, B. (1995). *The Neuman Systems Model* (3rd ed.). Norwalk, CT: Appleton & Lange.

Neuman, B. (2002a). Appendix B: Betty Neuman's autobiography and chronology of the development and utilization of the Neuman Systems Model. In B. Neuman & J. Fawcett (Eds.), *The Neuman Systems Model* (4th ed., pp. 325–396). Upper Saddle River, NJ: Prentice Hall.

Neuman, B. (2002b). Appendix C: Assessment and intervention based on the Neuman Systems Model. In B. Neuman & J. Fawcett (Eds.), *The Neuman Systems Model* (4th ed., pp. 347–350). Upper Saddle River, NJ: Prentice Hall.

Neuman, B. (2002c). The Neuman Systems Model. In B. Neuman & J. Fawcett (Eds.), *The Neuman Systems Model* (4th ed., pp. 3–33). Upper Saddle River, NJ: Prentice Hall.

Neuman, B., & Fawcett, J. (2002). *The Neuman Systems Model* (4th ed.). Upper Saddle River: Prentice Hall.

Neuman, B., Newman, D. M. L., & Holder, P. (2000). Leadership-scholarship integration: Using the Neuman Systems Model for 21st-century professional nursing practice. *Nursing Science Quarterly, 13*, 60–63.

Neuman, B., & Reed, K. S. (2007). A Neuman Systems Model perspective on nursing in 2050. *Nursing Science Quarterly, 20*, 111–113.

Neuman, B. M., & Young, R. J. (1972). A model for teaching total person approach to patient problems. *Nursing Research, 21*, 264–269.

Newman, D. M. L. (2005). A community nursing center for the health promotion of senior citizens based on the Neuman Systems Model. *Nursing Education Perspectives, 26*, 221–223.

Nicholson, C. H. (1995). Clients' perceptions of preparedness for discharge home following total HIP or knee replacement surgery. *Masters Abstracts International, 33*(03), 873. (University Microfilms No. AAI1359739)

Noonill, N., Sindhu, S., Hanucharurnkul, S., & Suwonnaroop, N. (2007). An integrated approach to coordination of community resources improves health outcomes and satisfaction of care of Thai patients with COPD. *Thai Journal of Nursing Research, 11*(2), 118–131.

Norman, S. E. (1990). The relationship between hardiness and sleep disturbances in HIV-infected men. *Dissertation Abstracts International, 51*(10B), 4780. (University Microfilms No. AAG9104437)

Norrish, M. E. (2001). A holistic nursing care approach in an alcohol detoxification unit: A Neuman systems perspective. *Masters Abstracts International, 42*(04), 1243. Abstract retrieved July 2, 2007, from Dissertation Abstracts Online database.

Nortridge, J. A., Mayeux, V., Anderson, S. J., & Bell, M. L. (1992). The use of cognitive style mapping as a predictor for academic success of first-semester diploma nursing students. *Journal of Nursing Education, 31*, 352–356.

Oakes, K. L. (1978). A critique of general systems theory. In A. Putt (Ed.), *General systems theory applied to nursing*. Boston: Little, Brown.

Olsson, H., & Leadersh, E. (1999, April 7). *The retirement process and humor: A Swedish explorative* study using Neuman Systems Model analysis. Paper presented at The 7th Biennial International Neuman Systems Model Symposia, Vancouver, British Columbia, Canada.

O'Neal, C. A. S. (1993). Effects of BSE on depression/anxiety in women diagnosed with breast cancer. Masters Abstracts International, 31(04), 1747. (University Microfilms No. AAG1352556)

Orr, J. P. (1993). An adaptation of the Neuman Systems Model to the care of the hospitalized preschool child. Curationis: South African Journal of Nursing, 16(3), 37–44.

Orr, J. (1999, April 8). Using the Neuman Systems Model to develop a training model for caregivers of abandoned children with HIV/AIDS. Paper presented at The 7th Biennial International Neuman Systems Model Symposia, Vancouver, British Columbia, Canada.

Owens, M. (1995). Care of a woman with Down's syndrome using the Neuman Systems Model. British Journal of Nursing, 4, British Journal of Disability Nursing, 752–758.

Parodi, V. A. (1997). Neuman based analysis of women's health needs abroad a deployed Navy ship: Can nursing make a difference? Dissertation Abstracts International, 58(12B), 6491. (University Microfilms No. AAG9818848)

Parr, M. S. (1993). The Neuman Health Care Systems Model—An evaluation. British Journal of Theatre Nursing, 3(8), 20–27.

Parse, R. R. (1987). Nursing science—Major paradigms, theories, and critiques. Philadelphia: Saunders.

Payne, P. L. (1993). A study of the teaching of primary prevention competencies as recommended by the Report of the Pew Health Professions Commission in bachelor of science in nursing programs and associate in nursing programs. Dissertation Abstracts International, 54(07B), 3553.

Peirce, A. G., & Fulmer, T. T. (1995). Application of the Neuman Systems Model to gerontological nursing. In B. Neuman, The Neuman Systems Model (3rd ed., pp. 293–308). Stamford, CT: Appleton & Lange.

Peoples, L. T. (1990). The relationship between selected client, provider, and agency variables and the utilization of home care services. Dissertation Abstracts International, 51(08B), 3782.

Peternelj-Taylor, C. A., & Johnson, R. (1996). Custody and caring: Clinical placement of student nurses in a forensic setting. Perspectives in Psychiatric Care: The Journal for Nurse Psychotherapists, 32(4), 23–29.

Peters, M. R. (1997). An exploratory study of job stress and stressors in hospice administration. Masters Abstracts International, 36(02), 502. (University Microfilms No. AAG1387515)

Peterson, G. A. (1997). Nursing perceptions of the spiritual dimension of patient care: The Neuman Systems Model in curriculum formations. Dissertation Abstracts International, 59(02B), 605. (University Microfilms No. AAG9823988)

Petock, A. M. (1990). Decubitus ulcers and physiological stressors. Masters Abstracts International, 29(02), 267. (University Microfilms No. AAG1341348)

Piazza, D., Foote, A., Wright, P., & Holcombe, J. (1992). Neuman Systems Model used as a guide for the nursing care of an 8-year-old child with leukemia. Journal of Pediatric Oncology Nursing, 9(1), 17–24.

Picot, S. J., Zauszniewski, J. A., Debanne, S. M., & Holston, E. C. (1999). Mood and blood pressure in black female caregivers and noncaregivers. Nursing Research, 48, 150–161.

Picton, C. E. (1995). An exploration of family-centered care in Neuman's model with regard to the care of the critically ill adult in an accident and emergency setting. Accident and Emergency Nursing, 3(1), 33–37.

Pierce, J. D., & Hutton, E. (1992). Applying the new concepts of the Neuman Systems Model. Nursing Forum, 27(1), 15–18.

Poe, M. S. H. M. (2002). Predictors of spontaneous lacerations in primigravidae. Dissertation Abstracts International, 63(10B), 4598. Abstract retrieved July 2, 2007, from Dissertation Abstracts Online database.

Poole, V. L. (1991). Pregnancy wantedness, attitude toward pregnancy, and use of alcohol, tobacco and street drugs during pregnancy. Dissertation Abstracts International, 52(10B), 5193.

Poppe, C. A. (2005). A survey of senior level baccalaureate nursing students' beliefs about spirituality and spiritual care. Masters Abstracts International, 44(04), 1814. Abstract retrieved July 2, 2007, from Dissertation Abstracts Online database.

Pothiban, L. (1993). Risk factor prevalence, risk status, and perceived risk for coronary heart disease among Thai elderly. Dissertation Abstracts International, 54(03B), 1337. (University Microfilms No. AAG9319896)

Puetz, R. (1990). Nurse and patient perception of stressors associated with coronary artery bypass surgery. Unpublished thesis, University of Nevada, Las Vegas.

Putt, A. (1972). Entropy, evolution and equifinality in nursing. In J. Smith (Ed.), *Five years of cooperation to improve curricula in western schools of nursing*. Boulder, CO: Western Interstate Commission for Higher Education.

Radwanski, M. (1992). Self-medicating practices for managing chronic pain after spinal cord injury. *Rehabilitation Nursing, 17*, 312–318.

Ramsey, B. A. (1999). Can a multidisciplinary team decrease hospital length of stay for elderly trauma patients? *Masters Abstracts International, 37*(04), 1182.

Reed, K. S. (1993). Adapting the Neuman Systems Model for family nursing. *Nursing Science Quarterly, 6*, 93–97.

Reed, K. (1999, April 9). *Using Neuman's variables as a map for concept analysis.* Paper presented at The 7th Biennial International Neuman Systems Model Symposia, Vancouver, British Columbia, Canada.

Reed, K. S. (2003). Grief is more than tears. *Nursing Science Quarterly, 16*, 77–81.

Reeves, A. L. (2004). Childhood experiences of Appalachian women who have experienced intimate partner violence during adulthood. *Dissertation Abstracts International, 65* (10B), 5076. Abstract retrieved July 2, 2007, from Dissertation Abstracts Online database.

Ridgell, N. H. (1993). Home apnea monitoring: A systems approach to the family's home care needs. *Caring, 12*(12), 34–37.

Riley-Lawless, K. (2000). The relationship among characteristics of the family environment and behavioral and physiologic cardiovascular risk factors in parents and their adolescent twins. *Dissertation Abstracts International, 61*(03B), 1328. Abstract retrieved July 2, 2007, from Dissertation Abstracts Online database.

Roberts, A. G. (1994). Effective inservice education process. *Oklahoma Nurse, 39*(4), 11.

Roberts, M. C. (2002). The relationships among hospital staff nurses' occupational stress, caring behaviors, and spiritual well-being. *Dissertation Abstracts International, 63*(10B), 4598. Abstract retrieved July 2, 2007, from Dissertation Abstracts Online database.

Robinson, C. A. (1998). The difference in perception of quality of life in patients one year after an infrainguinal bypass for critical limb ischemia. *Masters Abstracts International, 37*(03), 914. (University Microfilms No. AAG13922664)

Robinson-Lewis, P. E. (2004). Middle to older West Indian Canadian adults diagnosed with type two diabetes: Perceptions of stressors related to complying with treatment regimen. *Masters Abstracts International, 43*(03), 823. Abstract retrieved July 2, 2007, from Dissertation Abstracts Online database.

Rodrigues-Fisher, L., Bourguignon, C., & Good, B. V. (1993). Dietary fiber nursing intervention: Prevention of constipation in older adults. *Clinical Nursing Research, 2*, 464–477.

Roggensack, J. (1994). The influence of perioperative theory and clinical in a baccalaureate nursing program on the decision to practice perioperative nursing. *Prairie Rose, 63*(2), 6–7.

Rohr, K. M. (2006). Alcohol use and injury-related outcomes in older rural trauma patients. *Dissertation Abstracts International, 67*(09B), 4982. Abstract retrieved July 2, 2007, from Dissertation Abstracts Online database.

Rosenfeld, R. M., Goldsmith, A. J., & Madell, J. R. (1998). How accurate is parent rating of hearing for children with otitis media? *Archives of Otolaryngology-Head Neck Surgery, 124*, 989–992.

Ross, M. M., Bourbonnais, F. F., & Carroll, G. (1987). Curricular design and the Betty Neuman Systems Model: A new approach to learning. *International Nursing Review, 34*(3/273), 75–79.

Rowe, M. L. (1989). The relationship of commitment and social support to the life satisfaction of caregivers to patients with Alzheimer's disease. *Dissertation Abstracts International, 51*(04B), 1747. Abstract retrieved July 2, 2007, from Dissertation Abstracts Online database.

Rowles, C. J. (1992). The relationship of selected personal and organizational variables and the tenure of directors of nursing in nursing homes. *Dissertation Abstracts International, 53*(09B), 4593. (University Microfilms No. AAG9302488)

Russell, J., & Hezel, L. (1994). Role analysis of the advanced practice nurse using the Neuman Health Care Systems Model as a framework. *Clinical Nurse Specialist, 8*, 215–220.

Russell, J., Hileman, J. W., & Grant, J. S. (1995). Assessing and meeting the needs of home caregivers using the Neuman Systems Model. In B. Neuman, *The Neuman Systems Model* (3rd ed., pp. 331–341). Stamford, CT: Appleton & Lange.

Sabatini, C. L. (2003). The meaning of the lived experience of adolescent pregnancy to women who gave birth during their teens: A phenomenological study. *Dissertation Abstracts International, 64*(02B), 987. Abstract retrieved July 2, 2007, from Dissertation Abstracts Online database.

Sabo, C. E., & Michael, S. R. (1996). The influence of personal message with music on anxiety and side effects associated with chemotherapy. *Cancer Nursing, 19*, 283–289.

Samuels-Dennis, J. A. (2004). Assessing stressful life events, psychological well-being and coping styles in sole-support parents. *Masters Abstracts International, 42* (05), 1685. Abstract retrieved July 2, 2007, from Dissertation Abstracts Online database.

Scalzo-Tarrant, T. (1992). Improving the frequency and proficiency of breast self examination. *Masters Abstracts International, 31*(03), 1211. (University Microfilms No. AAG1351247)

Scicchitani, B., Cox, J. G., Heyduk, L. J., Maglicco, P. A., & Sargent, N. A. (1995). Implementing the Neuman Model in a psychiatric hospital. In B. Neuman, *The Neuman Systems Model* (3rd ed., pp. 387–395). Stamford, CT: Appleton & Lange.

Schlentz, M. D. (1993). The Minimum Data Set and levels of prevention in the long-term care facility. *Geriatric Nursing: American Journal of Care for the Aging, 14*, 79–83.

Selye, H. (1950). *The physiology and pathology of exposure to stress*. Montreal, Quebec, Canada: ACTA.

Semple, O. D. (1995). The experiences of family members of persons with Huntington's Disease. *Perspectives, 19*(4), 4–10.

Shaw, M. C. (1991). A theoretical base for orthopaedic nursing practice: The Neuman Systems Model. *CONA Journal ACIIO, 13* (2), 19–21.

Sheridan, M. N. (2005). Students' perceptions of their learning experiences in a newly developed diploma program for practical nurses. *Masters Abstracts International, 43*(05), 1704. Abstract retrieved July 2, 2007, from Dissertation Abstracts Online database.

Silveira, D. T. (2000). Process of work-health-disease intervention based on Betty Neuman Systems Model [Portuguese]. *Revista Gaucha de Enfermagem, 21*(1), 31–43. Abstract retrieved May 18, 2007, from CINAHL Plus with Full Text database.

Simmons, L., & Borgdon, C. (1991). The clinical nurse specialists in HIV care. *Kansas Nurse, 66*(1), 6–7.

Simpson, E. M. (2000). Condom use among Black women: A theoretical basis for HIV prevention guide by Neuman Systems Model and Theory of Planned Behavior. *Dissertation Abstracts International, 61*(10B), 5240. Abstract retrieved July 2, 2007, from Dissertation Abstracts Online database.

Skalski, C. A., DiGerolamo, L., & Gigliotti, E. (2006). Stressors in five client populations: Neuman Systems Model-based literature review. *Journal of Advanced Nursing, 56*(1), 69–78.

Skipwith, D. H. (1994). Telephone counseling interventions with caregivers of elders. *Journal of Psychosocial Nursing and Mental Health Services, 32*(3), 7–12.

South, L. D. (1995). The relationship of self-concept and social support in school age children with leukemia. *Dissertation Abstracts International,* 56(04B), 1939. (University Microfilms No. AAI9527022)

Speck, B. J. (1990). The effect of guided imagery upon first semester nursing students performing their first injections. *Journal of Nursing Education, 29*, 346–350.

Stittich, E. M., Flores, F. C., & Nuttall, P. (1995). Cultural considerations in a Neuman-based curriculum. In B. Neuman, *The Neuman Systems Model* (3rd ed., pp. 147–162). Stamford, CT: Appleton & Lange.

Strickland-Seng, V. (1995). The Neuman Systems Model in clinical evaluation of students. In B. Neuman, *The Neuman Systems Model* (3rd ed., pp. 215–225). Stamford, CT: Appleton & Lange.

Stuart, G. W., & Wright, L. K. (1995). Applying the Neuman Systems Model to psychiatric nursing practice. In B. Neuman, *The Neuman Systems Model* (3rd ed., pp. 263–273). Stamford, CT: Appleton & Lange.

Taggart, L., & Mattson, S. (1996). Delay in prenatal care as a result of battering in pregnancy: Cross-cultural implications. *Health Care for Women International, 17*(1), 25–34.

Tarko, M., & Crawford, J. (1999, April 8). *Spirituality: The core dimension of the Neuman Systems Model applied to health assessment in psychiatric nursing education*. Paper presented at The 7th Biennial International Neuman Systems Model Symposia, Vancouver, British Columbia, Canada.

Tarmina, M. S. (1992). Self-selected diet of adult women with families. *Dissertation Abstracts International*, 53(02B), 0777.

Thygesen, K. H., & Esbensen, B. A. (2008). A rehabilitation trajectory for patients with lung cancer—Part II [Danish]. *Klinisk Sygepleje, 22*(2), 64–77. Abstract in English retrieved November 30, 2009, from CINAHL Plus with Full Text database.

Timmermans, O. (1999, April 7). *A practical guideline for the implementation of the Neuman Systems Model in an Institute for Mental Health Care*. Paper presented at The 7th Biennial International Neuman Systems Model Symposia, Vancouver, British Columbia, Canada.

Toot, J., Amaya, M. A., & Memmott, R. J. (1999, April 10). *Interdisciplinary applications: Neuman Systems Model as a conceptual paradigm for interdisciplinary team.* Paper presented at The 7th Biennial International Neuman Systems Model Symposia, Vancouver, British Columbia, Canada.

Trépanier, M., Dunn, S. I., & Sprague, A. E. (1995). Application of the Neuman Systems Model to perinatal nursing. In B. Neuman, *The Neuman Systems Model* (3rd ed., pp. 309–320). Stamford, CT: Appleton & Lange.

Tweed, S. A. (1999). Affective and biological responses to the inhalation of the essential oil lavender (Lavandula angustifolia, Aromatherapy). *Masters Abstracts International, 38*(04), 986. Abstract retrieved July 2, 2007, from Dissertation Abstracts Online database.

Ume-Nwagbo, P. N., DeWan, S. A., & Lowry, L. W. (2006). Using the Neuman Systems Model for best practices. *Nursing Science Quarterly, 19,* 31–35.

Vaughan, B., & Gough, P. (1995). Use of the Neuman Systems Model in England. In B. Neuman, *The Neuman Systems Model* (3rd ed., pp. 599–605). Stamford, CT: Appleton & Lange.

Verberk, F. (1995). In Holland: Application of the Neuman Model in psychiatric nursing. In B. Neuman, *The Neuman Systems Model* (3rd ed., pp. 629–636). Stamford, CT: Appleton & Lange.

Vitthuhn, K. M. (1999). Delivery of analgesics for the postoperative thoracotomy patient. *Masters Abstracts International, 37*(04), 1185. (University Microfilms No. AAG1393446)

von Bertalanffy, L. (1968). *General system theory.* New York: Braziller. [out of print]

Waddell, K. L., & Demi, A. S. (1993). Effectiveness of an intensive partial hospitalization program for treatment of anxiety disorders. *Archives of Psychiatric Nursing, 7*(1) 2–10.

Walker, P. H. (1994). Dollars and sense in health reform: Interdisciplinary practice and community nursing centers. *Nursing Administration Quarterly, 19*(1), 1–11.

Walker, P. H. (1995). Neuman-based education, practice, and research in a community nursing center. In B. Neuman, *The Neuman Systems Model* (3rd ed., pp. 415–430). Stamford, CT: Appleton & Lange.

Ware, L. A., & Shannahan, M. K. (1995). Using Neuman for a stable parent support group in neonatal intensive care. In B. Neuman, *The Neuman Systems Model* (3rd ed., pp. 321–330). Stamford, CT: Appleton & Lange.

Waters, T. (1993). Self-efficacy, change, and optimal client stability. *Addictions Nursing Network, 5*(2), 48–51.

Watson, L. A. (1991). Comparison of the effects of usual, support, and informational nursing interventions on the extent to which families of critically ill patients perceive their needs were met. *Dissertation Abstracts International, 52*(06B), 2999. (University Microfilms No. AAG9134244)

Weinberger, S. L. (1991). Analysis of a clinical situation using the Neuman Systems Model. *Rehabilitation Nursing, 16,* 278, 280–281.

Westrik, G. J. (1999, April 9). *Addiction and spiritual well being in the health perspective of the Neuman Systems Model.* Paper presented at The 7th Biennial International Neuman Systems Model Symposia, Vancouver, British Columbia, Canada.

Wilkey, S. F. (1990). The effects of an eight-hour continuing education course on the death anxiety levels of registered nurses. *Masters Abstracts International, 28*(04), 480. (University Microfilms No. AAG1340601)

Williamson, J. W. (1992). The effects of ocean sounds on sleep after coronary artery bypass graft surgery. *American Journal of Critical Care, 1*(1), 91–97.

Wright, J. G. (1996). The impact of preoperative education on health locus of control, self-efficacy, and anxiety for patients undergoing total joint replacement surgery. *Masters Abstracts International, 35*(01), 216. (University Microfilms No. AAG1382185)

Wullschleger, L. A. (1999). Fetal infant mortality in Kalamazoo (Michigan). *Masters Abstracts International, 38*(02), 422. Abstract retrieved July 2, 2007, from Dissertation Abstracts Online database.

Young, L. M. (2000). The effects of guided mental imagery on the blood pressure of clients experiencing mild to moderate essential hypertension. *Dissertation Abstracts International, 61*(02B), 787. Abstract retrieved July 2, 2007, from Dissertation Abstracts Online database.

Zavala-Onyett, N. D. (2001). The impact of a school-based health clinic on school absence. *Masters Abstracts International, 39*(04), 1134. Abstract retrieved July 2, 2007, from Dissertation Abstracts Online database.

文献解題

Barker, E., Robinson, D., & Brautigan, R. (1999). The effect of psychiatric home nurse follow-up on readmission rates of patients with depression. *Journal of the American Psychiatric Nurses Association, 5*(4), 111–116.

This study used the Neuman Systems Model as a conceptual framework to study hospital readmission rates of patients with depression in those who had home follow-up visits by psychiatric nurses and those who did not. Findings included a substantial reduction in hospital readmissions in the group that received the in-home visits, even though both groups received similar outpatient care.

Black, P., Deeny, P., & McKenna, H. (1997). Sensoristrain: An exploration of nursing interventions in the context of the Neuman systems theory. *Intensive and Critical Care Nursing, 13*, 249–258.

This paper describes the use of the Neuman Systems Model to create a framework for nursing practice using prevention-as-intervention in comfort care, knowing the patient, and therapeutic presence of the nurse to reduce sensory strain in intensive care patients. It seeks to link nursing actions with patient outcomes.

Chiverton, P., Tortoretti, D., LaForest, M., & Walker, P. H. (1999). Bridging the gap between psychiatric hospitalization and community care: Cost and quality outcomes. *Journal of the American Psychiatric Nurses Association, 5*(2), 46–53.

This study investigated quality indicators, patient satisfaction, and costs of care related to recidivism and rehospitalization in psychiatric patients who received transitional case management services and those who received traditional care. No differences in levels of depression or in mental status were found between the groups. Those who received the transitional care management expressed high levels of satisfaction had much lower readmission and emergency department visit rates. The costs of providing the transitional case management were significantly less than the costs for readmission and emergency department visits.

Gigliotti, E. (1999). Women's multiple role stress: Testing Neuman's flexible line of defense. *Nursing Science Quarterly, 12*, 36–44.

This study used the Neuman Systems Model as conceptual framework to investigate the relations between a stressor (multiple roles: maternal and student roles), flexible line of defense (perceived social support), and normal line of defense (perceived multiple role stress). Statistically significant findings included that social support helped explain multiple role stress in women aged 37 and older. This group of women broadened its social support network, including support from children, friends at school, work associates, and clergy. Support from husband was inversely associated with multiple role stress in both the younger and older groups of women.

Hanson, M. J. (1999). Cross-cultural study of beliefs about smoking among teenaged females. *Western Journal of Nursing Research, 21*, 635–651.

This study used the Neuman Systems Model as a conceptual framework to study smoking behavior in African American, Puerto Rican, and non-Hispanic White females, aged 13 to 19. Statistically significant relations between beliefs and smoking behavior in each ethnic group were found. The specific beliefs differed among the groups.

Jones, W. R. (1996). Stressors in the primary caregivers of traumatic head injured patients. *AXON, 18*(1), 9–11.

This study used the Neuman Systems Model to identify intrapersonal, interpersonal, and extrapersonal stressors in individuals who are primary caregivers for persons who have suffered a traumatic head injury. While stressors in all three categories were identified, only intrapersonal and interpersonal stressors were positively correlated with changing levels of stress.

McHolm, F. A., & Geib, K. M. (1998). Application of the Neuman Systems Model to teaching health assessment and nursing process. *Nursing Diagnosis: The Journal of Nursing Language and Classification, 9*(1), 23–33.

Faculty developed a nursing theory framework for teaching health assessment to beginning-level baccalaureate nursing students. The faculty concluded that students who could make connections between the Neuman Systems Model and NANDA nursing diagnoses within the nursing process would be able to make better choices about appropriate nursing diagnoses.

Marsh, V., Beard, M. T., & Adams, B. N. (1999). Job stress and burnout: The mediational effect of spiritual well-being and hardiness among nurses. *Journal of Theory Construction and Testing, 3*(1), 13–19.

An empirical test of a model developed from NSM and Selye's stress theory. Results supported that job stress had a direct positive effect on burnout among nurses, while spiritual well-being had a direct negative effect. When operating through hardiness, spiritual well-being had an indirect negative effect on burnout. The study supported the inclusion of spiritual well-being in considering job burnout.

Molassiotis, A. (1997). A conceptual model of adaptation to illness and quality of life for cancer patients treated with bone marrow transplants. *Journal of Advanced Nursing, 26,* 572–579.

The Neuman Systems Model provides the basis for this model of adaptation to illness and the resultant quality of life in cancer patients who receive bone marrow transplants. The model has five stages. The first stage begins with the stressor or initial stimuli and the perception of that stressor as a threat. The second stage involves the reaction to the threat producing stressor. The third stage describes the adaptive or maladaptive coping activities related to dealing with the illness as a threat. The fourth stage includes nursing care using prevention-as-interventions. The fifth stage is the level of adaptation—from adaptation to illness and satisfaction with life to maladjustment and low quality of life. Included in each of these stages are the personal variables (physiological, psychological, social, development). It should be noted that the spiritual variable is not described.

Moody, N. B. (1996). Nurse faculty job satisfaction: A national survey. *Journal of Professional Nursing, 12,* 277–288.

In a survey of nursing faculty in universities offering a doctorate of nursing, the Neuman Systems Model was used with other theories to construct a system's framework to investigate job satisfaction of nursing faculty. Demographic variables were significantly correlated with measures of job satisfaction. The contributors to a regression model of nursing faculty job satisfaction were salary, degree level of nursing student taught, and the length of the annual contract for faculty.

Narsavage, G. L. (1997). Promoting function in clients with chronic lung disease by increasing their perception of control. *Holistic Nursing Practice, 12*(1), 17–26.

The Neuman Systems Model provided the format for assessing persons with chronic obstructive pulmonary disease and developing their perception of control as a secondary prevention-as-intervention. Control is defined as an intrapersonal component that interacts with the physiologic, sociocultural, developmental, and spiritual variables to affect stability. Methods included in the secondary prevention-as-intervention include use of assessment tools, diaries, relaxation, and other stress management techniques.

Newman, D. M. L. (2005). A community nursing center for the health promotion of senior citizens based on the Neuman Systems Model. *Nursing Education Perspectives, (26),* 221–223.

This article described a community nursing center in which care in based on the Neuman Systems Model (NSM). The center was established to meet health promotion needs for senior citizens. Students, both undergraduate and graduate, from two schools of nursing have experience in the center so comprehensive documentation was vital. Forms, based on the NSM, were designed and consistently used. Having practice based on the NSM aided this consistency, even with changing student populations. This project has helped demonstrate the utility of the NSM for education, practice, and research.

Picot, S. J., Zauszniewski, J. A., Debanne, S. M., & Holston, E. C. (1999). Mood and blood pressure in Black female caregivers and noncaregivers. *Nursing Research, 48,* 150–161.

This study investigated the relationship between the mood symptoms of anger, anxiety, and sadness and ambulatory daytime blood pressure in a group of Black female caregivers of a dependent elder and in a group of noncaregivers. The findings indicated a negative relationship between anger and diastolic blood pressure, leading to a recommendation for further study of whether low anger scores represent low levels of perceived anger or suppressed anger.

Reed, K. S. (2003). Grief is more than tears. *Nursing Science Quarterly, 16,* 77–81.

This concept analysis of grief recognizes the difficulty of measuring grief due to its individual nature and vagueness about what is normal. The use of a nursing model (the Neuman Systems Model) helped to define areas of assessment and assisted in identifying appropriate outcome measures. It also assisted in creating a nursing perspective from work in other disciplines.

Sabo, C. E., & Michael, S. R. (1996). The influence

of personal message with music on anxiety and side effects associated with chemotherapy. *Cancer Nursing, 19,* 283–289.

This pilot study investigated the use of a recorded message with a musical background to reduce anxiety and side effects in persons receiving chemotherapy. There was no significant difference in the severity of side effects between the experimental and control groups. Those in the experimental group did demonstrate statistically significant lower levels of state anxiety.

Skalski, C. A., DiGerolamo, L., & Gigliotti, E. (2006). Stressors in five client populations: Neuman Systems Model-based literature review. *Journal of Advanced Nursing, 56*(1), 69–78.

The Neuman Systems Model Research Institute chose stressors as the concept for its initial collaborative research project. Eighty-seven published studies, published between 1983 and February 2005, were identified through the use of the institute's bibliography developed by Jacqueline Fawcett and a CINAHL review using "Neuman systems model" and "stressors" as key words. Of these 87 studies, 13 were identified as "stressor studies." Within these studies, five client populations were identified: caregivers, cancer survivors, patients in intensive care units, recipients of care, and parents of children having day surgery. Data were most often collected using investigator developed interview guides. Evidence was found of stressors being categorized as intra-, inter- or extrapersonal. Identified stressor were burden of responsibility for the caregivers, awareness of vulnerability for the cancer survivors, being overwhelmed for the ICU patients, loss of control for the parents, and frustration with role changes for the recipients of care. The authors indicate that these findings can be the basis for nursing practice and for future collaborative research. They suggest the middle range theory of caregiver role strain could be tested empirically.

The reader is encouraged to seek information from Dissertation Abstracts International and CINAHL, either in print or online, about the multitude of thesis and dissertation reports, journal articles, and book chapters that demonstrate the use of the Neuman Systems Model in research, practice, and education. The numbers are too great to be included in this annotation.

第11章

カルチャーケアの多様性と普遍性理論

Theory of Culture Care Diversity and Universality

Madeleine M. Leininger

Julia B. George

　Madeleine M. Leiningerは，1925年7月13日にネブラスカ州サットン市で生まれた。St. Anthony's 看護学校（コロラド州デンバー市）で基礎教育を受け，1948年に卒業。1950年にMount St. Scholastica大学（現在のBenedictine大学，カンザス州アチソン市）で，生物学理学士，1954年に米国Catholic大学（ワシントンD. C.）で精神科精神看護学修士，1965年にWashington大学（シアトル市）で文化社会人類学の博士号を取得した。米国看護アカデミーの会員で，Benedictine大学，Indianapolis大学（インディアナ州），Kuopio大学（フィンランド，クオピオ市）から名誉博士の称号を得ている。1998年には米国看護アカデミーからLiving Legendに選ばれた。

　Leininger博士は，「超文化看護学」「超文化看護学協会（Transcultural Nursing Society）」，また『Journal of Transcultural Nursing』などの創始者である。今までに，Cincinnati大学（オハイオ州）看護および健康学部准教授，大学院精神看護プログラムのディレクター，Colorado大学（デンバー市）の看護学および人類学教授（米国初の看護学と他の学問分野との兼任），Washington大学（シアトル市）で看護学部長および人類学講師，Utah大学（ソルトレイクシティ）で看護学部長および人類学非常勤教授，Wayne State大学（ミシガン州デトロイト市）で看護学教授，保健衛生研究センター（Center for Health Research）所長，人類学非常勤教授などの要職を歴任している。現在は，Wayne State大学の名誉教授と，Nebraska Medical Center大学看護学部（オマハ市）の非常勤教授である。広範囲にわたって論文を発表し，世界中で超文化看護学とヒューマンケアの理論と研究について講演し，コンサルタントを務めている。オーストラリア，ブルネイ，ダルエスサラーム（タンザニアの首都），フィンランド，ドイツ，オランダ，ロシア，シンガポール，スウェーデン，スイス，台湾，タイ，米国などで，客員教授と講師の職位に就いている。Leininger博士の研究論文集は，Wayne State大学のWalter Ruether公文書保管センターに，書籍のコレクションは超文化看護学協会の本部があるMadonna大学（ミシガン州リヴォニア市）に，初期の研究論文集は，Boston大学のボストンアーカイブス（マサチューセッツ州）に，それぞれ保管されている。Leininger博士の活動と出版物に関する詳しい情報は，超文化看護学協会のウェブサイト http://www.tcns.org で検索できる。

Leininger（1991）が看護におけるケアリングの重要性を認識したのは 1940 年代のことである。看護ケアに感謝する患者の声明がきっかけで，Leininger はケアリングの価値に目覚め，その後長年にわたってケアを看護の最も有力なエトス[1]として焦点化するようになった。1950年代中頃に米国中西部の児童相談ホームでの仕事で，Leininger は自らカルチャーショックと称する体験をした。Leininger は臨床ナーススペシャリストとして精神障害児とその両親を対象に仕事をしており，子どもたちが繰り返し起こす行動に相違があることを観察し，最終的にこの反復行動の相違は文化に基づくものであるという結論に達した。そして，子どもたちの文化的背景に関する知識不足こそが，クライエントケアに必要な多様性を理解するために看護の中で欠落しているミッシングリンクであることを明確にした。この経験をきっかけに，Leininger は世界初の人類学博士の学位を有する看護師になり，超文化看護の発展に力を尽くすようになった。

　1960 年代に Leininger は，「超文化看護 transcultural nursing」「民族誌学的看護 ethnonursing」「比較文化的看護 cross-cultural nursing」という用語を初めて使用した。1966 年に Colorado 大学で臨地実習を含む超文化看護コースを初めて開講して以来，多数の教育機関で同様のコースの開設に力添えをしてきた（Leininger, 1979）。2006 年に Leininger は超文化看護学の定義を，次のように言明した。

　　……文化に基づいた有意義で治療的なヘルスケア実践に到達し，維持し始めるよう援助することを目的とした，文化間の比較文化的ケアの相違点と類似点に注目した学問領域と実践である。（2006a, p.16）

そして，

　　……健康とウェルビーイングのために文化的に適合したケアという目標を獲得し維持するための知識体系と実践をもった学問分野である。（2006a, p.19）

2006 年には，民族誌学的看護を次のように定義した。

　　……複数の文化と，人々が慣れ親しんでいる環境のケア因子を，厳正に，体系的に，徹底して研究する方法であり，ケアと文化の相互関係を焦点にして，文化に適合したケアサービスを行うという目標に到達するための方法である。（2006a, p.20）

　この分野での研究と実践に関連した進化しつつある知識と実践に言及するために，現在は（「比較文化的」よりも）「超文化看護」という用語が使用されている。Leininger（1991, 1995, 2006）は，直接体験によって得た知識や，体験から学ぶ人々から直に得た知識の重要性を強調

---

[1] 訳注：ethos：民族・社会の特質。

し，このような知識を「イーミック emic」，つまり人々中心の知識として分類している。これは，専門職者の観点とされる「エティック etic」的知識と対を成している。Leiningerは，「イーミック的 emically」に導き出される知識が，看護分野の実践の認識論的・存在論的基盤の確立に欠くことができないと強く主張している。

　Leiningerは，それぞれの文化において，人々は自分たちの看護ケアの世界を体験し認識する方法を知って定義するだけでなく，それらの体験や認識を自分たちの一般的な健康に関する信念やその実践に結びつけることができるという前提に基づき，超文化看護学の理論を構築した。この前提に基づき，看護ケアは，それが提供される文化的背景から導き出され展開されている。

　Leininger（1991, 2006a）は，ヒューマンケアは学問分野としての，また専門職としての看護の中心になると強く主張している。そして共同研究者と共にケアという現象を50年以上にわたって研究している。彼らはケアを看護の本質として認識し，ケア保護の主唱者になっている。看護の知識と実践の本質としてのケアに対する認識が高まるにつれて，Leiningerは持論を「カルチャーケア culture care」と呼ぶようになった。Leiningerは，この理論の文化面の構成要素を人類学に求め，ケア面の構成要素を看護学に拠った。そして，文化には1つの文化特有の健康実践と，文化間に共通する一般的なパターンの両方があるという信念により，持論のタイトルに「多様性 diversity」と「普遍性 universality」という用語を加えた。このような経緯で，Leiningerの理論の最新のタイトルは「カルチャーケア」あるいは「カルチャーケアの多様性と普遍性」になっている。

Leiningerの理論

　Leiningerは，1965年に最初の研究報告を理論として出版し，その後の著書（1988b, 1991, 1995, 2002, 2006a）で，自分の考えをさらに詳しく提示した。Leiningerは1991年版を，持論に関する最初の著書としており，これを理論のさらに徹底した研究に利用するよう勧めている（Leininger, 2006a）。1991年版以後の著作に，「ケアの構成概念」「文化」「カルチャーケア」「ジェネリックケアおよび専門的なケアを含むイーミックとエティック」「文化・社会構成因子」「民族歴史学」「環境的背景」「世界観」「カルチャーケアの保護，カルチャーケア調整，カルチャーケアの再パターン化」「文化的に適合したケア」「カルチャーケアの多様性」「カルチャーケアの普遍性」についての入門的な定義を提示した。Leiningerは，これらの定義は暫定的な指針であり，文化の研究が進むにつれて変更されることもあるとしている。定義の他に，構成概念に関する前提も提示されている。Leininger（2002）は，概念は単一のアイデアを扱い，構成概念にはある現象の中で相互に関係する数種のアイデアが含まれているという理由で，概念 concept と構成概念 construct を識別している。

　名詞としての「ケア」は，「人間としての状態や生活様式を改善または向上したいというニー

ドが明らかな，あるいは予想される他者に対して，体験やアイデアを援助したり支援したり助長すること」に関係する抽象的および具体的な現象と定義される（Leininger, 2006a, p.12）。ケアは，比類のない，最も有力な，統一的な，看護の焦点と想定される。ケアがなければ効果的なキュアリングとヒーリングは不可能だが，キュアがなくてもケアは可能である。動名詞としての「ケア」は，「ヒーリングとウェルビーイングを目指して，他人を援助または助けるように導く行為，活動および実践」（p.12）と定義される。ケアとケアリングに関連した前提には，ケアとケアリングは人間の生存だけでなく，成長，健康，ウェルビーイング，ヒーリング，ハンディキャップと死に対処する能力に必要不可欠であるということも含まれている。ケアの表現法，パターンおよび生活様式は，異なる文化的背景では異なる意味をもつ。ケアという現象は，文化集団の世界観，社会構造および言語を検証することで発見され，明確化される。

「文化」は「パターン化された思考，決定および行動を導く特定の集団の価値観，信念，規範および生活様式を……習得し，共有し，伝承することであり……」（Leininger, 1995, p.60），しばしば世代間にわたっている（Leininger, 2006a）。文化的に関連したケアのための価値観，信念および実践は，「世界観，社会的の構造因子（例：宗教，人生哲学，血縁関係，政治，経済，教育，テクノロジー，文化的価値観）と，民族歴史学的および環境的背景」によって形づくられ，組み込まれているという関連前提がある（Leininger, 2006a, p.19）。サブカルチャーは文化と密接に関連しているが，その文化の中にあって「価値観，信念，規範，道徳律，生活様式に，その集団独特のいくつかの特徴がある」ことから，メインカルチャーとは相違している集団である（Leininger & McFarland, 2002, p.47）。

「カルチャーケア」は，「クライエントの健康とウェルビーイング，または直面する障害，死，その他の状態での明らかな，または予測されるニードを焦点とした自己や他者に向けての，統合され，文化的に構成された援助的，支援的，促進的なケアリング行為である」（Leininger & McFarland, 2002, p.83）と定義される。関連する前提は，文化とケアの2大構成概念の統合体であるカルチャーケアは，健康，ウェルビーイング，障害やケアの表現を含めた人間の状態の発見を導き，説明するのに役立つということである。もう1つの前提は，カルチャーケアのあらゆる側面（意味，表現法，パターン，プロセス，構造）には，文化間の，そして文化内において共通点と相違点があるというものである（Leininger, 2006a）。

「イーミック」（内部の人間の知識）と「エティック」（部外者やよそ者の観点）の構成概念も，ケアの始まりと関係がある。「ジェネリックケア generic care」，あるいは「民間ケア folk care」と呼ばれるイーミックケアとケアリングは，「文化的に習得され伝承された，素人で，土着で（伝統的な），広くイーミックな民間知識と技術で，それは，その文化の中に住む人々によって使われている」（Leininger & McFarland, 2002, p.61）と定義される。1995年にLeiningerは，このイーミックあるいはジェネリックケアを，通常は家庭で行われているものと明確化した。エティックケアは「専門的ケア professional care」として知られていて，看護ケアも含まれる。「専門的ケア」は，「正式に，公に，認知的に学ばれる……一般に教育機関で習得された知識と実践で……健康の増進，病いの予防，死にゆく過程や諸々の状態にある人を援助する目的で，援助的，支援的，助長的，促進的な行為を個人や集団に提供するために使用される」（Leini-

表 11-1 利用者の観点からみたジェネリックケアと専門的ケア

ジェネリック（イーミック）な見解	専門的（エティック）な見解
人道主義志向	科学志向
人々をベースにして，実用的で慣れ親しんでいる方法を使用	クライエントは，馴染みのないテクニックを用いる第三者に従って行動する
ホリスティックで統合的アプローチをとる。焦点は社会関係，言語，生活様式になる	サービスは断片的で，統合されていない。焦点は物理的な身体と精神となる
主要な焦点はケアリングになる	全体的な焦点は，主に治癒，診断および治療法となる
民間医療と個人的関係を使用し，本質的に専門的ではない	第1に技術的で，多くの診断検査と科学的な治療が行われる
病いと障害の予防，生活様式の維持に努める	疾病，障害および病状の治療に努める
背景を重視したコミュニケーション様式	コミュニケーション様式は，背景重視型ではない
伝来の慣れ親しんでいる民間のケアリングとヒーリングの実践に頼る	生物物理的および情動的要因のアセスメントと治療に頼る

(Leininger, M. M. & McFarland, M. R.〈2002〉. Transcultural nursing : Concepts, theories, research and practice, 3rd ed., p.61. New York : McGraw-Hill.)

nger, 2006a, p.14）と定義される。表11-1は，利用者の観点からみた，ジェネリックケアおよび専門的ケアシステムの比較である。関連する前提は，どの文化においてもイーミックとエティック両方の実践を見出して利用することができるというものである。

「文化・社会構成因子 cultural and social structure factors」は重要な留意点になる。これらの因子は一般に広く存在し，特定の個人や集団内でこれらの因子が相互作用する，その相互作用の仕方が，その個人や集団での行動に影響を及ぼす。これらの因子には，「信仰（霊性）」「血族関係（社会的絆）」「政治」「法的問題」「教育」「経済」「科学技術」「政治的要因」「人生哲学」「性別的および階級的差別を伴う文化的信念と価値観」（Leininger, 2006a, p.14）などが含まれる。

「民族歴史学 ethnohistory」の構成概念は人類学に由来するが，看護分野ではLeininger（2006a）によって，「長い年月にわたり特定の状況下で，人間，集団，文化，組織に起きている過去の事実，出来事，事例，経験であり，これらは人々の健康とウェルビーイングや死のカルチャーケア影響因子について，過去および現在の生活様式を説明するのに役立つ」（p.15）と定義されている。「世界観や社会構造因子，文化的価値観，環境的背景などから導き出される意味と実践の知識は，文化と適合するケアを提供する場合の看護の決定と行動の指針として欠くことができない」（Leininger, 1988b, p155）。

ケアが行われる「環境的背景 environmental context」もまた，ケア体験に関与する全員の行動に影響を及ぼすことから，非常に重要である。環境的背景とは，「ある文化環境の中で，特定の地球物理学的，生態学的，霊的，社会政治的および科学技術的要因の範囲にあって，人々の表現法，解釈，社会的相互作用などに意味をもたせる出来事や状況，特定の経験などの総体」（Leininger, 2006a, p.15）である。

「世界観 worldview」とは，人々の世界や宇宙に対する見方であり，世界と自分の生活について「イメージや，価値観に基づく姿勢」を形成するものである（Leininger, 1995, p.105）。世

界観についての情報は，より広い視点をもつことや，ケアとケアリングについての意思決定の理解を深めるのに役立つ。

　ケアをする存在としての人間の普遍的な性質と共に，ある一定の文化に特有のカルチャーケアの価値観，信念，実践は，ヒューマンケアに関連したパターン，条件，行動の基礎になる。これらの知識は，3つの「行動―決定ケア様式 action-decision care mode」の基礎になり，いずれの様式にも看護師とクライエントの共同参加が必要とされる。「カルチャーケアの保存 culture care preservation」は，メンテナンスとして知られていて，ここには「文化が有益なケア信念や価値を温存し，保存し，補修したり，またはハンディキャップや死に直面するのを助ける援助的，支援的，促進的あるいは助長的な専門的行為や決定」(Leininger, 2006a, p.8)が含まれる。「カルチャーケア調整 culture care accommodation」は折衝としても知られていて，「健康とウェルビーイングのために，あるいは病いや死にゆくことに対処するうえで，文化的に適合した，安全で効果的なケアのために，文化が他者と適合し交渉するのを助けるような，援助的，支援的，促進的，助長的な創造的提供者のケア行為や決定」(p.8)が含まれる。「カルチャーケアの再パターン化 culture care repatterning」，つまり再構築には，「人々が自分の生活様式ときまりを整理し直したり，変更したり，修正したり，再構成するのを助ける，援助的，支援的，促進的，助長的な専門的行為と相互決定」(p.8)が含まれる。再パターン化は，クライエントの文化に基づく広範な知識を創造的に使用する必要があり，ジェネリックな知識と専門的な知識の両方を使用しながら，クライエントの生活様式に敏感に対応していかなければならない。Leiningerの前提は，これらの3つの様式はユニークで創造的なもので，多様な文化の人々にそれぞれ別のやり方で援助を提供することができるということである。

　「文化に適合する（看護）ケア culturally congruent (nursing) care」は，「クライエント自身の健康とウェルビーイングのために，または病いや障害，死を予防する目的で，豊富な知識と高度な感性を駆使する方法でクライエントの文化的価値観，信念，生活様式を，適切で意味ある形で適合するような文化に基づいたケアの知識，行為，および決定である」(Leininger, 2006a, p.15)と定義される。超文化ケアの学問分野と専門職能としての看護は，世界中のあらゆる地域の人間に役立つことという中心目的をもっている。そしてそれ故に，文化に基づいた看護ケアが有益で健全であるならば，クライエントが個人，集団，家族，コミュニティ，または機関のいずれであれ，クライエントの環境を背景に機能するので，クライエントのウェルビーイングに貢献するとLeininger (1995)は断言している。また，看護師がクライエントを知り，クライエントのパターン，表現法や文化的価値観を，クライエントと共に適切でかつ意味をもつような形で使用する場合にのみ，看護ケアは文化と適合して有益なものになる。最後に，クライエントが少なくとも理にかなった文化的適合（つまりクライエントの生活様式や信念および価値観を尊重して適合している）のない看護ケアを受けていると，クライエントはストレスやノンコンプライアンス，文化的葛藤，倫理的・道徳的な問題の徴候を示す。

　諸々の文化には，相違点と類似点がある。Leininger (2006a)は，ケアに関するこれらの点を，カルチャーケアの多様性とカルチャーケアの普遍性と呼んでいる。「カルチャーケアの多様性」とは，「人々の間にみられる相違や多様性で，カルチャーケアの意味，パターン，価値観，

生活様式，シンボルに関連しており，また，ある特定の文化のクライエントに有益なケアを提供することに関わるその他の特徴」（p.16）を意味する。これとは対照的に「カルチャーケアの普遍性」とは，「繰り返される意味，パターン，価値観，生活様式，シンボルと共に，人々や集団で一般に共有されているか，類似しているカルチャーケア現象の特徴であり，ケア提供者が健康的なアウトカムを目標に，人々への援助的で，支援的，促進的，または助長的なケアを提供するためのガイドとなる」（p.16）。ヒューマンケアは文化間に普遍的であるが，ケアリングは多様な表現法，行動，パターン，生活様式，意味などを通じて示される。Leiningerは，カルチャーケア理論の目的は，文化間のこのような多様性と普遍性を探究して実証することだったと述べている。Leiningerの目的は，「カルチャーケアの研究結果を使用して，健康，ウェルビーイング，ヒーリングを目指し，または障害や死に直面する人々を援助するために，多様な文化の人々や類似の文化の人々に，文化に適合した，安全で，有益な，固有のケアや一般的なケアを提供すること」（p.5）である。

Leiningerは，「看護」についても「文化的に有益で意味ある方法で，健康やウェルビーイングを維持したり取り戻したり，あるいは障害や死に直面する人々を援助することを目的に，個人や集団を援助し，支援し，促進し，助長するためのヒューマンケア現象とケアリング行為を焦点とした，習得された人道主義的で科学的な専門職であり，専門分野」（Leininger & McFarland, 2002, p.46）と定義している。「専門的看護ケア（ケアリング）」は，「正式に認識的に学習される専門ケア知識と実践技術であり，教育機関を通じて習得される。この知識と技術により，健康状態（またはウェルビーイング）や障害，生活様式を改善する目的で，あるいは死にゆく過程にあるクライエントを援助する目的で，援助的，支援的，助長的，促進的な行為を個人や集団に提供することが期待されている」（Leininger, 1995, p.79）と定義されている。

「健康」とは，「文化に基づいて定義されたウェルビーイング状態であり……人間として存在し続ける状態であり，文化的に表現された有益なケアやパターン化された生活様式によって，個人や集団が日常の役割行動をとれるように援助する能力」（Leininger, 2006a, p.10）である。Leininger（1995）は，あらゆる文化にはジェネリックケアあるいは民間ケアがあり，通常，専門的実践は文化間で相違があり，いずれの文化にもケアの受け手（ジェネリック）と専門的ケア提供者との間に文化的な類似点と相違点が存在すると述べている。

Leininger（2002）は理論のユニークな特質を，次のように特定している。

- 最古の看護理論の1つである
- 文化，ケア，ウェルビーイング，健康，病い，死の相互関係を焦点にしている
- 比較文化的ケアを焦点にしている
- 文化に基づくケアの意味と実践のホリスティックで多次元的な探究である
- カルチャーケアの多様性と普遍性の発見に努めるものである
- 民族誌学的看護という特有の看護研究法である
- 抽象的特性と実用的特性の両方を備えた3つの行動様式をもつ
- イーミックな見解とエティックな見解の両方が含まれている

図11-1 Leiningerのサンライズイネーブラー

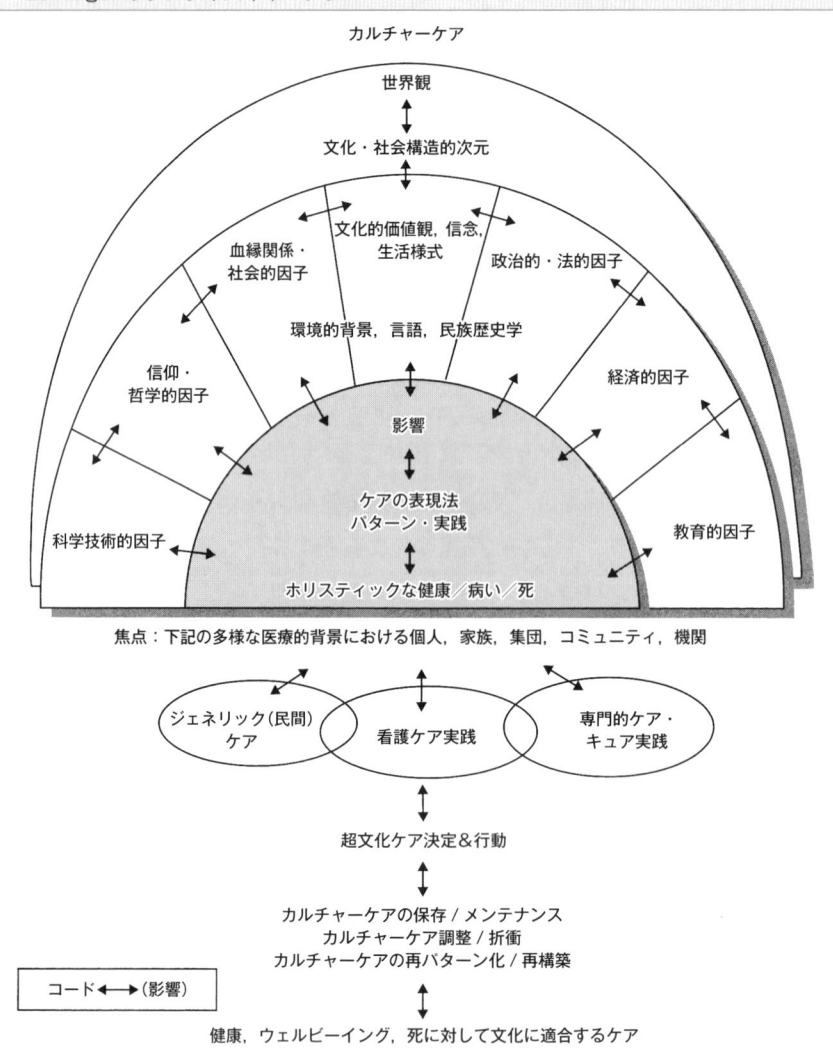

カルチャーケア
世界観
文化・社会構造的次元

血縁関係・社会的因子　文化的価値観，信念，生活様式　政治的・法的因子

信仰・哲学的因子　環境的背景，言語，民族歴史学　経済的因子

影響

ケアの表現法　パターン・実践

科学技術的因子　　　　　　　　　　　　　　　教育的因子

ホリスティックな健康／病い／死

焦点：下記の多様な医療的背景における個人，家族，集団，コミュニティ，機関

ジェネリック(民間)ケア　← 看護ケア実践 →　専門的ケア・キュア実践

超文化ケア決定＆行動

カルチャーケアの保存／メンテナンス
カルチャーケア調整／折衝
カルチャーケアの再パターン化／再構築

コード ←→（影響）

健康，ウェルビーイング，死に対して文化に適合するケア

(Leininger, M. M.〈2006〉. Culture Care Diversity and Universality Theory and evolution of the Ethnonursing Method. In M. M. Leininger, & M. R. McFarland. Culture Care Diversity and Universality : A worldwide nursing theory, 3rd ed., p.25. Boston : Jones and Bartlett.)

　Leiningerは持論を「カルチャーケアの多様性と普遍性」と命名し，この内容を現在は「サンライズイネーブラー Sunrise Enabler」（旧称，サンライズモデル）と称し図式化している（図11-1）。これは，抽象度が最も高い方から最も低い方へ向かう認知マップとみなすことができる。最上部は，世界観と文化および社会構造レベル，つまり一般システム理論の用語では上位システムで，これは文化外の世界に対する認識の研究を方向付ける。Leininger（1985b）は，世界観は3通りの観点からのケアの性質，意味および属性の研究につながっていくと述べている。価値観と社会構造は，3通りの観点それぞれの一部と考えられる。ミクロ的観点からは文化内の個人が対象になり，これらの研究は一般に小規模なものとなる。中程度の観点からの研

究は，ある特定の文化の比較的複雑な因子を焦点とするのでミクロ的研究よりも規模の大きなものになる。マクロ的研究は，複数の文化間の現象を調査するので大規模になる。

　カルチャーケアの世界観は，文化および社会構造の次元へ，そしてこれらの次元を構成する複数の因子へと向かう流れになっている。これらの因子の側面には，環境的背景，言語，民族歴史学が含まれる。これらの因子は，健康，病い，死といった状況において，ホリスティックなケアを提供するためのケアパターンと実践の表現法に影響を及ぼす。次は，多様なヘルスケアを背景にした個人，家族，集団，コミュニティ，機関に関する知識である。この知識によってケアと健康に関連した文化に固有の意味と表現法が明らかになる。次の焦点は，ジェネリックケアまたは民間ケア，専門的ケア―キュア実践，看護ケア実践である。これらに関する情報には，それぞれの実践の特徴と，それぞれの実践に固有のケアの特徴が含まれる。この情報によって，類似点と相違点，または，カルチャーケアの普遍性と多様性を明らかにすることができる。

　次は，超文化的ケアの決定と行動である。この中には，「カルチャーケアの保存/メンテナンス」「カルチャーケア調整/折衝」「カルチャーケアの再パターン化/再構築」が含まれる。看護ケアが提供されるのはこの次元である。サンライズイネーブラーの範囲で，文化に適合したケアが展開される。これは文化に合致するケアであると同時に，文化に属する人々によってその価値が認められているケアでもある。

　Leininger（Leininger & McFarland, 2002）は，このイネーブラーは理論ではなく，カルチャーケアの多様性と普遍性理論を構成する要素の図式であることを強調している。目的は，理論の構成要素が，ある文化の個人や家族，集団，コミュニティ，機関の健康状態と，提供されたケアにいかに影響を与えたかをテーマにした研究に役立てることである。Leiningerは，研究はこのイネーブラーのいずれのレベルでも開始できるが，その側面を全て探究する必要があると指摘している。そして質的および民族誌学的研究方法を使用した発見研究の指針としてこのイネーブラーを使用するよう説得力のある議論を展開している。Leiningerは，カルチャーケアの多様性と普遍性を研究する場合に，操作的定義や先入観に基づく意見の使用と，因果関係や直線的観点の使用に強く反対する発言をしている。そして，ケアの本質とその意味が何であるかを見出し，それを探究して，突きとめることの重要性を支持している。

Leiningerの理論と4つの主要概念

　Leiningerは，健康，看護，環境は定義しているが，パーソン *person* という主要概念は具体的に定義していない。しかし，この見解は，概念の定義と前提から汲み取ることができる。また，ケアを看護のメタパラダイムの中心的概念とする論拠も示している（Leininger, 1988a, 1991, 1995；Leininger & McFarland, 2002, 2006）。

　Leiningerは，多くの文化においてパーソンという概念は文化的に適切でなく，文化の中心的な概念でもなければ有力な概念でもないことが多いと強く主張している。Leiningerの研究に

は「人間 human beings」が最適である。人間は，ケアリングをする存在であり，他者のニードやウェルビーイング，生存を気遣うことができると考えられている。ヒューマンケアは，全ての文化にみられ，普遍的である。人間は，多種多様な環境で，乳児，小児，高齢者を，様々な方法でケアする能力をもち続けることができたので，文化の中で，場や時を超えて生存し続けている。このように，異なる文化，ニード，設定に応じて，多様な方法でケアを普遍的なものにする能力を通じて多様な文化の中で生き残っている人間は，普遍的にケアリングをする存在である。また Leininger（1991）は，ケアリングの科学としての看護は，「家族，集団，コミュニティ，文化全体，機関（を含めるために）」従来の「看護師─患者間の相互作用と二者関係」を超えたところに焦点を合わせるべきで（p.22），それと共に世界規模で健康機関や国際的な看護ケア政策や実践を展開する方法までも焦点とすべきであると，その見解を示している。Leiningerは，欧米以外の多くの文化では，家族と機関が支配していると指摘している。これらの文化では，パーソンは重要な概念にはならない。実際に，言語に「パーソン」という言葉に該当する用語が見当たらない文化もあるのではないかと思われる。それ故にカルチャーケアの多様性と普遍性理論では，焦点は人間であり，必ずしも個人 individual ではない。ケアが提供される文化の中で適切な場合にのみ個人が焦点になる。

　Leininger は「健康」も定義している（本章既出）。さらに保健システム，ヘルスケア実践，変化する健康パターン，健康増進，健康維持にも言及している。健康は，超文化看護の重要な概念である。看護師にとって看護を実践する文化に固有の知識をもつことの必要性が重視されているので，健康は文化を超えて普遍的だと思われがちだが，健康は各々の文化の中で，特有の文化の信念，価値観，実践を反映する形で定義される。それ故に，健康は普遍的であると共に多様でもある。

　Leiningerは社会よりも社会構造と世界観について言及している。そして環境を「地球物理学的な場所の全体性，または……文化の地理的および生態学的な設定の中に住んでいる場」（Leininger, 2006a, p.10）と定義し，（本章既出）環境的背景について論じている。しかし，文化に代表されるという見方からすれば，社会と環境は Leininger の理論の主題になる。Leininger（1991）の文化の定義は，特定の集団（社会）と，「習得され，共有され，伝承される信念，規範および生活様式」（p.47）から生まれる行動，思考および意思決定のパターン化を焦点にしている。この，習得，共有，伝承およびパターン化は，識別できる背景や環境で活動する人々の集団内で生まれる。

　Leininger は「看護」も定義している（本章既出）。看護は，専門職として人々に奉仕する社会的義務があり，学問分野として，人類のケアとケアリングに置かれた看護の焦点に独自の知識を発見し，展開して利用するよう期待されているとも論じている。そして，看護師は超文化的な見方をする十分な準備教育を受けていないので，どう頑張ってもこうした観点からその価値を評価することも実践することもできないのではないかと懸念を表明している。Leiningerは，文化を基にしてクライエントのニードとも，価値観とも適合する看護行動を3種類示している。それが，カルチャーケアの保存／メンテナンス，カルチャーケア調整／折衝，カルチャーケアの再パターン化／再構築である（本章既出）。この3つの行動様式は，クライエントの文化

と最も適切に適合し，それ故に文化的ストレスやクライエントと介護者の間の葛藤の可能性を少なくすることができるような看護ケアの提供につながっている。

　Leiningerは他にも看護に欠かせない概念を組み入れており，注目する必要がある。この中にはヒューマンケア，ケアリング，複数の文化的要因が含まれている。これらの用語は本章の他のところで定義されているので，ここには提示しない。

カルチャーケアの多様性，普遍性と超文化看護学

　サンライズイネーブラーを注意深く調べてみると，イネーブラーと看護過程との間に類似する点があることが明らかになる。これらは，いずれも問題解決のプロセスを示しており，部分的にそれは事実である。看護過程の焦点は，看護ケアの受け手であるクライエントである。クライエントは（個人，家族，集団，その他の人間の集合体のいずれであれ），サンライズイネーブラーでも焦点になるが，イネーブラーで重要なのは，クライエントの文化に関する知識と理解であり，この知識と理解がイネーブラーを形成する主要な力になっている。文化の主な特徴を，表11-2に提示する。

　他の文化について知識を得て理解しようとすることは，その文化に馴染みのない看護師にとっては非常に時間のかかることである。Leininger（1978, 1991, 1995；Leininger & McFarland, 2002）は，看護師がカルチャーショックや文化的押し付けに巻き込まれる可能性について，懸念を表明している。「カルチャーショック culture shock」は，部外者が異なる文化集団を理解して効果的に適応しようと試みる場合に起こることがある。部外者は，文化的な価値観も信念も実践も異なるので，居心地の悪さや無力感と，ある程度の失見当識を体験しやすい。カルチャーショックに陥ると怒りを覚えることもあるが，カルチャーショックは遭遇する文化の知識を事前に調べることによって減少することができる。「文化的押し付け culture imposition」とは，自文化の価値観や信念，行動を，他の文化の個人や家族，集団に，時には微妙に，時に

表11-2　文化の特徴

- 思考，決定，行動を導く習得されて共有された価値観，アイデア，意味を反映する
- 行動のルールがあり，この中には容易に認識される（顕在的）ルールもあれば，秘密裏に理想とする（暗黙的）ルールもある
  　　＊ケアは暗黙的なものが多い
- 特別な意味をもつ物的アイテムやシンボルがある
  　　＊米国ではコカコーラ缶やペプシコーラ缶，ニューギニアでは弓矢
- 世代間で伝承され続ける伝統的な儀式の慣例（宗教的儀式，祝宴）があり，ケアリング法が再確認される
- 意味あるケア実践のために見出して理解することが非常に重要になるインサイダーとイーミックの見解と知識がある
- 文化間にも文化内にも，異文化間的な差違がある

（Leininger, M. M. & McFarland, M. R.〈2002〉. Transcultural nursing：Concepts, theories, research and practice, 3rd ed., pp.48-49. New York：McGraw-Hill.）

ははっきりと押し付けようとする部外者の行為である。文化的押し付けに関しては，とりわけ欧米の医療実践を他文化圏へ押し付けることが広く行われてきた。

　1995年に Leininger は，他にも文化に関連した多くの概念を，95年以前の考察の中に含まれていた概念に追加している。「文化的価値観 cultural values」は，行動に多大な影響を及ぼすので，超文化看護にとって極めて重要な概念である。これは「個人が属す集団の思考，決定および行動に意味と秩序をもたらす内部と外部の強力な指示力である」(p.63) と定義される。「文化的相対主義 cultural relativism」とは「文化は唯一無二であり，当事者の価値観と基準に則って評価されなければならない」(p.66) という立場である。「民族性 ethnicity」は，言語，宗教および国籍から生まれるアイデンティティと関係している。「自民族中心主義 ethnocentrism」は，普遍的な現象で，超文化看護学の中核的概念でもあり，「自分の流儀が最高で，最も優れていて，最も好ましい振る舞い方であり，信じ方であり，行動の仕方であるという信念」(p.65) である。これに対し，「人種差別 racism」は「人種という概念に由来し，通常は共通の祖先から受け継いだ特有の遺伝的特性を共有するメンバーから成る個別の集団の生物学的特徴によって境界が分けられる」(p.70)。「偏見 prejudice」は「個人，文化，性別，人種，出来事，状況を十分かつ正確に理解することを制限する個人や集団，文化についての先入観や信念，意見」(p.71) である。「差別 discrimination」は「個人や文化，社会集団に対する偏見故に機会や選択肢，生活体験が制限されること」(p.71) である。「ステレオタイプ化 stereotyping」は「個人や機関を，心的傾向と態度によって，狭義の固定的な特性や硬直的なパターンの枠内に，あるいは融通の利かない『紋切型』の特徴によって位置づけること」(p.71) である。

　「単一文化主義 uniculturalism/monoculturalism」は，「自分の世界は主に1つの文化的観点を中心に構成されていて，その観点に基づいて機能するという信念であり，これは自民族中心主義の見解が多少とも反映されている」(p.65)。「多文化主義 multiculturalism」は，世界には多数の異なる文化やサブカルチャーがあり，相違点と類似点を認識し，価値を認め，理解する必要があるという見方と現実」である。「文化的偏見 cultural bias」は，自文化の価値観と信念が状況を管理し，意思決定をしなければならないという断固とした姿勢や立場」(p.66) である。一方，「文化的盲目 cultural blindness」は，「自民族中心的傾向に起因する頑なな態度によって，自分自身と他人の生活様式，価値観，行動様式が認識できなくなる状態」(p.67) である。「文化的苦痛 cultural pain」は，「信念や生活様式が異なる個人に対する個々の集団の苦痛な，不愉快な，あるいは好意的でない反応のことで，通常，不愉快な思いをさせている側の無神経さが反映されている」(p.67)。「生物文化論 bioculturalism」は「いかに多様性と類似性を兼ね備えた文化の生物学的，身体的および異なる物理的環境がケア，健康，病い，障害に関連しているかということである」(p.68)。「文化結合 culture-bound」とは，「特定のケア，健康，病い，疾病の状態で，それは極めてユニークで，指定された文化や地理的区域に固有である」(p.69)。Leininger (1995) は，超文化看護を考察する過程で「欧米 Western」と「欧米外 non-Western」という用語を，全般的な比較をする目的で使用している。欧米文化は非常に工業化が進んでおり，テクノロジーへの依存傾向がある。欧米外（東

洋を示していると考えられる）の文化は，欧米ほどテクノロジーに依存しておらず，強力な哲学的思想があり，何千年もの歴史がある。「文化適応 enculturation」は，「子どもと大人がある特定の文化で機能し，効果的に生活できるように準備するために，固有の価値観，信念，実践をもつ文化について徹底して学習すること」である（p.72）。「文化変容 acculturation」は，「A 文化出身の個人や集団が，B 文化の様々な行動や価値観，生活様式を自分のものにするよう学習するプロセス」（p.72）である。「社会化 socialization」は，「他者と交流し，投票し，仕事し，そしてその社会で生活することを学ぶために，ある文化出身の個人や集団が，より大きな社会の一員になって機能することを学習する社会的プロセス」である（p.73）。「同化 assimilation」は，「ある文化出身の個人や集団が，特定の文化の全ての属性を取り入れる必要なしに，他の文化の特徴を選択的に取り入れ，そして，他の文化の特定の特質を選ぶ方法」（p.73）である。

Leininger と McFarland（2002）は，カルチャーケアに関係する概念を，次のように考察している。

- 文化に固有のケア/ケアリング：「ケアがクライエントのニードに適合する非常に特異な，特有の方法」
- 一般化されたカルチャーケア：「一般的に必須のヒューマンケアニードとしてクライエントに有益である，一般に共有されている専門的看護ケアのテクニック，原則，実践」
- カルチャーケアの葛藤：「クライエントの文化的期待，信念，価値観，生活様式に応えられない苦痛，懸念，無益な看護ケア実践の徴候」
- カルチャーケアの衝突：カルチャーケアの葛藤と似ているが，「緊張が高まってあからさまな問題に発展する」場合というさらなる定義がされる
- 文化移出：「アイデア，テクニック，物質，象徴的指示対象を，生活の改善や実践の向上のために価値があり，活用してもらう目的で別の文化に送ること」
- 文化移入：「アイデア，テクニック，物質，その他のアイテムを，有効で役立つ可能性があるという見解から，自国の文化に取り入れたり，受け入れたりすること」
- 文化時間：「人の思考と行動を導く異なる過去，現在，そして……未来への個人や集団の有力な方向づけ」
  - 時計時間，社会的時間，周期的時間を含む
- 文化空間：「他者との身体的距離，視覚的距離，縄張り的距離，対人関係的距離の使い方における文化的な差異」
  - 身体的タッチを含む
- 文化的背景：「特定の社会，文化および物理的環境の中で共有される意味と生命・生活体験の総体。これは態度や思考，生活パターンに影響を及ぼす」
  - 高いレベル（信念と価値観を即座に共有しながら深く関与している）もあれば，低いレベル（あまり一般に共有されていない意味，そして知らない人を理解することがか

なり難しい) もある
- カルチャーケア療法:「文化的痛み,苦痛,侮辱,攻撃,その他関連した懸念を体験している個人に対して,援助的,支援的,促進的なヒーリングの内省と実践を提供する有資格の超文化看護師」(pp.57-60)

サンライズイネーブラーの上部は,文化や人々,ケアシステムに関する知識の開発に関係している。この部分を適切に使用すると,カルチャーショック,文化的押し付け,カルチャーケアの葛藤を予防するのに役立つ。これらのレベルは,看護過程の「アセスメント」と「診断」の段階に似ている。しかし,サンライズイネーブラーでは,看護過程の焦点になると思われるクライエントを特定する前に,文化について知識を習得することができるであろう。最初にクライエントの文化の社会構造と世界観について知識と情報をアセスメントし,収集する。この他に必要な情報には,クライエントの言語と環境的背景,そして,テクノロジー,宗教,理念,血縁関係,社会構造,文化的価値観と信念,政治,法律制度,経済状況,教育の要因が含まれる。多くのこのような知識は,クライエントを特定する前に収集できるであろうし,そしてカルチャーショックと文化的押し付けの予防にも役立つだろう。Leiningerによって明確化されている文化人類学的アセスメントを実施する場合の重要な原則を,表11-3に提示する。

クライエントが個人,家族,集団,コミュニティ,社会文化機関のいずれであれ,世界観と社会構造の知識をクライエントの状況に適用する必要がある。次に,クライエントがヘルスケアシステム内に存在していることを認識し,そのヘルスケアシステムを構成するジェネリック

表11-3　文化人類学的アセスメントの原則

- 様々な構成要素を拠り所とし,使用できるようになるために,最初にサンライズイネーブラーとカルチャーケア理論を学ぶこと
- クライエントの話に耳を傾け,クライエントから学ぶようにして,クライエントに心からの関心を示すこと
- 性別や社会階級の相違,コミュニケーション様式(特殊な用語を含む),個人間の空間に注意を払うこと
- 偏見と先入観も含めて,自分自身の文化を十分に意識していること
- クライエントがサブカルチャーや特殊な集団(例:薬物常用者,ホームレス,聴覚障害者集団)に属している可能性を認識し,正確なアセスメントによってステレオタイプ化を避けるために,こうしたサブカルチャーの知識が必要になると認識すること
- 看護師は,文化に有能な実務者になるために,自分に不足している分野だけでなく,自分自身の文化と,適正能力を発揮できる分野も知る必要があること
- クライエント(個人であれ集団であれ)に,ヘルスケアの信念と実践について,訪問する回数を含めて,アセスメントの焦点と目的を最初に明確にして説明すること
- ケア,病い,ウェルビーイングに影響を及ぼすサンライズイネーブラーの中の因子を使用して,クライエントの環境的背景の中でのクライエントの世界についてホリスティックな見解を探求すること
- 積極的な聴き手に徹して,クライエントの期待に応えるために,クライエントのイーミック的およびエティック的流儀を探し出し,分かち合うことが安全で有益であるとクライエントが感じられるような雰囲気をつくり出すこと
- クライエントの文化について習得した「超文化的に所有している知識」を,利用可能な研究に基づいたケアと健康についての知識に反映させること

(Leininger, M. M. & McFarland, M. R.〈2002〉. Transcultural nursing : Concepts, theories, research and practice, 3rd ed., pp.121-125. New York : McGraw-Hill.)

表11-4　Leiningerの文化学的簡易アセスメント指針

スタート地点
↓

第Ⅰ段階	クライエントから見たり，聞いたり，体験したことの観察を記録する（服装や外見，身体的状態の特徴，言語，話し方や身振りと一般的な行動，態度，文化的特徴を含む）
第Ⅱ段階	クライエントの環境的背景の下で，ケアと健康に関係する文化的価値観，信念と日常的な（毎夜の）習慣を，クライエントから聞いて学習する。ジェネリックな（家庭や民間の）実践と専門的看護実践に注意を払う
第Ⅲ段階	見たり，聞いたり，体験したことのクライエントにとっての意味と共に，繰り返されるクライエントのパターンや語りを明らかにして記録する
第Ⅳ段階	第Ⅰ，Ⅱ，Ⅲ段階で収集した情報を基にして導き出したケアのテーマとパターンを統合する
第Ⅴ段階	文化に適合するケアの決定と実践行為の共同参加者として，文化に基づいたクライエント―看護師ケア計画を展開する

(Leininger, M. M. & McFarland, M. R.〈2002〉. Transcultural nursing : Concepts, theories, research and practice, 3rd ed., p.129. New York : McGraw-Hill.)

（民間）ケア，専門的ケア，看護ケアの価値観と信念，行動を明確にする必要がある。このアセスメントのプロセス全体を通して，文化間に共通または普遍的な特徴と，アセスメントしている文化に固有，または多様な特徴を認識して，明確にすることが重要になる。対象になる文化についてカルチャーケアの多様な面と普遍的な面を明確にした後で，クライエントが自文化の文化的な期待に応えていない分野を基にして看護診断を展開することになる。Leiningerによって開発された簡易アセスメント指針を表11-4に示す。より詳細なアセスメント指針は，1995年および2002年発行（Leininger & McFarland）のテキストに掲載されている。

　一度看護診断がつけば，ただちに「看護ケアの決定と行動」の範囲内で，「計画立案」，「アウトカムの設定」，「実施」が行われる。繰り返し述べるが，看護ケアの決定と行動は，クライエントのニードに一番合っており，文化に適合するケアを提供するために，文化に基づいたものである必要がある。行動様式は，カルチャーケアの保存/メンテナンス，カルチャーケア調整/折衝，カルチャーケアの再パターン化/再構築の3通りである。カルチャーケアの保存/メンテナンスでは，クライエントが望ましい健康状態を保護または保持し，疾病から回復し，ハンディキャップや死に立ち向かえるように，専門的行為はクライエントを援助し，支援し，促進し，助長する行為を焦点にする。この一例は，高齢者が食料品の買い物に出かけられるよう便宜を図ることで，健康によい食事を継続的に用意できるようになることや，文化的に容認されるやり方で他の人と食事を一緒にすることができるようになることである。

　カルチャーケア調整/折衝では，有益で満足のいく健康上のアウトカムを目指して，クライエントの健康やケアパターンと交渉したり，適合したり順応する方法で行為を促進し，助長し，援助し，支援するように専門職が努力する。たとえばヒスパニック系のコミュニティで経産婦向け産前学級を計画する場合は，子どものケアも含めた準備が必要である。ヒスパニック系の

母親は自分の子どものケアを非常に重視しているので，アメリカ人社会で多くの母親がしているように気軽にベビーシッターを利用しないからである。自分で自分の子どもを目の届く範囲で世話をするというのがヒスパニック系の母親のケアパターンである。母親は，子どもをベビーシッターに任せて出かけるよりも，産前学級へ出席しないことを選択する可能性が大である。こうしたことを理解していない関係者は，文化的押し付けに巻き込まれやすく，子どもへのケアが準備されていないのでミーティングに参加しない母親に無関心な母親とレッテルを貼ることがある。

　カルチャーケアの再パターン化/再構築とは，クライエントの文化的価値観を尊重しながら，クライエントが有意味な健康や生活パターンを，さらに健康的なパターンに変えられるようにする援助を模索する専門的な行為である。たとえば，揚げ物と塩分の多い食品を毎食摂取する食事パターンを続けていたCharles Thompson氏は，高血圧と血中コレステロール値が上昇していた。有塩の衣で揚げたチキンはThompson氏の食事の重要な要素である。これは家族の祝い事があるたびにメニューに登場する料理で，職場へもお弁当として頻繁に持参している。幸いにも，チキンそのものは低脂肪低カロリー食として推奨される高蛋白食品の1つである。実現しそうな再パターン化は，チキンの調理法である。チキンの皮を取り除き（脂肪が減少しコレステロール減少にもなる），ハーブでコーティングして（高血圧を助長する食塩の代わりに），有塩の衣で揚げる代わりに脂肪を添加せずに電子レンジで焼く（コレステロールと高血圧に関し助けになる）調理法をThompson一家に指導することができる。このような方法が好物の食事の調理法の再パターン化になり，今までと同じ頻度で好物を食事の一品にし続けることができる。同時に，このような食事摂取方法の変更はThompson氏にとって重大なことなので，支援していくことになる。同様の再パターン化は，他の食品にも可能である。たとえばサヤインゲンを塩漬けの豚肉と一緒に調理する代わりに，ハーブを添加した少量の多価不飽和脂肪か単価不飽和脂肪で調理することができる。

　サンライズイネーブラーには，評価を明示する領域が含まれていない。しかし，Leininger（1995；Leininger & McFarland, 2002）の超文化看護学の考察では，ケアがクライエントに有益になるような方法で提供する看護ケアの必要性と，どのケア行動がヒーリングと健康，ウェルビーイングを目指す文化の生活様式や行動パターンに適切であるかを決定するために看護ケア行動を体系的に研究する必要性を非常に重視している。実際に超文化看護学の定義では，比較文化ケアについても言及されている。このような研究と比較が評価に相当することは確かである。看護過程で使われる特定のケア計画や一連の計画のアウトカムの評価なしに，Leiningerが勧めている系統的な研究は成し遂げられない。

▼ 超文化看護の例

　Daniel Saunders（8歳）は，母親と祖母に付き添われて救急外来を受診している。2日前から急性の腹痛を起こしていた。看護師は，母親がDanielに関する問診に答えようとせず，彼と祖母に任せていることと，3人のうち誰一人としてスタッフの質問やコメントに即答しようとせず，スタッフと視線も合わせようとしないことに気づいた。身を寄せ合うようにして座って

いながら，タッチ行為はみられない。医師は，Daniel を試験開腹術のために入院させたいと考えている。母親は，祖母が同意しない限り，入院および手術承諾書にサインしようとしない。そのとき，祖母が不意にポケットからコーンミールの袋を取り出して，Daniel の周りにふりかけ始めた。

超文化への知識が不足している看護師や，単一文化主義の看護師であれば，奇妙で不審な家族だと疑念を抱きかねない。アイコンタクトが欠如していることから，何か隠し事でもしているのではないかと疑ってかかる。母親は優柔不断にみえる。そして，タッチ行為のなさは互いへの気遣いや思いやりがないようにも見受けられる。あのコーンミールは，どうしたというのだろう？

超文化看護専門看護師なら，これはナバホ族の家族で，この家族が，Phillips と Lobar（1995）により記述されている通りの典型的な特徴を示していることに気づくはずである。ナバホ族は母系家族性文化であり，家族は高齢者の知恵に敬意を払い，その意見や決定に従う。それ故に，Daniel は両親ではなく，母親と祖母に付き添われている。また，祖母は知恵の源泉といった見方もされているので，主流のアメリカ文化では母親が承諾書にサインをする適任者とみなされているが，承諾書へのサインをする前に祖母の決定と支持が必要になる。ナバホ族の文化では，個人が自分自身のために弁ずることに価値を置いているので，Daniel は質問に答える側に含まれる。直接的なアイコンタクトの欠如と，他人が質問やコメントをした後の沈黙は，敬意を表しているのであって，不信感の表れではない。沈黙には，敬意を伝える意図と共に，メッセージの内容を思慮深く，注意深く受けとめていることを伝える意図もある。ナバホ族の家族は，互いへの思いやりや気遣いを，タッチ行為ではなく，身を寄せ合うように近くにいることによって示している。病気は，当人の調和の欠如または混乱している状態というようにみられている。コーンミールをふりかけるといった儀式は，調和を回復するために重要である。看護師は，そのコーンミールをためておいて家族に返すことが重要になると知っておく必要がある。

術後に Daniel が自分の意思で疼痛緩和法を受け入れられることを看護師は予測できる。また，親類縁者が総出で面会を希望することも考えられる。このような形の家族の支援も文化的価値の 1 つである。最後に，Daniel が退院時に抗生物質を 1 日 2 回処方される場合には，薬物を服用するタイミングは，時計時間や食事，その他の活動ではなく，日の出や日の入りのような自然現象に関連させておくべきである。ナバホ族の時間感覚は，（時計時間を気にするアメリカ人と比べると）大まかで相対的なので，食事時間はフレキシブルになりがちである。

カルチャーケアの多様性と普遍性理論の批評

1. 理論の歴史的背景は？

Madeleine Leininger はクライエントの文化を理解する必要性を明確化することから始めて，

「超文化看護」と「民族誌学的看護」という用語の導入を経て,「サンライズイネーブラー」を発表するという道筋を辿って「カルチャーケアの多様性と普遍性」の理論を開発した。Leiningerが文化とケアリングに関する自分のアイデアを展開し始めた時期は,米国で看護理論展開の口火が切られた1950～1960年代である。これらの概念について,1960年代中頃から毎年複数の出版物を著述していたが,自分の考えを初めて理論と称するようになったのは1985年である。1980年代中頃までの著作は,文化やケアリングについてであった。しかし1980年代中期以降は,超文化看護,カルチャーケア,質的研究を焦点にしている。1991年度版とそれ以降の著作には,サンライズイネーブラーとカルチャーケアの多様性と普遍性理論を展開するに至った道筋について,優れた考察が提示されている (Leininger, 1995；Leininger & McFarland, 2002, 2006)。このようにLeiningerの研究は,看護理論の展開に総力が結集されていた時期と時を同じくしていた。そしてLeiningerのケアリングに合わせた焦点は,他の多くの理論家と共有されている。Leiningerは文化と,適切な看護ケアの提供における文化の重要性を焦点にした活動でリーダーシップを発揮している。また,看護分野で質的研究を活用することを提唱した先駆者でもあった。

2. 理論に示されている基本概念とそれらの関係は？

　Leiningerはカルチャーケアの多様性と普遍性理論の概念間の相互関係を示すために,サンライズイネーブラーを開発した。このモデルの世界観と社会構造の部分は,ケアと健康パターンが含まれていることを除外すれば,文化や,文化と人類との相互作用に関する他のいずれの見解とも大差はない。サンライズイネーブラーも,個人,家族,集団,コミュニティ,社会文化機関を焦点にしており,他の看護理論と類似している。文化に重点を置いた看護理論は皆無なので,「文化」を包括していることが,この理論の際立った特徴になっている。ヘルスケアには,ジェネリックケア,専門的ケアと看護ケアが含まれている。ジェネリックシステムを包括しているという点で,「カルチャーケアの多様性と普遍性」は,他に類をみない理論である。看護ケアの決定と行動は,現行の健康とケア実践を支援し,調整し,再パターン化するという形で明確化されている。看護ケアの決定と行動の焦点は,他の多くの理論と共通している。行動を支援,調整,再パターン化に区分している点は,この理論に特有である。「カルチャーケアの多様性と普遍性」のサンライズイネーブラーは,それ自体が多様性と普遍性という概念を支持する図式になっている。世界観,社会構造,そして個人,家族,集団,コミュニティ,機関などの記述は,他の多くの理論と共通する点がかなり多いので,本質的には普遍である。明確化されているケアシステムと看護ケア行動のタイプは多様で,この理論に特有でユニークであるといえる。全体的にみれば,カルチャーケア理論は,超文化学的な観点からヒューマンケアを明確な焦点とした最初の理論になった (Leininger, 1991)。この理論は,人々に対する断片的な見方ではなく,むしろホリスティックな視点を提示している。この見解には,「世界観,生物物理的状態,信仰的(あるいは霊的)志向,血縁関係のパターン,物質的(および非物質的)文化現象,政治的・経済的・法的・教育的・科学技術的および物理的環境,言語,民間および専門職実践」(p.23) が含まれている。

3. 看護の関心事として提示されている重要な現象は？　重要な現象には人間，環境，健康，対人関係，ケアリング，目標達成，適応，エネルギーフィールドなどの他にも諸々の現象が含まれる。

　看護の関心事となる主な現象は，文化，ケア，カルチャーケアである。個人としての人間は，文化的価値観によって重要になる場合もあれば，ならない場合もある。環境は，環境的背景として明確化され，ここにはサンライズイネーブラーに示される複数の領域が含まれている。健康も，健康というものの見方を構成する細目によって定義され，この細目もそれぞれの文化の価値観によって定められる。看護は1つの文化とみなされる。その他主要な構成概念には，カルチャーケアの多様な側面と普遍的な側面，内部（イーミックな）見解と部外者の（エティックな）見解，文化および社会構造，民族歴史学，ケアの決定と行動の3つの様式，文化に適合するケア，超文化看護が含まれている。

4. 理論は誰に，どんな状況に，どのような方法で適用されるのか？

　個人として，集団として，全てが文化やサブカルチャーに属しているので，この理論は，どのような状況にいる人にも全て適応される。看護師にとって，アプローチと対応において文化的に適切であることは特別な関心事になる。Leiningerは，特にカルチャーショックと文化的押し付けについて警告している。McManus（2008）は，超文化看護は，ナースプラクティショナーがレスビアンやゲイ，バイセクシャル，性同一性障害などの人々に友好的な実践を確立することにも役立つと示唆している。

5. 理論はどのような方法で検証できるか？

　カルチャーケアの多様性と普遍性理論は，量的研究よりも質的研究に基づいているので，質的研究が求められる。仮説の展開は，実証主義的な量的研究の特徴である。研究問題と関係所説の展開は，質的研究の特徴である。Leininger（1991）は，看護学を「新たな知識の確立や，看護学の専門知識の向上を目的として，質的または量的いずれかのパラダイムの範囲で，厳密で明示的研究方法を使用して，知識の体系化を反映した看護現象を創造的に研究する分野」（p.30）と定義すべきではないかと述べている。Leiningerは文化とケアを研究するために，民族誌学的看護研究法と呼ばれる質的方法を開発し，人々のイーミックな見解と信念を研究するには，質的研究方法が最適であることを示している。民族誌学的看護研究法の指針になる原則は以下の通りである。

- 情報提供者と協力して研究を行う中で，研究が実施されている全体的背景で，新たな発見にオープンな態度，積極性と傾聴，真摯な学習態度を維持する。
- 情報提供者が共有してくれようとする情報全てに感謝して，見聞きし体験する全てに「なぜ」と疑問をもつ積極性と好奇心旺盛な姿勢を維持する。
- 情報提供者のアイデアを保存するために，完全な意味と説明，または解釈に細心の注意を

払い，良心的な方法で，情報提供者が分かち合ってくれることを全て記録する。
・民族誌学的看護研究法について経験豊富な指導者を探す。
・質的研究方法を生活史，民族誌学，現象学，民族科学などの民族誌学的看護研究法と併用する場合は，併用する質的研究方法の目的を明らかにする。(Leininger, 1991, pp.106-109)

サンライズイネーブラーの他にも，民族誌学的看護研究を実施するうえで，Leiningerは次のようなイネーブラーを開発している。「観察―参加―内省イネーブラー Observation-Participation-Reflection Enabler」「研究者の質問領域，見知らぬ人から頼れる友人へのイネーブラー Researcher's Domain of Inquiry, Stranger to Trusted Friend Enabler」「民族―人口統計学イネーブラー Ethno-demographic Enabler」「文化変容イネーブラー Acculturation Enabler」(Leininger & McFarland, 2002, 2006)。今までにほぼ75の文化とサブカルチャーが，この研究方法を使用して研究されている。McFarland (2002) と Leininger (2006a, 2006b) は，これらの研究から抜粋した調査結果の情報を提供している。Leininger (2007) は，ケア現象については普遍性よりも多様性の方が多く明確化されているが，普遍的なケアの構成概念は，ほとんどが文化を尊重したものと文化に関するものであると述べている。この研究方法，ツール，これらを使用して実施された研究の主な情報源は，『Journal of Transcultural Nursing』である。その他の情報は，超文化看護学協会から入手できる。

6. 理論は望ましいアウトカムを導く看護行為を生み出すか？

カルチャーケアの多様性と普遍性理論には，「1日3回歩行する」といったような看護行為の具体的な方向性は提示されない。しかし，他文化の学習の仕方と，他文化の価値観，特に健康に関係するケアリングの現れ方については，方向性が提示されている。Leiningerは，満足のいくアウトカムを達成し続けるためには，文化に適合したケアが必要不可欠であると強調している。

7. 理論はどの程度普及しているか？

この理論は万人に適用が可能で広く紹介されているので，非常に広まっている。Leiningerが世界中で講演と助言をしているだけでなく，世界中の国々から大勢の学生が渡米して，Leiningerから超文化看護について学んでいる。この理論は，多種多様な文化とサブカルチャーについての研究，教育，看護実践の指針として，また，多種多様な文化とサブカルチャーに共に関わっていくうえで，研究，教育，看護実践の指針として使用されている。

Clarke, McFarland, Andrews, Leininger (2009) は，この理論の世界的なインパクトについてさらに詳しい情報を提示している。

今までに以下に挙げるような文化とサブカルチャーに関する研究が報告されている。「アフリカ系アメリカ人女性と出生前ケア African American women and prenatal care」(Morgan, 1996)，「アフリカ系アメリカ人高齢者 African American elders」(Sanchez-Jones, 2006)，「思春期の青少年 adolescents」(Rosenbaum & Carty, 1996)，「アメリカ先住民地域保健 American

Indian community health」(Tyree, 2007)、「アラブ系妊産婦 *Arab childbearing women*」(El-Adham, 2005)、「アメリカ系ジプシー *American gypsies*」(Bodnar & Leininger, 1992, 1995)、「アメリカ人ハーレクリシュナ信者と妊娠 *American Hare Krishnas and pregnancy*」(Morgan, 1992)、「アメリカ人病院看護師 *American hospital nurses*」(Leininger, 1995)、「長期ケア中の英米系とアフリカ系アメリカ人高齢者 *Anglo and African American elders in long-term care*」(McFarland, 1997)、「中西部農村地域の英米系アメリカ人男性 *Anglo American males in the rural Midwest*」(Sellers, Poduska, Propp & White, 1999)、「英米系アメリカ人看護師とフィリピン系アメリカ人看護師 *Anglo American and Philippine American nurses*」(Spangler, 1991)、「AIDS介護者としてのバガンダ族女性 *Baganda women as AIDS caregivers*」(MacNeil, 1994, 1996)、「アフリカ系アメリカ人未成年犯罪者のケア上のニーズ *care needs of African American male juvenile offenders*」(Canty-Mitchell, 1996)、「欧州系アメリカ人女性の出産体験 *childbirth experiences of European American women*」(Finn, 1994)、「内戦従軍看護師のケアリング *Civil War nurse-caring*」(Urban Cordeau, 2004)、「文化と痛み *culture and pain*」(Villarruel, 1995)、「チェコ系アメリカ人 *Czech-American*」(Miller, 1997a, 1997b)、「ヒスパニック系コミュニティでの糖尿病教育 *diabetes education in a Hispanic community*」(Garcia, 1996)、「死にゆく患者 *dying patients*」(Gates, 1988, 1991)、「英米系カナダ人高齢介護者 *elderly Anglo-Canadian caregivers*」(Cameron, 1990)、「ポーランド系アメリカ人高齢者 *elderly Polish Americans*」(McFarland, 1995)、「民族性と免疫処置 *ethnicity and immunizations*」(Spitznagle, 1999)、「超文化看護学の発展 *the evolution of transcultural nursing*」(Husting, 1991)、「フィンランド人の出産実践 *Finnish birthing practices*」(Lamp, 1998)、「ニューギニアのガドゥスップ族 *Gadsup of New Guinea*」(Leininger, 1991, 1995)、「文化的に適切なケアの目標 *the goal of culturally sensitive care*」(Kirkham, 1998)、「ギリシャ系カナダ人の未亡人 *Greek Canadian widows*」(Rosenbaum, 1990, 1991)、「アラスカ州ガリーナ市のアサバスカ族の健康体験 *health experiences of Athabascans Galena, Alaska*」(Paul, 1991)、「ニューヨーク州中部のヴェトナム移民の健康観 *health as viewed by Vietnamese immigrants in central New York State*」(Dean-Kelly, 1997)、「ユダヤ人コミュニティの在宅ケア *home care in a Jewish community*」(Racine, 1996)、「ホームレス *the homeless*」(Drury, 1995)、「ネブラスカ州のイスラム教徒の女性入院患者 *hospitalized Muslim women in Nebraska*」(Rashidi, 2005)、「オーストラリア、ニューサウスウェールズ州のイラン人移住者 *Iranian immigrants in New South Wales*」(Omeri, 1997)、「先天性心疾患の日本人小児 *Japanese children with congenital heart disease*」(Masumori, 1997)、「米国のレバノン人イスラム教徒 *Lebanese Muslims in the United States*」(Luna, 1994)、「リトアニア系アメリカ人 *Lithuanian Americans*」(Gelazis, 1994)、「ブラジルの男性看護師 *male nurses in Brazil*」(Nobrega, Lopes Neto, Dantas, & Perez, 1996)、「南アフリカにおける助産術実践 *midwifery practice in South Africa*」(Maputle & Jali, 2006)、「精神疾患患者 *the mentally ill*」(George, 1998)、「米国中西部の霊的ケアの意味 *mid-western U. S. spiritual care meanings*」(Sellers, 2001)、「スペインのモロッコ人移住家族 *Moroccan immigrant families in Spain*」(Gentil García, 2008)、「ムックルシュートの人々 *the Muckleshoots*」(Horn, 1995)、「マスコギクリークの先住民族 *Muscogee* creek Indians」(Wing & Thompson, 1996),「ハワイ原住民 native Hawaiians」(Kinney, 1985),「麻酔専門看護師 nurse anesthesia」(Horton, 1998),「看護師とケアリング nurses and caring」(Enns, 2002；Ingle, 1988；Miers, 1993；Schweiger, 1992),「看護師の文化的に多様なケアへの自信 nurses confidence in culturally diverse care」(Lowe-Nurse, 2001),「米国の看護と医学 nursing and medicine in America」(Leininger, 1995),「オールドオーダーアーミッシュ Old Order Amish」(Wenger, 1991, 1995),「英国のパキスタン人のケアリングに関する認識 perceptions of caring by Pakistanis in the United Kingdom」(Cortis, 2000),「フィリピン系アメリカ人 Philippine Americans」(Leininger, 1995),「化学療法中のポルトガル人患者 Portuguese chemotherapy patients」(Soares, Klering, & Schwartz, 2009),「ヨルダン系オーストラリア人女性の産後うつ postpartum depression in Jordanian Australian women」(Nahas & Amasheh, 1999),「チュニジアの産前ケア prenatal care in Tunisia」(Lazure, 2000),「ニューヨークのプエルトリコ人乳児への授乳法 Puerto Rican infant feeding practices in New York」(Higgins, 1995),「フィンランドにおける精神科ケアの価値観 psychiatric care values in Finland」(Nikkonen, 1994),「生活の質 quality of life」(Leininger, 1994),「母国よりも国外で研究をする学生 students who study in countries other than their native country」(Martsolf, 1991),「アーミッシュの農場と助産サービス The Farm and midwifery services to the Amish」(Finn, 1995),「中年期に起こる介護者への移行 transitions to caregiver in middle age」(Kuhns-Hastings, 2000),「超文化研究の動向 trends in transcultural research」(Leininger, 1997b),「チュニジア人病院看護師 Tunisian hospital nurses」(Lazure, Vissandjee, Pepin, & Kerouac, 1997),「保健医療実務者のタイプと文化的押し付け types of health practitioners and cultural imposition」(Leininger, 1995),「ウクライナ系アメリカ人の母親 Ukrainian American mothers」(Bohay, 1991),「都市部のメキシコ系アメリカ人 urban Mexican Americans」(Stasiak, 1991),「ケアリングの表現法としての警戒 vigilance as a caring expression」(Carr, 1998)。研究は看護に限定されない。たとえば Rizvi の修士論文は,作業療法の分野である。

　教育分野でのカルチャーケアの多様性と普遍性の使用に関する考察は,次の通りである。「看護師と学部学生との超文化実践の比較 comparing the transcultural practice of RNs and baccalaureate students」(Baldonado et al., 1998),「英語を第二言語とする看護学生 English-as-second-language nursing students」(Tagger, 1998),「精神保健看護学の大学院カリキュラム graduate curriculum in mental health nursing」(Redmond, 1988),「米国における看護カリキュラムへの影響 impact on nursing curricula in the United States」(Andrews, 1995；Campinha-Bacote, Yahle, & Langenkamp, 1996),「院内教育へのアフリカ系アメリカ人の多様性の導入 inclusion of African American diversity in in-service education」(Dowe, 1990),「カナダにおける基礎看護学テキストへの取り組み incorporation in basic nursing texts in Canada」(Morse & English, 1986),「スタッフ育成と看護現職教育のカギになる文献 key references for staff development and nursing in-service」(Mahon, 1997),「比喩の使用 metaphor use」(Weitzel, 2003),「南アフリカの看護カリキュラム nursing curriculum in South Africa」(de Villiers & van der Wal, 1995),「シミュレーションゲーム simulation games」(Talabere, 1966),「少数民族に属す看護

学生の継続 retention of minority nursing students」（McManemy, 2002），「学部および大学院教育 undergraduate and graduate education」（Haylock, 1992；Leininger, 1995），「インドにおける教育とヘルスケアを考慮するための背景としての活用 use as a context for considering education and health care in India」（Basuray, 1997），「准学士課程プログラムでの使用 use in an associate degree program」（Jeffreys & O'Donnell, 1997），「異文化，国境を越えた設定交流環境での活用 use in a transcultural, transnational setting」（Baker & Burkhalter, 1996）。残念なことに，看護学士課程を卒業する学生が受ける試験は，文化に重点を置いたプログラムを専攻するかしないかに関係なく，全員が文化に対する意識のレベルのみであることを，Kardong-Edgren と Campinha-Bacote（2008）は確認した。

　超文化看護実践に関する報告は，以下の通りである。「思春期同性愛者の文化とサブカルチャー the cultures and subcultures of adolescent homosexuals」（Dootson, 2000），「擁護と多様性 advocacy and diversity」（Kavanagh, 1993），「アフリカ系アメリカ人 African Americans」（Morgan, 1995），「米国の英国系アメリカ人 Anglo-Americans in the United States」（Leininger, 1995），「アオテアロア，ニュージーランド Aotearoa, New Zealand」（Smith, 1997），「アラブ人イスラム教徒 Arab Muslims」（Luna, 1995），「アーユルヴェーダに基づく医療 Ayurveda medicine」（Larson-Presswalla, 1994），「米国の高齢黒人女性のための乳癌スクリーニング breast cancer screening for elderly Black women in the United States」（Brown & Williams, 1994），「オーストラリアの入院患児ケア care of hospitalized children in Australia」（Alsop-Shields & Nixon, 1997），「ブラジルの負傷者ケア care of the wounded in Brazil」（de Silva & Mocelin, 2007），「台湾の癌小児介護者 caregivers of children with cancer in Taiwan」（Laing, 2002），「ブラジルの出産 childbirth in Brazil」（Santos, Prado, & Boehs, 2000），「日本の筋ジストロフィー小児 children with muscular dystrophy in Japan」（Komura, 2006），「中国人，韓国人，ヴェトナム人 Chinese, Korean, and Vietnamese」（Leininger, 1995）；「ブラジルの透析ケア dialysis care in Brazil」（Dias, Arujo, & Barroso, 2001），「ヒスパニック系コミュニティのコミュニティアセスメント community assessment in a Hispanic community」（Ludwig-Beymer, Blankemeier, Casas-Byots, & Suarez-Baleazar, 1996），「サルトルとの比較対照 comparison and contrast with Sartre」（Rajan, 1995），「英国での文化に適切なケア culturally sensitive care in the United Kingdom」（McGee, 1994），「聴覚障害者 the deaf」（Stebnicki & Coeling, 1999），「カナダの病院におけるケアリング文化実践モデルの開発 developing of a caring culture practice model in hospitals in Canada」（MacDonald & Miller-Grolla, 1995），「倫理的，道徳的および法的側面 ethical, moral, and legal aspects」（Leininger, 1995；Zoucha & Husted, 2000），「ギリシャ文化 Greek culture」（Larson, 2003）；「アフリカ北西部のハウサ族 the Hausa of northwestern Africa」（Chmielarczyk, 1991），「中国における健康の価値観 health value in China」（Finn & Lee, 1996），「米国の在宅医療 home health care in the United States」（Hahn, 1997；Narayan, 1997），「実践への影響力 impact on practice」（Leininger, 1996, 1997a, 1999），「育児に関するアメリカ人家族との相互作用 interaction with American families in relation to child rearing」（Campinha-Bacote & Ferguson, 1991），「日系アメリカ人 Japanese Americans」（Leininger, 1995），「ユダヤ系アメリカ人

Jewish Americans」（Leininger, 1995），「リトアニア系アメリカ人 *Lithuanian Americans*」（Gelazis, 1995），「精神看護 *mental health nursing*」（Leininger, 1995），「メキシコ系アメリカ人 *Mexican Americans*」（Villarruel & Leininger, 1995），「ナバホ族の小児健康信念 *Navajo child health beliefs*」（Philips & Lobar, 1995），「看護管理 *nursing administration*」（Leininger, 1991），「日本（Inaoka, 1997），サウジアラビア（Luna, 1998），南アフリカ（Mashaba, 1995），スイス（Rohrbach-Viadas, 1997）およびドイツの看護」（Brouns, 1993；Kollak & Kupper, 1998；Leininger & Gstottner, 1998），「看護師の文化的適正能力に対する自己認識 *self-perception of cultural competence of nurses*」（Alexander, 1996），「終末期患者 *terminal patients*」（Piqué & del Pozo Flórez, 1999）。

強みと限界

　Leiningerの理論の主な強みは，文化の重要性と，文化が看護ケアを受ける側と提供する側を含みあらゆるものに及ぼす影響の重要性を認識していることである。この理論は長い年月をかけて展開されたので，多種多様な環境と文化において多くの人々によって概念と構成概念を検証することができた。サンライズイネーブラーは，情報収集が必要な領域を知る手引として利用できる。

　限界のいくつかは，1991年にLeiningerによって明確にされているが，現在でも言及されている限界としては，超文化看護ケアの提供に必要な研究を実施するための学問的な準備ができている卒後看護師の人数が限られていることである。これに関連する問題として，超文化看護実践の知識基盤を提供するコースや体験学習計画を組み入れた看護プログラムがあまりにも少ないことが挙げられる。超文化看護学に向けての準備のできた看護師の数は多少とも増加しているが，看護師の個人の文化的価値観に起因する文化的偏見と文化的押し付けの危険性に注意を払うことが重要である。また，ケアリング実践，すなわち普遍的な実践と，1つの文化に特有の実践の両方について，継続的な研究を支援する研究資金も必要とされる。Leininger（1997b）は，3つの最も大きな継続するニーズとして，「超文化看護を実践する看護師の教育」「超文化看護研究の既存の研究結果を活用すること」「絶えず変化している世界で，新しい知識を開発し，信頼性の高い研究結果を再確認するために研究を継続すること」を挙げている。

　注目すべき興味深い点は，Leiningerは文化的押し付けとカルチャーショックを回避することの重要性を強調しているにもかかわらず，相互作用を理論の主目的にしていないことを懸念して看護師が自分の文化的背景を分析するよう勧める必要があるとDomenig（1999）が表明していることである。Leiningerがこれらの側面の重要性にどの程度重きを置いていたのかを明確にするのは難しいであろう。

　従来の「サンライズモデル」は名称が変更されて，現在は「サンライズイネーブラー」と呼ばれているが，この変更には多少無理があるように思われる。Leiningerは，民族誌学的看護研

究を向上させるために，他のイネーブラーと併用しながらサンライズイネーブラーの活用を強調したいと思っていたかもしれないことは理解できる。しかし，サンライズイネーブラーは，図解であり，長年モデルとして知られていて，Leininger 自身も長年モデルとして論じてきた経緯がある。

サンライズイネーブラーの複雑性は，一長一短という見方ができる。看護教育と看護実践に，人類学と文化の概念を組み入れる重要性を強調するという点ではこの複雑性が強みになる。その一方，複雑であるが故に誤った解釈や拒否反応が起こりやすいという点では弱点にもなる。

要　約

Medeleine Leininger は，1950 年代からカルチャーケアの多様性と普遍性理論を展開する研究を続けてきた。そして 1960 年代に，「超文化看護」と「民族誌学的看護」という用語を初めて使用するようになった。しかし，この 2 つの用語については，わずかに異なる定義をしていながら，交互に同義語として使用してきたので，読者の混乱を招きかねない結果になっている。Leininger は持論の概念をそれぞれ定義し，関連性があると思われる前提を提示している。これらの概念と概念間の相互関係が，サンライズイネーブラーの基礎になっている。サンライズイネーブラーは認知モデルを提示し，上方から下方へ向かって順番にみていくと，文化および社会構造の次元から始まり，ジェネリックケア，専門的ケアおよび看護ケアの対象となる個人，家族，集団，コミュニティおよび機関を経て，看護ケアの決定と行動に移り，ここでカルチャーケアの保存，調整および再パターン化が行われて文化と適合するケアが可能になる仕組みになっていることがわかる。またサンライズイネーブラーは，知識の生成から始まって，知識の実体化を経て，知識の適用へと移行する必要性も示している。Leininger（1991）はサンライズイネーブラーを考察する過程で，ケアのパターンとプロセスは普遍的でもあれば多様でもあるというアイデアを提示している。普遍的なケアとは，文化間に共通のケアのパターン，価値観，行動を意味する。ケアの多様性とは，個人や家族，文化集団にユニークな，つまり固有のケアのパターンとプロセスを意味する。Leininger（2006）は，58 の文化を対象にした研究で明確化されたケアの構成概念 175 種を示すリストを作成している。民族誌学的看護研究は今後も継続されるので，このリストはさらに増えていくだろう。

カルチャーケアの多様性と普遍性理論は，文化の境界内での文化の多様性がますます意識されるようになっている社会では，極めて重要な意味合いがある。この理論には，看護ケアの具体的な方向性は提示されていないが，知識を集積するためのガイドラインと，クライエントに必要なケアや最も有益なケアについて意思決定するための枠組みが提示されている。Leininger は，私たちが行っている看護ケアの提供で，大きな欠陥になっているものをわかりやすく明示し，その欠陥によって生じる溝を埋める作業を始めるためのロードマップを提示している。

思考問題

1. 自分の臨床実践で使用するアセスメントツールを開発するために，サンライズイネーブラーをいかに活用できるだろうか。
2. Leiningerの理論を使用すると，自分の文化とは異なる文化から来た人のケアをするあなたのアプローチはどのように変わるだろうか。
3. Leiningerの理論を使用すると，自分と同じ文化にいる誰かのケアをするあなたのアプローチはどのように変わるだろうか。
4. 自分とは別の文化を選び，その文化に適切なケアの例を，カルチャーケアの3つの行動様式ごとに2つ提示してみよう。

引用文献

Alexander, B. J. (1996). Self-perceived cultural competence of Delaware nurses. *Dissertation Abstracts International, 58*(06B), 2954. Abstract retrieved April 1, 2008, from Dissertation Abstracts Online database.

Alsop-Shields, L., & Nixon, J. (1997). Transcultural nursing and its use in the care of children in hospital. *Australian Paediatric Nurse, 6*(2), 2–5.

Andrews, M. (1995). Transcultural nursing: Transforming the curriculum. *Journal of Transcultural Nursing, 6*(2), 4–9.

Baker, S. S., & Burkhalter, N. C. (1996). Teaching transcultural nursing in a transcultural setting. *Journal of Transcultural Nursing, 7*(2), 10–13.

Baldonado, A., Beymer, P. L., Barnes, K., Starsiak, D., Nemivant, E. B., & Anonas-Ternate, A. (1998). Transcultural nursing practice described by registered nurses and baccalaureate nursing students. *Journal of Transcultural Nursing, 9*(2), 15–25.

Basuray, J. (1997). Nurse Miss Sahib: Colonial culture-bound education in India and transcultural nursing. *Journal of Transcultural Nursing, 9*(1), 14–19.

Bodnar, A., & Leininger, M. (1992). Transcultural nursing care values, beliefs, and practices of American (USA) Gypsies. *Journal of Transcultural Nursing, 4*(1), 17–28.

Bodnar, A., & Leininger, M. (1995). Transcultural nursing care of American Gypsies. In M. Leininger, *Transcultural nursing: Concepts, theories, research and practices* (2nd ed., pp. 445–470). New York: McGraw-Hill.

Bohay, I. Z. (1991). Culture care meanings and experiences of pregnancy and childbirth of Ukrainians. In M. M. Leininger (Ed.), *Culture care diversity and universality: A theory of nursing* (pp. 203–229) (Pub. No. 15-2402). New York: National League for Nursing Press.

Brouns, G. (1993). Leininger's theory of cultural nursing diversity and universality [German]. *Pflege, 6*, 191–196.

Brown, L. W., & Williams, R. D. (1994). Culturally sensitive breast cancer screening programs for older black women. *Nurse Practitioner, 19*(3), 21, 25–26, 31.

Cameron, C. F. (1990). An ethnonursing study of the influence of extended caregiving on the health status of elderly Anglo-Canadian wives caring for physically disabled husbands. *Dissertation Abstracts International, 52*(02B), 746.

Campinha-Bacote, J., & Ferguson, S. (1991). Cultural considerations in child-rearing practices: A transcultural perspective. *Journal of National Black Nurses' Association, 5*(1), 11–17.

Campinha-Bacote, J., Yahle, T., & Langenkamp, M. (1996). The challenge of cultural diversity for nurse educators. *Journal of Continuing Education in Nursing, 2*(2), 59–64.

Canty-Mitchell, J. (1996). The caring needs of African American male juvenile offenders. *Journal of Transcultural Nursing, 8*(1), 3–12.

Carr, J. M. (1998). Vigilance as a caring expression and Leininger's theory of cultural care diversi-

ty and universality. *Nursing Science Quarterly, 11*, 74–78.
Chmielarczyk, V. (1991). Transcultural nursing: Providing culturally congruent care to the Hausa of Northwest Africa. *Journal of Transcultural Nursing, 3*(1), 15–19.
Clarke, P. N., McFarland, M. R., Andrews, M. M., & Leininger, M. (2009). Caring: Some reflections on the impact of the culture care theory by McFarland & Andrews and a conversation with Leininger. *Nursing Science Quarterly, 22,* 233–239.
Cortis, J. D. (2000). Caring as experienced by minority ethnic patients. *International Nursing Review, 47*(1), 53–62.
da Silva, D. M., & Mocelin, K. R. (2007). The nurse care to wounds bearers under the view of transcultural care [Portuguese]. *Revista Nursing, 9*(105), 81–88. Abstract in English retrieved April 1, 2008, from CINAHL Plus with Full Text database.
Dean-Kelly, L. A. (1997). Concept and process of attaining and maintaining health for a selected Vietnamese immigrant population. *Dissertation Abstracts International, 58*(07B), 3554.
de Villiers, L., & van der Wal, D. (1995). Putting Leininger's nursing theory "Culture Care Diversity and Universality" into operation in the curriculum—Part I. *Curationis, 18*(4), 56–60.
Dias, M. S. A., Araujo, T. L., & Barroso, M. G. T. (2001). Developing the care proposed by Leininger with a person in dialysis treatment [Portuguese]. *Revista da Escola de Enfermagem da USP, 35,* 354–360. Abstract in English retrieved April 1, 2008, from CINAHL Plus with Full Text database.
Domenig, D. (1999). The mediation of transcultural nursing care in the clinical context: A tightrope walk [German]. *Pflege, 12,* 362–369.
Dootson, L. G. (2000). Adolescent homosexuality and culturally competent nursing. *Nursing Forum, 35*(3), 13–20.
Dowe, D. S. (1990). African-American diversity in nursing inservice programs. *Masters Abstracts International, 29-02,* 261.
Drury, L. J. (1995). Lifeways of homeless chronically mentally ill individuals in a community housing program. *Dissertation Abstracts International, 56*(03B), 1345. Abstract retrieved April 4, 2008, from Dissertation Abstracts Online database.
El-Adham, A. F. M. (2005). Childbirth pain experience recall of United States Arab immigrant women: A cross cultural comparison. *Dissertation Abstracts International, 66*(02B), 827. Abstract retrieved April 1, 2008, from Dissertation Abstracts Online database.
Enns, C. L. (2002). Expressions of caring by contemporary surgical nurses: A phenomenological study. *Masters Abstracts International, 41*(05), 1418. Abstract retrieved April 1, 2008, from Dissertation Abstracts Online database.
Finn, J. M. (1994). Culture care of Euro-American women during childbirth: Using Leininger's theory. *Journal of Transcultural Nursing, 5*(2), 25–37.
Finn, J. M. (1995). Leininger's model for discoveries at The Farm and midwifery services to the Amish. *Journal of Transcultural Nursing, 7*(1), 28–35.
Finn, J. M., & Lee, M. (1996). Transcultural nurses reflect on discoveries in China using Leininger's Sunrise model. *Journal of Transcultural Nursing, 7*(2), 21–27.
Garcia, C. M. (1996). Diabetes education in the Hispanic community. *Masters Abstracts International, 35-02,* 517.
Gates, M. F. G. (1988). Care and cure meanings, experiences and orientations of persons who are dying in hospital and hospice settings. *Dissertation Abstracts International, 50-02B,* 493.
Gates, M. F. (1991). Culture care theory for study of dying patients in hospital and hospice contexts. In M. M. Leininger (Ed.), *Culture care diversity and universality: A theory of nursing* (pp. 281–304) (Pub. No. 15-2402). New York: National League for Nursing Press.
Gelazis, R. (1994). Humor, care, and well-being of Lithuanian Americans: An ethnonursing study using Leininger's theory of Culture Care Diversity and Universality. *Dissertation Abstracts International, 55*(04B), 1377.
Gelazis, R. (1995). Lithuanian Americans and culture care. In M. Leininger, *Transcultural nursing: Concepts, theories, research and practices* (2nd ed., pp. 427–444). New York: McGraw-Hill.
Gentil Garciá, I. (2008). Education for health in Moroccan immigrant families [Spanish]. *Cultura de los Cuidados, 12*(24), 114–119. Abstract in English retrieved November 30, 2009, from CINAHL Plus with Full Text database.
George, T. B. (1998). Meanings, expressions, and experiences of care of chronically mentally ill in a day treatment center using Leininger's culture care theory. *Dissertation Abstracts International, 59*(12B), 6262.
Hahn, J. A. (1997). Transcultural nursing in home health care: Learning to be culturally sensitive.

Home Health Care Management and Practice, 10(1), 66–71.

Haylock, P. J. (1992). Commentary on "Teaching cultural content: A nursing education imperative" [original article by C. F. Capers in *Holistic Nursing Practice, 6*(3), 19–28]. *ONS Nursing Scan in Oncology, 1*(3), 20.

Higgins, B. J. (1995). Puerto Rican cultural beliefs: Influence on infant feeding practices in western New York. *Dissertation Abstracts International, 56*(10B), 5417. Abstract retrieved April 1, 2008, from Dissertation Abstracts Online database.

Horn, B. (1995). Transcultural nursing and child-rearing of the Muckleshoots. In M. Leininger, *Transcultural nursing: Concepts, theories, research and practices* (2nd ed., pp. 501–515). New York: McGraw-Hill.

Horton, B. J. (1998). Nurse anesthesia as a subculture of nursing in the United States. *Dissertation Abstracts International, 59(11B)*, 5786.

Husting, P. M. (1991). An oral history of transcultural nursing. *Dissertation Abstracts International, 52(07A)*, 2608.

Inaoka, F. (1997). Leininger's theory of nursing: Its meaning for nursing in Japan [Japanese]. *Kango Kenkyu, 30*(2), 3–6.

Ingle, J. R. (1988). The business of caring: The perspective of men in nursing. *Dissertation Abstracts International, 50*(02B), 0495. Abstract retrieved April 4, 2008, from Dissertation Abstracts Online database.

Jeffreys, M. R., & O'Donnell, M. (1997). Cultural discovery: An innovative philosophy for creative learning activities. *Journal of Transcultural Nursing, 8*(2), 17–22.

Kardong-Edgren, S., & Campinha-Bacote, J. (2008). Cultural competency of graduating US Bachelor of Science nursing students. *Contemporary Nurse: A Journal for the Australian Nursing Profession, 28*(1-2), 37–44.

Kavanagh, K. H. (1993). Transcultural nursing: Facing the challenges of advocacy and diversity/universality. *Journal of Transcultural Nursing, 5*(1), 4–13.

Kinney, G. L. (1985). Caring values and caring practices of native Hawaiians in a Hawaiian home lands community. *Dissertation Abstracts International, 47(09B)*, 3706.

Kirkham, S. R. (1998). Nurses' descriptions of caring for culturally diverse clients. *Clinical Nursing Research, 7*, 125–146.

Kollak, I., & Kupper, H. (1998). Culturally sensitive care as an extension of Leininger's nursing theory [German]. *Pflege Aktuell, 52*, 226–228.

Komura, H. (2006). Progressive muscular dystrophy: Nurses' interaction and awareness of children's feeling and wishes [Japanese]. *Journal of Japan Academy of Nursing Science, 26*(2), 31–38. Abstract in English retrieved June 6, 2007, from CINAHL Plus with Full Text database.

Kuhns-Hastings, J. J. (2000). Middle-aged daughters' transitions from non-caregiver to caregiver for elderly dependent parents. *Dissertation Abstracts International, 61*(03B), 1324. Abstract retrieved April 1, 2008, from Dissertation Abstracts Online database.

Lamp, J. K. (1998). Generic and professional culture care meanings and practices of Finnish women in birth within Leininger's theory of Culture Care Diversity and Universality. *Dissertation Abstracts International, 60*(01B), 0131. Abstract retrieved November 6, 2007, from Dissertation Abstracts Online database.

Larson, M. (2003). The Greek-connection: Discovering cultural and social structure dimensions of the Greek culture using Leininger's Sunrise Model. *ICUs and Nursing Web Journal, 15*. Abstract retrieved June 6, 2007, from CINAHL Plus with Full Text database.

Larson-Presswalla, J. (1994). Insights into eastern health care: Some transcultural nursing perspectives. *Journal of Transcultural Nursing, 5*(2), 21–24.

Lazure, G. (2000). Le soin generique et le soin professionel a la periode prenatale: L'experience de femmes de la region du sud de la Tunisie [French text]. *Dissertation Abstracts International, 61*(07B), 3509. Abstract retrieved April 4, 2008, from Dissertation Abstracts Online database.

Lazure, G., Vissandjee, B., Pepin, J., & Kerouac, S. (1997). Transcultural nursing and a care management partnership project. *Nursing Inquiry, 4*, 160–166.

Leininger, M. (1978). *Transcultural nursing: Concepts, theories, and practices*. New York: Wiley. [out of print]

Leininger, M. (1979). *Transcultural nursing*. New York: Masson. [out of print]

Leininger, M. M. (1985). Transcultural care diversity and universality: A theory of nursing. *Nursing and Health Care, 6*, 209–212.

Leininger, M. M. (1988a). *Care: Discovery and uses in clinical and community nursing*. Detroit:

Wayne State University Press.

Leininger, M. M. (1988b). Leininger's theory of nursing: Cultural Care Diversity and Universality. *Nursing Science Quarterly, 1*, 152–160.

Leininger, M. M. (Ed.). (1991). *Culture Care Diversity and Universality: A theory of nursing* (Pub. No. 15-2402). New York: National League for Nursing Press.

Leininger, M. (1994). Quality of life from a transcultural nursing perspective. *Nursing Science Quarterly, 7*, 22–28.

Leininger, M. (1995). *Transcultural nursing: Concepts, theories, research and practices* (2nd ed.). New York: McGraw-Hill.

Leininger, M. (1996). Culture care theory, research, and practice. *Nursing Science Quarterly, 9*, 71–78.

Leininger, M. M. (1997a). Transcultural nursing as a global care humanizer, diversifier, and unifier. *Hoitotiede, 9*, 219–225.

Leininger, M. (1997b). Transcultural nursing research to transform nursing education and practice: 40 years. *Image, Journal of Nursing Scholarship, 29*, 341–347.

Leininger, M. M. (1999). Transcultural nursing: An imperative for nursing practice. *Imprint, 46*(5), 50–52.

Leininger, M. (2002). Culture care theory: A major contribution to advance transcultural nursing knowledge and practices. *Journal of Transcultural Nursing, 13*, 189–192.

Leininger, M. M. (2006a). Culture Care Diversity and Universality theory and evolution of the ethnonursing method. In M. M. Leininger & M. R. McFarland (Eds.), *Culture Care Diversity and Universality: A worldwide nursing theory* (2nd ed., pp. 1–42). Boston: Jones and Bartlett.

Leininger, M. M. (2006b). Selected culture care findings of diverse cultures using culture care theory and ethnomethods [Revised Reprint]. In M. M. Leininger & M. R. McFarland (Eds.), *Culture Care Diversity and Universality: A worldwide nursing theory* (2nd ed., pp. 281–306). Boston: Jones and Bartlett.

Leininger, M. M. (2007). Theoretical questions and concerns: Response from the theory of Culture Care Diversity and Universality perspective. *Nursing Science Quarterly, 20*, 9–15.

Leininger, M., & Gstottner, E. (1998). Cultural dimensions of humane care—The Sunrise Model [German]. *Osterr Krankenpflegez, 51*(12), 26–29.

Leininger, M., & McFarland, M. R. (2002). *Transcultural nursing: Concepts, theories, research and practice.* New York: McGraw-Hill.

Leininger, M. M., & McFarland, M. R. (2006). *Culture Care Diversity and Universality: A worldwide nursing theory* (2nd ed.). Boston: Jones and Bartlett.

Liang, H. (2002). Understanding culture care practices of caregivers of children with cancer in Taiwan. *Journal of Pediatric Oncology Nursing, 19*, 205–217. Abstract retrieved June 6, 2007, from CINAHL Plus with Full Text database.

Lowe-Nurse, D. D. (2001). Assessment of nurses' confidence levels when caring for culturally diverse patients. *Masters Abstracts International, 39*(04), 1128. Abstract retrieved April 1, 2008, from Dissertation Abstracts Online database.

Ludwig-Beymer, P., Blankemeier, J. R., Casas-Byots, C., & Suarez-Balcazar, Y. (1996). Community assessment in a suburban Hispanic community: A description of method. *Journal of Transcultural Nursing, 8*(1), 19–27.

Luna, L. (1994). Care and cultural context of Lebanese Muslim immigrants: Using Leininger's theory. *Journal of Transcultural Nursing, 5*(2), 12–20.

Luna, L. J. (1995). Arab Muslims and culture care. In M. Leininger, *Transcultural nursing: Concepts, theories, research and practices* (2nd ed., pp. 317–333). New York: McGraw-Hill.

Luna, L. J. (1998). Culturally competent health care: A challenge for nurses in Saudi Arabia. *Journal of Transcultural Nursing, 9*(2), 1–14.

MacDonald, M. R., & Miller-Grolla, L. (1995). Developing a collective future: Creating a culture specific nurse caring practice model for hospitals. *Canadian Journal of Nursing Administration, 8*, 78–95.

MacNeil, J. M. (1994). Culture care: Meanings, patterns and expressions for Baganda women as AIDS caregivers within Leininger's theory. *Dissertation Abstracts International, 56-02B*, 743.

MacNeil, J. M. (1996). Use of culture care theory with Baganda women as AIDS caregivers. *Journal of Transcultural Nursing, 7*(2), 14–20.

Mahon, P. Y. (1997). Transcultural nursing: A source guide. *Journal of Nursing Staff Development, 13*, 218–222.

Martsolf, D. S. (1991). The relationship between adjustment, health, and perception of care in two groups of cross-cultural students migrants. *Dissertation Abstracts International, 53*(02B), 770.

Mashaba, G. (1995). Culturally-based health-illness patterns in South Africa and humanistic nursing care practices. In M. Leininger, *Transcultural nursing: Concepts, theories, research and practices* (2nd ed., pp. 591–602). New York: McGraw-Hill.

Masumori, K. (1997). A study of children's experiences with congenital heart disease: Using Leininger's ethnonursing method [Japanese]. *Kango Kenkyu, 30*, 233–244.

McFarland, M. (1995). Culture care theory and elderly Polish Americans. In M. Leininger, *Transcultural nursing: Concepts, theories, research and practices* (2nd ed., pp. 401–426). New York: McGraw-Hill.

McFarland, M. R. (1997). Use of culture care theory with Anglo- and African American elders in a long-term care setting. *Nursing Science Quarterly, 10*, 186–192.

McFarland, M. R. (2002). Part II: Selected research findings from the culture care theory. In M. Leininger & M. R. McFarland (Ed.), *Transcultural nursing: Concepts, theories, research, and practices* (3rd ed., pp. 99–116). New York: McGraw-Hill.

McGee, P. (1994). Culturally sensitive and culturally comprehensive care . . . including commentary by Shomaker, D. *British Journal of Nursing, 3*, 789–793.

McManus, A. J. (2008). Creating an LGBT-friendly practice: Practical implications for NPs. *American Journal for Nurse Practitioners, 12*(4), 29–32, 35–38.

Maputle, M. S., & Jali, M. N. (2006). Dealing with diversity: Incorporating cultural sensitivity into midwifery practice in the tertiary hospital of Capricorn district, Limpopo province. *Curatonis, 29*(4), 61–69.

McManemy, J. C. (2002). Caring behaviors and cultural influences: Retention strategies for minority nursing students. *Dissertation Abstracts International, 63*(04B), 1785. Abstract retrieved April 1, 2008, from Dissertation Abstracts Online database.

Miers, L. J. (1993). The meaning of professional nurse caring: The experience of family members of critically ill patients. *Dissertation Abstracts International, 55*(02B), 0369. Abstract retrieved April 4, 2008, from Dissertation Abstracts Online database.

Miller, J. E. (1997a). Politics and care: A study of Czech Americans within Leininger's theory of Culture care diversity and universality. *Dissertation Abstracts International, 58-03B*, 1216.

Miller, J. E. (1997b). Politics and care: A study of Czech Americans within Leininger's theory of Culture Care Diversity and Universality. *Journal of Transcultural Nursing, 9*(1), 3–13.

Morgan, M. (1992). Pregnancy and childbirth beliefs and practices of American Hare Kirshna devotees within transcultural nursing. *Journal of Transcultural Nursing, 4*(1), 5–10.

Morgan, M. (1995). African Americans and cultural care. In M. Leininger, *Transcultural nursing: Concepts, theories, research and practices* (2nd ed., pp. 383–400). New York: McGraw-Hill.

Morgan, M. (1996). Prenatal care of African American women in selected USA urban and rural cultural contexts. *Journal of Transcultural Nursing, 7*(2), 3–9.

Morse, J. M., & English, J. (1986). The incorporation of cultural concepts into basic nursing texts. *Nursing Papers: Perspectives in Nursing, 18*, 69–76.

Nahas, V., & Amasheh, N. (1999). Culture care meanings and experiences of postpartum depression among Jordanian Australian women: A transcultural study. *Journal of Transcultural Nursing, 10*(1), 37–45.

Narayan, M. C. (1997). Cultural assessment in home healthcare. *Home Healthcare Nursing, 15*, 663–670.

Nikkonen, M. (1994). Changes in psychiatric caring values in Finland. *Journal of Transcultural Nursing, 6*(1), 12–17.

Nobrega, M., Lopes Neto, D., Dantas, H. F., & Perez, V. L. (1996). Being a nurse in a transcultural context [Portuguese]. *Rev Bras Enferm, 49*, 399–408.

Omeri, A. (1997). Culture care of Iranian immigrants in New South Wales, Australia: Sharing transcultural nursing knowledge. *Journal of Transcultural Nursing, 8*(2), 5–16.

Paul, D. M. (1991). Description of the health experience of Athabascans living in Galena: A modified ethnographic approach. *Masters Abstracts International, 30-02*, 301.

Phillips, S., & Lobar, S. (1995). Navajo child health beliefs and rearing practices within a transcultural nursing framework: Literature review. In M. Leininger, *Transcultural nursing: Concepts, theories, research and practices* (2nd ed., pp. 485–500). New York: McGraw-Hill.

Piqué Prado, E., & del Pozo Flórez, J. A. (1999). Nursing and the terminal patient: Anthropological perspective [Spanish]. *Metas de Enfermeria, 2*(18), 47–51. Abstract in English retrieved April 1, 2008, from CINAHL Plus with Full Text database.

Racine, L. (1996). Etude des perceptions culturelles d'un groupe d'ai nees et d'ai nes de la communaute juive et d'un groupe d'infirmieres sur les soins infirmiers de maintien a domicile du clsc cote-ds-neiges [French text]. *Masters Abstracts International, 35*(05), 1381. Abstract retrieved April 4, 2008, from Dissertation Abstracts Online database.

Rajan, M. J. (1995). Transcultural nursing: A perspective derived from Jean-Paul Sartre. *Journal of Advanced Nursing, 22*, 450–455.

Rashidi, A. (2005). Experience of practicing Muslim women in hospitals in Omaha, Nebraska from January, 1988 to October, 2004. *Dissertation Abstracts International, 66*(02B), 850. Abstract retrieved April 1, 2008, from Dissertation Abstracts Online database.

Redmond, G. T. (1988). An examination of the influence of transcultural nursing on graduate curriculum in mental health nursing. *Dissertation Abstracts International, 49*(12A), 3608.

Rizvi, Z. B. A. (2000). Phenomenological perspectives on a culturally diverse client-therapist relationship in occupational therapy. *Masters Abstracts International, 38*(04), 1008. Abstract retrieved April 1, 2008, from Dissertation Abstracts Online database.

Rohrbach-Viadas, C. (1997). Visit by Madeleine Leininger, June 1997. "In Switzerland transcultural nursing is indispensable" [French]. *Krankenpfl Soins Infirm, 90*(9), 65–66.

Rosenbaum, J. (1990). Cultural care of older Greek Canadian widows within Leininger's theory of culture care. *Journal of Transcultural Nursing, 2*(1), 37–47.

Rosenbaum, J. (1991). Culture care theory and Greek Canadian widows. In M. M. Leininger (Ed.), *Culture Care Diversity and Universality: A theory of nursing* (pp. 305–339) (Pub. No. 15-2402). New York: National League for Nursing Press.

Rosenbaum, J. N., & Carty, L. (1996). The subculture of adolescence: Beliefs and care, health and individuation with Leininger's theory. *Journal of Advanced Nursing, 23*, 741–746.

Sanchez-Jones, T. R. (2006). A qualitative analysis of health promotion among older African Americans. *Dissertation Abstracts International, 67*(04B), 1920. Abstract retrieved April 1, 2008, from Dissertation Abstracts Online database.

Santos, V. S. C., Prado, M. L., & Boehs, A. E. (2000). Nurse performance next to the couple/newborn in the parturition process founded on Madeleine Leininger's theory [Portuguese]. *Texto & Contexto Enfermagem, 9*(2, part 1), 375–387. Abstract in English retrieved June 6, 2007, from CINAHL Plus with Full Text database.

Schweiger, J. L. (1992). Commitment to clinical nursing: A case study. *Dissertation Abstracts International, 53*(11B), 5648. Abstract retrieved April 4, 2008, from Dissertation Abstracts Online database.

Sellers, S. C. (2001). The spiritual care meanings of adults residing in the Midwest. *Nursing Science Quarterly, 14*, 239–248.

Sellers, S. C., Poduska, M. D., Propp, L. H., & White, S. I. (1999). The health care meanings, values, and practices of Anglo-American males in the rural Midwest. *Journal of Transcultural Nursing, 10*(4), 320–330.

Smith, M. (1997). False assumptions, ethnocentrism and cultural imposition . . . Madeleine Leininger's theory of culture care and its place in Aotearoa. *Nurs Prax NZ, 12*(1), 13–16.

Soares, L. C., Klering, S. T., & Schwartz, E. (2009). Transcultural care to oncology patients in chemotherapy treatement and their relatives [Portuguese]. *Ciencia, Cuidado e Saude, 81*(1), 101–108.

Spangler, Z. D. L. (1991). Nursing care values and caregiving practices of Anglo-American and Philippine-American nurses conceptualized within Leininger's theory. *Dissertation Abstracts International, 52-04B*, 1960.

Spitznagle, C. L. (1999). Ethnicity and immunization compliance. *Masters Abstracts International, 37*(04), 1184. Abstract retrieved April 1, 2008, from Dissertation Abstracts Online database.

Stasiak, D. B. (1991). Culture care theory with Mexican Americans in an urban context. In M. M. Leininger (Ed.), *Culture Care Diversity and Universality: A theory of nursing* (pp. 179–201) (Pub. No. 15-2402). New York: National League for Nursing Press.

Stebnicki, J. A. M., & Coeling, H. V. (1999). The culture of the deaf. *Journal of Transcultural Nursing, 10*, 350–357.

Taggar, R. K. (1998). Nursing faculty perceptions of teaching practices which help English as a second language nursing students. *Masters Abstracts International, 36*(05), 1320. Abstract retrieved April 4, 2008, from Dissertation Abstracts Online database.

Talabere, L. R. (1996). Meeting the challenge of culture care in nursing: Diversity, sensitivity, competence, and congruence. *Journal of Cultural Diversity, 3*(2), 53–61.

Tyree, E. M. (2007). Culture care values, beliefs and practices observed in empowerment of American Indian community health representatives. *Dissertation Abstracts International, 68*(04B), 2259. Abstract retrieved April 1, 2008, from Dissertation Abstracts Online database.

Urban Cordeau, M. A. (2004). Acts of caring: A history of the lived experience of nurse-caring by northern women during the American Civil War. *Dissertation Abstracts International, 65*(03B), 1253. Abstract retrieved April 1, 2008, from Dissertation Abstracts Online database.

Villarruel, A. (1995). Cultural perspectives of pain. In M. Leininger, *Transcultural nursing: Concepts, theories, research and practices* (2nd ed., pp. 263–277). New York: McGraw-Hill.

Villarruel, A., & Leininger, M. (1995). Culture care of Mexican Americans. In M. Leininger, *Transcultural nursing: Concepts, theories, research and practices* (2nd ed., pp. 365–382). New York: McGraw-Hill.

Watson, J. (1988). *Nursing: Human science and human care.* (Pub. No. 15-2236). New York: National League for Nursing.

Weitzel, M. L. (2003). The use of metaphors only versus metaphors with elaborations in nursing education instruction for Asian and majority culture students. *Dissertation Abstracts International, 64*(01A), 51. Abstract retrieved April 4, 2008, from Dissertation Abstracts Online database.

Wenger, A. F. (1991). The culture care theory and the Old Order Amish. In M. M. Leininger (Ed.), *Culture care diversity and universality: A theory of nursing* (pp. 147–178) (Pub. No. 15-2402). New York: National League for Nursing Press.

Wenger, A. F. (1995). Cultural context, health and health care decision making 1994. *Journal of Transcultural Nursing, 7*(1), 3–14.

Wing, D. M., & Thompson, T. (1996). The meaning of alcohol to traditional Muscogee Creek Indians. *Nursing Science Quarterly, 9*, 175–180.

Zoucha, R., & Husted, G. L. (2000). The ethical dimensions of delivering culturally congruent nursing and health care. *Issues in Mental Health Nursing, 21*, 325–340.

文献解题

Baker, S. S., & Burkhalter, N. C. (1996). Teaching transcultural nursing in a transcultural setting. *Journal of Transcultural Nursing, 7*(2), 10–13.

The authors present a cultural encounter between the faculty and students in a baccalaureate nursing program and the nurse–patient–community system found in the Texas–Mexico border town of Laredo. This transnational, transcultural setting provided a challenging environment for assessing the effectiveness of the theory of Culture Care Diversity and Universality and its three modes of nursing action.

Baldonado, A., Beymer, P. L., Barnes, K., Starsiak, D., Nemivant, E. B., and Anonas-Ternate, A. (1998). Transcultural nursing practice described by registered nurses and baccalaureate nursing students. *Journal of Transcultural Nursing, 9*(2), 15–25.

This study of 767 registered nurses and senior baccalaureate nursing students found that neither group was confident about providing care to culturally diverse patients. The registered nurses did report a higher degree of use of cultural assessment data to modify care than did the students. Both groups identified an overwhelming need for transcultural nursing care and reported they seek to respond to cultural challenges through modifications of care. Care modifications were based on communication, language, perception of pain and pain relief, aspects of religious and spiritual beliefs, gender, family roles, and identified cultural values. Respondents did not identify the use of a conceptual framework to conduct these assessments and to plan the modifications of care.

Bodner, A., & Leininger, M. (1992). Transcultural nursing care values, beliefs, and practices of American (USA) gypsies. *Journal of Transcultural Nursing, 4*(1), 17–28.

This study was based on the theory of Culture

Care Diversity and Universality and used the ethnonursing research method. Findings substantiated the importance of culture to Gypsies. Care meanings identified include protective in-group caring, watching over and guarding against Gadje (outsiders), facilitating care rituals, respecting the values of the Gypsy culture, alleviating Gadje harassment, remaining suspicious of Gadje, and dealing with moral codes and rules related to purity and impurity.

Cameron, C. F. (1990). An ethnonursing study of the influence of extended caregiving on the health status of elderly Anglo-Canadian wives caring for physically disabled husbands. *Dissertation Abstracts International, 52*(02B), 746.

This qualitative study investigated the care experiences and health status of elderly Anglo-Canadian wives as they provided care for their physically disabled spouses over an extended period of time. These women were of English, Scottish, and Irish descent. The major commonalities found included that culture care patterns of caregiving influenced the health status of the spouse; the meanings and experiences of the caregivers reflected cultural care values, social structure, and environmental context; female caregiving was culturally transmitted as caring for others throughout the life cycle; and caring activity patterns helped maintain the health of the caregivers and of others. Diversity was found in the potential for neglect, acceptance of caregiving by strangers, and culture-specific planning for care in the future. Several generic care constructs were identified. These included concern for both affectionate and spiritual love, attention, and duty. Obligation and care concepts included commitment to care, continuous caring, care enculturation, other care, and care appreciation.

Canty-Mitchell, J. (1996). The caring needs of African American male juvenile offenders. *Journal of Transcultural Nursing, 8*(1), 3–12.

This ethnonursing study investigated the social and cultural needs of male African American juvenile offenders. Five juveniles, aged 12 to 15 years old, living in a southeastern U.S. inner city participated in the interviews. A general theme was found to be survival in the face of loss. Domains of loss were family, social, and self-identity, and the categories of loss in each domain were loss of caring, loss of protection, loss of discipline, and loss of support, with the threat to survival dominant in each type of loss. Culturally congruent nursing actions were identified.

Cortis, J. D. (2000). Caring as experienced by minority ethnic patients. *International Nursing Review, 47*(1), 53–62.

This qualitative study reports the results of in-depth interviews with Pakistanis (20 males and 18 females) from Bradford, West Yorkshire, United Kingdom, about their perceptions of caring. In general, findings indicated a lack of congruence between the respondents' expectations of caring and their experiences of caring received from nurses.

Garcia, C. M. (1996). Diabetes education in the Hispanic community. *Masters Abstracts International, 35-02*, 517.

This master's thesis examined the effects of a community based, culturally congruent educational program on diabetes self-efficacy and hemoglobin A1C measurements in a Hispanic community. A pretest–posttest design was used with a sample of 32 subjects. The difference in diabetes self-efficacy was found to be statistically significant, while a statistically significant difference in A1C was not found.

Gelazis, R. (1994). Humor, care, and well-being of Lithuanian Americans: An ethnonursing study using Leininger's theory of Culture Care Diversity and Universality. *Dissertation Abstracts International, 55*(04B), 1377.

This ethnonursing research study investigated the cultural implications of humor in Lithuanian Americans. The findings indicated that cultural humor assists in bearing life's burdens, diffusing potential confrontations, and supporting and enhancing well-being through supporting a positive outlook on life; serves a survival function; is subtle and abstract and expressed in daily life events; and has a caring function to increase a sense of closeness and well-being. Care themes indicate that care is a basic orientation with an attitude of concern for others, expressed as a community, and means protection with protective care modalities. Well-being themes indicated that well-being is broadly defined as a positive state of mind about self and the world and is holistic (including spiritual, emotional, physical, social, and economic aspects in balance) and that the history of their culture strongly influenced identity and commitment to survival of the culture, which led to a sense of well-being. The two constructs of cultural humor and culture care humor were identified.

Horton, B. J. (1998). Nurse anesthesia as a subculture of nursing in the United States. *Dissertation Abstracts International, 59(11B),* 5786.

Horton sought to demonstrate that nurse anesthesia is a subculture of nursing through this ethnonursing study of 55 registered nurse and certified registered nurse anesthetists. The five identified themes were that nurse anesthetists have a common worldview of the cultural values of nurse anesthesia; are committed to and show responsibility for the patients they serve; remain active and vigilant to defend and maintain their professional practice rights; reflect a subculture distinctly different from, while having commonalities with, the culture of nursing; and have rituals and symbols that provide patient benefits and reinforce solidarity within nurse anesthesia. The findings support nurse anesthesia as a subculture of nursing.

Morgan, M. (1996). Prenatal care of African American women in selected USA urban and rural cultural contexts. *Journal of Transcultural Nursing, 7*(2), 3–9.

This ethnonursing study investigated prenatal care of African American women within their familiar cultural contexts. The impetus for the study arose from studies that connected lack of prenatal care in African American women with low birth weights and high infant mortality rates. Four major themes were identified. Cultural care meant protection, presence, and sharing. Health and well-being were influenced by such social structural factors as spirituality, kinship factors, and economics. While professional prenatal care was seen as necessary, even essential, barriers, including distrust of noncaring professionals, inhibited the receipt of such care. African American women reported wide use of folk health beliefs and practices as well as indigenous health care providers.

Redmond, G. T. (1988). An examination of the influence of transcultural nursing on graduate curriculum in mental health nursing. *Dissertation Abstracts International, 49(12A),* 3608.

The data for this study were derived from telephone interviews with Leininger and National League for Nursing Self Study reports from the "Top Twenty" schools of nursing in the United States. Findings indicated very few cultural and transcultural elements in the curricular documents studied. Data supported that faculty influence the cultural and transcultural content in graduate mental health nursing programs. Also, the philosophical foundations and curricular components of the programs studied demonstrated discontinuities, and qualitative research methods were seldom taught. In contrast, quantitative research methods were universally included in the programs. Finally, those curricula that included more cultural or transcultural elements also included more content on implementation of civil rights laws.

Sellers, S. C. (2001). The spiritual care meanings of adults residing in the Midwest. *Nursing Science Quarterly, 14,* 239–248.

This ethnonursing study interviewed six key and 12 general informants in the midwestern United States to discover their perceptions of spiritual nursing care. Five themes were developed from the data analysis: defining spirituality as a motivating force; spirituality as a dynamic, lifelong search; spirituality as unique in expression and practice; spirituality as influenced by environmental context; and how nurses can enhance spirituality. Sadly, both key and general informants perceived nurses as ineffective in addressing client spirituality. The author recommends both further research and careful examination of nursing service and education practices.

Spangler, Z. D. L. (1991). Nursing care values and caregiving practices of Anglo-American and Philippine-American nurses conceptualized within Leininger's theory. *Dissertation Abstracts International, 52(04B),* 1960.

This ethnonursing study sought to identify the cultural care diversities and universalities in relation to nursing care values and caregiving practices of Anglo-American and Philippine-American nurses in hospital practice. The identified diversity themes were that the care of Anglo-American nurses was characterized by promotion of autonomy (self-care), assertiveness, and situation control. The care of Philippine-American nurses was characterized by an obligation to care based on the care values of conscience, physical comfort, respect, and patience. Nurse-to-nurse conflicts were generated by cultural conflicts. Philippine-American nurses sought cultural care congruence through use of the three modes of nursing action. Two universal themes were also identified. These were the concerns associated with the nursing shortage (increased workload, frustration, inability to provide total patient care) and the influence of institutional norms, standards, and regulations on nursing practice. Implications of this study include the need to reexamine the expectation that foreign-educated nurses should adopt American nursing care values, rather than American and foreign-educated nurses learning from each other.

第12章

拡張する意識としての健康理論

Health as Expanding Consciousness

Margaret A. Newman

Julia B. George

　Margaret Ann Newman（1933年生）は，1954年にBaylor大学（テキサス州ウェーコ市）で英語と家政学の学士，1962年にTennessee大学（ミシシッピー州メンフィス市）で看護学士，1964年にCalifornia大学（サンフランシスコ市）で看護学修士，1971年にNew York大学（ニューヨーク市）で看護学とリハビリテーション看護学博士の学位を取得した。最初の学士号を取得後8年間，筋委縮性側索硬化症で闘病生活を送っていた母親の介護をしていた。あの頃は，看護師になろうという思いを抑えていたとNewmanは語っている。Newmanが看護師になりたいと心から願うようになった頃，母親が亡くなった。母親の死後2週間足らずでTennessee大学の看護学を専攻したNewmanは，すぐに看護は自分にぴったりだと感じた。

　Newmanは，Tennessee大学，New York大学，Pennsylvania州立大学（ユニバーシティパーク市）などで学部の要職を歴任し，1996年にMinnesota大学看護学部教授を退任した。このような看護学部での職位の他に，Tennessee大学臨床研究センターの看護部長，New York大学看護学博士プログラムの看護学科長代行，Pennsylvania州立大学看護学部で大学院プログラム主任教授なども務めた。

　Newmanは現役の学者で，数々の賞を受けている。また，『Advances in Nursing Science』『Journal of Professional Nursing』『Nursing and Health Care』『Nursing Research』『Nursing Science Quarterly』『Western Journal of Nursing Research』など，多数の看護学術誌で，これまでに，あるいは現在も論説委員を務めている。米国看護アカデミー特別会員でもあり，「米国女性名士録（Who's Who in American Women）」と「米国名士録（Who's Who in America）」にその名を連ねている。そして，Tennessee大学看護学部の傑出した同窓生に授与される優秀卒業生賞，New York大学看護学部の著名な同窓生に授与される優秀卒業生賞および著名な看護学者に授与される優秀看護学者賞の受賞者である。さらに，優秀看護研究への国際シグマ・シータ・タウ財団創設者賞と，Minnesota大学E. Louise Grant優秀看護賞の受賞者でもある。国際シグマ・シータ・タウ財団は，Newmanの名前を冠したMargaret Newman学者賞を設けて，Newman理論の適用範囲を拡大する研究に携わる博士課程の大学院生を支援している。Newmanは，ラテンアメリカ教育特別研究員であり，『American Journal of Nursing』の論説委員でもある。Newmanは米国国内以外にも，オーストラリア，ブラジル，カナダ，チェコスロヴァキア，フランス，フィンランド，ドイツ，日本，ニュージーランド，ポーランド，英国

など，世界中で研修会とカンファレンスを開催し，コンサルタントを務めている。

　Newmanは，博士課程在学中から看護理論に興味があったと語っている（Wallace & Coberg, 1990）。Newmanが闘病中の母親の様子を「時間と空間に縛られていた」と表現したように，その時の経験から，運動，時間および空間の関係に興味を抱くようになったようである。Newmanは，意図的に理論を開発し始めたのではなく，「いつの間にかのめり込んでいた」と述べている。1978年にカンファレンスでの講演の機会を得たことが，健康の時空的・空間的パターンを解明しようという意図を明確にする発端になった。この頃，健康の理論に向かって開発し始めようとしていたとNewmanは語っている。健康を焦点とした理由は，疾病は健康の有意味な一側面であり，健康をもっと的確に定義する必要があると確信したからであった。

　Newman（1994a, 2005）は自身の理論を発展させる過程で，Martha Rogers（1970），Bentov（1978），Bohm（1980, 1981, 1992），Moss（1981），Prigogine（1976），Young（1976a, 1976b）などの影響を受けた。Rogersからは，パターンやユニタリ・ヒューマンビーイングの特質に関する概念を，特に基本的なパターンの前提を重視する形で受け継いでいる。ユニタリ・ヒューマンビーイングは開放系で，環境と相互作用している。人間と環境との間に境界は存在しない。パターンは，人間の全体を見分ける身分証明書のようなものである。Newmanは疾病を，パターンの出現として明確に述べている（Newman, 2005；Wallace & Coberg, 1990）。Bentovの，意識は徐々に拡張して宇宙と同一の広がりをもつようになるという見解により，Newmanは意識拡張という健康の概念を導いた。健康とは通常の進化によってより高次の組織レベルへ向かう全体のパターンであるという考え方は，Bohmの内在秩序と外在秩序に関する論説によって裏付けられた。愛情を最高の意識レベルとするMossの提唱もまた，Newmanの健康と看護に関する見解を支持するものである。Prigogine[1]の散逸構造[2]からは，一見すると否定的な事象も，意識が拡張する過程の一部であるという考え方が導かれた（Newman, 1997a）。Youngの洞察，パターン認識および選択の論説は，運動，時間および空間の概念を力動的に健康論に統合する原動力になった。

---

1 訳注：Ilya Prigogine；化学者・物理学者。
2 訳注：非平衡システムはミクロな状態の揺らぎに対し不安定であり，そこでは，揺らぎの中からあるものが選択的に増幅され，システムに新たな秩序がもたらされることがある。この秩序をPrigogineは散逸構造と呼んだ。

拡張する意識としての健康

▼ 概念と前提

　Newman（2003）は，健康を統一として概念化するきっかけとなったMartha Rogersとの議論を紹介している。健康と病いをテーマにした議論で，健康と病いは連続体の対極に位置するのではというNewmanの意見を，Rogersは「否」の一言で一蹴した。次に，コインの裏表にたとえて説明してみたが，Rogersの答はやはり「否」だった。最終的に，Newmanは「両極があれば境界が生まれるが，健康と病いの間に境界らしきものは何もないことを，Marthaは理解していた。私は，対極に位置づけようとする見方を放棄せざるを得なかった」と述べている。この見解を放棄することにより，「拡張する意識としての健康（Health as Expanding Consciousness）」の理論が生まれた。

　拡張する意識としての健康は，Jones（2006, p.331）によって次のように要約されている。

　（拡張する意識としての健康は）……パターンに映し出される。人間の全体は，パターンによって確認され，力動的な人間―環境間の相互作用を反映するものである。生きられた体験がパターン認識によって明らかになり，人々と事象について有意味な議論ができる。病いのような無秩序（Prigogine, 1976）が続くときに，生命の新たな選択肢が容易に特定化できることもある。看護師とのケアリング関係により，当事者は行動の機会を得て，その方向性に気づくことができる。新たな選択をすると人間の潜在能力を改めて認識するので，関係と共に自由と連帯感を高める機会ともなる。（Newman, 2005）

　拡張する意識としての健康に含まれる概念は，意識と意識拡張，人間―環境間相互作用，パターン，パターン認識，変容，無秩序などである。
　「意識 consciousness」とは「システムの情報のことで，これは環境と相互作用するシステムの能力を意味する」（Newman, 1994a p.33）。人間の場合，「私たちが意識と言えば思考や感情などの全て普通に連想するもののみならず，神経系や内分泌系，免疫系，遺伝暗号，その他諸々に組み込まれている情報も全て含まれる」（p.33）。人間が発達するにつれて意識も成長，つまり拡張する。意識が拡張すると，意識と宇宙が共存する範囲も広がる。意識はあらゆる事物の本質である。そして，人は意識を「所有している」のではなく，意識「そのもの」なのである。生きる方向は，常に高次の意識レベルを目指している。
　「パターン pattern」は全体を描写するもので，パターンの特徴は，運動，多様性，リズムなどである。運動は，全体としてはいつも一定のリズムをもち，それを構成するものは多様である。パターンは関連性であり，パターン化が始まるのは，人間のエネルギーフィールドが互い

に侵入し合って変容が起こるときである。情報が多ければ多いほど，パターンは一方向性に進化して，より高度に組織化される。

「パターン認識 pattern recognition」は，観察者に起こる。私たちは，ある事象について，それまでの一連の知識に基づいて次に起こる出来事を予測することができる。しかしそれが連続した変化を示すという情報が追加されない限り，「確信をもって」予測することはできない（Bateson, 1979）。たとえば，3，6，9，12という順番で数字を提示されれば――実際にはそれが3，6，9，12，16，20，24，28，33，38……と続く数列だったとしても――次の数字は15だと予測しがちである。パターンを全て即座に見通すことは不可能かもしれない。私たちは，現実の断片は現実全体の一部に過ぎないということを覚えておく必要がある。Newman（1994a）は，時間枠が拡大すれば，パターンについてより多くのことが明らかになると述べている。私たちは異なる時間帯に3度測定した血圧値が全て上昇している場合に高血圧と特定するが，これは，時間枠が拡大すればパターンに関する知識も増えるという考えからである。また，パターンはそれぞれ他のパターンに包埋されていることに注目することも重要である。個人のパターンは家族のパターンに包埋されて，家族のパターンはコミュニティのパターンに包埋され，さらにその先へと続いている。全体を理解すればするほど，部分に関する知識も増えて有意味なものになる。逆に，個人の歩き方の変化から，悲しみや喜びの気分全体が伝わるように，部分から全体を垣間見ることもある。パターン認識は意味を突き詰めて理解するのに役立ち，この過程で意識の進化が加速する（Newman, 1997a）。

「無秩序」は，Prigogineの研究から導き出された概念で，パターンの変化と関係がある。パターンは，情報が増えるとさらに高度に構成される傾向がある。しかし，時には病いのような新情報が，既存のパターンに適合せず，秩序が保てなくなって無秩序になり，大混乱に陥ることもある。このような無秩序に陥るたびに，変化が必要になるので，Newman（1994a）はこの時点を選択ポイントと呼んでいる。無秩序と，そうした状況下での選択によって，変容が可能になる。「変容 transformation」は，段階的かつ直線的な変化ではなく，全てが同時多発的な変化である。

▼ 全体としての健康

Newman（1994a）は，「健康」について新たな見解を示している。健康を疾病のない状態とする旧来の見解は，健康でない人々を一段下の弱者とみなすような，旧来の傾向を色濃く残している。Newmanは，相反するものを融合すると新たなものが形成されるというHegelの弁証法的融合により，疾病と疾病のない状態を融合すると新たな健康の概念が形成されるという考え方を提唱している。このような融合は統合を超えることがあり，実際に相反するもの同士が互いに包括し合うというJantsch（1980）のアイデアを加えている。Bohm（1981）は，このような統合によって論理的に結論を導き出せると，相反するものが互いに変化し合い，互いに反映し合い，互いに似たものとして認識されるようになると述べている。これらの見解からすると，疾病は「（健康の）全体を有意味な形で反映したもの」（Newman, 1994a, p.7）になる。Rogers（1970）はユニタリ・ヒューマンビーイングとしての人間という考え方において，健康

と疾病を対立的な概念として二元化する考え方を排除したとNewmanは述べている。このような見解からすると，健康と疾病は別個のものではなく，「いずれもより大きな全体を反映するものになる」（Newman, 1994a, p.9）。Newmanは，再度Bohmを引用して，同じ場面を別の角度から撮影した2枚の風景写真を例に説明している。別の角度から撮影した写真は，全体像は同じでも画像に相違が生じるように，疾病と疾病のない状態という角度から見ると，健康は違った形になる。

　Newmanは，健康，疾病および全体のパターンは，Bohm（1980）の内在秩序と外在秩序の理論と一致すると述べている。内在秩序は「目に見えない多次元的なパターンで，これはありとあらゆる物事の根拠，すなわち基盤になる」（Newman, 1994a, p.10）。外在秩序は，内在秩序から浮上し，宇宙を構成する有形物，すなわち私たちの感覚によって特定できるものが含まれる。すなわち有形なものは見たり，触れたり，聞いたり，感じたりできることから基本と特定しがちだが，これは内在秩序が基本になるというBohmの所説に反する。この意味からすると，「疾病の有無を含めて顕在化した健康状態は，人間―環境間の根本的なパターンを詳しく説明するものという見方ができる」（Newman, 1994a, p.11）。内在的なものが表面化されて，顕在化するのである（Newman, 1997a, p.22）。

　Newmanは，疾患はパターンの変動であり，パターンの関係を調和した状態に再構成する必要がある障害であるという考え方を提唱している。病いになると，そうしたいと願っていながらできていなかったことを認識できるようになることがある。すなわち病いは，生命維持に不可欠な環境との相互作用が不均衡な状態であり，これが表面化し，それを認識できるレベルに達した状態ともいえる。私たちは，不均衡状態を体験して新たなバランス感覚を獲得する方法を学習しながら成長し進化している。それ故に，疾病はパターンの創発と意識の拡張という両面をもつとみなすことができる。疾病と称される創発的なパターンを示すのは個人であっても，他者すなわち家族や友人，コミュニティなどのパターンと関係しており，他者のパターンにも影響を及ぼすということを認識しておくことが重要になる。人間は，開放系システムとして絶えず相互作用をしながら，他者のパターンと互いに影響を及ぼし合って共に進化している。

　Newman（1994a）は，健康観に起こるパラダイム転換について，Ferguson（1980）の論説を引用している。そしてこれを機械論見解から関係論を基盤にした見解への転換として説明している。これには，以下のような転換が含まれる。「症状を治療するのではなく，パターンを探求する」「痛みや疾病を全面的に否定的なものと捉えるのではなく，情報として認識する」「身体を，修理するとか破損したなどといった言葉で形容される多種多様な状態として考えるのではなく，より大きなフィールドに連なる力動的なエネルギーフィールドとして考える」「疾病を実体としてではなく，プロセスとして捉える」。健康の新パラダイムは，絶えず変化する関係と一体化したパターンを容認しているので，看護に必要不可欠である。このパラダイムの課題は，パターンを他のパターンに変更しようとするのではなく，全体像を示す情報として認識するようにし，それが明らかになったときに，そのパターンと折り合いをつけるようにすることである。この関係性パラダイムに，従来の機械論的パラダイムは組み入れられて，変容する。機械論的パラダイムの特徴，すなわち直線的，因果関係的，予測的，合理的，統制的，二分方式な

どは，新たな関係論的パラダイムの特殊なケースとみなす必要がある。新パラダイムの特徴は，パターン，創発，予測不能，統一的，直観的，創造革新的などである。

健康を全体のパターンとみなすと，疾病は，エネルギーのパターンの観点から理解することが可能な創発的パターンになる（Neuman, 1994a）。疾病をパターンの顕現とみなすと，人は人間と環境との相互作用のパターンを意識するようになる。この過程で得た洞察力を発揮すると，当人もその家族も変容が可能になる。このような変容を Newman は，Young（1976b）の意識の進化の過程に関する論述を基に説明している。Young は，より高次の発達レベルという目標に到達する過程での，個人間および社会と人との相互作用の過程を重視している。そして，このような進化を7段階として説明している。第1段階は「潜在的自由」で，ここから第2段階の「束縛」へ移行する。束縛の段階では，集団が基本になるので個人は重要視されず，何事も規則絡みで自発性は必要とされない。第3段階の「センタリング」では，個人は権威と関係を断ち，個人のアイデンティティ，自己意識，自己決定などが発達する。第4段階「選択」は転換点になり，この段階で個人は「法則」を学ぶ。選択の段階では，自己の限界を初めて自覚し，科学および法則の探求に重点が置かれる。法則を学んだ時点で，第5段階の「脱センタリング」が始まり，重点が自己成長から，個人を超越する何ものかに転換される。エネルギーがこの段階で重要な鍵となり，個人の活動によって生命が発達する。この段階の体験は限りなく成長するものの1つとなる。第6段階の「非束縛」では時間からの解放感が高まり，第7段階は，全面的な自由と無制限な選択が可能な段階といえる。Newman（1994a）は，ほとんどの人々は第6段階から先を体験していないと述べている。そして Young の意識の進化の概念と，意識の拡張という自身の健康モデルは，いずれも自然の成り行きで導き出された結論であるとして，次のように述べている。

　　私たちは，潜在意識の状態で生まれ，時間に束縛され，空間内で自分のアイデンティティを見出し，運動を通して物事の仕組みの「法則」を学び，最終的に私たちを時空を超えた絶対意識の状態に導く選択をする。（p.46）

Newman が選択ポイントを重視するようになったのは，Young の影響である。選択ポイントは，従来のやり方がもはや機能しなくなり，新たな方法を模索しなければならないときに浮上する。体験は断片的なものの1つになる。つまり慣れ親しんでいる方法が思うように機能せず，物事がばらばらの状態になると無秩序感が生じるが，これは高次の意識レベルへ変容する前兆である。このような変容の特徴は，従来のルールはもはや通用しないという知識と，創発しつつあるパターンが明確になるまで，ある程度の不確実性と曖昧さに耐えようとする意思の力である。

Newman（1994a）は，疾病が必ずしも高次の意識レベルへ進化するための必要条件になるとは限らないと語っている。そして，ストレスにどの程度柔軟に対応できるかという個人の柔軟性の程度が，ストレスを無力化できるレベルを特定するのに役立つという Bentov（1978）と Moss（1981）の論述を引用している。人は，オープンであればあるほど，そして柔軟であれ

ばあるほどエネルギーの流れが良好になり，ストレスによる望ましくない効果は少なくなる。Newmanは，「自分が願っていたことと逆の結果に至ろうとも，そうした体験も全て『自分の』体験として受け入れる」よう提言している（p.29）。

拡張する意識としての健康モデルでは，人がスペクトルのどこに位置するかは問題でない。いかなる体験であれ，それを無関係なものとして切り捨てる根拠など何もない。重要な点は，どのような体験でも，その瞬間に全身全霊を傾けてその場に臨み，そうした体験が高次の意識レベルへ進化する過程の発現であると知ることである。（p.68）

▼ 新パラダイム

Newman, Sime, Corcoran-Perry（1991）らは，統一－変容パラダイムと称する看護の観点を提唱している。統一－変容パラダイムの下では，「人間は，分割されない宇宙の中で開花するユニタリな現象」（Newman, 1994a, p.82）とされる。現象はパターンと，より大きな全体との相互作用によって確認される。変化は，一方向性であり，予測不能で，変容を可能にする力がある。変化は，システムが組織化と無秩序化（選択ポイント）の時点や段階を経てより複雑になるときに起こる。混乱の過程は，再組織化の段階とみなされる。健康は，進化する全体のパターンとみなされ，これは内在秩序が明らかになる過程を示している。人間は統一体であり，分割されない宇宙全体に連なっているとみなされる。人間と宇宙のいずれかが変容するともう一方も変容し，双方の間に識別できる境界はない。このパラダイムの特徴を**表12-1**に示す。

このパラダイムの研究に適切な方法論は，解釈学的/弁証法的アプローチである（Newman, 1994, 1997a）。解釈学で意味を探求し，弁証法で過程と内容面を探求して互いに互いを，つまり過程から内容を，そして内容から過程を明らかにする。Newmanは，研究をもう1つの実践（プラクシス）とする考え方を支持している（Newman, 1990a, 1994a）。そして，WheelerとChinn（1984）の「世界を変容する方向で，同時的に起こす思慮深い内省と行動」（p.2）というプラクシスの定義を使用している。Newmanは，自分が考案した相互作用に基づく方法論を用いた研究では，実務者も研究者も成長を実感するとしている。そして，研究は実践の現実を焦点とし，アウトカムに限定してはならないと確信している。看護研究では，研究の参加者が特有な状況を理解し，行動するのを援助することが重要である。研究内容は，看護の過程であ

表12-1 統一－変容パラダイム

従来のパラダイムから	統一－変容パラダイムへ
他者を対象として注目する	「私たち」という関係に注目する
物事を固定化する	全体の意味に注目する
階層的な一方向性の介入	相互プロセスのパートナーになる
権力，操作，制御が焦点になる	内省的な思いやりの意識
原因（過去）を探索して予測（将来）する	「不確実な，予測不能の過程に委ねる」プロセス（現在）

(Newman, M.〈1977〉. Experiencing the whole. Advances in Nursing Science, 20（1），34-49.)

り，パターン認識の探求である。拡張する意識としての健康理論を「先験的 a priori」理論として使用すると，研究参加者の体験を特徴づけ，解明することができる。2005 年に Newman は，プラクシスを「理論実践研究」と呼んでいる。

拡張する意識としての健康理論と 4 つの主要概念

　Newman（1994a）は，看護のメタパラダイムに含まれる概念を全て論じている。「人間」は「環境」と一体化しており，境界はない。人間はパターンによって身元が確認される。個人のパターンは家族のパターンに包理され，さらに順次家族のパターンはコミュニティのパターンに，コミュニティのパターンは社会のパターンに包理されている。人間は，絶えず高度な組織化を目指して歩み続けながら，自ら意思決定する能力がある。高度な組織レベルへの進化は，従来の方法がもはや機能しなくなり，組織が混乱して無秩序化したとき，すなわち選択ポイントの後に起こることが多い。運動は，意識が進化する過程で重要な選択ポイントになり，意識の表出である。運動が制限されると，人間は時空を超えざるを得なくなる。Marchione（1993）は，Newman の暗黙の前提は，人間には次のような特徴があるということだと述べている。

- 開放系エネルギーシステム
- 開放系システム，宇宙と絶えず相互連結した状態
- 全体のパターン（健康）の進化に絶え間ない能動性
- 情動的―認知的存在であると共に直観的存在
- 感覚と同様に有能な抽象的思考
- 部分の総和以上（p.6）

　「健康」とは，意識の拡張であり，「全体のパターンの進化であり，内在秩序が開示されて解明される状態である」（Newman, 1994a, pp.82-83）。健康は，疾病と，疾病のない状態の統合体である。Newman の理論は健康に関するものなので，本章では Newman の理論を提示しながら健康について詳しく考察する。

　Newman（1994a）は「看護」を専門職として論述し，専門職に成長するまでの 3 段階を提示している。第 1 段階は生成期である。この段階の看護は生成，つまり看護のアイデンティティを確立する過程であり，個々の実践者が自分の実践に責任を負っていた。第 2 段階の規範的段階では権威が一部失墜したので，看護は以前よりも周囲に対して対抗意識と説得力をもつようになった。看護の主な場が病院施設へ移行し，看護師が被雇用者になったのは，この段階である。第 3 段階は統合期である。Newman は，看護は第 3 段階に移行しつつあるが，このプロセスはまだ完了していないと考えている。統合期には，看護は他分野のケア提供者とも，クライエントとも，パートナーとして協力的で相互的な関係を築くようになる。Newman

(1990b) は，統合モデルには 3 つの役割が不可欠になるとしている。専門職としての看護の第 1 の役割は，統合である。Newman はこの役割の担い手を，看護臨床家/ケースマネジャーと呼んでいる。他の 2 つの役割は，看護チームのリーダーとスタッフナースである。看護臨床家/ケースマネジャーは，看護のパラダイム全体を受け入れ，スタッフナースは基本的に医学や疾病中心のパラダイムに基づく機能を果たし，看護チームリーダーは前述した二者間のリエゾンとしての役割を担い，双方の役割を統合して調整し，クライエント全員に個別的なケアを提供できるようにする。注目すべき点は，従来の疾病中心のパラダイムを新たな看護パラダイムに組み入れると，従来のパラダイムでの活動の主要な焦点ではなくなり，それらは全体の一部になることをこの 3 種の役割によって実証していることである。

　Newman（1994a）は，看護を「人間が健康を体験する過程でのケアリング」（p.139）と定義している。そして，ケアリングは看護の道徳的規範であると確信している。Newman は，Moss（1981）の愛情に関する所説を基盤に，ケアリングは私たちが行う何かではなく，私たち全員と，私たちが行う全てを変容する力をもつ何かであると述べている。ケアリングには個人の全体が反映される。ケアリングの過程では，私たちはオープンになる必要がある。オープンになると，傷つきやすくなる。傷つきやすくなると，私たちができれば避けて通りたい苦痛が起こりやすくなる。苦痛を回避していると，高次の意識レベルを目指す努力は水泡に帰すことになる。「必要なのは，雑念を振り払って自分の体験を受け入れ，意識の拡張への道を切りひらくことである」（Newman, 1994a, p.142）。ケアリングなき看護は，看護ではない。

拡張する意識としての健康理論と看護過程

　健康を分割されない宇宙全体の中で起こる意識の拡張として概念化すると，特定の成果をもたらすために行う介入は問題である。特定の解決策を計画して介入することは，拡張する意識のパターンがどのような形態になるのか知っていますと言っているに等しいが，実際には知ることはできない。Moss（1981）は，自分のことを普通の医師であると言いながら，この世界は回りまわった末に，どこへ行きつくのだろうと問いかけている。この広大な世界に思いを馳せると，何となく力が抜けて，他者との確かな関係/進化を楽しもうという気にさせられる（Newman, 1994a, p.97）。

　Newman（1994a）が説明している関係性パラダイムの焦点は，専門職として異常を特定すること（アセスメントと診断）でもなければ，計画を立案して措置を講じることによって問題を修正すること（アウトカム，計画，実施，評価）でもない。むしろ，専門職としてクライエントと協力関係を結ぶことである。看護師がクライエントに注意を向けるような状況では，クライエントはしばしば混乱の極みにあると言っても過言ではなく，少なくともどう対処すればよいのかわからないような状況である。クライエントは選択ポイントに立たされており，信ずるに足る関係を結ぶパートナーを探し求めている。看護師はクライエントと，関係を育み歩む

ことで，共に高次の意識レベルまで創発的進化を遂げることができると固く信じている。看護師は，このプロセスの最初から最後までクライエントと共存する。

　看護師が目指すのは，「たとえそれが不調和や大惨事，疾病のような形態で起ころうが，クライエントのプロセスに加わり，共存して，注意を払い，それを自分のこととして体験しようとすること」（Newman, 1994a, p.99）である。これを達成するために，看護師は事態を収拾して従来の健康というもののあり方やあるべき形をイメージしながら世界を形づくりたいという衝動を抑えなければならない。秩序と調和が混乱している間，生きるということの予測できない逆説的な性質を無条件に受容しながらクライエントと共存し，苦楽を共にすることが看護の喜びになるとNewmanは確信している（p.103）。このような受容は，何もしないという意味ではない。パターンが明らかになれば，とるべき行動も自ずと明らかになる。Newmanはある状況を例示して，従来の枠組みの範囲で行うべきこと——たとえば，支援や情報の提供など——を数多く「行う」行為者を看護師として明確化している。相違点は，これらのことを行う意図である。統一—変容パラダイムの下では，看護師とクライエントが共に意識の拡張を模索しているので，看護師の行動は他者と共存するプロセスの一部になる。これは，看護師によって事前に設定された目標の達成を目指す行動ではない。Newmanは好ましいアウトカムについて，次のように説明している。「自己中心の観点から，自己の範囲にとどまらない広範に観点を転換することであり，ある意味で宇宙規模ともいえる観点である……この観点は，内部と外部の体験が調和して，愛情や，世界との関係を深める能力が向上する過程で明らかになる。行うことよりも，医療専門職者の存在意識が基本的なメカニズムになる」（p.103）。

　Newmanは，この看護師—クライエント関係を，池に小石を2個投げ入れた後に起こる事象に似ていると説明している。小石のそれぞれの落下点から水面に波紋が広がり始める。2つの波紋は放射状に広がり続けて交わり，相互に作用して干渉し合うパターンが現れる。干渉し合うパターンは，さらに広がって，それぞれの本来のパターン全体の一部になる。小石を2人の人物に置き換え，小石の波紋をそれぞれのパターンの波動に置き換えると，図12-1に示した図式に似た相互作用のパターンになる。相手と触れ合うためには，自分自身のパターンを十分に理解する必要がある。自分自身を知れば知るほど，他者に自分のパターンを明確に表現できるようになり，他者を理解できるようになる。切り離して考えられる部分はどこにもない。パターンは，全体として感知される。つまり，パターンは離合集散を繰り返しながら継続される関係を一連の持続的な運動の流れとして感知するのである。「看護師—クライエント関係は，クライエントと看護師のリズミカルな離合集散である」（Newman, 1994, p.112）。

　Newmanの理論は看護過程の5段階には適用されない。予測される目標を設定し，その設定した目標に適合するアウトカムを測定するという意味合いがある。しかし，意識の拡張がどのような形態になるのか知る由もなく，私たちは確信をもって予測することができないというNewmanの言明とは適合しない。Newmanにとって看護過程とは，クライエントが選択ポイントにさしかかっている混乱期に，パートナーとして協力し合う過程である。看護師はそこでクライエントと共存し，生きるということの予測できない性質を，共にあるがままに受け入れようとする。状況をあるがままに受け入れると，そうした状況に対するストレスが軽減する。看

図 12-1　二者による相互作用のパターン：ホログラフ的介入パターン

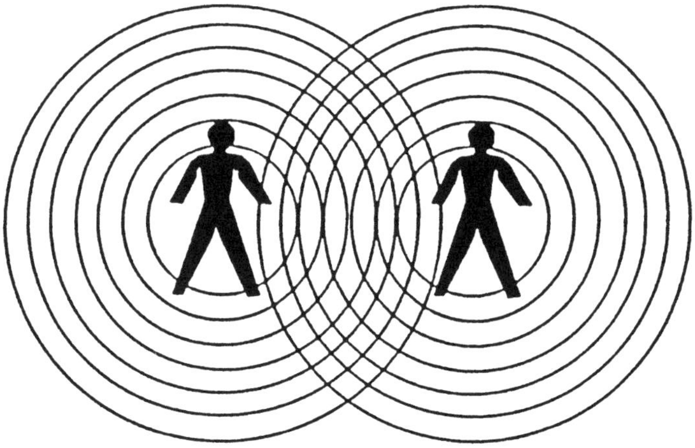

(Newman, M. A.〈1994〉. Health as expanding consciousness, 2nd ed. New York, NY : National League for Nursing Press. National League for Nursing. から許可を得て使用.)

護師は知識を共有したり，支援したり，力を合わせる関係になることもあるが，このケアリング関係における看護師の基本的な機能は，存在意識である。沈黙に注意を向けることは，過少評価しても，言動に注意を向けることと同程度に重要である。クライエントに準備ができた時点で，看護師とクライエントは再び別行動をとることになる。この時点までに，両者はそれぞれ体験を通して以前よりも高次の意識レベルに到達していることが期待される。

次に挙げる Michaels（2000）の『About Marie』は，Newman の理論に基づく看護師―クライエント関係の体験を実証する一例である。

　私は，Marie を訪問した。Marie は，重度の慢性閉塞性肺疾患に罹っていて，持続的な酸素吸入と，大量の心肺疾患治療薬の処方を受けながら生活していた。Marie の目標は，処方薬を全て中止してハーブに切り替えることだった。そして，いわゆる健康食品店の熱狂的な常連客で，ハーブとその他の処方箋なしで購入できる薬物の望ましい作用について，相当な知識をもっていた。Marie は病弱で，エネルギーの大半を自分のケアに費やしていると感じていた。怖がりだった。電話の音にも，天地がひっくり返ったほどの驚きようだったと言っても過言ではなかった。生活状況について会話を交わすうちに，Marie はリラックス法を学びたいと思うようになった。そして，クローゼットに手のひらサイズ（携帯用）の家庭用バイオフィードバック装置があることを思い出した。その後，装置を 1 カ月以上使い続け，最終的には，どのような状況でもリラックスできる境地に達することができた。それから数カ月後に，Marie は胆嚢切除術を受けることになった。担当医は，Marie が手術に耐えられるのかどうか，あるいは呼吸器から離脱できるか危ぶんでいた。しかし，Marie は手術を無事に切り抜け，呼吸器から雑作もなく離脱することができた。Marie は，この望ましい成果はバイオフィードバック装置のおかげだと言い，自分 1 人の力によるものだとは微塵も思って

いなかった。外部の力を頼りにし，薬物療法，ハーブ，バイオフィードバック装置などのおかげだと信じていた。Marie は，携帯用バイオフィードバック装置を使用して，環境刺激と生命に関わる事象に対する自分の反応を変えようとした。そうした努力によって，自分のパターンと意味を認識するようになった。Marie は外部にあるもののみが自分の助けになるのだと信じて疑わない姿勢を貫き通した。また，信仰心が厚く，死を恐れてはいなかったが，孤独死を恐れていた。それから数カ月後，Marie は肺炎で入院し，息を引き取った。
(Michaels, 2000, p.29)

拡張する意識としての健康理論の批評

1. 理論の歴史的背景は？

　Newman が自分の理論を展開し始めたのは 1970 年代後期で，看護理論を展開する研究が多数行われている時期だった。Newman は，最初は当時一般に容認されていた知識開発様式の，決定論―実証主義的アプローチを使用していたが，到達した結果に満足していなかった。Newman は自分の考え方を裏付ける証拠のようなものを見出そうとしていたが，使用した知識を展開する方法は，理論の基礎を成すパラダイムと適合しないことに気づいた。それ故，研究結果を実践で適切な指針にして活用することができなかった。

　Newman は 30 年以上にわたって，健康という現象について別の見方をするよう，私たちに強く求めてきた。拡張する意識としての健康の理論は，健康と疾病は同じ全体を構成する部分という見方であり，ここからパターンという新たな見解が導き出された。概念は Newman の研究の中で紹介されているが，これらは統一―変容パラダイムを理解するための基礎になる概念ではない。Newman は，自身の観点がすでに概念間の相互関係を超えて，人間の相互関係に移っていることを示している。

2. 理論に示されている基本概念とそれらの関係は？

　基本概念は，健康，拡張する意識，全体あるいは統一体の人間，選択ポイント，パターン，パターン認識，無秩序，変容である。Newman は，統一体として意識が進化するパターンには運動―時間―空間といった次元があることを認識している (Newman, 1977a, p.25)。最も重要なことは，健康とは意識の拡張であるということである。

3. 看護の関心事として提示されている重要な現象は？　重要な現象には人間，環境，健康，対人関係，ケアリング，目標達成，適応，エネルギーフィールドなどの他にも諸々の現象が含まれる。

　人間と環境は一体化しているので，分離できない。この理論の主要な焦点は健康である。看護とケアリングも，主要な関心事になる現象である。

4. 理論は誰に，どんな状況に，どのような方法で適用されるのか？

　Newmanの「拡張する意識としての健康」理論の適用範囲は，人や環境に限定されない。誰にでも，どこでも一般化が可能である。この理論で提示されている看護の範囲は，ケアリングが行われる状況に限定される。しかしNewmanは，ケアリングなき看護は存在しないと述べている。

5. 理論はどのような方法で検証できるか？

　Newmanは，拡張する意識の健康の理論を研究に対して先験的に活用することには賛成している。しかしながら，仮説を展開して検証する実証主義的な見解は支持していない。Newmanの研究方法論を使用する場合は，研究協力者との面接によって明確にされるパターンを，理論に照らして検証することになる。したがって，拡張する意識という健康の理論は研究および検証するのに使用できる。使用される解釈学的弁証法の方法論では，理論と適合しない世界観を示す仮説を含むことはない。

　多くの研究がNewmanの理論を使用して実施されている。Newmanが今までに実施した研究は，「入院患者のニード」(1966)，「時間と運動」(1972, 1976)，「主観的時間」(1982；Newman & Guadiano, 1984)，「冠動脈疾患の人々のパターン」(Newman & Moch, 1991)などである。これらの研究は，一般的な看護知識として集積されると共に，この理論の厳密化と展開にも役立っている。Fryback (1993) とMoch (1988, 1990) の研究は，疾病は健康の一部であり，疾病の出現によって健康が明らかになるというNewmanの主張を支持している。Schorr, Farnham, Ervin (1991) もNewmanの理論を支持する報告をしているのに対して，MentzerとSchorr (1986) は，知覚される持続時間は年齢と関係がないことを突きとめた。人はできるだけ速やかに行動すればするほど健康になるというEngle (1984, 1986) の結論は，たとえNewmanが当時すでに明確化していた方法論をEngleが実際に使用していたとしても，Newmanとは別のパラダイムに基づく結論であるとNewmanは述べている。Newmanは1980年代中期にはまだ統一－変容パラダイムの解釈学的・実証主義的方法論を詳細に説明していなかったことに注目することが重要である。

6. 理論は望ましいアウトカムを導く看護行為を生み出すか？

　この理論の焦点はプロセスであり，何が異常かを決定することではないので，意識の拡張としての健康理論に照らして望ましいアウトカムを定義することは困難である。これは，アウト

カムによって測定することを意図した理論ではない。

7. 理論はどの程度普及しているか？

本章冒頭に掲載した略歴で明らかなように，Newman は自分の研究を世界中で発表してきた。その著作や論述を見る限り，Newman は基本的に研究および実践を焦点に理論を展開している。これは，Newman の研究に関する書籍の焦点領域からもわかる。なぜなら，この理論の教育分野での使用はほとんど言及されていないからである。教育分野で報告されている研究は2例で，Vandemark（2006）と，Picard と Mariolis（2002）による精神科看護師の準備教育での看護理論の使用に関する論述である。

Newman（1994a）は，プラクシスとしての研究に関する論述で，理論は実践から導き出され，実践の現実を反映し，実践の基礎を成すものでなければならないという意図と信念を明示している。また，理論から導き出される実践モデルも提案している（Newman, 1990b）。Bramlett, Gueldner, Sowell（1990）は，利用者の擁護は看護師—クライエント間の個人間関係によって達成され，クライエントは自由な意思決定者であるという Newman の指摘によって裏付けられると論じている。この他に，Newman の研究を実践の指針と改善に有効利用することを言及している研究者もいる。論述されている分野は，次の通りである。「行政教区レベルの看護 *parish nursing*」(Gustafson, 1990)，「ハイリスク妊婦のケアリング *caring for high-risk pregnant women*」(Kalb, 1990)，「慢性関節リウマチ女性のケアリング *caring for women with rheumatoid arthritis*」(Neill, 2002b)，「実践でのパートナーシップ *partnership in practice*」(Jonsdottir, Litchfield, & Pharris, 2003)，「実践の本質としてのパターン認識 *pattern recognition as the essence of practice*」(M. C. Smith, 1990)，「専門職としての実践活動 *practicing in a professional manner*」(Nelson, 1991)，「プラクシス *praxis*」(Pharris & Endo, 2007)，「関係をもつこと *relating*」(Newman, 1999)。また，Carondelet St. Mary's（病院）での理論の使用についても記述されている (Ethridge, 1991, Michaels, 1992；Newman, Lamb, & Michaels, 1991)。その他の実践に関する著作は，「事例集 *case examples*」(Capasso, 1998)，「ケースマネジメント *case management*」(Newman, Lamb, & Michaels, 1991)，「コミュニティ看護 *community nursing*」(Bunkers, Michaels, & Ethridge, 1997)，「死 *death*」(Zust, 2006)，「統合モデル *an integrative model*」(Newman, 1990c)，「研究者と臨床看護師とのパートナー関係 *partnering of researcher and practicing nurses*」(Endo, Miyahara, Suzuki, & Ohmasa, 2005）などである。

報告されている研究領域には，以下が含まれている。「癌疾患の成人 *adults with cancer*」(Barron, 2000)，「多食/嘔吐行動 *binge/purge behavior*」(Muscari, 1992)，「癌生存者 *cancer survivors*」(DeMarco, Picard, & Agretelis, 2004；Karian, Jankowski, & Beal, 1998；Picard, Agretelis, & DeMarco, 2004)，「介護者カップル *caregiving couples*」(Brown & Alligood, 2004；Brown, Chen, Mitchell, & Province, 2007；Schmitt, 1991)，「慢性疼痛と音楽 *chronic pain and music*」(Schorr, 1993)，「慢性皮膚創傷 *chronic skin wounds*」(Rosa, 2006)，「コミュニティパターン認識 *community pattern recognition*」(Pharris, 2002)，「文化的多様性 *cultural diversity*」(Butrin, 1992)，「乳癌体験 *experience with breast cancer*」(Moch, 1988, 1990；Roux, 1993)，「精神疾

患に対処する日本とカナダの家族 families, in Canada and Japan, dealing with mental illness」（Yamashita, 1998a, 1998b, 1999），「子どもの死を体験した家族 family with death of a child」（Picard, 2002），「家族の健康 family health」（Litchfield, 1997），「医療的ニーズをもつ子どもの家族 family with children with health care needs」(Falkenstern, 2003 ; Tommet, 1997, 2003)，「誘導的イメージ法 guided imagery」（Gross, 1995），「健康行動による生活パターンの変更 health behavior change life patterns」（Berry, 2002），「高齢者の健康 health in older adults」（Engle, 1984 ; Kelley, 1990 ; Noveletsky-Rosenthal, 1996 ; Schorr, Farnham & Ervin, 1991），「ハイリスク妊娠 high risk pregnancy」(Schroeder, 1993)；「意識の拡張としての HIV/AIDS HIV/AIDS as expanding consciousness」（Kendall, 1996 ; Lamendola & Newman, 1994），「卵巣癌の日本人女性と家族 Japanese women with ovarian cancer and their families」(Endo, 1996, 1998 ; Endo et al., 2000)，「青年中期の女性 middle adolescent females」（Shanahan, 1993），「更年期 menopause」（Musker, 2008），「中年女性 midlife women」（Picard, 1998, 2000），「運動と時間 movement and time」（Schorr, & Schroeder, 1991），「乳癌アメリカ原住民女性 Native American women with breast cancer」(Kiser Larson, 1999)，「パターン認識 pattern recognition」(Batty, 1999 ; Hayes & Jones, 2007)，「仲間同士の支援集団 peer support groups」（Bruce-Barrett, 1998），「統制と持続時間に対する知覚 perceptions of control and time duration」（Mentzer & Schorr, 1986），「慢性疾患の人々 persons with chronic illnesses」（Brauer, 2001 ; Digley, Bush & Roux, 2001 ; Jonsdottir, 1994, 1998 ; Neill, 2002a, 2005 ; Newman & Moch, 1991 ; Predeger & Mumma, 2004 ; Schlotzhauer & Farnham, 1997），「入学前看護実習 preadmission nursing practice」(Flanagan, 2002)，「術前実践 pre-surgery practice」（Flanagan, 2009），「専門職のアイデンティティ professional identity」（Brenner, 1986），「農村地域の黒人家族 rural Black families」（D. T. Smith, 1989），「同時性 synchrony」（Krejci, 1992），「性的虐待 victimizing sexualization」（S. K. Smith, 1997a, 1997b）。研究と理論の展開をテーマにした著作の執筆者は，Connor（1998），Endo（2004），Holmes（1993），Newman（1987, 1990a, 1990b, 1992, 1994b, 1997b），Solari-Twadell, Bunkers, Wang, & Snyder（1995），Wade（1998），Wendler（1996），Yamashita と Tall（1998）などである。

強みと限界

　Newman の研究の強みの 1 つは，現在も進行中であり，明示化されている研究方法を使用しながら進化し続けていることである。また，Newman のプレゼンテーションは，論理的である。Newman は，必要に応じて自身の考えを導き出す基になった資料を提示し，自分の理論を支持する著作について明快に論述している。

　健康とは意識が拡張し続けることであり，これは進化を続ける全体のパターンによって明らかになるという Newman の言明は，比較的単純である。Newman の考え方は，私たちの健康観

と看護観の基になるパラダイムの抜本的転換の一例ともいえるため，パラダイムを理解していない人たちには複雑かもしれない。これは，いずれのパラダイム転換にもいえることであり，この理論の限界とみなすべきではない。

　Newmanの著作には，混乱を招くのではないかと思われる記述が何カ所かある。たとえば，疾病を不均衡や混乱が起きている状態と説明し，成長する過程や意識が拡大する過程で不均衡状態が果たす役割について論述しているが，他の箇所では，疾病は必然的なものではないので，人間は自分の生活の転機になる事象をオープンな姿勢で受け入れることができれば，疾病は起こり得ないのではないかと述べている。また，人間と環境は分割できない一個の全体であると説明し，こうした見方をすることの重要性を雄弁に語っているが，この点についても，やはり別の考察では，部分から全体を垣間見ることができると指摘している。Newmanが，捉えられる部分が小さければ小さいほど全体は不鮮明になるという事実を論じていることだけは確かである。

　看護ケアの構成と方向性を探求しようとする人たちには，今現在の過程に焦点を置いていることが，この理論の限界になる。結果よりも関係に重きを置く人たちには，この焦点が有益であり，強みになる。

要　　約

　Newmanは，意識の拡張を健康とする理論を展開し，疾病と疾病のない状態を統合して新たな健康観を形成している。この理論では，健康は人間—環境間の根源的なパターンが表面化した状態とみなされる。人間は，ユニタリ・ビーイングであり，時空内で運動しながら，分割されない宇宙で高度な組織化に向かって進化する存在である。人間は，一方向性に，予測できない変容を（同時多発的に）しながら，絶えず変化し続けている。変化は組織化と無秩序化の時期と関係している。人間は，無秩序な状態が続いて従来の方法がもはや効果的でなくなったとき，選択ポイントに立たされる。クライエントと看護師が出会って協力し合うのは，このような時期である。

　看護とは「人間の健康体験の中でのケアリング」（Newman, 1994a, p.139）である。統一—変容パラダイムでは，看護師の全体とクライエントの全体がケアリングに深く関与する。看護師とクライエントはパートナーになり，不調和の段階を共に生き，共に高次の意識レベルへ進化する。Newmanは，解釈学的弁証法的アプローチによる研究を提唱し，研究はプラクシスであると述べている。研究参加者と研究者は，相互作用しながら研究を実施するプロセスで共に成長し，共に学習する。研究協力者と研究者の体験は，クライエントと看護師の体験と似ている。Newmanは，健康について論理的な方法で新たな世界観を提示している。Newmanの拡張する意識としての健康理論は，いかなる環境にも適用できるため，研究と実践にも使用できる。理論は進化を続けており，今後も継続的な研究が必要とされる。

思考問題

1. 自分自身の生活の中の，意識の拡張の例を説明してみよう。
2. Newmanによると，選択ポイントで重要になることとは何だろうか。
3. 誰かが選択ポイントに遭遇しているときの看護師の役割を，Newmanの観点から説明してみよう。
4. 自分とって満足できるアウトカムではなかった臨床場面を思い起こしてみよう。その場面に拡張する意識としての健康理論を使用することができたとすれば，アウトカムにどのような相違が生じていただろうか。

引用文献

Barron, A. (2000). Life meanings and the experience of cancer: Application of Newman's research method and phenomenological analysis. *Dissertation Abstracts International, 62*(03B), 1313. Abstract retrieved April 7, 2008, from Dissertation Abstracts Online database.

Bateson, G. (1979). *Mind and nature: A necessary unity.* Toronto: Bantam.

Batty, M. L. E. (1999). Pattern identification and expanding consciousness during the transition of "low-risk" pregnancy. *Masters Abstracts International, 39*(03), 826. Abstract retrieved April 7, 2008, from Dissertation Abstracts Online database.

Bentov, I. (1978). *Stalking the wild pendulum.* New York: E. P. Dutton.

Berry, D. C. (2002). Newman's theory of Health as Expanding Consciousness in women maintaining weight loss. *Dissertation Abstracts International, 63*(05B), 2300. Abstract retrieved June 6, 2007, from Dissertation Abstracts Online database.

Bohm, D. (1980). *Wholeness and the implicate order.* London: Routledge & Kegan Paul.

Bohm, D. (1981). The physicist and the mystic—Is a dialogue between them possible? A conversation with David Bohm conducted by Renee Weber. *Re-Vision, 4*(1), 22–35.

Bohm, D. (1992). On dialogue. *Noetic Sciences Review, 23*, 16–18.

Bramlett, M. H., Gueldner, S. H., & Sowell, R. L. (1990). Consumer-centric advocacy: Its connection to nursing frameworks. *Nursing Science Quarterly, 3*, 156–161.

Brauer, D. J. (2001). Common patterns of person-environment interaction in persons with rheumatoid arthritis. *Western Journal of Nursing Research, 23*, 414–430.

Brenner, P. S. (1986). Temporal perspective, professional identity, and perceived well-being. *Dissertation Abstracts International, 47*(12B), 4821.

Brown, J. W., & Alligood, M. R. (2004). Realizing wrongness: Stories of older wife caregivers. *Journal of Applied Gerontology, 23*(2), 104–119.

Brown, J. W., Chen, S., Mitchell, C., & Province, A. (2007). Help-seeking by older husbands caring for wives with dementia. *Journal of Advanced Nursing, 59*, 353–360.

Bruce-Barrett, C. A. (1998). Patterns of health and healing: Peer support and prostate cancer. *Masters Abstracts International, 37-01*, 233.

Bunkers, S. L., Michaels, C., & Ethridge, P. (1997). Advanced practice nursing in community: Nursing's opportunity. *Advanced Practice Nursing Quarterly, 2*, 79–84.

Butrin, J. E. (1992). Cultural diversity in the nurse–client encounter. *Clinical Nursing Research, 1*, 238–251.

Capasso, V. A. (1998). The theory is the practice: An exemplar. *Clinical Nurse Specialist, 12*, 226–229.

Connor, M. J. (1998). Expanding the dialogue on praxis in nursing research and practice. *Nursing Science Quarterly, 11*, 51–55.

DeMarco, R. F., Picard, C., & Agretelis, J. (2004). Nurse experiences as cancer survivors: Part I—Personal. *Oncology Nursing Forum, 31*, 523–530.

Dingley, C. E., Bush, H. A., & Roux, G. (2001). Inner strength in women recovering from coronary artery disease: A grounded theory. *Journal of Theory Construction and Testing, 5*(2), 45–52.

Endo, E. (1996). Pattern recognition as a nursing intervention with adults with cancer. *Dissertation Abstracts International, 57*(06B), 3653.

Endo, E. (1998). Pattern recognition as a nursing intervention with Japanese women with ovarian cancer. *Advances in Nursing Science, 20*(4), 49–61.

Endo, E. (2004). Nursing praxis within Margaret Newman's theory of Health as Expanding Consciousness. *Nursing Science Quarterly, 17,* 110–115.

Endo, E., Miyahara, T., Suzuki, S., & Ohmasa, T. (2005). Partnering of researcher and practicing nurses for transformative nursing. *Nursing Science Quarterly, 18,* 138–145.

Endo, E., Nitta, N., Inayoshi, M., Saito, R., Takemura, K., Minegishi, H., et al. (2000). Pattern recognition as a caring partnership in families with cancer. *Journal of Advanced Nursing, 32,* 603–610.

Engle, V. F. (1984). Newman's conceptual framework and the measurement of older adults' health. *Advances in Nursing Science, 7*(1), 24–36.

Engle, V. F. (1986). The relationship of movement and time to older adults' functional health. *Research in Nursing and Health, 9,* 123–129.

Ethridge, P. (1991). A nursing HMO: Carondelet St. Mary's experience. *Nursing Management, 22*(7), 22–27.

Falkenstern, S. K. (2003). Nursing facilitation of health as expanding consciousness in families who have a child with special health care needs. *Dissertation Abstracts International, 64*(07B), 3186. Abstract retrieved April 7, 2008, from Dissertation Abstracts Online database.

Ferguson, M. (1980). *The aquarian conspiracy: Personal and social transformation in the 1980s.* Los Angeles: J. P. Tarcher.

Flanagan, J. M. (2002). Nurse and patient perceptions of the Pre-Admission Nursing Practice Model: Linking theory to practice. *Dissertation Abstracts International, 63*(05B), 2304. Abstract retrieved June 6, 2007, from Dissertation Abstracts Online database.

Flanagan, J. M. (2009). Patient and nurse experience of theory-based care. *Nursing Science Quarterly, 22,1* 160–172.

Fryback, P. B. (1993). Health for people with a terminal diagnosis. *Nursing Science Quarterly, 6,* 147–159.

Gross, S. W. (1995). The impact of a nursing intervention of relaxation with guided imagery on breast cancer patients' stress and health as expanded consciousness. *Dissertation Abstracts International, 56*(10B), 5416.

Gustafson, W. (1990). Application of Newman's theory of health: Pattern recognition as nursing practice. In M. E. Parker (Ed.), *Nursing theories in practice* (pp. 141–161) (Pub. No. 15-2350). New York: National League for Nursing.

Hayes, M. O., & Jones, D. (2007). Health as expanding consciousness: Pattern recognition and incarcerated mothers, a transforming experience. *Journal of Forensic Nursing, 3*(2), 61–66.

Holmes, C. A. (1993). Praxis: A case study in the depoliticization of methods in nursing research...including commentary by Thompson, J. L. *Scholarly Inquiry for Nursing Practice, 3*(1), 3–15.

Jantsch, E. (1980). *The self-organizing universe.* New York: Pergamon.

Jones, D. A. (2006). Newman's Health as Expanding Consciousness. *Nursing Science Quarterly, 19,* 330–332.

Jonsdottir, H. (1994). Life patterns of people with chronic obstructive pulmonary disease: Isolation and being closed in. *Dissertation Abstracts International, 56*(03B), 1346.

Jonsdottir, H. (1998). Life patterns of people with chronic obstructive pulmonary disease: Isolation and being closed in. *Nursing Science Quarterly, 11,* 160–166.

Jonsdottir, H., Litchfield, M., & Pharris, M. D. (2003). Partnership in practice. *Research and Theory for Nursing Practice, 17*(1), 51–63.

Kalb, K. A. (1990). The gift: Applying Newman's theory of health in nursing practice. In M. E. Parker (Ed.), *Nursing theories in practice* (pp. 163–186) (Pub. No. 15-2350). New York: National League for Nursing.

Karian, V. E., Jankowski, S. M., & Beal, J. A. (1998). Exploring the lived-experience of childhood cancer survivors. *Journal of Pediatric Oncology Nursing, 15,* 153–162.

Kelley, F. J. (1990). Spatial–temporal experiences and self-assessed health in the older adult. *Dissertation Abstracts International, 51,* 1194B.

Kendall, J. (1996). Human association as a factor influencing wellness in homosexual men with human immunodeficiency virus disease. *Applied Nursing Research, 9,* 195–203.

Kiser Larson, N. K. (1999). Life patterns of Native American women experiencing breast cancer. *Dissertation Abstracts International, 60*(05B), 2062.

Krejci, J. W. (1992). An exploration of synchrony in nursing. *Dissertation Abstracts International, 53,* 2247.

Lamendola, F. P., & Newman, M. A. (1994). The paradox of HIV/AIDS as expanding consciousness. *Advances in Nursing Science, 16*(3),

13–21.
Litchfield, M. (1997). The process of nursing partnership in family health. *Dissertation Abstracts International, 58(04B)*, 1802.
Marchione, J. (1993). *Margaret Newman: Health as expanding consciousness.* Newbury Park, CA: Sage.
Mentzer, C. A., & Schorr, J. A. (1986). Perceived situational control and perceived duration of time: Expressions of life patterns. *Advances in Nursing Science, 9*(1), 12–20.
Michaels, C. (1992). Carondelet St. Mary's nursing enterprise. *Nursing Clinics of North America, 27*, 77–85.
Michaels, C. (2000). Becoming a bard: A journey to self. *Nursing Science Quarterly, 13*, 28–30.
Moch, S. D. (1988). Health in illness: Experiences with breast cancer. *Dissertation Abstracts International, 50(02B)*, 497.
Moch, S. D. (1990). Health within the experience of breast cancer. *Journal of Advanced Nursing, 15*, 1426–1435.
Moss, R. (1981). *The I that is we.* Millbrae, CA: Celestial Arts.
Muscari, M. E. (1992). Binge/purge behaviors and attitudes as manifestations of relational patternings in a woman with bulimia nervosa. *Dissertation Abstracts International, 53(11B)*, 5647.
Musker, K. M. (2008). Life patterns of women transitioning through menopause: A Newman research study. *Nursing Science Quarterly, 21*, 330–342.
Neill, J. (2002a). From practice to caring praxis through Newman's theory of Health as Expanding Consciousness: A personal journey. *International Journal for Human Caring, 6*(2), 48–54.
Neill, J. (2002b). Transcendence and transformation in the life patterns of women living with rheumatoid arthritis. *Advances in Nursing Science, 24*(4), 27–47.
Neill, J. (2005). Health as Expanding Consciousness: Seven women living with multiple sclerosis or rheumatoid arthritis. *Nursing Science Quarterly, 18*, 334–343.
Nelson, J. I. (1991). A crab or a dolphin: A new paradigm for nursing practice. *Nursing Outlook, 39*, 136–137.
Newman, M. A. (1966). Identifying and meeting patients' needs in short-span nurse–patient relationships. *Nursing Forum, 5*(1), 76–86.
Newman, M. A. (1972). Time estimation in relation to gait tempo. *Perceptual and Motor Skills, 34*, 359–366.
Newman, M. A. (1976). Movement tempo and the experience of time. *Nursing Research, 25*, 273–279.
Newman, M. A. (1979). *Theory development in nursing.* Philadelphia: F. A. Davis.
Newman, M. A. (1982). Time as an index of expanding consciousness with age. *Nursing Research, 31*, 290–293.
Newman, M. A. (1987). Aging as increasing complexity. *Journal of Gerontological Nursing, 13*(9), 16–18.
Newman, M. A. (1990a). Newman's theory of health as praxis. *Nursing Science Quarterly, 3*, 37–41.
Newman, M. A. (1990b). Shifting to higher consciousness. In M. Parker (Ed.), *Nursing theories in practice* (pp. 129–139) (Pub. No. 15-2350). New York: National League for Nursing.
Newman, M. A. (1990c). Toward an integrative model of professional practice. *Journal of Professional Nursing, 6*, 167–173.
Newman, M. A. (1992). Prevailing paradigms in nursing. *Nursing Outlook, 40*, 10–13, 32.
Newman, M. A. (1994a). *Health as expanding consciousness* (2nd ed.) (Pub. No. 14-2626). New York: National League for Nursing Press.
Newman, M. A. (1994b). Theory for nursing practice. *Nursing Science Quarterly, 7*, 153–157.
Newman, M. A. (1997a). Evolution of the theory of Health as Expanding Consciousness. *Nursing Science Quarterly, 10*, 22–25.
Newman, M. A. (1997b). Experiencing the whole. *Advances in Nursing Science, 20*(1), 34–49.
Newman, M. A. (1999). The rhythm of relating in a paradigm of wholeness. *Image: Journal of Nursing Scholarship, 31*, 227–230.
Newman, M. A. (2003). A world of no boundaries. *Advances in Nursing Science, 26*, 240–245.
Newman, M. A. (2005). Caring in the human health experience. In C. Picard & D. Jones (Eds.), *Giving voice to what we know: Margaret Newman's theory of Health as Expanding Consciousness in nursing practice, research, and education* (pp. 3–10). Boston: Jones and Bartlett.
Newman, M. A., & Guadiano, J. K. (1984). Depression as an explanation for decreased subjective time in the elderly. *Nursing Research, 33*, 137–139.
Newman, M. A., Lamb, G. S., & Michaels, C. (1991). Nursing case management: The coming together of theory and practice. *Nursing and Health Care, 12*, 404–408.
Newman, M. A., & Moch, S. D. (1991). Life patterns of persons with coronary artery disease. *Nursing Science Quarterly, 4*, 161–167.
Newman, M. A., Sime, A. M., & Corcoran-Perry, S. A. (1991). The focus of the discipline of nursing. *Advances in Nursing Science, 14*(1), 1–6.

Noveletsky-Rosenthal, H. T. (1996). Pattern recognition in older adults living with chronic illness. *Dissertation Abstracts International, 57(10B)*, 6180.

Pharris, M. D. (2002). Coming to know ourselves as community through a nursing partnership with adolescents convicted of murder. *Advances in Nursing Science, 24*(3), 21–42.

Pharris, M. D., & Endo, E. (2007). Flying free: The evolving nature of nursing practice guided by the theory of Health as Expanding Consciousness. *Nursing Science Quarterly, 20*, 136–143.

Picard, C. A. (1998). Uncovering pattern of expanding consciousness in mid-life women: Creative movement and the narrative as modes of expression. *Dissertation Abstracts International, 59(03B)*, 1049.

Picard, C. (2000). Pattern of expanding consciousness in midlife women: Creative movement and the narrative as modes of expression. *Nursing Science Quarterly, 13*, 150–157.

Picard, C. (2002). Family reflections on living through sudden death of a child. *Nursing Science Quarterly, 15*, 242–250.

Picard, C., Agretellis, J., & DeMarco, R. F. (2004). Nurse experiences as cancer survivors: Part II—Professional. *Oncology Nursing Forum, 31*, 537–542.

Picard, C., & Mariolis, T. (2002). Praxis as a mirroring process: Teaching psychiatric nursing grounded in Newman's theory of Health as Expanding Consciousness. *Nursing Science Quarterly, 15*, 118–122.

Predeger, E. & Mumma, C. (2004). Connectedness in chronic illness: Women's journeys. *International Journal for Human Caring, 8*(1), 13–19.

Prigogine, I. (1976). Order through fluctuations: Self-organization and social systems. In E. Jantsch & C. H. Waddington (Eds.), *Evolution and consciousness: Human systems in transition* (pp. 93–133). Reading, MA: Addison-Wesley.

Rogers, M. (1970). *An introduction to the theoretical basis of nursing.* Philadelphia: F. A. Davis.

Rosa, K. C. (2006). A process model of healing and personal transformation in persons with chronic skin wounds. *Nursing Science Quarterly, 19*, 349–358.

Roux, G. M. (1993). Phenomenologic study: Inner strength in women with breast cancer. *Dissertation Abstracts International, 55(02B)*, 370.

Schlotzhauer, M., & Farnham, R. (1997). Newman's theory and insulin dependent diabetes mellitus in adolescence. *Journal of School Nursing, 13*(3), 20–23.

Schmitt, N. A. (1991). Caregiving couples: The experience of giving and receiving social support. *Dissertation Abstracts International, 52(11B)*, 5761.

Schorr, J. A. (1993). Music and pattern change in chronic pain. *Advances in Nursing Science, 15*(4), 27–36.

Schorr, J. A., Farnham, R. C., & Ervin, S. M. (1991). Health patterns in aging women as expanding consciousness. *Advances in Nursing Science, 13*(4), 52–63.

Schorr, J. A., & Schroeder, C. A. (1991). Movement and time: Exertion and perceived duration. *Nursing Science Quarterly, 4*, 104–112.

Schroeder, C. A. (1993). Perceived duration of time and bed rest in high risk pregnancy: An exploration of the Newman model. *Dissertation Abstracts International, 54(04B)*, 1894.

Shanahan, S. M. (1993). The lived experience of life-time passing in middle adolescent females. *Masters Abstracts International, 32-05*, 1376.

Smith, C. T. (1989). The lived experience of staying healthy in rural black families. *Dissertation Abstracts International, 50(09B)*, 3925.

Smith, M. C. (1990). Pattern in nursing practice. *Nursing Science Quarterly, 3*, 57–59.

Smith, S. K. (1997a). Women's experience of victimizing sexualization, part I: Responses related to abuse and home and family environment. *Issues in Mental Health Nursing, 18*, 395–416.

Smith, S. K. (1997b). Women's experience of victimizing sexualization, part II: Community and longer term personal impacts. *Issues in Mental Health Nursing, 18*, 417–432.

Solari-Twadell, P. A., Bunkers, S. S., Wang, C. E., & Snyder, D. (1995). The Pinwheel Model of Bereavement. *Image: Journal of Nursing Scholarship, 27*, 323–326.

Tommet, P. A. (1997). Nurse–parent dialogue: Illuminating the pattern of families with children who are medically fragile. *Dissertation Abstracts International, 58(05B)*, 2359.

Tommet, P. A. (2003). Nurse-parent dialogue: Illuminating the evolving pattern of families with children who are medically fragile. *Nursing Science Quarterly, 16*, 239–246.

Vandemark, L. M. (2006). Awareness of self and expanding consciousness: Using nursing theories to prepare nurse-therapists. *Issues in Mental Health Nursing, 27*, 605–615.

Wade, G. H. (1998). A concept analysis of personal transformation. *Journal of Advanced Nursing, 28*, 713–719.

Wallace, D. (Producer), & Coberg, T. (Director). (1990). *Margaret Newman—The nurse theorists: Portraits of excellence* [Videotape]. Oakland, CA: Studio Three Production, Samuel Merritt College of Nursing.

Wendler, M. C. (1996). Understanding healing: A conceptual analysis. *Journal of Advanced Nursing, 24,* 836–842.

Wheeler, C. E., & Chinn, P. L. (1984). *Peace and power: A handbook of feminist process.* Buffalo: Margaret-daughters.

Yamashita, M. (1998a). Family coping with mental illness: A comparative study. *Journal of Psychiatric Mental Health Nursing, 5,* 515–523.

Yamashita, M. (1998b). Newman's theory of Health as Expanding Consciousness: Research on family caregiving in mental illness in Japan. *Nursing Science Quarterly, 11,* 110–115.

Yamashita, M. (1999). Newman's theory of health applied in family caregiving in Canada. *Nursing Science Quarterly, 12,* 73–79.

Yamashita, M., & Tall, F. D. (1998). A commentary on Newman's theory of health as expanding consciousness. *Advances in Nursing Science, 21,* 65–75.

Young, A. M. (1976a). *The geometry of meaning.* San Francisco: Robert Briggs.

Young, A. M. (1976b). *The reflective universe: Evolution of consciousness.* San Francisco: Robert Briggs.

Zust, B. L. (2006). Death as a transformation of wholeness: An "Aha" experience of Health as Expanding Consciousness. *Nursing Science Quarterly 19,* 57–60.

文献解題

Bruce-Barrett, C. A. (1998). Patterns of health and healing: Peer support and prostate cancer. *Masters Abstracts International, 37-01,* 233.

This study used Newman's hermeneutic dialectic research methodology to explore the meaning and pattern of health experiences of five men diagnosed with prostate cancer. The diagnosis of cancer was identified as a choice point and the resulting expansion of consciousness included attuning to one's personal pattern, developing more authentic relationships, and transcending limitations imposed by the disease, its treatment, and lack of knowledge.

Jonsdottir, H. (1994). Life patterns of people with chronic obstructive pulmonary disease: Isolation and being closed in. *Nursing Science Quarterly, 11,* 160–166.

This hermeneutic dialectic study involved 10 persons with chronic obstructive pulmonary disease. Findings included describing the life pattern as resignation, unsuccessful solution to traumatic events, and difficulties expressing oneself and relating to others. None of the participants described having experienced a choice point.

Newman, M. A. (1995). *A developing discipline: Selected works of Margaret Newman* (Pub. No. 14-2671). New York: National League for Nursing Press.

This is a helpful volume for the student of Newman's work. Gathered in this one work are 22 previously published articles authored or coauthored by Margaret Newman. They are divided into the categories of the emerging structure of the discipline; identifying the pattern of the whole; transforming the meaning of health and practice; integrating theory, education, and practice; retrospective; and prospective.

Schmitt, N. A. (1991). Caregiving couples: The experience of giving and receiving social support. *Dissertation Abstracts International, 52(11B),* 5761.

This study investigated the experience of giving and receiving social support among spouses and spouse caregivers. Twenty older adult couples participated in the study. Results included that helping involved a readjustment of roles; the most valuable help was that keyed to what was most important to the recipient; all agreed they would rather help than be helped and saw helping as a normal part of marriage and identified the helper as a good person. Possibly the most important aspect of this study is its demonstration that the couple or family can be the unit of analysis and family patterns can be identified.

Tommet, P. A. (1997). Nurse–parent dialogue: Illuminating the pattern of families with children who are medically fragile. *Dissertation Abstracts International, 58(05B),* 2359.

This study used the hermeneutic dialectic method to investigate the pattern of families in the process of choosing an elementary school for a medically fragile child. The process of the study helped the parents identify their patterns. A major theme with these families was that of uncertainity and the families identified having moved from disruption and disorganization to reorganization in which instead of seeking to control uncertainty, they were learning to live with uncertainty. The family patterns included being isolated from other family and friends; having evolving relationships with health care providers; developing mutually supportive relationships; experiencing changes in space, time, and movement; interacting with bureaucracy; identifying personal growth and strengths; and making decisions. Developing new ways of relating within and without the family was identified as expanding consciousness.

第13章

トランスパーソナルケアリング理論

Theory of Transpersonal Caring

Jean Watson

Brenda P. Johnson & Jane H. Kelley

　Jean Watson は 1940 年にウェストヴァージニア州で生まれ，Lewis Gale 病院看護学校（ヴァージニア州ロアノーク市）で卒業証書を取得した。1964 年に Colorado 大学 Boulder 校で看護学士，1966 年に同大学 Denver 校で精神科・精神保健を専攻し修士号，1973 年に Boulder 校で教育心理学およびカウンセリング学部で博士号（Ph.D）を取得した。Colorado 大学保健科学センターで大学の教官であり管理職も歴任し，1983～1990 年に看護学部長，ヒューマンケアリングセンター所長も務めた。1992 年には，Colorado 大学で教官の学術的業績に対しての最高の栄誉とされる特別教授に選出された。広範囲な分野で執筆に携わる著作者であり，米国看護アカデミー特別会員や，看護学識者に贈られる 1993 年度全米看護連盟 Martha E. Rogers 賞などと共に，オーストラリア国際 Kellogg 財団特別会員，スウェーデンの Fulbright 研究賞，3 カ国（スウェーデン，英国，カナダ）を含む 6 つの大学の名誉博士号を含め，多くの褒賞と栄誉の受賞者でもある。1999 年には，Colorado 大学看護学部ケアリング科学 Murchinson-Scoville 講座の教授に就任した。これは米国内で最初に開設されたケアリング科学の寄贈基金講座（financial endowment）である。最新の著作はケアリングの実験的測定からケアリングとヒーリング哲学まで広範囲にわたる。Watson 博士の理論に基づく理論的構成概念は，学術的プログラムと新たなケアモデルの指針として，世界中の様々な環境で使用されている。Watson 博士，ヒューマンケアリング理論，ケアリング科学研究プログラムに関する詳しい情報は，Colorado 大学看護学部保健科学センター内の博士のウェブサイト[1]で検索できる。

　Watson の理論の本質は，ヒーリングの促進，尊厳の保護，人間性を構成する全体性と相互関連性の尊重を目的としたケアリングである。Watson の研究では看護を「調和の取れた神聖な関係の追究に捧げられたヒーリングのアートと科学」としている。看護の使命を社会および惑星レベルのケアリング関係というところまで拡大すると同時に，ヒーリングの伝統を再発見

---

[1] Watson Caring Science Institute ウェブサイト：http://www.watsoncaringscience.org/

することを看護に強く求めている。

　Watson の理論の基本を成す思想は，Florence Nightingale の「召命」としての看護の概念に戻る。Nightingale が召命に応え，専門職と看護師が学び実践する医療機関を一変させようとしたように，Watson の理論は人間的な要素を看護研究と看護実践に取り戻すためのモデルとして，学校と病院に広く行きわたっている。Watson は Nightingale の伝統を受け継いで，理念と価値観に重点を置いた一般教養教育を強化するよう主張している。

　Watson の理論は看護ケア提供モデルとして世界中で取り入れられているが，Watson はたびたび自分の仕事の本来の目的は，規範となることではなく，むしろケアリングとヒーリングにおける看護の伝統と目標を探究し理解することで世界観や倫理などとしてよりいっそう役立てることだと述べている。Watson は 1979 年に初めて持論を発表して以来，看護を生物医学/自然科学的モデルからポストモダニズム/人間科学的観点へと転換する橋渡しの役目を果たそうとしてきた。Watson はケアリングを看護と同一線上に置くことで，生薬（ハーブ）と自然治癒療法にみられる看護の伝統を尊重すると共に，疾病の診断と治療を重視する医学との区別を明確にしようとした。Watson は，言語はこの仕事のためには不可欠であると確信している。Watson の理論は，その人生の旅の反映として，また，その考えを表現できる言葉の可能性の中で常に発展し続けている。たとえば 1979 年のオリジナル版では，研究は 10 の「カラティヴ因子 carative factor」（ケア因子）を中心に構成されていた。これら因子の基本的な思想に変更はないが，Watson の最新版ではこれらは「臨床カリタス過程 clinical caritas process」という用語で紹介されている。「カリタス」と「カラティヴ」は類似しているが，「カリタス」という言葉は「ラテン語に由来し，意味は『大事にする to cherish』『価値を認める to appreciate』『愛をこめた関心を注ぐのでなければ，少なくとも特別な注意を払う to give special attention, if not loving attention to』である」。用語の転換には，Watson が形而上学的次元と霊的次元にますます重点を置くようになっていることが反映されており，その究極的な表現が，Watson が愛と捉えているものである（Watson, 2005a, 2005b）。Watson は「倫理としての愛」と存在論を，看護の存在，広範な社会的使命，ケアリング—ヒーリング実践の基礎などの起点とする考えを強めている（Watson, 2005a, 2005b）。このような用語法もポストモダンパラダイムと適合している。Watson（1999）はポストモダニズムの基本的な思想の詳細を，以下のように説明している。

- 真理は 1 つだけではなく，複数の真理がある
- 物理・物質世界で定義されていて，普遍的に知られている現実は 1 つだけではない
- 複数の，構成された現実……複数の意味に価値を置くことに注意を向ける
- 物理的および非物理的な現実と現象の承認
- 時空の相対性を取り入れた非直線的な思考と行動
- 背景，批評，挑戦，複数の解釈，物語，実話，テキスト，意味と全体性の探索などを含む考えにオープンな姿勢をもつ
- 生と生の意味および人間の存在について探究し，理解を深めるために，アート，芸術的才

能，創造力，調和，美，霊的精神形而上学，ホログラフ的性質などから浮上する隠喩を活用する（p.289）

　ポストモダニズムは，真理と現実の文化的規範と常識に対する批判である。超領域的で，その範囲が物理学からエコフェミニズムの分野にまで及ぶことでも明らかである。ポストモダニズムでは，脱構築のプロセスを用いて，現代主義者的，父権主義的なシステムの階級制度を導いた思想と統治の支配的なパターンに疑問を投げかけ，続いて，再構築のプロセスを経て，思考と存在のよりホリスティックで平等主義のパターンを構想する。Watsonは，宇宙のホリスティックな相互連結的性質と，主体性の重要性を認めるポストモダン的な世界観に看護を位置づけている。人間科学のパラダイムは，このようなポストモダニズムによって創造されており，近代と呼ばれる18〜19世紀に有力だった信念によって支持される伝統的科学のパラダイムとは対照を成している。

　伝統的科学のパラダイムと，人間科学のパラダイムとの間には，在り方（存在論），知り方（認識論），行い方（プラクシス）に基本的な相違がある（表13-1）。伝統的科学では，同一性の確認と予測がその目的であるが，人間科学が主に関心を寄せるのは，生きられた経験のもつ意味である。それ故に知識開発のアプローチにも対照的なパラダイムが支持される。看護を生物医学的モデルの範囲に位置づける限り，伝統的な科学のパラダイムの中心要素は症状，変数，生理的あるいは行動的アウトカムなどの記述となる。人間科学のパラダイムでは，知識形成の鍵になる要素を，人間―環境，個人―生命・生活信条，人間―人間の相互作用を理解しようとすることであると予想する。知識を習得する方法にも相違がある。伝統的な科学では，実証可能な客観的データのみが正当と認められる。このことは，様々な症状や行動，生理的症状発現の原因を見極め，特定する目的で，管理された条件下で変数の観察をすることと解釈されている。人間科学的アプローチの場合は，生きられた経験を理解するために，あるいは人間―環境間のエネルギーパターンが特定の状況でどのように変化するのかを理解するために，複数の理解の仕方やイメージの仕方（例：現象学的方法，審美的方法）が正当な方法として容認される。

　看護行為（プラクシス）も，対照的なパラダイムの間には大幅な相違がある。伝統的科学および生物医学モデル下での専門的看護では，生理的または行動的ホメオスタシスを維持する具

表 13-1 伝統的な科学と人間科学との対比

	伝統的な科学的パラダイム	人間科学的パラダイム
存在論	特定する 予測する 精神/身体的存在としての人間	個人の生きられた経験の意味 身体に根ざした霊魂としての人間
認識論	身体的指標や行動の観点からアウトカムを記述する	人間―環境，個人―生命・生活信条，人間―人間などの相互作用を理解する
方法論	条件を統制して構成される研究によって，因果関係の確立を探求する	特定の状況下での生きられた経験を理解するために複数のアプローチを探求する
プラクシス	焦点/目標はホメオスタシスと安定性	調和とウェルビーイングの探求

体的な行動と環境で，身体および行動パラメータの統制・操作をすることによって「行うこと *doing*」に焦点が当てられる。人間科学的パラダイムでは，調和とウェルビーイングを回復する人間―環境間のエネルギーパターンの下に，「存在すること *being*」と，看護師―患者間の相互作用を共に創造することに重点が置かれる。

　ケアリング理論を通して，Watson は細分化され霊性を失った社会を真似た医療システム下での支配と自己決定を追い求めるのではなく，関係をもちながら生きることの神聖性と神秘性を取り戻そうと努めることによって，看護を認識論と存在論に基づいた構造にしようとしている。

Watson のトランスパーソナルケアリング理論

哲学的背景

　Watson の研究には，東洋哲学と欧米哲学の信念がブレンドされた形で反映されている。初期の著作では形而上学的および霊的存在としての人間であることを焦点にしているが，これは超越論的現象学の影響が大きい。自己という概念と，存在論に基づくケアリングの概念は，哲学者である Whitehead（1953），Kierkegaard（1941），de Chardin（1959）らの哲学的信念の影響を受けていた。ケアリングの対人関係的特質は，Carl Rogers（1961）の心理学的学説の影響を受けた。健康，文化，環境，尊厳，ケアリングなどに関する信念を形成する過程で，Watson が特に影響を受けた看護の理論家と哲学者は，Nightingale（1859/1957），Henderson（1966），Leininger（1980, 1981），Martha Rogers（1970），Gadow（1980）である。瞑想と儀式によって到達できる精神/身体の調和を重視する東洋的見解，形而上学，知性学（Harman, 1991）は Watson の最近の関心である健康とヒーリングに関する志向性と意識のパワーに影響を与えている。Watson は持論に関し，生命の神聖性の一体化と人間性の道徳基盤については，デンマーク人哲学者 Knud Logstrup（1997）とフランス人哲学者 Emmanuel Livinas（1969）の見解からの影響を認めている。神秘主義者と部族文化が信奉する古代の知恵と，近年のホログラフィックサイエンスの信念との類似点が「創発/収斂パラダイム *emerging/converging paradigm*」のベースとなり，Watson は現在，時空を超越するケアリング―ヒーリング意識への関心を深めている。Watson（2005）は，生きとし生けるもの全てが属し，ヒーリングの生命力となる普遍的エネルギーフィールドを想定している。Watson は，このような相関的存在論は個人を癒すだけでなく，不健全な医療や社会政治，文化制度の癒しにも利用できるのではないかと期待を表明している。

理論の内容

　Watson（1996）はそのレビュー論文で，年月を経て徐々に発展している要素と共に，オリ

ジナルの理論を構成する主な概念的要素を提示している。Watson のオリジナルの理論を構成する主な概念的要素は，「トランスパーソナルケアリング関係 transpersonal caring relationship」「10 のカラティヴ因子 the 10 carative factors」「ケアリングの機会/ケアリングの瞬間 caring occasion/caring moment」であった。オリジナルの教義からの発展が明らかになっている Watson の理論（1996, p.151；2005a）の最新の次元は，以下の通りである。

- 自己と個人の拡大された見解，トランスパーソナルな精神/身体/霊魂の一体感，身体に根ざした霊魂
- 人間―環境エネルギーフィールドにおけるケアリング―ヒーリング意識の重要性
- エネルギーとしての意識，最高レベルの意識としての許すことと放棄すること
- 現象の場/統一意識，分断されない全体性と，あらゆるもの（主体―客体―個人―環境―自然―宇宙―生きとし生けるもの全て）とのつながり
- 頭と手だけでなく，人間の心と魂も含めた高度なケアリング―ヒーリング様式/看護のアート
- ヒーリングと超越の究極の形式は愛である
- 聖なるヒーリング環境としての看護師

▼ トランスパーソナルケアリング関係

看護師と患者の出会いの中で，「互いにその人の中核で相手に触れ合う」ことで生まれる人と人のつながりとオリジナル版で定義されたトランスパーソナルケアリング関係は，常に Watson の理論の中心要素である（1989, p.131；quoted in Watson, 1996, p.151）。

Watson は，1985/1988 年までとその後の 1996 年までの著作に，トランスパーソナルケアリング関係の拠り所を一覧で詳述している。

- 人間の尊厳，全体性，ヒーリングを保護し，強化し，促進し，増強するために道徳的コミットメント，志向性および意識が必要とされている。そのような状況の中で，独自に，または他者と共同で，存在，ヒーリング，全体性，ケアリングについての自分にとっての意味を創造する
- 看護師の意図，意志および意識を，個人の主観的/間主観的な重要性を肯定する方向に向ける……
- 他者の内なる状態（霊魂）を認識し，正確に察知して，関連づける看護師の能力……
- 相手の世界―内―存在としての状態をアセスメントして認識し，他者との融和を実感する看護師の能力……
- ケアリング―ヒーリング療法には，調和，全体性，安楽の効果を高め，そして，自然治癒過程を妨げる不調和とエネルギー遮断を多少とも軽減することによって内部のヒーリングを促進する働きがある
- 看護師自身の個人史と経験……必要な知識と感受性は，次のような方法である程度まで習

得できる。異文化の研究，人文科学（アート，演劇，文学）の学習，自己の価値観・信念・自己との関係の追究……精神心理療法，瞑想，生体エネルギー研究，霊的覚醒のような，私的な成長体験（Watson, 1996, pp.153-154）

　Watsonは，他人をケアする能力は自分をケアする能力があるかどうかにかかっていると常に述べ続けている。最近になってWatson（2005a）はセルフケアの本質を，自己と他者を許す能力とその準備がどの程度できているか，生命とその恵みの全てに感謝し，全てを委ねて自我を解き放ち，そして抵抗することなく，また常にコントロールしていなければという思いをもたず，自分の体験を受容することまでに拡大している。許すこと，感謝の念，委ねることは天の恩恵であり，これによって看護師は「正当な関係」に，つまり霊的状態に位置づけられ，傷つきやすい人々や苦しむ人々，絶望している人々に癒しと意味をもたらすような方法でケアすることができるようになるという考えをWatsonは提唱している。

▼ 10のカラティヴ因子から臨床カリタス過程へ

　Watson（1979, 1985/1988, 1996）は10のカラティヴ因子を特定した。そのカラティヴ因子は，ヒーリングと尊厳を高め，そして看護師のケアリング意識によって霊的次元へ移っていくようなやり方で，個人への意識的・道徳的コミットメントに基づいたケアリング関係に特徴づけられている。Watsonの意図は，これらをチェックリストとしてではなく，看護の哲学的および概念的指針として使用してもらうことだった。実際に，これらは理論に導かれた実践モデルと研究の原理として，世界中で活用されている。Watsonの理論は進化する特徴があるので，オリジナルの因子は再定義され，現在は「臨床カリタス過程」と改称されている（表13-2）。カリタス過程は，調和と尊厳の感覚を対人関係だけでなく，社会政治や環境との関係にも組み入れる手段にすることも意図したものである。

▼ ケアリングの機会/ケアリングの瞬間

　「ケアリングの機会/ケアリングの瞬間」は，それぞれユニークに生きてきた人生歴をもつ看護師と他者が，人間対人間交流の現象の場で出会うときにいつでも生まれる。そしてこれは「時空の中心になり……機会そのものよりも大きなそれ自体の場があり……それぞれの人の人生歴の一部となるところから生じて，人生のより大きく深遠で複雑なパターンの一部でもある」（Watson, 1985/1988, p.59）。

　繰り返しになるが，言語でWatsonの「ケアリングの瞬間」という概念を説明するには限界がある。Watsonは瞬間という言葉で説明しながらも，ケアリングという愛の相互作用の中での人間の霊魂の結びつきは宇宙エネルギーの時間を超えた場の中に存在すると確信している。「ケアリングの機会」はある1つの瞬間に現れるが，同時に時空に縛られない次元にも存在する。霊魂がこのような形で結びついている場合には，看護師とケアを受ける者双方に超越する潜在能力があり，そのことが，ヒーリング，全体性，調和，多様性の中に現れる可能性がある。またWatson（2005a）は，全てのケアリングの機会は調和と全体性の世界を広げながら，世

表13-2 カラティヴ因子から臨床カリタス過程へ

カラティヴ因子（Watson, 1996）	臨床カリタス過程
人間主義的―利他的な価値体系の形成	ケアリング意識を背景にした愛情・優しさと落ち着きの実践
信仰―希望を助長して維持する	自身の真正の姿でそこにいて，自己とケアを受ける者の深遠な信念体系と主観的な生活世界を可能にして維持する
自己と他者に敏感になる	自身の霊的実践とトランスパーソナルな自己を育てて，自己のエゴを超越する
援助―信頼関係，ケアリング関係の構築（トランスパーソナル関係の探求）	援助―信頼，真正のケアリング関係の構築と維持
肯定的・否定的感情および情動の表出を促すこととその受容	その場にいて，自己とケアを受ける者の間の深遠な霊魂の結びつきの下，肯定的・否定的感情の表出を受けとめ，支える
創造的な個別的問題解決ケアリング過程に関与する	ケアリング―ヒーリングを芸術的レベルまで高めて実践するために，自己の創造的活用とケアリング過程を理解するための全ての方法を創造的に活用する
トランスパーソナル教育―学習の向上	他者の見解の枠内にとどまるようにしながら，存在と意味を一体化させる本物の教育―学習体験に関与する
支持的，保護的および/または修正的な，精神的，身体的，社会的および霊的環境に気を配る	あらゆるレベルでのヒーリング環境（物理的および非物理的，エネルギーと意識の微細な環境）を創造することによって，全体性，美，安楽，尊厳および平穏を強化する
人間の尊厳と全体性を保護しながら，人間の基本ニードの充足を援助する	ケアリング意識を意図的に働かせて基本ニードの充足を援助し，「ヒューマンケアの要素」を管理して，精神/身体/霊，全体性，ケアのあらゆる面についての統合性の連携を強め，身体に根ざした霊魂と，霊性の創発的進化の両面に注意して対処する
欧米医学では科学的に十分な説明ができないケアリングとヒーリングの実存的―現象学的および霊的次元を考慮に入れたオープンな姿勢	自身の生死に関する霊的―神秘的，実存的な次元にオープンな姿勢で，心を向けていく，自己とケアを受ける者の霊魂のケア

(http://www.watsoncaringscience.org/)

界の相互につながった意識の場を集合的に拡大させる可能性を秘めていることを確信している。

Watsonの理論と看護のメタパラダイム

　Watsonの初期の著作では，人 *person*（人間 *human being*），健康，環境，看護といったメタパラダイムの概念が，後年の著作と比べると，多少ともそれぞれ，個別に分かれた概念として扱われている。Watsonは量子物理学に触発されて理解，存在および行動の様々な仕方を統合するようになってから，メタパラダイムの概念の説明を変更している。概念は，個別に分かれておらず，絡み合っていて，非連続的なものとして扱われている。

▼ 人（人間）

1996年に，Watsonは人間の超越的な性質について詳述した。その中で，de Chardin（1967）の記述を引用している。

「私たちは，霊的な体験をもつ人間ではない。
私たちは，人間的体験をもつ霊的存在である。」（Watson, 1996, p.148から引用）

ケアリングモデルの基礎として，Watsonが挙げている基本的前提（1985/1988, pp.50-51）のうち，次の5項目が個人と関係している。

1. 個人の精神と情動は，霊魂 soul の窓である……
2. 個人の身体は時空に限定されるが，精神と霊魂は物理的な世界に限定されない……
3. 物理的な身体を，精神と身体，高次の自己意識（霊魂）から切り離して認識したり扱ったりしない限り，看護師は，あらゆる次元——精神，身体，霊魂——を通じて，間接的に個人の精神，情動および内なる自己にアクセスできる……
4. 個人の霊 spirit，内なる自己，すなわち霊魂（魂 geist）は，それ自体が，それ自体のために存在する……
5. ケアリングし，愛し合う形で，人々はお互いを必要としている……

最近の著作の中（1996, 2005a）のWatsonの焦点は，あらゆる存在のつながりに移っている。さらに，あらゆるレベルでの「心身霊/自然の一体性の概念と，人と環境のつながりの場の概念が無限に，万有に，さらに宇宙レベルでの存在になっていく」と発展させている（1996, p.147）。「全て（主体—客体—個人—環境—自然—宇宙—生きとし生けるもの全て）の途切れない全体性とつながりがある」（1996, p.151）。Watsonは，人間の意識と身体が惑星のみならず宇宙といかに相互連結しているかをますます強調するようになっている。Watson（2005a）は，Emoto（2002）の水の結晶の科学的および審美学的研究を使って，いかに個別的および集団的な人間の意識が，私たちの住む環境から切り離すことができないかを論じている。

▼ 健康と病い

Watsonは，「病い illness」を，疾病が存在する状態というよりも，知覚された状態とみなしている。そして病いを，以下のように定義している。

個人の内なる自己や霊魂の内で生じるあるレベルでの主観的な混乱や不調和，あるいは個人の領域内，たとえば精神，身体，霊魂で起こる不調和であり，意識している場合もあれば，していない場合もある……病いという語には，知覚に基づく自己と経験に基づく自己との不一致のような，個人の内部で感じる不一致という意味がある。（Watson, 1985/1988, p.48）

Watsonは，病いは病んでいる内なる霊魂によって起こることがあり，病いから疾病に進むこともあるが，病いと疾病という2つの概念は，1つの連続体に属しておらず，互いに別個に存在することもあると述べている。

「健康とは，精神，身体，霊魂が一体化して調和している状態である」（Watson, 1985/1988, p.48）。このような状況下にある限り，人間はほぼ永久的にヒーリングの状態にある。生命の恵みに対する感謝の念，生命の挑戦に身を委ねること，愛情の授受などはヒーリングと健康の中心になる（Watson, 2005a）。個人は，この観点からすると，身体疾患があろうとなかろうと健康的な状態を体験することができる。「私たちは，ほとんど孤立した状態で，絶望し，苦悩し，熱望し，傷ついている時，同時に，苦しみと失意の最中やその後に到来する喜び，希望，ヒーリングの閃きを体験して深く感謝する時」が実際に何度もあるとWatsonは確信している（Watson, 2005a, p.82）。

▼ 環　　境

Watsonは，ヒーリング環境と，ヒーリング環境としての看護師に重点を置いている。「今，私は，『プラクティショナーと，彼らの進化するケアリング意識，存在，志向性，心を中心とした焦点，その他諸々を環境とみなす』よう求めている」（Watson, 2005a, p.94）。個人，個人間，社会，惑星，宇宙のいずれのレベルであれ，調和のとれた関係は，ヒーリングや超越性と関連している。断片的で，破綻した，不調和な関係は，苦痛や病いと関連している。不調和は，個人が自分自身の身体的な痛みや障害に抵抗する形で現れることがある。このような状況において，個人は瞑想をすることで，苦痛を軽くするような方向に痛みを向け直すことにエネルギーを注ぐ方法を習得できる。社会と惑星レベルでのヒーリングの必要性を，Watsonは以前にも増して高らかに唱え続けている。宇宙と相互につながる存在として，惑星の健康と，人間の存在と宇宙の自然なリズムとの調和は，健康とヒーリングの基礎である。「私たちがあるレベルで苦痛と認識しているものは，私たち自身が神聖な生命エネルギーの流れを固まらせて凍らせている状態であり，換言すれば，自然界の自然の法則と森羅万象の自然界の永遠のリズムの流れに存在していないのだということを私たちは学んでいる」（Watson, 2005a, p.137）。

Watsonは最近の多くの研究で組織における価値体系，政策，管理業務の重要性を取り上げているが，これらは環境の一部とみなすことができる。ヒューマンケアの観点から施設のケアリングを測定するために，ケアリング因子尺度（Nelson, Watson, & INOVA Health System, 2006）などのツールが考案されている。

▼ 専門職としての看護と実践

Watson（1985/1988）は，自身の言葉で，「nurse」を名詞として，そして動詞として，両方で定義し，「nursing」を以下のように定義している。看護は

> 知識，思想，価値観，理念，コミットメント，行為と，ある程度の情熱で構成され……ヒューマンケアの交流と関連していて，そして，体験している個人の生きている世界を伴っ

た，間主観的な個人のヒューマンコンタクトに関連している……。(p.53)

看護の動詞形「*to nurse*」は，ヒューマンケアとケアリングを通して行われるが，Watsonはこれを道徳的な看護の理想という見方をしている。

　（看護は）個人が病い，苦痛，痛み，存在に意味を見出せるよう援助することにより，人間性を保護し，高め，保持しようとする，そして，外部環境がどのようであろうと，内的調和の感覚を取り戻すことによって他者が自己知識，制御力，自己ヒーリングを獲得できるように助けようとする人間と人間のトランスパーソナルな試みで構成されている。(p.54)

ヒューマンケア看護は，「意識；志向性；ケアリング，ヒーリング，そしてその『ケアリングの瞬間』における健康―病いの状況に関わる認識と生きられた経験；その瞬間を超越し実体験を超えた経験または意味」に基づいた，主観的―間主観的パターンの中での共同参加者としての看護師と他者の間の相互関係に関わっている（Watson, 1996, p.148）。

Watson（1966）は，芸術学と人文科学，そして伝統的および新しい自然科学から導き出されるケアリング―ヒーリングの知識と実践に基づいて，看護は科学であると共にアートでもあると特定している（p.142）。専門職としての看護は，「地域，国または地球規模の影響によって，生物学的，制度的，環境的または政治的な脅威に脅かされている人々がいる場所といる時に，ケアリング，ヒーリングおよび健康を維持するために存在する」（p.146）。

Watsonの理論的および哲学的概念に基づく看護実践と，生物医学/自然科学に基づく実践とには大きな相違がある。物理的な身体はケアの対象であるが，ケアは，精神/身体/霊/自然界の一体性という背景から切り離されることは決してない。

▼ 看護介入

効果的な看護介入は，介入によって探求される目標と関連している。Watsonのトランスパーソナルケアリング理論の目的は，「自己と他者の精神的霊的成長，自己の存在と体験の意味を見出すこと，内なるパワーと統制力の発見，超越性と自然治癒力の実例の強化」（Watson, 1985/1988, p.74）と関係している。このような理論的背景の下で，看護師は定型的な行動を活用することよりも，「存在の仕方」によって介入する。看護師は，患者の共同参加者として，変化のエージェントになる。

ヒューマンケアを背景とした，介入やヒューマンケア過程では，以下のような広範囲にわたる知識が必要とされる。

- 人間の行動と，顕在的または潜在的な健康上の問題に対する人間の反応……
- 個人のニード……
- 他者のニードへの対応の仕方……
- 私たちの強みと限界……

- 他者とは誰か……その人の強みと限界，その人にとって現状の意味……
- 慰める方法，思いやりと共感を提供する方法。(Watson, 1985/1988, p.74)

　ヒューマンケアを背景にした介入は全て，知識基盤と臨床適正能力がその前提条件にあり，さらに意図，意思，関係および行為実践が必要とされる。Watson はこの相互作用を「心を中心とした意識」と「愛情／ケアリング意識」と説明している。したがって介入は，声，タッチ，手を使ったマッサージのような行為の形をとるヒーリングの方法だけではなく，看護師の「存在」と「そこにいること」というような形のヒーリング手段も含まれる。

▼ ケーススタディ

　Watson のトランスパーソナルケアリング理論を適用する場合は，人間 1 人ひとりの価値観と尊厳に対する信念が何よりも必要になる。看護師は，ケアリングの瞬間に内在する意図のパワーを尊重し，大事にしなければならない。このように看護師が他者の生命力に関与する意図は，具体的な介入と同様に重要であり，実際に講じるべき処置の指針になるはずである。看護介入の指針として臨床カリタス過程を使用する意図は，創造力と霊感を鼓舞して個人の環境と個性の範囲で調和と一体性の回復を目指すことであり，規範的な慣例を提供することではない。

状況：W 氏は 82 歳で，最近，43 年間住み慣れた自宅を離れ，息子夫妻との同居を始めた。W 氏の妻は 13 カ月前に癌で死亡し，息子とその家族はこの数カ月間 W 氏の安全とウェルビーイングに不安を募らせている。W 氏の健康状態は徐々に衰えていて，今では歩行もかなり不安定になり，電話の音が聴き取れず，食事はほんのわずかしかとらない段階にまで低下している。また家族は，W 氏が日課の家事仕事（簡単な掃除洗濯と庭仕事など）さえも続けていないことに気づいている。W 氏は家族と友人への猜疑心が非常に強くなり，彼らは自分を「いいように利用しようとしている」と頻繁に口にするようになっている。

　この状況における看護ケアのアプローチは，状況を捉えるパラダイム的観点から導き出される。全体的個別主義的パラダイムの観点から看護過程を適用すると，問題の明確化を目的に第 1 段階の「アセスメント」が開始される。W 氏の場合，アセスメントによって可動性，社会化および栄養領域の機能障害が，身体的安全性と心理的ウェルビーイングを脅かすリスクとして特定される。「看護診断」には，猜疑心に関連した「社会的孤立リスク状態」，不安定歩行に関連した「身体損傷リスク状態」「栄養摂取の変調」，食欲低下と調理への関心低下に関連した「栄養摂取消費バランス異常：必要量以下」，最近体験した配偶者の死と抑うつ状態の可能性を示す根拠に関連した「悲嘆機能障害」などが含まれるはずである。そして「目標とアウトカム」は，身体的安全性と心理的ウェルビーイングに関連したものとなるだろう。看護介入は，W 氏の自立機能を最高レベルまで高められるような，安全な環境を用意することを目的としたサービスの調整が中心になる。看護行為には W 氏にステッキや歩行器の使用法を指導することと，補聴器が聴力の改善をもたらすかどうかを決めるため聴力検査を紹介すること，それによって被害妄想的な行動が減少する可能性も含まれるであろう。指導介入には，家族とクライエントへの

認知症の可能性に関する教育も考えられる。精神科に依頼すれば，抑うつ状態に関するアセスメントが行われ，可能性のありそうな診断が下された後に治療が行われるであろう。このケースでは「疑似認知症」のような診断名になるはずである。理由は，高齢者が抑うつ状態になると，ある種の認知症に現れるような認知能力の変化と行動の変化が頻繁に起こるからである。W氏に抗うつ薬療法が処方される場合は，抗うつ薬に起こりやすい副作用の管理と指導も看護介入に加えられる。「評価」は，機能障害が確認された領域で改善を示すデータに焦点が当てられるだろう。

　統一—変容パラダイムと，Watsonのトランスパーソナルケアリング理論の観点から導き出される看護ケアでは，日常生活に意味をもたらす関係と活動に，W氏の現状がどのような形で影響を及ぼしているのかに第一に関心を払う。第1段階は看護師とW氏の「共同参加 mutual engagement」で，この目的はW氏の生活にとって意味のあるものを省みることである。この過程は，「自身の真正の姿でそこにいて，自己とケアを受ける者の深遠な信念体系と主観的な生活世界を可能にして維持する」という臨床カリタス過程を反映している。W氏の場合，看護師は，W氏が常日頃から自分の家に特別の誇りをもっていたと知る。これにはW氏が家の修理を全て自分で行っていたことや，趣味に木工と家具作りをしていたことが含まれる。しかし，この数年間は病弱な妻の介護を一手に担っていたので，趣味の木工はあまりしていなかった。W氏は看護師に，妻の死後は「1人で頑張り続ける」目的をほとんど見出せなくなり，息子家族との同居に渋々同意したが，これは「選択の余地がほとんどなかった」ことで，家がひどく修理が必要になるほど悪くなり「タダ同然の値段」で売らなければならなくなるのではないかと恐れていたからだったと話している。この極めて基本的でありながら，やや大雑把なW氏の見方の理解から，看護師は家族を話し合いの場に引き入れて，W氏の引越しがもたらすであろう難儀と現在の苦労と共に，現状をできるだけ充実して張り合いのあるものにする可能性について話し合う。この「話し合い discussion」は，「その場にいて，自己とケアを受ける者の間の深遠な霊魂の結びつきの下，肯定的・否定的感情の表出を受けとめ，支える」という臨床カリタス過程を反映している。W氏のために，聴覚機能訓起士と理学療法士が紹介された。しかし看護師はそれだけにとどまらず，W氏の聴力喪失を補うために，非言語的コミュニケーションを向上させられそうな方法についても，W氏と家族を交えて話し合う。息子夫妻も，W氏にガレージの一画を使用して彼専用の工房を作ってはどうか，寝室と同じ階になるだろうし，そうすれば安心して簡単に行き来できるのではないかと提案する。家族は，息子夫妻の庭仕事をW氏が代わりにしてくれるかもしれないと判断する（これは「ケアリング—ヒーリングを芸術的レベルまで高めて実践するために，自己の創造的活用とケアリング過程を理解するための全ての方法を創造的に活用する」という臨床カリタス過程を反映している）。W氏は，朝食と昼食は自室で済ませたいが，夕食は家族と一緒にとれるよう計画することにする。このような計画によって，栄養摂取量の改善が期待できる。

　W氏の場合，Watsonの理論の観点から導き出される看護ケアの目標は，尊厳と，精神／身体／霊性の調和を高めることである。これは単なる機能の維持だけでなく，この状況下での成長と充実の可能性をもたらす相互内省のプロセスを必要とする。このようにW氏の衰弱と依存レ

表 13-3　W氏の看護ケアのパラダイム別アプローチ

	全体的/個別主義的パラダイム	ホログラフィック/同時性パラダイム
存在論（価値観, 使命）	問題と機能障害（可動性, 社会化, 栄養状態）の明確化	現在の状況の中に潜む意味のある側面（自分の家に対する誇り, 変化への懸命な取り組み）を明確化させることを目的とした患者と家族との関わり合い
認識論（アプローチの枠組み）	看護過程：看護診断（猜疑心に関連した「社会的孤立リスク状態」, 不安定な歩行に関連した「身体損傷リスク状態」,「栄養摂取の変調」, 食欲低下と調理への関心低下に関連した「栄養摂取消費バランス異常：必要量以下」, 最近体験した配偶者の死と, 抑うつ状態が疑われる根拠に関連した「悲嘆機能障害」）	カラティヴ因子（信仰―希望, 肯定的・否定的感情の表出, トランスパーソナル教育/学習）
プラクシス（十分な知識に基づく実践行為と介入）	サービスの調整 指導 専門機関の紹介	関わり合いとケアリングの機会 指導 専門機関の紹介
目標（目的）	自立機能を最高レベルまで向上することと, 損傷予防	尊厳と, 精神/身体/霊性の調和の向上, 成長の可能性と充実感の向上

ベルの上昇は，単に重荷や負担の増加ではなく，家族にとって愛情と気遣いを授受する機会という見方になる（これは「自身の生死に関する霊的―神秘的，実存的な次元にオープンな姿勢で，心を向けていく，自己とケアを受ける者の霊魂のケア」という臨床カリタス過程を反映している）。W氏のための看護ケアのアプローチの要約は表 13-3 を参照。

Watsonのトランスパーソナルケアリング理論の批評

1. 理論の歴史的背景は？

　理論というものは，創案された歴史的背景と意図された目的に照らして判断されるべきである。Watsonは，トランスパーソナルケアリング理論の目的を「健康および病いの状態の人間の行動という現象を焦点にするときに，新しい出発点を開発もしくは企図するために，新たなレンズを使うことで，他者が現象について新たな，あるいは別の見方と考え方ができるよう援助することである」（Watson, 1985/1988, p.1）と述べている。Watsonの理論は，自然科学の伝統を受け継ぐなんらかの検証可能な構成概念を備えた理論として立案されたものではない。この理論は，哲学として始まり，カラティヴ因子の叙述と構成概念の詳細な説明を備えていた。それが 1985/1988 年版の著書では，グランドまたは中範囲レベル以上の理論となった。Watsonの理論は，人間の身体を機械とし，現実を分離して元素レベルの具象概念とする近代主義者的見解から，相互に依存し，分離できない性質の世界と，霊性を備えた人間が最も重要であ

るとされる形而上学の世界へ看護を移そうとするものである。Watsonの理論はNightingaleのヒーリング環境という概念をベースにしている。Watsonは，個人間因子と環境因子が治癒過程に影響を及ぼすだけではなく，ヒーリングとウェルビーイングの感覚は，疾病の有無にかかわらず起こり得ることであると確信している。このように，Watsonの理論の基本概念は，ケアリングはキュアリングとは無関係ということである。

2. 理論に示されている基本概念とそれらの関係は？

　Watsonの理論では，健康と病いは，精神/身体/霊性の調和/不調和であると定義される。健康とヒーリングにおける霊魂と意識の自然の力という東洋哲学は，Watsonオリジナルの人間の健康体験におけるケアリングの概念化に多大な影響を及ぼした。20世紀後半に現れたカオス理論（Kellert, 1993），量子物理学，量子力学（Pelletier, 1985）の普遍的な意識とエネルギーフィールドに関する理論の影響が，Watsonの看護についての最新の考え方に認められる。それは，看護をケアリング存在論であり，ヒーリングを促進させるエネルギーと意識の交換としてのトランスパーソナルな機会と捉える考え方である。

　Watsonの仕事に対する共通の批判は，人間を精神，身体および霊性に分けることによって，人間の本質は全体性と相互連結性であるというWatsonの理論の核心部分と相反することになるという意見である。Watsonの概念化に欠陥があるわけではなく，これらの概念を表現するために使用される言語に限界があるのであって，これは明らかに不当な批判である。Watsonは以前から頻繁に，生きられた経験は，医学および臨床専門職が採用する伝統的科学用語よりも，隠喩と詩の方がはるかに中身の濃い有意味な表現ができると述べている。このような理由で，Watsonは古典文学と韻文に由来する隠喩と比喩的表現を日常用語に織り交ぜており，その記述にはWatson流の気品がある。こうした記述法はWatsonの理論の存在論的側面を記述するのに使われるだけでなく，実験室や社会科学での伝統的な規定的方法を超えて，知識発見のために審美的，創造的方法を含めた看護の認識論の拡大を主張する議論にも使われている。

　Watsonの人間を成長と超越が可能な開放系の変換システムとする概念化は，実存主義やMartha Rogers（1970）によって開発されたユニタリ・パーソンの概念に根付いている。また「身体に意識が存在するというよりも，身体が意識野に存在する」（Watson, 1999, p.169）という信念は，Alex Grey（1990）のような20世紀の芸術家や，普遍的な意識と霊魂としての身体について記述しているポストモダン派の思想家（Campbell, 1972；Wilber, 1982；Zukav, 1990）だけでなく，12世紀の神秘家Hildegard von Bingen[2]に関する記述（1985）のような古代文書もベースにしている。霊魂に身体が包埋されている状態ということは複雑な概念で，身体を精神から分離する，すなわち身体を交換が可能な部品で構成される機械システムであるという見方をする文化においては，混乱を招きかねない（疾患の実現可能な治癒手段および延

2　訳注：Hildegard von Bingen：ビンゲン市（ドイツ）のヒルデガルトは，ベネディクト会修道女（1098-1179）。「両眼を見開いた覚醒状態で幻視をみる」神秘家で「ドイツ最初の女性科学者にして医者」と称された。『Scivias（神の道を知れ）』『人生の報いの書』『神のわざの書』などを著し，創作活動は天体論・博物学・医学・薬草学・詩学・音楽・図象学・神秘劇・倫理学・神学・聖書注釈など広範囲に及ぶ。

命への希望として広く理解されている臓器移植についての見解を考えてみてほしい）。それ故に，Watsonは自著で「身体の物質面」を排除したことは一度もないが，読者の多くは身体と霊魂とのつながりではなく，この理論を構成する関係（例：トランスパーソナルな機会）の側面を焦点に合わせている。初期の著書で，Watsonは看護のスキルとテクニックを「準備状態」であるとして言及している。Watsonは，看護師の「ケアを提供する自信と適正能力」（Watson, 1985/1988, p. xvi）の重要性を認識していたが，看護の中核としてカラティヴ因子に重点を置いていた。Watsonの最近の理論に関する記述は，「身体に根ざした霊魂」としての人間に，以前とは比較にならないほど重点を置いているので，精神と霊魂という概念のために身体の重要性を減じているといった誤解を招くことはなくなるはずである。

3. 看護の関心事として提示されている重要な現象は？　重要な現象には人間，環境，健康，対人関係，ケアリング，目標達成，適応，エネルギーフィールドなどの他にも諸々の現象が含まれる。

　Watsonの理論の本質はケアリングである。しかしながらケアリングそのものは，看護の知識や実践に特有のものではない。ケアリングは特定の人間の実践行為とそれが生じる背景によって定義されるが，概念のパターンとケアリングの定義の仕方によってケアリングが看護特有のものになる。エネルギーフィールド，全体性，過程，パターンなどに関する考えを反映する世界観が看護分野で理論を構築する基礎となる（Boykin & Schoenhofer, 1993）。ケアリングが人間の特性や道徳的義務，情動，対人間の相互交流，介入として概念化されるされないにかかわらず，それは他に類を見ない生き方と世話の仕方ということになる（Morse, Solberg, Neander, Bottorff, & Johnson, 1990）。それ故に，Watsonの理論の焦点はアウトカムに導かれるものではない。Watsonの理論の焦点は，むしろ，自分自身，同じ人間仲間，自分の環境のためのケアリングの「生きられた経験」である。Watsonはこれを「存在論的ケアリング」と呼び，看護師はケアに対する道徳的義務があると確信している（Watson, 2005a, 2005b）。このようにWatsonは，日常用語を使ってケアリングの概念を表現しているが，その哲学的基盤は決して単純なものではない。

　Watsonの理論は，物質と予測性ではなく意識の宇宙論と可能性に基づいている。Watsonは看護を「神聖な女性の原型的なエネルギーの象徴となるべきで，近代西洋看護と医学に必要とされるヒーリングに重大な意味をもつ」（Watson, 1999, p.11）と指摘している。この宇宙論は，ケアリングの道徳的存在論，複数の在り方，知り方，行動の仕方にオープンな認識論，直線的ではない複雑なホログラフシステムで構成されるポストモダン量子論的実在性などに基づいている。実在性の全ては現実と可能性の間に存在し，意識としての志向性とエネルギーには癒しの力がある。この枠組みの範囲では，トランスパーソナルケアリングの機会は，単に二者間で表現される情動や感情だけではなく，新たな秩序や実在性を変容させて創造する可能性を秘めたエネルギーでもある。

　このように，Watsonは拡大された世界観の範囲で，人間，健康，環境，看護といったメタパラダイムの概念をそれぞれ明確に表現している。Nightingaleは新鮮な空気ときれいな水を重

視したが，この範囲を拡大して，愛情やケアリングの意図と行為で伝達される高周波エネルギーの癒しの力も含めている。人間は，細胞，組織および器官で構成されるシステムというだけでなく，古代ヒンドゥー教のチャクラ[3]にみられるようなエネルギーと超感覚器という概念といった見方もしている。エネルギーとそのバランスは，健康とヒーリングにおいて，ある役割を担っている。この世界観の下では，存在論に基づく看護師の在り方は，技術的能力同様にケアリング―ヒーリング行為に必要不可欠である。

4. 理論は誰に，どんな状況に，どのような方法で適用されるのか？

　Watsonの理論の価値と構成概念は，人間性の統合性，全体性および「霊魂」が関係する状況や環境であれば，どこにでも適用できる。看護分野では，実践の現場だけでなく，教育プログラムでもトランスパーソナルケアリング理論が適用されている。多くの大学が存在論的に調和するケアリング理念に基づく看護教育モデルを使用している。そのリストは，スウェーデン，フィンランド，ノルウェー，日本，タイ，南アメリカの国々に代表されるように広範な国際社会に広がっている。またケアリング科学とWatsonの理論の構成概念に基づく実践モデルも，世界中のクリニック，病院，在宅および地域保健プログラムで使用されている。

　現在，Watsonの理論に基づく実践モデルは，地球を一周して，様々な形であらゆる文化と環境で使用されているが，「ケアリングセンター（DNPHC）」は最初の臨床モデルの1つとして，初期の実践モデルの実例になった。ケアリングセンターは，HIV/AIDS患者を対象に，看護師が全面的に管理するセンターとして1998年に開設された（Neil, 1990, 1994）。センターの使命は，HIV陽性患者とその恋人，友人，家族が質の高いヘルスケアを容易に受けられるようにすることだった。センターは，ヒーリング過程はケアをする人々の理解，愛情および関心によって育まれると確信していた。クライエントは1人ひとりが，患者の擁護者として責任を負う担当看護師を割り当てられていた。クライエントは，希望すれば担当の看護師を変えてもらうことができた。このセンターは実践の研究モデルであり，スタッフとクライエントによるフォーカスグループミーティングで，私的な体験だけでなくセンターの運営の仕方についても共に理解と洞察を得るようにしていた。プログラムの運営に関連する意思決定は，このようなグループミーティングで育まれた洞察を基にしていた。Watsonの理論はセンターの枠組みとして最初から使用された。ケアリング理論を生かし続けて，理論を適用する過程での一貫性を高めるために，6カ月ごとにカルテ監査を実施し，特定の看護師―患者場面におけるカラティヴ因子がどのように適用されていたかを調べるために，叙述的経過記録を分析した。Watsonの看護は人間科学であるという見解に従って，写真撮影のような審美学的探求法がプログラム評価に組み入れられた。ケアリングセンターは，ケアの臨床モデルがいかにその目的，構成，プログラム評価を計画するために看護理論を活用したかを示す優れた例である。

---

[3] 訳注：chakra；ヨーガ哲学，心身のエネルギーの存在するいくつかの点。

5. 理論はどのような方法で検証できるか？

　Smith（2004）は，1988～2003年に発表されたWatsonのケアリング理論に基づく40の研究をレビューした。これらの研究では，広範囲に及ぶ研究計画と研究方法，すなわち現象学，質的記述調査，標準化尺度と生理計測を用いた擬似実験研究計画が活用されていた（p.13）。質的研究計画に付け加えて，Watson（2002）は，測定法の問題点や，ケアリング行動の数量化に利用できるツールについて記述している。Smith（2004）は，Watson博士の最新の研究の統一―変容という特質を扱った研究が少ないことに言及している。このような研究では，ヒーリング関係とヒーリング環境の指標と質を明確にする必要がある。ヒーリング環境の属性を測定しようとした例として「ケアリング因子尺度」（Nelson et al., 2006）がある。ケアリング―ヒーリング関係のWatsonの見解では，根拠/知識は，個人的な意味，全体性，生命・生活過程の理解の背景内で研究されるべきであると指示している。したがって，複数の観点と理解の仕方（審美学的および形而上学的な観点と方法を含む）を統合した研究計画が，トランスパーソナルケアリング理論の理念および価値観と最も調和した研究計画になることは明らかである。

6. 理論は望ましいアウトカムを導く看護行為を生み出すか？

　看護の進歩と成熟に影響を及ぼしてきた3つのパラダイムに相当する3時代が看護リーダーたちによって明確化され，Watson（1999, p.98）によって考察されている。Dossey（1991）は，これらのパラダイムを，医科学と治療モデル，すなわち第Ⅰ期（微粒子―決定論），第Ⅱ期（統合―相互作用），第Ⅲ期（統一―変容）の時代と説明している。医療システムが，第Ⅲ期に明確化された世界観と調和するまで，Watsonの理論のアウトカムを系統的に評価できる方法は皆無である。

　看護実践に及ぼすWatsonの理論の影響力を最大限にするために，理念や看護師が活動する環境は，Watsonの理論の構成概念と原則の基礎になっている宇宙論とが調和していなければならない。一般に，看護診断やクリティカルシンキングのような直線型の機械論的思考モデルを考慮に入れている学派は，Watsonの理論実施の障壁になる。しかしながら合理的思考に高い価値を置く世界観と，複数の理解の仕方に価値を置く統一―変容型世界観の不調和は，主に両方の見解を受け入れる能力がない個人の問題に他ならない。

　Smith（2004）は，患者と看護師に，看護師のケアリング行動の重要度をランク付けするよう求めた研究で浮上した「医療科学技術能力」と，トランスパーソナルケアリングの次元との表面的な不一致について説明を試みている。いかなる状況であれ「適正能力に欠ける実践はケアリングと認めることはできないが，その一方で，最高レベルの医療科学技術能力が，必ずしもトランスパーソナルケアリングを反映しているとは限らない」（p.15）。Smithは，状況の背景が，看護行為をどのようにランク付けするかの鍵となる要因であると断言している。生死に関わるような状況では，患者はテクニック的な技術を優先するであろう。これに反して看護師は，適正能力があるのは当然のことと思っているので，「適正能力以上の，しかも適正能力とは別の何かを，ケアリングとして記述する」（p.15）。また看護師は，技術の種類と程度は環境と

役割によって相違することも知っている。これは，技術的知識と適正能力に対するWatsonの見解と一致している。このことはトランスパーソナルケアリングでは，技術的な能力の否定を意味しない。むしろ，この能力が必要とされている専門職看護の場や役割においてはいずれもこの能力があることは当然であるとみなされている。

1980～1996年に公表されたWatsonの理論に関連する130の論文を対象にしたメタ分析で，Swanson（1999）は，患者と看護師双方にプラスのアウトカムを含めて，報告されたアウトカムについて説明した。患者にとってプラスのアウトカムの範囲はヒーリングの向上から，コーピングや自尊感情，信頼感などの向上のような，プラスの情動・霊的アウトカムにまで及ぶ。看護師は，看護に対する満足感，達成感，患者との関係性の向上などをプラスのアウトカムとして報告していた。

米国看護師資格認定センター（American Nurses Credentialing Center）でマグネットホスピタルを指定するようになってから，病院での理論に基づく実践に新たな関心が高まっている（Foster, 2006；Watson, 2006）。Watsonの理論に基づいた革新的なケアモデルにより，患者と看護師の両方にとってプラスのアウトカムがもたらされている。

すでに考察したように，Watsonは研究によってもう1つの次元について情報を提供しようとした。すなわち医学的疾患と病理という臨床的な見解を超えて，自己認識，自制心，セルフケア，さらに自己ヒーリングの潜在能力までも関係する深遠な主観的人間性の次元に入っていくことである（Watson, 2007, p.13）。看護ケア（Neil, 1994；Rosenberg, 2006）と具体的な看護行為（Baldursdottier & Jonsdottir, 2002；Cronin & Harrison, 1998；Gleeson & Higgins, 2009；Gray, 1993；Marini, 1999；Mullins, 1996）の記録の仕方が，Watson（1979）の初期の研究の重要な構成概念，すなわちカラティヴ因子と一致するような多くの例がある。

Watsonの理論の，たとえばエネルギーフィールド，身体に根ざした霊魂，心臓エネルギー学，心中心の生活などの概念に関連した最新の局面（Watson, 2005a）を明確に伝えることは至難の業である。口頭や文面での表現には制限があり，Watsonの信念，思想，ビジョンを伝えるために，Watsonは隠喩と審美学に頻繁に頼っている。健康とヒーリングを促進する看護介入として，アートと文学の統合を支持する研究が集積されつつある（Chinn & Watson, 1994；Walder, 2001）。

7. 理論はどの程度普及しているか？

25年以上も前に紹介されたWatson（1979）のヒューマンケアリング理論は，法人組織の観点からの安全や財政，組織発展理論の多大な影響をあまりにも頻繁に受けている現代医療システムに，「魂のこもった」有意味な実践を持ち込むことを目的としたケアリング科学に関心のある人々に文化や専門領域を超えて，情報を伝え励ましてきた（Foster, 2006）。

Watsonのヒューマンケアリングの理念と理論，および看護のアートと科学に関する著作は，世界中の臨床看護師や大学教育に使用されている。Watsonのケアリングの理念は，ケアリングとヒーリング実践の新モデルを導き出すために，多種多様な環境や様々な国で使用されている。研究，教育および実践のプロジェクトは，カナダ，デンマーク，香港，アイルランド，日

本，韓国，ポルトガル，台湾と，米国全域で行われている（例：http://www.caritasconsortium. org/research.html を参照。2008年1月24日）。Favero, Meier, Lacerda, Mazza, Kalinowski（2009）は，過去10年間に行われたブラジルでの研究を対象に系統的レビューを実施し，Watsonの理論が含まれている研究34篇を探し出した。Watsonの研究を使用した修士論文と博士論文の例は章末の参考文献に掲載した。実践に関しては以下の刊行物がある。「ブラジルにおけるケアリング caring in Brazil」（Medeiros & Leite, 2008），「ブラジルにおけるクリティカルケア critical care in Brazil」（Mathias, Zagonel, & Lacerda, 2006；Nascimento & Erdmann, 2006），「妊娠中のケア care during pregnancy」（Pessoa, Pagliuca, & Damasceno, 2006），「ケアリングを実施している看護師のプロフィールを作る creating a profile of the caring nurse」（Persky, Nelson, Watson, & Bent, 2008），「ホリスティック看護 holistic nursing」（McKern, 2004），「スペインの在宅ケア home care in Spain」（Porcel, 2007），「マインドフルなリーダーシップ mindful leadership」（Pipe & Bortz, 2009），「慢性関節リウマチをもつ人々 persons with rheumatoid arthritis」（Nyman & Lutzen, 1999），「カナダにおける内省的実践 reflective practice in Canada」（Cara & O'Reilly, 2008），「カナダでの実践における優秀さの役割モデル role modeling excellence in practice in Canada」（Perry, 2009），「精神看護におけるタッチ touch in mental health nursing」（Gleeson & Higgins, 2009），「変容実践 transforming practice」（Watson & Foster, 2003），「イタリアと中国の看護実践に対する信頼 trust in nursing practice in Italy and China」（Masera, 2009；Wu & Wu, 2007）。

強みと限界

　Watsonの研究は，理論の背景になるパラダイムと同じ第Ⅲ期パラダイムに基づいて活動していない人々に批判されてきた。ケアの焦点に一個の実体である身体を強調していないことは，依然として機械的な医学モデルに基づいた実践者たちを困惑させるものである。このようなモデルに基づき世界を認識する人々はWatsonの「身体に根ざした霊魂」に満足していない。

　Watsonの研究は，全てのレベルで，そして看護のいずれの領域でも変容可能である。Watsonの理論は，焦点を人間に戻し，テクノロジーを医療の誘導因子として単独で使用するのではなく，人類を向上させるために選択的に使用するよう求めている。Watsonは，人間であることの神聖性と，健康とヒーリングの神聖な伝統のために，看護への情熱を再燃させようと試みている。Watsonの理論の限界はその研究の妥当性にはみられず，むしろこの理論が全面的に異なる価値観と信念を指針とする官僚主義的医療システムが創り出した原則を実行に移すうえでの障壁になることにある。Watsonの理論の将来は主に，社会一般の人々と，依然として少数派の域を脱していないヒーリングの専門家と臨床家の手によって，「疾病治療システム」からケアリング中心のホログラフ的宇宙論による「ヒーリング/ヘルスケアセンター」に変容させることがどの程度までできるかにかかっている。

要　約

　Watsonは，看護を生物医学的な機械論的モデルから，トランスパーソナル，相互作用過程というケアリングモデルへと向かわせるのに主要な役割を果たしてきた。Watsonは，肉体的な身体を精神/身体/霊魂から除外しようとしたことは一度もないが，身体の重要性を減じていることは確かである。身体は内なる意識とみなされる。自己とパーソンは，精神/身体/霊魂が一体化したトランスパーソナルな統一体であり，主体―客体―人―環境―自然―宇宙―生きとし生けるもの全てで構成される分離できない全体の一部とみなされる。身体の役割は霊魂の体現であると考えるのがベストである。

　変化のエージェントとしてクライエントの共同参加者になる看護師にとって，看護ケアは「存在の仕方」であり，行為ではない。しかしながらトランスパーソナル型ケアリング―ヒーリングは，身体的知識とスキルに基づく知識を含めた幅広い知識基盤を背景に生じることが期待されている。それは，健康と病いの定義と，別の見地から看護ケアを再方向づけしたケアリング―ヒーリングの目標である。健康か病いかを判断しながら，身体，精神および霊魂の一体性と調和を意味する健康と，知覚に基づく自己と体験に基づく自己との収斂度が，Watsonの理論に基づくケアリング目標の動因になっている。自己と他者の精神的および霊的成長，つまり，自分の存在と体験の意味を見出すこと，内なるパワーと統制力の発見，超越性と自己ヒーリングの実証を可能にすることなどの目標は，時空を超越するケアリング―ヒーリング意識に反映される。ケアリングの機会やケアリングの瞬間のケアリング―ヒーリング意識によって，身体と自己を超えるヒーリングの可能性と，高度な調和や全体性，健康，霊的進化を可能にする運動を秘めた高次のエネルギーフィールドへの道がひらかれるとWatson博士は確信している。

思考問題

1. Watsonのケアリングの概念は，日常生活におけるケアリングの概念と，どのように相違しているだろうか。
2. 1979年に持論を発表してから，Watsonはこの理論にどのような修正を加えているのか説明してみよう。また変更はどのような影響によるものだろうか。
3. 自分の生活の有意味な側面の象徴になっている審美様式や対象（アート，音楽，自然界の対象）を見出し，なぜそれが象徴的なのか明らかにしてみよう。
4. Nightingaleの環境の概念とWatsonの環境の概念は，どのような点で類似し，どのような点で相違しているだろうか。またケアリング―ヒーリング環境を強化するのにどのような方法があるだろうか。
5. あなたの実践の中から，Watsonの臨床カリタス過程を1つか2つ以上例示する具体的な場面を考えてみよう。どのような「ケアンリングの瞬間」の徴候があっただろうか。

引用文献

Baldursdottier, G., & Jonsdottier, H. (2002). The importance of nurse caring behaviors as perceived by patients receiving care at an emergency department. *Heart and Lung, 31,* 67–75.

Bingen, H. (1985). *Illuminations of Hildegard of Bingen* (Text by Hildegard of Bingen, commentary by M. Fox). Santa Fe, NM: Bear Publications.

Boykin, A., & Schoenhofer, S. (1993). *Nursing as caring: A model for transforming practice* (Pub. No. 15-2549). New York: National League for Nursing Press.

Campbell, J. (1972). *Myths to live by.* New York: Viking Press.

Cara, C., & O'Reilly, L. (2008). Embracing Jean Watson's theory of Human Caring through a reflective [sic] practice within a clinical situation [French]. *Recherche en Soins Infirmiers, 95,* 37–45. Abstract in English retrieved November 30, 2009, from CINAHL Plus with Full Text database.

Chinn, P. L., & Watson, J. (Eds.). (1994). *Art and aesthetics in nursing.* New York: National League for Nursing Press.

Cronin, S. N., & Harrison, B. (1988). Importance of nurse caring behaviors as perceived by patients after myocardial infarction. *Heart and Lung, 17,* 374–380.

de Chardin, P. (1967). *On love.* New York: Harper & Row.

Dossey, L. (1991). *Meaning and medicine.* New York: Bantam.

Emoto, M. (2002). *Messages from water.* Tokyo, Japan: Hado Publ. Taito-su, © I.H.M Co., Ltd.; http://www.hado.net;book@hado.net.

Favero, L., Meier, M. J., Lacerda, M. R., Mazza, V. A., & Kalinowski, L. C. (2009). Jean Watson's Theory of Human Caring: A decade of Brazilian publication [Portuguese]. *Acta Paulista de Enfermagem, 22,* 213–218. Abstract in English retrieved November 30, 2009, from CINAHL Plus with Full Text database.

Foster, R. (2006). A perspective on Watson's theory of human caring. *Nursing Science Quarterly, 19,* 332–333.

Gadow, S. (1980). Existential advocacy: Philosophical foundation of nursing. In S. Spicker & S. Gadow (Eds.), *Nursing images and ideals* (pp. 86–101). New York: Springer.

Gleeson, M., & Higgins, A. (2009). Touch in mental health nursing: An exploratory study of nurses' views and perceptions. *Journal of Psychiatric and Mental Health Nursing, 16,* 382–389.

Gray, P. (1993). Perioperative nurse caring behaviors: Perceptions of surgical patients. *AORN, 57,* 1106–1114.

Grey, A. (1990). *Sacred mirrors: The visionary art of Alex Grey.* Rochester, NY: Inner Traditions International.

Harman, W. (1991). *A re-examination of the metaphysical foundation of modern science.* Sausalito, CA: Institute of Noetic Sciences.

Henderson, V. (1966). *The nature of nursing: A definition and its implications for practice, research, and education.* New York: Macmillan.

Kellert, S. (1993). *In the wake of chaos.* Chicago: University of Chicago Press.

Kierkegaard, S. (1941). *Concluding: Unscientific postscript* (D. S. Swenson & W. Lowrie, Trans.). Princeton, NJ: Princeton University Press.

Leininger, M. (1980). Caring: A central focus of nursing and health care. *Nursing and Health Care, 1*(3), 135–143.

Leininger, M. (Ed.). (1981). *Caring: An essential human need.* Thorofare, NJ: Charles B. Slack.

Levinas, E. (1969). *Totality and infinity.* Pittsburgh, PA: Duquesne University.

Logstrup, K. (1997). *The ethical demand.* Notre Dame, IN: University of Notre Dame Press.

Marini, B. (1999). Institutionalized older adults' perceptions of nurse caring behaviors. *Journal of Gerontological Nursing, 25*(5), 10–16.

Masera, G. (2009). The feeling of trust in nursing practice: Some interpretations [Italian]. *International Nursing Perspectives, 9*(1), 17–20. Abstract in English retrieved November 30, 2009, from CINAHL Plus with Full Text database.

Mathias, J. J. S., Zagonel, I. P. S., & Lacerda, M. R. (2006). Human caring processes: Direction for nursing care [Portuguese]. *Acta Paulista de Enfermagem, 19,* 332–337. Abstract in English retrieved April 14, 2007, from CINAHL Plus with Full Text database.

McKern, B. (2004). Gathering the threads: Reweaving the soul of nursing. *International Journal for Human Caring, 8*(3), 47–52.

Medeiros, F. A. L., & Leite, K. A. O. (2008). The act of taking care in the perspective of Programa Saude da Familia (PSF) [Portuguese]. *Revista Nursing, 11*(126), 518–523. Abstract in English retrieved November 30, 2009, from CINAHL Plus with Full Text database.

Morse, J., Solberg, S., Neander, W., Bottorff, J., & Johnson, J. (1990). Concepts of caring and caring as a concept. *Advances in Nursing Science, 13*(1), 1–14.

Mullins, I. (1996). Nurse caring behaviors for persons with acquired immunodeficiency syndrome/human immunodeficiency virus. *Applied Nursing Research, 9*(1), 18–23.

Nascimento, K. C., & Erdmann, A. L. (2006). Transpersonal nursing care to human beings in a critical care unit [Portuguese]. *Revista Enfermagem, 14*, 333–341. Abstract in English retrieved April 14, 2007, from CINAHL Plus with Full Text database.

Neil, R. (1990). Watson's theory of caring in nursing: The rainbow of and for people living with AIDS. In M. Parker (Ed.), *Nursing theories in practice* (pp. 289–301). New York: National League for Nursing Press.

Neil, R. (1994). Authentic caring: The sensible answer for clients and staff dealing with HIV/AIDS. *Nursing Administration Quarterly, 18*(2), 36–40.

Nelson, J. , Watson, J., & INOVA Health System (2006). *Caring Factor Scale*. Available online at http://www2.uchsc.edu/son/caring/content/Articles/CaringFactorScale.pdf.

Nightingale, F. (1957). *Notes on nursing: What it is, and what it is not* (Com. ed.). Philadelphia: Lippincott. (Original work published 1859)

Nyman, C., & Lutzen, K. (1999). Caring needs of patients with rheumatoid arthritis. *Nursing Science Quarterly, 12*(2), 164–169.

Pelletier, K. (1985). *Toward a science of consciousness*. Berkeley, CA: Celestial Arts.

Perry, R. N. B. (2009). Role modeling excellence in clinical nursing practice. *Nurse Education in Practice, 9*(1), 36–44.

Persky, G. J., Nelson, J. W., Watson, J., & Bent, K. (2008). Creating a profile of a nurse effective in caring. *Nursing Administration Quarterly, 32*(1), 15–20.

Pessoa, S. M. F., Pagliuca, L. M. F., & Damasceno, M. M. C. (2006). The theory of human care: Critical analysis and possible applications for women with pregnancy [Portuguese]. *Revista Enfermagem, 14*, 463–469. Abstract in English retrieved April 14, 2007, from CINAHL Plus with Full Text database.

Pipe, T. B., & Bortz, J. J. (2009). Mindful leadership as healing practice: Nurturing self to serve others. *International Journal for Human Caring, 13*(2), 34–38.

Porcel, M. A. (2007). Nursing care adopted for use in homes for the elderly based on Watson model [Spanish]. *Gerokomos, 18*(4), 18–22. Abstract in English retrieved November 30, 2009, from CINAHL Plus with Full Text database.

Rogers, C. R. (1961). *On becoming a person: A therapist's view of psychology*. Boston: Houghton Mifflin.

Rogers, M. (1970). *An introduction to the theoretical basis of nursing*. Philadelphia: F. A. Davis.

Rosenberg, S. (2006). Utilizing the language of Jean Watson's caring theory within a computerized clinical documentation system. *CIN: Computers, Informatics, Nursing, 24*(1), 53–56.

Smith, M. (2004). Review of research related to Watson's theory of caring. *Nursing Science Quarterly, 17*, 13–25.

Swanson, K. (1999). What is known about caring in nursing science. In A. S. Hinshaw, S. Fleetham, & J. Shaver (Eds.), *Handbook of clinical nursing research* (pp. 31–60). Thousand Oaks, CA: Sage.

Walder, D. W. (2001). Unfolding transpersonal caring–healing through story. *International Journal of Human Caring, 6*(1), 18–24.

Watson, J. (1979). *Nursing: The philosophy and science of caring*. Boston: Little, Brown.

Watson, J. (1988). *Nursing: Human science and human care: A theory of nursing*. New York: National League for Nursing. (Original work published 1985, Appleton-Century-Crofts)

Watson, J. (1989). Keynote address: Caring theory. *Journal of Japan Academy of Nursing Science, 9*(2), 29–37.

Watson, [M.] J. (1996). Watson's theory of transpersonal caring. In P. H. Walker & B. Neuman (Eds.), *Blueprint for use of nursing models: Education, research, practice and administration* (pp. 141–184) (Pub. No. 14-2696). New York: National League for Nursing Press.

Watson, J. (1999). *Postmodern nursing and beyond*. New York: Harcourt, Brace.

Watson, J. (2002). *Instruments for assessing and measuring caring in nursing and health sciences*. New York: Springer.

Watson, J. (2005a). *Caring science as sacred science*. Philadelphia: F. A. Davis.

Watson, J. (2005b). Caring science: Belonging before being as ethical cosmology. *Nursing Science Quarterly, 18*, 304–305.

Watson, J. (2006).Caring theory as ethical guide to administrative and clinical practices. *Journal of Nursing Administration, 8*(1), 87–93. [Reprinted from NAQ. (2000). *30*(1), 48–55]

Watson, J. (2007). Theoretical questions and

concerns: Response from a caring science framework. *Nursing Science Quarterly, 20*, 13–15.

Watson, J., & Foster, R. (2003). The Attending Nurse Caring Model®: Integrating theory, evidence and advanced caring–healing therapeutics for transforming professional practice. *Journal of Clinical Nursing, 12*, 360–365.

Whitehead, A. N. (1953). *Science and the modern world*. Cambridge, England: Cambridge University Press.

Wilber, K. (Ed.). (1982). *The holographic paradigm and other paradoxes*. Boston: New Science Library.

Wu, S., & Wu, P. (2007). The experience of nursing an AIDS patient whose secret was divulged to his family [Chinese]. *Journal of Nursing, 54*(3), 98–102. Abstract in English retrieved November 30, 2009, from CINAHL Plus with Full Text database.

Zukav, G. (1990). *The seat of the soul*. New York: Fireside (Simon & Schuster).

修士論文

Blais, J. (1999). Le caring comme indicateur en evaluation de la qualite des soins infirmiers en sante communautaire. *Masters Abstracts International, 37*(06), 1815. Abstract retrieved December 17, 2007, from Dissertation Abstracts Online database.

Braun, M. L. (2009). Incidence of acute depressive episode up to one year post surgical experience. *Masters Abstracts International, 47*(05), 2829. Abstract retrieved December 1, 2009, from Dissertation Abstracts Online database.

Calladine, M. L. (1997). A descriptive study of nurses' perceptions of caring and codependency within nursing. *Masters Abstracts International, 37*(04), 0997. Abstract retrieved December 17, 2007, from Dissertation Abstracts Online database.

Cormier, G. (2005). La pratique des soins lies a l'hydratation chez les personnes agees vivant en foyer do soins. *Masters Abstracts International, 44*(03), 1333. Abstract retrieved December 17, 2007, from Dissertation Abstracts Online database.

Francoeur, N. (2006). Une description de l'attirance vers le cannabis de la personne atteinte de schizophrenie. *Masters Abstracts International, 45*(01), 281. Abstract retrieved December 17, 2007, from Dissertation Abstracts Online database.

Harrison, B. P. (1988). Development of the Caring Behaviors Assessment based on Watson's theory of caring. *Masters Abstracts International, 27*(01), 0095. Abstract retrieved December 17, 2007, from Dissertation Abstracts Online database.

Hill, S. A. (2000). A descriptive study of the caring behaviors of intensive care unit nurses. *Masters Abstracts International, 38*(06), 1584. Abstract retrieved December 17, 2007, from Dissertation Abstracts Online database.

Martin, N. A. (1995). A phenomenological study of faith-hope in wives caring for husbands who have recently experienced myocardial infarction. *Masters Abstracts International, 34*(03), 1150. Abstract retrieved December 17, 2007, from Dissertation Abstracts Online database.

Mullins, I. C. (1993). Watson's carative factors in relation to care needs indicated by AIDS patients. *Masters Abstracts International, 32*(01), 0229. Abstract retrieved December 17, 2007, from Dissertation Abstracts Online database.

Narasi, B. H. (1992). Hospice, humor, and Watson. *Masters Abstracts International, 31*(01), 0279. Abstract retrieved December 17, 2007, from Dissertation Abstracts Online database.

Oburo, F. I. (2008). Caring at the end of life: A phenomenological study. *Masters Abstracts International, 47*(01), 328. Abstract retrieved December 1, 2009, from Dissertation Abstracts Online database.

O'Keefe, C. S. (2000). A descriptive study of the caring behaviors of nurses practicing in long-term care facilities. *Masters Abstracts International, 38*(04), 982. Abstract retrieved December 17, 2007, from Dissertation Abstracts Online database.

Schindel Martin, L. J. (1990). A phenomenological study of faith-hope in aging clients undergoing long-term hemodialysis. *Masters Abstracts International, 28*(04), 0583. Abstract retrieved December 17, 2007, from Dissertation Abstracts Online database.

Sitzman, K. L. (2001). Effective ergonomic teaching for positive client outcomes. *Masters Abstracts International, 39*(03), 830. Abstract retrieved December 17, 2007, from Dissertation Abstracts Online database.

Stobie, M. M. (1994). The experience of nurses caring for the primary caregivers of persons living with AIDS. *Masters Abstracts International, 33*(02), 0519. Abstract retrieved December 17, 2007, from Dissertation Abstracts Online database.

Willson, B. E. (1997). The relationship of trust between the gynecological patient experiencing radiation therapy and the nurse. *Masters Abstracts International, 35*(04), 1003. Abstract retrieved December 17, 2007, from Dissertation Abstracts Online database.

博士論文

Baird, K. S. (1996). A comparative study of differences in caring ability and the role of social support in associate degree nursing and dental hygiene students. *Dissertation Abstracts International, 57*(07B), 4292. Abstract retrieved December 17, 2007, from Dissertation Abstracts Online database.

Carson, E. M. (2002). A comparison of evidence of Watson's carative factors in performance appraisals for medical surgical registered nurses in the state of Illinois. *Dissertation Abstracts International, 63*(09B), 4117. Abstract retrieved December 17, 2007, from Dissertation Abstracts Online database.

Clark, C. M. (2006). Incivility in nursing education: Student perceptions of uncivil faculty behavior in the academic environment. *Dissertation Abstracts International, 67*(05A), 1663. Abstract retrieved December 17, 2007, from Dissertation Abstracts Online database.

Clark, C. S. (2004). Human caring theory: Expansion and explication. *Dissertation Abstracts International, 65*(12B), 6288. Abstract retrieved December 17, 2007, from Dissertation Abstracts Online database.

Donohue, M. A. T. (1991). The lived experience of stigma in individuals with AIDS: A phenomenological investigation. *Dissertation Abstracts International, 53*(01B), 0200. Abstract retrieved December 17, 2007, from Dissertation Abstracts Online database.

Flanagan, J. M. (2002). Nurse and patient perceptions of the pre-admission nursing practice model: Linking theory to practice. *Dissertation Abstracts International, 63*(05B), 2304. Abstract retrieved December 17, 2007, from Dissertation Abstracts Online database.

Gauna, M. C. (1998). An exploration of the carative beliefs and behavior of female emergency room nurses: A study of caring in theory and practice. *Dissertation Abstracts International, 59*(06B), 2679. Abstract retrieved December 17, 2007, from Dissertation Abstracts Online database.

Gibson, M. H. (1995). The quality of life of adult hemodialysis patients. *Dissertation Abstracts International, 56*(10B), 5416. Abstract retrieved December 17, 2007, from Dissertation Abstracts Online database.

Gramling, K. L. (1999). The art of nursing: Portraits from the critically-ill. *Dissertation Abstracts International, 60*(08B), 3851. Abstract retrieved December 17, 2007, from Dissertation Abstracts Online database.

Mouton, C. (2007). The development of a measuring instrument to determine the educational focus of students at a nursing college. *Dissertation Abstracts International, 68*(06B), 3694. Abstract retrieved December 1, 2009, from Dissertation Abstracts Online database.

O'Reilly, L. (2007). La signification de l'experience d' "etre avec" la personne soignée et sa contribution a la readaptation: La perception d'infirmieres. *Dissertation Abstracts International, 68*(12B), 7933. Abstract retrieved December 1, 2009, from Dissertation Abstracts Online database.

Osborne, M. E. (1995). Dimensions of understanding in cross-cultural nurse–client relationships: A qualitative nursing study. *Dissertation Abstracts International, 56*(06B), 3129. Abstract retrieved December 17, 2007, from Dissertation Abstracts Online database.

Perkins, J. B. (2004). A cosmology of compassion for nursing explicated via dialogue with self, science and spirit. *Dissertation Abstracts International, 65*(07B), 3386. Abstract retrieved December 17, 2007, from Dissertation Abstracts Online database.

Simonson, C. L. S. (1990). A lived experience of caring in an educational environment. *Dissertation Abstracts International, 52*(02B), 0751. Abstract retrieved December 17, 2007, from Dissertation Abstracts Online database.

Smith, J. S. (1989). Implications for values education in health care systems: An exploratory study of nurses in practice. *Dissertation Abstracts International, 50*(11A), 3449. Abstract retrieved December 17, 2007, from Dissertation

Abstracts Online database.

Stanfield, M. H. (1991). Watson's caring theory and instrument development. *Dissertation Abstracts International, 52*(08B), 4128. Abstract retrieved December 17, 2007, from Dissertation Abstracts Online database.

文献解題

Chinn, P., & Watson, J. (1994). Introduction: Art and aesthetics as passage between centuries. In P. Chinn & J. Watson (Eds.), *Art and aesthetics in nursing*. New York: National League for Nursing Press.

The authors propose that the lost art of nursing is now being reclaimed and restored. They assert that art conspires with the spirit to emancipate humans and allows us to locate ourselves in another space and place, to change our perceptions and points of view. They propose to move nursing beyond the 20th century, during which spirituality has been separated from art, and art from science. A reintegrating paradigm of caring–healing arts, with new visions, new vocabulary, and new traditions, is being developed. The themes that emerge are art as asking and knowing, art as learning, art as practice, and art as reflective experience.

Clark, J. S. (2004). An aging population with chronic disease compels new delivery systems focused on new structures and practices. *Nursing Administration Quarterly, 28*(2), 105–115.

Describes a clinical leadership role for nurses (patient care facilitator) within a smaller area of patient responsibility (12 beds) for the purpose of providing caring professional nursing practice and one guided by Watson's theoretical constructs.

Mullaney, J. A. Barnes. (2000). The lived experience of using Watson's actual caring occasion to treat depressed women. *Journal of Holistic Nursing, 18*(2), 129–142.

Describes the ways by which Watson's "caring occasion" and the "transpersonal caring relationship" are manifested in the therapy sessions of 11 depressed women. Five essential themes emerged from data analysis of 110 pages of therapeutic notes. The findings support Watson's theoretical constructs with depressed women for their ability to persist in therapy and to adopt health-seeking behaviors.

Neil, R. (1994). Authentic caring: The sensible answer for clients and staff dealing with HIV/AIDS. *Nursing Administration Quarterly*, *18*(2), 36–40.

An overview of the theory and operation of the Denver Nursing Project in Human Caring is provided. The nurse-managed outpatient community center provides integrated care and services to persons living with HIV/AIDS, their family members, and friends. Care theories of Parse and Watson are examined for areas of agreement and differences. Major tenets of existential phenomenology are described along with each theory's anchoring motifs, concepts, and principles. The theories are applied to a case study.

Schroeder, C., & Maeve, M. K. (1992). Nursing care partnerships at the Denver Nursing Project in Human Caring: An application and extension of caring theory in practice. *Advances in Nursing Science, 15*(2), 25–38.

Describes the development of nursing care partnerships as a new model of nursing practice using Watson's theory as the framework in this nurse-managed center for people living with HIV/AIDS. Includes narrative accounts from both nurses and clients to describe the relationships that are formed in this journey.

Sitzman, K. (2002). Interbeing and mindfulness: A bridge to understanding Jean Watson's theory of human caring. *Nursing Education Perspectives, 23*(3), 118–123.

The practice of mindfulness in the tradition of Thich Naht Hanh's concept of interbeing is described as a means of teaching Jean Watson's theory of human caring to nursing students. Simple mindfulness practices, such as nonjudgmental attention to thoughts, imagery, and awareness of breath, are proposed as a starting point.

Smith, M. (2004). Review of research related to Watson's theory of caring. *Nursing Science Quarterly, 17*, 13–25.

Provides a critical review of 40 studies, covering the period of time from 1988 to 2003, that were based on Watson's theory of caring. Four major categories of research were represented by these studies: (a) nature of nurse caring,

(b) nurse caring behaviors, (c) human experiences and caring needs, and (d) outcomes of caring in nursing practices and education. Results and methodologies are discussed as well as implications for future research.

Wade, G. H., & Karper, N. (2006). Nursing students' perceptions of instructor caring: An instrument based on Watson's theory of transpersonal caring. *Journal of Nursing Education, 45*(5), 162–168.

An instrument based on Watson's theory for measuring students' perceptions of instructor caring was developed and tested with baccalaureate nursing students; 69 original statements were reduced to 31 statements that use a 6-point Likert scale. The instrument was found to have internal consistency and validity.

Watson, J. (1988). New dimensions of human caring theory. *Nursing Science Quarterly, 1,* 175–181.

Watson redefines contemporary nursing based on a caring–healing consciousness embedded in an ethic of caring as a moral ideal. She describes human caring and healing as transpersonal and intersubjective and opening up a "higher energy field-consciousness that has metaphysical, transcendent potentialities" (p. 181). A new metaparadigm for nursing is presented, consistent with holographic views of science.

Watson, J. (1990). The moral failure of the patriarchy. *Nursing Outlook, 38*(2), 62–66.

The moral failure of the patriarchal worldview in health care, in which caring is viewed as women's work and is not valued or is considered less important than men's work, is asserted. Suggestions for overcoming the patriarchy are offered.

Watson, J. (1994). Poeticizing as truth through language. In P. Chinn & J. Watson (Eds.), *Art and aesthetics in nursing*. New York: National League for Nursing Press.

Because we are humans, our truths are cocreated through a process of values and meaning-making via language. Discussed are concepts of truth and the relationship of poetry and truth, and ways of knowing. When our values become human values of caring for self, others, and all living things and when the meaning making of truth involves humans and cocreation of meaning via language, then a different scenario is revealed, one of the possibilities of poeticizing as truth. This is a way of inverting the paradigm and understanding human experiences from the inside out. This shift to a new dynamic of understanding human experience also shifts nursing's subject matter to a more authentic and poetic expression of the postmodern perspective.

Watson, J. (1995). Nursing's caring–healing paradigm as exemplar for alternative medicine? *Alternative Therapies, 1*(3), 64–69.

Provides an overview of the crisis in modern (biomedical) and postmodern (human) science and method. The evolving of nursing's caring and healing system within a unitary–transformative context is presented as an exemplar for alternative medicine.

Watson, J. (1996). United States of America: Can nursing theory and practice survive? *International Journal of Nursing Practice, 2,* 241–247.

Watson argues that the concept of caring and caring theory take on new meaning in the most contemporary discourse about theory and practice. If caring as value, ethic, concept, and theory is reconsidered, it offers a metanarrative for placing professional practice and knowledge within the distinct context of nursing. She proposes that caring theory—with its explicit philosophy and ethic of caring, context, and meaning, along with its set of embedded values toward person, unity of mind/body/spirit, healing, wholeness, relation, and so on—could serve as an overarching ideal for nursing, its critique of knowledge, and its application to science and practice. She calls for international models of caring–healing excellence, with communities of researchers in multiple sites sharing assessment tools, protocols, and outcome data.

Watson, J. (1997). The theory of human caring: Retrospective and prospective. *Nursing Science Quarterly, 10*(1), 49–52.

Watson provides an overview of her original work and a description of the contemporary status of her caring theory. She offers projections for the future of the theory's use. She notes that use of the theory requires new ways of thinking, being, and acting that converge and requires a personal, social, moral, and spiritual engagement of self. She invites users of the theory to participate as cocreators of the theory's further emergence.

Watson, J. (1999). *Postmodern nursing and beyond*. Edinburgh: Churchill Livingstone.

This work expounds and expands on Watson's philosophical concepts. She proposes that the shift from traditional, modern, Western thought to what is emerging goes beyond a paradigm shift toward an ontological shift. The elements of this ontological shift are reflected in the following paths (p. xv):

Path of awareness, of awakening to the sacred feminine archetype/cosmology . . . ;

Path of cultivation of higher/deeper self and a higher consciousness: transpersonal self;

Path of honoring the sacred within and without . . . ;

Path of acknowledging the metaphysical/spiritual level . . . ;

Path of acknowledging quantum concepts and phenomena such as caring–healing energy, intentionality and consciousness . . . toward . . . the evolving human consciousness;

Path of honoring the connectedness of all . . . ;

Path of honoring the unity of mindbodyspirit . . . ;

Path of reintegrating the caring–healing arts, as an artistry of being, into healing practices . . . ;

Path of creating healing space . . . ;

Path of a relational ontology . . . ;

Path of moving beyond the modern–postmodern into the open, transpersonal space and the new thinking required for the next millennium.

Watson notes that this work is grounded in nursing but paradoxically and simultaneously transcends nursing. The proposed ontological shift is inviting and requiring a reconstruction and revision of all medical and professional health education and practice.

Watson, J. (2005). *Caring science as sacred science*. Philadelphia: F. A. Davis.

This work is both a visionary and personal treatise on health, healing, consciousness, and the cosmos. Dr. Watson posits caring science as sacred science and, in so doing, describes not so much a specific theory but rather an ever-expanding paradigm. The hope is that these expanded thoughts on healing may inspire healing for a society and a world fragmented and chaotic and in great need of peace, harmony, and a respect for ancient mysteries and truth.

第14章

人間生成学派
Human Becoming School of Thought

Rosemarie Rizzo Parse

Janet S. Hickman

　Rosemarie Rizzo Parseは，Duquesne大学（ピッツバーグ市）で看護学士，Pittsburgh大学（ペンシルベニア州）で看護修士と哲学博士の学位を取得した。現在，Loyola大学Chicago校Marcella Niehoff看護学部でNiehoff主任を務めている。米国看護アカデミー会員でもある。今までにPittsburgh大学教授，Duquesne大学看護学部長，New York市立大学Hunter校看護研究センター教授兼コーディネータなどを歴任した。現在もCincinnati大学（オハイオ州），South Carolina大学（コロンビア市），Wright State大学（オハイオ州デイトン市），Western Sydney大学（オーストラリア），Florida Atlantic大学（ボカラトン市）で初めてのChristine E. Lynn看護特別教授として客員教授を務めている。2001年に中西部看護研究協会統一研究部（Unitary Research Section of the Midwest Nursing Research Society）は，Parse博士の看護学への貢献を評価して，Lifetime Achievement賞を贈呈した。

　Parseは，米国看護アカデミーに関するエキスパート・パネル[1]を創設し，現在は委員長を務めている。また，看護学の分野で理論の展開と研究を焦点にした学術機関誌『Nursing Science Quarterly』の創刊編集責任者である。さらに，国際理論カンファレンスのスポンサーを務める法人組織「Discovery International, Inc.」の会長も務め，人間生成研究所（Institute of Human Becoming）の創設者として，この研究所で人間生成学派の観点から存在論，認識論，方法論を教えている。最近の主な著書は，『Community：A Human Becoming Perspective（コミュニティ：人間生成の観点）』（2003），『Qualitative Inquiry：The Path of Sciencing（質的探究：科学化の経路）』（2001）などである。今までの主な著書は，『Man-Living-Health：A Theory of Nursing（健康を—生きる—人間：看護理論）』（1981）[2]，『Nursing Science：Major Paradigms, Theories, and Critiques（看護学：主要パラダイム，理論と批評）』（1987），『Nursing Research：Qualitative Methods（看護研究：質的方法）』（Parse, Coyne, & Smith, 1985），『The Human Becoming School of Thought：A Perspective for Nurses and Other Health Care Providers（人間生成学派：看護師と他医療提供者の見解）』（1998）[3]，『Hope：An Inter-

---

[1] 訳注：expert panel；専門家による評価委員会．
[2] 訳注：邦訳；高橋照子 訳：健康を—生きる—人間：パースィ看護理論．現代社；1985．
[3] 訳注：邦訳；高橋照子 監訳：パースィ看護論：人間生成の現象学的探究．医学書院；2004．

national Human Becoming Perspective（希望：国際的な人間生成の観点）』(1999) などである。

　Parseの理論は，米国と同様にカナダ，フィンランド，スウェーデンなどの国の様々な環境で，臨床看護実践の支持基盤として利用されている。Parseの研究方法論は，オーストラリア，カナダ，デンマーク，フィンランド，ギリシャ，イタリア，日本，韓国，スウェーデン，英国，米国などで，看護学者の活動に影響を及ぼしている。

　1981年に，Parseは「健康を―生きる―人間」と題する独自の理論を発表した。これは，Rogers (1970, 1984) の理論の原則と概念と，実存主義的現象学の概念と教義を統合した理論であった。Parse (1981, 1992b) は，「man」とは「ホモサピエンス」のことであり，一般的には全ての人間を意味するとしている。Parseは，看護を自然科学に根ざした考え方ではなく，人間科学に根ざした考え方とみなす見方を浸透させることを目的とすると述べる一方，自然科学に基づく看護を，人間の健康体験全体を質的方法で扱うのではなく，人間と病いを数量化する看護であると定義した。

　1987年にParseは，看護の2つのパラダイム，すなわち世界観を提示して，論説を詳細に論じている。最初に全体性パラダイムについて論じ，このパラダイムは，人間は本来兼ね備えている性質である生物―心理―社会―霊的全てが累積された存在であることを前提としている。環境は，人間を取り巻く内部および外部刺激とみなされる。人間は自分を取り巻く環境と相互作用し，適応することによってバランスを維持し，目標を達成しようとする。これは，自然科学や医学に基づく看護の科学的アプローチの精巧な定義である。Parseは，全体性パラダイムの代表として，Peplau (1952/1988)，Henderson (1991)，Hall (1965)，Orlando (1961)，Levine (1989, 1990)，Johnson (1980)，Roy (1984 ; Andrews & Roy, 1986 ; Roy & Andrews, 1991)，Orem (1991)，King (1981, 1989) などの研究を挙げている。

　Parse (1987) は2番目の世界観として，同時性パラダイムを取り上げている。「人間は……部分の総和を超え，その総和の性質とも異なる……開放系の存在として，環境と共通のリズミカルな相互交換をしながら自由に選択をして……状況に意味をもたせ，選択に責任を負いながら，過去に起きたこと，現在起きていること，将来起こり得ることの全てを同時生起的に体験し……その体験を超えて歩みを進める」(p.136) という考え方である。これは，看護への人間科学的なアプローチの精巧な定義である。Parseは，同時性パラダイムの代表として，自身の研究とRogers (1970, 1992) の研究を挙げている。

　Parse (1998) は，この2つのパラダイムをさらに識別して，全体性パラダイムでは看護は「応用」科学という見方をするので他の全ての科学から知識を得ているが，同時性パラダイムでは看護は他の科学とは全く別の，独自の知識を集積した「基礎」科学という見方をすると述べている。その結果として，全体性パラダイムに基づく看護実践では，診断と治療を焦点にして，疾病の治癒，コントロール，予防が行われる。これとは対照的に，同時性パラダイムに基づく看護実践では，ユニタリ・ヒューマンビーイングの最適なウェルビーイング (Rogers, 1970) と生活の質 (Parse, 1981, 1992b, 1995, 1997, 1998) が焦点になる。

　1992年春季に，Parse (1992b) は自分の理論の名称を「健康を―生きる―人間」から「人

間生成 Human Becoming」に変更した。それに伴って前提も言い換えたが，他の側面は何も変更しなかった。この改訂では，「man」を，辞書の用語変更に応じて変更した。「man」という言葉は，それまで「humankind（人類，人間）」と同じ意味で使用されていたが，現行の辞書では性別に基づいて「男性」とも定義されている。

　Parse は，1998 年改訂版の序文で「人道的なケアへの社会からの関心に応えるために，人間と家族の見解により配慮したケアを目指す動きが世界規模で起きている一方で，サービスの狭小化を目指す動向も増大しつつある。専門分野の境界を曖昧にして多分野にまたがる医療提供者を対象とした教育が行われている」（1998, p. ix）と記述している。

　Parse（1998）は，1981 年の初版では「看護の 1 つの理論」と記述していたが，これは年月を経て「学派 school of thought」へと発展している。Parse は学派を「ある学者集団によって保持される理論的見解」と定義し，「これは受け継がれる知識の流儀で，人間生成学派には特定の存在論（前提と原則），明記された認識論（探究の焦点），調和する方法論（研究と実践へのアプローチ）が含まれる」（p. ix）と記述している。そして「理論」を，人間生成の原則と言及している。

　Parse（2007b）は，不可分性の考え方を明白にするために，「人間生成」と「人間宇宙 humanuniverse」をそれぞれ一語で記述したと記している。単語をつなげて 1 つの概念を創造すると，「共創造 cocreation」は「co（共）」と「creation（創造）」に分割できないという考え方がより明白になると Parse は確信していた。また，存在論の概念に包埋される一定の真理の詳述も試みている。これらの変更については次節で述べる。

Parse の人間生成学派の要約

　Parse 学派は，人間と健康について前提を定め，その前提から人間生成の原則，概念，理論的構造を演繹的に推論している。これらの前提の基礎は，Rogers の原則と概念と，Heidegger（1962, 1972），Sartre（1963, 1964, 1966），Merleau-Ponty（1973, 1974）などによる実存主義的―現象学の思想である。Parse は，Rogers の 3 原則であるらせん運動性，相補性（現在は補完性），共鳴性と，4 つの主要概念であるエネルギーフィールド，開放性，パターンとオーガニゼーション，4 次元性（現在は汎次元性）を，人間と健康に関する前提の理論的基盤の一部として使用している。そして，これらの原則と概念を，実存主義的―現象学的思想の教義と概念である「志向性」「人間的主観性」「共構成」「共存」「状況づけられた自由」と統合している。統合の過程とは，定義上は「構成要素を組み合わせて新しいものを創造する過程」と覚えておくことが重要である。したがって，Parse の前提について論証されるように（次節に示す），Parse の統合した前提などの考え方は，基礎にした元々の原則や教義，概念とは別物で新しいものである。

　Parse の人間生成学派は，人間宇宙の生成プロセスを説明する相互関連している概念から構

成される人間科学システムである。この学派は人間科学を起源としているので，人間的な見地から体験する現象の意味を明らかにするための方法論を提案している。この探究方法によって，生きられた経験の意味に関する理論が生まれる。人間生成という存在論の基本的な教義は，個人（あるいは人間宇宙）の健康への参加である（Parse, 1998）。

人間生成学派では，その人1人ひとりの見解による生活の質を，看護実践の目標としている（Parse, 2006a）。Cody（日付なし）は，「『人間生成理論』を指針にした実践看護師は，Parseの実践方法論のプロセスを生かして意味を解明し，リズムを合わせ，超越性を結集する……人間生成理論を指針にした研究では，たとえば，希望，日々の生活の息吹き，悲嘆，苦痛，時間の経過のような，万人に共通の人間らしい生きられた経験の意味を探究する」（Cody，日付なし，p.5）と述べている。

前　　提

理論/学派の用語は，年月を経て変更されているので，最初に記された前提を調べてみることも有益である。Parseの1981年版の著書『Man–Living–Health：A Theory of Nursing』には，9つの前提が設定されており，これらの前提はいずれも，前述のRogersの理論と実存主義的—現象学的思想に基づいて，すでに明確化していた12の原則，教義および概念のうちの3つを基盤にしていた。Phillips（1987）は，9つの前提のうち6つについて，前提ごとに基盤として使用した3概念中2つがRogersの理論に由来し，残りの3つの前提は3概念中2つが実存主義的—現象学に由来すると指摘している。数量的には，実存主義的—現象学よりもRogersの理論の方が前提の基礎知識であることをPhillipsは暗示している。対照的にWinkler（1983）は，Parseの前提は主に哲学の知識源に由来しており，二次的にRogersの理論に由来していると述べている。

Parse（1981）のオリジナルの前提は，次の通りである。

1. 人間は，環境とリズミカルなパターンを共に構成し合いつつ共存している（「パターンとオーガニゼーション」「共構成」「共存」の概念に基づく）。
2. 人間は状況の中で意味を自由に選択し，決定に対して責任を負うオープンな存在である（「エネルギーフィールド」「開放性」「状況的自由」の概念に基づく）。
3. 人間とは，絶えず関係づくりのパターンを共に構成し合っている生きた統一体である（「エネルギーフィールド」「パターンとオーガニゼーション」「共構成」の概念に基づく）。
4. 人間は，可能性と共に多次元的に超越していく（「開放性」「4次元性」「状況的自由」の概念に基づく）。
5. 健康とは，人間の体験する生成のオープンな過程である（「開放性」「共構成」「状況的自由」の概念に基づく）。

6. 健康とは，人間―環境間の相互関係を共にリズミカルに構成していく過程である（「パターンとオーガニゼーション」「4次元性」「共構成」の概念に基づく）。
7. 健康とは，人間の優先的な価値に関連しているパターンである（「開放性」「パターンとオーガニゼーション」「状況的自由」の概念に基づく）。
8. 健康とは，可能性と共に超越していく間主観的な過程である（「開放性」「共存」「状況的自由」の概念に基づく）。
9. 健康とは，人間の負のエントロピーの開示である（「エネルギーフィールド」「4次元性」「共存」の概念に基づく）。（pp.25-36）

Parseの1998年改訂版では，前提はそれぞれ，複数の概念から成る命題をユニークな3つの方法で組み合わせ統合したものである。それぞれの命題と概念（エネルギーフィールド，開放性，パターン，汎次元性，共構成，共存，状況的自由）は，提示される前提と少なくとも一度は結びつけて記載されている。人間生成学派の前提は，次の通りである。

- 人間は，宇宙とリズミカルなパターンを共に構成しながら共存している
- 人間は，状況の中で意味を自由に選択し，その決定に責任をもつオープンな存在である
- 人間は，絶えず関係づくりのパターンを共に構成している統一体である
- 人間は，可能性をもって多次元的に超越している
- 生成とは，ユニタリ・ヒューマンが―健康を―生きることである
- 生成とは，リズミカルに共に構成する人間―宇宙の過程である
- 生成とは，優先的な価値に関連している人間のパターンである
- 生成とは，可能性をもって超越していく間主観的な過程である
- 生成とは，ユニタリ・ヒューマンの表れである（pp.19-20）

前提1：人間は，宇宙とリズミカルなパターンを共に構成しながら共存している

最初の前提は，人間は宇宙と共に進化しながら他者と共に生きているという意味である。人間のパターンと宇宙のパターンはユニークで別物だが，いずれもリズミカルで，共に共存している。Parseの2007年の用語を用いるなら（2007b），この前提を「人間宇宙は，リズミカルなパターンを共に構成している」と言い換えられる。

前提2：人間は，状況の中で意味を自由に選択し，その決定に責任をもつオープンな存在である

2番目の前提は，「人間は，宇宙に開かれた存在で，状況に応じて生成の方法を選択し，選択に対して責任を負っている」（Parse 1998, p.21）という意味である。人間は，状況の意味を選択すると，他の選択肢は放棄する。選択により実現が可能になると共に制約も加わる。人間は，選択に起因する結果に対して，たとえ最初の選択時点で想定できなかった結果に至ったとしても，最後まで責任をもつ。Parseの2007年の用語を用いるなら（2007b），この前提は「人間宇宙は開放系で，状況の意味を自由に選び，決定には責任を負う」と言い換えられる。

前提3：人間は，絶えず関係づくりのパターンを共に構成している統一体である

この前提は，人間は統一体で，部分に分割することができないという意味である。さらに「共構成される関係パターンは……スピーチ，言葉，シンボル，沈黙，身振り，動作，視線，姿勢，タッチなどによって明らかにされる」(Parse, 1998, p.22) という意味もある。Parseの2007年の用語を用いるなら (2007b)，この前提は「人間宇宙は，絶えず関係パターンを共に構成している」と言い換えられる。

前提4：人間は，可能性をもって多次元的に超越している

この前提は，人間は可能性をもって人間―宇宙相互プロセスと同時的に，現実のそして関連的な状況を超えて進むことを選択するという意味である。この動きは一方向性で，反復もできなければ復元もできない。人間は，いくつもの可能性をイメージすることにより人間―宇宙の相互過程を経由して，自分自身を超えようとする。そして，当該状況下で事象を体験することにより，可能性を超越する。このような体験の過程で新たな可能性が生まれ，あるいは明らかになり，人間はその新たな可能性を選択してそれを目指す。よって人間は選択をしながら継続して生成することになる。Parseの2007年の用語を用いるなら (2007b)，この前提は「人間宇宙は，可能性により無限に超越し続ける」と言い換えられる。

前提5：生成とは，ユニタリ・ヒューマンが―健康を―生きることである

この前提は，人間―宇宙の相互過程には生成を可能にする動きと制限する動きの両方が絶えずあるという意味である。オプションやチョイスへの人間の見解は，当人だけが知り得るその人の履歴に基づく。ある状況に関する体験は，共に創造されるにもかかわらず，一個人のみのものである。「選択をしようとすると，その過程で取捨選択する対象となるオプションの全てが表れるので，生成の過程，すなわち健康を実現する過程の観点から可能性を共に創造し，体験することになる……その人がそれぞれ独自の観点から体験する人間―宇宙の相互過程が，健康である」(Parse, 1998, p.23)。Parseの2007年の用語を用いるなら (2007b)，この前提は「生成は，人間宇宙の健康である」と言い換えられる。

前提6：生成とは，リズミカルに共に構成する人間―宇宙の過程である

人間生成とは人間と宇宙が相互に結合的―分離的にリズミカルに変化する過程であるという意味である。結合するたびに分離し，分離するたびに結合する。逆説的な過程であり，この過程で相対的な現段階での健康の創発が共に形成される。Parseの2007年の用語を用いるなら (2007b)，「生成とは人間宇宙を，共にリズミカルに構成するプロセスである」と言い換えられる。

前提7：生成とは，優先的な価値に関連している人間のパターンである

「この前提は，生成とは心に抱いている理想，すなわち価値であり，貴重な信念でもある理想を選択して生きようとする人間のスタイルであることを意味している。優先的価値とは，その人にとって望ましい重要な信念である。生成や健康は，宇宙との相互過程で，共に創造される多次元的な体験から選び出される人間の価値観の統合体である」(Parse, 1998, p.24)。Parseの2007年の用語を用いるなら (2007b)，この前提は「生成とは，優先的価値に関連している人間宇宙のパターンである」と言い換えられる。

前提8：生成とは，可能性をもって超越していく間主観的な過程である

この前提は，生成とは可能性により主観—対—主観の相互的な人間—環境プロセスを通して超越するという意味である。「可能性をもって超越する」とは，慣れ親しんでいるものを体験しながら，同時にイメージすらできない不慣れなことにも懸命に取り組むという意味である。この前提の文言は，Parse（2007b）の言葉を使用しても変わらない。

前提9：生成とは，ユニタリ・ヒューマンの表れである

宇宙との過程で人間が多次元的に変化することを意味している。宇宙と共存する人間の多次元的な体験は，人間生成のリズムとして現れるその人の関係パターンを創造する力になる。それ故に，健康は様々な形で絶えず変化している。Parseの2007年の用語を用いるなら（2007b），この前提は「生成とは，人間宇宙の創発である」と言い換えられる。

上記のオリジナルの9つの前提は，3つの人間生成に関する前提に統合されている（Parse, 1992b, p.38の更新版）。

・人間生成とは，優先的価値観に関連している間主観的なプロセスで，状況に応じて個人的な意味を自由に選ぶことである
・人間生成とは，宇宙とのオープンな相互交換によって，リズミカルな関係パターンを共に創造することである
・人間生成とは，可能性をもって多次元的に共に超越することである（Parse, 1998, pp.28-29）

人間生成に関する第1の前提は，人間生成とは主観—主観あるいは主観—宇宙の相互交換であり，ここで行われる体験への意味づけには個人の私的な価値観が反映される。これは，元の9つの前提のうちの2，5，7を統合したもので，基盤となる概念は「エネルギーフィールド」「開放性」「状況的自由」「共構成」「パターンとオーガニゼーション」である。

人間生成に関する2番目の前提は，人間生成とは宇宙とのオープンな相互交換であり，この相互交換をしながら人間と環境は「共に」リズミカルなパターンを創造するとされている。この前提は，元の9つの前提の1，3，6の統合体と思われるので，基盤となる概念は「エネルギーフィールド」「開放性」「状況的自由」「パターンとオーガニゼーション」「共構成」である。Parseの2007年の用語を用いるなら（2007b），この前提は「人間生成とは，人間宇宙が共に創造するリズミカルな関係パターンである」と言い換えられる。

人間生成に関する3番目の前提は，人間生成とは夢を実現しながら，宇宙のあらゆるレベルで自己を超えようとすることとされている。共に超越するとは，他者と共に，宇宙と共に多次元的に超えることである。多次元的にとは，宇宙の多様なレベルを意味し，人間は様々な状況下でこの多様なレベルを「全て同時生起的」に体験して，可能なことを選択する。これは元の9つの前提の4，8，9の統合体で，基盤となる概念は「開放性」「4次元性」「状況的自由」「共存」「エネルギーフィールド」である。Parseは，人間を4次元的ではなく，多次元的な存在であると捉えていることに注目する必要がある。その後，Parse（2007b）は「多次元性 multidimensionality」を「無限性 limitlessness」に，「自己」を「人間宇宙」という用語に置き換えており，この前提は「人間生成とは，人間宇宙が無限に超越することである」と言い換えられる。

Parse（1987）は自分の理論の特徴を次のように述べている。

1. 人間（現在は人間宇宙）は，人間を構成する部分の総和を超え，その総和の性質は異ってくる。
2. 人間は環境と共に進化する。Parse（2007b）は，人間宇宙の不可分性を述べている。
3. 人間（現在は人間宇宙）は，状況に意味づけをし，その人の健康を共に創造している。
4. 人間（現在は人間宇宙）は，意味を伝達する。伝達する意味は，当人の夢と希望が反映された個人的な価値観である。

Parse（2007b）は，存在論の概念化に包埋されている一定の真理を詳述した。詳述の過程で，本来の意味を変えることなく原則の中の言い回しを変更している。存在論の中心を成す基本思想の現存在を，生成という調和の取れたものとして記述している。共に創造することは，4つの前提条件である無限性，逆説，自由，神秘性によって可能になることに注目することが重要であるとParseは述べている（Parse, 1996）。「こうして，現存在という存在論の中心を成す思想は，生成という調和の取れたものとして，生きられた逆説によって無限に共に創造される。この生きられた逆説は，人間宇宙の計り知れない神秘性における自由を，状況に応じて解釈することで生まれる」(2007b, p.309)。Parseは，これら4つの前提条件は原則の文言には明記されていないが，3原則の全てに浸透していると述べている。

- 「無限性 *illimitability*」とは，分割も制限もなしに無限に「知ること」で，「知ること」は全てを同時生起的に想起し予測することである。無限性という言葉により，（それまで使用していた用語の）「多次元性」よりも，不可分，予測不能，絶えず変化しているといった意味合いが明確に表現される……。
- 「逆説 *paradox*」とは，入り組んだリズムで，優先のパターンとして表現される。逆説は，調和させたり乗り越えるべきジレンマの反対に位置するのではなく，むしろ生きられたリズムである……。
- 「自由 *freedom*」は，実存的背景では解放と解釈される……この背景的構造が人間宇宙である。
- 「神秘性 *mystery*」とは，人間宇宙では説明できないもの……理解しがたいもの……不可解なものである。(pp.308-309)

原　　則

Parse（1998）の前提には，「意味」「リズム性」「超越性」の3つのテーマがあることが確認できる。「意味とは，何物かについてイメージして言語化した内容と，人が何物かに加える解釈である。これは，人間―宇宙の過程と共に生まれ，人生の最終的な意味や目的と，日常生活に

意味ある瞬間を示している」（p.29）。Cody（日付なし）は，この原則は「人々は，自分にとって真実といえるものを創造する過程と，自己表現をしながら自分たちの選択した方法で価値観を実行に移す過程に，共に参加している」（p.2）ことを意味すると述べている。

リズム性とは，人間―宇宙の相互過程における，律動的で逆説的なパターン化のことである。これは，海岸へ寄せては返す波のように視覚化できる。寄せる波と返す波が一定方向へのリズミカルなパターンとなって一斉に現れては消えるように，新たな体験によってリズムは変化する。Cody（日付なし）は，この原則は「人間は一瞬一瞬を生きながら，他者と行動を共にしたり離れたりする機会も制約も受けながら，自己を明示し同時に隠している」（p.3）という意味であると述べている。

超越性とは，可能性，すなわち多次元的な体験にみられる希望と夢により超越することと説明される。可能性はオプションであり，このオプションの中からその人の生成の方法が選択される（Parse, 1998）。Cody（日付なし）は，この原則は「『今の』瞬間を超えるということは，曖昧模糊としていて絶えず変化している最中に，自分自身のために独自の進むべき道を切りひらく」（p.4）という意味であると述べている。

Parseのテーマは，それぞれ人間生成の原則から導き出されている（**表14-1**）。

原則Ⅰ「意味を多次元的に構成することは，価値化とイメージ化することを言語化して，現実を共に創造することである」は，2007年b版で「意味を構成することは，イメージすることおよび価値づけることであり，それらを言語化することである」に変更された。

Parse（1992b）の最初の原則は，「イメージすること」「価値づけること」「言語化すること」という概念が相互に関係している。この原則は，人間は生きられた経験に基づいて現実の意味を構成していることを示している。意味は，無限の生きられた経験に基づいて変化することもあれば，別の可能性にまで拡大解釈されることもある。これは，人間であることの神秘性に内在する自由（状況的自由とは異なり根源的自由）によって生まれる。この原則の「共創造」とは，人間宇宙がパターンの創造に参加することである。言語化することには，話し方と動作および沈黙と静止状態から浮かび上がるイメージと価値観が反映される。価値づけることは，個人の私的な世界観を追加しながら，心に抱いている信念を実践する過程である。イメージすることとは，知ることであり，この中には言語で明確に表現できる知識と，できない暗黙知の両方が含まれる。

この原則に基づいて，Parseは看護実践の次元と過程を明確化している（**表14-2**）。実践の次元では，話し合いによって意味を解明する。これは，意味を述べながら，現時点で表に現れていることを順を追って詳しく説明し，明快にすることで可能になる。この原則の下では，看護師は個人と家族が意味を明確にして状況を意味づけられるようガイドする。

原則Ⅱ「リズミカルな関係パターンを共に創造することは，結合的―分離的と同時に，明示的―隠蔽的と促進的―限定的といった逆説を統合しながら生きることである」は，2007年b版では，「リズミカルな関係パターンを形成することは，明示的―隠蔽的が行われて，結合的―

表 14-1　人間生成学派：存在論

人間と生成の前提	人間生成の前提（テーマ）	人間生成の原則
人間は，宇宙とリズミカルなパターンを共に構成しながら共存している	人間生成とは，優先的価値観に関連している間主観的なプロセスで，状況に応じて個人的な意味を自由に選ぶことである（意味づけ）	意味を多次元的に構成することは，価値化とイメージ化することを言語化して，現実を共に創造することである
人間は，状況の中で意味を自由に選択し，その決定に責任をもつオープンな存在である	人間生成とは，宇宙との開放的な相互交換によって，リズミカルな関係パターンを共に創造することである（リズム化）	リズミカルな関係パターンを共に創造することは，結合的―分離的と同時に，明示的―隠蔽的と促進的―限定的といった逆説を統合しながら生きることである
人間は，絶えず関係づくりのパターンを共に構成している統一体である	人間生成とは，可能性をもって多次元的に共に超越することである（超越性）	可能性をもって超越することは，変容の過程でユニークな創生の方法に力を与えることである
人間は，可能性をもって多次元的に超越している 生成とは，ユニタリ・ヒューマンが―健康を―生きることである 生成とは，リズミカルに共に構成する人間―宇宙の過程である 生成とは，優先的価値観に関連している人間のパターンである 生成とは，可能性をもって超越していく間主観的な過程である 生成とは，ユニタリ・ヒューマンの表れである		

(Parse, R. R.〈1998〉. The Human Becoming School of Thought. Thousand Oaks, CA : Sage ; and http://www.discoveryinternationalonline.com/site/ontology.html.)

表 14-2　人間生成に基づく実践の方法論

次元
意味を解明する次元では，過去に起きたこと，現在起きていること，そして将来起こり得ることを，順を追って詳細に説明する
リズムに同調する次元では，人間―宇宙間で起こる調子，揺れ，起伏に合わせて共存する
超越性を結集する次元では，まだ起きていないことと共に，現時点について意味づけできる範囲を超えて進む

プロセス
順を追って詳細に説明する過程では，今の時点で表れていることを言語化して明快にする
共存のプロセスでは，結合的―分離的流れに身を委ねる
超越のプロセスでは，変容の可能性を心に描いて前進する

(Parse, R. R.〈1987〉. Nursing science : Major paradigms, theories, and critiques. p.167. Philadelphia : Saunders. から許可を得て使用.)

分離的が可能になったり制限されたりすることである」と変更された。

2番目の原則は,「明示的―隠蔽的 revealing-concealing」「促進的―限定的 enabling-limiting」「結合的―分離的 connecting-separating」といった概念が相互に関係している。この原則は,人間宇宙が逆説的なリズムによって現実を無限に共に創造しながら,リズミカルな関係パターンを形成することについて言及している。関係パターンは,人間であることの神秘性に内在する自由によって生まれる。人間は,関係パターンを形成しながら人間宇宙のリズムで生きている（2007b）。

明確にされている逆説は,明示的―隠蔽的,促進的―限定的,結合的―分離的である。Parse（1981, 1998）は,これらのリズミカルなパターンは相反するものではなく,同じリズムの2つの側面が,一方は前景になり,もう一方は背景になって同時に存在するものであると述べている。対人関係で,喜びをあらわにしながら悲しみを隠すように,人間は自己の一部を明示するが,他の部分は隠蔽する。選択や決定をすると,選択して決定した選択肢は実現が可能になるが,他の選択肢の実現は制限される。たとえば,大晦日に自宅で過ごす選択をすると,家族の一家団欒の実現は可能になるが,友人宅で行われるパーティへの出席は制限される。結合的―分離的は,離合集散のリズミカルな過程である。

Parse（1987）が説明するこの原則の実践の次元は,リズムに同調することで,これは,人間宇宙のリズムの調子,揺れ,起伏に合わせて共存する場合に可能になる。Parseは,共存することは,個人/家族の流れのままに進むことであるとし,こうすることによって個人/家族は自身の生活背景に存在する調和を認識するようになると述べている。この原則の下では,看護師はリズムを鎮静化して安定化する試みもしなければ,家族が適応できるよう援助する試みもしない。

原則Ⅲ「可能性をもって超越することは,変容の過程でユニークな創生の方法に力を与えることである」は,2007年b版では「可能性をもって超越することは,変容に力を与えて創生することである」に変更された。

人間生成理論の3番目の原則は,「力を与えること」「創生すること」「変容すること」といった概念が相互に関係している。力を与えることは,活気づける力で,これは人間対人間の遭遇の推進―抵抗のリズムである（Parse, 1981）。創生するとは「生きることの確実性―不確実性という逆説的な状況下で,同調―非同調の方法を新たに創り出すこと」（Parse, 1998, p.98）である。これは,全てが同時生起する逆説的なリズムで生活しながら,個人の際立った独自性を創造する方法である。変容することは,変化に変化を重ねることと定義され,多様性の増長によって認識される（Parse, 1981）。この原則は,推進―抵抗,肯定―否定,活力における存在―不在,創生における確実性―不確実性,同調―非同調,変容することの慣れ―不慣れといった逆説的なリズムによって,人間宇宙は可能性をもって超越するという意味である。可能性は,人間であることの神秘性に内在する自由によって生まれる（2007b）。

この原則で Parse（1987）が明確にしている実践の次元は,超越性を結集することで,これは現時点でまだ起きていないことの意味を超えて前進することで可能になる。Parse が明確にしているこの過程は,超越しようとすること,あるいは「変容しながら可能性に向かって前進

すること」(p.167) である。この原則の下では，看護師は個人や家族がそれまでの健康パターンを変容するための計画を立案できるよう導くことになる。

理論構造

　人間生成学派の理論構造は，因果関係的ではないが，前提と原則との一貫性が保たれている。理論構造は，研究と実践の指針として利用できるように立案されている（図14-1）。この構造を研究と実践向けに操作すると，実践の命題が導き出される。次の3つの構造が特定されている。①力を与えることは，明示的―隠蔽的を伴うイメージ化と共に起こる，②創生することは，促進的―限界的な価値づけと共に起こる，③変容することは，結合的―分離的を言語化する過程で起こる（Parse, 1998, p.56）。

　Parseは1987年の著書で，理論構造を看護実践の指針として使用するために，わずかながら抽象度を下げた言い換えをしている。そして「力を与えることは，明示的―隠蔽的イメージ化と共に起こる」は，「目的を達成するために懸命に努力すると，その状況の有意味性が明らかになる」(p.170)と言い換えられると説明している。看護実践の焦点は「個人や家族が，独自の明示的―隠蔽的方法で，新たな夢を思い描きながら，超越性を結集して新たな可能性をイメージできるようになる過程を解明することである」(p.170)。Parseは，看護師―家族間で，ある状況に対する考えや思いを共有する場合に，個人的な目標を達成するための苦闘について，知っていることを全て明示する状況と，全て隠蔽する状況があると説明している。ある状

図14-1　人間生成の原則，概念および理論構造

原則Ⅰ：
意味を多次元的に構成することは，価値化とイメージ化することを言語化して，現実を共に創造することである。

原則Ⅱ：
リズミカルな関係パターンを共に創造することは，結合的―分離的と同時に，明示的―隠蔽的と促進的―限定的といった逆説を統合しながら生きることである。

原則Ⅲ：
可能性もって超越することは，変容の過程でユニークな創生の方法に力を与えることである。

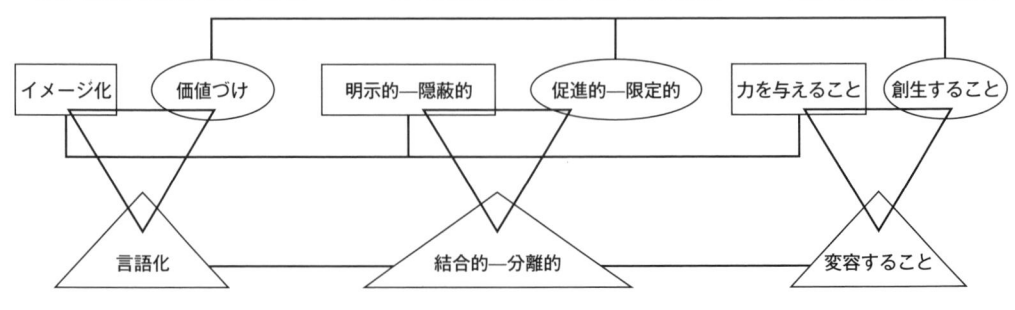

□内の概念間の関係：力を与えることは，明示と隠蔽をしながらイメージ化する方法である
○内の概念間の関係：創生することは，実現が可能になると同時に制限される価値観が顕在化することである
△内の概念間の関係：変容することは，結合と分離を言語化する過程で明らかになる

(Parse, R. R.〈1998〉. The Human Becoming School of Thought, p.56. Thousand Oaks, CA：Sage. Sage Publications, Inc. から許可を得て使用.)

況に対する考えや感情を共有するような看護師―家族間の場面について説明し，これは両者共に，目標を達成するための懸命な取り組みについて知っている全てを明示しながら隠蔽する場面であると述べている。状況の有意味性が明らかになる過程で，家族のメンバーにとって状況の意味が変化すると，家族全体にとってもその意味が変化する。

　Parse（1987）によると，2番目の理論構造の「創生することは，促進的―限定的な価値づけと共に起こる」は，「新たなものを創造する過程で心に抱いている信念が明らかになると，方向を定めて進むことができる」（p.170）と言い換えることができる。個人や家族を対象にした看護実践の焦点は，「価値観が変化する過程で，他者と類似した生き方と相違する生き方を解明すること」（p.170）になる。リズムに同調するようになり，共存の道を選ぶ決定をし，そのことによって生まれる機会と制約を知るようになる。Parseは，新たな共存の方法を選ぶことによって，超越性が結集されると述べている。

　Parse（1987）は，3番目の理論構造「変容することは，結合的―分離的を言語化する過程で起こる」は，「他者と話し行動を共にすると，ものの見方が変わる」（p.170）と換言できると述べている。看護実践の焦点は「共存の方法について語られる意味を解明することである。これは，見方を変えて慣れ親しんでいることを別の角度から明らかにすると，新たな可能性が生まれるからである」（p.170）。Parseは，看護師―家族との場面で，リズムが同調すると，それぞれ当事者は自分の価値観を発言し，語るようになると言及している。このようなことが行われる過程で見解が変わり，見解が変わると超越性が結集されて，関係の方法が変わる。

人間生成と4つの主要概念

　この節では，Parseの人間宇宙，健康および看護に対する信念に照らして人間生成を考察する。Parse（1987, 1998）は，自分の理論とRogersの理論を，同時性パラダイムの代表と特定している。したがって，この理論の4つの主要概念に関する前提は，同時性パラダイムの概念と一致する。

人間宇宙

　Parse（1992b, 1998）の前提1～4は，人間に関するもので，これらには，人間は宇宙との相互過程において開放系の存在であり，関係パターンを他者と共に創造しているといったことが明記されている。Parseは，人間は「宇宙の多次元的な領域で，状況に意味づけすると同時に，生成の仕方を自由に選びながら生きている」（1992b, p.37）と述べている。

　人間は，人間生成学派の中心である。Parseの人間に対する見解は，理論を構成する要素の全て，すなわち前提，原則，理論構造，実践の次元，研究方法にはっきり表れている。Parseは，2007年版の著書で用語を変更し，現在は，人間宇宙は生きられた経験を創造する過程において分離できないという見方をしている。人間と宇宙は，別々に，それぞれの総和以上の，

そして総和とは異質の生きられた経験を共に創造しているので，いずれも単独での定義は可能でなく，適切でもない。

関係（社会）は，人間宇宙に対する広義の見解から想定された概念である。Parseは，複数の可能性の中から人間が選ぶものが，他者および宇宙との関係の中で徐々に明らかになって表面化すると述べている。Parseは，人間宇宙には特有のリズミカルなパターンがあると説明しているが，個人間の相互交換と人間宇宙間の相互交換との実際のパターンの相違を明確にして特定することは困難である。「他者」を人間の宇宙の一部と想定すれば，その解釈は明快になる。

Parseの人間宇宙に関する見解は，全体的にはRogers（1984）の個人—環境を，分離できない，相補的な，共に進化する存在とする内容と一致する。しかし，Parseは用語を改訂し，Rogersの著作ではそれまで通りに明示されている一般システム理論の用語を排除している。人間宇宙に関してParseは，相補性よりも，不可分性を重視している。さらに，宇宙内に同時生起的に共存する人間（宇宙内存在）という実存主義的見解や，宇宙は個人の生きられた経験に表れるもの全てによって構成されるという現象学的信念（Husserl, 1931/1962；Idie, 1967）とも一致する。

Winkler（1983）は，生きられた経験は全て関係性があるとParseは述べているが，個人の生成過程に表れる生物学的特徴について何ら言及されていないことが，Parseの理論の弱点になっていると述べた。Philips（1987）はこの批判に，生きられた経験は個人の全体を扱っていると反論している。CodyとMitchell（1992）も，Parseは「生物学的特徴」を無視しているのではなく，それらは個人の生きられた経験の範疇に当然含まれるものと想定しているので，生きられた経験がParseの理論を指針にした研究や実践の焦点になっていると反論している。

▼ 健　　康

Parse（1998）は，ユニタリ・ヒューマンの健康は価値観の統合体であり，生き方であると説明している。健康は疾病の反対でもなければ，人間に備わっている状態でもなく，むしろ絶えず変化している過程であり，人間が人間宇宙の体験を通して相互過程で共に創造するもので，優先的価値観に関連したパターンとして具体化される。Parseは，健康は個人のコミットメントであり，人間宇宙は自分自身の健康の創作者になるという考え方を提案している。さらに，こうして健康は，社会規範によって規定することも説明することもできず，当人によってのみ実践されると強調している。Parseは，健康は生きる意味が変化する過程であり，他者および宇宙と個人との集団的な関係から生まれる個人のパワーである（Parse, 1990）という見方をしている。

状況的自由という概念は，Parseの健康に関する見解に明示されている。個人は健康を様々な形で展開する方法を選び，その選択に個人的責任を負う。Phillips（1987）は，Parseの理論は体験を扱う方法の1つなので，成果志向よりも，知るようになる過程志向であると説明している。そして人間は健康に参加するということがParseの理論の基本的な教義であると述べている。

Parseの理論では健康を人間宇宙の生きられた経験として言及している。これは，全体性パ

ラダイムの理論家による健康の概念化とは非常に異なる。全体性宇宙観では，健康は個人が志すバランスの取れた状態やウェルビーイング状態である。全体性宇宙観の下では，個人と医療提供者が達成したい健康の基準や標準を推断することになる。この2つの宇宙観の間には，次節で提示する看護実践の方法論にも大幅な相違がある。

▼ 看　　護

　Parse（1992a, 1998）は，看護を基礎科学とし，看護実践をアートの遂行と定義している。そして看護を，芸術家たちがそれぞれ独自の作品を創作する演劇・音楽・ダンスなどと同じ分野に位置づけている。学問分野の知識基盤はアートの科学であり，パフォーマンスはアートの創造的な実践である。Parseは，次のように述べている。

　　同様に，看護師も舞踏家のような芸術家として，個人や家族と共に現時点の意味を，個人的な知識や大切な信念と調和させながら明らかにする。看護の芸術家は，人間―宇宙―健康の相互連結性に関する知識を生かして創造的に実践することにより，大切な信念を具現化する。知識と信念は，個人に対する看護師のアプローチの仕方，話し方，傾聴の仕方，看護師が最も心がけていること，当事者の流れに沿った看護師の動き方など，「隅々にまで」存在する。看護の芸術家が特定の看護理論や枠組みを指針にすると，看護の思想を象徴する理論や枠組みにアートが反映され，1つの看護学派の実践になる。（Parse, 1992a, p.147）

　Parse（1981）は，社会に対する看護の責任は，可能性を選択して健康の過程を変えようとしている個人や家族のガイド役を務めることであり，これは人々との相互主体的な参加によって達成されると述べている。さらに，看護実践は斬新な考えと創造性が必要であるが，規範的なルールには左右されないとも述べている。

　Parseは，看護の目標はその人が捉える生活の質が焦点になると主張している。看護は，健康/病といった社会的な呼称に関係なく，全ての個人と家族を対象に実践される。Parse（1987, 1992b, 1998, 2006a）の人間生成学派は，健康パターンを変更することの意味を，個人/家族と共に解明して超越することを焦点とした実践の指針になる。Parseの看護の見解に関する重要な一面は，この関係の権限者で，最も重要な意思決定者は看護師ではなくクライエントだということである。クライエントは，看護師と真に共に在りながら，健康パターンを変えるための活動を決定する。この理論によると，看護は「健康と生活の質を向上するために，思いやりをもって，他者と真に共に在ること」（1987, p.169）である。看護実践は，医学診断や看護診断に基づいて規定されたアプローチを実施することでもなければ，看護師の個人的な価値体系から導き出される専門的助言や意見を提供することでもない。

　Parse（1987）は，次元と過程を含む人間生成の実践の方法論を提示している（**図14-1**参照）。実践の次元は，「意味の解明 illuminating meaning」「リズムの同調 synchronizing rhythms」「超越性の結集 mobilizing transcendence」である。過程は，「詳細な説明 explicating」「共存 dwelling with」「超越 moving beyond」といった経験的活動である。この次元と過程が，Parseの

前提と原則から始まる一連の流れに沿って導き出されていることは明らかである。

　Parseの思想では，看護師は共に在って人間関係のガイドをする。看護は，他者と活発に，精力的に共存する方法である。決定の権限，責任および結果はクライエントに委ねられる。介護者，擁護者，カウンセラー，リーダーといった従来の看護の役割は，Parseの看護の見解とは適合しない。しかし教えることは，詳細な説明によって意味を解明する次元に反映される。変化のエージェントとしての看護師は，まだ起こっていないことの意味を超えていくことによって，超越性を結集する次元に反映される。

　『Nursing Science Quarterly』（1989）の論説で，Parseは「看護のアートを全面的に実践するために欠くことのできない一連の基本的要素」を提唱している。これには以下のような基本的要素が含まれている。

- 看護の枠組みと理論を理解して使用する
- 他者のために便宜を図る（他者の役に立つ）
- 1人の人間として存在している他者に価値を置く
- 見解の相違を尊重する
- 自分が信じていることを自分の信念として認め，自分の行動の説明責任をもつ
- 新しいことや立証されていないことに，積極的に取り組む
- 他者と気持ちを通じ合う
- 自己を誇りに思う
- 自分が行うことを全て好きになる
- 苦しい生活の中に垣間見える喜びの瞬間を認識する
- 神秘性の真価を認め，新たな発見にオープンな姿勢で臨む
- 自分が選んだ分野で適正能力を発揮する
- 休息をして，新たな気持ちで一から出直す（p.111）

　Parse（1998）は看護実践の複雑な状況を，看護師―個人または看護師―集団/コミュニティなどの参加と定義している。Parseは，人間生成学派の実践への適用に際して，多少とも適切であるという特定の実践環境を定義していない。しかし看護師には，修理工のようにではなく，園芸家のようにクライエントにアプローチするよう提言している。

Parseの人間生成学派と看護実践

▼ 看護過程

　Parse（1987）は，看護過程は「哲学分野から導き出されたもので，看護学を基盤とする哲

学的存在論に基づいて生まれたものではない」(p.166) と述べている。さらに，看護過程のステップは，問題解決法のステップであり看護の独自なものではないとも述べている。看護過程の基盤となる前提は，看護師を健康に関する権威者とし，看護の受け手は，適応や「修理」が可能な人とされているので，人間生成学派とは適合しない。Parse は，実践とは現実の生活に関する理論を経験に基づいて活かすことなので，ある理論に基づく実践と，別の理論に基づく実践とでは相違が生じるのは当然のことと断定している。

▼ Parse の実践方法論

Parse (1998) は看護実践を，人間生成を実現するアートであると説明している。看護のアートは，その人が捉える質の高い生活を目指して，看護の知識を集積して人々のサービスに活かすことである。人間生成の実践方法論には，本章ですでに提示した次元と過程が含まれる（表14-2参照）。

人間生成学派の看護師は，意味を解明して，リズムに同調し，超越性を結集しながら他者と真に共に在る生き方をする。真に共に在ることとは，他者との特殊な「共存」の方法である。真に共に在ることは，目的や考えに縛られない自然な振る舞いにみられる気配りであり，他者に注意を向けようと「試みる」——同様に，他者の注意を逸らそうと「試みる」——こととは異なる。Parse は，真に共に在るには，準備と気配りが不可欠であると述べている。「『準備』には，全ての想念を一掃して無の心境で……他者のために便宜を図り……柔軟な態度で……品位を保って存在し……他者にオープンな姿勢で臨む……といったことが関係している。『気配り』とは，集中することである。気配りをするとは，今現在の瞬間に集中することである」(Parse, 1998, p.71)。人々は，自分が明かそうと決めたことしか看護師と共有しない。真に共に在る看護師は，あらゆる領域で判断や分類をせずに他者の現存在に加わる。

Parse (1998) は，「看護師は，対面での話し合い，沈黙に耽る状態，存在の余韻などにより，他者と真に共に在る……対面での話し合いでは，個人や集団がその対話に加わる」(p.72) と述べている。会話は，口頭での話し合い，詩，音楽，芸術，動作，写真などによる表現が可能である。議論をリードするのは常に個人や集団で，看護師は集団のリードに従う。2番目の共存の方法は，沈黙に耽る状態である。この状況は「言葉を交わすことなく真に共に在ることで，相手の面前で直に関わりながら，あるいはイメージを働かせながら共に在るだけの状態であり……この意図は，相手の生成を見届けること」(p.73) である。3番目の方法は存在の余韻で，これは「思い出したり……回顧したり……実際に関与した後に生じる余韻としての存在」(p.73) である。これは思索的な回想である。

Parse (1998) は，看護師と真に共に在ることによって，人々は自分の価値観に基づく優先事項を変更しようとするときに，自分の健康パターンを変更できるであろうと述べている。人は「創造的イメージ」をするので，別の生き方をしていたらどんな状況になっていたか想像する。これは，不確実な事態に対する無難な試みである。これによりまだ起きていないことをイメージできるようになり，意味を変更することによって，健康状態を変える方法の1つである。生成しようとしている人物についてクリティカルシンキングをしながら「個人的な生成を

肯定する」と，自分好みのパターンを明らかにできる。この好みのパターンを活用して，その人物を知るようになると，価値観を確認することができる。所定の望ましい変化を目指すときの「私ならできる」や「やり遂げてみせる」という姿勢は，それを新たな形で肯定して，健康状態を変えることである。人は，「逆説的なことを垣間見る」と，正反対と思われる事態が起きたときに，状況にそぐわないことにも目を向けるようになる。これが，現時点を超越して，健康パターンを変えていく方法の1つである。

Parse（1998）は，「看護実践で他者と真に共に在るということは，看護師とクライエントの宇宙のあらゆる領域が全て相互に連結し合うという意味」（p.76）であり，つまり生成を共に創造することであると強調している。これは「状況に応じて，人間としての尊厳と選択の自由を重んじる共存の方法であり，個人や集団が捉える生活の質を焦点にした，人間生成のアートを実践する基本」（p.76）である。

次に，人間生成学派を実践に適用した例を2つ提示する。

Martin, Forchuk, Santopinto, Butcher（1992）は，看護師が人間生成学派を指針にして，末期癌患者のW夫人にどのように関わったのかを説明している。

W夫人に表れている健康パターン
1. W夫人は，自分の状況を家族と話し合いたくはないが，この件は自分から家族に切り出すつもりでいる。
2. W夫人は，今が人生最悪のときと言っているが，今ほど自然を満喫したことはこれまで一度もなかったとも言っている。

W夫人―看護師間の活動
1. W夫人が，今後数日から数週間に家族との関わり方，距離のおき方について，慣れ親しんだ方法や新しい方法を含めてイメージするとき，夫人と真に共に在る。共に在りながら，夫人がこれからの日々の希望や夢を説明するとき，その意味を掘り下げて考える。W夫人がこれらの希望をどのように実現しようとしているのか，そしてこれらの希望は夫人にとってどのような意味があるのかを共有する。夫人が，新たな方法で家族と親密な関係になることをイメージするとき，夫人と共に在り，夫人にとって関係がどう変化しているのか説明してもらう。
2. 自然界のどのような様相が夫人にとって特別な意味をもつのかイメージしている間，夫人と共に在る。それらの様相を，どうすれば今の状況で楽しむことができるようになるのか説明してもらう。夫人が自然と触れ合うきっかけになるような言葉を口にし，イメージして，行動を起こすとき，夫人と共に在る。(p.84)

Mitchell（1986）は，人間生成学派の適用について，長期ケア施設で生活している高齢女性M夫人を例にして説明している。M夫人と真に共に在ることにより，夫人が体験しているいくつもの複雑な現実についての情報を引き出すことができるようになる。クライエントは，時空

を超越して，同時に子ども，母親，孤独な高齢者の三者として存在している。M夫人が生きてきて，尊重してきた現実は全て，時間が経過しても生き続けている（意味の解明）。

M夫人が表現する言葉の意味を理解するために，看護師は夫人と共に在る。看護師は，夫人を現実に引き戻す試みもしなければ夫人の体験を統制して変える試みもしない。看護師は，その場の流れに合わせて，夫人が意味を見出せるよう援助する。こうすることで，看護師はクライエントと感情を確認する機会を得る。M夫人は「放課後，母が迎えに来てくれたときは嬉しかった」と言う。看護師が「お母さんが待っていてくれるので嬉しいのですね」と言うと，M夫人は「ええ，母は今も私を待っています。私は，家に帰る用意ができています」と言っている（リズムの同調）。

この発言は，M夫人が現在の環境を一時的な待ち合わせ場所と認識しており，現在の状況をほとんど意味づけしないことで無関心な行動が起きていることを，看護師が理解するのに役立つ。M夫人へのケアとして，二通りの介入が選択される。最初の介入は，看護師がM夫人と接し続けて，現状の意味を表現しやすくすることである。2番目の介入は，看護師がM夫人に情報を提供し，夫人が病棟の活動に参加するのか距離をおくのかなどの選択を自由にできるようにすることである（超越性の結集）。

Parseの実践へのアプローチは，看護師が「共に在る」ことであり，人々のために行動することでないのは明らかである。Parseの理論の実践への適用を詳述した論文は，専門誌に事例研究として掲載されている。

人間生成と理論の批評

1. 理論の歴史的背景は？

Parseは，1981年に「健康を―生きる―人間」理論を発表した。これは，看護科学者Martha Rogers（1970）の業績と，実存主義的―現象学を基盤とした理論である。Parseは，人間，健康，環境および看護について新たな見方を創案した。Rogersのらせん運動性，相補性（現在は補完性），共鳴性の3原則と，開放性，エネルギーフィールド，パターンとオーガニゼーション，4次元性（現在は汎次元性）の4概念を，実存主義的―現象学思想の教義と統合して，看護学の未来像を創案した。

Parseの看護理論/学派は，人間科学に根ざしており，個人の見解に基づく生活の質の向上を目的としている。理論が発表されたのは1981年で，当時は急進的な思想であった。この理論の見方では，健康問題に基づいたケア計画の立案は，健康―病いの連続体には不適切で無意味とされた。この理論を看護ケアへ適用すると，意思決定の権限，責任，結果は看護師ではなく，当事者に委ねられる。この考え方は発表された当初は革命的であったが，20年以上経った今，理論は研究結果に基づいて十分に支持されている。

1987年にParseは，看護のパラダイムを全体性パラダイムと同時性パラダイムに識別した。Parseの研究は，明らかに同時性パラダイムの代表である。

Parseの人間生成学派では，一連の事象が論理的な順序で記述されている。Parse（1981）は，Rogersの原則と概念と共に，実存主義的─現象学思想の教義と概念を活用している。そして，これらの教義，原則および概念を統合して，9つの前提を創案している。人間生成理論の原則はこの前提から導き出されていて，原則はそれぞれ3つの概念と相互の関係について言及している（図14-1参照）。

その後，Parseは3つの理論構造を導き出した。理論構造ごとに，3原則の各々から1つずつ導き出された概念3つが使用されている（図14-1参照）。Parseは理論構造を，概念間の相互関係を実証できる方法で正確に言明したものと定義している（Parse, 1992b）。Phillips（1987）は，それぞれの理論構造の軸はいずれも原則Ⅲに由来すると指摘している。そして，他の原則よりもこの原則Ⅲが重視されているのではないかと推測したが，Parseが3つの理論構造も3原則から生成できると明言しているという理由でこの推測を修正している。

Levine（1988），Phillips（1987），Winkler（1983）は，実存主義的現象学に精通していない人たちには，Parseの専門用語は難解だろうと述べている。しかし，論説の意味はいずれのレベルでも首尾一貫しているという点で意見が一致している。

2. 理論に示されている基本概念とそれらの関係は？

人間生成学派は，人間は宇宙との相互過程で自分自身の健康や生成を創造する共作者であり，人間宇宙の独自性を明示して見分けることが可能なパターンを共に創造しているという理念に基づいている（Parse, 1995, 2007b）。Parseの概念，先行条件，主題および理論構造は全て明確に定義され，一貫した様式で使用されている。これらの関係も明確で，論理的に正確な流れで前提から原則へ，原則から理論構造へ，理論構造から実践へ，そして研究の方法論へと続いている。諸々の概念と関係は，読者が専門用語に精通すればするほど，明確に理解できるようになる。

3. 看護の関心事として提示されている重要な現象は？　重要な現象には人間，環境，健康，対人関係，ケアリング，目標達成，適応，エネルギーフィールドなどの他にも諸々の現象が含まれる。

Parseにとって，看護学の中心になる現象は「人間─宇宙─健康の過程」，すなわち人間宇宙と健康との相互関係である。人間宇宙は，生きられた経験とみなされる（Parse, 2007b）。健康は，個人が体験する生活の質とみなされる（Parse, 1992b）。Mitchellは，ほとんどの看護理論が看護を説明しているのに対し，人間生成論は人間生成について説明してから，特定の見方として看護のアートとはどのようなものかを提示していると指摘した。

4. 理論は誰に，どんな状況に，どのような方法で適用されるのか？

Parseの人間生成学派は，ユリタリ・ヒューマンビーイングの生きられた経験に焦点化して

いるので，全ての個人，家族およびコミュニティに，いつでも，いずれの状況にも適用できる。

5. 理論はどのような方法で検証できるか？

　Parse 学派は，自然科学よりも人間科学に根ざしているので，量的研究方法よりも質的研究方法が使用されている。Parse の理論に関する研究は 1980 年代初頭から，社会科学（記述研究法），心理学（van Kaam と Giorgi の修正版），文化人類学（民族誌学）などの分野からの研究法を取り入れ実施されてきた。研究には，「基礎」と「応用」の 2 つのタイプがある。基礎研究は，生きられた経験の構造を明らかにして科学の知識を拡大する目的で実施され，人間生成の見解から文脈の意味を明記する説明的な解釈学的過程ともいえる。もう一方の応用研究は，人間生成論を実践の指針として活用し評価することが目的である（Parse, 1998, 表 14-3）。

　Parse（1987）は，研究の主題になる実体の明確化，科学的な探究過程，探究に適切な過程の詳細も含めて，人間生成研究の方法論を説明している。そして，研究テーマを選ぶ過程で考慮すべき生きられた経験の 2 つの側面は，性質と構造であると述べている。性質面とは，人間宇宙で表面化する共通の生きられた経験のことで，健康と関係している。たとえば「存在―生成，価値観に基づく優先事項，負のエントロピー的開示，生活の質」（p.174）などである。Parse は，共通の生きられた経験について，自身の定義と一致する例として「待つこと」を挙げている。

　研究のテーマを選ぶ過程で考慮すべき生きられた経験のもう 1 つの側面は，構造である。Parse（1987）は，構造を「記憶している過去，今現在の瞬間，そしてまだ起きていない未来の全てで同時生起的に構成される逆説的な生活」（p.175）と定義している。これによると，研究問題は「待つという生きられた経験はどのような構造か」（p.175）となる。このように，研究者は研究問題を明確にしてから，その生きられた経験の構造を明らかにする作業を進めることになる。

　Parse（1998）が構成した基礎研究の方法論は，人間生成の原則と一致している。この方法論には，4 原則，5 前提，3 段階がある。Parse は，この方法論は「現象学的―解釈学的方法なので，万人に共通の体験は，実際にそれを体験した研究参加者によって説明され……参加者の説明は『人間生成理論』に照らして解釈される」（p.63）と述べている。研究の対象になる現象は，たとえば希望，喪失，幸福，笑い，悲哀，苦痛のような健康に関する生きられた経験である。参加者は，言葉，記号，音楽，隠喩，詩，写真，絵画，動作などによって研究テーマの生きられた経験の意味を説明できる人々である。

　この研究方法の第 1 段階は「対話に引き込む」段階である。これは，真に共に在る研究者と参加者との話し合いであり，研究テーマの生きられた経験に関する参加者の説明が焦点になる。対話は記録され，可能であれば録画される。研究者は，参加者の署名入り同意書を得て，参加者に研究テーマの生きられた経験について参加者自身の実体験を説明するよう要請して，対話を開始する。研究者は，具体的な質問はしないが，参加者に生きられた経験を詳しく述べるよう促すことはできる。

表 14-3　人間生成論を指針にした研究

	調査様式		
	基礎研究		応用研究
目的	人間生成科学の発展		看護師―個人/家族/コミュニティのプロセスで人間生成論を実践する場合に起こることを理解する
方法	Parseの方法論	人間生成解釈学的方法	QDPPP法（プロジェクト前―中―後質的記述研究法）
現象	生きられた経験（参加者からの説明）	生きられた経験（出版されているテキストとアート形式に基づく説明）	パターンの変化（参加者からの説明と記録）
プロセス	対話への参加 抜粋と統合 発見的解釈	洞察を交えた談話 瞑想的 凝視を交えた解釈 霊感や着想による想像を交えた理解	評価者によるプロジェクト前情報の収集 医療専門職者を対象にした人間生成論の教育/学習，または個人や集団を対象にした人間生成論の実践評価者による中間情報の収集 医療専門職者を対象にした人間生成論の教育/学習，または個人や集団を対象にした人間生成論の実践 評価者によるプロジェクト後情報の収集 それぞれの情報源に基づくテーマの分析/統合 全ての情報源に基づくテーマの統合
発見	体験の構造（記憶されている過去，今現在の瞬間，まだ起きていない未来の全てで同時生起的に構成される逆説的な生活）	人間的体験の意味の創発	テーマの共同概念化
貢献	人間的な生きられた経験の知識と理解		人間生成論を看護師―個人/家族/コミュニティのプロセスで実施した場合に起こることに関する知識

(http://www.discoveryinternationalonline.com/site/research.html ; Parse, R. R.〈1998〉. The Human Becoming School of Thought. Thousand Oaks, CA : Sage.; and Parse, R. R.〈2001〉. Qualitative Inquiry : The Path of Sciencing. Sudbury, MA : Jones & Bartlett.)

　第2段階は「抜粋―総合」で，これは対話の本質やパターンを参加者の言葉を使用して分類する段階である。その後，これらの本質は科学用語で概念化されて，体験が構造化される。Parseは，これは参加者が説明した体験の意味を引き出すために，記録された対話を詳しく論じながら行われる過程であると述べている。この段階を経て浮上する構造，つまりParseが説明している「記憶している過去，今現在の瞬間，そしてまだ起きていない未来の全てで同時生起的に構成される逆説的な生活」（1998, p.65）が，研究問題の答えである。

　第3段階は「発見的解釈」で，これは「人間生成の原則とそれ以上のものを用いて構造をつくり上げることによって，知識基盤を拡充し，その後の研究の発想を創案する段階である

（Parse, 1987, 1992b, 1995, 1997）。構造の置換と概念の統合が，構造に関する談話を理論の言語に移す発見的解釈の過程である」（Parse, 1998, p.65）。

Parseの方法論を使用して実施された研究結果は，人間の体験に関する新たな知識と理解に貢献し，看護学の知識基盤に加えられている。Parseの研究方法論を使用し実施された最近の研究には，以下が含まれる。「信頼されているという感情/信頼されていないという感情 feeling respected/not respected」（Bournes & Milton, 2006），「信仰心 having faith」（Doucet, 2006），「犠牲を払うこと sacrificing something important」（Florczak, 2006），「不確実感 feeling unsure」（Morrow, 2006），「信頼されているという感情 feeling respected」（Parse, 2006b），「自信 feeling confident」（Mitchell, Bunkers, & Bournes, 2006），「苦痛 suffering」（Pilkington & Kilpatrick, 2006），「正しいことをする doing the right thing」（Smith, 2006），「不確実感 feeling unsure」（Bunkers, 2007）。

Parse（1998）の2番目の基礎研究の方法論は，人間生成解釈学的方法と呼ばれ，解釈と理解に焦点を据えた学問的問いの立て方である。Parseはこれを，研究者とテキストとの対話のプロセスであり，特定の観点から解釈した意味を明らかにすることであると説明している。解釈そのものは，研究者の準拠枠に基づいたテキストの意味づけなので，テキストを理解すると研究者の準拠枠は具体化される。Cody（1995）は，この方法を利用して，Whitmanの詩集の解釈にParseの人間生成理論を使用した。Codyはこの研究で，解釈学の3段階過程である談話，解釈，理解を明らかにした。Parseは，研究者が人間生成の観点から解釈学的研究を実施する場合には，文学作品であろうが他のテキストであろうが，人間生成の原則の用語を使用して解釈することになると述べている。この方法を使用して行われた最近の研究は，Ortizの「存在の余韻 lingering presence」（2003），Codyの「Tennessee Williams著『Cat on a Hot Tin Roof（やけたトタン屋根の上の猫）』（1955）の研究」（2001），Parseの「希望 hope」（2007a）などである。

3番目の方法論は，応用研究法である。実践で人間生成学派を評価する場合は，プロジェクト前―中―後質的記述研究法（preproject-process-postproject descriptive qualitative method；QDPPP）が適切である。この目的は，人間生成学派を実践で使用することによって起こる変化を明らかにすることである。データは，人間生成学派を使用する前，プロジェクト進行中，プロジェクト終了時に収集される。データ源は，看護師の直接観察記録，人間・健康および看護に対する参加者の信念に関する面接記録と録画，看護ケアの受け手との面接などである。

Parseの人間生成理論に関する研究の再調査が，『Nursing Science Quarterly』誌に発表された（Doucet & Bournes, 2007）。この再調査には93篇の研究が含まれているが，その中でParseの研究方法を使用した研究は63篇，人間生成解釈学的方法を使用した研究は5篇，プロジェクト前―中―後質的記述研究法を使用した研究は5篇だった。

FrikとPolluck（1993）は，療養型施設，地域ケア施設，救命救急施設で，Parseの理論を使用して実践に携わる大学院生の実践を報告している。理論は，糖尿病成人を対象にしたコンプライアンスの向上，救命救急部での高血圧スクリーニングの実施，薬物乱用に対する効果的

なコーピング技術の向上，神経障害成人を対象にした栄養状態の改善などに使用されていた。

　Mitchell（1991）は，急性期内科一外科病棟で実施された研究を，Parseの理論を使用した成功例として報告している。理論を使用した成功例としてJonas（1989）の外来施設での研究と，Santopinto（1989）の長期ケア施設での研究を，CodyとMitchell（1992）は列挙している。CodyとMitchellの報告によると，これらの研究に参加した看護師全員が，最初は自分たちのアプローチを真に共に在るように変更することに難航し，従来のやり方で看護過程を適用したい衝動を抑えるのに苦労していた。しかし専門職としての満足感が高まるにつれて，この新しいアプローチは妥当であると納得するようになった。

　Mitchell, Bournes, Hollett（2006）は，カナダで実施された大学病院での24カ月にわたる研究について説明している。この研究プロジェクトでは，看護師の勤務時間の20％を学習と自己能力開発の時間とし，その結果を評価した。教育/学習の半分は，人間生成の看護論を指針にした患者中心のケアを向上させるという組織のコミットメントと患者中心のケアに直結していた。残りの半分は，研究に参加した看護師の関心事と優先事項に応じて自主的に決められた。この調査結果には，患者の満足度の上昇と共に看護師の満足度の上昇も含まれていた。

　この他に人間生成理論について評価研究を実施した研究者は，Jonas（1995），Mitchell（1995），SantopintoとSmith（1995），NurthupとCody（1998）などである。人間生成学派の看護実践での活用は，研究結果によって支持され続けている。

6. 理論は望ましいアウトカムを導く看護行為を生み出すか？

　看護師は，個人と真に共に在ることで，相手に状況の意味について話し合うよう促す。看護師が共に在ることで展開される過程は，その時に関連づけられた意味に新しい解釈を加えたり，それを解明したりする。個人がその時を超えて，看護師と共に在る過程で解明された希望と夢を実現しようとするとき，看護師は個人のリズムの流れに合わせる。個人，家族およびコミュニティがその時を超えて，看護師と共に在る過程で明らかにされた希望と夢を実現しようとするとき，超越性が結集される。

　Parseの理論は，従来の意味からすると看護行為の指針にはならない。人間生成とは，他者や家族，コミュニティと共に，真に共にある看護関係である。個人や家族，コミュニティは，看護師と真に共に在りながら，自分の生活の質に有益そうなこと（あるいは有益になりそうもないこと）を特定する。評価の指針になるのは個人の価値体系であり，看護師の価値体系ではない。

　Mitchell（1995）は，実践でParseの理論を評価したカナダの評価研究（1988～1994年に様々な医療環境で行われた研究）を再調査し，調査結果は主に3領域で変化をもたらしていると報告している。最初の領域は，看護師の人間に対する見方が変化したことで，いずれの研究に参加した看護師も，それ以前は問題を抱える人としてクライエントを見ていたが，Parseの理論によって，他者と関係をもつユニークな人間として見るようになった。2つ目に，看護師は人々に対しても，彼らが行う生活への意味づけに対しても，彼らの関係と選択肢に対しても，以前とは別の意味で敬意を払うようになったと報告していた。看護師は，個人の健康と生活の質に重要な事柄は当人の観点から捉えたものという考え方に，認識を新たにしたと説明してい

る。変化した領域の3つ目として，看護師は士気が高まり，専門職としての自主的な実践について理解が深まったと報告していた。Parseの理論を実践する看護師のケアを受けた人々のコメントに関する再調査は，彼らが自分は重視されている，気にかけてもらっている，意思決定に関与していると実感していることを示していた。

人間生成の評価研究は様々な臨床環境で実施され，理論を看護実践の指針に使用するとどのようなことが起こるのか調査されている。発表されているのは，Jonas（1989, 1995），Mitchell（1995, 1998），SantopintoとSmith（1995），Bournes（2002, 2006），LegaultとFerguson-Pare（1999），Mitchell, Closson, Coulis, Flint, Gray（2000），Mitchell, Bournes, Hollett（2006）などの研究である。これらの研究結果はいずれも，理論を看護実践の指針にすると患者も家族も看護師も，以前とは比較にならないほど看護ケアに満足することを実証している。

NorthupとCody（1998）は，急性期の精神科施設での実践について，記述式評価研究の結果を報告している。調査結果から，自己決定をしながら宇宙との共存の方法を選択し創造する人間としての人々に，看護師の敬意と関心が高まったという点で，前回の研究が裏づけられた。もう1つのテーマ「職務満足度の変化」では，相反する結果が明らかにされた。職務満足度と実践の有意味性が高まったと報告する看護師もいたが，他の看護師はParseの実践方法論を拒絶し，意思決定能力がないと思っているクライエントを対象にした実践では，適切な指針にならないと話していた。

7. 理論はどの程度普及しているか？

この問いに対する答えは「非常に普及している！」の一言に尽きる。1988年に，サウスダコタ州看護委員会（South Dakota State Board of Nursing）は，Parseの理論をベースにした制御決定モデルを採用した。このモデルは，人間生成論の3原則と公共政策決定の教義（実務者，医療機関および住民の最大利益）を，看護委員会の価値観，すなわちビジョン，統合性，コミットメント，意図，柔軟性，協力と統合したものである。これは，看護理論を指針とする専門的看護実践が規則の中に採用された初めてのケースで，画期的な出来事といえる（Daamgard & Bunkers, 1998）。

1981年以来，Parseの「健康を―生きる―人間」理論/人間生成学派から，多くの発表および未発表の論文と研究が生み出されてきた。Parse（2006a）の報告によると，現在までにメーリングリスト「Parse-L」の加入者は300人を超え，それを超えるユーザーがParseのホームページの情報にアクセスしている。

Parse学派国際コンソーシアム（International Consortium of Parse Scholars）には，多くの国々から100人を超える人々が所属している。このコンソーシアムでは，毎年秋季にイマージョン教育を開催し，Parseと共に問題を探究して，理論に関する研究と実践の考え方を明確にする機会を会員に提供している。また，各々が導いた理論を批評してもらう機会も用意されている。このコンソーシアムでは，この理論を指針として実践に組み入れることに関心をもつ人たちのために，様々な環境で人々と真に共に在ることについて，ビデオテープと，教育用モジュール一式を作成している（Parse, 2006a）。このコンソーシアムのURLは，http://www.

humanbecoming.org である。

1992 年には人間生成研究所が創設され，この理論と，研究と実践の方法論に関する夏期講習が Parse によって提供されている。講習は多くの国々からの参加者を魅了し，好評を博している。人間生成研究所の URL は，http://www.discoveryinternationalonline.com である。

Parse は 1994 年から Loyola 大学 Chicago 校で，人間生成理論に関する質的研究国際討論会（International Colloquium in Qualitative Research）を主宰してきた。このイベントには，研究を発表する博士課程大学院生，看護学者，様々な国からの客員看護学者が起用されている。

Parse の人間生成学派では教育/学習モデルが支持されており，Bunkers（1999）はこれを「他者と関わりながら知るようになる同時生起的な過程」（p.227）と説明している。そして，教育/学習とは考え方，場，人および事象と人間との力動的な，相互作用的な遭遇であるという考えを強調した段階的な教育/学習プロセスとして説明している。この中には，「想像の範囲を広げる」「新たな物事に命名する」「内容―プロセスシフトに従う」「逆説を受け入れる」「意味づけをする」「対話を促す」「今現在に注意を払う」「ストーリーを育む」（p.227）といった過程が含まれている。最近，Aquino-Russell, Maillard Struby, Revicsky（2007）は，気配りの行き届いた在り方の実践法について，ウェブ上での看護理論コースの中で説明している。

強みと限界

Parse の理論の強みは，論理的な道筋で，前提の構成から原則，理論構造，実践の次元を経て研究の過程に至るまで，演繹的に導き出されていることである。人間生成学派のもう 1 つの強みは，社会的な基準で病いと定義される人々だけでなく，全ての個人を焦点にしていることである。個人は，看護師との関係を通して，自身の生きた経験の意味を明らかにする。看護師は，クライエントと真に共に在りながら，共に意味を解明し，相手のリズムに同調し，超越性を結集する。これは，個人/家族/コミュニティが看護師と相互に関係し合っているとき，際限なく行われる。

Parse は，多くの著作を著している理論家で，研究者でもある。1981 年に初版を発表して以来，細心の注意を払って人間生成学派を展開し，大切に育み，必要に応じて改訂を加えてきた。『Nursing Science Quarterly』誌，Parse のホームページ，Parse-L などを利用すると，理論に関する最新の優れた情報，論考および研究を容易に入手できる。Parse 学派国際コンソーシアムと人間生成研究所では，この理論についてさらに学習を深めたい看護師に，教育セッションと資料を提供している。

1987 年に Phillips は，Parse の人間生成理論によって，機械論的な医療のアプローチから，人間の医療の統一的な見方をもつアプローチへの変容が加速するのではないかと示唆している。残念なことに，現行の医療システム（あるいは非システム）は，人間のニードを満たすことよりもコスト抑制とケアの制限を焦点化している。しかしながら，生きられた経験に共通の

要素とテーマが明確化されて看護学の知識基盤が向上しつつあることが，看護学の研究によって実証されることは確かである。今後，これらの共通要素とテーマが正当化されれば，人間宇宙の医療という見方から，目指すべき方向がさらに明確になるはずである。

理論のもう1つの強みは，人間は価値の優先事項を関連づける過程で，個人的な意味を自由に選ぶという前提である。この前提は，選択の権限と責任は，看護師ではなく，個人やクライエントに委ねられるという考え方と結びついている。これは，医師が決定して，看護師と患者が疑問を挟まずにこれを受け入れる父権主義的な医療の伝統とは対立する立場である。これが現代の立場である。実際に利用者は，医療専門職者に疑問を投げかけたり，セカンドオピニオンや代替治療法を探し求めたり，損害賠償を求めて法律制度に訴えたりしている。

人間生成学派の弱点は，社会一般に専門職看護実践とみなされている一連の知識と看護技術が，明確に表現されていないことである。これは，看護実践を全面的に一新する形で概念化した理論なので，現行の看護師の実践行為である「アセスメント，診断，治療」といった用語とは適合しない。サウスダコタ州看護委員会は，同時性パラダイムとParseの人間生成理論を，専門的看護実践の基礎として承認している（Daamgard & Bunkers, 1998）。

本書の著者に看護学部の大学院生から，人間生成理論を実践するためには看護師にならなければいけないのかどうかという質問が寄せられた。多くの学生は，真に共に在ることは医師やソーシャルワーカー，セラピスト，聖職者などにもできるのではないかと感じていた。Parse（パーソナル通信，1994）はこの考えに対して，学問分野により知識基盤が異なるので，クライエントと真に共に在る過程で起こることも当然違ってくると文書で回答した。また，学問分野によって目標も相違するとも記されていた。分野ごとに異なる目標が，それぞれの分野でクライエントと真に共に在る能力に影響を及ぼし，各分野の専門職者としての能力の指針になる。

Parseの1998年版の著書のタイトルは，『The Human Becoming School of Thought：A Perspective for Nurses and Other Health Care Professionals』である。Parseは序文で，これは「自分たちがサービスを提供する人々の視点に立って生活の質の問題に取り組んでいる専門看護師と他部門の医療提供者向けに執筆した」（p. x）と述べている。Phillips（1999）は，この書でParseの思想を，他分野の医療専門職者にまで広げたことを称賛している。そして「人間の多様性を包括している思想には，縄張り意識の強い専門分野間の共同作業で四苦八苦している現状を超越する力がある……理科系，文化系，人文科学系の人々が，看護の思想を使用する場合に，可能になると思われる知識と科学の進歩を想像してみよう」（p.87）と述べている。Parseの研究がさらに推進されれば，この学派の使用範囲が多分野の専門職者にまで広がることも，あながち夢ではなくなる。

Parseの理論は，看護実践における自然科学の役割を考察していないという理由で，過去に批判されたことがある。Parseは，この批判に対して特に意見を述べていないが，法律学，医学，神学，看護学などの専門職に適切とされる専門職者を育成するコアカリキュラム制を奨励していることは確かである。この種の学部生向け専門職者を育成するコアカリキュラムは，大学院レベルの専門教育を想定した必須科目が中心になる。Parseは，自然科学と人文科学を強力な基盤にした専門職者を育成するコアカリキュラムを提唱している。

Parseが看護の新パラダイム，すなわち世界観の創造に成功していることは明らかである。人間生成学派は，米国国内でも国際的にも少なからぬ支持を得ている。現行の看護学の定義（第1章を参照）には，同時性パラダイムが反映されており，人間生成理論は夥しい件数の基礎および応用研究によって支持されている。

思考問題

1. 看護は基礎科学で，看護実践はアートの遂行であるというParseの説明を論考してみよう。なぜ看護は基礎科学なのだろうか，そして，なぜ看護実践はアートの遂行なのだろうか。
2. 真に共に在るというParseの概念についてよく考えてみよう。これは，看護の役割に対する従来の見解とどのような点で相違するのだろうか，またどのような点で類似しているのだろうか。
3. Parseの健康の定義を論考してみよう。患者に不健康な習慣や行動がみられると確信する場合に，看護師はどのような役割を果たすことが可能だろうか（あるいは果たすべきだろうか）。
4. 意味を解明する過程での看護師の役割を説明してみよう。
5. Parseの人間生成学派を，どのように使用すれば看護実践の指針になるのか検討してみよう。
6. 臨床場面で，全体性パラダイム理論を使用する場合と，Parseの理論を使用する場合のアセスメントを比較してみよう。

引用文献

Andrews, H. A., & Roy, C. (1986). *Essentials of the Roy Adaptation Model*. Norwalk, CT: Appleton & Lange.

Aquino-Russell, C., Maillard Struby, F. V., & Revicsky, K. (2007). Living attentive presence and changing perspectives with a web-based nursing theory course. *Nursing Science Quarterly, 20*, 128–134.

Bournes, D. A. (2002). Research evaluating human becoming in practice. *Nursing Science Quarterly 15*, 190–195.

Bournes, D. A. (2006). Human becoming-guided practice. *Nursing Science Quarterly 19*, 329–330.

Bournes, D. A., & Milton, C. L. (2009). Nurses experiences of feeling respected—Not respected. *Nursing Science Quarterly, 22*, 47–56.

Bunkers, S. S. (1999). The teaching-learning process and the theory of human becoming. *Nursing Science Quarterly, 12*, 227–232.

Bunkers, S. S. (2007). The experience of feeling unsure for women at end-of-life. *Nursing Science Quarterly 20*, 56–63.

Cody, W. K. (1995). Of life immense in passion, pulse, and power: Dialoguing with Whitman and Parse—A hermeneutic study. In R. R. Parse (Ed.), *Illuminations: The human becoming theory in practice and research* (pp. 269–307). New York: National League for Nursing Press.

Cody, W. K. (2001). Mendacity as the refusal to bear witness: A human becoming hermeneutic study of a theme from Tennessee Williams' *Cat on a Hot Tin Roof*. In R. R. Parse (Ed.), *Qualitative inquiry: The path to sciencing* (pp. 205–220). Sudbury, MA: Jones & Bartlett.

Cody, W. K. (n.d.). *Parse's theory of human becoming, a brief introduction*. Retrieved June 7, 2007, from http://www.human becoming.org/site/theory.html.

Cody, W. K., & Mitchell, G. J. (1992). Parse's theory as a model for practice: The cutting edge. *Advances in Nursing Science, 15*, 52–65.

Daamgard, G., & Bunkers, S. S. (1998). Nursing science-guided practice and education: A state board of nursing perspective. *Nursing Science Quarterly, 11*, 142–144.

Doucet, T. J. (2006). *The lived experience of having faith: A Parse method study*. Unpublished doctoral dissertation, Loyola University, Chicago, IL.

Doucet, T. J., & Bournes, D. A. (2007). Review of research related to Parse's theory of human becoming. *Nursing Science Quarterly 20,* 16–32.

Edle, J. M. (1967). Transcendental phenomenology and existentialism. In J. J. Kockelmans (Ed.), *Phenomenology* (p. 247). New York: Doubleday.

Florczak, K. L. (2006). The lived experience of sacrificing something important. *Nursing Science Quarterly 19,* 133–141.

Frik, S. M., & Polluck, S. E. (1993). Preparation for advanced nursing practice. *Nursing and Health Care, 14,* 190–195.

Hall, L. (1965). *Another view of nursing care and quality.* Address given at Catholic University Workshop, Washington, DC.

Heidegger, M. (1962). *Being and time.* New York: Harper & Row.

Heidegger, M. (1972). *On time and being.* New York: Harper & Row.

Henderson, V. (1991). *The nature of nursing—Reflections after 25 years.* New York: National League for Nursing.

Husserl, E. (1962). *Ideas: General introduction to pure phenomenology.* New York: Collier-Macmillan. (Original work published 1931)

Johnson, D. E. (1980). The behavioral system model for nursing. In J. P. Riehl, & C. Roy (Eds.), *Conceptual models for nursing practice* (2nd ed., pp. 207–216). New York: Appleton-Century-Crofts. [out of print]

Jonas, C. C. (1995). Evaluation of the human becoming theory in family practice. In R. R. Parse (Ed.), *Illuminations: The human becoming theory in practice and research* (pp. 347–366). New York: National League for Nursing Press.

Jonas, C. M. (1989). *Practicing Parse's theory with groups of individuals in the community.* Paper presented at The Queen Elizabeth Hospital, Toronto, Ontario, Canada.

King, I. M. (1981). *A theory for nursing: Systems, concepts, process.* New York: Wiley. [out of print]

King, I. M. (1989). King's general systems framework and theory. In J. Riehl-Sisca (Ed.), *Conceptual models for nursing practice* (3rd ed., pp. 149–158). Norwalk, CT: Appleton & Lange.

Legault, F., & Ferguson-Pare, M. (1999). Advancing nursing practice: An evaluation study of Parse's theory of human becoming. *Canadian Journal of Nursing Leadership, 12*(1), 30–35.

Levine, M. E. (1988). [Review of the book *Nursing science*]. *Nursing Science Quarterly, 1,* 184–185.

Levine, M. E. (1989). The conservation principles of nursing: Twenty years later. In J. Riehl-Sisca (Ed.), *Conceptual models for nursing practice* (3rd ed., pp. 325–337). Norwalk, CT: Appleton & Lange.

Levine, M. E. (1990). Conservation and integrity. In M. E. Parker (Ed.), *Nursing theories in practice* (pp. 189–201) (Pub. No. 15-2350). New York: National League for Nursing.

Martin, M. L., Forchuk, C., Santopinto, M., & Butcher, H. K. (1992). Alternative approaches to nursing practice: Application of Peplau, Rogers, and Parse. *Nursing Science Quarterly, 5,* 80–85.

Merleau-Ponty, M. (1973). *The prose of the world.* Evanston, IL: Northwestern University Press.

Merleau-Ponty, M. (1974). *Phenomenology of perception* (C. Smith, Trans.). New York: Humanities Press.

Mitchell, G. J. (1986). Utilizing Parse's theory of man–living–health in Mrs. M's neighborhood. *Perspectives, 10*(4), 5–7.

Mitchell, G. J. (1991). Distinguishing practice with Parse's theory. In I. E. Goertzen (Ed.), *Differentiating nursing practice: Into the 21st century.* Kansas City, MO: American Academy of Nursing.

Mitchell, G. J. (1995). Evaluation of the human becoming theory in practice in an acute care setting. In R. R. Parse (Ed.), *Illuminations: The human becoming theory in practice and research* (pp. 367–399). New York: National League for Nursing Press.

Mitchell, G. J. (1998). Standards of nursing and the winds of change. *Nursing Science Quarterly, 11,* 97–98.

Mitchell, G. J., Bournes, D. A., & Hollett, J. (2006) Human becoming-guided patient centered care: A new model transforms nursing practice. *Nursing Science Quarterly, 19,* 218–224.

Mitchell, G. J., Bunkers, S. S., & Bournes, D. (2006). Part two: Applications of Parse's human becoming school of thought. In M. E. Parker, *Nursing theories and nursing practice* (2nd ed., pp. 194–216). Philadelphia: F. A. Davis.

Mitchell, G. J., Closson, T., Coulis, N., Flint, F., & Gray, B. (2000). Patient-focused care and human becoming thought: Connecting the right stuff. *Nursing Science Quarterly, 13,* 121–125.

Morrow, M. R. (2006). *Feeling unsure: A universal lived experience.* Unpublished doctoral dissertation, Loyola University, Chicago, IL.

Northup, D. T., & Cody, W. K. (1998). Evaluation of human becoming in practice in an acute psychiatric setting. *Nursing Science Quarterly, 11,* 23–30.

Orem, D. E. (1991). *Nursing: Concepts of practice* (4th ed.). St. Louis: Mosby.

Orlando, I. J. (1961). *The dynamic nurse–patient rela-*

tionship: Function, process and principles. New York: Putnam's.
Ortiz, M. R. (2003). Lingering presence: A study using the human becoming hermeneutic method. *Nursing Science Quarterly, 16,* 146–154.
Parse, R. R. (1981). *Man-living-health: A theory of nursing.* New York: Wiley.
Parse, R. R. (1987). *Nursing science—Major paradigms, theories, and critiques.* Philadelphia: Saunders.
Parse, R. R. (1989). Essentials for practicing the art of nursing. *Nursing Science Quarterly, 2,* 111.
Parse, R. R. (1990). Health: A personal commitment. *Nursing Science Quarterly, 3,* 136–140.
Parse, R. R. (1992a). Editorial: The performing art of nursing. *Nursing Science Quarterly, 5,* 147.
Parse, R. R. (1992b). Human becoming: Parse's theory of nursing. *Nursing Science Quarterly, 5,* 35–42.
Parse, R. R. (1995). *Illuminations: The human becoming theory in practice and research.* New York: National League for Nursing Press.
Parse, R. R. (1997). Human becoming theory: The was, is, and will be. *Nursing Science Quarterly, 10,* 32–38.
Parse, R. R. (1998). *The human becoming school of thought.* Thousand Oaks, CA: Sage.
Parse, R. R. (1999). *Hope: An international perspective.* Boston: Jones & Bartlett.
Parse, R. R. (2001). *Qualitative inquiry: The path of sciencing.* Sudbury. MA: Jones & Bartlett.
Parse, R. R. (2003). *Community: A human becoming perspective.* Sudbury, MA: Jones & Bartlett .
Parse, R. R. (2006a). Part one: Rosemarie Rizzo Parse's human becoming school of thought. In M. E. Parker (Ed.), *Nursing theories and nursing practice* (2nd ed., pp.187–194). Philadelphia: F. A. Davis.
Parse, R. R. (2006b) Feeling respected: A Parse method study. *Nursing Science Quarterly, 19,* 51–56.
Parse, R. R. (2007a). Hope in *Rita Hayworth* and *Shawshank Redemption*: A human becoming hermeneutic study. *Nursing Science Quarterly, 20,* 148–154.
Parse, R. R. (2007b). A human becoming perspective on quality of life. *Nursing Science Quarterly, 20,* 308–311.
Parse, R. R., Coyne, A. B., & Smith, M. J. (1985). *Nursing research: Qualitative methods.* Bowie, MD: Brady.
Peplau, H. E. (1988). *Interpersonal relations in nursing.* New York: Springer. (Original work published 1952, New York: Putnam's)
Phillips, J. R. (1987). A critique of Parse's man-living-health theory. In R. R. Parse (Ed.), *Nursing science: Major paradigms, theories, and critiques* (pp. 181–204). Philadelphia: Saunders.
Phillips, J. R. (1999). [Review of the book *The human becoming school of thought*]. *Nursing Science Quarterly, 12,* 87–89.
Pilkington, F. B., & Kilpatrick, D. (2008). *The lived experience of suffering:* A Parse research method study. *Nursing Science Quarterly, 21,* 228–237.
Rogers, M. E. (1970). *The theoretical basis of nursing.* Philadelphia: F. A. Davis. [out of print]
Rogers, M. E. (1984). *Science of unitary human beings: A paradigm for nursing.* Paper presented at International Nurse Theorist Conference, Edmonton, Alberta, Canada.
Rogers, M. E. (1992). Nursing science and the space age. *Nursing Science Quarterly, 5,* 27–34.
Roy, C. (1984). *Introduction to nursing: An adaptation model* (2nd ed.). Englewood Cliffs, NJ: Prentice Hall.
Roy, C., & Andrews, H. A. (1991). *The Roy Adaptation Model: The definitive statement.* Norwalk, CT: Appleton & Lange.
Santopinto, M. D. A. (1989). *An evaluation of Parse's practice methodology in a chronic care setting.* Paper presented at the 19th Quadrennial Congress of the International Council of Nurses, Seoul, South Korea.
Santopinto, M. D. A., & Smith, M. C. (1995). Evaluation of the human becoming theory in practice with adults and children. In R. R. Parse (Ed.), *Illuminations: The human becoming theory in practice and research* (pp. 309–346) (Pub. No. 15-2670). New York: National League for Nursing Press.
Sartre, J. P. (1963). *Search for a method.* New York: Alfred A. Knopf.
Sartre, J. P. (1964). *Nausea.* New York: New Dimensions.
Sartre, J. P. (1966). *Being and nothingness.* New York: Washington Square Press.
Smith, S.M. (2006). *Doing the right thing.* Unpublished doctoral dissertation, Loyola University, Chicago, IL.
Winkler, S. J. (1983). Parse's theory of nursing. In J. J. Fitzpatrick & A. L. Whall (Eds.), *Conceptual models of nursing—Analysis and application* (pp. 275–294). Bowie, MD: Brady.

参考文献

Aquino-Russell, C. (2005). Practice possibilities for nurses choosing true presence with persons who live with a different sense of hearing. *Nursing Science Quarterly, 17,* 32–36.

Aquino-Russell, C., Struby, F. V. M., & Reviczky, K. (2007). Living attentive presence and changing perspectives with a web-based nursing theory course. *Nursing Science Quarterly, 20,* 128–134.

Baumann, S. L. (1997a). Contrasting two approaches in a community-based nursing practice with older adults: The medical model and Parse's nursing theory. *Nursing Science Quarterly, 10,* 124–130.

Baumann, S. L. (1997b). Qualitative research with children as participants. *Nursing Science Quarterly, 10,* 68–69.

Baumann, S. L. (2004). Similarities and differences in experiences of hope. *Nursing Science Quarterly, 17,* 339–344.

Baumann, S. L. (2005). Exploring being: An international dialogue. *Nursing Science Quarterly, 18,* 171–175.

Baumann, S. L., & Carroll, K. (2001). Human becoming practice with children. *Nursing Science Quarterly, 14,* 120–125.

Baumann, S. L., & Englert, R. (2003). A comparison of three views of spirituality in oncology nursing. *Nursing Science Quarterly, 16,* 52–59.

Bournes, D. A. (2006). Human becoming-guided practice. *Nursing Science Quarterly, 19,* 329–330.

Bournes, D. A., Bunkers, S. S., & Welch, A. J. (2004). Human becoming: Scope and challenges. *Nursing Science Quarterly, 16,* 227–232.

Bournes, D. A., & Naef, R. (2006). Human becoming practice around the globe: Exploring the art of true presence. *Nursing Science Quarterly, 19,* 109–115.

Bunkers, S. S. (1998). A nursing theory-guided model of health ministry: Human becoming in parish nursing. *Nursing Science Quarterly, 11,* 7–8.

Bunkers, S. S. (2000). Dialogue: A process of structuring meaning. *Nursing Science Quarterly, 13,* 210–213.

Bunkers, S. S. (2002a). Lifelong learning: A human becoming perspective. *Nursing Science Quarterly, 15,* 294–300.

Bunkers, S. S. (2002b). Nursing science as human science: The new world. *Nursing Science Quarterly, 15,* 25–30.

Bunkers, S. S. (2003a). Comparison of three Parse method studies on feeling very tired. *Nursing Science Quarterly, 16,* 341–344.

Bunkers, S. S. (2003b). Understanding the stranger. *Nursing Science Quarterly, 16,* 305–309.

Bunkers, S. S. (2004a). The classroom for a learning community. *Nursing Science Quarterly, 17,* 121.

Bunkers, S. S. (2004b). The lived experience of feeling cared for: A human becoming perspective. *Nursing Science Quarterly, 17,* 36–41.

Bunkers, S. S. (2004c). Socrates' questions: A focus for nursing. *Nursing Science Quarterly, 17,* 212–218.

Bunkers, S. S. (2006). What stories and fables can teach us. *Nursing Science Quarterly, 19,* 104–107.

Carroll, K. A. (2002) *Attentive presence: A lived experience of human becoming.* Doctoral dissertation, Loyola University, Chicago, IL.

Carroll, K. (2004). Mentoring: A human becoming perspective. *Nursing Science Quarterly, 17,* 318–322.

Cody, W. K. (1997). The many faces of change: Discomfort with the new. *Nursing Science Quarterly, 10,* 65–67.

Cody, W. K. (2000). Parse's human becoming school of thought and families. *Nursing Science Quarterly, 13,* 281–284.

Cody, W. K. (2003). Diversity and becoming: Implications of human existence as coexistence. *Nursing Science Quarterly, 16,* 195–200.

Cody, W. K., Mitchell, G. J., Jonas-Simpson, C., & Maillard Strüby, F. V. (2004). Human becoming: Scope and challenges continued. *Nursing Science Quarterly, 17,* 324–329.

Dobratz, M. C., & Pilkington, F. B. (2004). A dialogue about two nursing science traditions: The Roy Adaptation Model and the human becoming theory. *Nursing Science Quarterly, 17,* 301–307.

Fawcett, J. (2001). The nurse theorists: 21st century updates—Rosemarie Rizzo Parse. *Nursing Science Quarterly, 14,* 126–131.

Fawcett, J. (2004). Theory of human becoming in action: Continuation of the dialogue. *Nursing Science Quarterly, 17,* 323.

Hansen-Ketchum, P. (2004). Parse's theory in practice: An interpretive analysis. *Journal of Holistic Nursing, 22,* 57–72.

Jonas-Simpson, C. (1997a). Living the art of the human becoming theory. *Nursing Science*

Quarterly, 10, 175–179.

Jonas-Simpson, C. (1997b). The Parse research method through music. *Nursing Science Quarterly, 10,* 112–114.

Jonas-Simpson, C. (2004a). Community: A unitary perspective posited by Rosemarie Rizzo Parse. *Nursing Science Quarterly, 17,* 176.

Jonas-Simpson, C. (2004b). Musical expressions of life: A look at the 18th and 19th century from a human becoming perspective. *Nursing Science Quarterly, 17,* 330–334.

Jonas-Simpson, C. (2006). The possibility of changing meaning in light and place. *Nursing Science Quarterly, 19,* 89–94.

Jonas-Simpson, C., & McMahon, E. (2005). The language of loss when a baby dies prior to birth: Cocreating human experience. *Nursing Science Quarterly, 18,* 124–130.

Josephson, D., & Bunkers, S. S. (2004). *Eighth Street Bridge*: A dream of human becoming. *Nursing Science Quarterly, 17,* 122–127.

Karnick, P. M. (2005). Human becoming theory with children. *Nursing Science Quarterly, 18,* 221–226.

Kim, M. S., Shin, K. R., & Shin, S. R. (1998). Korean adolescents experience of smoking cessation: A prelude to research with the human becoming perspective. *Nursing Science Quarterly, 11,* 105–109.

Lee, M., Lee, M. & Baumann, S. K. (2005). Challenges in coming of age in Korea. *Nursing Science Quarterly, 18,* 71–74.

Lee, O. J., & Pilkington, F. B. (1999). Practice with persons living their dying: A human becoming perspective. *Nursing Science Quarterly, 12,* 324–328.

Letcher, D. C., & Yancey, N. R. (2004). Witnessing change with aspiring nurses: A human becoming teaching-learning process in nursing education. *Nursing Science Quarterly, 17,* 36–41.

Malinski, V. (2004). Nursing theory-based research: Parse's theory. *Nursing Science Quarterly, 17,* 201.

Malinski, V. (2005). Research issues: Emerging research methods. *Nursing Science Quarterly, 18,* 293.

Malinski, V. (2006). Research in cyberspace. *Nursing Science Quarterly, 19,* 95.

Menke, E. M. (2005). Children's experiences of being without a place to call home: What the research tells us. *Nursing Science Quarterly, 18,* 59–65.

Milton, C. L. (2003a). A graduate curriculum guided by human becoming: Journeying with the possible. *Nursing Science Quarterly, 16,* 214–218.

Milton, C. L. (2003b). Structuring meaning through new languaging: Going beyond the ethics of caring. *Nursing Science Quarterly, 16,* 21–24.

Mitchell, G. J. (2002). Human science practice models: Developing art of nursing science. *Nursing Science Quarterly, 15,* 31.

Mitchell, G. J. (2003). Abstractions and particulars: Learning theory for practice. *Nursing Science Quarterly, 16,* 310–314.

Mitchell, G. J. (2004). An emerging framework for human becoming criticism. *Nursing Science Quarterly, 17,* 103–109.

Mitchell G. J. (2006a). Human becoming criticism—A critique of Florczak's study on the lived experience of sacrificing something important. *Nursing Science Quarterly, 19,* 142–146.

Mitchell, G. J. (2006b). Views in a mirror: Illustrations of human becoming practice. *Nursing Science Quarterly, 19,* 108.

Mitchell, G. J. (2007). Picturing the nurse-person/family/community process in the year 2050. *Nursing Science Quarterly, 20,* 43–50.

Mitchell, G. J., & Cody, W. K. (1999). Human becoming theory: A complement to medical science. *Nursing Science Quarterly, 12,* 304–310.

Mitchell, G. J., & Halifax, N. D. (2005). Feeling respected-not respected: The embedded artist in Parse method research. *Nursing Science Quarterly, 18,* 105–112.

Noh, C. H. (2004). Meaning of the quality of life for persons living with serious mental illness: Human becoming practice with groups. *Nursing Science Quarterly, 17,* 220–225.

Paille, M., & Pilkington, F. B. (2002). The global content of nursing: A human becoming perspective. *Nursing Science Quarterly, 15,* 165–170.

Papendeck, J. K. (2002). A human science practice model for long-term care. *Nursing Science Quarterly, 15,* 35–37.

Parse, R. R. (1997a). Concept inventing: Unitary creations. *Nursing Science Quarterly, 10,* 63–64.

Parse, R. R. (1997b). The language of nursing knowledge: Saying what we mean. In I. M. King & J. Fawcett (Eds.), *The language of nursing theory and metatheory* (pp. 73–77). Indianapolis: Center for Nursing Press.

Parse, R. R. (1997c). Leadership: The essentials. *Nursing Science Quarterly, 10,* 109.

Parse, R. R. (1997d). New beginnings in a quiet revolution. *Nursing Science Quarterly, 10,* 1.

Parse, R. R. (1997e). Transforming research and practice within the human becoming theory.

Nursing Science Quarterly, 10, 171–174.
Parse, R. R. (1998a). The art of criticism. *Nursing Science Quarterly, 11*, 43.
Parse, R. R. (1998b). Moving on. *Nursing Science Quarterly, 11*, 135.
Parse, R. R. (1998c). Will nursing exist tomorrow? A reprise. *Nursing Science Quarterly, 11*, 1.
Parse, R. R. (1999a). Expanding the vision: Tilling the field of nursing knowledge. *Nursing Science Quarterly, 12*, 3.
Parse, R. R. (1999b). Nursing: The discipline and the profession. *Nursing Science Quarterly, 12*, 275.
Parse, R. R. (2000a). Into the new millennium. *Nursing Science Quarterly, 13*, 3.
Parse, R. R. (2000b). Language: Words reflect and cocreate meaning. *Nursing Science Quarterly, 13*, 187.
Parse, R. R. (2000c). Obfuscating: The persistent practice of misnaming. *Nursing Science Quarterly, 13*, 91.
Parse, R. R. (2000d). Paradigms: A reprise. *Nursing Science Quarterly, 13*, 275.
Parse, R. R. (2002). Transforming health care with a unitary view of the human. *Nursing Science Quarterly, 15*, 46–50.
Parse, R. R. (2004a). A human becoming teaching-learning model. *Nursing Science Quarterly, 17*, 33–35.
Parse, R. R. (2004b). Another look at vigilance. *Illuminations, 13*(2), 1.
Parse, R. R. (2004c). The ubiquitous nature of unitary: Major change in human becoming language. *Illuminations, 13*(1), 1.
Parse, R. R. (2005a). Community of scholars. *Nursing Science Quarterly, 18*, 119.
Parse. R. R. (2005b). Parse's criteria for evaluation of theory with comparisons to Fawcett's. *Nursing Science Quarterly, 18*, 135–137.
Parse, R. R. (2005c). Research issues. The human becoming modes of inquiry: Emerging sciencing. *Nursing Science Quarterly, 18*, 297–300.
Parse, R. R. (2006a). Research findings evince benefits of nursing theory-guided practice. *Nursing Science Quarterly, 19*, 87.
Parse, R. R. (2006b). Research issues. The human becoming modes of inquiry: Emerging sciencing. *Nursing Science Quarterly, 19*, 297–300.
Parse, R. R. (2007). A human becoming perspective on quality of life. *Nursing Science Quarterly, 20*, 217.
Parse, R . R., & Bunkers, S. S. (2005). Teaching-learning processes: Community of scholars. *Nursing Science Quarterly, 18*, 119.
Parse, R. R., & Fawcett, J. (2005). Scholarly dialogue. Parse's criteria of evaluation of theory with a comparison of Fawcett's and Parse's approaches. *Nursing Science Quarterly, 18*, 135–137.
Parse, R. R., & Kelley, L. S. (1999). Hope as lived by Native Americans. In R. R. Parse (Ed.), *Hope: An international human becoming perspective* (pp. 251–272). Sudbury, MA: Jones & Bartlett.
Pilkington, F. B. (1997). Knowledge and evidence: Do they change patterns of health? *Nursing Science Quarterly, 10*, 156–157.
Pilkington, F. B. (2005a). The concept of intentionality in human science nursing theories. *Nursing Science Quarterly, 18*, 98–104.
Pilkington, F. B. (2005b). Myth and symbol in nursing theories. *Nursing Science Quarterly, 18*, 198–203.
Pilkington, F. B. (2006a). Developing nursing knowledge on grieving: A human becoming perspective. *Nursing Science Quarterly, 19*, 299–303.
Pilkington. F. B. (2006b). Exploring the ontology of space, place, and meaning, *Nursing Science Quarterly, 19*, 88.
Pilkington, F. B. (2006c). On joy-sorrow: A paradoxical pattern of human becoming. *Nursing Science Quarterly, 19*, 290–295.
Ramey, S. L., & Bunkers, S. S. (2006). Teaching the abyss: Living the art-science of nursing. *Nursing Science Quarterly, 19*, 311–315.
Smith, M. K. (2002). Human becoming and women living with violence: The art of practice. *Nursing Science Quarterly, 15*, 302–307.
Vander Woude, D., Damgaard, G., Hegge, M. J., Soholt, D., & Bunkers, S. S. (2003). The unfolding: Scenario planning in nursing. *Nursing Science Quarterly, 16*, 27–35.
Vander Woude, D. L., & Letcher, D. (2005). Becoming a living-learning organization. *Nursing Science Quarterly, 18*, 24–30.
Walker, K. M. (2000). Situated immersion: An experience of dialogue. *Nursing Science Quarterly, 13*, 214–215.
Wang, C. H. (1997). Quality of life and health for persons with leprosy. *Nursing Science Quarterly, 10*, 144–145.
Wang, C. H. (2000). Developing a concept of hope from a human science perspective. *Nursing Science Quarterly, 13*, 248–251.
Welch, A. J. (2004). The researcher's reflections on the research process. *Nursing Science Quarterly, 17*, 201–207.
Willman, A. (1999). Hope: The lived experience for Swedish elders. In R. R. Parse (Ed.), *Hope:*

An international perspective (pp. 129–142). Sudbury, MA: Jones & Bartlett.

Yancy, N. R. (2005). The experience of the novice nurse: A human becoming perspective. Nursing *Science Quarterly, 18*, 215–220.

文献解题

Allchin-Petardi, L. (1998). Weathering the storm: Persevering through a difficult time. *Nursing Science Quarterly, 11*, 172–177.

Parse's theory and research methodology were used to uncover the structure of the lived experience of persevering through a difficult time for eight women with ovarian cancer. Three core concepts surfaced: deliberately persisting, significant engagements, and shifting life patterns. The first concept was supported in the literature on perseverance, the second concept was further clarified, and the third concept represents new knowledge to the discipline of nursing.

Allchin-Petardi, L. (1999). Hope for American women with children. In R. R. Parse (Ed.), *Hope: An international perspective* (pp. 273–286). Boston: Jones & Bartlett.

This study found that the lived experience of hope for women with children is contemplating potentials with tenacious abiding amid arduous diversity.

Aquino-Russell, C. E. (2006). A phenomenological study: The lived experience of persons having a different sense of hearing. *Nursing Science Quarterly, 19*, 339–348.

Living with a different sense of hearing, including loss of hearing, is a worldwide phenomenon, known to be a condition that can change persons' patterns of relating and divest effective ways of giving and receiving messages of sound. This research describes the meaning of this experience for seven participants. The researcher followed Giorgi's descriptive phenomenological method for analysis/synthesis to arrive at a general structural description of the experience. Parse's theory of human becoming framed the researcher's theoretical perspective. Findings build on Parse's theory and may enhance nurses' understanding, in turn altering the way nurses approach persons having a different sense of hearing.

Baumann, S. L. (1999). The lived experience of hope: Children in families struggling to make a home. In R. R. Parse (Ed.), *Hope: An international perspective* (pp. 191–210). Boston: Jones & Bartlett.

This study found that the structure of the lived experience of hope for children in families struggling to make a home is the envisioning of nurturing engagements while inventing possibilities.

Baumann, S. L. (2000). The lived experience of feeling loved. *Nursing Science Quarterly, 13*, 332–338.

The purpose of this study was to uncover the meaning of the lived experience of *feeling loved*. The site of this study was a shelter-based parolee program. The framework that guided the study was Parse's human becoming theory, and the method was Parse's research methodology. The finding of this study is that the lived experience of *feeling loved* is an unshakable presence arising with moments of uplifting delight amid bewildering trepidation. The findings integrated into the human becoming theory show the paradoxical and dialectic nature of *feeling loved*. *Feeling loved* is linked to living freedom, trust, and hope.

Baumann, S. L. (2003). The lived experience of feeling very tired: A study of adolescent girls. *Nursing Science Quarterly, 16*, 326–333.

This study was part of a multisite study on feeling very tired using the human becoming theory and the Parse research method. The purpose of study was to explore the meaning of feeling very tired as described by a group of high school girls. The finding of this study is the following structure: *Feeling very tired is struggling with being attentively present as calming contentment emerges aid discomforting discordance.* The conclusion of this study is that feeling very tired is a complex paradoxical rhythm.

Baumann, S. L., Carroll, K. A., Damgaard, G. A., Miller, B., & Welch, A. J. (2001). An international human becoming hermeneutic study of Tom Hegg's *A cup of Christmas tea. Nursing Science Quarterly, 14*, 316–321.

This article reports a human becoming hermeneutic study of Thomas Hegg's *A Cup of Christmas Tea*. The human becoming hermeneutic method was used to discover emergent meanings about human experiences. The authors discovered three emergent meanings: honoring the cherished; communing with the was, is, and will be; and triumphing with new vision. The conclusion for families and nurses is that by remaining open to all possibilities that exist in each now, moments of serendipitous togetherness can transform human trepidation and negative views of later life.

Baumann, S. L., Dyches, T. T., & Braddick, M. (2005). Being a sibling. *Nursing Science Quarterly, 18,* 51–58.

The purpose of this descriptive study was to explore the meaning of being a sibling using Parse's theory. The finding of this study is the descriptive statement: being a sibling is an arduous charge to champion others amid restricting-enhancing commitments while new endeavors give rise to new possibilities.

Bournes, D. A. (2002a). Having courage: A lived experience of human becoming. *Nursing Science Quarterly, 15,* 220–229.

The purposes of this research were to discover the structure of the *experience* of *having courage* and to contribute to knowledge about human becoming. Participants were 10 persons with spinal cord injuries. The Parse research method was used to answer the research question, What is the structure of the *lived experience* of *having courage*? The central finding of this study is the following structure: The *lived experience* of *having courage* is a fortifying tenacity arising with triumph amid the burdensome, while guarded confidence emerges with the treasured. The findings are discussed in relation to human becoming, relevant literature, and future research.

Bournes, D. A. (2002b). Research evaluating human becoming in practice. *Nursing Science Quarterly, 13,* 190–195.

The author discusses the findings of six studies conducted to examine what happens for nurses and patients when human becoming is the guide for practice. In all of the studies, nurse participants' descriptions led to three main themes: transforming intent, unburdening joy, and struggling with change. Patient and family participants' descriptions of nursing care guided by human becoming are also summarized. This article concludes with a presentation of the universal and overarching values for knowledge development in nursing that emerged with the synthesis of the findings that have the potential to ensure personalized, meaningful, and dignified nursing service delivery.

Bournes, D. A. (2007). Human becoming and 80/20: An innovative professional development model for nurses. *Nursing Science Quarterly, 20,* 237–253.

This study evaluated the implementation of a professional development model in which nurses spend 80% of their salaried time in direct patient care and 20% of their salaried time on professional development. The findings show that on the study unit overtime hours decreased significantly, the education hours were sustained throughout the study period, workload hours per patient day increased significantly, sick time stayed low, patient satisfaction scores increased, and staff satisfaction scores were significantly higher than for comparison groups.

Bournes, D. A., & Ferguson-Pare, M. (2005). Persevering through a difficult time during the SARS outbreak in Toronto. *Nursing Science Quarterly, 18,* 324–333.

The purpose of this study was to describe the experience of *persevering through* a *difficult* time for patients, family members of patients, nurses, and allied health professionals during the severe acute respiratory syndrome outbreak. Van Kaam's phenomenological research method, with the human becoming theory as the theoretical perspective, was used to gather and analyze data from 63 participants who agreed to describe a situation that illuminated their experience of *persevering through* a *difficult* time (either online or using a voice-mail system). Data gathering occurred in early April 2003 in the midst of the severe acute respiratory syndrome outbreak in Toronto, Canada. The finding was the structural definition, *persevering through* a *difficult time* is dispiriting trepidation arising with witnessing suffering. It is a smothering connectedness with sequestering protection as unsettling contentment emerges amid unburdening hope. It sheds light on what is important for preparing for possible future outbreaks of this and other infectious diseases.

Bournes, D. A., & Mitchell, G. J. (2002). Waiting: The experience of persons in a critical care waiting room. *Research in Nursing and Health, 25,* 58–67.

The purposes of this phenomenological study were to discover the essences of the experience of waiting for 12 persons who have family members or friends in a critical care unit, to provide new knowledge about what it is like to wait that can be used as a guide in research and practice, and to contribute to knowledge about human becoming—the nursing perspective underpinning this study.

The central finding of this study was this structure: The lived experience of waiting is a vigilant attentiveness surfacing amid an ambiguous turbulent lull as contentment emerges with uplifting engagements.

Bunkers, S. S. (1998). Considering tomorrow: Parse's theory-guided research. *Nursing Science Quarterly, 11*, 56–63.

This study investigated the meaning of tomorrow for homeless females. Findings expand Parse's theory in relation to considering tomorrow, health, and quality of life. The structure of considering tomorrow is contemplating desired endeavors in longing for the cherished, while intimate alliances with isolating distance emerge as resilient endurance surfaces amid disturbing unsureness.

Bunkers, S. S. (1999). The lived experience of hope for those working with homeless persons. In R. R. Parse (Ed.), *Hope: An international perspective* (pp. 227–250). Boston: Jones & Bartlett.

This study found that the structure of the lived experience of hope for those working with homeless persons is envisioning possibilities amid disheartenment, as close alliances with isolating turmoil surface in inventive endeavoring.

Bunkers. S. S. (2004). The lived experience of feeling cared for: A human becoming perspective. *Nursing Science Quarterly, 17*, 63–71.

The purpose of this study was to answer the research question, What is the structure of the lived experience of feeling cared for? The major finding of this study is the following structure: *Feeling cared for is contentment with intimate affiliations arising with salutary endeavors, while honoring uniqueness amid adversity.*

Bunkers, S. S. (2007). The experience of feeling unsure for women at end-of-life. *Nursing Science Quarterly, 20*, 56–63.

The purpose of this study was to answer the research question, What is the structure of the lived experience of feeling unsure? The participants were nine women in the end-of-life stage. The Parse research method was used, and through the process of extraction/synthesis, three core concepts were identified: disquieting apprehensiveness, pressing on, and ultimate sorrows. For these nine women the lived experience of feeling unsure is disquieting apprehensiveness arising while pressing on with intimate sorrows.

Bunkers, S. S., & Daly, J. (1999). The lived experience of hope for Australian families living with coronary disease. In R. R. Parse (Ed.), *Hope: An international perspective* (pp. 45–61). Boston: Jones & Bartlett.

The lived experience of hope for Australian families living with coronary disease is anticipating possibilities amid anguish while enduring with vitality in intimate affiliations.

Cody, W. K. (1995). Of life immense in passion, pulse, and power: Dialoguing with Whitman and Parse—A hermeneutic study. In R. R. Parse (Ed.), *Illuminations: The human becoming theory in practice and research* (pp. 269–308). New York: National League for Nursing Press.

This study led to the following interpretation, which answers the research question, What does it mean to be human? To be human means to be *oneself*, embodied and sensual yet "not contained between my hat and boots." The self is one's interrelationship with the "kosmos," free and unbounded by space and time; the self includes all that is in one's universe.

Cody, W. K., & Filler, J. E. (1999). The lived experience of hope for women residing in a shelter. In R. R. Parse (Ed.), *Hope: An international perspective* (pp. 211–226). Boston: Jones & Bartlett.

This study found that the structure of the lived experience of women residing in a shelter is picturing attainment in persisting amid the arduous, while trusting in potentiality.

Florczak, K. L. (2006). The lived experience of sacrificing something important. *Nursing Science Quarterly, 19*, 133–141.

The purposes of this research, using the Parse method, were to discover the structure of sacrificing something important and to expand the theory of human becoming. The core concepts were discovered during the process of extraction/synthesis using synapse of dialogues for 10 church parishioners. The structure *sacrificing something important is relinquishing the cherished while shifting preferred options amid fortifying affiliations* is the central finding of this study,

Gates, K. M. (2000). The experience of caring for a loved one: A phenomenological study. *Nursing Science Quarterly, 13*, 54–59.

The purpose of this research was to uncover the meaning of caring for an elderly relative. Nine middle-aged and elderly people volunteered to take part in audio-recorded interviews to describe their experience of caring for a loved one. The following structural definition emerged from the study: The meaning of caring for an elderly relative is surfacing poignant remembering while doggedly continuing with nurturant giving and confirmatory receiving, as swells of enjoyment merge with tides of sorrow amid uplifting togetherness and valleys of aloneness. Parse's theory of human becoming and van Kaam's operations for phenomenological analysis are applied. Implications for practice and research are discussed.

Huch, M. H., & Bournes, D. A. (2003). Community dwellers' perspectives on the experience of feeling very tired. *Nursing Science Quarterly, 16*, 334–339.

The concept of feeling very tired was explored with 10 community dwelling individuals who had no expressed health concerns. The central finding of this study is the structure: *The lived experience of feeling very tired is dissipated vigor arising with monotonous disquietude amid spirited cherished engagements.* This structure was conceptually integrated with the human becoming theory as *feeling very tired is powering the languaging of valuing connecting-separating.*

Jonas-Simpson, C. (2001). Feeling understood: A melody of human becoming. *Nursing Science Quarterly, 14*, 222–230.

The study was conducted with 10 women living with an enduring health situation who discussed feeling understood and to create a musical expression of this phenemonon. The major finding of this study is the following structure: *Feeling understood is an unburdening quietude with triumphant bliss arising with the attentive reverence of nurturing engagements, while fortifying integrity emerges amid potential disregard.*

Jonas-Simpson, C. (2003). The experience of being listened to: A human becoming study with music. *Nursing Science Quarterly, 16*, 232–238.

The purpose of this study was to discover the structure of the lived experience of being listened to from the perspectives of 10 older women receiving inpatient rehabilitation. The Parse research method was used to guide this study where music was used in the dialogical engagement process. The findings include three core concepts—an *acknowledging engagement*, *gratifying contentment*, and an *unburdening respite*. Findings extend the theory of human becoming, enhance understanding of the experience of being listened to, and affirm its value.

Jonas-Simpson, C. (2006). The experience of being listened to: A qualitative study of older adults in long-term care settings. *Journal of Gerontological Nursing, 32*(1), 46–53.

The experience of being listened to for older adults living in long-term care facilities was explored using a qualitative descriptive method, with the human becoming theory as the theoretical framework. The themes that emerged from this study were nurturing, contentment, vital genuine connections, and deference triumphs mediocrity. The themes affirmed the experience of being listened to as fundamental to the participants' quality of life.

Kelley, L. S. (1999). Hope as lived by Native Americans. In R. R. Parse (Ed.), *Hope: An international perspective* (pp. 251–272). Boston: Jones & Bartlett.

The structure of the lived experience of hope for Native Americans is a transfiguring enlightenment arising with engaging affiliations as encircling the legendary surfaces with fortification.

Kruse, B. G. (1999). The lived experience of serenity, *Nursing Science Quarterly, 12*, 143–150.

Parse's research method was used to investigate the meaning of serenity for cancer survivors. Ten survivors told their stories of the meaning of serenity as they had lived it in their lives. Descriptions were aided by photographs chosen by each participant to represent the meaning of serenity for them. The structure of serenity was generated through the extraction/synthesis process. Four main concepts—steering yielding with the flow, savoring remembered visions of engaging surroundings, abiding with aloneness-togetherness, and attesting to a loving presence—emerged and led to a theoretical structure of serenity from the human becoming perspective. Findings confirm serenity as a multidimensional process.

Legault, F., & Ferguson-Pare, M. (1999). Advancing nursing practice: An evaluation study of Parse's theory of human becoming. *Canadian Journal of Nursing Leadership, 12*, 30–35.

The purpose of this study was to evaluate the changes in nursing practice and the patient/family perspectives of nursing care when Parse's theory of human becoming was used as a guide for nursing practice in an acute care surgical setting. The patterns of transition in nursing practice were understanding the unique contribution of nursing from a theoretical perspective, living value priorities to enhance quality of care for patients and families, shifting the focus of care from problems to the nurse–person relationship, finding meaning in nursing through reflection on self and others, supporting colleagues to move towards patient-centered care, persisting with new ways while facing resistance to change, and enhancing personal and professional growth. It is evident from the positive patterns of change in nursing practice and patient and family experiences of *nursing* care that Parse's theory of human becoming is congruent with and supports patient-centered nursing practice.

Liu, S. (2004). What caring means to geriatric nurses. *Journal of Nursing Research, 12*(2), 143–152.

Using Parse's method, the finding of this study was the meaning of caring for nurses engaged in caring for the elderly: "Through the initiative deliberation from sincerity, the nurse is to dedication by the empathy and tolerance." The core concepts of caring were: deliberation, initiative, sincerity, tolerance, empathy, and dedication.

Mitchell, G. J., Bournes, D. A., & Hollett, J. (2006). Human becoming-guided patient-centered care: A new model transforms nursing practice. *Nursing Science Quarterly, 19*, 218–224.

A report of a 24-month research project in a large teaching hospital in Canada to evaluate what happens when nurses are provided 20% of time for the purpose of learning and self-development.

Mitchell, G. J., Bunkers, S. S., & Bournes, D. A. (2006). Feeling confident. In M. E. Parker (Ed.), *Nursing theories and nursing practice* (pp. 200–204). Philadelphia: F. A. Davis..

A study of the lived experience of feeling confident of people living with a spinal cord injury. Participants included three women and seven men between the ages of 22 and 42 years. Three core concepts were extracted/synthesized: *buoyant assuredness amid unsureness, sustaining engagements*, and *persistently pursuing the cherished*. These core concepts led to the structure of *feeling confident is a buoyant assuredness amid unsureness that arises with sustaining engagements while persistently pursuing the cherished.*

Mitchell, G. J., Pilkington, F. B., Aiken, F., Carson, M.G., Fisher, A., & Lyon, P. (2005). Exploring the lived experience of waiting for persons in long-term care. *Nursing Science Quarterly, 18*(3), 162–170.

This study describes the meaning of waiting for persons who reside in long-term care settings. Parse's theory of human becoming provided the nursing perspective and a qualitative descriptive-exploratory design was used. Three emergent themes formed the following unified description: The experience of waiting is intensifying ire while diversionary immersions reprieve amid unfolding becalming endurance.

Northrup, D. T. (2002). Time passing: A Parse research method study. *Nursing Science Quarterly, 15*, 318–326.

This study explored the meaning of time passing for nine HIV-positive men. Findings show that or study participants time passing is a lumbering-hastening tempo clarifying opportunities and constraints while focusing attention on gratifications amid expanding possibles.

Northrup, D. T., & Cody, W. K. (1998). Evaluation of the human becoming theory in an acute psychiatric setting. *Nursing Science Quarterly, 11*, 23–30.

This descriptive study evaluated Parse's theory of human becoming in practice in an acute psychiatric setting. A pre-mid-post implementation design served to generate qualitative data from nurses, patients, and hospital documentation that illuminated changes in the quality of nursing care on three diverse pilot units. Findings supported prior research except about job satisfaction reactions of nurses. Some nurses felt that to be in true presence with psychotic clients was nonproductive and was an inadequate guide to psychiatric nursing practice.

Ortiz, M.R. (2003). Lingering presence: A study using the human becoming hermeneutic method. *Nursing Science Quarterly, 16*, 146–154.

The emergent meanings were (a) a lingering presence surfaces in the cherished remembered that changes moment to moment as new experiences arise in the now and shed different light on the was and will be; (b) a lingering presence is the lived in private ways, yet with others in a different alone-togetherness; and (c) a lingering presence is living with the familiar-unfamiliar in the now moment while moving beyond with different possibles.

Parse, R. R. (1997). Joy-sorrow: A study using the Parse research method. *Nursing Science Quarterly, 10*, 80–87.

This study found that the structure of the lived experience of joy-sorrow is the pleasure amid adversity emerging in the cherished contentment of benevolent engagements.

Parse, R. R. (1999). The lived experience of hope for family members of persons living in a

Canadian chronic care facility. In R. R. Parse (Ed.), *Hope: An international perspective* (pp. 63–68). Boston: Jones & Bartlett.

The lived experience of hope for family members of persons in a Canadian chronic care home is an undaunting pursuit of the not-yet amid the wretched, as affable involvements arise with transfiguring.

Parse, R.R. (2001). The lived experience of contentment: A study using the Parse research method. *Nursing Science Quarterly, 14,* 330–338.

The Parse research method, a phenomenological-hermeneutic method, was used to explore the meaning of the lived experience of contentment for 10 women. The major finding of this study is the following structure: *Contentment is satisfying calmness amid the arduous as resolute liberty arises within benevolent engagements.* The structure provides knowledge about contentment and its connection to health and quality of life.

Parse, R. R. (2003). The lived experience of felling very tired: A study using the Parse research method. *Nursing Science Quarterly, 16,* 319–325.

The purpose of this study was to answer the research question, What is the structure of the lived experience of feeling very tired? The major finding of the study is the following structure: *The lived experience of feeling very tired is devitalizing languor arising with engaging endeavors amid pulsating moments of repose-revive.* The structure is discussed in light of the principles of human becoming.

Parse, R. R. (2006). Feeling respected: A Parse method study. *Nursing Science Quarterly, 19,* 51–56.

This study explored the feeling of being respected with 10 participants. The finding of this study is the following structure: *The lived experience of feeling respected is fortifying assuredness amid potential disregard emerging with the fulfilling delight of prized alliances.*

Parse, R. R. (2007). Hope in "Rita Hayworth and Shawshank Redemption": A human becoming hermeneutic study. *Nursing Science Quarterly, 20,* 148–154.

This human becoming hermeneutic method study on the above titled short story, screenplay, and film answered the research question, What is hope as humanly lived? Emergent meanings were discovered that enhanced knowledge and understanding of hope in general and expanded the human becoming school of thought.

Pilkington, F. B. (1999). A qualitative study of life after stroke. *Journal of Neuroscience Nursing, 31,* 336–347.

The purpose of this qualitative, descriptive exploratory study was to enhance understanding about quality of life after a stroke from the patient's own perspective. The guiding theoretical perspective was Parse's human becoming theory. Loosely structured interviews aimed at eliciting descriptions of quality of life were scheduled during the acute care stay and at one and three months after stroke onset. A total of 32 interviews were conducted with 13 participants, including nine men and four women, aged 40 to 91 years. Through a process of analysis/synthesis, four themes representing participants' descriptions were created: (1) suffering emerges amid unaccustomed restrictions and losses, (2) hopes for endurance mingle with dreams of new possibilities, (3) appreciation of the ordinary shifts perspectives, and (4) consoling relationships uplift the self.

Pilkington, F. B. (2000). Persisting while wanting to change: Women's lived experiences. *Health Care for Women International, 21,* 501–516.

This study explores the common lived experience of persisting while wanting to change. Parse's phenomenological-hermeneutic methodology was used to investigate the phenomenon as it is lived by women in an abusive relationship. Through dialogical engagement with the researcher, eight women described their experiences of persisting while wanting to change. The generated structure and central finding contained three core concepts: wavering in abiding with the burdensome-cherished, engaging-distancing with ameliorating intentions, and anticipating the possibilities of the new.

Pilkington, F. B. (2005). Grieving a loss: The lived experience for elders residing in an institution. *Nursing Science Quarterly, 18,* 233–242.

This phenomenological-hermeneutic study was an inquiry into the lived experience of grieving a loss. The nursing perspective was Parse's human becoming theory. The study finding specifies the structure of the lived experience of grieving a loss as *aching solitude amid enduring cherished affiliations, as serene acquiescence arises with sorrowful curtailments.*

Pilkington, F. B., & Millar, B. (1999). The lived experience of hope with persons from Wales, U.K. In R. R. Parse (Ed.), *Hope: An international perspective* (pp. 163–190). Boston: Jones &

Bartlett.

The structure of the lived experience of hope for persons in Wales, United Kingdom, is anticipating cherished possibilities while persevering amid adversity with benevolent affiliations.

Pilkington, F. B., & Mitchell, G. J. (2004). Quality of life for women living with a gynecologic cancer. *Nursing Science Quarterly, 17*, 147–155.

The purpose of this study was to enhance understanding about the quality of life for women living with a gynecologic cancer. Four themes were identified, which provide the following unified description: *Quality of life is treasuring loving expressions while affirming personal worth, consoling immersions amid torment, emerge with expanding fortitude for enduring.*

Takahashi, T. (1999). Kibov: Hope for the person in Japan. In R. R. Parse (Ed.), *Hope: An international perspective* (pp. 115–128). Boston: Jones & Bartlett.

This study found that the structure of the lived experience of hope for persons in Japan is anticipation of expanding possibilities, while liberation amid arduous restriction arises with the contentment of desired accomplishments.

Toikkanen, T., & Muurinen, E. (1999). Toivo: Hope for persons in Finland. In R. R. Parse (Ed.), *Hope: An international perspective* (pp. 79–96). Boston: Jones & Bartlett.

This study found that the lived experience of hope for persons in Finland is persistent anticipation of contentment arising with the promise of nurturing affiliations, while inspiration emerges and easing the arduous.

Wang, C. H. (1999). Hope for persons living with leprosy in Taiwan. In R. R. Parse (Ed.), *Hope: An international perspective* (pp. 143–162). Sudbury, MA: Jones & Bartlett.

This study found that the structure of hope for persons living with leprosy is anticipating an unburdening serenity amid despair, as nurturing engagements emerge in creating anew with cherished priorities.

Welch, A. (2007). The phenomenon of taking life day-by-day using Parse's research methodology. *Advances in Nursing Science, 20*, 265–272.

The participants in this study were 10 men between 35 and 60 years who had experienced depressions and were willing to share their lived world of taking life day by day. Three core concepts were explicated from the participants' dialogues: enduring with the burdensome, envisioning the possibles, and sure-unsure.

Zanotti, R., & Bournes, D. A. (1999). Speranza: A study of the lived experience of hope with persons from Italy. In R. R. Parse (Ed.), *Hope: An international perspective* (pp. 97–114). Boston: Jones & Bartlett.

This study found that the structure of hope for persons from Italy is expectancy amid the arduous, as quiescent vitality arises with expanding horizons.

博士論文

Bournes, D. A. (2000). *Having courage: A lived experience of human becoming.* Doctoral dissertation, Loyola University, Chicago, IL, Dissertation Abstracts.

Carroll, K. A. (2002). *Attentive presence: A lived experience of human becoming.* Doctoral dissertation, Loyola University, Chicago, IL, Dissertation Abstracts.

Dempsey, L. (2005). *A qualitative descriptive exploratory study of feeling confined using Parse's human becoming school of thought.* Unpublished doctoral dissertation, Loyola University, Chicago, IL.

Doucet, T. J. (2006). *The lived experience of having faith: A Parse method study.* Unpublished doctoral dissertation, Loyola University, Chicago, IL.

Hamalis, P. S. (2001). *Feeling peaceful: A lived experience of human becoming.* Unpublished doctoral dissertation, Loyola University, Chicago, IL.

Hanlon, A. (2004). *Feeling happy: A lived experience of human becoming.* Doctoral dissertation. Loyola University, Chicago, IL, Dissertation Abstracts.

Hayden, S. J. (2007). Laughing: A Parse research method study. *Dissertation Abstracts International, 68*(12B), 7928. Abstract retrieved December 1, 2009. from Dissertation Abstracts Online database.

Huffman, D. (2002). *Feeling unburdened: Research guided by Parse's human becoming theory.* Doctoral dissertation, Loyola University of Chicago, IL, Dissertation Abstracts.

Kagan, P. N. (2004). *Feeling listened to: A lived experience of human becoming.* Unpublished doctoral dissertation, Loyola University, Chicago, IL.

Karnick, P. M. (2003). *Feeling lonely: A lived experience of human becoming.* Unpublished doctoral

dissertation, Loyola University, Chicago, IL.
Kostas-Polston, E. A. (2007). Persisting while wanting to change: A Parse method research study. *Dissertation Abstracts International, 69*(01B), 225. Abstract retrieved December 1, 2009, from Dissertation Abstracts Online database.
Milton, C. (1998). *Making a promise.* Unpublished doctoral dissertation, Loyola University, Chicago, IL.
Morrow, M. R. (2006). *Feeling unsure: A universal lived experience.* Unpublished doctoral dissertation, Loyola University, Chicago, IL.
Ortiz, M. R. (2001). *Lingering presence: A human becoming hermeneutic study.* Unpublished doctoral dissertation, Loyola University, Chicago, IL.
Perkins, J. B. (2004). *A cosmology of compassions for nursing explicated via dialogue with self, science and spirit.* Doctoral dissertation, University of Colorado Health Sciences Center, Boulder, CO.
Pilkington, F. B. (1997). *Persisting while wanting to change: Research guided by Parse's theory.* Unpublished doctoral dissertation, Loyola University, Chicago, IL.
Smith, S. M. (2006). The lived experience of doing the right thing: A Parse method study. *Dissertation Abstracts International, 67*(04B), 1921. Abstract retrieved December 1, 2009, from Dissertation Abstracts Online database.
Yancey, N. (2004). *Living with changing expectations: Research on human becoming.* Unpublished doctoral dissertation, Loyola University, Chicago, IL.

第15章

ヘルスプロモーション・モデル

Health Promotion Model

Nola J. Pender

Julia B. George

　Nola J. Pender は，1941年にミシガン州ランシングで生まれた。イリノイ州オークパークの West Suburban 病院付属看護学校を卒業後，ミシガン州イースト・ランシングの Michigan 州立大学で看護の学士号と，人間の成長と発達学の専攻で修士号を取得。そして，イリノイ州エバンストンの Northwestern 大学で心理学と教育学の博士号を取得した。全て1960年代のことである。イリノイ州シカゴの Rush 大学では，大学院レベルのコミュニティヘルス看護を学んだ。

　Pender は内科—外科と小児科で看護実践の経験を積んだ。イリノイ州デカルブの Northern Illinois 大学と，ミシガン州 Michigan 大学 Ann Arbor 校で教官となり，1990～2001年まで同大学看護学部研究部門の副学部長を務めた（Pender, 2006）。Michigan 大学看護学部の名誉教授であり，また，イリノイ州シカゴの Loyola 大学の非常勤特別教授も務めている（Graves, 2007）。研究歴の中心はヘルスプロモーションである。

　Pender は，『Health Promotion in Nursing Practice（看護実践におけるヘルスプロモーション）』[1] 第4版に贈られた米国看護師協会ブック・オブ・ザ・イヤー賞，Michigan 州立大学優秀卒業生賞，ペンシルベニア州チェスターの Widener 大学名誉博士号，元会長を務めたミッド・ウエスト看護研究学会優秀研究賞，看護と健康心理学への優れた貢献者に贈られる米国心理学学会賞，1998年には Michigan 大学看護学部から優れた指導者に贈られる Mae Edna Doyle 賞を受賞しており，米国看護アカデミーの特別会員で元会長，看護研究に関する米国諮問委員会の創立メンバー，Research! America の役員である。Pender は，米国予防サービス特別委員会（U.S. Preventive Services Task Fource）で4年の任期を務め，さらに「ヘルスプロモーションを米国の重要課題として確立する」会の実行委員である。

　Pender（1969）は博士論文で，人々がどのように意思決定を行うのかの研究を始めた。『Health Promotion Model：HPM（ヘルスプロモーション・モデル）』の初版は1982年に出版

---

[1] 訳注：邦訳；小西恵美子 監訳：ペンダーヘルスプロモーション看護論. 日本看護協会出版会；1997.

された。Pender, Murdaugh と Parsons（2006）は，ヘルスプロモーション・モデルが「健康を求める行動に影響を与える要素について，看護と行動科学の観点を統合するための枠組みを提案した。この枠組みは，複雑な生物学的心理社会的プロセスを調べるための指針となり，健康増進を目的とした行動に参加するように個人を動機づけるものとなる」（p.47）と述べている。最初のモデルには7つの認識—認識因子（健康の重要性，健康の制御の認識，健康の定義，健康状態の認識，自己効力の認識，利益の認識，バリアの認識）と5つの修正因子（個人の属性，生物学的特徴，人間関係の影響，状況的因子，行動的因子）があった。Pender, Murdaugh, Parsonsは，このモデルが主要な概念として不安や恐れを組み込むのではなく，アプローチまたは能力志向型のモデルであると述べている。

　Pender（1996）は，ヘルスプロモーション・モデルに関する研究を分析した結果，ヘルスプロモーション・モデル（改訂版）を発表した。分析では健康行動の予測指標として，自己効力・利益・バリアの認識が経験的に立証されたことから，これらの因子はそのまま残された。研究参加者全員が健康に高い価値づけをしたため，健康の重要性は予測指標として有用ではなかった。健康の制御の認識および健康の定義は，特定の健康行動を説明することには役立たなかった。健康状態の認識は，健康行動の予測はするが，分散の説明にはなっていなかった。行動へのきっかけは一時的なものであることが確認され，レビューされたどの研究でも変数として研究がされていなかった。人間関係的，状況的，行動的影響は理論的に高い重要性が認められ，ヘルスプロモーション行動に対して直接的，また間接的な効果があることから，位置づけを変える必要ありとされた。その結果，改訂版では「健康の重要性」「健康の制御の認識」「行動へのきっかけ」がヘルスプロモーション・モデルから削除された。健康の定義，健康状態の認識，個人の属性および生物学的特徴は，「個人的因子」と名付けたカテゴリーに移された。モデルの3つの新しい変数として，行為に関わる感情，行動計画実行の意志，直接競合する要求と好みが追加された。ヘルスプロモーション・モデル（改訂版）を図15-1に示す。

ヘルスプロモーション・モデルの理論的基盤

　Penderら（2006）によると，ヘルスプロモーション・モデルは，社会的認知理論や期待価値理論，そしてホリスティックな人間機能に関する看護的視点が理論的基盤となっている。社会的認知理論は，「私は〜を行うことができる」という態度，期待価値理論は「〜は価値があるだろう」という考え方だと思えばよい。

　「社会的認知理論 social cognitive theory」の概念は，Bandura（1977, 1985）の理論から導き出された。この理論は，自己方向性，自己規制，そして自己効力の認識を重視する。自己方向性と自己規制はそれぞれ個人の思考や行動の方向性を示し，制御する能力である。自己効力の認識は，ある一連の行動を実行する自分の能力に対する個人の見方である。Penderら（2006）によれば，Bandura（1985）は，以下の基本的な人間の能力を明らかにしている。

図15-1 ヘルスプロモーション・モデル（改訂版）

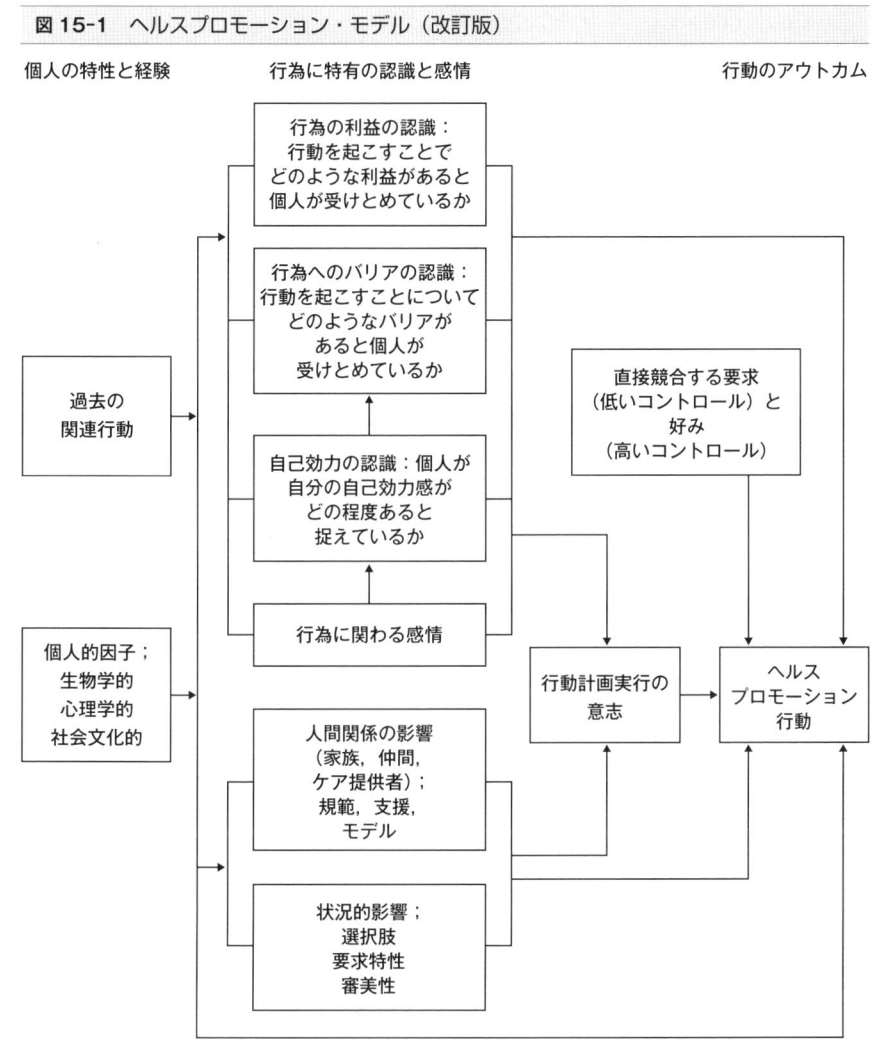

個人の特性と経験 　　　行為に特有の認識と感情 　　　行動のアウトカム

- 過去の関連行動
- 個人的因子；生物学的　心理学的　社会文化的
- 行為の利益の認識：行動を起こすことでどのような利益があると個人が受けとめているか
- 行為へのバリアの認識：行動を起こすことについてどのようなバリアがあると個人が受けとめているか
- 自己効力の認識：個人が自分の自己効力感がどの程度あると捉えているか
- 行為に関わる感情
- 人間関係の影響（家族，仲間，ケア提供者）；規範，支援，モデル
- 状況的影響；選択肢　要求特性　審美性
- 直接競合する要求（低いコントロール）と好み（高いコントロール）
- 行動計画実行の意志
- ヘルスプロモーション行動

(Pender, N. J., Murdaugh, C. L., & Parsons, M. A.〈2006〉. Health Promotion in Nursing Practice, 5th ed., p.50. Upper Saddle River, NJ：Prentice Hall. から許可を得て使用.)

象徴化：将来の行動につながる内的モデルを生み出すために経験を処理し，変貌させる能力。
予想：価値ある目標を達成するために，可能性のある行動から起こり得る結果を予想し，行動計画を立てる能力。
代理学習：試行錯誤することなく，他者を観察することによって，行動を選択するためのルールを獲得する能力。
自己調整：行動のひらめきや調整のために内的基準や自己評価を用い，行動の励みとなるものを構築するために外的環境を整える能力。
内省：自分自身の思考プロセスを検討し，修正する能力。

表 15-1　ヘルスプロモーション・モデル（改訂版）の前提

- 人は，独自の健康の可能性を表明することができる生活条件を生み出そうとする
- 人は，自分自身の能力を評価するなど，内省的な自己認識能力がある
- 人は，前向きだとみなした方向への成長を重んじ，個人の許容範囲で変化と安定性とのバランスを取ろうとする
- 個人は自分自身の行動を積極的に調整しようとする
- 生物的，心理的，社会文化的に全てが複雑な個人は，環境と相互作用して，時間をかけて環境を変化させ，やがて自分も変化していく
- 保健医療職は，人間関係環境の一部を構成し，一生を通して人々に影響を及ぼす
- 人と環境との相互作用パターンの再構成を自ら率先して行うことが行動変容には不可欠である

(Pender, N. J., Murdaugh, C. L., & Parsons, M. A.〈2002〉. Health Promotion in Nursing Practice, 4th ed., p.63. Upper Saddle River, NJ : Prentice Hall.)

表 15-2　ヘルスプロモーション・モデルの理論的命題

- 過去の行動や遺伝的および後天的特性は，思考体系や感情，ヘルスプロモーション行動の決定に影響する
- 人は，個人的に重んじる利益が得られると予想した行動に，全力で取り組む
- バリアの認識は，実際の行為ばかりでなく，行動への取り組みや媒介的な行動も抑制することがある
- ある特定の行為を実行するための能力または自己効力感は，行動に取り組んだり，実際に行動を実行したりする可能性を高める
- ある特定の健康行動に対して，自己効力の認識が大きいほど結果的にバリアの認識は少ない
- ある行動に対する前向きな感情は，結果的に自己効力の認識を高め，そうすると今度は逆に，前向きな感情を高めることになる
- 前向きな感情や情緒が行動と結びつくと，行為に取り組んで実行する確率が高まる
- 人は，自分にとって大事な人がその行動を行っていて，行動が生じることを期待し，行動が可能になるよう援助や支援が与えられると，ヘルスプロモーション行動に全力で取り組む可能性がいっそう高まる

(Pender, N. J., Murdaugh, C. L., & Parsons, M. A.〈2002〉. Health Promotion in Nursing Practice, 4th ed., pp.63-64. Upper Saddle River, NJ : Prentice Hall.)

　Banduraがヘルスプロモーション・モデルに与えたその他の影響は，内面的な力と外部刺激の相互作用に関する考察と，自己信頼（自己属性，自己評価，自己効力感）は機能に影響するという考え方である。

　「期待価値理論 *expectancy value theory*」の概念はFeather（1982）の理論から導き出された。期待価値理論のヘルスプロモーション・モデルへの貢献は，行動は合理的で経済的であるという考え方である。望むアウトカムを達成する可能性（手に入る知識を基にして）を含めた前向きな個人的価値が行動にある場合，その行動を開始し継続していく。現在の状態への不満が大きいほど，予想される見返りや好ましい変化の利益も大きくなるという点で，変化には主観的価値がある。

　ヘルスプロモーション・モデル（改訂版）が基盤とする前提を**表 15-1**に示す。ヘルスプロモーション・モデル（改訂版）から導き出された理論的な命題は，健康を求める行動に関する研究の基盤となっている（**表 15-2**）。

ヘルスプロモーション・モデル（改訂版）の変数

　ヘルスプロモーション・モデル（改訂版）の変数は，個人の特性と過去の関連行動の経験と個人的因子，行為に特有な認識と感情（行為の利益の認識，バリアの認識，自己効力の認識，行為に関わる感情，人間関係の影響，状況的因子を含めた），行動計画実行の意志と直接競合する要求と好み，そして最後に，ヘルスプロモーション行動であることが望まれるが，行動のアウトカムである（図15-1 参照）。

▼ 個人の特性と経験

　個人の特性と経験の組み合わせは人それぞれであり，検討する行動次第で，その特性や経験，または組み合わせの重要度は様々である。ヘルスプロモーション・モデル（改訂版）は，健康を求める行動を選択したり，対象となる人々を特定したりするときに，最も重要な変数を判断できるように柔軟性を提供しようとしている。個人的特性や経験は，過去の関連行動と個人的因子に分かれる。

　「過去の関連行動 *prior related behaviors*」が重要であるというのは，過去の同じまたは類似した行動の頻度が，将来の行動の最も優れた予測指標である場合が多いことが理由である。定期的に運動する人は，家でごろごろしている人よりも運動を継続する可能性が高い。おそらく以前の行動の直接的な影響は，行動実行時に毎回その習慣が強化されることによる習慣の形成効果である。過去の関連行動の間接的な影響は，自己効力の認識や，利益およびバリアの認識，行為に関わる肯定的または否定的感情と関係がある。Penderら（2006）は，看護師は，クライエントがヘルスプロモーション行動の利益に注目し，行動を達成する方法のバリアの認識を克服する方法を特定できるようにすれば，クライエントがヘルスプロモーション行動に向かうように支援できると指摘する。

　「個人的因子 *personal factors*」は，生物的，心理的，社会文化的要素と説明されている。生物的因子の特徴は，「年齢，肥満指数（BMI），成熟度，更年期度，有酸素運動能力，強さ，敏捷性，バランスなどである。心理的因子は，自尊心，自己動機づけ，健康状態の認識である。社会文化的因子は，人種，民族性，文化変容，教育，社会文化的状態」である（Pender et al., 2006, p.52）。看護介入では，望ましい行動に理論的に関連する因子のみ考慮すべきである。重要な点として，これらの因子の中に，変えることが不可能なものがあることを念頭に置かなければならない。そうした変えられない要素は，行動を修正するときの対象にはならない。

▼ 行為に特有の認識と感情

　行為に特有な認識と感情は，動機を与え意欲を起こさせるものとして重要とみなされ，看護介入によって最も影響を受けやすいために，介入の根幹であると考えられている。これらの認

識や感情として，行為の利益の認識（行動を起こすことでどのような利益があると個人が受けとめているか），行為へのバリアの認識（行動を起こすことについてどのようなバリアがあると個人が受けとめているか），自己効力の認識（個人が自分の自己効力感がどの程度あると捉えているか），行為に関わる感情，人間関係の影響，状況的因子が挙げられる。これらは全て，行動計画実行の意志や，直接競合する要求と好みを考慮することにつながる。

「行為の利益の認識 perceived benefits of action」は，ヘルスプロモーション・モデルとヘルスプロモーション・モデル（改訂版）について行われた研究において，ある程度立証された（Pender et al., 2006）。利益の認識は，直接的にも間接的にも行動を調節する。肯定的なアウトカムを得た過去の個人的体験や，肯定的アウトカムを得た他者を見ることは，目標とする行動の動機づけとしての重要性が高まり，肯定的または否定的アウトカムの予想につながっていく。利益には，内部的なもの（気分がよいと感じることなど）と外部的なもの（目標とする行動を実行しながら人との付き合いをするよい機会であることなど）がある。「一般的に，特定の健康行動を実施するには十分な条件ではない場合でも，利益に関する信念，または肯定的なアウトカムの期待が必要条件となることは明らかである」（p.53）。

「行為へのバリアの認識 perceived barriers to action」は，ヘルスプロモーション・モデル研究においてヘルスプロモーション行動へ参加していく決定要素であることが立証されている（Pender et al., 2006）。バリアの認識は，直接的に行為を阻止したり，間接的に行為に取り組む意欲を低下させたりして行為に影響を与える。この構成概念の鍵は，バリアは認識であって他の人に見える現実のことであるかもしれないし，またはその個人によって想像されたものであるかもしれないということである。いずれにしても，目標とする行動に参加するかどうかの意思決定に影響を及ぼしているのは，バリアの認識である。バリアは，アクセスや資源の入手の可用性の度合い，コストや時間，そして困難さの認識の程度に関係してくる。たとえば喫煙行動に関して，禁煙すると満足を失うという予想は，禁煙をする行動へのバリアになるとみなされる。バリアの認識は行動回避につながりやすい。レディネスが低く，バリアが大きいという認識がある場合，行動の変容は起こりそうにない。行為へのレディネスが高く，バリアが小さいという認識があると起こりやすい。

「自己効力の認識 perceived self-efficacy」または特定の行為を遂行する自分の能力に対する個人の判断は，個人のスキルではなく，スキルを使って何を達成できるのかに関する個人の判断に関係がある。それは，個人が望ましい行動を達成できるかどうかに対する認識であって，行動から生じ得る結果に対する認識ではない。行動達成能力の認識は，自己効力の認識，または「自分はその行動ができるのか」という問いで示される。生じ得る結果は，アウトカムへの期待感，または「これが自分がその行動を行えば生じることである」ということである。自分は行動できると信じて満足に行動できる人は，目標の行動に積極的に関わるように促されるだろう。自己効力の認識の形成に役立つ情報には4つの型があり，「行動に関わって自分自身の基準を満たす，または他者から肯定的なフィードバックを得ること」「行動を成功させて肯定的に評価されている他者を観察すること」「目標とする行動を成功させる能力が自分にあると他者から説得されること」そして「個人の能力の判断に影響する冷静さや不安，恐れなどの生理学的

状態」である（Bandura, 1997, as cited in Pender et al., 2006)。ヘルスプロモーション・モデル（改訂版）によると，自己効力の認識は，行為に関わる感情に影響されるという。一方Penderら（2006）は，自己効力の認識と行為に関わる感情との間にはレシプロカルな関係があると指摘する。感情が前向きになるにつれて自己効力感も高まると考えられる。自己効力感の見通しが肯定的であるほど感情も前向きである。さらに，自己効力感が肯定的に認知されるほど，認知されるバリアは減少する。

「行為に関わる感情 *activity-related affect*」は，穏やかなものから非常に強いものまで様々で，感情はどんな感情であるか名づけられ，記憶されて，特定の行動に伴う思考とつながっていく（Pender et al., 2006）。この感情には，行為に関わる感情の喚起，自分自身に関連した自己行動，行動が生じる文脈に関連した環境という3つの要素がある。行動の反復や長期継続は，この感情に影響される。行動前・行動中・行動後の感情を考慮することが重要である。目標とする行動は，「行動しなければならないから，そうしているだけだ」という否定的な感情で臨まれるかもしれない。行動を経験し，肯定的に「わあ！　本当によくなった感じがする」と言えれば，最初の否定的感情は肯定的になり，行動の継続につながる確率が高い。

「人間関係の影響 *interpersonal influences*」は，他者の行動や態度，考えに関する個人の思考や信念で，他者の行動や態度，考えが的確に反映されていることもあれば，反映されていないこともある（Pender et al., 2006）。これらの影響の源は，最初は家族や仲間，医療ケア提供者であり，さらに規範や重要他者からの期待，社会的支援（感情と手段の両面で他者からの励ましがあること，またはないこと），他者を観察することによってモデリングしたり学んだりすることなどである。これらは全て個人がヘルスプロモーション行動を行う可能性に影響する。こうした影響が意思決定や行動にどの程度影響するのかは，個人によって異なる。他者からの期待や励ましに依存する人もいれば，ヘルスプロモーション行動に参加している他者が楽しんでいるのを見て参加を決める人もいる。

「状況的因子 *situational influences*」としては，利用可能と認識できる選択肢，要求特性，環境的特徴が挙げられる（Pender et al., 2006）。選択肢とは，参加することや参加しないこと，または様々な方法で参加することである。オートバイに乗る場合，選択はヘルメットをかぶるかかぶらないか程度の選択になるが，チャリティウォークへの参加では，全距離を歩く人もいれば，一部分だけ歩く人もおり，速く歩いたり遅く歩いたりと，皆が好きなように歩く。要求の程度もまた異なる。雇用者が皆にチャリティウォークに参加するように求めれば，単にチャリティウォークが開催されるというよりもおそらく参加する人が増える。環境的特徴は行動を促したり阻止したりする。「禁煙」サインは禁煙を促し，喫煙を阻止する意図がある。手軽に手洗いができるような洗面台があることは清潔を促すことになる。組織の規則で，定期的な手洗いをすること（要求）が決められていて，洗面台が手軽に利用できれば（環境），どの職員も日常的に進んで手洗いをする確率が高まる。

「行動計画実行の意志 *commitment to a plan of action*」は，行動に着手することである（Pender et al., 2006）。基本的な認識過程は，「特定の時と場所で，特定の人々と一緒に，または1人で，競合する好みとは関係なく……そして行動を引き出し，遂行し，強化するために信頼のお

ける方策を見つけること」(p.56) である。意志と方策を特定することは，どちらも必要である。意志のみの場合，志はよくても信頼できる方策なしだと，飛び石を間違った方向につくってしまうことにもなる。一連の行動を様々な時点で利用できるように計画を立てると，行動計画を成功裏に完了できる可能性が高まる。

「直接競合する要求と好み *immediate competing demands and preferences*」は，「計画したヘルスプロモーション行動を意図的に起こすよりも前に，とっさに進むことが可能な行動として，代替的な行動が意識に侵入してくることである」(Pender et al., 2006, p.56)。競合する要求は，個人がほとんど制御できない行動であり，たとえば仕事の責任と家族への責任や，状況への対応が失敗すると個人や自分にとって大事な人にマイナスの影響が及ぶかもしれないような状況である。競合する好みは，個人がコントロールできる度合いの高い行動で，影響力が強い。ハンバーガーとフライドポテトとミルクシェイクを好むことが，サラダを食べるという意図的な行動に勝るかもしれない。競合する要求と好みのどちらか，または両方が行動計画をひっくり返せる。これらはどちらもバリアとはいえない。競合する要求は，予期しない外部からの要求（緊急の仕事や，子どもの病気による呼び出し）に対応するときに代わりの行動をとるので，バリアとは異なる。競合する好みは，代わりの行動が計画した行動を起こす直前に出てくる衝動に基づいているので，バリア（高価すぎるなど）とは異なる。自己規制やコントロールを使っていて，行動計画に熱心に取り組むことは，直接競合する要求と好みを抑えて，行動計画がひっくり返らないようにするために役立つ。

▼ 行動のアウトカム

望ましい行動のアウトカムは「ヘルスプロモーション行動 *health-promoting behavior*」である。ヘルスプロモーション行動の目的は，機能的能力やQOLの改善など，クライエントがプラスの健康のアウトカムを認識することである。その狙いは，行動計画中のヘルスプロモーション行動を計画し実行することによって，クライエントが健康になることである。ヘルスプロモーション行動は，既に定着している健康的な行動を強化したり，リスクのある行動や不健康な行動を取り替えたり，または，両方を意味する。

ヘルスプロモーション・モデル（改訂版）と看護のメタパラダイム

Penderら（2006）は，人間，健康，環境，看護という看護のメタパラダイムを認識している。ヘルスプロモーション・モデル（改訂版）の焦点はヘルスプロモーションであり，健康と健康に関する様々な定義について詳しく考察した結果，健康を理解するには，社会的側面を含めたホリスティックな定義が重要であるとしている。その他の点では4つの重要な概念は定義されていない。

「ヘルスプロモーション」の定義は，疾病の予防や健康を保つこととは区別されている。ヘル

スプロモーションとは,「ウェルビーイングを向上させ,人間がもつ健康の潜在能力の実現を望むことによって動機づけられた行動である」(Pender et al., 2006, p.7) と定義されている。Whitehead (2005) は,個人指導において個人の健康管理にこの定義を用いることに異議を唱え,ヘルスプロモーションとはコミュニティ主導型の健康改革や地域住民全員の健康のニード,そして公衆衛生政策に関わっていくことだと述べている。Whitehead は,ヘルスプロモーション・モデルを健康教育モデルと呼ぶべきだと強く主張するが,面白いことに,その主張の裏付けに用いた引用のほとんどは英国またはオーストラリアの出版物からである。

看護ケアにおけるヘルスプロモーション・モデル（改訂版）の利用

ヘルスプロモーション・モデル（改訂版）は,看護ケアを受ける人がウェルビーイングを向上させる行動を選択し実行するのを援助するうえで,看護ケアにとって有益な指針となる。ケアの焦点が病いの治療や命を救うことである急性期においては,このモデルはあまり役に立たない。

「アセスメント」は,個人の性格や経験,そして行動に特有の認識や感情の影響を受けやすい。「看護診断」は,これらの領域に関連して集めたデータから導き出されるが,直接的にはこのモデルに反映されない。「計画」は,クライエントが自ら取り組む行動計画を立てるときに生じるが,やはり計画の過程も,直接的にモデルに反映されない。一方,この過程のアウトカムは行動計画に反映される。「実施」では,性格や経験,認識,感情の情報を利用して,モデル全体から,どうやって行動計画実行の意志を支援するか,どうやって競合する要求を避けるか,どうやって競合する好みに巻き込まれないようにするか,どうやってクライエントを励ますのかを特定する。「評価」は,目標とするヘルスプロモーション行動が遂行されたかどうかを基準とする。次のケーススタディを例として紹介する。

あなたはS夫人のケアに取り組んでいる。夫人は最近,軽い心筋梗塞を起こしたが,後遺症は残らないことがはっきりしている。夫人は,健康を改善するためにライフスタイルの変更について話し合いたいと考えており,運動計画と栄養状態を改善する方法について尋ねてきている。

個人的因子：S夫人は,62歳の既婚女性でBMIは28である。閉経しており,身体的活動は中程度である。ウォータースポーツを好み,可能なときはいつも水泳とシュノーケルをしている。敏捷性とバランスの問題はない。自分の健康状態は良好だと考えているが,高血圧と心臓に関した両親の病歴について心配している。自分に自信があり,非常に意欲的だが,他者が自分の思い通りに対応しないと不安になる。白人で,フロリダで生まれ育ち,ソーシャルワークで修士号をもっている。S夫妻は,自宅の他に賃貸不動産をいくつかもっており,共働きである。S夫人はソーシャルワーカーで,夫はコンピュータ・コンサルタントである。子ども2人は成人していて,S夫人はS家には退職後の十分な蓄えがあ

ると考えている。

過去の関連行動：S夫人はウォータースポーツが好きだが、定期的な運動計画をもっていない。朝食は毎日とっており、通常はジュース、ミルクをかけたシリアル、そしてコーヒーで、昼食は「自動販売機のもので済ます」だけのことが多く、夕食は、疲れて料理できずにピザか中華料理をテイクアウトすることが多いという。

行為の利益の認識：S夫人は、心臓発作は警鐘であり、自分の健康状態を向上させるためになんらかの行動の変化が必要だと考えている。

行為へのバリアの認識：S夫人は仕事について、スタッフは増えないのに仕事量が増えたので、とてもストレスになっているという。夫人は、自分が満足できるレベルでクライアントの要求を満たすことがだんだん難しくなっていることに気がついている。そのため仕事にかける時間が長くなり、自分のために何かをすることが難しくなってきている。

自己効力の認識：S夫人は、自分の健康のコントロールを取り戻す必要があり、自分はそれができると言う。

行為に関わる感情：S夫人は、以前は定期的に運動を楽しんでいたが、どうやってスケジュールに取り入れたらよいのかを少し心配している。夫人は、子どもたちが家にいたとき、健康的な食事をどうやって家族全員で食べていたか話し、「古い」レシピをいくつか引っ張り出さなきゃとも言う。働きながら子育てをして、健康的な食事を作れていたのなら、当然夫婦2人だけのための料理もできるであろう。

人間関係の影響：夫のS氏は、S夫人が変えていきたいということはどんなことでも積極的に支援しているので、夫人の気持ちは楽になるだろう。夫人は職場に自分のランチを持って来て食べている人たちを思い出し、その人たちと一緒にランチをとろうと思っている。

状況的因子：S夫人は、職場の感じのよいランチルームを利用できることが役に立つという。夫人は、仕事が増えて忙しく、望む変化を起こすことが邪魔されるのではないかと心配している。

行動計画実行の意志：これまで集めた情報で、あなたとS夫人は、定期的に運動をすることと、低脂肪の減塩食をとるための行動計画を立てる。S夫人は、まず、職場では駐車場の端に車を止め、エレベーターではなく階段を使って運動量を増やすこと、毎日、栄養のある低脂肪で減塩食のランチを持っていくこと、家庭では、週に少なくとも5日は低脂肪で減塩食の夕食を用意すること、以上を明言した。

あなたは、3週間経ったらS夫人に会い、行動計画の進み具合について話し合う。夫人は、職場の駐車場の端に車を止めて、エレベーターの代わりに階段を使うことで運動量を増やし、毎週少なくとも1回、週末に水泳を始めようとしている。食事パターンの変更はあまりうまくいっていないという。計画通りランチを持っていくのだが、仕事が忙しくデスクで「できるだけすばやく一口、二口食べる」ような状態である（**直接競合する要求**）。結果的に夕方にはとても疲れて、めったに食事の支度はできず、スナックかテイクアウトになる（**直接競合する好**

み）。夫人は，「自分自身のケア」ができるように早期退職することを考えているという。

　ヘルスプロモーション行動：S夫人は運動量が増え，望ましいヘルスプロモーション行動の一部を達成することに成功している。栄養状態を変える計画にはほとんど成功しておらず，望ましい変化を起こす能力を高めるために他の行動計画を考えている。

ヘルスプロモーション・モデル（改訂版）の批評

1. 理論の歴史的背景は？

　ヘルスプロモーション・モデル（改訂版）の前提は，**表15-1**に示した通りである。PenderとMurdaugh, Parsons（2002）は，前提には看護と行動科学の観点が反映されているという。また，ヘルスプロモーション・モデル（改訂版）の変数は，社会的認知理論と期待価値理論に由来し，ホリスティックな人間の機能に関する看護の観点も認識されている。社会的認知理論と期待価値理論はどちらも心理学が起源で，ヘルスプロモーション・モデル（改訂版）は心理学と看護学が基盤である。前提は明確に記述されている。

　ヘルスプロモーション・モデルは1982年にPenderが発表し，1987年にさらに詳しく解説した。ヘルスプロモーション・モデルの改訂版は1996年に発表された。これはオリジナルのヘルスプロモーション・モデルを使って行った研究に基づいている。

　ヘルスプロモーション・モデルの基盤は看護であり，ホリスティックな観点を備えているが，看護だけに独占的に使われることを意図した理論（看護に関する理論）というよりも，看護師に利用される理論（看護のために利用する理論）であるといえる。

2. 理論に示されている基本概念とそれらの関係は？

　基本的な概念は，ヘルスプロモーション・モデル（改訂版）（**図15-1**参照）に示されている。その概念は，『Health Promotion in Nursing Practice』の各版で説明され，その定義は一貫している（Pender, 1982, 1987, 1996；Pender et al., 2002, 2006）。関係性は論理的に説明され，理論的な命題が詳しく解明されている（**表15-2**参照）。オリジナルのヘルスプロモーション・モデルに基づいた研究の徹底的なレビュー後，オリジナルヘルスプロモーション・モデルの関係性は変更された（Pender, 1996）。

3. 看護の関心事として提示されている重要な現象は？　重要な現象には人間，環境，健康，対人関係，ケアリング，目標達成，適応，エネルギーフィールドなどの他にも諸々の現象が含まれる。

　看護の関心事となる重要な現象は，ヘルスプロモーションというモデルのタイトルで明らかである。ヘルスプロモーション・モデル（改訂版）では，健康を増進するためにライフスタイ

ルを選択したり，変更したりするクライエントの積極的な役割が強調され，「個人の属性や経験（過去の関連行動や個人的因子）」と，ヘルスプロモーション行動の目標と共に，行動への取り組みにつながる「行為に特有の認識と感情（行為の利益の認識，行為へのバリアの認識，自己効力の認識，行為に関わる感情，人間関係の影響，状況的因子）」が重視されている。直接競合する要求または好みの概念も含まれる。

4. 理論は誰に，どんな状況に，どのような方法で適用されるのか？

ヘルスプロモーション・モデル（改訂版）の意図は，健康的行動を支えるために，クライエントが行動の変容やできれば環境の変更を求めることが望ましい状況であれば，どんな状況にも利用できることにある。全ての看護場面に使えるものではないが，多くの看護場面に応用できる。ヘルスプロモーションに関心のある他のケア専門職にも役立つ。

5. 理論はどのような方法で検証できるか？

ヘルスプロモーション・モデル（改訂版）の独自性の1つは，検証されるように構築されていることである（**表 15-2** 参照）。このモデルは，以前行われた研究の分析結果に基づいて改訂された。Pender は 1996 年，いつの時点でも 5〜12 の変数についての研究が実施されていたと報告を行ったが，「行動へのきっかけ」の影響は一度も検証されなかった。レビューされた研究の中では，説明された分散の範囲は 19〜59％であった。強力に裏付けられたのは自己効力感とバリアで，利益は中程度であった。2006 年に Pender らは，ヘルスプロモーション・モデル（改訂版）に関する最新の研究の分析結果を発表した。その報告によると後に続く行動を決定する変数の重要性を支持する研究の頻度は，自己効力感 86％，バリアの認識 79％，過去の関連行動 75％，利益の認識 61％，人間関係の影響 57％，状況的影響 56％であった。Pender らは，行為に関わる感情をモデルに加えたのは最近のことなので，この変数についてはさらに研究が必要であると指摘している。

表 15-3 は，1996 年以降のヘルスプロモーション・モデルに関連した研究の概要である。質的方法と量的方法が用いられており，記述的研究が最も一般的である。

6. 理論は望ましいアウトカムを導く看護行為を生み出すか？

Mendias と Paar（2007）は，ヘルスプロモーション・モデルを用いた研究結果は，実践の変化やヘルスプロモーション行動につながったと報告している。このモデルの目的は，看護師が，クライエントのヘルスプロモーション行動につながるように，変化を実現させる計画を立案，実施するとき，最善の支援方法を特定するのに利用してもらうことである。ヘルスプロモーション・ライフスタイル・プロファイルⅡ（Health Promoting Lifestyle ProfileⅡ：HPLPⅡ）は，クライエントのライフスタイルの評価の他に，研究にも役立つ。52 の項目は，健康の責任，身体的活動，栄養，人間関係，霊的側面の成長，ストレス管理という 6 つのサブスケールで構成されている（Pender et al., 2006）。このプロファイルは，望ましいアウトカムの達成を促すヘルスプロモーションのための個別化プランの作成に役立つ。ヘルスプロモーション・モ

デル（改訂版）に関する出版物のほとんどには，研究の報告と共に実践と今後の研究についての見解が述べられている。実践への応用に関する出版物が増えれば有益であろう。

このモデルは，ヘルスプロモーション行動が健康的なアウトカムにつながると仮定しているようである。SrofとVelsor-Friedrich（2006）は，この関係は，特に思春期の場合，明確になっていないと考えている。

7. 理論はどの程度普及しているか？

ヘルスプロモーション・モデルは，スワジランド（Makhubela, 2002）と米国（Daggett & Rigdon, 2006；Easom, 2003a, 2003b）でモデルが実践の場に活用されたという報告，さらに，米国のRothman, Lourie, Brian, Foley（2005）とTorrensとSwan（2009）からモデルが実践と教育の場で活用されたとの報告がある。世界中で研究の報告がされている。下記のリストは1995年以降の出版物の例である。

オーストラリア：Campbell and Torrance, 2005

ブラジル：Victor, de Oliveira Lopes, & Ximenes, 2005

カナダ：Buijs, Ross-Kerr, Cousins, & Wilson, 2003；Keizer, 1995；Milne & Moore, 2006

フィンランド：Aalto, 1997

香港：Hui, 2002；Kwong and Kwan, 2007；Lee and Lai, 2006

インド：Kanchana, 2004

日本：Tashiro, 2002

ヨルダン：Al-Obeisat, 1999

韓国：Gu and Eun, 2002；Han, Lee, Park, Park, & Cheol, 2005；Shin, Hur, Pender, Jang, & Kim, 2006

フィリピン：Cuevas, 2005；Evio, 2005

台湾：M. Chen, James, Hsu, Chang, Huang, and Wang, 2005；S-Y Chen, 2004；Huang and Dai, 2007；Ma, 2005；Tang and Chen, 2002；H-H Wang, 1998；R. Wang, and Chen, 2003, Wu and Pender, 2002, 2005；Wu, Pender, and Noureddine, 2003；Wu, Pender, and Yang, 2002；Wu, Ronis, Pender, and Jwo, 2002

タイ：Cananub, 2004；Chandanasotthi, 2003；Deenan, 2003；Kaewthummanukul, Brown, Weaver, and Thomas, 2006；Kahawong, Phancharoenworakul, Khampalikit, Taboonpong, and Chittchang, 2005；Phuphaibul et al., 2005；Pichayapinyo, 2005；Sriyuktasuth, 2002；Tilok-skulchai, Sitthimongkol, Prasopkiitikun, and Klainin, 2004

ヘルスプロモーション・モデルは，ヘルスケア管理（Cunningham, 1989）や保健教育（Desmond, 1994；Marks, 1995）など他の専門分野においても利用されている。研究対象は，中学生から高齢者まで幅広い。様々なトピックや研究の概要を紹介した**表15-3**を参照のこと。

表 15-3 ヘルスプロモーション・モデル研究

著者/年次*	トピック	対象	方法論
博士論文および学位論文			
Flores 1996	複数の役割によるストレッサー，ヘルスプロモーション行動	女子大生124人	比較的記述研究
Kurtz 1996	健康状態の認識，病いの意味，ヘルスプロモーション行動	慢性関節リウマチの女性215人	調査研究，相関研究
Rothschild 1996	ヘルスプロモーション行動，ストレスの認識	なりたての母親50人（テストー再テストグループ38人）	記述研究，相関研究
Ryan 1996	健康状態の認識，生活に対する満足，自尊心，幸福度，ストレス，年齢，性別，教育，コレステロール，喫煙，アルコール摂取，運動	地域で開かれた健康フェアに参加したボランティア7,828人	記述研究，相関研究
Tapler 1996	健康の価値，自己効力感，健康に関するコントロールの所在，健康の利益，健康のバリア，健康行動の実践	25～45歳の母親202人	記述研究，相関研究および内容分析
White 1996	個別化されたヘルスプロモーション・プログラム，ヘルスプロモーション行動	補助器具や他者の援助なくして自宅から1人で外出できないで家にこもっている高齢者35人	実験研究，相関研究
Wisnewski 1996	ヘルスプロモーション，教育，運動	糖尿病教育・支援グループ教室の参加者95人	擬似実験研究，相関研究 事前テスト・事後テスト
Aalto 1997	マンモグラフィー検診（MS）に対する女性の態度，MSの受診，ヘルスプロモーションにおけるMSの機能，乳癌の自己診断行動	1991年にタンペレ（フィンランド）で実施したMS検診に参加した女性と参加しなかった女性，1991年と1995年に追跡調査；レントゲン技師13人	記述研究，現象学的研究
Coviak 1998	親の身体的活動に与える子どもの影響	運動に対する信念と習慣に関する調査に参加した子どもの親184人	調査研究，記述研究
Egonu 1998	人種，妊娠高血圧症候群のリスクについての認識	妊娠高血圧症候群と診断されたアフリカ系女性5人	記述研究，質的研究
C. R. Johnson 1998	健康を増進するライフスタイル，乳癌検診行動		記述研究，相関研究

表15-3 つづき（1）

Millard 1998	65歳以上のセブンスデー・アドベンチスト派の人々の健康増進行動	65歳以上のセブンスデー・アドベンチスト派255人（女性163人，男性91人）	記述研究，相関研究
H-H. Wang 1998	セルフケア，ウェルビーイング	台湾の田舎に住む60歳以上の女性284人	インタビューによる調査研究，相関研究
Yue 1998	利益およびバリアの認識，健康増進行動	ニューメキシコ州南東部の田舎で心臓循環器障害を起こした人46人	調査的横断研究
Al-Obeisat 1999	健康状態の認識，健康の定義，利益の認識，バリアの認識，自己効力の認識，行為に関わる感情，年齢，教育，社会経済的状態，平等さ，産前ケアの利用	ヨルダン北部の病院に入院中の出産直後の女性124人	相関研究
McCullagh 1999	農業従事者のヒアリングプロテクタの利用	農業従事者167人	
Kalampakom 2000	建設作業員のヒアリングプロテクタの利用	米国中西部の建設作業員264人	二次分析
Warner 2000	双子の子どもについて，余暇活動に関する親のロール・モデリング，学校を基盤とした体育授業の頻度および余暇活動のレベル	8〜17歳の同性の双子84人と親（母親84人，父親65人）	二次分析
Willis 2001	複数の役割，ヘルスプロモーション行動	複数の役割をもつ女子大生	記述研究
Hubbard 2002	健康増進カリキュラム，健康増進行動	コミュニティ・カレッジの看護学生74人，非看護学生98人	事前テスト・事後テストデザイン
McMenamin 2002	子どものピークフロー計測器活用に関する親の認識	喘息・アレルギー外来を介して連絡を取った親20人	記述研究，相関研究
Sakraida 2002	離婚の移行期，コーピング反応，健康増進行動	離婚後間もない女性154人（その後，24人にインタビュー）	記述研究，質的研究
Sriyuktasuth 2002	健康増進行動	全身性エリテマトーデスのタイ人女性160人	記述研究
Chandanasotthi 2003	自尊心，ストレス，コーピング方法と健康増進行動	思春期のタイ人1072人	記述研究
Deenan 2003	エクササイズ行動	思春期のバイリンガルのタイ人311人	調査研究，記述研究
Easom 2003b	ヘルスプロモーション行動	田舎に住む65〜84歳の高齢のケア提供者80人	電話インタビュー

表15-3 つづき（2）

Haus 2003	薬物管理の方法	ペンシルバニア州ピッツバーグ市の一人暮らしの高齢者60人	相関研究
Luther 2003	ヘルスプロモーション行動	ミシシッピ州の骨粗鬆症ハイリスク女性	記述研究・相関研究
Sapp 2003	個人の性格と健康増進ライフスタイル	喘息の思春期の子ども99人	記述研究・相関調査
Wilson 2003	健康の実践	インディアナ州のホームレス女性137人	横断研究，記述研究，非実験研究
Ammouri 2004	エクササイズへの参加	「思春期の子どもの健康行動に関する調査」の10〜19歳の対象者300人	二次的データ分析，相関研究
Cananub 2004	個人的因子，利益の認識，バリアの認識，自己効力の認識，社会的支援，産前ケアの活用	タイ在住の出産後の女性110人	記述研究，相関研究（事後デザイン）
Edens 2004	乳房の健康教育，臨床的乳癌検診	アパラチアの田舎のクリニックに通院する50歳以上の女性101人	3グループの事後テストのみ，実験的研究
Gabry 2005	妊娠中の健康行動と健康に関するコントロールの所在	UMI（www.proquest.com/en-US/products/dissertations/）によるアブストラクト省約により―この情報は含まれていない	UMIによるアブストラクト省約により―この情報は含まれていない
Ma 2005	身体的活動，個人的因子，不安の状態，生活ストレスの出来事の認識，利益の認識，バリアの認識，自己効力の認識，家族の支援の認識，友人の支援の認識	不安症の台湾人の男性89人と女性150人	モデルの検証
Pichayapinyo 2005	利益の認識，バリアの認識，社会的支援，達成感	タイの病院で初産の母親130人	記述・相関研究
Yang 2005	身体的活動	テキサス州在住の中年期の韓国系移民121人	関係
Byam-Williams 2006	年齢，性別，人種，教育，収入，自己効力の認識，バリアの認識，人間関係の影響，健康増進行動，健康状態	バージニア州中部地域に住む65歳以上の白人と黒人113人	記述・相関研究
Ordonez 2006	健康の生きられた経験	南フロリダに住むグァテマラ人の高齢女性9人	現象学
出版された研究論文			
Acton 2002	ヘルスプロモーションとしてのセルフケア	ケアを行っている家族と行っていない家族	記述研究

表 15-3 つづき（3）

Agazio, Ephraim, Flaherty, & Gurney 2002	個人属性，健康の定義，健康状態の認識，自己効力の認識，資源，ヘルスプロモーション行動	陸軍の医療サービスを利用し，子どもがいる現役の軍属の女性 141 人	記述・探索的研究モデルの検証
Bond, Jones, Cason, Campbell, & Hall 2002	ヘルスプロモーションとしてのライフスタイル行動	妊娠しているヒスパニック女性 230 人	記述・相関研究
Gasalberti 2002	バリアの認識，健康の概念，乳癌の自己検診	ニュージャージー州の中年期女性 93 人	相関研究
Grubbs & Carter 2002	利益の認識，バリアの認識，運動	大学の学部生 147 人	記述的研究
Gu & Eun 2002	若年者と中年および高齢者のヘルスプロモーション行動	韓国の若年者と中年および高齢者	記述的研究
Hui 2002	年齢，性別，収入，雇用状態，教育レベル，ヘルスプロモーションに関するライフスタイル	看護学部の学生 169 人	記述的研究
R. L. Johnson 2002	人種としてのアイデンティティ，自尊心，個人の社会的属性，ヘルスプロモーションのライフスタイル	米国南東部のアフリカ系米国人 224 人（男性 108 人，女性 116 人）	記述・相関研究
Kerr, Lusk, & Ronis 2002	ヒアリングプロテクタの活用，認識―認識因子	衣料品工場で働くメキシコ系米国人 119 人	記述・相関研究
Lambert, Fearing, Bell, & Newton 2002	前立腺癌検診，健康に関する信念および実践	アフリカ系米国人と白人の男性	比較研究
McCullagh, Lusk, & Ronis 2002	ヒアリングプロテクタの利用	農業従事者 139 人	理論の検証
McDonald, Wykle, Misra, Suwonnaroop, & Burant 2002	社会的支援，受け入れ，ヘルスプロモーション行動，血糖コントロール	糖尿病のアフリカ系米国人 63 人	記述的研究
Sohng, Sohng, & Yeom 2002	自己効力感，健康状態の認識，ヘルスプロモーション行動	米国在住の高齢の韓国系移民 110 人	記述・相関研究
Suwonnaroop & Zauszniewski 2002	社会的支援，健康状態の認識，性別，人種，教育，収入，ヘルスプロモーション行動	米国の 55〜105 歳の成人 121 人	調査研究
Tang & Chen 2002	ケア提供者の個人的因子，自己効力の認識，社会的支援，ケア提供に対する反応，ヘルスプロモーション行動，ケア受容者の機能的な状態	台湾の台北で脳卒中患者のケアを行っている第 1 次ケア提供者 134 人	調査研究

表 15-3 つづき (4)

Tashiro 2002	ヘルスプロモーションのライフスタイル行動，健康状態の認識および関心	日本人の女子大生 546 人	調査研究
Wu & Pender 2002	身体活動，PHPM	台湾の台北の 12～15 歳の 8 年生 969 人	横断研究
Wu, Pender, & Yang 2002	身体活動，文化	台湾の中学生 969 人 米国の小学校高学年生と中学生 286 人	横断研究 比較研究
Wu, Ronis, Pender, & Jwo 2002	自己効力の認識，利益の認識，バリアの認識，思春期の子どもの身体活動への参加	台湾の思春期の子ども 1079 人	ツールの検証
Bujis, Ross-Kerr, Cousins, & Wilson 2003	高齢者のためのヘルスプロモーション・プログラム	61～90 歳のプログラム参加者 23 人（男性 2 人，女性 21 人）	質的研究 評価
Frenn & Malin 2003	食生活および身体活動	中学生 221 人	記述的研究
Frenn, Malin, & Bansal 2003	食生活および身体活動	都市部の中学生 117 人	擬似実験研究 事前テスト・事後テスト
Frenn, Malin, Bansal, Delgado, Greer, et al. 2003	食生活および身体活動	中学生	事前テスト・事後テスト プログラムの評価
Lohnse 2003	自転車用ヘルメット使用の利益とバリア	学校の自転車安全教育プログラムを受講した 1・2 年生の親	記述的比較研究 プログラムの評価
Lusk, Ronis, Kazanis, Eakin, Hong, et al. 2003	個人に合わせた介入，ヒアリングプロテクタの利用	工場労働者 1325 人	事前テスト・事後テストを用いた無作為コントロール・デザイン
McDonald & Wykle 2003	ヘルスプロモーション行動	障害のある高齢者のケア提供者 276 人	二次的データ分析
Wu, Pender, & Noureddine 2003	性別，身体活動	台湾の思春期の子ども 832 人	横断研究
Yates, Price-Fowlkes, & Agrawal 2003	バリアと推進要素，身体活動	心臓病患者	横断研究 相関研究
S-Y. Chen 2004	骨盤底筋運動・自己効力感スケール	尿失禁のある女性 106 人	ツール開発
Fowles & Feucht 2004	健康な食事へのバリア尺度	妊婦	ツールの評価
Jones, Kennedy-Malone, & Wideman 2004	2 型糖尿病の早期発見	50 歳以上のアフリカ系米国人 20 人	記述・相関研究
Kanchana 2004	安全手段に関する知識および活用		記述的研究

表15-3 つづき（5）

Newton, Robinson, & Kozac 2004	微麻酔のタイプ，痛みの度合い，歩く，入院期間	腹式子宮摘出術後の女性98人	過去にさかのぼってのカルテレビュー
Stuifbergen, Harrison, Becker, & Carter 2004	慢性の機能障害のある女性のために調整されたウエルネス介入	多発性硬化症の女性	事前テスト・事後テスト
Tilokskulchai, Sitthimongkol, Prasopkiitikun, & Klainin 2004	ヘルスプロモーション研究	タイで出版された，Penderモデルによる研究47件	メタ分析
Yoon & Horne 2004	コントロールの所在，健康の能力の認識，ハーブ製品の使用	フロリダ州中北部の65歳の女性70人（ハーブ使用者30人，非使用者40人）	記述的研究
Callaghan 2005a	健康的な行動，自己効力感，セルフケア，基本的条件づけ要因	高齢者235人	二次的統計学的分析
Callaghan 2005b	ヘルスプロモーションとしてのセルフケア行動，セルフケア，自己効力感，セルフケア・エージェンシー，霊的側面の成長	思春期の子ども	記述的研究
Campbell & Torrance 2005	危険因子，患者の理解	オーストラリアのメルボルンで冠動脈形成術後3～9カ月の患者234人	記述的調査研究
Chen, James, Hsu, Chang, Huang, et al. 2005	思春期の母親の健康に関連した行動	台湾の田舎の思春期の母親37人	横断研究 記述・調査研究
Hageman, Walker, & Pullen 2005	インターネットを介した身体活動の促進	50～69歳の健康な女性31人	事前テスト・事後テスト，介入，評価
Han, Lee, Park, Park, & Cheo1 2005	QOL，慢性の心疾患，韓国	韓国ソウルの大学病院の慢性心疾患患者436人	構造的モデリング
Hensley, Jones, Williams, Willsher, & Cain 2005	糖尿病および高血圧患者のアウトカム	ルイジアナ州の患者115人	過去にさかのぼってのカルテレビュー
Johnson, R. L. 2005	性別，ヘルスプロモーションのライフスタイル	米国南東部のアフリカ系米国人223人	記述・比較研究
R. L Johnson & Nies 2005	バリア，ヘルスプロモーション行動	米国南東部の2州のアフリカ系米国人	質的研究
Kahawong, Phancharoenworakul, Khampalikit, Taboonpong, & Chittchang 2005	年齢，BMI，脂質異常症の期間，健康リスクの認識，教育，自己効力の認識，社会的支援	脂質異常症のタイ人女性263人	記述的研究

表 15-3 つづき (6)

McDonald, Brennan, & Wykle 2005	健康状態の認識, ヘルスプロモーション行動, 年齢, 性別, 人種, ケア提供の期間	オハイオ州北東部のアフリカ系米国人と白人のケア提供者393人	二次的分析
Phuphaibul, Leucha, Putwattana, Nuntawan, Tapsart, et al. 2005	思春期の子どものヘルスプロモーション行動, 家族のヘルスプロモーション行動, 親のモデリング	タイの思春期の子どもとその両親1980人	記述・相関研究
Sakraida 2005	詳細はD & T, 2002を参照		
Schlickau & Wilson 2005	ヘルスプロモーション行動としての母乳育児	ヒスパニック女性	文献レビュー
Wilson 2005	ヘルスプロモーション行動	避難所に収容されているホームレスの女性137人	横断研究
Wu & Pender 2005	個人因子, 認識, 人間関係の影響, 身体活動	台湾の思春期の子ども	構造化モデルの検証
Arras, Ogletree, & Welshimer 2006	利益の認識, バリアの認識, 自己効力感, 個人属性, 健康の自己評価, ヘルスプロモーション行動	中年期と高齢の男性	調査研究
Callaghan 2006a	基本的条件づけ因子, 健康的な行動の実践, 自己効力感の信念, セルフケア能力	思春期の子ども256人	二次的統計学的分析
Callaghan 2006b	基本的条件づけ要素, 健康的な行動の実践, 自己効力感の信念, セルフケア・エージェンシー	成人379人	二次的統計学的分析
Chanruengvanich, Kasemkitwattana, Charoenyooth, Towanabut, & Pongurgsorn 2006	自己制御された運動, フィジカル・フィットネスのプログラム, 脳梗塞の危険因子	タイにおいて, 一過性脳虚血発作および軽微な脳梗塞の既往がある患者62人	無作為化比較試験
Costanzo, Walker, Yates, McCabe, & Berg 2006	行動的カウンセリング, 身体的活動, 筋肉の強化, ストレッチ運動	中西部都市部のコミュニティの女性46人	対照群と比較した事前/事後テスト
Guarnero 2006	ヘルスプロモーション行動	18～29歳のゲイとバイセクシュアルの男性	グラウンデッドセオリー
Hendricks, Murdaugh, & Pender 2006	思春期の子どものライフスタイルの行動	思春期の子ども	ツール開発
Kaewthummanukul, Brown, Weaver, & Thomas 2006	運動への参加, 個人的因子, 利益の認識, バリアの認識, 自己効力の認識, 認知された社会的支援, 職務上の要求, 動機づけ	タイの病院で常勤で働く18～60歳の看護師970人	横断的相関研究

表 15-3 つづき (7)

Lee & Lai 2006	骨粗鬆症の知識（運動，カルシウム摂取），骨粗鬆症に関する健康の信念（感受性，深刻度，運動の利益，カルシウム摂取の利益，運動とカルシウム摂取へのバリア，健康への動機づけ）	香港の60歳以上の男性52人	横断的調査研究
McMurry 2006	薬理学的，認知的治療計画，喫煙への逆戻り	4つの禁煙プログラムの1つに参加した軍人40人	記述・比較研究
Milne & Moore 2006	セルフケアおよびセルフケアに影響を与える因子	尿失禁のある個人	記述研究，質的研究
Mies & Motyka 2006	ウォーキングプログラムを続ける女性の能力，利益およびバリア	ウォーキングプログラムに参加している女性97人	フィールドノートの質的分析
Olson & Berg 2006	更年期前後の骨の健康に関するプロモーション		擬似実験研究
Robbins, Gretebeck, Kazanis, & Pender 2006	コンピュータを使った身体活動プログラムの利用	運動をしていない多様な人種の6～8年生の少女77人	対照群と比較した事前テスト/事後テスト
Ronis, Hong, & Lusk 2006	ヒアリングプロテクタ器具の利用におけるヘルスプロモーション・モデルと改訂版ヘルスプロモーション・モデルの適応および有用性の予測	高騒音にさらされている労働者703人	モデルの検証
Shin, Hur, Pender, Jang, & Kim 2006	認知された運動の自己効力感，運動の恩恵，運動へのバリア，運動計画実行の意志	骨粗鬆症または変形性関節症を診断された韓国人女性154人	記述的研究
A. B. Smith & Bashore 2006	健康状態の認識，ヘルスプロモーション行動	癌治療完了から2年後の思春期の子ども/若年成人の癌サバイバー60人	記述的研究
S. A. Smith & Michel 2006	水中エクササイズ，身体イメージに対する認識，ヘルスプロモーション行動への参加，ヘルスプロモーション参加へのバリア，身体的不快感のレベル，可動性	運動をしていない妊婦40人	2つのグループで事前テスト/事後テスト，擬似実験研究
Walker, Pullen, Hertzog, Boeckner, & Hageman 2006	HPM，身体的活動，健康的な食事についての，認識―認識に関する決定要素	50～69歳の田舎に住む女性	記述・相関研究
Esperat, Feng, Zhang, & Owen 2007	健康行動	テキサス州南東部のメキシコ系およびアフリカ系米国人の低所得の妊婦	横断面での調査研究
Huang & Dai 2007	産後6カ月時点の体重保持に関する予測指標	台湾で産後の女性602人	記述・相関研究

表15-3 つづき（8）

Kerr, Savik, Monsen, & Lusk 2007	コンピュータを使った介入とヒアリングプロテクタの利用	建設作業員343人	研究の評価
Kwong && Kwan 2007	身体活動への参加に与える影響，健康的なダイエットの実践，ストレス管理，これらの実践に対するバリア	60〜98歳の地域在住の成人中国人896人	横断研究 相関研究
Mendias & Paar 2007	健康およびセルフケア学習ニードの認識，バリア，好まれる学習法	HIV/AIDSをもつ成人の外来患者151人	調査研究
Murphy & Polivka 2007	子どもの肥満に対する親の認識，BMI，肥満予防/治療における学校の役割	郊外の鍵っ子プログラムに参加している児童の親	記述的研究

*文献は，全て章末の参考文献リストに掲載した。

強みと限界

　ヘルスプロモーション・モデルの主な長所は，1996年の改訂版である程度示されたように，研究を重視している点である。ヘルスプロモーション・モデルは研究に対応する一方，実践への応用にも対応している点で，非常に柔軟である。ヘルスプロモーション・ライフスタイル・プロファイルIIはどちらの活動にも有用である。

　ヘルスプロモーション・モデル（改訂版）の変数の多さは，長所でもあり限界を示すものでもある。全ての変数を取り入れれば，クライエントのより完全なイメージがわかるので，実践に応用するときには長所である。この完全性はまた，肯定的なアウトカムを生む可能性を高めるであろう。1つの研究で変数全てを，検証はおろか測定することも困難なので，そのことは研究にとって弱点である。一度に変数全てを検証しなければ，変数がお互いにどのように影響し合うのか，またどのようにアウトカムに影響するのかを十分に解明することは困難である。

　ヘルスプロモーション・モデル（改訂版）にはホリスティックな看護の焦点が盛り込まれている一方，看護師のみの利用に制限されているわけではない。それが強みなのか，それとも限界なのかは，個人の世界観次第である。

　モデル内部の限界は，霊的側面が個人の要素に含まれていないことである。霊的成長は，ヘルスプロモーション・ライフスタイル・プロファイルIIの要素またはサブスケールであり，アセスメントに不可欠な要素であるとされている。しかし，モデルの中でも，またモデル自体に関する説明でも明確にされていない。

要 約

　ここまで，ヘルスプロモーション・モデルおよびヘルスプロモーション・モデル（改訂版）の背景について，そのモデルの構築に寄与した社会的認知理論と期待価値理論のごく簡単な要約を交えて説明してきた。ヘルスプロモーション・モデル（改訂版）の変数は，個人の属性と経験（過去の関連行動，個人的因子），行為に特有の認識と感情（行為の利益の認識，行為へのバリアの認識，自己効力の認識，行為に関わる感情，人間関係の影響・規範・支援・モデル，状況的因子），行動計画実行の意志，直接競合する要求と好み，ヘルスプロモーション行動の行動的アウトカムである。基盤となる前提と理論的命題を示した。ヘルスプロモーション・モデル（改訂版）をケーススタディに応用し，本書の規定の質問を使って批評した。ヘルスプロモーション・モデル（改訂版）を用いた研究の概要も紹介した。

思考問題

1. ヘルスプロモーション・ライフスタイル・プロファイルⅡのサブスケールを考慮すると，本章のケーススタディにどんな情報を付け加えることができるだろうか。
2. S夫人の夕食に関して，彼女が直接競合する好みに対処できるように援助するには，どうすればよいだろうか。
3. 自分自身のために高めたい（または高めるべきだと思う）ヘルスプロモーション行動を2～3挙げてみよう。ヘルスプロモーション・モデル（改訂版）の変数を利用することで，行動の選択や行動計画の立案にどのように役立つだろうか。
4. 経験したことがある臨床的状況を説明して，ヘルスプロモーション・モデル（改訂版）を利用することによってどのように異なるアウトカムにつながる可能性があったかを明らかにしてみよう。
5. あなたは，定期的な運動のプログラムを作りたいと本気で希望しているクライエントに協力している。ヘルスプロモーション・モデル（改訂版）を使う場合，彼が成功する行動計画を立てるのに役立てるために，彼についてどんなことを知りたいか挙げてみよう。

引用文献

Aalto, P. M. (1997). Rintasyopaseulonta: Odotukset ja kokemukset asiakas-ja hoitajankokulmasta [Finnish] Translated title: Mammography screening: Expectations and experiences. *Dissertation Abstracts International, 59*(03C), 0627. Translated abstract retrieved August 9, 2007, from Dissertation Abstracts Online database.

Acton, G. J. (2002). Health-promoting self-care in family caregivers. *Western Journal of Nursing Research, 24*, 73–86.

Agazio, J. G., Ephraim, P. M., Flaherty, N. B., & Gurney, C. A. (2002). Health promotion in active-duty military women with children. *Women and Health, 35*(1), 65–82.

Al-Obeisat, S. M. (1999). Prenatal care utilization among Jordanian women. *Dissertation Abstracts International, 60*(04B), 1525. Abstract retrieved August 9, 2007, from Dissertation Abstracts Online database.

Ammouri, A. A. (2004). Correlates of exercise participation in adolescents. *Dissertation Abstracts International, 66*(02B), 0806. Abstract retrieved August 9, 2007, from Dissertation Abstracts Online database.

Arras, R. E., Ogletree, R. J., & Welshimer, K. J. (2006). Health-promoting behaviors in mean age 45 and above. *International Journal of Men's Health, 5*(1), 65–79.

Bandura, A. (1977). Self efficacy: Toward a unifying theory of behavioral change. *Psychology Review, 84*, 191–215.

Bandura, A. (1985). *Social foundations of thought and action: A social cognitive theory.* Upper Saddle River, NJ: Prentice Hall.

Bandura, A. (1997). *Self-efficacy: The exercise of control.* New York: W. H. Freeman.

Bond, M. L. Jones, M. E., Cason, C., Campbell, P., & Hall, J. (2002). Acculturation effects on health promoting lifestyle behaviors among Hispanic origin pregnant women. *Journal of Multicultural Nursing and Health, 8*(2), 61–68.

Buijs, R., Ross-Kerr, J., Cousins, S. O., & Wilson, D. (2003). Promoting participation: Evaluation of a health promotion program for low income seniors. *Journal of Community Health Nursing, 20*, 93–107.

Byam-Williams, J. J. (2006). Factors influencing health status in community-dwelling older adults. *Dissertation Abstracts International, 67*(04B), 1914. Abstract retrieved August 9, 2007, from Dissertation Abstracts Online database.

Callaghan, D. (2005a). Health behaviors, self-efficacy, self-care, and basic conditioning factors in older adults. *Journal of Community Health Nursing, 22*, 169–178.

Callaghan, D. (2005b). The influence of spiritual growth on adolescents' initiative and responsibility for self-care. *Pediatric Nursing, 31*(2), 91–97, 115.

Callaghan, D. (2006a). Basic conditioning factors' influences on adolescents' healthy behaviors, self-efficacy, and self-care. *Issues in Comprehensive Pediatric Nursing, 29*, 191–204.

Callaghan, D. (2006b). The influence of basic conditioning factors on health behaviors, self-efficacy, and self-care in adults. *Journal of Holistic Nursing, 24*, 178–185.

Campbell, M., & Torrance, C. (2005). Coronary angioplasty: Impact on risk factors and patients' understanding of the severity of their condition. *Australian Journal of Advanced Nursing, 22*(4), 26–31.

Cananub, P. (2004). Factors that influence prenatal care utilization among Thai women. *Dissertation Abstracts International, 65*(09B), 4505. Abstract retrieved August 9, 2007, from Dissertation Abstracts Online database.

Chandanasotthi, P. (2003). The relationship of stress, self-esteem, and coping styles to health promoting behaviors of adolescents in Thailand. *Dissertation Abstracts International, 64*(03B), 1172. Abstract retrieved August 9, 2007, from Dissertation Abstracts Online database.

Chanruengvanich, W., Kasemkitwattana, S., Charoenyooth, C., Towanabut, S., & Pongurgsorn, C. (2006). RCT: Self-regulated exercise program in transient ischemic attack and minor stroke patients. *Thai Journal of Nursing Research, 10*, 165–179.

Chen, M., James, K., Hsu, L., Chang, S., Huang, L., & Wang, E. K. (2005). Health-related behavior and adolescent mothers. *Public Health Nursing, 22*, 280–288.

Chen, S-Y. (2004). The development and testing of the pelvic floor muscle exercise self-efficacy scale. *Journal of Nursing Research, 12*, 257–265.

Costanzo, C., Walker, S. N., Yates, B. C., McCabe, B., & Berg, K. (2006). Physical activity counseling for older women. *Western Journal of Nursing Research, 28*, 786–801.

Coviak, C. P. (1998). Child-parent reciprocal influences in exercise behavior. *Dissertation Abstracts International, 59*(02B), 0600. Abstract retrieved August 9, 2007, from Dissertation Abstracts Online database.

Cuevas, F. P. L. (2005). Correlates of physical activity determined by self-reports among DOH personnel. *Philippine Journal of Nursing, 75*(1), 14–19.

Cunningham, G. D. (1989). Health promoting self-care behaviors in the community older adult. *Dissertation Abstracts International, 50*(12B), 4968. Abstract retrieved August 9, 2007, from Dissertation Abstracts Online database.

Daggett, L. M., & Rigdon, K. L. (2006). A computer-assisted instructional program for teaching portion size versus serving size. *Journal of Community Health Nursing, 23*(1), 29–35.

Deenan, A. (2003). Testing the health promotion model with Thai adolescents. *Dissertation Abstracts International, 65*(04B), 1776. Abstract retrieved August 9, 2007, from Dissertation Abstracts Online database.

Desmond, L. M. H. (1994). Executive women:

Perceived health status and health behaviors. *Dissertation Abstracts International, 55*(05A), 1195. Abstract retrieved August 9, 2007, from Dissertation Abstracts Online database.

Easom, L. R. (2003a). Concepts in health promotion: Perceived self-efficacy and barriers in older adults. *Journal of Gerontological Nursing, 29*(5), 11–19.

Easom, L. R. (2003b). Determinants of participation in health promotion activities in rural elderly caregivers. *Dissertation Abstracts International, 64*(02B), 0636. Abstract retrieved August 9, 2007, from Dissertation Abstracts Online database.

Edens, J. E. (2004). Outcome of an intervention clinical breast examination in rural Appalachian women. *Dissertation Abstracts International, 65*(12B), 6288. Abstract retrieved August 9, 2007, from Dissertation Abstracts Online database.

Egonu, D. M. (1998). Afro-origin women's perceived risks for pregnancy-induced hypertension. *Masters Abstracts International, 36*(06), 1599. Abstract retrieved August 9, 2007, from Dissertation Abstracts Online database.

Esperat, C., Feng, D., Zhang, Y., & Owen, D. (2007). Health behaviors of low-income pregnant minority women. *Western Journal of Nursing Research, 29*, 284–300.

Evio, B. D. (2005). The relationship between selected determinants of health behavior and lifestyle profile of older adults. *Philippine Journal of Nursing, 75*(1), 23–31.

Feather, N. T. (Ed.). (1982). *Expectations and actions: Expectancy-value models in psychology*. Hillsdale, NJ: Lawrence Erlbaum Associates.

Flores, K. A. (1996). Mother, spouse, employee, student: The effect of multiple roles on the health promotion activities of college women. *Masters Abstracts International, 35*(03), 0789. Abstract retrieved August 9, 2007, from Dissertation Abstracts Online database.

Fowles, E. R., & Feucht, J. (2004). Testing the Barriers to Health Eating Scale. *Western Journal of Nursing Research, 26*, 429–443.

Frenn, M., & Malin, S. (2003). Diet and exercise in low-income culturally diverse middle school students. *Public Health Nursing, 20*, 361–368.

Frenn, M., Malin, S., & Bansal, N. K. (2003). Stage-based interventions for low-fat diet with middle school students. *Journal of Pediatric Nursing, 18*(1), 36–45.

Frenn, M., Malin, S., Bansal, N., Delgado, M., Greer, Y., Havice, M., et al. (2003). Addressing health disparities in middle school students' nutrition and exercise. *Journal of Community Health Nursing, 20*(1), 1–14.

Gabry, H. (2005). Understanding the relationship between health behavior during pregnancy and health locus of control among Arab and non-Arab women to reduce high risk pregnancy. *Dissertation Abstracts International, 66*(03B), 1393. Abstract retrieved August 9, 2007, from Dissertation Abstracts Online database.

Gasalberti, D. (2002). Early detection of breast cancer by self-examination: The influence of perceived barriers and health conception. *Oncology Nursing Forum, 29*, 1341–1347.

Graves, D. (2007). *Pender packages powerful message*. Retrieved September 5, 2007, from South Dakota State University website at http://www3.sdstate.edu/Administration/UniversityRelations/PublicationServices/Publications.

Grubbs, L., & Carter, J. (2002). The relationship of perceived benefits and barriers to reported exercise behaviors in college undergraduates. *Family and Community Health, 25*(2), 76–84.

Gu, M. O., & Eun, Y. (2002). Health-promoting behaviors of older adults compared to young and middle-aged adults in Korea. *Journal of Gerontological Nursing, 28*(5), 46–53.

Guarnero, P. A. (2006). Health promotion behaviors among a group of 18–29 year old gay and bisexual men. *Communicating Nursing Research, 39*, 298.

Hageman, P. A., Walker, S. N., & Pullen, C. H. (2005). Tailored versus standard Internet-delivered interventions to promote physical activity in older women. *Journal of Geriatric Physical Therapy, 28*(1), 28–33.

Han, K. S., Lee, S. J., Park, E. S., Park, Y., & Cheol, K. H.(2005). Structural model for quality of life of patients with chronic cardiovascular disease in Korea. *Nursing Research, 54*, 85–96.

Haus, C. S. (2003). Medication management strategies used by community-dwelling older adults living alone. *Dissertation Abstracts International, 64*(07B), 3188. Abstract retrieved August 9, 2007, from Dissertation Abstracts Online database.

Hendricks, C., Murdaugh, C., & Pender, N. (2006). The Adolescent Lifestyle Profile: Development and psychometric characteristics. *Journal of National Black Nurses' Association, 17*(2), 1–5.

Hensley, R. D., Jones, A. K., Williams, A. G., Willsher, L. B., & Cain, P. P. (2005). One-year clinical outcomes for Louisiana residents diagnosed with type 2 diabetes and hypertension. *Journal of the American Academy of Nurse Practitioners, 17,* 363–369.

Huang, T., & Dai, F. (2007). Weight retention predictors for Taiwanese women at six-month [sic] postpartum. *Journal of Nursing Research, 15*(1), 11–20.

Hubbard, A. B. (2002). The impact of curriculum design on health promoting behaviors at a community college in south Florida. *Dissertation Abstracts International, 63*(06A), 2112. Abstract retrieved August 9, 2007, from Dissertation Abstracts Online database.

Hui, W. C. (2002). The health-promoting lifestyles of undergraduate nurses in Hong Kong. *Journal of Professional Nursing, 18*(2), 101–111.

Johnson, C. R. (1998). The relationship between health promoting lifestyles and the practice of breast cancer screening behaviors in adult women. *Masters Abstracts International, 36*(05), 1328. Abstract retrieved August 9, 2007, from Dissertation Abstracts Online database.

Johnson, R. L. (2002). The relationships among racial identity, self-esteem, sociodemographics, and health-promoting lifestyles. *Research and Theory for Nursing Practice, 16,* 193–207.

Johnson, R. L. (2005). Gender differences in health-promoting lifestyles of African Americans. *Public Health Nursing, 22*(2), 130–137.

Johnson, R. L., & Nies, M. A. (2005). A qualitative perspective of barriers to health-promoting behaviors of African Americans. *ABNF Journal, 16*(2), 39–41.

Jones, E. D., Kennedy-Malone, L., & Wideman, L. (2004). Early detection of type 2 diabetes among older African Americans. *Geriatric Nursing, 25*(1), 24–28.

Kaewthummanukul, T., Brown, K. C., Weaver, M. T., & Thomas, R. R. (2006). Predictors of exercise participation in female hospital nurses. *Journal of Advanced Nursing, 54,* 663–675.

Kahawong, W., Phancharoenworakul, K., Khampalikit, S., Taboonpong, S., & Chittchang, U. (2005). Nutritional health-promoting behaviors among women with hyperlipidemia. *Thai Journal of Nursing Research, 9*(2), 92–102.

Kalampakom, S. (2000). Stages of construction workers' use of hearing protection. *Dissertation Abstracts International, 61*(07B), 3508. Abstract retrieved August 9, 2007, from Dissertation Abstracts Online database.

Kanchana, S. (2004). Assessment of knowledge and utilization of safety measures among workers on occupational health hazards. *Nursing Journal of India, 95*(2), 26.

Keizer, M. C. (1995). Relationships among provision of care, health and well-being, and engagement in health promoting activity of older adults who are the primary caregivers for spouses with cancer. *Dissertation Abstracts International, 34*(04), 1550. Abstract retrieved August 9, 2007, from Dissertation Abstracts Online database.

Kerr, M. J., Lusk, S. L., & Ronis, D. L. (2002). Explaining Mexican American workers' hearing protection use with the Health Promotion Model. *Nursing Research, 51,* 100–109.

Kerr, M. J., Savik, K., Monsen, K. A., & Lusk, S. L. (2007). Effectiveness of computer-based tailoring versus targeting to promote use of hearing protection. *Canadian Journal of Nursing Research, 39* (1), 80–97.

Kurtz, A. C. (1996). Correlates of health-promoting lifestyles among women with rheumatoid arthritis. *Dissertation Abstracts International, 57*(02B), 989. Abstract retrieved August 9, 2007, from Dissertation Abstracts Online database.

Kwong, E. W., & Kwan, A. Y. (2007). Participation in health-promoting behavior: Influences on community-dwelling older Chinese people. *Journal of Advanced Nursing, 57,* 522–534.

Lambert, S., Fearing, A., Bell, D., & Newton, M. (2002). A comparative study of prostate screening health beliefs and practices between African American and Caucasian men. *ABNF, 13*(3), 61–63.

Lee, L. Y-K., & Lai, E. K-F. (2006). Osteoporosis in older Chinese men: Knowledge and health beliefs. *Journal of Clinical Nursing, 15,* 353–355.

Lohnes, J. L. (2003). A bicycle safety program for parents of young children. *Journal of School Nursing, 19*(2), 100–110.

Luther, C. H. (2003). Living the coming of osteoporosis: Health promotion behaviors of women at risk for osteoporosis in Mississippi. *Dissertation Abstracts International, 64*(08B), 3746. Abstract retrieved August 9, 2007, from Dissertation Abstracts Online database.

Lusk, S. L., Ronis, D. L., Kazanis, A. S., Eakin, B. L., Hong, O., & Raymond, D. M. (2003). Effectiveness of a tailored intervention to increase factory workers' use of hearing protection. *Nursing Research, 52,* 289–295.

Ma, W-F. (2005). Predictors of regular physical activity among adults with anxiety in Taiwan. *Dissertation Abstracts International, 66*(05B), 2514. Abstract retrieved August 9, 2007, from

Dissertation Abstracts Online database.

Makhubela, B. H. (2002). The self-care model of best practice: Home based care. *Africa Journal of Nursing and Midwifery, 4*(1), 35–37.

Marks, L. N. (1995). Health beliefs and health-promoting behaviors of older adults from the former Soviet Union. *Dissertation Abstracts International, 56*(11A), 4287. Abstract retrieved August 9, 2007, from Dissertation Abstracts Online database.

McCullagh, M. C. (1999). Factors affecting hearing protector use among farmers. *Dissertation Abstracts International, 61*(02B), 780. Abstract retrieved August 9, 2007, from Dissertation Abstracts Online database.

McCullagh, M., Lusk, S. L., & Ronis, D. L. (2002). Factors influencing use of hearing protection among farmers: A test of the Pender Health Promotion Model. *Nursing Research, 51*, 33–39.

McDonald, P. E., Brennan, P. F., & Wykle, M. L. (2005). Perceived health status and health-promoting behaviors of African-American and white informal caregivers of impaired elders. *Journal of National Black Nurses' Association, 16*(1), 8–17.

McDonald, P. E., & Wykle, M. L. (2003). Predictors of health-promoting behavior of African-American and white caregivers of impaired elders. *Journal of National Black Nurses' Association, 14*(1), 1–12.

McDonald, P. E., Wykle, M. L., Misra, R., Suwonnaroop, N., & Burant, C. J. (2002). Predictors of social support, acceptance, health promoting behaviors, and glycemia control in African-Americans with type 2 diabetes. *Journal of National Black Nurses' Association, 13*(11), 23–30.

McMenamin, C. A. (2002). Parental perception concerning the use of peak flow meters to the child with asthma. *Masters Abstracts International, 41*(05), 1420. Abstract retrieved August 9, 2007, from Dissertation Abstracts Online database.

McMurry, T. B. (2006). A comparison of pharmacological tobacco cessation relapse rates. *Journal of Community Health Nursing, 23*(1), 15–28.

Mendias, E. P., & Paar, D. P. (2007). Perceptions of health and self-care learning needs of outpatients with HIV/AIDS. *Journal of Community Health Nursing, 24*(1), 49–64.

Millard, S. R. (1998). Factors related to health-promoting behaviors in Seventh-Day Adventist older adults. *Dissertation Abstracts International, 59*(06B), 2684. Abstract retrieved August 9, 2007, from Dissertation Abstracts Online database.

Milne, J. L., & Moore, K. N. (2006). Factors impacting self-care for urinary incontinence. *Urologic Nursing, 26*(1), 41–51.

Murphy, M., & Polivka, B. (2007). Parental perceptions of the schools' role in addressing childhood obesity. *Journal of School Nursing, 23*(1), 40–46.

Newton, S. E., Robinson, J., & Kozac, J. (2004). Balanced analgesia after hysterectomy: The effect on outcomes. *MedSurg Nursing, 13*, 176–199.

Nies, M. A., & Motyka, C. L. (2006). Factors contributing to women's ability to maintain a walking program. *Journal of Holistic Nursing, 24*(1), 7–14.

Olson, A. F., & Berg, J. A. (2006). Theoretical foundations of promoting perimenopausal bone health. *Communicating Nursing Research, 39*, 279.

Ordonez, M. de los A. (2006). The lived experience of health among older Guatemalan women. *Masters Abstracts International, 44*(05), 2278. Abstract retrieved August 9, 2007, from Dissertation Abstracts Online database.

Pender, N. J. (1969). A developmental study of conceptual, semantic differential, and acoustical dimensions as encoding categories in short-term memory. *Dissertation Abstracts International, 30*(10A), 4283. Abstract retrieved September 6, 2007, from Dissertation Abstracts Online database.

Pender, N. J. (1982). *Health promotion in nursing practice.* Norwalk, CT: Appleton-Century Crofts.

Pender, N.J. (1987). *Health promotion in nursing practice* (2nd ed.). New York: Appleton-Lange.

Pender, N. J. (1996). *Health promotion in nursing practice* (3rd ed.). Stamford, CT: Appleton-Century-Crofts.

Pender, N. J. (2006). *Biographical sketch.* Retrieved August 17, 2007, from University of Michigan, School of Nursing website: http://www.nursing.umich.edu/faculty/pender/pender_bio.html.

Pender, N. J., Murdaugh, C. L., & Parsons, M. A. (2002). *Health promotion in nursing practice* (4th ed.). Upper Saddle River, NJ: Prentice Hall.

Pender, N. J., Murdaugh, C. L., & Parsons, M. A. (2006). *Health promotion in nursing practice* (5th ed.). Upper Saddle River, NJ: Prentice Hall.

Phuphaibul, R., Leucha, Y., Putwattana, P., Nuntawan, C., Tapsart, C., Tachudhong, A., et al. (2005). Health promoting behaviors of

Thai adolescents, family health related life styles and parent modeling. *Thai Journal of Nursing Research, 9*(1), 28–37.

Pichayapinyo, P. (2005). The relationship of perceived benefits, perceived barriers, social support, and sense of mastery on adequacy of prenatal care for first-time Thai mothers. *Dissertation Abstracts International, 66*(03B), 1400. Abstract retrieved August 9, 2007, from Dissertation Abstracts Online database.

Robbins, L. B., Gretebeck, K. A., Kazanis, A. S., & Pender, N. J. (2006). Girls on the Move program to increase physical activity participation. *Nursing Research, 55,* 206–216.

Ronis, D. L., Hong, O., & Lusk, S. L. (2006). Comparison of the original and revised structures of the Health Promotion Model in predicting construction workers' use of hearing protection. *Research in Nursing and Health, 29,* 3–17.

Rothman, N. L., Lourie, R. J., Brian, D., & Foley, M. (2005). Temple Health Connection: A successful collaborative model of community-based primary health care. *Journal of Cultural Diversity, 12*(4), 145–151.

Rothschild, S. L. (1996). Mental representations of attachment: Implications for health-promoting behavior and perceived stress. *Dissertation Abstracts International, 57*(02A), 879. Abstract retrieved August 9, 2007, from Dissertation Abstracts Online database.

Ryan, K. F. (1996). The relationships of perceived health status, cognitive-perceptual variables, and physiologic and demographic parameters to health behaviors. *Dissertation Abstracts International, 57*(08B), 5343. Abstract retrieved August 9, 2007, from Dissertation Abstracts Online database.

Sakraida, T. J. (2002). Divorce transition, coping responses, and health-promoting behavior of midlife women. *Dissertation Abstracts International, 62*(12B), 5646. Abstract retrieved August 9, 2007, from Dissertation Abstracts Online database.

Sakraida, T. J. (2005). Divorce transition differences of midlife women. *Issues in Mental Health Nursing, 26,* 225–249.

Sapp, C. J. (2003). Adolescents with asthma: Effects of personal characteristics and health-promoting lifestyle behaviors on health-related quality of life. *Dissertation Abstracts International, 64*(05B), 2131. Abstract retrieved August 9, 2007, from Dissertation Abstracts Online database.

Schlikcau, J. M., & Wilson, M. E. (2005). Breastfeeding as health-promoting behaviour for Hispanic women: Literature review. *Journal of Advanced Nursing, 52,* 200–210.

Shin, Y. H., Hur, H. K., Pender, N. J., Jang, H. J., & Kim, M. (2006). Exercise self-efficacy, exercise benefits and barriers, and commitment to a plan for exercise among Korean women with osteoporosis and osteoarthritis. *International Journal of Nursing Studies, 43*(1), 3–10.

Smith, A. B., & Bashore, L. (2006). The effect of clinic-based health promotion education on perceived health status and health promotion behaviors of adolescent and young adult cancer survivors. *Journal of Pediatric Oncology Nursing, 23,* 326–334.

Smith, S. A., & Michel, Y. (2006). A pilot study on the effects of aquatic exercises on discomforts of pregnancy. *JOGNN: Journal of Obstetric, Gynecologic, and Neonatal Nursing, 35,* 315–323.

Sohng, K., Sohng, S., & Yeom, H. (2002). Health promoting behaviors of elderly Korean immigrants in the United States. *Public Health Nursing, 19,* 294–300.

Sriyuktasuth, A. (2002). Utility of Pender's model in describing health-promoting behaviors in Thai women with systemic lupus erythematosus. *Dissertation Abstracts International, 63*(10B), 4599. Abstract retrieved August 9, 2007, from Dissertation Abstracts Online database.

Srof, B. J., & Velsor-Friedrich, B. (2006). Health promotion in adolescents: A review of Pender's Health Promotion Model. *Nursing Science Quarterly, 19,* 366–373.

Stuifbergen, A. K., Harrison, T. C., Becker, H., & Carter, P. (2004). Adaptation of a wellness intervention for women with chronic disabling conditions. *Journal of Holistic Nursing, 22*(1), 12–31.

Suwonnaroop, N., & Zauszniewski, J. (2002). The effects of social support, perceived health status, and personal factors on health-promoting behaviors among American older adults. *Thai Journal of Nursing Research, 6*(2), 41–55.

Tang, Y., & Chen, S. (2002). Health promotion behaviors in Chinese family caregivers of patients with stroke. *Health Promotion International, 17,* 329–339.

Tapler, D. A. (1996). The relationship between health value, self-efficacy, health locus of control, health benefits, health barriers, and health behavior practices in mothers. *Dissertation Abstracts International, 57*(05B), 3132. Abstract retrieved August 9, 2007, from Dissertation Abstracts Online database.

Tashiro, J. (2002). Exploring health promoting lifestyle behaviors of Japanese college women: Perceptions, practices, and issues. *Health Care for Women International, 23*(1), 59–70.

Tilokskulchai, F., Sitthimongkol, Y., Prasopkiitikun, T., & Klainin, P. (2004). Meta-analysis of health promotion research in Thailand [corrected] [published erratum appears in *Asian Journal of Nursing Studies*, 2004, 7(3)]. *Asian Journal of Nursing Studies, 7*(2), 18–32.

Victor, J. F., de Oliveira Lopes, M. V., & Ximenes, L. B. (2005). Analysis of diagram the Health Promotion Model of Nola J. Pender [Portuguese]. *Acta Paulista de Enfermagem, 18*, 235–240. Abstract retrieved August 8, 2007, from CINAHL Plus with Full Text.

Walker, S. N., Pullen, C. H., Hertzog, M., Boeckner, L., & Hageman, P. A. (2006). Determinants of older rural women's activity and eating. *Western Journal of Nursing Research, 28*, 449–468.

Wang, H-H. (1998). A model of self-care and well-being of rural elderly women in Taiwan. *Dissertation Abstracts International, 59*(06B), 2689. Abstract retrieved August 9, 2007, from Dissertation Abstracts Online database.

Wang, R., & Chen, C. (2003). Evaluating Pender's Health Promotion Model from literature review [Chinese], *Journal of Nursing, 50*(6), 62–68. Abstract retrieved August 9, 2007, from CINAHL Plus with Full Text.

Warner, K. D. (2000). Health-related lifestyle behaviors of twins: Interpersonal and situational influences. *Dissertation Abstracts International, 61*(03B), 1331. Abstract retrieved August 9, 2007, from Dissertation Abstracts Online database.

White, J. L. (1996). Outcomes of an individualized health promotion program for homebound older community residents. *Dissertation Abstracts International, 57*(12B), 7458. Abstract retrieved August 9, 2007, from Dissertation Abstracts Online database.

Whitehead, D. (2005). Letter to the Editor. *Research in Nursing and Health, 28*, 357–359.

Willis, J. L. (2001). The effect of multiple roles on the health promotion activities of college women. *Masters Abstracts International, 39*(05), 1382. Abstract retrieved August 9, 2007, from Dissertation Abstracts Online database.

Wilson, M. C. (2003). Health practices of homeless women. *Dissertation Abstracts International, 65*(02B), 660. Abstract retrieved August 9, 2007, from Dissertation Abstracts Online database.

Wilson, M. (2005). Health promoting behaviors of sheltered homeless women. *Family and Community Health, 28*(1), 51–63.

Wisnewski, C. A. (1996). A study of the health-promoting behavioral effects of an exercise educational intervention in adult diabetics. *Dissertation Abstracts International, 57*(05B), 3133. Abstract retrieved August 9, 2007, from Dissertation Abstracts Online database.

Wu, T., & Pender, N. (2002). Determinants of physical activity among Taiwanese adolescents: An application of the Health Promotion Model. *Research in Nursing and Health, 25*(1), 25–36.

Wu, T., & Pender, N. (2005). A panel study of physical activity in Taiwanese youth: Testing the revised health-promotion model. *Family and Community Health, 28*, 113–124.

Wu, T., Pender, N., & Noureddine, S. (2003). Gender differences in the psychosocial and cognitive correlates of physical activity among Taiwanese adolescents: A structural equation modeling approach. *International Journal of Behavioral Medicine, 10*, 93–105.

Wu, T., Pender, N., & Yang, K. (2002). Promoting physical activity among Taiwanese and American adolescents. *Journal of Nursing Research, 10*(1), 57–64.

Wu, T., Ronis, D. L., Pender, N., & Jwo, J. (2002). Development of questionnaires to measure physical activity cognitions among Taiwanese adolescents. *Preventive Medicine, 35*(1), 54–65.

Yang, K. (2005). Physical activities among Korean midlife immigrant women in the United States. *Dissertation Abstracts International, 66*(08B), 4159. Abstract retrieved August 9, 2007, from Dissertation Abstracts Online database.

Yates, B. C., Price-Fowlkes, T., & Agrawal, S. (2003). Barriers and facilitatiors of self-reported physical activity in cardiac patients. *Research in Nursing and Health, 26*, 459–469.

Yoon, S. L., & Horne, C. H. (2004). Holistic health care. Perceived health promotion practice by older women: Use of herbal products. *Journal of Gerontological Nursing, 30*(7), 9–15.

Yue, S. P. (1998). Assessing the needs of the post-cardiac event population in a rural southeastern New Mexico community. *Masters Abstracts International, 36*(06), 1594. Abstract retrieved August 9, 2007, from Dissertation Abstracts Online database.

文献解題

Callaghan, D. M. (2003). Health-promoting self-care behaviors, self-care self-efficacy, and self-care agency. *Nursing Science Quarterly, 16,* 247–254.

This study explored the relationships among the four dimensions of self-care self-efficacy, the six dimensions of health-promoting self-care behaviors, and a set of variables including the four dimensions of self-care agency. Study participants were 387 adults, aged 18 to 65, from the greater Philadelphia area. The only concept identified as having an influence on self-care agency was spiritual growth.

Costanzo, C., Walker, S. N., Yates, B. C., McCabe, B., & Berg, K. (2006). Physical activity counseling for older women. *Western Journal of Nursing Research, 28,* 786–801.

In this study, 46 women were randomly assigned to a group to receive five behavioral counseling sessions or to a comparison group that received only one counseling session. The sessions incorporated the five As: ask, advise, assist, arrange, agree. The pretest and posttest measurements involved moderate-intensity physical activity, muscle strengthening, and stretching activity. The group that had five sessions showed a statistically significant increase in cardiorespiratory fitness. Time effects were demonstrated for both groups in increased left handgrip strength, increased leg strength, and increased flexibility.

Kaewthummanukul, T., Brown, K. C., Weaver, M. T., & Thomas, R. R. (2006). Predictors of exercise participation in female hospital nurses. *Journal of Advanced Nursing, 54,* 663–675.

This study investigated the relationship between participation in exercise, selected personal factors, perceived benefits, perceived barriers, perceived self-efficacy, perceived social support, job demands, and motivation. Subjects were 970 nurses employed in a Thai hospital. Findings were that an increased participation in exercise is related to perceptions of exercise, self-efficacy, social support as well as to motivation.

Kwong, E. W., & Kwan, A. Y. (2007). Participation in health-promoting behavior: Influences on community-dwelling older Chinese people. *Journal of Advanced Nursing, 57,* 522–534.

Face-to-face interviews with 896 community dwelling Chinese people, aged 60 to 98, in Hong Kong provided the data for this study about factors that influence participation in physical activity, healthy dietary practices, and stress management. The use of health-promoting behaviors was most strongly influenced by perceived self-efficacy, perceived benefits, and gender. The most frequently reported barriers were fatigue during and after physical activity, enjoyment of unhealthy foods, and lack of adequate social support from family and peers.

Newton, S. E., Robinson, J., & Kozac, J. (2004). Balanced analgesia after hysterectomy: The effect on outcomes. *MEDSUR Nursing, 13,* 176–180, 199.

This interesting application of the health promotion model investigated the type of postoperative analgesia used with 98 women who had had abdominal hysterectomies in relation to the health-promoting behaviors of low pain scores, greater mobility, and shorter hospital length of stay. Interestingly, there were no statistically significant differences found between the use of balanced analgesia and the use of morphine only. It is comforting to know that all women in the study apparently achieved adequate pain control. The balanced analgesia appeared to facilitate post-surgery mobility, but not at a statistically significant level.

Ronis, D. L., Hong, O., & Lusk, S. L. (2006). Comparison of the original and revised structures of the Health Promotion Model in predicting construction workers' use of hearing protection. *Research in Nursing and Health, 29,* 3–17.

This study compared the fit and usefulness of the original and revised versions of the HPM in relation to predicting construction workers' use of hearing protection. Subjects were 703 workers who identified themselves as being exposed to high noise levels. The results indicated that while both versions provided a good fit, the revised version was a better fit and explained more of the variance in the use of hearing protection.

ケアリングとエキスパート看護実践の哲学

Philosophy of Caring and Expert Nursing Practice

Patricia Benner

Bobbe Ann Gray

　Patricia Benner は，米国バージニア州ハンプトンで生まれた。カリフォルニア州で子ども時代を過ごし，初等教育と高等教育を受けた（Brykczynski, 2006）。1964 年に Pasadena City College で看護準学士号，Pasadena College で看護学士号を取得した後，1970 年に California 大学 San Francisco 校で内科・外科看護を専攻して修士号を取得した。1982 年に California 大学 Berkeley 校で博士号を取得したが，在学中は教育学部を基盤にした超学部学生であった。博士号の研究では，キャリア中期の男性のストレスとコーピング，健康に重点的に取り組んだ（P. Benner, 2006 年 10 月 24 日付私信）。この期間，Benner は Hubert Dreyfus と Richard Lazarus の研究から多大な影響を受けた。Benner は，内科・外科，救急外来，心臓病ケア，集中治療病棟，在宅看護領域でスタッフ看護師や管理者として働いた経験がある（Benner Associates, 2002）。

　Benner は現在，教育の向上を目指したカーネギー教育振興財団（Carnegie Foundation for the Advancement of Teaching）による全米看護教育研究（National Nursing Education Research Project）の委員長である。その他，California 大学 San Francisco 校の社会行動科学部教授であり，Thelma Shobe 基金による倫理とスピリチュアリティ講座の名誉教授も務めている[1]（P. Benner, 2006 年 10 月 24 日付私信）。

　Benner の著書や寄稿，論文は数多い。国際的なフォーラムでの発表も多く，American Journal of Nursing やその他の団体からブック・オブ・ザ・イヤーを授与されている。著作は多くの言語に翻訳され，世界中の看護実践や教育に影響を与えている。Benner の影響が非常に大きい国は，米国，英国，オーストラリア，ニュージーランドである。Benner は，1985 年の米国看護アカデミー特別会員，1994 年の英国看護協会名誉会員をはじめ，多くの栄誉を受けている。Benner は，出版や研究，リーダーシップ，教育，公益事業など，看護関係の賞を数多く受けている（Benner Associates, 2002；P. Benner, personal communication, October 24, 2006；University of California, San Francisco Faculty Profiles, 2006）。

　Benner の最新のプロジェクトとして，教育の向上を目指したカーネギー教育振興財団による全米看

---

[1] 訳注：2008 年 7 月に Catherine Chesla に引き継いでいる。

護教育研究プロジェクトの委員長が挙げられる。この研究は，過去30年間で初めての全国レベルの研究であり，専門職育成教育に関する大規模調査プロジェクトの一部である。その他には，全米州看護課評議会（National Council of State Boards of Nursing）による看護エラー分類，ゲノミクスについて上級実践看護師を教育するプログラムの開発，軍事行動環境における看護師の臨床知識の向上に関する研究，そしてクリティカルケア看護師のスキル獲得および臨床的・倫理的推論に関する研究がある（P. Benner，2006年10月24日付私信）。

▓ Bennerのエキスパート看護実践の哲学の構築

　Bennerは，看護キャリアの初期にVirginia Hendersonから大きな影響を受けたことを認めている（Benner & Wrubel, 1989）。エキスパート看護実践に関連するBennerの初期の取り組みは，哲学者Hubert Dreyfusと，その弟で数学者，システムアナリストであるStuart Dreyfusが構築したスキル獲得理論に基づいて，看護師のスキル獲得の発達を調べることであった（Dreyfus & Dreyfus, 1980）。Bennerが一貫してこのモデルを「Dreyfusのスキル獲得モデル」と呼んでいる点は重要である。Bennerは，スキル獲得のモデルを構築したというよりも，看護のスキル獲得過程の実証に，既存のDreyfusモデルを検証して幅を広げただけであった。またBennerの執筆の多くは同僚との協働の結果である。重複を避けるためにBennerと記してある本章で紹介する参考文献全般は，Bennerと同僚の業績である。

　Bennerは，1979〜1981年まで「個人内のコンセンサスとアセスメントおよび評価を達成する方法 Achieving Methods of Intrapersonal Consensus, Assessment and Evaluation」というプロジェクトの委員長であった。プロジェクトは初心者とエキスパート看護師の臨床的遂行能力と状況評価の違いを調べるものであった（Benner, 1984/2001）。プリセプター関係（卒業したての看護師とエキスパート看護師）にある21組の看護師を対象に，解釈学的現象学による調査を実施し，Dreyfusのスキル獲得モデルを用いて構造化を行った（Dreyfus & Dreyfus, 1980）。ペアへのインタビューは別々に行い，両者に共通の臨床事象を説明するように依頼して，認識や取り組み方の違いが記述の違いに示されているかを検討した。21組に加えて，高度なスキルをもつ看護師として管理者が選んだ経験豊かな看護師51人，新卒看護師11人と看護学生の上級生5人にインタビュー（個別/小グループ）と観察を行い，スキルレベルの異なる看護師について，遂行能力の特徴を調べた。看護師は6つの病院から選ばれた。調査の結果は，『From Novice to Expert：Excellence and Power in Clinical Nursing Practice（初心者からエキスパートへ：臨床看護実践における卓越とパワー）』[2] で報告された。看護師のスキルレベルは，初心者 *novices*，新人 *advanced beginners*，一人前 *competent*，中堅 *proficient*，エキスパート *expert* で

---

[2] 訳注：邦訳：井部俊子 監訳：ベナー看護論：初心者から達人へ．医学書院；2005．

明確な違いがあることが明らかになった。ナラティブな記述の解釈から，31の看護能力が特定された。これらの能力はさらに検討され，看護実践の7つの分野に分類された。看護実践におけるスキル獲得の分野について『From Novice to Expert』で紹介された情報は，その後の研究の骨組みになり，その中でクリティカルシンキングや直観，倫理的エージェンシーなどの概念について，経験の浅い者とエキスパートとの看護の違いが頻繁に言及されている。

　Bennerは実践と教育の枠組みとして，『From Novice to Expert』で特定した看護実践の関連能力や分野を伴ったスキル獲得のレベルを頻繁に用いているが，『Primacy of Caring（ケアリングの卓越）』[3] の出版まで，解釈学的理論を構築しようという意図については言明していなかった（Benner & Wrubel, 1989）。この著書でBennerとWrubelは，看護の中心となる本質的な人間の問題を理解するには既存の看護理論では限界があるとコメントしている。そして，「想像上の理想の看護像ではなく，日常の実践であるエキスパート看護の実際を記述し，解釈や説明をする理論が必要」(p.5) であり，「ケアリングの実践のように，目に見えない重要な看護の仕事を可視化すること」(p. xi) が目的であるとしている。そして，「看護実践は病いのストレスに対処する人々を援助するため，本書は看護実践の解釈学的理論に重点を置いている」(p.7) と述べている。

　『Primacy of Caring』（Benner & Wrubel, 1989）では，『From Novice to Expert』で取り組み始めたエキスパート看護師の際立った特徴に関するその後の研究に加え，看護実践におけるケアリングの第一義的な役割が解説されている。この本で紹介されているように，エキスパートの看護実践は，あらゆるレベルの実践で行われるケアリングが基盤となっている。ケアリングは「世界の中に存在する基本的な手段」(p. xi) であり，看護とは「ケアリングの実践であり，その科学は道徳的アートな技そしてケアと責任の倫理によって導かれている」(p. xi) と定義されている。『Primacy of Caring』では，ストレスやコーピング，看護実践，病いのアウトカムにおける特筆すべき要素としてケアリングの重要性が説明されている。エキスパート看護ケアは，慢性疾患や癌，神経疾患といった状況に関連づけて説明され，さらにケア提供に関するコーピングの章では，フェミニストの観点からケア提供について考察している。

　Benner, Tanner, Chesla（1996）は，『Expertise in Nursing Practice：Caring, Clinical Judgment, and Ethics（看護実践における専門的知識・技術：ケアリング，臨床判断そして倫理）』で，1990〜1996年に行われた研究結果を発表した。この研究は初期の研究のオリジナルデータを拡大するものであった。8病院のクリティカルケア看護師130人を追加し，小グループでインタビューを行っており，そのうち48人には個別インタビューを行い，その実践を観察している。Bennerは「オリジナルの研究を基に，クリティカルケア看護師の実践について，エスノグラフィーを展開した」(Benner, Hooper-Kyriakides, & Stannard, 1999, p.6) と述べている。『Expertise in Nursing Practice』では，看護師・医師関係の改善と，看護教育と管理に関し，この情報の適応を示すためいくつかの章が割かれている。

　Bennerら（1999）は，この研究の第2段階の結果を基に，『Clinical Wisdom and Interven-

---

[3] 訳注：邦訳；難波卓志 訳：現象学的人間論と看護. 医学書院；1999.

tions in Critical Care：A Thinking-in-Action Approach（クリティカルケアにおける看護ケアの臨床知：行動しながらの思考）』[4] を出版した。1996～1997 年にかけて行われた第 2 段階では，各種クリティカルケア分野で働く看護師の他，上級実践看護師を加えた 75 人を対象に，クリティカルケアへの注目度を広げた。この本では，慣れた臨床状況で直観的に問題を把握し，前もって計画を立てるクリティカルケアのエキスパート看護師の能力の育成について考察している。これは，看護過程に関する Benner の非直線的な考え方の見事な例である。クリティカルケアのエキスパート看護師の思考と行動の 2 つの習性は，①臨床的把握と臨床的探究，②臨床的見通しであるという。さらに，クリティカルケア看護実践における 9 つの分野，それと共にクリティカルケア現場固有の看護能力について説明している。『Clinical Wisdom and Interventions in Critical Care』では，専門知識・技術を育てるための教育的方策の意味も示されている。

エキスパート看護実践の哲学

　エキスパート看護実践の重要な要素であるケアリングの模範例は，看護師のスキル獲得レベルに応じて異なる。したがって看護ケアの本質だけでなく，個々の看護師の専門職としての成長度に応じてケアがどのように異なるかを理解する必要がある。この課題に取り組むために Benner は，人の心と身体を分けて考える典型的なデカルト主義の認知的合理性からは距離をおく。Benner は，理論的知識から生じる「〜を知っていること knowing that」と，実践的な知識から生じる「〜の方法を知っていること knowing how」とは異なるとする Kuhn（1970）と Polanyi（1958）の考え方に言及している。看護師がエキスパートとして実践するための方法をどうやって知るのか「know how」を発見するために，Benner は解釈的現象学または解釈学的現象学による研究法を取り入れた。様々な経験レベルや様々な臨床分野の看護師を対象にしたが，報告された蓄積例は，クリティカルケア病棟で働くエキスパート看護師の記述に偏る傾向があった。
　研究者は解釈的現象学研究法を用いることで，多様な看護能力を特定し，その看護能力を看護ケアのいくつかの分野に合わせて帰納的にグループ分類した。Benner は著書の多くではっきりと，自分の研究の有用性は必ず理解してもらえるはずだと述べている。また言及した看護分野や，それらの属性である能力の「神格化」について注意を喚起している（Benner, 1984/2001, pp. xxii, xxv）。そして自分の取り組みは，1 つの考え方や 1 つの方法であって，それを雛形や規則として利用することは避ける必要があると強調する（Benner & Wrubel, 1989）。Benner の読者は，分野や能力の起源となった研究の焦点について慎重に検討するよう警告された。Benner の多くの著書や Benner の枠組みによる類似の研究を読むと，最初に特定した分野と，それらの分野に含まれる様々な能力は，拡大されたり縮小されたりしていることがわか

---

[4] 訳注：邦訳：井上智子 監訳：ベナー看護ケアの臨床知：行動しつつ考えること．医学書院；2005．

る。実際，説明的理論よりも解釈的理論として Benner の枠組みを応用したいと思う者は，まず固有の臨床状況とスタッフの状態が研究の領域や能力として妥当であるかどうかを検証しなければならない。

Benner（1984/2001）は看護のスキル獲得を，初心者，新人，一人前，中堅，エキスパートの5段階に分けた。初心者の一般的な概念は学生で，新人は新卒看護師，一人前の看護師は1年半から2年間，専門領域の病棟で働いた者である。中堅看護師は，ほとんど理論に頼らず，経験から学んだ知識に頼るようになる。エキスパート看護師は，経験から学んだ知識に頼る部分が多くなり，臨床の状況が不明瞭なときに理論に戻る。

その後に続く本に追加された概念が紹介されている。Benner と Wrubel（1989）は『Primacy of Caring』において，身体化された知性の役割や背景的意味，人間の関心，境遇，一時性という概念で，人間を理解することの重要性を解説している。ストレスやコーピング，ライフサイクル，ヘルスプロモーションなどの概念も取り上げている。専門職のスキル獲得の段階は，『Expertise in Nursing Practice』（Benner et al., 1996）においてさらに詳しく説明され，ケアリングや臨床知，臨床的・倫理的判断，社会的埋め込みの概念とそれらの関係性が拡大された。『Clinical Wisdom and Interventions in Critical Care』（Benner et al., 1999）の中で，Benner は臨床的把握，臨床的探究，臨床的見通し，エキスパート看護判断，思考，臨床的態度を説明した。さらに思考と行動しながら考えるという概念，高度なノウハウ，反応に基づいた実践，エージェンシー，知覚の鋭さ，倫理的思考，看護における感情の役割についても解説している。

▼ 重要な概念

Benner の研究には，以下に挙げるように非常に多くの重要な概念がある。

エージェンシー *agency* は，状況に影響を与える個人の能力である（Benner & Wrubel, 1989）。エージェンシーは，個人の経験レベルに基づいており，状況の範囲内で可能性を認識する能力に影響されている。新人看護師は状況に影響を与える能力をほとんど感じず，エキスパート看護師は状況に与える自分の現実的な能力を認識している（Benner & Wrubel；Benner et al., 1996）。

予測 *assumptions*，**予期** *expectations*，**構え** *sets* は過去の経験から生まれた信念で，患者の状況に関する看護師の認識を方向づけ，影響を与える。構えは微妙で，十分に明確に説明できるものではない。構えは，特定の状況に関与したときに，看護師にある特定のやり方で行動を起こす気にさせるものである（Benner, 1984/2001）。

背景的意味 *background meaning* は文脈の一部であり，個人が生まれたときから文化的に獲得し蓄積してきた一連の意味である。つまり世界の在り方がどのように理解され，個人の実際の世界への認識に影響を与えているかということである（Benner & Wrubel, 1989）。

ケアリング *caring* は看護師に必須のスキルであり，「世界の中に存在する基本的な手段」（Benner & Wrubel, 1989, p. xi）である。ケアリングは他の人々や出来事など「ものごと」が重要な問題になることを意味する。ある「ものごと」が他よりも重要になるのは，優先順位が明らかに異なる世界で私たちが生きているからである。ケアリングは，個人の関心を生み出すこ

とが必要とされる。

　臨床的見通し *clinical forethought* または「先を考えること」は，状況に基づき，起こり得る出来事や必要な行動を予想し，万一の事態に備えることである。臨床家は，臨床的見通しによって前もって目下の状況に対する計画を立て，起こり得る問題を予想し，迅速にその問題を避けることができる（Benner et al., 1999）。

　臨床的判断 *clinical judgment* は，状況の顕著なまたは重要な側面が現れたときに，それらを認識し，知識に基づいて適切に行動することである。初心者は，臨床的判断に習得したルールを用いるが，エキスパート看護師は，下位レベルの看護師では発見できない微妙な変化に基づいて，洗練された実践的推論を積極的に活かす。エキスパート看護師の臨床的判断は，経験的学習や道徳的エージェンシー，患者に対する理解，状況への感情面の反応，直観に基づいている（Benner et al., 1996, 1999）。Benner は臨床的判断と熟練の要素を，移行における推論，高度なノウハウ，反応に基づいた実践，エージェンシー，知覚の鋭さと関与，臨床的推論と倫理的推論のつながりという 6 つの側面に分類した（Benner et al., 1999）。

　臨床知 *clinical knowledge* は実践的な知識である。Benner（1984/2001）は，実践的知識を，①質的差異の識別，②共通認識，③予測や予期，構え，④範例と個人的知識，⑤格言，⑥想定外の業務に分類した（p.4）。

　臨床的推論 *clinical reasoning* は，ある患者に変化または移行が観察されたときに，その状況を理解する過程である（Benner, 2003；Benner et al., 1996）。

　臨床的移行 *clinical transitions* は，臨床家が患者の状態に生じたニードに再考を必要とする微妙な，またはそれほど微妙ではない変化を発見した時点を指す（Benner et al., 1999）。

　共通認識 *common meanings* は，看護師が健康と病いに関わる 1 つの状況の範囲内で働いているために生じる。看護師は，一般に遭遇する健康と病いに関わる問題の総体的な見方に関し，他の看護師と共通認識を形づくる。また，看護師は患者や家族の反応を経験することで状況から何が期待されるかを学ぶ。これらにより特定の患者の状態を比較するために用いる伝統や理論が形成され，共通認識がいっそう明確になっていく（Benner, 1984/2001）。

　関心 *concern* は，世界の中に人が実在する手段，もしくは自分が世界へ巻き込まれることであり，人がその世界の顕著な事相に関わっていくことである。個人の世界に関わるこの能力は人間本来の特徴であり，その人にとって何が「危険にさらされている」のかを判断できるようにしている。それこそ，なぜものごとが人にとって重要であるかを説明している。関心は状況次第であり，医療提供者は個人の文化的意味の範囲で個人の関心を判断できなければならない。関心は時と状況で変化する一時的な側面ももつ（Benner & Wrubel, 1989）。

　コーピング *coping* の定義は Lazarus の考え方と一致しており，ストレスに対する個人の感情面や行動面の対応に反映される（Benner & Wrubel, 1989；Lazarus & Folkman, 1984）。

　Dreyfus のスキル獲得モデルは，専門職としての看護師の成長を調べた Benner の研究の理論的基盤である。このモデルでは「スキルの向上に伴う，『看護師の』タスクに関する 5 つの質的に異なる認識の段階」（Dreyfus & Dreyfus, 1996）が示されている。これらの段階には，初心者，新人，一人前，中堅，エキスパートという名前がついている。Hubert L. Dreyfus と Stuart E. Dreyfus は，「もしかしたらエキスパート看護師など存在しないかもしれない。しかし確かに多くの看護師たちが，それぞれの専門分野で専門的技能を獲得している」（p.35）と注意を促している。これは，専門家としての技量には状況的側面と経験的側面があることを指摘するものである。看護師は，十分に経験があり，状況のニュアンスを直観的に把握できる場面ではエキスパートとして機能できる。しかし，看護師が慣れない状況や新しいタイプの患者，または初めての病棟で対応する場合には，専門技量の低いレベルでしか機能できないだろう（Benner, 1984/2001）。S. E. Dreyfus と H. L. Dreyfus は，段階に関し，もう少し深く検討すれば，サブステージがあることが明らかになると指摘するが，彼らの目的には 5 段階モデルで十分であった。看護師のスキル発達に関する 5 つの段階のそれぞれの特徴を**表 16-1** に示す。

Benner（1984/2001）によれば，5 段階のレベルは，①意思決定の基本としてルールや抽象的な原理に頼ることから過去の具体的な経験を活かすことに移行する，②全体または「全体像」として状況を見る能力が向上する，③状況の範囲内での関与度が向上するという 3 つの熟練した行動の側面に生じる変化を反映しているという。

Dreyfus モデルの軌跡を辿らない看護師は存在する。Rubin（1996）は，その特徴を調べ，そうした看護師は実践の当初から典型的な軌跡を辿らず，それは性格の違いによるものではないと述べている。彼らは，共通の性格または心理的状態の結果であるとは考えられない共通の行動パターンを示す。看護師らとの話から，①ケアの場で顕著な特徴を記憶する能力が欠如している，すなわち全ての患者を定型化して見ている，②臨床的判断を下すときに臨床知や倫理的判断を用いていないことを認めている，③「患者」と「自己」の境界が曖昧である，すなわち患者の考えや気持ちが自分と同じだと思っている，④状況の微妙な差異が見えていない，⑤ケアの倫理的基盤と法的基盤について混乱している，⑥意思決定の責任を他者に転嫁している，⑦患者のケアが大切だと感じていないという典型的なコメントや例が得られた。Rubin は，「これらの看護師の心理的問題または道徳的欠点がどういうものであれ，彼らの根本的な問題は，エキスパート看護師の実践で具現化される質的特徴を理解していないことだ」（p.191）という。

実践分野 *domains of practice* は，看護師の記述記録から特定された臨床能力をテーマごとに分類したものである。実践の分野は，網羅的に包括するものではなく（Benner, 1984/2001），研究に参加した看護師の思考や行動を反映するものである。実践分野の行動は排他的ではなく，つまり看護師は同時に複数の分野で実践しているかもしれないし，どの分野を他より優先するのかは必要に応じて決まる（Benner et al., 1999）。

『From Novice to Expert』で特定された実践分野は，応用範囲がやや広い。それは研究に参加した看護師の能力や臨床の専門が，Benner の他の研究よりも幅広かったからである。その研究で，Benner（1984/2001）は 31 の能力を特定し，帰納的に抽出して 7 つの分野に分類した。分野は「支援の役割，教育とコーチングの役割，診断と患者をモニタリングする機能，急速に変化する状況の効果的な管理，治療的介入および療養計画の管理とモニタリング，医療実践の質のモニタリングと確保，組織的および仕事上の役割の能力」（Benner, 1984/2001, p.46）である（**表 16-2**）。

表16-1　Dreyfusのスキル獲得モデルに基づくBennerの看護師に関する記述

初心者
- その専門分野での経験を全くもっていない完全な未経験者[1]
- 正式な学習によって習得した理論的知識を使った実践[2]
- 目に見える客観的な状況的特徴に基づいて結論を導き出す[1,2]ために文脈のないルールを用いることに頼る
- 習得したルールでは，状況にとって重要なこととそうでないことの区別ができないので，行動が非常に限られて融通がきかない[1]

新人
- 新卒看護師，または経験があっても専門領域が変わったか病棟を異動した看護師[3]
- 実際の現場での対応を経験した後，かろうじて容認できるレベルで行動している[2]
- 正式な教育の場で学んだ客観的要素に加えて，状況的な要素に気づき始める[2]
- 臨床の場の構造を理解し始める[3]
- 状況の複雑さを認識し，重要なことを全て把握しようとして，困惑や不安，疲労を感じ始める[2,3]
- 知識不足か手順の悪さによる，ケア提供能力上の問題が見えてくる[3]
- 現実の実践から行動に役立てるために，次第に複雑なルールをつくり始める[2]
- 依然としてタスク志向で，焦点が物質的または技術的なままである[3]
- 目標は，入念に計画を立てて時間通りにタスクを遂行することであり，それは，しばしば状況の中で何が起きているかに気づくことを犠牲にして行われている[3]
- 臨床実践は，目標を患者中心とするよりも，個人的目標に重点を置いて個人の能力を試すことだと考える[3]
- 臨床的エージェンシーの視点が外にあり，ケアの標準や方向性を示した規則に依存している[3]
- 他者の専門能力に絶大な信頼を置き，意思決定は自分より上の人の意見に委ねる[3]
- 前の勤務の他の看護師が患者に行ったことを基に意思決定を行うことが多い[3]
- 現在のケアニードについて，患者の過去や将来の思惑を取り入れて考える能力が乏しく，現在の瞬間に目を向けている[3]
- 臨床的な状態の変化を認識し始めるが，それらの変化にどうやって対応するのかを考える経験が不足している[3]

一人前
- 1つの専門病棟での経験が約1年半から2年の看護師[3]
- 主に，「臨床的な理解，技術的なスキル，体系化する能力，出来事の一連の流れを予想する能力」が向上しているという点で，新人とは異なる（p.78）[3]
- 「標準的な」看護ケアを体現する[3]
- 熟練度が増す重要な段階であり，パターン認識が確立され始める[3]
- 認識される潜在的に重要な要素が非常に多くなるため，意識的に選択した計画に基づいて，要素を重要度順に並べざるを得なくなる[2]
- 計画の選択を円滑に進めるために，新しいルールがつくられる[2]
- 潜在的な行動計画の種類に限界がないために，非常に多くの可能性のリストが掲げられ，過大な責任感を感じるようになる[2]
- 目標は，差し迫った患者のアウトカムよりも，主に個人の仕事の手際に重点が置かれたままである[3]
- 感情面の関与度が増し，スクリーニングや警告のシステムとして活用し始めるようになる[2,3]
- 徐々に，自己の行動能力よりも臨床的な問題に重点が移っていく[3]
- 臨床の場に関与する他者のスキルレベルを識別し始め，他者が犯しやすい誤りを認識する[3]
- 学識が広がったことで，理論的知識には限界があり，理論的知識への信頼が危機を招くことを知る[3]
- 臨床知が理論的知識と一体化して，看護師が「全体像」を見ることができるようになる[3]
- 次第に，一時的なものから近い将来へと目の向け方が移っていく[3]
- 経験的な知恵が不足しているために，倫理的および臨床的関心はそのままである[3]
- 顕著な徴候や症状，また患者による違いへの認識は向上してくる[3]
- 標準的なケア実践から外れて，現在求められていることに個別に対応し始める[3]
- 医師の指示を求めるための臨床事例の提示に熟練してくる[3]

表 16-1　つづき（1）

中堅
- 通常，専門的能力につながる移行の段階[2,3]
- 行動を形づくる知覚の鋭さや関連のスキルの質は，徐々に増えるというより，むしろ飛躍的に高まっている[3]
- 経験が脳内シナプスの経路発達をもたらし，ルールや原理に基づいた反応を修正して，直観と呼ばれる，状況に応じた一連の行動をとるようになる[2]
- 様々な状況を直観的に識別する能力は，関心や関与が増えることから生じており，状況の重要な特徴を識別するために役立っている[2]
- 移行における推論，顕著なものに対する感覚，そして重要な変化の認識が向上している[3]
- 求められる行動が明確になり，計算された推論に頼る必要がなくなるにつれて，ストレスレベルも低くなる[2]
- 専門的能力に求められる経験にはまだ不足しているため，状況に対しては，意識的に可能な選択肢を考慮することなく，直観的に反応することはない[2]
- 現在と将来の可能性を理解するために，過去が次第に重要になってくる[3]
- 実践的な理解と実践的な推論を行っている[3]
- 実践的な理解や感情面の同調，関与によって，看護師が現在の状況への倫理的責任感を育てられるようになり，自己と他者とを区別できるようになる[3]
- 「全体像」がケアの指針となっていく[3]
- 反応に基づいたスムーズな取り組みが行動に現れており，状況的にも適切である[3]
- 状況を読み，いつ変化が起きたのかを判断できるが，変化に対応するにはとるべき正しい行動の方向性を判断するスキルがまだ部分的に不足している[3]
- エージェンシーとしての感覚が育つにつれて，変化のエージェントとして機能し始める[3]
- 責任を現実的に検証し，提供されたケアへの他者の影響についてバランスの取れた認識が向上している[3]
- 焦点が自己から患者のアウトカムへと移行する[3]
- 患者と家族の状況的ニードを満たすために，コミュニケーションや交渉のスキルが向上している[3]
- 状況における微妙なニュアンスに基づいて格言またはルールをつくり，活用できてきている。しかし，いったん格言をつくってスキルを習得すると，それを生み出した習得プロセスを思い出すのは困難である[1,3]

エキスパート
- 予想外のことや，状況に欠けている特徴に気づく能力がある。そのため用心深くなり，予想される軌跡を辿らない患者にきめ細かく注意を払う[4]
- いつ行動し，いつ待つべきかを識別するスキルが確かなものとなる。このスキルは「慎重なモニタリング」に基づいている[4]
- 患者の状態やニードの変化に同調するために，エキスパート看護師は患者が観察できる範囲に自らを置いている[4]
- 状況の顕著な特徴の変化やその認識に同調することが意識的に考慮しなくてもできるようになっている[3]
- 類似した状況の識別がより正確になり，行動の方向性の識別も容易になっている[3]
- 多くの経験に基づいて状況を直観的に把握することで，問題点よりも行動に焦点を合わせることができるようになっている[3]
- エキスパート看護師は形式的なルールや公式よりも，「熟考したうえでの合理性」を目標や行動に反映させて，目標を達成している[3]
- 理論は深く，応用のレベルで理解されている[3]
- エキスパート看護師は道徳的エージェンシーが高度に発達している。それは，患者の個人に対する関心の高さに現れ，患者が傷つかないように保護したり，個人の尊厳を保てるように支援している[3]
- 「全体像」には患者の今後の方向性が描かれており，人々の気づきや病棟での出来事で，ケアをやりやすくさせたり，難しくさせるような事柄が含まれている。将来に対する方向性は具体的で，文脈に基づいている[1,3]
- 経験に基づいて積極的な行動をとることができ，他の専門職と効果的にコミュニケーションをとるだけでなく，コミュニケーションを活かして患者を擁護し，ケア方法に関するシステムの再設計に一役買っている[3]

表 16-1　つづき（2）

- 複雑で急速に変化する環境の中で，同時に複数のレベルでケアを促進したり，指示したりしており，エキスパート看護師には，組織的な専門能力があることは明らかである[*1]
- エキスパート看護師は自信に満ちており，患者の変化やシステムの機能停止による急な変更に直面しても冷静さを保つことができる[*1]
- エキスパートは，言葉で他者に伝えにくい実践のための洗練された格言をつくり上げている[*1]

[*1] Benner（1984/2001）；[*2] Dreyfus and Dreyfus（1989）；[*3] Benner, Tanner, and Chesla（1996）；[*4] Benner, Hooper-Kyriakidis, and Stannard（1999）.

表 16-2　看護実践分野と関連能力

支援の役割
- ヒーリングの関係：ヒーリングのための雰囲気をつくり，ヒーリングへの責任をとることを決める
- 痛みや極端な衰弱に直面したときに，痛みを和らげる手段を提供して人としての尊厳を守る
- 存在する：患者と共にいる
- 患者が，患者自身の回復にできるだけ参加してコントロールできるようにする
- 様々な痛みを理解し，痛みを管理しコントロールする適切な手段を選択する
- 触れることによって安心を提供し，コミュニケーションを図る
- 患者の家族に対して感情面や情報面でサポートを行う
- 情緒的変化や発達段階上の変化を患者が切り抜けられるように指導する：古い選択肢を破棄し，新しい選択肢を提供する：道をひらき，教育や調停を行う
  - 心理学的，文化的調停者として行動する
  - 治療的に目標を利用する
  - 治療的コミュニティの構築と維持に取り組む

(Benner, 1984/2001, p.50)

教育とコーチングの役割
- タイミング：患者が学ぶ用意ができた瞬間をとらえる
- 患者が，病気と回復の意味合いを自分のライフスタイルに取り入れられるように援助する
- 自分の病気に対する患者の解釈を引き出して理解する
- 患者の状態を解説し，処置の論理的根拠を提供する
- コーチング機能：病気の文化的に回避されている側面に取り組み，理解できるようにする

(Benner, p.79)

診断と患者をモニタリングする機能
- 患者の状態の重要な変化を発見し，記録する
- 早めに警戒の合図を送る：明確な診断上の徴候が判明する前に衰弱や悪化を予測する
- 問題を予測する：先を見る
- 特殊な要求や病いの経験について理解する：患者のケアニードを予測する
- 患者が健康になれるかどうか，様々な治療法に対応できるかどうか患者の可能性を査定する

(Benner, p.97)

急速に変化する状況の効果的な管理
- 生命を脅かす極度の緊急事態における熟練した行動：問題点を迅速に把握する
- 不測の事態の管理：緊急事態において要請と資源を迅速に一致させる
- 医師の援助が可能になるまで，患者の危機を特定して管理する

(Benner, p.111)

治療的介入および療養計画の管理とモニタリング
- 静脈内治療の開始と持続におけるリスクと合併症を最小限にとどめる
- 正確で安全な与薬管理：有害な影響や反応，治療の効果，毒性，禁忌をモニタリングする

> **表 16-2** つづき（1）

- 身体を動かさない安静によるリスクへの取り組み：皮膚の損傷を予防し，介入する。歩き回ったり運動をすることによって，患者ができるだけ動いて，リハビリテーションを行うようにする。呼吸器の合併症を予防する
- 創傷管理の方法を工夫し，回復を促し，痛みを和らげ，適切なドレナージを行う

(Benner, p.123)

医療実践の質のモニタリングと確保
- 安全な医療と看護のケアを確保するバックアップシステムを準備する
- 医学的指示を安全に省いたり，指示に追加したりできることはどんなことかを判断する
- 医師から適切でタイムリーな対応を得る

(Benner, p.137)

組織的および仕事上の役割の能力
- 多様な患者のニードや要望を調整し，指示し，対応する：優先順位を設定する
- 最高の治療を提供するための治療チームを確立し，維持する
- スタッフ不足や高い離職率に対処する
  - 不測の事態への対策
  - 勤務時間帯での過重労働の時間帯を予測し，未然に防ぐ
  - チーム精神を活用，維持する。他の看護師から支援を得る
  - 親密で頻繁な接触がないときでも，患者に対するケアリングの態度を保つ
  - 患者やテクノロジー，官僚主義的な管理に対して柔軟な構えを保つ

(Benner, p.147)

　実践の分野は，『Clinical Wisdom and Interventions in Critical Care』（Benner et al., 1999）で示されたクリティカルケア看護師の記述記録でも特定されている。それによれば，46の能力から，①不安定な患者の生命維持に関する生理的機能の診断と管理，②危機管理の高度なノウハウ，③重篤な患者に提供される癒しの手段，④患者の家族に対するケアリング，⑤テクノロジーが使われている環境の危険防止，⑥死への直面：終末期ケアと意思決定，⑦多様な観点でのコミュニケーションと話し合い，⑧質のモニタリングと破綻のマネジメント，⑨臨床的なリーダーシップと他者へのコーチングおよび育成・指導に関する高度なノウハウの9分野が特定されている（Benner et al., 1999, p.3）。見ての通り，用語の使い方はある程度異なっており，新たな分野が追加されている。提示されている領域の能力以外でこれらの分野を適用する前に，特定の病院の，特定の病棟における，特定の状況に存在する専門分野を確認することが重要となる。

　身体知 *embodied knowledge* は，身体が習得して「知っている」情報である（Benner & Wrubel, 1989）。身体知は，注意の喚起，思考，行動に関連した習慣化に影響を及ぼす，学習や推論の1つの方法である。BennerはMerleau-Ponty（1962）を引用して，身体の存在論的または「知識獲得」の能力の5つの分野は，①先天的な知識獲得のスキル（生得的コンプレックス），②文化的，社会的な姿勢やジェスチャー，習慣の習得（習慣的身体），③習得した構成要素で普通に振る舞うやり方（投影された身体），④現時点でのその個人の投影像（現時点での投影された身体），⑤身体の自己認識（実存的身体）であるという。身体知によって人間が周囲

の世界の重要性を迅速に，無意識に，そして表面上は反射的に理解していることが把握できる。

感情 emotions は，看護師が積極的に関わりながら状況へ対応し，道徳的に正しい行為をとることができるうえで重要な役割を果たしている（Benner et al., 1999）。感情は身体知に表れ，特定の状況に関わる意味を理解するとき，質的な内容に関し，看護師の役に立つ（Benner & Wrubel, 1989）。

倫理的判断 ethical judgment は，「何が善であり，正しいのかに関する」看護師の「基本的な性癖」である（Benner et al., 1996, p.15）。この性癖は，看護の専門分野および病棟の規範によって形成され，社会的に構築される。Benner によると，倫理的判断とは特定の状況に置かれた患者や家族のために，熟練した思いやりのある道徳的決断を下したり，行動したりすることである（Benner et al., 1999）。

経験 experience は，受動的ではなく能動的な過程である。経験は，時間の経過というよりも，どちらかといえば期待や認知が変容することで生じる（Benner et al., 1989）。先入観や理論は，実際に遭遇したことと照らし合わせて洗練され，多くの臨床的状況は理論的基盤に新たな豊かさを加える。つまり理論は実践者が適切な疑問をもつように導く一方，その理論の必然的に限定された骨格だけの観点に経験が追加されるのである（Benner, 1984/2001）。

質的差異の識別 graded qualitative distinction は，患者が経験する，文脈に依存した微妙な生理学的変化であり，エキスパート看護師は直接患者を観察することでそれを認識できる（Benner, 1984/2001）。この認識は Polanyi（1958）の「鑑識眼」の概念に相当し，臨床知を明らかにするのに役立つ。

直観 intuition は文献の中で様々に論じられている概念であり，おそらく Benner の概念で最も異論の多い概念である（Bradshaw, 1995；Darbyshire, 1994；English, 1993；Paley, 1996；Thompson, 1999）。Benner のいう直観は，体験学習やケアリングに基づいている。エキスパートの直観は，状況の中での顕著な特徴のパターン認識に関わる。このことは状況に向ける看護師の注意力を高め（Benner & Tanner, 1987），特別の特定の論理的根拠がなくても，知っているという感覚につながっていく（Benner et al., 1999）。さらに Benner ら（1996）は，直観について次のように説明する。

> 直観的に反応することは，考えずに自動的に反応することと同じではなく，全く逆である。看護師が患者について知識がないとき，類似した患者との経験に基づいて直観を働かせることは可能であるが，患者を知り，関与することで直接的に懸念をもち，理解していく，それが直観と言われることであるとわかった。(p.10)

患者を知ることとは，患者の典型的な反応に関する知識である。それによって患者が移行段階にあるときでも，看護師は臨床的に十分理解し，熟練した臨床判断を行うことができる。Benner ら（1996）は，患者を知ることについての様相を5つに分類した。「①治療的手段への反応，②日課や習慣，③コーピング資源，④身体能力と忍耐力，⑤身体トポロジーと特性」(p.22)。臨床上の意思決定を行うときに，固定観念を避けるために，人として患者を知ること

が重要である（Benner, 2003）。

格言 *maxims* は，Polanyi（1958）によると，エキスパートが自分の行動についての説明を他者に伝えるときに用いる教訓だという。しかしそうした格言は実際のところわかりにくく，教訓の効果的な解釈に必要な微妙な意味合いや相違を理解するためには，その状況におけるかなりの経験を積まなければならない。格言を活用することで，エキスパート看護師が経験の浅い看護師に臨床的な知恵を伝えることは難しくなる（Benner, 1984/2001）。

パラダイム症例と個人的知識は，看護師の記憶中で深く心に残っている過去の状況であり，状況を迅速に認知できるようにするものである（Benner, 1984/2001, p.7）。これは単に理論に頼るのではなく，状況を包括的に概観させる高度な臨床知である。パラダイム症例には，他の状況でも役に立つ譲渡可能な知識が含まれる（Benner, 1984/2001）。

移行における推論 *reasoning-in-transition* は，状況が変化し展開していく中で，状況に関する過去および現在の知識を考慮に入れた習慣的思考である。知識は，展開する状況に基づいて獲得されたり失われたりする。エキスパート看護師はエラーを避けるために，知識が獲得されたり失われたりする状況を認識する能力を育てている（Benner et al., 1996, 1999）。

社会的埋め込み *social embeddedness* は，ケアリングに文脈を与える。Bennerら（1996）は，「お互いに対するケアリングは，徹底的に社会的である。臨床知とケアリングの知識には，顕著な状況を発見し，いつ，どのように行動するのかを知っていることが求められる」（p.194）と述べている。状況の顕著な特徴を発見するこの能力は価値体系に依存し，その価値体系の中で専門職として成長していく。病棟の社会的慣習や教育スタイルが，状況中で価値あるものや顕著なものを認めることができるように看護師の学びを形づくっていく。

ストレスは，現象学的観点から「意味や理解，スムースな機能が崩壊したために傷つき，喪失感や困難を経験し，そして悲しむことや解釈，または新しいスキルの獲得が必要な状態と考えられる」（Benner & Wrubel, 1989, p.59）。

一時性 *temporality* は，過去や現在，予想される将来に関連した出来事を意味する。人は二度と同じ経験はしない。なぜならそれら2つの経験の間には，どんな状況であっても，その「過去」に影響する他の経験があるためである（Benner & Wrubel, 1996）。

行動しつつ考えること *thinking-in-action* は，原型的な状況を介して最初に習得した思考パターンに基づいており，経験によって拡張され，患者や家族のニードに対する反応に直接結びついている（Benner et al., 1999）。

計画されていない実践 *unplanned practices* は，看護師が異議を唱えないことで看護師に回された仕事である。計画されていない実践のほとんどは，前には他の医療専門職の仕事であったが，看護師が引き受けることにより，増えていった役割である。これらの実践は，他者からは看護師が行うスキルだと認識されていないことが多い。そうした新しいスキルが獲得されるにつれて，それらは看護師の認識に影響し，臨床知を加え，その結果，臨床判断に影響を及ぼす（Benner, 1984/2001）。

表 16-3 Benner が特定した概念間の関係の例

- 支援的な環境における経験は，スキル獲得を促す[*1,2]
- 経験は，看護実践の基本であるケアリングを育てる[*3]
- 経験は，エキスパート看護師にみられる直観的な状況把握力を育てる[*3,4]
- 経験は，エージェンシーに影響を与える[*2,3]
- ケアリングは社会的に埋め込まれている[*2,3]
- ケアリングは，患者に対する個人的関心に思い至ることを可能にする
- 懸念は，ストレッサーやコーピングの可能な選択肢を特定できるようにする[*2]
- 状況から導き出された身体知や感情に注意を向けることが，倫理的判断が生じるために必要である[*2,3]
- エキスパートレベルの看護ケアは，「ケアリングと，関心をもって深く関わること」「患者を知ること」「一時的な問題に気づくこと」「臨床的・倫理的判断を下す能力」「直観的な臨床的思考，移行における推論，行動しつつ考えることの活用」によって達成される[*2,3,4]

[*1] Benner (1984/2001)；[*2] Benner and Wrubel (1989)；[*3] Benner, Tanner, and Chesla (1996)；[*4] Benner, Hooper-Kyriakidis, and Stannard (1999).

表 16-4 Benner 理論の前提の例

- 「人間の知恵は，合理的な計算以上であると解釈される」（p.7）[*1]
- 「理論は実践から導き出される」（p.19）[*1]
- 理論は現実を単純化したものであり，現実を描くには限界がある[*1]
- 「理論は問題を枠組みに入れて，実践者に，何を見て，何について質問するかを導いてくれる」（p.21）[*1]
- 「看護実践は体系全体であり，優れたという概念は実践自体に本来備わっている（MacIntyre, 1981）」（p.19）[*1]
- 看護師は，患者のウェルビーイングに関し，違いをもたらすことができ，また実際に違いをつくり出している[*1]
- ケアリングは看護実践の根幹である[*2]
- ケアリングは看護実践の基礎である。なぜなら，(a) ケアリングは可能性を生み出す。したがって，コーピングに不可欠である。(b) ケアリングによって，気遣うことが可能になる。その気遣いは人と人の絆には必要である。(c) ケアリングによって，ケアを提供したりケアを受けたりする可能性が実現する[*1]
- ケアリングは常に具体的で，文脈の中でのみ理解される[*1]
- 「ケアリングは，利他的行為の基本である」（p.367）[*1]
- 「ケアリングは全てのコーピングに不可欠な要素である」（p.1）[*1]
- 「ケアリングと相互依存は，成人の発達にとって究極の目標である」（p.368）[*1]
- 「気遣いは，看護師が位置づけられるためには不可欠である」（p.92）[*1]
- 経験が増え，スキルが円熟すると，業務の遂行に多大な改善をもたらす[*3]
- 臨床的な業務遂行は，「形式的な構造モデルや決定解析，またはプロセスモデル」といった観点からは理解できない（p.38）[*3]
- 「実践をできるだけ明確にはっきりさせようとしても，段階に関係なく，自分の経験を超えて実践できるプラクティショナーはいない」[*2]

[*1] Benner and Wrubel (1989)；[*2] Benner (2000)；[*3] Benner (1984/2001).

▼ 関 係

　Benner の著書では，多くの関係が，様々な研究調査における看護師との議論から引き出された模範例の中に記述されている。これらの関係は複雑で，認知的合理主義的理論の典型である直線的論理とは一致しない。一連の仕事が現象学的研究から導き出されているので，構造を図的に描写することは不可能であり，適切ではない。特定されたテーマと能力は，導き出された

文脈内で評価されなければならない。現象学的方法を用いる研究者は，研究の成果を一般化しようとはしない。Bennerの研究における記述的なエビデンスは，変数間に起こり得る多くの関係の裏付けに役立っている。**表16-3**は，概念間に存在する関係の例である。

▼ 前　提

Bennerの前提は，Merleau-Ponty, Kierkegaard, Heidegger, Charles Taylor, Hubert Dreyfusの実存主義的，現象学的理論に基づいている。これらの前提は，『Primacy of Caring』で示されており（Benner & Wrubel, 1989），実存主義的観点から人に関する概念に取り組んでいる。これらの前提は，メタパラダイムに関するBennerの議論の中に明らかに示されている。代表的な前提を**表16-4**に示す。

エキスパート看護実践と看護の4つの概念のメタパラダイム

▼ 人（または存在）

Bennerは，Heidegger（1962）の現象学的観点から導き出した「人」に対する解釈に，DreyfusとDreyfus（1980），Merleau-Ponty（1962）の観点を付け加え，人間をホリスティックに考えている。しかしこの観点は，看護の文献にみられる典型的な「重層式構造」の全体論ではない（Benner & Wrubel, 1989）。看護で頻繁に使われる「生物学的—心理的—社会的—霊的存在」という用語は，人間を4つの断片に分けるが，それらを積み重ねても「人」全体を的確に表してはいない。文献では，Bennerは実際にHeideggar派の定義を使っているのかという疑問と共に，「存在」に関する疑問が幅広く議論されている（Benner, 1996；Benner & Wrubel, 2001；Bradshaw, 1995；Cash, 1995；Darbyshire, 1994；Edwards, 2001；Horrocks, 2000, 2002, 2004）。しかし，それらの論争が妥当であるのか否かにかかわらず，Bennerは「人」の人間性の重要な観察をしている。「人」は1つの完全体であり，心と身体という二元論に縮小することはできない（Benner & Wrubel, 1989）。世界に存在するその人の在りようは，その人の考えやその人の世界の理解に影響を与える。それは，「人が自己解釈する存在であるからである。つまり，人はあらかじめ定義された世界に入っていくのではなく，生きていく過程で定義されていくのである」（Benner & Wrubel, 1989, p.41）。ここでいう「人」は，個人的な意味を備えた世界で位置づけられる。「人」は位置づけされることで身体化された知識や背景的意味，ものごとへの関心，環境や世界に参加する能力を用いて世界を把握できるようになる。「人」を文脈の外で理解することはできない（Benner & Wrubel, 1989）。

▼ ウェルビーイング

Bennerは，「健康」ではなく，「ウェルビーイング」という用語を好んで使っている。それ

は，「健康」が，一般に，生理学や心理学的手段と結びついているためである。Benner は現象学的観点から，「病いの状態を示す illness という用語が疾病 disease の生きられた経験を反映するのと同様に，健康の生きられた経験を反映する」（Benner & Wrubel, 1989, p.160）用語として「ウェルビーイング」を選んでいる。続いてウェルビーイングは，「ケアリングとケアされている感覚に基づいて，個人の可能性と個人が実際に実践すること，そして生きられた意味とが一致していることである」（p.160）と定義している。ウェルビーイングは文脈的であり，関係性的でもある。さらに Benner は，「ウェルビーイングとしての健康は，人が十分にセルフケアを行い，ケアをしたりされていると感じるとき——自分自身や身体，他者を信頼するときに実現する」（p.161）と述べている。付け加えるなら，患者の形式的な信念，熟慮された選択や計画，感情的反応から導き出された理解や状態，認識や身体化された知性の活用，意味や関心の究明，ウェルビーイングに影響を与える状況的な側面の確認や理解を効果的に使うことによって，健康やウェルビーイングは促進される。

　Benner と Wrubel（1989）は，「健康」「病い」「疾病」を区別して使っており，「健康は具合の悪いところがないという状態ではなく，そして，病いは疾病と同じではない。病いというのは人間が喪失や機能障害を経験することだが，疾病は，細胞や細胞の組織，臓器レベルで異常が認められる状態である」（p.8）。疾病と病いには二方向の流れがあり，それぞれがお互いに影響し合う。人間の病いの体験が疾病に影響を及ぼす。それは，人が疾病に意味を与え，その意味に感情的に反応するからである。疾病も同様に生体生理学的な観点から病いの状態に影響を与え，症状や徴候として現れる。人は，それを障害や不便であると認識したり，不安に思ったりする。

▼ 状　況

　人々は，自分の存在に意味を与える世界に位置づけられている。Benner と Wrubel（1989）によると，「状況は，人が大勢いる環境を暗示する言葉であるため，より一般的な看護用語の環境の一部として使われている。環境は幅広い中立的な用語であるが，状況は社会的な定義と有意味性をもつ」（p.80）という。人々が，位置づけられている世界での「存在」をどのように経験するかは，人々がどのようにその世界を理解するかに影響し，そしてそのことはその世界での人々の経験に影響を与える。この経験は文脈によって形成され，文脈に与えられた背景的意味に影響される。文脈は，人々がその世界につながる様々な方法を暗示する。一時性は文脈の一部である。人々は，将来の可能性と共に過去と現在との関連で自分自身と世界を理解する。

　Benner と Wrubel（1989）は，人々は新しく不慣れな状況では，「状況喪失感」を感じることがあると指摘する。頼りにする意味の欠如または喪失である。看護師は，新しく不慣れな状況を経験している人々と共に仕事をすることが多くあり，その人たちが存在感を取り戻せるように働きかける。慣れた世界の中にいる看護師は患者と積極的に関わり，患者に情報を提供したり，指導を行ったりする。

▼ 看　護

　BennerとWrubel（1989）は，看護とは「ケアリングの実践であり，その科学は道徳的アートとケアの倫理，責任から導き出される」（p. xi）と定義する。さらに，「看護は健康増進や病いおよび疾病の治療に関わる」（p.303）と述べている。さらに追加して看護は，

　　心と身体，そして人間世界との関係を研究する学問である……。人間の身体は，有限の世界に住み，病気になったり，回復したり，具合の悪さや痛み，そして苦悩を味わいながら変化し，回復に際しては世界と違った関わりをするようになる。看護とは，そのような社会的に敏感な人間の身体を気遣うことである。（Benner, 1999, p.315）

　看護師は，健康の促進や患者のウェルビーイングに中心的に関わっている知識の豊富な実践者である。エキスパート看護師は，健康や病い，疾病の理論的原理を理解しているだけでなく，ウェルビーイングや病いに対する人間の典型的な反応を，経験に基づいて実践的に理解している。認知的，関係的，技術的なスキルや理解力は，実際の状況において，時間をかけ，実際の患者と共に経験することで獲得される（前述の初心者からエキスパートレベルについての記述を参照）。こうしたスキルの能力が，看護の分野を構成している（Benner, 1984/2001；Benner & Wrubel, 1989）。

エキスパート看護実践と看護過程

　Bennerは，エキスパート看護実践に必要とされるものを満たすには，直線的な看護過程では不十分であると考える。文脈と内容が省かれているため，この考え方は，看護の仕事の流れを単純化しすぎているとBenner（1984/2001）はいう。過剰に単純化された形式的なステップでは，患者や家族と治療的に関わっていく中でのエキスパート看護師の思考プロセスの全てを捉えることはできない。Bennerら（1999）がいうように，「分類システムは，情報管理や記録の検索には役に立つが，実際の臨床実践の取り組みの中での思考の傾向や，行動しながらの思考もしくは移行における推論の正確な記録を提示することはない」（p.66）。直線的なプロセスでは，急速に変化する状況で看護師に求められる直観的な把握や柔軟性をもつことができず，また，看護過程の段階間での相互関係性の説明もされない。エキスパート看護師が問題を認識するときは，すでに診断と同時に処置の選択肢が選ばれ，実行も始まっている。

　批判される一方で，看護過程は初心者や新人が思考パターンを育てていくうえでは堅実な方法だと考えられる。さらに新たなまたは特異な状況に直面したとき，よりアドバンストな看護師なら効果的に使えるツールでもある（Benner et al., 1999）。

　「アセスメント」。Bennerは，アセスメントは「中心的で，それ自体の内容とスキルが多く含

まれている。この分野を単に直線的なプロセスの第一段階だと考えるなら，ほとんどのスキルや内容が見落とされる」（p.107）と述べている。症状は患者の過去と現在の文脈から見えてくるのであって，決して単独に経験されるものではない。よって看護師はアセスメントを助けるために患者の身体知を用いることを学ばなければならない。BennerとWrubel（1989）は，患者は自分自身のウェルビーイングをアセスメントするエキスパートになると警告している。「エキスパート患者」の大きな不安は，自分がアセスメントに優れていることを軽視され，実践者がエキスパートに劣るやり方で介入することである。それゆえ看護師は典型的な反応パターンから患者を知ることを学ばなければならない。そして患者の典型的な状態と現在の状態とを質的に区別できるようにならなければならない。

　これらのアセスメントスキルを身につけることは容易な作業ではない。経験の浅い実践者は，状況の中で最も顕著な症状を識別するスキルをまだ育てていない。そのため，疾病に関する自分の理解から，現れた全ての症状を解釈しようとする（Benner & Wrubel, 1989）。観察やモニタリングのスキルはアセスメントの基本である。熟練した観察者になろうと学ぶときには，看護師は経験を積み，患者の典型的なパターンや特定の状況で予想されるパターンからの変化を見分ける専門技能と，変化に生得している意味を理解する技術を磨かなければならない。

　「診断」。看護診断の概念は，看護過程の枠組みの中で幅広い目的を果たしている。Bennerら（1996）は，看護診断の目的は数多く多様であり，「専門的実践面のいかなる局面でも，概念や分類的な努力として看護診断が意図した全てを達成することはできない」（pp.27-28）と述べている。

　既製の分類を診断に利用することで，マイナスの効果が生じる恐れがある。看護師の考えが固定的になり，診断時に状況に存在するかもしれない他の症状を顧みず，特定の症状だけに注目してしまうことにつながるかもしれない（Benner & Wrubel, 1989）。症状は本来曖昧で，全貌がつかめないものである。しかし身体知によってこれらの漠然とした症状に注意を払うことができるようになる。たとえば，看護師は患者に出遭い，匂いを嗅ぎ，患者が感染症に罹患していることがわかるかもしれない。次に，どこにどんな微生物がいるのかは，熟練した観察とテクノロジーによる決定に委ねられる。簡単に「感染の可能性」というラベルを貼ると，原因がわからないために特異性に欠け，その状況においてどの徴候や症状が重要になってくるのか，判断の方向性がほとんど示されないことになる。したがって部分的な診断では，患者や家族のニードに対応するための十分な情報が経験豊富な看護師に伝わらない。経験豊富な看護師は別の手段に頼ることになる。

　さらに看護過程の伝統的な考え方が示す問題として，診断の優先順位がある。症状や診断の重要さは時と場所による。そのため優先順位が急に変わったり，2つの診断の重要性が同等であったりする。看護師側の観察スキルや問題解決スキルが欠如していれば，優先順位の決定が損なわれる。Bennerら（1999）は，「最も重大な問題が見落とされたり，誤ったやり方で問題を枠にはめたり定義したりすれば，優れた問題解決者であっても十分とはいえない」（pp.14-15）と述べている。

　エキスパート看護師は，ラベルに頼るのではなく，経験を基に臨床的判断を行い，自分の専

門分野内での疾病の典型的な軌跡を知り，患者が一時的に位置づけられている存在であることを知り，理論的・実践的な身体知によって導かれる観察を行う（Benner et al., 1996, 1999）。

「計画」，「実施」，「評価」。Bennerらは，看護師に関する質的研究から，経験の浅い看護師は構造化された看護過程に従おうとするが，経験豊富なエキスパート看護師は直観に基づいてケアニードを解釈する過程を進めることを立証した。それらのニードは，計画，実行，評価というラベルで示される看護過程の段階では十分に把握できないものである。エキスパート看護師は本質的に，経験に基づく反応を基本とした行動と，特定の時と場所で，特定の患者に個別化したやり方で関与する（Benner et al., 1996）。これらの行動は直観に基づいており，どんなときでも，何がなされなければいけないかに関して，同時的に，多方向的に，多次元的に把握されている（Benner, 1999；Benner et al., 1996）。

看護行為は目標指向である。エキスパート看護師にとって，目標は患者に焦点が向けられているが，経験の浅い看護師は勤務時間中の個人的な目標達成を焦点としている。こうした個人目標が，看護師が患者の目標を焦点とすることを妨げている（Benner et al., 1996）。経験豊富な看護師は，おそらくは長期間にわたり患者の取り組みを確立し維持していくうえで，現実的でそれぞれの個人に合った目標が重要であると理解している（Benner, 1984/2001）。目標は，患者を知ることを通じて設定される。そうすることで，目標が患者から見て可能で望ましいものとなる（Benner et al., 1999）。

エキスパート看護師は直観的に既知の危険を避けるための介入を設計する。看護師は患者の安全のニードに気を配り，状況の変化に応じて，計画の変更を積極的に主張する。計画は柔軟で徐々に変化するものとみなされ，継続的な検証や検討がされる。患者の状態が変化すれば優先順位も変更されるため，時々ニードが相反することがある。Bennerは，臨床的な状態の変化に関する「曖昧な認識」について語っている。介入につながる十分な理解がもてるような追加の情報が得られるまで介入は先延ばしされるかもしれない。エキスパート看護師の特徴の1つは，行動を開始する前に待つことを厭わないことである（Benner et al., 1996）。

ケアの効果を評価するために，看護師は相反する介入のうち，どちらが現在の状況で最も重要であるか判断しなければならないことがある。状況に応じた知識に基づいて評価すれば，看護師はいつ優先順位をつけ直すか，いつ介入を変更すべきか，適切ではなくなった指示をいつ打ち切るべきか判断できるようになる（Benner, 1984/2001）。

新人とエキスパートのケアをSaraの例で示す。

Saraのストーリー

Saraは24歳の妊婦で，昨夜遅く出産した。顕著な病歴はなく，これが彼女にとって初めての妊娠・出産であった。最近この地域に引っ越してきたため，妊娠8カ月目でプライマリケア提供者を変更する必要があったが，妊娠中は特に問題がなかった。Saraは小学校の教師である。夫は彫刻家で画家でもあり，美術講師として地域のカレッジに勤め始めたところである。

看護師のMariaは，午前7～11時の時間帯Saraのケアを行っている。Mariaは7カ月前

に看護学校を卒業して以来，産科の分娩後病棟で働いている。夜勤看護師による「Saraの状態は安定しており，授乳の吸い付かせ方に苦労している以外，目立った問題はない」という申し送りの後，Mariaはその報告に従い，明らかになった看護のニードに基づいて，その日の仕事を計画した。午前8時15分頃，MariaはSaraの部屋を訪れ，Saraは乳児の世話をしていると記録した。Mariaは自己紹介し，今朝の気分はどうかと尋ねた。Saraは，第3度会陰裂傷による鈍痛と疼痛がいくらかある以外，気分はよいと答えた。Mariaは授乳の問題について質問を続けた。Saraは，やっと赤ちゃんがうまく母乳を吸えるようになったと言った。Mariaは吸い付きをチェックし，頭の中で，増え続ける「適切な授乳のためのヒントとコツ」のリストを調べてから，赤ちゃんは上手に吸えていると言い，Saraを安心させた。Mariaは，新米の母親に適切な授乳ができているか判断する方法を指導し，次にSaraに，朝のアセスメントが終わるまで残りの授乳を遅らせてもらえないかと頼んだ。Saraは同意し，授乳を中断した。Mariaは効率よく産後と新生児アセスメントを終わらせ，その間，Saraの目が腫れぼったかったため，ちょっと前に泣いていたようだと記録した。Mariaは積極的に，Saraに上手な授乳の仕方を教え，授乳初期のフラストレーションは最後の結果を考えれば耐える価値があることだと請け合った。Mariaは，未経験なため見逃したかもしれない授乳の問題を調べてもらうために，授乳コンサルタントに来てもらう必要があると心の中で記録した。MariaはSaraに，会陰切開の痛みを和らげるために鎮痛剤がほしいか尋ねた。薬を渡し，赤ちゃんが再びうまく授乳できていること確認した後，Mariaはよい看護ケアができたことに自信をもってSaraの部屋を出た。

午前11時，Mariaは看護師のJessieに引き継ぎを行った。Jessieは，15年間産後ケアに携わっている精力的な看護師で，臨床洞察力があり，予期しない出来事への対応能力が優れていることで知られている。引き継ぎのすぐ後で，JessieはSaraの部屋に立ち寄った。Saraはまた授乳中である。Jessieは温かい微笑みを浮かべ，Saraの目を見て自己紹介し，調子はどうかと尋ねた。Saraは疲れ気味でやや引きこもりがちで，赤ちゃんの授乳はうまくいっているが，切開傷にまだ痛みがあると言った。Jessieはベッドサイドテーブルの上に使用済みのティッシュペーパーが山積みになっていることに気づいた。Jessieは，Saraのベッド脇の椅子に腰かけてかがみ込み，ティッシュペーパーが山積みになっていることについて優しく尋ねた。

Saraは，彼女の「本当の」痛みに関心をもってくれた人がいたことに感謝しているようである。泣きながら話し始め，数週間前にこの街に引っ越してきたことはあまり嬉しくないことだと話した。しかし秋の学期は始まっており，夫は働き始めなければならなかった。Saraは病院に来るには6時間もかかり，夫が出産に立ち会えないかもしれないので，前の家には住みたくなかった。ホームタウンでは自宅のような設定の分娩室で自然分娩を計画していた。しかし残念なことに，引っ越し先のこの街では受け入れてくれる産科医は1人だけだった。陣痛が始まると，持続胎児モニタリングの指示が出て，監視ベルトをつけて分娩台に抑制された。歩くこともジェットバスを使うこともできなかった。陣痛が緩慢になったので陣痛促進薬が投与された。陣痛は強まったが，Saraは分娩軌跡に邪魔にならないようにベッド

で簡単に体位を変えることができず，分娩はとても苦しいものとなった．結局，硬膜外麻酔分娩にしてほしいと頼んだ．分娩が始まって，Sara はうまくいきむことができなかった．吸引分娩に失敗した後，鉗子分娩となり，Sara は会陰切開で第3度会陰裂傷を負った．分娩後，スタッフが夜間に7回巡診に来たので，よく眠れなかった．すぐに家に帰りたかったが，小児科医は産後48時間未満の赤ちゃんを退院させはしないだろうと言われ，家には帰らなかった．赤ちゃんは新生児室にいる時間が長く，夫は午後4時まで仕事があるため，とても寂しい思いをしているという．

　Jessie は，Sara が思い描いていた出産の夢と計画が実現できず，深刻な悲しみの状態にあると認識した．また Sara が病院の強制的な力の構造に圧倒され，自分が無力であるという思いをもっていることもわかった．Jessie は話を聴いた後，Sara が計画していたこととは違う結果になってとても残念に思うと気持ちを伝えた．Jessie は入院に関し，Sara がコントロール感をもてるようないくつかの案を提案した．普通に昼間の服を着るように勧め，夫に電話して夕食用に好みのテイクアウト料理と好みの就寝前用のスナックを持って来てくれるように頼むことも提案した．痛みのコントロールに，薬以外の鎮痛手段や Sara がリクエストできる各種の鎮痛剤の情報についても説明した．Jessie は Sara のネックレスに小さな十字架がついていることに気づき，教区の牧師か，病院の代理牧師と話をしたいかどうか尋ねた．4時と8時と12時の時間を除いてスタッフが Sara を邪魔しないように指示したサインを Sara の病室のドアにかけた．そうすることで，Sara は中断されない十分な睡眠時間がもてる．残りの入院期間中，Sara の希望で母児同室とし，新生児アセスメントや処置は全て，できるだけ4時と8時と12時に限り，Sara の部屋で行うようにと新生児室スタッフに伝えた．Sara が笑みを浮かべ目にも輝きが戻ったのに気づいて，Jessie は残りの入院をもっと気持ちよく過ごすために，他に何か思いつくことはないか尋ねた．Jessie は，赤ちゃんが早く退院できないか，小児科医に問い合わせると言って部屋を出た．Jessie はナースステーションに戻りながら，Sara との経験談から病棟スタッフは何を学べるだろうかと考えた．Jessie はいくつかの懸念事項を取り上げ，エビデンスに基づいたケアと家族中心の産科ケアに関する全国的基準が本当に病棟の方針やオリエンテーションプランに反映されているか確かめるために，運営方針委員会に相談することにした．

エキスパート看護実践と理論の特徴

1. 理論の歴史的背景は？

　Benner は，自身の研究の歴史的背景を理解するには，1970年代後期から1980年代初期の考え方を見返す必要があるとしている．この時代の看護学部では，看護のグランドセオリーが幅広く教えられ議論された．看護理論は看護の科学と実践を構造化し，理解する方法として看

護教育プログラムに取り入れられていた。ほとんどの看護理論家は，看護師の存在を歴然とした専門職として確立するために，看護の科学と理論の構築に重点を置いた。これらのグランドセオリーは，看護学の構築だけでなく，看護実践を導く雛形となることが期待された。しかし理論家らは，理論の構築に関する伝統的な考え方に拘束され，看護の生きられた経験の側面を把握する困難に直面した。理論を雛形として用いる試みは，結果的に個々の看護師がもつ臨床知の価値を低めることとなった（Benner & Wrubel, 1989）。

　看護や教育など，女性が多くを占める職業では，歴史的に，広く認められていく発展経路から逸脱しているにもかかわらず，専門職として認識されるようにという努力が続けられていた。このような典型的な女性の専門職の特徴を理解するのにフェミニズム理論が用いられた。SocratesやDecartesなど初期の哲学者が築いた伝統的な科学の考え方に対しては，認知—合理の演繹的理論では人間的な要素が考慮されていないとして，専門職から不満が表明された。人間を秩序正しく予想でき，測定できる実在であるとみなす機械的考え方には，看護のような職業で経験される日々の現実は反映されなかった。Kuhn（1970）とPolanyi（1962）が提起した科学に関する学術的な議論が看護の文献や看護の講義に登場した。「ノウハウ」の背後にある推論をはっきりと認識することなく，「ノウハウ」についての質疑は，看護師理論家にとって未解決な疑問のまま残された。そして他の学問分野の哲学に別の視点を求めていった。

　Bennerの業績は，看護という専門職に合致する哲学的スタンスを求める姿に表れている。フェミニズム運動や，Heidegger（1962），Merleau-Ponty（1962），Taylor（1985）の現象学的哲学の他，HubertとStuart DreyfusやRichard Lazarusのストレスとコーピングの考え方に影響され，Bennerは，その時代の看護師が挑んでいた多くの背景的問題に取り組むために，看護の実践に埋め込まれた知識や知恵を発見しようとした。看護師不足の報告，テクノロジーの影響の増大とその結果生じた非人間的なヘルスケア環境，貧弱なケア提供，そして医療システムにおける看護師の価値の低下は，専門職として形成期のBennerを悩ませた（Benner & Wrubel, 1989）。これらの問題は現在も続いており，Bennerの最初の著書が出版されて以降，年月が経つ間には新たな問題も生じている。多くの医療機関を管理する大企業の増加，保険会社によるヘルスケアの利用サービスのコントロール，資格認定を求める新たな医療関連職種の急増，そして上級実践看護師の教育水準のレベルアップという問題は，専門職として成長を続けるために，質の高い看護ケアの基盤が必須であることを明確に表している。したがってBennerの取り組みは，現在も意味をもち続けている。

　Bennerは，理論は実践から生じ，そして，実践は理論を用いて実践を変化させると考えている。Heidegger（1962）によれば，理論は実践を承認するか，反証する。したがって理論は，実践の知識を拡張する状況においては新たな可能性に基づいて修正される。Heideggerの著書と現象学を理解すればBennerが説明する多くの概念を理解しやすくなる。さらにフェミニズム理論を応用すると，Bennerの一連の研究における重要な基盤が把握しやすくなる。看護師の知識や知恵を明確にするために，看護師の言葉に発言力を与えたことが，おそらくBennerの最も重要な功績であろう。

2. 理論に示されている基本概念とそれらの関係は？

　Bennerの目的は，病いを体験している個人の生きられた経験を包含する看護師の生きられた経験を基に，看護の科学的基盤を構築することであった（Benner & Wrubel, 1989）。ケアリングは極めて重要な概念となった。ケアリングはLydia HallやMadeleine Leininger, Jean Watsonなど他の看護師が取り組んだ概念だが，Bennerはケアリングがどのように展開し，エキスパート看護師によってどのように実証されるのかを現象学的に理解しようとした。よってスキルレベルが異なる看護師の思考や行動を識別することが理論の基盤となった。

　Bennerは非常に多くの概念を解説している。概念を定義する用語は発展を続けている。概念間の関係は例を用いて明確に説明し，看護の専門技能の複雑な構造を実証している。明確な仮説は少ないが，著書全体を通して繰り返し出てくる考えを基にして，いくつか仮説を立てることができる。

3. 看護の関心事として提示されている重要な現象は？　重要な現象には人間，環境，健康，対人関係，ケアリング，目標達成，適応，エネルギーフィールドなどの他にも諸々の現象が含まれる。

　Bennerは，人，ウェルビーイング，状況，看護という用語に変えているが，メタパラダイムの4つの概念をはっきりと説明している。概念は幅広く，一貫して網羅されている。前述のように，主な焦点はケアリングだが，他の看護理論家の理論とはアプローチの仕方が異なる。

　Bennerはクリティカルシンキングについて，経験を得るにつれ次第に直観的になっていく進化的過程であるという考えを示し，その要素として「臨床的な推論」「臨床的判断」「臨床的見通し」「移行における推論」「行動しながらの思考」を挙げている。クリティカルシンキングのスキル発達は経験を得る病棟の文化に左右され，育成されたり，その成長が妨げられたりする。したがって管理者は，積極的なリーダーシップを示し，システムが専門職を育てる環境になるように助力する責任がある。

　これはBennerがクリティカルシンキングの伝統的なモデルに価値を見出していないという意味ではない。Bennerら（1996）は，「計算された推論，特定の状況で必要な分析，可能な解釈や解決法を求めて研究や理論的文献を調べること，考えられるそれぞれの行為のアウトカムとその結果の可能性を明確に測ることは，経験のある臨床家の実践では重要であり，また重要とされるべきである」（p.12）と書いている。

4. 理論は誰に，どんな状況に，どのような方法で適用されるのか？

　最近のCINAHLの検索では，Benner理論を枠組みとして引用した175件以上の研究論文が見つかった。Bennerの理論は看護教育や看護実践，看護管理，看護研究に応用されている。Bennerの著書には，異なるレベルでのスキル獲得のための適切な看護教育方法を提案した多くの情報が掲載されている。専門職としての発達や実践分野に関する著作は，看護カリキュラムやスタッフ育成プログラムに利用されている（Carlson, Crawford, & Contrades, 1989；Gatley, 1992)。看護管理者に対しては，いかに専門技能を育てる環境をつくり出すのかその方向性を示している。ある特定の施設での看護実践の分野をいかに個別化していくかの方法を理解することが，全国的に多くの病院で使われている「臨床実践発達モデル Clinical Practice Development Model」(Haag-Heitman, 1999) や類似モデルの開発を促した。研究者らは，Benner の看護スキル獲得の分野や，他の場面における能力の研究をさらに進めている（Brykczynski, 1998；Noyes, 1995；Urs, Van Rhyn, Gwele, McInerney, & Tanga, 2004)。

　Bennerの理論では，ある状況において看護師にどのような行為が求められているかではなく，看護師がどのように介入しているのかという疑問を焦点としている。看護師はケアを行う存在であり，行うべくして介入を行っている。初心者看護師のケアの焦点は，看護師である自分がどのように遂行するのかということである。経験を積み，患者に気を配る能力が円熟するにつれて，自己に当てられた焦点が徐々に変化してくる。エキスパートのケアリングは関心につながり，関心をもつことによって看護師は状況の重要な特徴を見つけ出すことができるようになる。関心は，看護師の背景的意味，身体化された知性，推論過程，そして将来の焦点から影響を受ける。これらの要素が直観的理解につながり，その直感的理解により，看護師は，類似した環境の患者に多くの場合うまくいった介入を使い始めることができるようになる。慎重なモニタリングは，エキスパートの観察スキルに基づいた介入計画を変更するかどうかを決定する。

5. 理論はどのような方法で検証できるか？

　Bennerの結論のほとんどは質的方法を用いた検証が行われており，Bennerが特定した看護実践分野が，他の状況設定においても立証されるのか調べられている。質的方法が適しているのは，その概念が，記述的な情報や観察の分析になじみやすいからである。量的方法は，能力アセスメント様式の設計や検証に利用されている（Meretoja, Erickson, & Leino-Kilpi, 2002；Meretoja, Isoaho, & Leino-Kilpi, 2004)。

6. 理論は望ましいアウトカムを導く看護行為を生み出すか？

　Bennerは，看護師が効果をもたらしたと考えた重要な出来事に着目した多くの例を除いては，クライエントのアウトカムを調べていない。一方，看護実践の分野は，看護行為の方向性を示すことができる。実践の特定の分野で確認された能力は，実践の場で自分に何が期待されるのかを看護師に教えてくれる。さらに，Benner理論において，望ましいアウトカムのための手段として，直接的に注目し強調されている重要な特徴には，倫理的判断と道徳的エージェンシーの概念が含まれている。

7. 理論はどの程度普及しているか？

　2006年の半ばに，「Benner」「Novice to Expert」というキーワードでCINHALを検索したところ，1500件以上の出版物がBennerを引用したり，その理論に大きく焦点を合わせるなどしていることがわかった。これらには国際的な雑誌も含まれている。Bennerの理論は多くの言語

に翻訳され，多くの看護の会議の起点となっている。看護のカリキュラムはBennerの理論を指針としている。さらに，多くの病院システムは看護に応用したDreyfusモデルに基づいてキャリアラダーを設けている。国際的に，英国やニュージーランド，オーストラリアなどでは，看護教育や実践のガイドラインの策定において，国レベルでBenner理論の影響を受けている。

強みと限界

　Bennerの著書では詳細な記述が示されており，看護師はその結論が妥当であるかどうかを容易に評価できる。概念の数が非常に多いが，それらはエキスパートの看護実践の相互補完的な説明となっている。Benner理論は初心者からエキスパートに至るスキルレベルなど，簡単な形で理解することができるし，また，クリティカルシンキングやケアリングの実践の理解のように，拡張された形でも応用できる。

　Benner理論が看護のいくつかの分野に与えた影響は非常に大きい。Bennerの理論により看護実践にケアリングが果たす重要な役割が新たな注目を集めることとなった。看護実践は本質的にケアリングである。合理的，論理的，実証主義的な科学的観点を重視する社会において，Bennerは，看護の知恵に新たな光を当てるため，ヒューマニスト的観点から専門性を調べようとする気持ちを再度目覚めさせたのである。

　Bennerは読者に，自身の理論が手本となるかどうか疑問をもつように，そしてBennerの考え方を特定の状況に応用するときは慎重に調べるようにと繰り返し注意を促している（Benner, 1984/2001）。文献で繰り返し指摘されている限界は，枠組みの妥当性が検証されていない状況で雛形としてBenner理論を不適切に利用することである（Benner & Benner, 1999）。効果的にBennerの考え方を用いることに真に関心をもつ施設は，自分たちの状態を調べて，Bennerが示した分野へ修正することが適切であるかどうか判断しなければならない。

　文献にはその他の懸念が示されている。Padgett（2000）の論評が疑問視している点は，Bennerの哲学的基盤の解釈が適切かどうか，Bennerの研究のほとんどが他のレベルの看護実践に同等の焦点を合わすことなくエキスパート看護師だけを調べたものである限界，管理者がエキスパート研究の参加者として選んだ者であること，そして質的現象学的研究の構造化のために，あらかじめ定めた枠組みを使っていることによる方法論的限界があることである。

要　約

　Bennerと同僚らによる研究は，米国や海外の看護に大きな影響を与えた。看護師とは何なのか，看護とは何かという疑問は長年にわたって議論され，述べられてきた。エキスパートの実践者とは何なのかという疑問に答えるには，現場の状況で，日々の看護師の活動を調べること

が必要である．そこでまず，看護師だけが提供できる基本に立ち戻る必要がある．このようにして実践は知識を生み出し，知識は実践に貢献している．

思考問題

1. Saraのストーリーで，新人とエキスパート看護師の実践がどのように異なるのか確認してみよう．
2. Bennerが概念化した一人前の看護師の場合，中堅やエキスパートレベルの実践を目指すモチベーションに関して，年1回義務づけられている「能力」テストを行うことは，どのような影響を与えるだろうか．
3. Bennerは，自身が質的に特定した実践や能力の分野を雛形として活用することに関し警告している．スタッフ教育担当看護師は，特定の病院の臨床的発達モデルを開発するのに，Bennerの理論の妥当性をいかに調べることができるだろうか．特定の病棟の要因によって提案されているモデルを変化させる必要が生じるであろうか．
4. Bennerは，看護の専門技能の発達における基本的な概念として，ケアリングの概念を非常に重視している．看護師の専門職としての成長に関し，ケアへの願望と経済的な検討事項（時間や資源の管理）との役割対立にはどのような意味があるだろうか．
5. Bennerによれば，エキスパート看護師は自分の看護行為の論理的根拠を説明するために格言を用いるという．これらの格言は言葉で表現することが難しく，微妙な体験学習に基づいた不可解な指導である．したがって経験の浅い看護師に臨床知を伝えにくい．このことは新人が入職するときのオリエンテーションにどのような意味をもつだろうか．
6. エキスパート看護師の臨床的な推論と意思決定は，初心者に教えられる伝統的な看護過程通りではないというBennerの発言を踏まえると，看護教育プログラムにおいてクリティカルシンキングのスキルを教育するために，どうしたらよいであろうか．

引用文献

Benner, P. (1996). A response by P. Benner to K. Cash (1995), Benner and expertise in nursing: A critique. *International Journal of Nursing Studies*, 33(6), 669–674.

Benner, P. (1999). New leadership for the new millennium: Claiming the wisdom and worth of clinical practice. *Nursing and Health Care Perspectives*, 20(6), 312–319.

Benner, P. (2000). The wisdom of our practice. *American Journal of Nursing*, 100(10), 99–105.

Benner, P. (2001). *From novice to expert: Excellence and power in clinical nursing practice* (com. ed.). Upper Saddle River, NJ: Prentice Hall. [Original work published 1984, Menlo Park, CA: Addison-Wesley]

Benner, P. (2003). Beware of technological imperatives and commercial interests that prevent best practices. *American Journal of Critical Care*, 12(5), 469–471.

Benner, P., & Benner, R. V. (1999). The clinical practice development model: Making the clinical judgment, caring, and collaborative work of nurses visible. In B. Haag-Heitman (Ed.), *Clinical practice development: Using novice to expert theory* (pp. 17–42). Gaithersburg, MD: Aspen.

Benner, P., Hooper-Kyriakides, P., & Stannard, D. (1999). *Clinical wisdom and interventions in critical care: A thinking-in-action approach*. Philadelphia: Saunders.

Benner, P., & Tanner, C. A. (1987). Clinical judgment: How expert nurses use intuition. *American Journal of Nursing*, 87(1), 23–31.

Benner, P., Tanner, C., & Chesla, C. A. (1996). *Expertise in nursing practice: Caring, clinical judgment and ethics*. New York: Springer.

Benner, P., & Wrubel, J. (1989). *The primacy of caring: Stress and coping in health and illness.* Menlo Park, CA: Addison-Wesley.

Benner, P., & Wrubel, J. (2001). Response to: Edwards S. D. (2001) Benner and Wrubel on caring in nursing. *Journal of Advanced Nursing, 33*(2), 172–174.

Benner Associates. (2002). Short resume of Patricia Benner. Available online at http://home.earthlink.net/~bennerassoc/patricia.html.

Bradshaw, A. (1995). What are nurses doing to patients? A review of theories of nursing past and present. *Journal of Clinical Nursing, 4,* 81–92.

Brykczynski, K. A. (1998). Clinical exemplars describing expert staff nursing practices. *Journal of Nursing Management, 6,* 351–359.

Brykczynski, K. A. (2006). Patricia Benner. From novice to expert: Excellence and power in clinical nursing practice. In A. M. Tomey & M. R. Alligood (Eds.), *Nursing theorists and their work* (6th ed., pp. 140–166). Philadelphia: Mosby.

Carlson, L., Crawford, N., & Contrades, S. (1989). Nursing student novice to expert–Benner's research applied to education. *Journal of Nursing Education, 28*(4), 188–190.

Cash, K. (1995). Benner and expertise in nursing: A critique. *International Journal of Nursing Studies, 32*(6), 527–534.

Darbyshire, P. (1994). Skilled expert practice: Is it "all in the mind"? A response to English's critique of Benner's novice to expert model. *Journal of Advanced Nursing, 19,* 755–561.

Dreyfus, S. E., & Dreyfus, H. L. (1980). *A five-stage model of the mental activities involved in directed skill acquisition.* Unpublished report supported by the Air Force Office of Scientific Research (AFSC), USAF (Contract F49620-79-c-0063), University of California at Berkley.

Dreyfus, H. L., & Dreyfus, S. E. (1996). The relationship of theory and practice in the acquisition of skill. In P. Benner, C. Tanner, & C. Chesla (Eds.), *Expertise in nursing practice: Caring, clinical judgment, and ethics* (pp. 29–47). New York: Springer.

Edwards, S. D. (2001). Benner and Wrubel on caring in nursing. *Journal of Advanced Nursing, 33*(2), 167–171.

English, I. (1993). Intuition as a function of the expert nurse: A critique of Benner's novice to expert model. *Journal of Advanced Nursing, 18,* 387–393.

Gatley, E. P. (1992). From novice to expert: The uses of intuitive knowledge as a basis for district nurse education. *Nurse Education Today, 12,* 81–87.

Haag-Heitman, B. (Ed.). (1999). *Clinical practice development, using novice to expert theory.* Gaithersburg, MD: Aspen.

Heidegger, M. (1962). *Being in time* (J. MacQuarrie & E. Robinson, Trans.). New York: Harper & Row.

Horrocks, S. (2000). Hunting for Heidegger: Questioning the sources in the Benner/Cash debate. *International Journal of Nursing Studies, 37,* 237–243.

Horrocks, S. (2002). Edwards, Benner and Wrubel on caring. *Journal of Advanced Nursing, 40*(1), 36–41.

Horrocks, S. (2004), Saving Heidegger from Benner and Wrubel. *Nursing Philosophy, 5,* 175–181.

Kuhn, T. S. (1970). *The structure of scientific revolutions* (2nd ed.). Chicago: University of Chicago Press.

Lazarus, R. S., & Folkman, S. (1984). *Stress, appraisal, and coping.* New York: Springer.

MacIntyre, A. (1981). *After virtue.* Notre Dame, IN: University of Notre Dame Press.

Meretoja, R., Erickson, E., & Leino-Kilpi, H. (2002). Indicators for competent nursing practice. *Journal of Nursing Management, 10,* 95–102.

Meretoja, R., Isoaho, H., & Leino-Kilpi, H. (2004). Nurse Competence Scale: Development and psychometric testing. *Journal of Advanced Nursing, 47*(2), 124–133.

Merleau-Ponty, M. (1962). *Phenomenology of perception* (C. Smith, Trans.). London: Routledge and Kegan Paul.

Noyes, J. (1995). An explanation of the differences between expert and novice performance in the administration of an intramuscular injection of an analgesic agent to a patient in pain. *Journal of Advanced Nursing, 22,* 800–807.

Padgett, S. M. (2000). Benner and the critics: Promoting scholarly dialogue. *Scholarly Inquiry for Nursing Practice: An International Journal, 14*(3), 249–266.

Paley, J. (1996). Intuition and expertise: Comments on the Benner debate. *Journal of Advanced Nursing, 23*(4), 665–671.

Polanyi, M. (1958). *Personal knowledge.* Chicago: University of Chicago Press.

Rubin, J. (1996). Impediments to the development of clinical knowledge and ethical judgment in critical care nursing. In P. Benner, C. Tanner, & C. Chesla (Eds.), *Expertise in nursing practice: Caring, clinical judgment, and ethics* (pp. 170–192). New York: Springer.

Taylor, C. (1985). Theories of meaning. In C. Taylor, *Human agency and language:*

Philosophical papers (Vol. 1, pp. 248–292). Cambridge: Cambridge University Press.

Thompson, C. (1999). A conceptual treadmill: The need for "middle ground" in clinical decision making theory in nursing. *Journal of Advanced Nursing, 30*(5), 1222–1229.

University of California, San Francisco (2008).

Faculty Profiles: Patricia Benner. Available online at http://www.nurseweb.ucsf.eud/www/ffbennp.htm.

Urs, L. R., Van Rhyn, L. L., Gwele, N. S., McInerney, P. & Tanga, T. (2004). Problem-solving competency of nursing graduates. *Journal of Advanced Nursing, 48*(5), 500–509.

参考文献

Ali, N. S., Hodson-Carlton, K., Ryan, M., Flowers, J., Rose, M. A., & Wayda, V. (2005). Online education: Needs assessment for faculty development. *Journal of Continuing Education in Nursing, 36*(1), 32–38.

Benner, P. (2003). Attending death as a human passage: Core nursing principles for end-of-life care. *American Journal of Critical Care, 12*, 558–561.

Benner, P. (2003). Avoiding ethical emergencies. *American Journal of Critical Care, 12*(1), 71–72

Benner, P. (2003). Beware of technological and commercial interests that prevent best practices. *American Journal of Critical Care, 12*, 469–471.

Benner, P. (2003). Enhancing patient advocacy and social ethics. *American Journal of Critical Care, 12*, 374–375.

Benner, P. (2003). Reflecting on what we care about. *American Journal of Critical Care, 12*, 165–166.

Benner, P. (2004). Designing formal classification systems to better articulate knowledge, skills, and meaning in nursing practice. *American Journal of Critical Care, 13*, 426–430.

Benner, P. (2004). Seeing the person beyond the disease. *American Journal of Critical Care, 13*, 75–78.

Benner, P. (2005). Extending the dialogue about classification systems and the work of professional nurses. *American Journal of Critical Care, 14*, 242–244.

Benner, P. (2005). Honoring the good behind rights and justice in healthcare when more than justice is needed. American *Journal of Critical Care, 14*, 152–156.

Benner, P., Sheets, V., Uris, P., Malloch, K., Schwed, K., & Jamison, D. (2002). Individual, practice, and system causes of errors in nursing. A taxonomy. *JONA, 32*, 509–523.

Benner, P., & Sutphen, M. (2007). Learning across the professions: The clergy, a case in point. *Journal of Nursing Education, 46*(3), 103–108.

Cathcart, E. B. (2008). The role of the chief nursing officer in leading the practice: Lessons from the Benner tradition. *Nursing Administration Quarterly, 32*(2), 87–91.

Chang, S. U., & Corgan, N. L. (2006). A partnership model for the teaching nursing home project in Taiwan. *Nursing Education in Practice, 6*, 78–86.

Christensen, M., & Hewitt-Taylor, J. (2006). From expert to tasks, expert nursing practice redefined? *Journal of Clinical Nursing, 15*, 1531–1539.

Dunn, K. S., Otten, C., & Stephens, E. (2005). Nursing experience and the care of dying patients. *Oncology Nursing Forum, 32*(1), 97–104.

Floyd, B. O., Kretschmann, S., & Young, H. (2005). Facilitating role transition for new graduate RNs in a semi-rural healthcare setting. *Journal for Nurses in Staff Development, 21*(6), 284–290.

Larew, C., Lessans, C., Spunt, D., Foster, D., & Coving, B. G. (2005). Application of Benner's theory in an interactive patient care simulation. *Nursing Education Perspectives, 27*(1), 16–21.

Lathan, C. L., & Fahey, L. J. (2006). Novice to expert advanced practice nurse role transition: Guided student self-reflection. *Journal of Nursing Education, 45*(1), 46–48.

Meretoja, R., Erickson, El, & Leino-Kilpi, H. (2002). Indicators for competent nursing practice. *Journal of Nursing Management, 10*, 95–102.

Richards, J., & Hubbert, A. O. (2007). Experiences of expert nurses in caring for patients with postoperatiave pain. *Pain Management Nursing, 8*(1), 17–24.

Robinson, J. A., Flynn, V., Canavan, K., Cerreta, S., & Krivak, L. (2006). Evaluating your evaluation plan. Are you meeting the needs of nurses? *Journal for Nurses in Staff Development, 22*(2), 65–69.

Weiss, S. M., Malone, R. E., Merighi, J. R., & Benner, P. (2002). Economism, efficiency, and the moral ecology of good nursing practice. *Canadian Journal of Nursing Research, 34*(2), 59–119.

文献解題

Barrett, C., Borthwick, A., Bugeja, S., Parker, A., Vis, R., & Hurworth, R. (2005). Emotional labour: Listening to the patient's story. *Practice Development in Health Care, 4*(4), 213–223.

This article discusses the dissociation between "patient" and "person" found in expert nurses when doing program evaluation using an empowerment evaluation strategy. The authors report that expert nurses developed a level of cynicism that sometimes prevented them from hearing the patient's story and seeing them as unique human beings. The authors state that while expert nurses desired to function as described by Benner, the realities of health care encouraged cynicism as a protective mechanism against burnout.

Bonner, A., & Greenwood, J. (2006). The acquisition and exercise of nephrology nursing expertise: A grounded theory study. *Journal of Clinical Nursing, 15*, 480–489.

This grounded theory study of 11 expert nurses and six non-expert nurses examined skill acquisition by nephrology nurses on an Australian renal unit. Three levels of skill were identified: non-expert, experienced non-expert, and expert. Comparisons with Benner's five stages of skill acquisition are provided.

Evans, R. J., & Donnelly, G. W. (2006). A model to describe the relationship between knowledge, skill, and judgment in nursing practice. *Nursing Forum, 41*(4), 150–157.

This article introduces a model showing the relationships between knowledge, skill and judgment built upon the work by Benner. Allowance is made for varying levels of skill acquisition.

Fennig, T., Bender, J., Colby, H., & Werner, R. R. (2005). Genesis of a professional development tool for ambulatory pediatric nursing practice. *Health Care Manager, 24*, 369–373.

Benner's work is used as the basis for development of a performance review tool used in a children's hospital in Wisconsin. Job descriptions and rating tools were developed for use in the orientation program and evaluation of staff.

Gobet, F., & Chassy, P. (2007). Towards an alternative to Benner's theory of expert intuition in nursing: A discussion paper. *International Journal of Nursing Studies.* Retrieved June 14, 2007, from http://www.sciencedirect.com.

Benner's concept of expert intuition is reviewed in light of numerous published discussions of the concept. An alternative model is suggested along with a discussion of areas of agreement and disagreement with Benner's work.

Johns, C. (2005). Dwelling with Alison: A reflection on expertise. *Complementary Therapies in Clinical Practice, 11*, 37–44.

This article discusses the concepts of reflection and clinical judgment in expert practice. Using the work of both Benner and Carper's fundamental patterns of knowing in nursing, the author presents a case study and discusses the role of reflection for making conscious efforts to improve expertise as a complementary therapist.

King, L., & Clark, J. M. (2002). Intuition and the development of expertise in surgical ward and intensive care nurses. *Journal of Advanced Nursing, 37*, 322–329.

The authors use a qualitative study design to identify levels of expertise for 61 postoperative nurses, with particular attention to the concept of intuition. Findings are divided into advanced beginner, competent, proficient, and expert nursing levels of practice. Both intuition and analytical thinking were evident at all levels of practice. Ability to use intuition skillfully was more characteristic of expert nurses.

Meretoja, R., Isoaho, H., & Leino-Kilpi, H. (2004). Nurse Competence Scale: Development and psychometric testing. *Journal of Advanced Nursing, 47*(2), 124–133.

The authors present a discussion of the development of the Nurse Competence Scale that was derived from Benner's work on skill acquisition in nursing. The resulting 73-item scale consisted of seven subcategories and showed good internal consistency. The tool is suggested to be useful in a variety of hospital work environments.

Robinson, K., Eck, C., Kech, B., & Wells, N. (2003). The Vanderbilt professional nursing practice program. Part 1: Growing and supporting professional nursing practice. *JONA, 33*(9), 441–450.

A career advancement model is presented based on Benner's work on professional development in nursing. Four levels of practice are identified (advanced beginner to expert) along with related behaviors.

Schoessler, M., & Waldo, M. (2006). The first 18 months of practice. A developmental transition model for the newly graduated nurse. *Journal for Nurses in Staff Development, 22*(2), 47–52.

Benner's work is used as the basis for a transition model for newly graduated nurses. Other aspects are included in the model drawn from transition management and learning theory. The model was developed using an interpretive phenomenological study of graduate nurses. Themes identified include relationships with patients, their families, and coworkers; organizational ability; and marker events. Three time phases are presented.

Spichiger, E., Wallhagen, M., & Benner, P. (2005). Nursing as a caring practice from a phenomenological perspective. *Scandinavian Journal of Caring Sciences, 19,* 303–309.

This article expands on Benner's pivotal concept of caring in nursing practice. The concepts of caring, practice, and caring practices are examined from a phenomenological viewpoint.

Simpson, E., Butler, M., Al-Somail, S., & Courtney, M. (2006). Guiding the transition of nursing practice from an inpatient to a community-care setting: A Saudi Arabian experience. *Nursing and Health Sciences, 8,* 120–124.

Benner's work on novice to expert nursing practice was used by the authors as the basis of the Transitional Practice Model in order to provide a smooth transition for nurses into the community setting. The model includes dimensions, domains of practice, and evaluation methods for each of the five stages of skill acquisition identified by Benner.

Twycross, A., & Powls, L. (2006). How do children's nurses make clinical decisions? Two preliminary studies. *Journal of Clinical Nursing, 15,* 1324–1335.

Nurses' decision making regarding postoperative pain management for children is examined across experience levels. All 27 nurses involved, regardless or experience level or setting (medical or surgical), tended to use the same type of decision-making skills in contrast to Benner's assertion that decision-making skills change as nurses progress in professional skill development. In comparing the decision-making outcomes, more experienced nurses did not always make better decisions than less experienced nurses.

Uys, L. R., Gwele, N. S., McInerney, P., van Rhyn, L., & Tanga, T. (2004). The competence of nursing graduates from problem-based programs in South Africa. *Journal of Nursing Education, 43,* 352–361.

This qualitative study described the examination of the competency of 49 graduates from four nursing programs designed as problem-based learning programs compared to three conventional nursing programs in South Africa between six and nine months after graduation. Examples of behaviors indicative of each of the Benner's novice, advanced beginner, competent, and proficient levels of skill acquisition were evident in the behaviors. No differences were found between the two groups related to level of practice.

用語集

安定器サブシステム stabilizer subsystem（Roy）
集団の活動を達成するための構造や価値観，日常的活動に関連した，集団コントロール機制。

イーミック emic (Leininger)
個人的な知識，または行動の説明。固有のもので，普遍的ではない。文化の内部の人間の見識。

意識 consciousness（Newman）
システムの情報。環境と相互作用するシステムの能力。

一般システム理論 general system theory
全体性に関する一般的な科学的知識。

イメージすること imaging（Parse）
出来事や考え，人々について，はっきりとまたは言葉で表さずに頭の中で描写したり実際に描くこと。

ヴェリティヴィティ veritivity（Roy）
絶対的真実のもつ揺るぎなさが，信念，コミットメントおよびケアリングにつながることを説明するための哲学的前提。

運動 movement（Newman）
2つの静止状態の間で生じる変化。

エージェンシー agency（Benner）
状況に影響を与える能力。

エティック etic (Leininger)
専門的な観点からみた知識。文化に関する，部外者やよそ者の見解も考慮される。

エネルギーフィールド energy field（Rogers）
力動的で無限な，生物と無生物の基本的な単位。

エビデンスに基づく実践　evidence-based practice
　臨床分野に関する研究によって立証された実践。

概念　concept
　抽象的な考え。イメージを含む思考の伝達手段。物体，特性，事象などを記述した言葉。

学派　school of thought（Parse）
　学術的な理論的見解。

価値づけること　valuing（Parse）
　世界観を豊かにしながら，育んだ信念を大切にする過程。

カルチャーケア　culture care (Leininger)
　明らかな，または予測される，健康とウェルビーイングのための，あるいは障害・死・その他の人間の状態に直面するためのニードに焦点を当てた，文化的に構成された，自己や他者に向けての援助的・支援的・促進的なケアリング行為。

カルチャーケアの再パターン化 / 再構築　culture care repatterning/restructuring（Leininger）
　クライエントが自分たちの生活様式やきまりを，文化的に意味があり満足できる，あるいは有益で健康的な生活様式・実践・アウトカムを支える，新しいまたは異なるパターン，に変更・整理・修正もしくは再構成することを援助・支援・促進・助長する専門的行為と決定。

カルチャーケアの多様性　culture care diversity（Leininger）
　ある特定の文化における有益なケアの提供に関わる，カルチャーケアの意味，パターン，価値観，生活様式，シンボル，およびその他のケアの特徴に関連した多様性や相違。

カルチャーケアの調整 / 折衝　culture care accommodation/negotiation（Leininger）
　特定の文化のクライエントが健康とウェルビーイングのために，または病いや死に直面するために，安全で効果的かつ文化的に適合したケアに対して，適合したり交渉したりすることを援助・調整・促進・助長する，創造的で専門的な行動や決定。

カルチャーケアの普遍性　culture care universality（Leininger）
　人々や集団で一般に共有されているカルチャーケアの側面または特徴。そうした特徴には，

繰り返される意味，パターン，価値観，生活様式，シンボルが含まれ，介護者が人々の健康的なアウトカムを援助・支援・促進あるいは助長するためのガイドとして働く。

カルチャーケアの保存／メンテナンス　culture care preservation/maintenance（Leininger）
特定の文化のクライエントが，有益なケア信念を守り，それを保存・維持するために，またはハンディキャップや死に直面するために，援助・支援・促進もしくは助長する専門的な行動や決定。

カルチャーショック　culture shock（Leininger）
部外者（よそ者）が異なる文化集団を理解したりそれに効果的に適応しようと試みる場合に経験する居心地の悪さ，無力感，失見当識。

環境　environment（Neuman）
いかなる時点においても人間を取り囲んでいる。内部環境，外部環境，もしくは創造環境がある。

環境　environment（Nightingale）
生命や発達に作用する外的条件や影響力。

環境　environment（Rogers）
還元できない汎次元的エネルギーフィールドであり，パターンによって確認される。ヒューマンフィールドと一体化している。

環境　environment（Roy）
人間システムを取り巻き，その発達と行動に影響を及ぼす条件，状況，影響力の全てのもの。人的資源と地球資源に対しては，特別な注意を払うべきである。

環境的背景　environmental context（Leininger）
物理学的・生態学的・社会的相互作用や情動的・文化的次元に関係する人間の表現法，解釈などに意味をもたせる出来事や状況，特定の経験などの総体。

看護過程　nursing process
整然とした体系的方法で看護に取り組む計画的かつ理論的な活動。構成要素は以下の通りである。

アセスメント（assessment）：データ収集と分析の過程。結論や看護診断に至る。
診断（diagnosis）：看護行為に関わるクライエントの実際のまたは潜在的な健康問題や不足，あるいは懸案を特定する行動を記述すること。
アウトカムの確認（outcomes identification）：文化的に適切で実際的な観点から望ましい結果を設定すること。
計画（planning）：目標設定や優先順位づけ，問題解決方法の設計など，クライエントを助けるために何ができるかを決定すること。
実施（implementation）：定めた目標を達成するために着手する行動。
評価（evaluation）：看護師の行動により生じたクライエントの行動の変化を査定すること。

看護システム　nursing system（Orem）
人のセルフケア不足を満たすために看護師が策定したケアの計画。
一部代償的看護システム（partly compensatory nursing system）：看護師と患者のどちらもが，ケア手段または他の操作や移動などの行為を実行する状況。
支持—教育的看護システム（supportive-educative nursing system）：患者が治療上必要なセルフケアを実行できる，または習得する必要があるが，そのための援助が必要な状況。
全代償的看護システム（wholly compensatory nursing system）：患者がセルフケアの実行において行動役割を果たさない状況。

関連刺激　contextual stimuli（Roy）
人間システムの内界と外界の刺激のうち，人間システムがすぐに直面すべきもの以外の刺激。状況に影響し，観察・測定されたり，プラスまた/マイナス効果があることがシステムから主観的に報告されたりする。

基本構造　core（Neuman）
システムの基本構造でありエネルギー源。

基本的条件づけ要因　basic conditioning factors（Orem）
個人のセルフケア能力に影響する特徴。年齢，性別，発達の段階，健康状態，社会文化的志向，ヘルスケアシステムや家族のシステムの要素，生活パターン，環境，資源の適切さと利用可能性など。

共創造　cocreating（Parse）
人間宇宙がパターンの創造に参加すること。

共鳴性　resonancy（Rogers）
ヒューマンフィールドと環境フィールドで起こる低周波から高周波のパターンへの持続的な変化。

空間　space（King）
普遍的な領域で縄張りとも呼ばれ，占有する人々の行動によって定義される。

グランドセオリー　grand theory
学問分野が関わる幅広い領域を網羅する理論。検証はできない。

クリティカルシンキング　critical thinking
知識や経験，能力，態度を用いて行動や考え方を導く統制の取れた知的過程。

ケア　care（Leininger）（名詞としての意味）
人間としての状態や生活様式を改善したり向上させたりしたいという明らかな，または予測されるニードをもった他の個人（または集団）を，援助・支援すること，あるいは彼らを助長する行為に関わる現象。

ケア　care（Leininger）（動名詞としての意味）
ヒーリングとウェルビーイングを目指して，他の個人（または集団）を援助または助けるように導く行為。

ケアリング　caring（Benner）
看護師に必須のスキル。世界の中に存在する基本的な手段。

ケアリングの機会/瞬間　caring occasion/moment（Watson）
看護師と他者が人間対人間の交流の場で出会うこと。

経験的　empirical
五感を使って観察したり経験したりできること。

経験に基づいたものの見方　perceived view
全体としての人間に焦点を合わせ，個人の生きられた経験を尊重する世界観。

結合的─分離的　connecting-separating（Parse）
結合したり分離したりするリズミカルな過程。

権威　authority（King）
組織内での個人の振る舞い方について権利を明らかにして認可し，受け入れるときの，価値観や経験，知覚が関わる積極的でレシプロカルな関係。

言語化　languaging（Parse）
話や動きを通じてイメージすることや価値づけること。

顕在的な問題　overt problem
明らかにはっきりとわかる状態の問題。

現象学　phenomenology
特定の個人にとっての現象の意味に関する研究。人々への物事の現れ方から，人々を理解する方法。

権力　power（King）
資源を利用して人々が目標を達成するように影響を及ぼす社会的強制力と能力。

行動アセスメント　assessment of behaviors（Roy）
4つの適応様式に関連した個人の出力行動の情報収集を行うこと。

個人外ストレッサー　extrapersonal stressors（Neuman）
システムの外部で起こり，システムに反応や応答を生じさせる力。

個人間ストレッサー　interpersonal stressors（Neuman）
2人以上の個人間で生じる，反応や応答を呼び起こす力。

個人内ストレッサー　intrapersonal stressors（Neuman）
反応や応答となる，個人内部で生じる力。

コミュニケーション communication（King）
人が他者に情報を提供する直接的，間接的な過程。

再構成 reconstitution（Neuman）
ストレッサーへの反応の程度に関連して生じるエネルギーの増加。

残存刺激 residual stimuli（Roy）
人間システムの内的あるいは外的要因で，この刺激の影響は現時点では不明である。

ジェネリック・ケアシステム generic care system（Leininger）
伝統的または地域固有のヘルスケアまたはキュアの実践。これには特別な意味があり，人々を癒したり援助したりするために利用され，通常，地域の実践者が，親しい家庭やコミュニティ環境を背景に提供する。

時間 time（King）
ある事象が起きてからもう1つの事象が起きるまでの間隔であり，人によって体験の仕方は異なる。

刺激アセスメント assessment of stimuli（Roy）
人間システムに影響を及ぼす焦点刺激，関連刺激，残存刺激について，データを集めること。

自己概念—集団同一性様式 self-concept-group identity mode（Roy）
統合性に関連する行動。自己概念，身体感覚，身体像，自己一貫性，自己理想，道徳的・倫理的・霊的自己，個人間関係，社会環境などに関わる。

実存心理学 existential psychology
現象学的分析を用いた人間の存在に関する研究。

質的研究 qualitative research
人間の思考や感情，経験に関する力動的で系統的な調査。

終決の局面 termination phase（Peplau）
Peplauの，看護師と患者の関係の第3の最終局面。この段階は，前の段階が成功裏に完了した後に生じる。患者と看護師は，患者のニードが満たされ，新たな目標に向けて動き始める

時をもって治療上の関係を終了させる。

焦点刺激　focal stimulus（Roy）
人間システムの内界と外界の，すぐに直面すべき刺激。

身体イメージ　body image（King）
自分の身体に対する個人の認識。他者の反応から影響を受ける。

身体知　embodied knowledge（Benner）
身体が「知っている」情報。注意の喚起，思考，行動に関連した習慣に影響を及ぼす。推論や学習の1つの方法。

ストレス　stress（King）
生活のバランスを保つための環境との相互作用に対するプラスまたはマイナスのエネルギー反応。

ストレッサー　stressors（Neuman）
緊張につながりシステムを不安定にする可能性のある刺激。

成長と発達　growth and development（King）
可能性から達成までを支える個人の生命・生活過程であり，細胞および分子レベルの変化と行動レベルの変化が含まれる。

生理的—物理的様式　physiological-physical mode（Roy）
人間システムの環境に対する身体的反応と，環境との相互作用を意味する。

世界観　worldview（Leininger）
人々の世界や宇宙（万物，森羅万象）に対する見方であり，世界と自分の生活について「価値観に基づく姿勢」を形成するもの。

セルフケア　self-care（Orem）
生命や健康，ウェルビーイングを維持するために，個人が自ら始めたり，遂行したりする活動の実践。

セルフケア・エージェンシー　self-care agency（Orem）
セルフケアに関与する人間の能力。

セルフケア不足　self-care deficit（Orem）
個人が，必要な全てのセルフケア行動を実施できないこと。セルフケア・デマンドが，セルフケア・エージェンシーを上回ること。

セルフケア要件　self-care requisites（Orem）
セルフケア活動を推進する要件は，以下の3つである。
発達的セルフケア要件（developmental self-care requisites）：生活や発達を支援したり，発達に影響する有害な状況に対して予防的ケアを提供して，状態を維持すること。
健康逸脱に対するセルフケア要件（health deviation self-care requisites）：病いやけがを負った人が必要とするケア。病いやけがを治すための医療的手段の結果として生じることもある。
普遍的セルフケア要件（universal self-care requisites）：全ての人間に生涯を通じて共通する条件で，人生の過程と人間の構造と機能の統合に関連する。

潜在的問題　covert problem
隠れた，または隠された状態の問題。

全体性パラダイム　totality paradigm（Parse）
人間を，環境の内的刺激と外的刺激に囲まれた，生物―心理―社会―霊的な局面が組み合わさった総和的存在とみなす考え方。人は環境と相互作用してバランスを保ち，目標を達成する。健康は標準と比較して測定したウェルビーイングの状態である。

全体論（ホリズム）　holism
宇宙と，とりわけ生物は，単に部分としての個々の総和以上に全体の相互作用の観点から正しく理解されるとする理論。

選択ポイント　choice point（Newman）
変化が必要であることを示す組織破壊の段階。

前提　assumption
真実として幅広く受け入れられた意見もしくは観点。

専門的看護ケア professional nursing care（Leininger）
人間の健康状態（またはウェルビーイング），障害，あるいは生活様式の改善や，死に直面する人に取り組む目的で，特別な教育機関において，正式で専門的な学習プログラムによって訓練を受けた看護師が提供する，専門職としてのケアまたはキュアのサービス。

相互依存様式 interdependence mode（Roy）
関係が生じる社会的背景。関係の育成や信頼，尊重，背景事情，インフラ，資源など。

相互作用 interactions（King）
共存する2人以上の人物による，観測可能な目標志向型の行動。

相互浸透行為 transactions（King）
目標の達成につながる，個人と環境との間の観察可能な行動。

創生すること originating（Parse）
個人の独自性を生み出す継続的な過程。

促進的―限定的 enabling-limiting（Parse）
個人をある場合で助け，一方の部分で制限したりする選択を行うこと。

組織 organization（King）
定められた地位に就いてその役割を担い，目標を達成するために資源を活用する人々によって構成されるもの。

組織内での意思決定 decision making in organization（King）
目標に向かう選択がなされ，それに基づいて行われる能動的な過程。

存在論 ontology
存在と現実の性質を研究する形而上学の1分野。

第1次予防 primary prevention（Neuman）
ストレッサーが発生する前に，その潜在的影響を特定し，防御しようとするクライエントの状況に一般的な知識を適用すること。

第 2 次予防　secondary prevention（Neuman）
再構築に導くためにストレス反応の症状に対処すること。

第 3 次予防　tertiary prevention（Neuman）
再構成が生じた後，防御ラインを強めようとする活動。

地位　status（King）
集団に対する個人の，または他の集団に対する集団への関係。特定の義務や責任，特権が含まれる。

知覚/認識　perception（King）
個人が捉えている現実。個人の経験に意味を与え，知覚データや記憶から情報を構成し，解釈し，変換することに関係する。

力を与えること　powering（Parse）
活気づける力で，人間と人間との出会いの推進―抵抗のリズム。

抽象的概念　abstract concept
観察することや測定することができない物事のイメージ。

調節器機制　regulator mechanism（Roy）
化学系・神経系・内分泌系伝達物質と，自律神経反射性，精神運動性の反応などを含む，コーピング機制のサブシステム。

超文化看護　transcultural nursing（Leininger）
人間が有意義で治療的な，文化に基づくヘルスケアの実践に到達し維持できるように，文化間の比較文化的ケアの相違点や類似点を焦点にした，看護の学問領域や実践。

治療的セルフケア・デマンド　therapeutic self-care demand（Orem）
ある期間のセルフケア要件を満たすのに必要な自分自身の行動の総和。

治療的な人間関係　therapeutic interpersonal relationship（Peplau）
患者のニードの特定や調査，解決に向かって，前向きに共同努力しているときの患者と看護師の関係。互いの役割や態度，認識への理解を深めることで，それぞれの経験が増えるにつ

れ継続的に向上する。

抵抗ライン　lines of resistance（Neuman）
ストレッサーがノーマル防御ラインを突破したときに，システムを安定させようとする一連の内部要素（生理的・心理的・社会文化的・発達的・霊的）。最もコアに近い防御。

適応　adaptation（Roy）
個人として，あるいは集団としてものを考え，感じることにより，自覚的な意識を働かせながら選択して，人間と環境との統合を創り出す過程とその成果。

適応反応　adaptive responses（Roy）
システムと環境の生存，成長，生殖，円熟，変容などの面で個人の統合を促すことによって健康に望ましい影響を与える行動。

適応レベル　adaptation level（Roy）
刺激を内部蓄積する3つのレベル。
統合過程（integrated processes）：人間システムのニードを満たすために，全体として機能している。
補償過程（compensatory processes）：反応システムが活性化したときに現れる。
譲歩過程（compromised processes）：統合過程と補償過程が適応を図っていないときに現れる。

統合性　integrality（Rogers）
ヒューマンフィールドと環境フィールドとの持続的な相互過程。

同時性パラダイム　simultaneity paradigm（Parse）
人間を，環境と継続的相互関係にあるユニタリ・ビーイングであり，その健康は個人ごとに負のエントロピーを展開するとみなす考え方。

トランスパーソナルケアリング関係　transpersonal caring relationship（Watson）
別の生活空間が入りこんで，感情や思考，緊張を解き放とうとする他者の反応と共に他者の存在が感知され経験されるときに，ケアリングの意識と共に生じる関係。

取り組みの局面　working phase（Peplau）
Peplauの，看護師と患者の関係の第2局面。さらに問題を調べたり，改善した健康の維持を進める適切な計画を立てるなど取り組みの関係を構築しながら，患者と看護師の認識と期待はより強く関わっていく。患者は，援助している環境との一体感を感じながら，利用できる全てのサービスを十分に活用する。患者が回復に向かいながら自立しようとする共同の努力を通して目標は達成される。

認識論　epistemology
知識の発達の起源，性質，方法，限界など，知識の成り立ちに関する研究。

認知器機制　cognator mechanism（Roy）
知覚や情報処理，学習，判断，情動といった高次の脳機能と関係しているコーピング機制，またはコントロール・サブシステム。

ノーマル防御ライン　normal line of defense（Neuman）
生涯を通して発達し，安定を実現してストレッサーに対処する生理的・心理的・社会文化的・発達的・霊的スキル。

背景的意味　background meaning（Benner）
個人が生まれたときから文化的に獲得し蓄積してきた一連の意味。人の認識に影響を与える。

パターン　pattern（Newman）
全体を描写する運動，多様性，リズム。

パターン　pattern（Rogers）
エネルギーフィールドの際立ったあるいは識別可能な特徴。

パラダイム　paradigm（Rogers）
世界の見方。現実に対する各自の観点。

非効果的反応　ineffective response（Roy）
システムと環境の生存，成長，生殖，円熟，変容などの面で，人間のシステムの統合を促さない行動。

普遍的なものの見方　received view
論理経験主義を参照。

プラクシス　praxis
理論的知識を実践に取り入れること。実行。

フレキシブル防御ライン　flexible line of defense（Neuman）
ストレッサーに対処する可変的で絶えず変化する生理的・心理的・社会文化的・発達的・霊的能力。

文化　culture（Leininger）
パターン化された思考・決定および行動を導く，習得・共有・伝承された特定の集団の価値観・信念・規範および生活様式の実践。

文化的押し付け　culture imposition（Leininger）
彼／彼女の文化的価値観や信念・行動を，別の文化の個人や家族，集団に，時には微妙に，時にははっきりと押し付けようとする部外者の行為。

文化的価値観　culture values（Leininger）
文化に由来した価値観。行動や知識獲得の望ましい方法を決定し，意思決定を導く。長期にわたって保持されることが多く，行動に多大な影響を与える。

ヘルスプロモーション　health promotion（Pender）
ウェルビーイングを促進し，人の健康の可能性を実現するという願望から生じる行動。

変革器システム　innovator system（Roy）
変化と成長に関係する集団コントロール機制。

変容　transformation（Newman）
全てが同時多発的に起こる変化。

変容すること　transforming（Parse）
目に見える多様性を増大させる変化を重ねること。

方向づけの局面　orientation phase（Peplau）
Peplauの，看護師と患者の関係の第1局面。アセスメントによって患者の健康上のニード，期待，目標を調べケア計画を考案する。同時に看護師と患者の役割が定まり明確になる。

民族誌学的看護　ethnonursing（Leininger）
複数の文化とケア因子に関する厳正かつ体系的な徹底した研究。こうした研究は人々が慣れ親しんでいる環境の範囲内で行われ，ケアと文化の相互関係に焦点を当てる。目的は文化に適合したケアサービスの確認と提供。

明示的―隠蔽的　revealing-concealing（Parse）
対人関係における行動で，そのものの一面を明らかにするが，結果的にその他の部分は隠れる。

命題　proposition
概念間の関係を説明する記述。

メタパラダイム　metaparadigm
世界的に，その学問の中心的内容を特定したものといわれている。

メタ理論　metatheory
理論展開についての理論。

問題解決過程　problem-solving process
問題を特定し，適切なデータを選び，仮説を立て，データの収集によって仮説を検証し，そして仮説を修正すること。

役割　role（King）
社会システムの中で，ある地位に就いている個人に期待される一連の行動やルール。

役割機能様式　role function mode（Roy）
この様式には，システムが適切に振る舞うことができるように，他者との関係を知ることが関わっている。

病い　illness（Neuman）
ニードが満たされていない不十分な状態。

ユニタリ・ヒューマン　unitary humans（Rogers）
パターンによって特定される汎次元的負のエントロピーのエネルギーフィールド。部分とは異なる性格や行動を示し，部分の知識では予測できない。

予測，予期，構え　assumptions, expectations, and set（Benner）
過去の経験から生まれた信念で，状況に関する看護師の視点や理解に影響を及ぼす。

らせん運動性　helicy（Rogers）
人間と環境の変化の性質と方向性。変化は継続的で，創造的で，予測不可能であり，ヒューマンフィールドと環境フィールドとの継続的，相互的，同時的相互作用から発現してくるパターンの増大し続ける多様性と繰り返しのない律動性を特徴としてもつ。

量的研究　quantitative research
経験的データを統計的な手順によって分析する体系的な調査。

理論　theory
世界や世界のある一側面を見て，記述したり，説明したり，予測したり，制御したりする創造的で系統的な方法。

臨床知　clinical knowledge（Benner）
実践的な知識。「質的差異の識別」「共通認識」「予測，予期，構え」「範例と個人的知識」「格言」「想定外の業務」が含まれる。

臨床的移行　clinical transitions（Benner）
患者のニードの再考が求められる微細な，またはそれほど微細ではない変化が発見されること。

臨床的推論　clinical reasoning（Benner）
ある患者に変化が観察されたときに，その状況を理解する過程。

臨床的先見性　clinical forethought（Benner）
起こり得る出来事を予想し，問題を避けるための行動計画を立てる能力。

臨床的判断　clinical judgment（Benner）
状況の重要な側面を認識し，適切に行動する能力。

論理経験主義　logical empiricism
全ての真実は立証されなければならないとする世界観。客観性を必要とし，価値自由である。

索引

あ

アウトカム outcome 27
　― Benner のエキスパート看護実践理論 494
　― Henderson の看護の要素 91, 92, 100
　― King の概念システムと目標達成理論 158, 167-168
　― Leininger のカルチャーケア 332
　― Neuman システムモデル 277, 286-287
　― Newman の拡張する意識理論 361-362
　― Nightingale の環境モデル 55
　― Orem のセルフケア理論 129
　― Parse の人間生成理論 422-423
　― Pender のヘルスプロモーション・モデル 452
　― Peplau の人間関係 75
　― Rogers のユニタリ・ヒューマンビーイングの科学 198
　― Roy 適応モデル 245
　― Watson のトランスパーソナルケアリング理論 387-388
アセスメント/分析 assessment/analysis 27
　― Benner のエキスパート看護実践理論 487-488
　― Henderson の看護の要素 89
　― Leininger のカルチャーケア 326-327
　― King の概念システムと目標達成理論の 157-159
　― Neuman システムモデル 279
　― Nightingale の環境モデル 51
　― Orem のセルフケア理論 119, 120
　― Pender のヘルスプロモーション・モデル 449
　― Peplau の人間関係の 68
　― Roy 適応モデル 227
安定器サブシステム, Roy 適応モデル 220

い, う

イーミック（民間）ケア 316
意識 consciousness, Newman 351, 354
一部代償的看護システム partly compensatory nursing system 116
一貫性 coherence, 理論 19
一致 correspondence, 理論 19
イネーブラー, 民族誌学的看護研究 332
ウエルネス—病いへの連続体（Neuman システムモデル） 271

え

影響 continuing influence
　― Benner のエキスパート看護実践理論 494
　― Henderson の看護の要素 100-102
　― King の概念システムと目標達成理論の 168-169
　― Leininger のカルチャーケア 332-336
　― Neuman システムモデル 287-292
　― Newman の拡張する意識理論 362-363
　― Nightingale の環境モデル 55
　― Orem のセルフケア理論 129-130
　― Parse の人間生成理論 423-424
　― Pender のヘルスプロモーション・モデル 453
　― Peplau の人間関係の 75-76
　― Rogers のユニタリ・ヒューマンビーイングの科学の 198-200
　― Roy 適応モデル 245-247
　― Watson のトランスパーソナルケアリング理論 388-389
栄養 47
エージェンシー agency, Benner 475
エキスパート看護実践（Benner） 472-474
　―概念 475-483
　―看護過程 487-491
　―実践分野 480-481
　―スキル獲得 478-480
　―前提 484, 485
　―強みと限界 495
　―哲学 474-485
　―メタパラダイムにおける 485-487
　―理論の検証 491-494
エティック（専門的）ケア 316

索引　519

エネルギーフィールド energy field,
　Rogers　185
エビデンスに基づく実践 evidence-
　based practice　8
エントロピー　271, 293

か

解釈学的/弁証法的アプローチ，Newman 355
介入，Newmanの拡張する意識理論　359
概念 concept　3
　─Bennerのエキスパート看護実践理論
　　　475-483, 492-493
　─Hendersonの看護の要素　95-97
　─Kingの概念システムと目標達成理論
　　の　147, 152
　─Leiningerのカルチャーケア
　　　321-323, 330
　─Neumanシステムモデル　265, 284
　─Newmanの拡張する意識理論
　　　351-352, 360
　─Nightingaleの環境モデル　53
　─Oremのセルフケア理論　126
　─Parseの人間生成理論　410, 418
　─Penderのヘルスプロモーション・モ
　　デル　451
　─Peplauの人間関係の　72
　─Rogersのユニタリ・ヒューマンビー
　　イングの科学の　184-188, 195
　─Roy適応モデル　241
　─Watsonのトランスパーソナルケア
　　リング理論　374-377, 384-385
　─定義　3
概念システム，King　145-151
拡張する意識としての健康（Newman）32, 38
　─介入　357
　─概念と前提　351-352
　─強みと限界　363-364
　─メタパラダイムにおける　356-357
　─理論の検証　360-363
確認　27
学派 school of thought　6, 401
過程，Parseの人間生成理論　407, 413
カルチャーケア調整 culture care ac-
　commodation　318
カルチャーケアの再パターン化 culture
　care repatterning　318
カルチャーケアの多様性と普遍性，

Leininger　38, 315
　─看護過程　326-329
　─主要概念　321-323
　─強みと限界　336-337
　─定義　316
　─ユニークな特質　319
　─理論の検証　329-336
カルチャーケアの保存 culture care pre-
　servation　318
カルチャーショック culture shock　323
換気と保温　44-45
環境 environment，定義　4, 44
環境モデル，Nightingale　29-30, 34, 44
　─看護過程への応用　51-52
　─メタパラダイムにおける　48
　─理論の検証　52
関係，Benner　483-484
関係に関する記述 relational statements,
　理論　19
看護 nursing　4
　─Hendersonの定義と要素　35, 82-86
　─Nightingaleの記述による　48
　─Oremの記述による　118
　─Oremの枠組み　114
　─休息　414
　─実践基準　27, 看護過程も参照
　─将来　18
　─人文科学　8
　─定義　4, 8
　─ホリスティックアプローチ　102
　─歴史　11-18
看護覚え書き（Nightingale）　3, 43
看護開発協議会（NDCG）　110
看護学 nursing science　22
　─将来　18
　─定義　1-3
　─理論　5-6
　─理論検証　21
看護過程 nursing process
　　　27, 臨床実践も参照
　─Bennerのエキスパート看護実践理論
　　　487-491
　─Hendersonの定義と要素　35, 88-93
　─Kingの概念システムと目標達成理論
　　の　157-159
　─Leiningerのカルチャーケア　326-329
　─Neumanシステムモデル　275-278

―Newman の拡張する意識理論 357-360
―Nightingale のアプローチによる 50-51
―Orem のセルフケア理論 119-125
―Parse の人間生成理論 414-415
―Pender のヘルスプロモーション・モデル 449
―Peplau の人間関係の 67
―Roy 適応モデル 226-238
―Watson のトランスパーソナルケアリング理論 380-381
看護教育，Rogers のユニタリ・ヒューマンビーイングの科学の 193
看護ケアの基本原理（Henderson） 82
看護師―クライエント関係，Newman 358
看護システム理論 115-117
看護実践，Rogers のユニタリ・ヒューマンビーイングの科学の 190
看護実践における専門的知識・技術（Benner） 473
看護実践におけるヘルスプロモーション（Pender） 441
看護：実践の概念（Orem） 110
看護実践の概念モデル（Neuman） 264
看護実践分野，Benner 480-481
看護師と患者の関係への影響 63
看護師とクライエントの治療的関係 85
看護師のスキル獲得，Benner 478-480
看護における概念形成化：プロセスと成果（Orem） 110
看護における教育改革（Rogers） 182
看護における人間関係（Peplau） 59
看護入門：適応モデル（Roy） 213
看護の局面，Peplau 62-67
看護の原理と実践（Henderson） 81
看護の理論化：人間行動の普遍的概念（King） 144
看護目標，Neuman システムモデル 277
看護：ユニタリ，非可逆的人間の科学：1990 年版（Rogers） 13
看護理論：システム，概念，プロセス（King） 144
看護理論の批評のための質問 21
看護理論を批評するときに活用する基準 20
患者 63
関連刺激 contextual stimuli 217, 247

き

記述的 descriptive 理論 7
「既製品」レベルの理論 6
期待価値理論 expectancy value theory 444
希望や助言を軽率に言う，Nightingale 47
概念，King の概念システムと目標達成理論の 160
基本構造/エネルギー源，Neuman システムモデル 265, 267
基本的な看護ケアの 14 項目 84
基本的な要素 foundational elements, 理論 19
共鳴性の原理 principle of resonancy, Rogers 187

く

クライエント変数，Neuman システムモデル 268
グランドセオリー grand theory 6
クリティカルケアにおける看護ケアの臨床知（Benner） 473
クリティカルシンキング 27

け

ケアリング，Newman 357
ケアリング，Benner 475
ケアリング因子尺度 379, 387
ケアリングセンター（DNPHC） 386
ケアリングの機会/ケアリングの瞬間，Watson 376
計画 27
―Benner のエキスパート看護実践理論 488
―Henderson の看護の要素 89-90
―King の概念システムと目標達成理論の 158
―Leininger のカルチャーケア 327
―Nightingale の環境モデル 51
―Orem のセルフケア理論 119, 120
―Pender のヘルスプロモーション・モデル 449
―Peplau の人間関係の 68
経験主義 empirics 28
経験的 empirical, 定義 3
経験に基づいたものの見方 perceived view 8
研究 research 9

―看護の未来における　　　　　　　18
　　―方法　　　　　　　　　　　　　 9
健康 health
　　―WHOの定義　　　　　　　　118
　　―用語の違い　　　　　　　　　 8
　　―定義　　　　　　　　　　　　 4
健康的な住居　　　　　　　　　　　44
健康を―生きる―人間：看護理論（Parse）
　　　　　　　　　　　　　　　　 399
原子的 atomistic 理論　　　　　　　 6
検証方法 methods testing
　　―Bennerのエキスパート看護実践理論
　　　　　　　　　　　　　　　　 494
　　―Hendersonの看護の要素　 99-100
　　―Kingの概念システムと目標達成理論
　　　の　　　　　　　　　　161, 167
　　―Leiningerのカルチャーケア　331-332
　　―Neumanシステムモデル　285-286
　　―Newmanの拡張する意識理論　361
　　―Nightingaleの環境モデル　　　55
　　―Oremのセルフケア理論　　　129
　　―Parseの人間生成理論　　419-422
　　―Penderのヘルスプロモーション・モ
　　　デル　　　　　　　　　　　　452
　　―Peplauの人間関係の　　　　　73
　　―Rogersのユニタリ・ヒューマンビー
　　　イングの科学の　　　　　196-198
　　―Roy適応モデル　　　　　　　242
　　―Watsonのトランスパーソナルケア
　　　リング理論　　　　　　　　　387

こ

行為に関わる感情 activity-related affect, Pender　　　　　　　　　　447
行為の利益の認識 perceived benefits of action, Pender　　　　　　　446
行為へのバリアの認識 perceived barriers to action, Pender　　　　　 446
行為に特有の認識と感情, Pender　445-448
コーピング, Roy　　　　　　　　　219
コーピング, Benner　　　　　　　 476
国際看護インデックス　　　　　　　81
国際看護師協会（ICN）　　　　82, 100
個人間システム, King　　　　　　 147
個人システム, King　　　　　　146-148
個人内のコンセンサスとアセスメントおよび評価を達成する方法　　　　472

コミュニティ：人間生成学派的見解
　（Parse）　　　　　　　　　　 399
コミュニティケア不足看護モデル　129
コントロール機制 control mechanism,
　Roy　　　　　　　　　　　　　220

さ

再構成, Neumanシステムモデル　265, 272
再パターン化/再構築, カルチャーケア　328
差別 discrimination　　　　　　　324
産院覚え書（Nightingale）　　　　 43
残存刺激 residual stimuli　　　217, 247
サンライズイネーブラー Sunrise Enabler, Leininger　　320, 330, 336-337
サンライズイネーブラーとカルチャーケアの多様性と普遍性　　　　　　330
サンライズモデル, Leininger　31, 320, 336

し, す

ジェネリックケア generic care, 利用者の観点からみた　　　　　　　　317
刺激のアセスメント, Roy適応モデル　227
次元, Parseの人間生成理論　　407, 413
自己概念―集団同一性様式, Roy適応モデル　　　　　　　　　　　　　224
自己効力の認識 perceived self-efficacy, Pender　　　　　　　　　446
支持―教育的システム supportive-educative system　　　　　　　　　116
自然科学, 原理　　　　　　　　　　5
シックビルディング症候群　　　　 44
実施 implementation　　　　　　　27
　　―Bennerのエキスパート看護実践理論
　　　　　　　　　　　　　　　　 488
　　―Hendersonの看護の要素　　　90
　　―Kingの概念システムと目標達成理論
　　　の　　　　　　　　　　　 159
　　―Leiningerのカルチャーケア　327
　　―Neumanシステムモデル　　 277
　　―Nightingaleの環境モデル　　 51
　　―Oremのセルフケア理論　119, 120
　　―Penderのヘルスプロモーション・モ
　　　デル　　　　　　　　　　　449
　　―Peplauの人間関係の　　　　 68
　　―Roy適応モデル　　　　　　 238
実践基準, ANA　　　27, 看護過程も参照
実践分野 dominains of practice,

Benner	477
実践理論 practice theories	6
質的研究 qualitative research	10
自分自身への認識 personal knowledge	28
自民族中心主義 ethnocentrism	324
社会システム，King	147, 150
社会政策声明（ANA）	43
社会的埋め込み social embeddedness，Benner	483
社会的認知理論 social cognitive theory	442
社会的配慮	47–48
終決 termination の局面，Peplau の人間関係の	66–67, 70
重要な現象 major phenomena	
―Benner のエキスパート看護実践理論	493
―Henderson の看護の要素	97–98
―King の概念システムと目標達成理論の	161
―Leininger のカルチャーケア	331
―Neuman システムモデル	284
―Newman の拡張する意識理論	361
―Nightingale の環境モデル	53
―Orem のセルフケア理論	127
―Parse の人間生成理論	418
―Pender のヘルスプロモーション・モデル	451–452
―Peplau の人間関係の	72
―Rogers のユニタリ・ヒューマンビーイングの科学の	195
―Roy 適応モデル	241
―Watson のトランスパーソナルケアリング理論	385–386
状況―関係性 situation-relating 理論レベル（レベル 3）	7
状況―創出 situation-producting 理論レベル（レベル 4）	7
状況限定理論 situation-specific theory	6
状況的因子 situational influences，Pender	447
焦点刺激 focal stimulus	217, 247
食事のとり方	47
初心者からエキスパートへ（Benner）	472
自立のニード，看護師と患者の関係における	65
人種差別 racism	324
身体の清潔	46

診断 diagnosis	27
―Benner のエキスパート看護実践理論	488
―Henderson の看護の要素	89
―King の概念システムと目標達成理論の	158
―Leininger のカルチャーケア	327
―Neuman システムモデル	276
―Nightingale の環境モデル	51
―Orem のセルフケア理論	119, 120
―Pender のヘルスプロモーション・モデル	449
―Peplau の人間関係の	68
―Rogers の批判	190
―Roy 適応モデル	232
ストレッサー，Neuman システムモデル	265, 270

せ

精神科看護師，Peplau の理論	62
生理的―物理的様式，Roy 適応モデル	224
世界観	7–8
説明的 explanatory 理論	7
セルフケア，定義	111
セルフケア・エージェンシー	
―定義	111
―アセスメント	129
セルフケア質問紙	129
セルフケア不足看護理論（Orem）	111
セルフケア理論（Orem）	30, 35, 111–113
―看護過程	35, 119–125
―強みと限界	130–132
―メタパラダイムにおける	117–119
―理論の検証	126–130
全代償的看護システム wholly compensatory nursing system	115
全体性パラダイム，Parse	400
全体論 wholism	266
選択ポイント choice point，Newman	354
全米看護連盟（National League for Nursing；NLN）	12
専門的ケア professional care，利用者の観点からみた	317

そ

相互依存様式，Roy 適応モデル	225
創発/収斂パラダイム emerging/con-	

verging paradigm	374
測定ツール，Rogersの影響	197-198

た

第1次予防，Neumanシステムモデル	265
第1次予防介入，Neumanシステムモデル	272
第2次予防，Neumanシステムモデル	265
第2次予防介入，Neumanシステムモデル	272
第3次予防，Neumanシステムモデル	265
第3次予防介入，Neumanシステムモデル	272
多元主義，21世紀の看護における	18
多文化主義 multiculturalism	324
多様性 diversity	
―21世紀初頭の看護の	18
―カルチャーケア	318
単一文化主義 uniculturalism/monoculturalism	324

ち, つ

知識獲得のパターン patterns of knowing	28
知識獲得の方法 ways of knowing	28
抽象的 abstract 概念	3-4
中範囲 midrange 理論	6
超越性，Parse	407
調節器サブシステム，Roy適応モデル	219
超文化看護 transcultural nursing	314

て

抵抗ライン，Neumanシステムモデル	265, 269
適応，Roy	217
適応システムとしての人間	217
適応に影響を及ぼす一般的な刺激	232
適応様式	223
適用/状況 application/situation	
―Bennerのエキスパート看護実践理論	493-494
―Hendersonの看護の要素	98-99
―Kingの概念システムと目標達成理論の	161
―Leiningerのカルチャーケア	331
―Neumanシステムモデル	284-285
―Newmanの拡張する意識理論	361
―Nightingaleの環境モデル	452
―Oremのセルフケア理論	53
―Parseの人間生成理論	418
―Penderのヘルスプロモーション・モデル	127-129
―Peplauの人間関係の	73
―Rogersのユニタリ・ヒューマンビーイングの科学の	195-196
―Roy適応モデル	242
―Watsonのトランスパーソナルケアリング理論	386
伝統的な自然科学と人間科学との対比	373

と

統一―変容パラダイム unitary-transformative paradigm, Newman	32, 355
統合性の原理 principle of integrality, Rogers	188
同時性パラダイム，Parse	400
特定，看護過程	27
トランスパーソナルケアリング理論（Watson）	38
―強みと限界	389
―メタパラダイムにおける	377-383
―概念	374-377
―カラティヴ因子	376
―看護介入	380-381
―ケアリング関係	375
―適用	381-383
―理論の検証	383-389
取り組み working の局面，Peplauの人間関係の	63-66, 70

に, の

人間 human beings	8
人間宇宙	411, 412, 418
人間関係（Peplau）	30, 34, 60
―看護過程	67-71
―メタパラダイムにおける	67
―理論の検証	71-76
―看護における局面	62-67
人間関係の影響 interpersonal influences, Pender	447
人間生成 human becoming（Parse）	13
人間生成学派：看護師と他医療提供者の見解（Parse）	399
人間生成理論（Parse）	32, 39
―原則	406

―実践の方法論	408
―実践方法論	415-417
―前提	401-406
―強みと限界	424-426
―メタパラダイムにおける	411-414
―理論構造	410-411
―理論の検証	417-424
人間対人間の関係に関する理論（Travelbee）	12
人間対人間の看護（Travelbee）	12
認知器サブシステム，Roy適応モデル	220
ノーマル防御ライン，Neumanシステムモデル	265, 269

は

パターン pattern，Rogers	186
パターン徴候 pattern manifestation，Rogers	190, 193
パターン認識 pattern recognition，Newman	351, 352
発見の可能性 heuristic potential，理論	19
パラダイム転換	183
汎次元性 pandimensionality，Rogers	186
反応，Neumanシステムモデル	265, 272

ひ

美学 aesthetics，理論	19
比較文化的看護 cross-cultural nursing	314
光	45
人 person	
―用語の違い	8
―定義	4
ヒューマンフィールドの動き測定ツール（Ference）	196
病院覚え書（Nightingale）	43
評価 evaluation	27
―Bennerのエキスパート看護実践理論	488
―Hendersonの看護の要素	90, 93
―Kingの概念システムと目標達成理論の	159
―Leiningerのカルチャーケア	328
―Nightingaleの環境モデル	51
―Oremのセルフケア理論	119, 125
―Penderのヘルスプロモーション・モデル	449
―Peplauの人間関係の	68

―Roy適応モデル	238

ふ

負のエントロピー	272, 293
普遍性，カルチャーケア	319
普遍的宇宙に関する知識	213
普遍的なものの見方 received view	8
プラクシス，Newman	355
プラクシス，Watson	373
プラグマティクス pragmatics，理論	19
フレキシブル防御ライン，Neumanシステムモデル	265, 269
文化 culture	
―価値観	324
―特徴	323
文化人類学的アセスメント，Leininger	326-327
文化的相対主義 cultural relativism	324
文化に適合する看護ケア culturally congruent nursing care	318

へ

米国看護師協会（American Nurses Association；ANA）	12, 43, 27
米国看護師協会，看護の定義	83
米国看護師資格認定センター	388
平面世界（Abbott）	186
ベッドと寝具	46
部屋と壁の清潔	46
ヘルスプロモーション・モデル（Pender）	39
―前提	444
―強みと限界	462
―変数	445-448
―メタパラダイム	448-449
―理論的命題	444
―理論の検証	451-462
―看護ケア	449-451
ヘルスプロモーション・モデル（改訂版）	443
ヘルスプロモーション・ライフスタイル・プロファイルⅡ	452, 462
変化，環境内の	46
変革器サブシステム，Roy適応モデル	223
偏見 prejudice	324
変容 transformation，Newman	352

ほ

包括的 wholistic 理論

　　　　　　　　6, ホリスティックアプローチ参照
方向づけ orientation の局面，Peplau の
　　人間関係の　　　　　　　　62, 66, 70
ポジティブな適応の指標　　　　　　234
ボストン適応理論看護研究会　　213, 243
ホリスティックアプローチ　　　　　102

み

ミクロ理論 microtheories　　　　　　6
民間ケア folk care　　　　　　　　316
民族誌学的看護 ethnonursing　　　314
民族歴史学 ethnohistory　　　　　　317

め

メタパラダイム metaparadigm　　　　4
　　—Benner のエキスパート看護実践理論
　　　　　　　　　　　　　　485-487
　　—Henderson の看護の定義と要素の
　　　　　　　　　　　　　　　86-87
　　—King の概念システムと目標達成理論
　　　の　　　　　　　　　　155-157
　　—Leininger のカルチャーケア 321-323
　　—Neuman システムモデル　274-275
　　—Newman の拡張する意識理論 356-357
　　—Nightingale の環境モデル　　　48
　　—Parse の人間生成理論　　411-414
　　—Pender のヘルスプロモーション・モ
　　　デル　　　　　　　　　　448-449
　　—Peplau の人間関係の　　　　　67
　　—Rogers のユニタリ・ヒューマンビー
　　　イングの科学の　　　　　189-190
　　—Watson のトランスパーソナルケア
　　　リング理論　　　　　　　377-383

も

目標設定，Roy 適応モデル　　　　　233
目標達成理論，King
　　　　30, 36, 152, 概念システムも参照
　　—概念　　　　　　　　　　　　152
　　—相互作用　　　　　　　　　　153
　　—強みと限界　　　　　　　170-171
　　—メタパラダイムにおける　155-157
　　—理論検証　　　　　　　　160-169
物音　　　　　　　　　　　　　　　45
問題解決，看護の機能　　　　　　　88

や，ゆ，よ

役割機能様式，Roy 適応モデル　　　225
有効性 effectiveness，理論　　　　　19
ユニタリ・ヒューマンビーイング，Rogers
　　　　　　　　　　　　　　　　187
ユニタリ・ヒューマンビーイングの科学
　　（Rogers）　　　　　　　　　30, 36
　　—概念　　　　　　　　　184-188
　　—看護実践　　　　　　　　　190
　　—看護リーダーシップと教育　　193
　　—強みと限界　　　　　　　　201
　　—理論検証　　　　　　　194-200
要素—関係性 factor-relating 理論レベル
　　（レベル 2）　　　　　　　　　　7
要素—分離 factor-isolating 理論レベル
　　（レベル 1）　　　　　　　　　　7
予測的 predictive 理論　　　　　　　7
予防介入，Neuman システムモデル 272, 280

ら，り，れ

らせん運動性の原理 principle of heli-
　　cy, Rogers　　　　　　　　　　187
リズム性，Parse　　　　　　　　　406
量的研究 quantitative research　　　9
理論 theory　　　　　　　　　　　　3
　　—研究—実践との循環関係　　　8, 9
　　—定義　　　　　　　　　　　　5
　　—レベル　　　　　　　　　　6-7
　　—用語　　　　　　　　　　　3-4
理論的思考の用語　　　　　　　　3-4
理論の分析と評価 theory analysis and
　　evaluation　　　　　　　　　　19
　　—Benner のエキスパート看護実践理論
　　　　　　　　　　　　　　491-494
　　—Henderson の看護の要素　93-102
　　—King の概念システムと目標達成理論
　　　の　　　　　　　　　　160-169
　　—Leininger のカルチャーケア 329-336
　　—Neuman システムモデル 278, 283-292
　　—Newman の拡張する意識理論 360-363
　　—Nightingale の環境モデル　　53
　　—Orem のセルフケア理論　126-130
　　—Parse の人間生成理論　　417-424
　　—Pender のヘルスプロモーション・モ
　　　デル　　　　　　　　　　451-462
　　—Peplau の人間関係の　　　71-76

―Rogers のユニタリ・ヒューマンビー
　　　イングの科学の　　　　　　　　194-200
　　―Roy 適応モデル　　　　　　　240-247
　　―Watson のトランスパーソナルケア
　　　リング理論　　　　　　　　　383-389
臨床カリタス過程，Watson　　　　32, 376
臨床実践　　　　　　　29，看護過程も参照
臨床実践への理論の応用　　　　　　 34-40
臨床的判断 clinical judgment，Benner 476
歴史的進展 historical evolution，理論　19
歴史的背景 histrical context
　　―Benner のエキスパート看護実践理論
　　　　　　　　　　　　　　　　491-492
　　―Henderson の看護の要素　　　 93-95
　　―King の概念システムと目標達成理論
　　　の　　　　　　　　　　　　　　160
　　―Leininger のカルチャーケア　329-330
　　―Neuman システムモデル　　　　 278
　　―Newman の拡張する意識理論　　 360
　　―Nightingale の環境モデル　　　　 52
　　―Orem のセルフケア理論　　　　　126
　　―Parse の人間生成理論　　　　417-418
　　―Pender のヘルスプロモーション・モ
　　　デル　　　　　　　　　　　　　 451
　　―Peplau の人間関係の　　　　　　 71
　　―Rogers のユニタリ・ヒューマンビー
　　　イングの科学の　　　　　　　194-195
　　―Roy 適応モデル　　　　　　　240-241
　　―Watson のトランスパーソナルケア
　　　リング理論　　　　　　　　　383-384

A

A Theory for Nursing : Systems,
　Concepts, Process（King）　　　　 144
Abbott, E.　　　　　　　　　　　　　186
Abdellah, Faye G.　　　　　　　　　　 11
Advances in Nursing Science　　　　　 12
Ali, N. S.　　　　　　　　　　　　　 286
Alligood, M. R.　　　　　　　　　　　196
American Nurses Credentialing Cen-
　ter　　　　　　　　　　　　　　　 388
An Introduction to the Theoretical
　Basis of Nursing Science　　　　　 184
Andrews, H. A.　　　　　　　　 219, 223
Andrews, M. M.　　　　　　　　　　 332
Aquino-Russell, C.　　　　　　　　　 424

B

Bandura, Albert　　　　　　　　　　 442
Barnard, Kathryn E.　　　　　　　　　13
Barnum, B. J. S.　　　　　　　　　 5, 19
Barone, S. H.　　　　　　　　　　　 243
Barrett, Elizabeth Ann Manhart
　　　　　　　　　　　　 2, 192, 193, 196
Basic Principles of Nursing Care
　（Henderson）　　　　　　　 82, 84, 98
Basic Principles of Patient Counseling
　（Peplau）　　　　　　　　　　　　 59
Batra, C.　　　　　　　　　　　　　 200
Beck, C. T.　　　　　　　　　　　　9-10
Beckett, F. M.　　　　　　　　　　　101
Beckman, S.　　　　　　　　　　　　287
Beebe, L.　　　　　　　　　　　　74, 75
Belcher, Janice Ryan　　　　　　　　 59
Belenky, M. F.　　　　　　　　　　　 28
Benner, Patricia　　　　　　 13, 16, 17, 33
　―略歴　　　　　　　　　　　　471-472
　―理論　　　　　　　　　　　　472-494
　―理論の適用　　　　　　　　　489-491
　―理論の適用　　　　　　　　　　　40
Bentov, I.　　　　　　　　　　　350, 354
Biehler, B.　　　　　　　　　　　　 129
Bournes, D. A.　　　　　　　　　　　422
Boykin, Anne　　　　　　　　　　15, 385
Bramlett, M. H.　　　　　　　　　　 362
Brown, B.　　　　　　　　　　　　　 74
Bryant, J.　　　　　　　　　　　　　286
Bunkers, S. S.　　　　　　　　　　　424
Burd, S. F.　　　　　　　　　　　73, 201
Burton, Genevieve　　　　　　　　　 61
Butcher, H. K.　　　　　　　　　197, 416

C

Caldwell, C.　　　　　　　　　　　　 74
Capers, C. F.　　　　　　　　　　　 270
Capra, F.　　　　　　　　　　　186, 187
Carboni, J. T.　　　　　　　　　　　197
Carper, B. A.　　　　　　　　　　　　28
Carter, K. F.　　　　　　　　　 159, 170
Cerilli, K.　　　　　　　　　　　　　201
Chesla, C. A.　　　　　　　　　 473, 484
Chinn, P. L.　　　　　　　　 5, 19, 28, 388
Christianne Reimann 賞　　　　　　　60
Clarke, P. N.　　　　　　　　　　　 332

Clinchy, B. M.	28
Clinical Wisdom and Interven in Critical Care : A Thinking-in-Action Approach（Benner）	473
Closson, T.	424
Cockburn, J.	73
Cody, William K.	3, 4, 8, 402, 407, 412, 421, 422
Cohen, I. B.	42
Colling, K. B.	55
Columbia 大学教員養成校	11, 81, 143
Community : A Human Becoming Perspective（Parse）	399
Concept Formalization in Nursing : Process and Product（Orem）	110
Conceptual Models for Nursing Practice（Neuman）	264
Corbin, Juliet	16
Corcoran-Perry, S. A.	355
Coulis, N.	423
Cowling, W. R.	197

D

Daly, John	2, 73
Daun, J. M.	45
Davidson, R.	73
de Meneses, M.	122
Denyes セルフケア・エージェンシー・ツール	129
Dickoff, James	7, 11
Domenig, D.	336
Dossey, L.	387
Douglass, J. L.	74
Dreyfus, Hubert L.	471, 476, 485
Dreyfus, Stuart E.	472, 476
Dreyfus のスキル獲得モデル	472, 476
Dufour, L. T.	159, 170
Dunn, H. L.	217
Dunn, P. M.	55
Dykeman, M. C.	197

E

Educational Revolution in Nursing（Rogers）	182
Elder, L.	28
Engle, V. F.	361
Erickson, Helen Cook	13
Erikson, Eric	148

Ervin, S. M.	361
Expertise in Nursing Practice : Caring, Clinical Judgment, and Ethics（Benner）	473

F

Farnham, R. C.	361
Fawcett, J.	19, 29, 197, 242, 264, 275, 285
Feather, N. T.	444
Ference, H. M.	196
Ferrante, S.	200
Fineout-Overholt, E.	29
Fisher, R. S.	73
Fitzpatrick, J. J.	14, 29, 198, 284
Flatland(Abbott)	186
Fliedner, Pastor Theodor	42
Flint, F.	423
Forchuk, C.	72, 416
Fredrickson, K. C.	242
Freese, B. T.	275
Freiberger, D.	286
Freud, Sigmund	71, 148
Frey, M. A.	171
Frik, S. M.	421
From Novice to Expert : Excellence and Power in Clinical Nursing Practice（Benner）	472
Fromme, Eric	71
Fryback, P. B.	361

G

Gadow, S.	374
Galbreath, Julia Gallagher	213
Garon, Maryanne	181, 193, 194, 201
Geden, E.	129
George, Julia B.	27, 111, 143, 263, 313, 349, 441
Gesell, A.	148
Gigliotti, E.	286
Goldberger, N. R.	28
Gray, Bobbe Ann	423, 471
Grey, Alex	384
Gueldner, S. H.	362

H

Haase, J. E.	10
Hall, Lydia	11, 400

Halloran, B&C	101
Harmer, Bertha	82, 100
Harms, M.	235
Hasseler, M.	29
Havinghurst, R.	148
Hays, D.	73
Health Promoting Lifestyle Profile Ⅱ：HPLPⅡ	452
Health Promotion in Nursing Practice（Pender）	441, 451
Heggie, J. R.	193
Heidegger, Martin	485, 492
Hellwig, S. D.	200
Henderson, Virginia	11, 30, 374, 400, 472
―看護過程への適用	35, 91-93
―略歴	81
―理論	82-86
Hendersonの看護の定義と要素	82-86
―看護過程	35, 88-93
―強みと限界	102-103
―メタパラダイムにおける	86-87
―理論の検証	93-102
Henry Street 訪問看護所	95
Herbert, Sir Sidney	42
Hickman, Janet S.	1, 399
Hildegard von Bingen	384
Hisama, K. K.	55
Holder, P.	292
Hollett, J.	422
Human Becoming School of Thought（Parse）	399, 425
Hrabe, D. P.	73

Ｉ

Im, E. O.	7
International Nursing Index	81
Interpersonal Aspects of Nursing（Travelbee）	12
Interpersonal Relations in Nursing（Peplau）	59, 60, 76
Introduction to Nursing: An Adaptation Model（Roy）	213
Introductory Notes on Lying-in Institutions（Nightingale）	43

Ｊ

James, Patricia	7, 11
Johnson, B. M.	20
Johnson, Brenda P.	371
Johnson, Dorothy E.	13, 214
Jonas, C. C.	422
Jones, Dorothy A.	215
Journal of Transcultural Nursing	313, 332

Ｋ

Kataoka-Yahiro, M.	28
Kelley, Jane H.	371
Khalil, H. Z.	286
Kim, T. S.	197, 198
King, Imogene M.	13, 30, 400
―略歴	143
―理論	145-171
―理論の適用	36
Klemm, P. R.	200
Koertvelyessy, A.	286
Kolcaba, Katharine	15
Kowalski, C.	74
Kramer, M. K.	5, 19, 28
Kuhn, Thomas	183, 474, 492

Ｌ

Lady with the Lamp	41, 56
LaMont, J.	74
Lane-Tillerson, C.	169
Lazarus, Richard S.	270, 471, 492
Leininger, Madeleine M.	13, 31, 55, 313, 374
―理論	315-328
―理論の適用	38, 328-329
Levine, Myra Estrin	11, 12, 13, 400, 418
Lewin, Kurt	185
Liehr, P. R.	5, 9
Livinas, Emmanuel	374
Lobo, Marie L.	41, 81
Logstrup, Knud	374
Louis, M.	284, 286
Loukissa, D.	197
Lowry, L.	287, 292

Ｍ

Maillard Struby, F. V.	424
Malinski, V. M.	4, 182, 183, 194
Man-Living-Health：A Theory of Nursing（Parse）	399, 401, 402
Marino, B.	286

Martin, M. L.	416
Maslow, Abraham	96
Maslowの人間の欲求階層	96
McBride, A. B.	98, 102
McCarthy, D. O.	45
McDonald, F. J.	235
McDonald, L.	42
McFarland, M. R.	317, 321, 325, 332
McGonigal, R.	129
McManus, A. J.	331
McNaughton, D. B.	74
Meleis, Afaf I.	3, 182
Melnyk, B. M.	29
Mercer, Ramona T.	16
Merleau-Ponty, M.	481, 492
Merton, R. K.	6
Meyers, S. T.	10
Millar, Brian	2
Miller, D. S.	101
Miller, J. G.	44
Mishel, Merle H.	14
Mitchell, Gail J.	2, 412
Moch, S. D.	361
Morrison, E.,	74
Moss, R.	350, 354, 357
Mount Saint Mary's 大学	213, 245
Murdaugh, C. L.	442, 451

N

Nature of Nursing (Henderson)	82, 85, 87
Nelson, J.	379
Neuman, Betty	13, 29, 31
―略歴	263
―理論	264-278
―理論の適用	37, 281-283
Neumanシステムモデル (Neuman)	
	31, 37, 264
―ウエルネス―病いへの連続体	271
―強みと限界	292-293
―独自の観点	273
―メタパラダイム	274-275
―理論の検証	278, 283-292
―臨床実践/看護過程	275-278
Newman, Margaret A.	13, 32, 198, 349
―略歴	349
―理論	351-363
―理論の適用	38, 359-360

Nightingale, Florence	3, 11, 29, 41, 374, 385
―看護に対するアプローチ	43
―理論	44
―理論の適用	34
Nite, G.	101
Northup, D. T.	423
Notes on Hospitals (Nightingale)	43
Notes on Nursing (Nightingale)	
	3, 11, 43, 44, 47, 55
Nursing Development Conference Group (NDCG)	110
Nursing Knowledge Development and Clinical Practice (Roy & Jones)	214, 215
Nursing Science Quarterly	
	1, 13, 399, 414, 421, 424
Nursing: A Science of Unitary, Irreducible, Human Beings: Update 1990 (Rogers)	13
Nursing: Concepts of Practice (Orem)	110, 114, 117, 130

O

Orem, Dorothea E.	13, 30, 400
―看護過程	35, 119-125
―看護理論	110-117
―理論の検証	126-130
―理論の適用	35
―略歴	109
Orlando, Ida Jean (Pelletier)	
	11, 12, 95, 96, 400
Ortiz, M. R.	421
Ouimet, M. E.	45

P

Parker, M. E.	20, 264
Parse, Rosemarie Rizzo	
	4, 8, 13, 32, 198, 283, 399
―略歴	399
―理論	401-426
―理論の適用	39, 416-417
Parsons, M. A.	442, 451
Paterson, Josephine E.	13
Patty, C. M.	200
Paul, R. W.	27
Pelletier, O.	96, 101
Pender, Nora J.	13, 33
―略歴	441

—理論	442-462
—理論の適用	39, 449-451
Peplau, Hildegard E.	11, 30, 34, 400
—理論	60-76
—略歴	59-60
Phillips, J. R.	402, 412, 418, 425
Phillips, K. D.	74
Piaget, Jean	148
Picard, C.	362
Pinnell, N. N.	122
Polanyi, M.	474, 492
Polit, D. F.	9-10
Polluck, S. E.	421
Primacy of Caring（Benner & Wrubel）	473, 485
Principles and Practice of Nursing（Henderson）	81, 85
Puetz, R.	287

R

Range, B.	74
Reed, K. S.	266, 292
Reeder, F.	185, 195
Reichardt, Gertrude	42
Renpenning, Kathie McLaughlin	110, 117, 130
Reveille in Nursing（Rogers）	182
Revicsky, K.	424
Riehl-Sisca, J	13
Roberts, S. L.	214, 219
Rogers, Carl R.	374
Rogers, Martha E.	13, 30, 71, 181, 350, 374, 411
—略歴	181-182
—理論	189-201
—理論の適用	36, 191-192
Roy, Sr. Callista	13, 31, 214, 400
—略歴	213
—理論	215-248
—理論の適用	37, 238-240
Roy Adaptation Model: The Definitive Statement（Roy）	213, 214, 227, 232
Roy 適応モデル（Roy）	31, 37, 215-226, 247
—概念	217, 241
—看護過程	226-238
—強みと限界	248
—適応様式	223
—理論の検証	240-247
Rubin, J.	477

S

Safier, G.	201
Sanchez-Jones, T. R.	332
Santopinto, M.	416, 422
Sarter, B.	198
Saylor, C.	28
Schoenhofer, Savina	15, 385
Schorr, J. A.	361
Scriven, M.	27
Self-Care, Dependent-Care, & Nursing Journal	130
Selye, Hans	264
Shattell, M.	76
Shealy, A.,	74
Sherman, D. W.	197
Shum, S.	129
Sieloff, C. L.	171
Sime, A. M.	355
Smith, M.	387
Smith, M. C.	5, 9, 19-21, 197, 198, 422
Sowell, R. L,	74, 362
Sparacino, P. S. A.	54
Speziale, H. J. S.	10
Srof, B. J.	461
Stashinko, E. E.	200
Stockmann, C.	76
Strauss, Anselm Leonard	16
Sullivan, Harry Stack	71
Swain, Mary Ann P.	13
Swanson, K.	388

T

Takahashi, Teruko	2
Tanner, C.	473
Tarule, J. M.	28
Taylor, Susan	110, 117, 126
Theory Construction in Nursing : An Adaptation Model（Roy）	213, 214
Tian, L.	75
Tomlin, Evelyn M.	13
Toward a Theory for Nursing : General Concepts of Human Behavior（King）	144
Travelbee, Joyce	12, 13

V

Vandemark, L. M.	362
Velsor-Friedrich, B.	461

W

Walker, P. H.	29
Watson, Jean	13, 29, 32
―略歴	371
―理論	374-389
―理論の適用	38, 381-383
Watsonの理論と看護のメタパラダイム	377
Webber, P. B.	20
Whall, A. L.	55, 284
Wiedenbach, Ernestine	11, 12 95
Winkler, S. J.	402, 412, 418
Wrubel, J.	473, 485

Y

Yale大学看護学部	11, 81
Yoder, L. H.	242
Young, L. M.	264, 266, 268, 350, 354

Z

Zanotti, Renzo	2
Zderad, Loretta T.	13
Zhan, L	242

訳者紹介

南　裕子　（みなみ　ひろこ）

1965 年，高知女子大学（現高知県立大学）家政学部衛生看護学科卒業（衛生看護学学士取得）。1972 年，ヘブライ大学ハダサ医学部社会医療学科修士課程修了（公衆衛生学修士取得）。1979 年，カリフォルニア大学サンフランシスコ校看護学部博士課程入学。1982 年，同課程修了。1982 年，聖路加看護大学教授。1993 年，兵庫県立看護大学学長。2004 年，兵庫県立大学副学長。2008 年，近大姫路大学学長。2011 年，高知県立大学学長。2017 年，高知県立大学大学院看護学研究科特任教授。2019 年，神戸市看護大学学長。1999〜2005 年，日本看護協会会長，2005〜2009 年，国際看護師協会会長。著訳書『セルフケア概念と看護実践』（監修）へるす出版。『実践オレム―アンダーウッド理論　こころを癒す』（編著）講談社。『看護における研究　第 2 版』（編著）日本看護協会出版会。

野嶋　佐由美　（のじま　さゆみ）

1974 年，高知女子大学（現高知県立大学）家政学部衛生看護学科卒業（衛生看護学学士取得）。1980 年，明治学院大学大学院社会学専攻博士課程前期修了（社会学修士取得）。1981〜1984 年，カリフォルニア大学サンフランシスコ校看護学部博士課程在籍。1984 年，高知女子大学家政学部衛生看護学科助教授。1992 年，高知女子大学看護学部教授。2017 年，高知県立大学学長。著書『看護における研究　第 2 版』（編著）日本看護協会出版会。

近藤　房恵　（こんどう　ふさえ）

1973 年，徳島大学教育学部特別教科（看護）教員養成課程卒業（教育学学士取得）。1979 年，ミネソタ大学看護学部修士課程修了（MSN）。1980 年，北里高等看護学校教員。1983 年，聖蹟桜ヶ丘保養院婦長。1989 年，アルベイツ・メディカルセンター看護師（パートタイム）。1992 年，カリフォルニア大学サンフランシスコ校看護学部博士課程修了（DNSC）。1993 年，ホリーネームズ大学看護学部助教授。2001 年，サミュエル・メリット大学看護学部准教授，2002 年，同ケースマネジメント学科学科長，2013 年，同教授。著訳書『看護を一生の仕事とする人・したい人へ』（共著）『病気とともに生きる　慢性疾患のセルフマネジメント』（訳）日本看護協会出版会。

竹花　富子　（たけはな　とみこ）

1969 年，慶応義塾大学医学部附属厚生女子学院卒業。1979 年，法政大学第二文学部教育学科卒業（文学士取得）。1981〜1984 年，英国留学。1969〜1991 年，慶応義塾大学病院，慶応義塾大学医学部附属厚生女子学院，亀田総合病院などに勤務。訳書『看護と人権』『ヘルシー・エイジング』（共訳）エルゼビア・ジャパン，『認知症の人々へのケア』『フェイガン　リーダーシップ論』『刷新してほしい患者移動の技術』（共訳）日本看護協会出版会。『看護診断マニュアル』（共訳）『周手術期看護ハンドブック』（共訳）『クリティカルシンキングを基本にした看護診断プロセス』『感染管理看護の実際』『看護診断に必要なヘルスアセスメント』（共訳）医学書院など。

福元　ゆみ　（ふくもと　ゆみ）

1982 年，九州大学文学部文学科卒業（文学士取得）。翻訳者。著訳書『刷新してほしい患者移動の技術』（共訳）『ヘルスプロモーション実践の変革』（共訳）『インターナショナル　ナーシング　レビュー日本版』122〜158 号（共訳）同誌連載コラム「@wnursing せかいのつぶやき（全 6 回）」「ナーシングアイテム・コレクション（全 4 回）」（著）日本看護協会出版会。

看護理論集 第 3 版 ―より高度な看護実践のために

1982 年 3 月 25 日	第 1 版第 1 刷発行 〈検印省略〉
1997 年 3 月 25 日	第 1 版第 19 刷発行
1998 年 9 月 5 日	増補改訂版第 1 刷発行
2011 年 1 月 30 日	増補改訂版第 14 刷発行
2013 年 3 月 25 日	第 3 版第 1 刷発行
2021 年 1 月 20 日	第 3 版第 4 刷発行

編者 ………………… Julia B. George
訳者 ………………… 南　裕子・野嶋佐由美・近藤房恵 他
発行 ………………… 株式会社 日本看護協会出版会
　　　　　　　　　　〒150-0001 東京都渋谷区神宮前 5-8-2　日本看護協会ビル 4 階
　　　　　　　　　　〈注文・問合せ／書店窓口〉TEL / 0436-23-3271　FAX / 0436-23-3272
　　　　　　　　　　〈編集〉TEL / 03-5319-7171
　　　　　　　　　　https://www.jnapc.co.jp
装丁 ………………… 新井田清輝
印刷 ………………… 三報社印刷株式会社

● 本書に掲載された著作物の複写・複製・転載・翻訳・データベースへの取り込み，および送信（送信可能化権を含む）・上映・譲渡に関する許諾権は，株式会社日本看護協会出版会が保有しています。

● 本書掲載の URL や QR コードなどのリンク先は，予告なしに変更・削除される場合があります。

JCOPY〈出版者著作権管理機構　委託出版物〉
本書の無断複製は著作権法上での例外を除き禁じられています。複製される場合は，その都度事前に一般社団法人出版者著作権管理機構（電話 03-5244-5088，FAX 03-5244-5089，e-mail：info@jcopy.or.jp）の許諾を得てください。

©2013　Printed in Japan　　　　　　　　　　　　　　　　　ISBN978-4-8180-1718-4

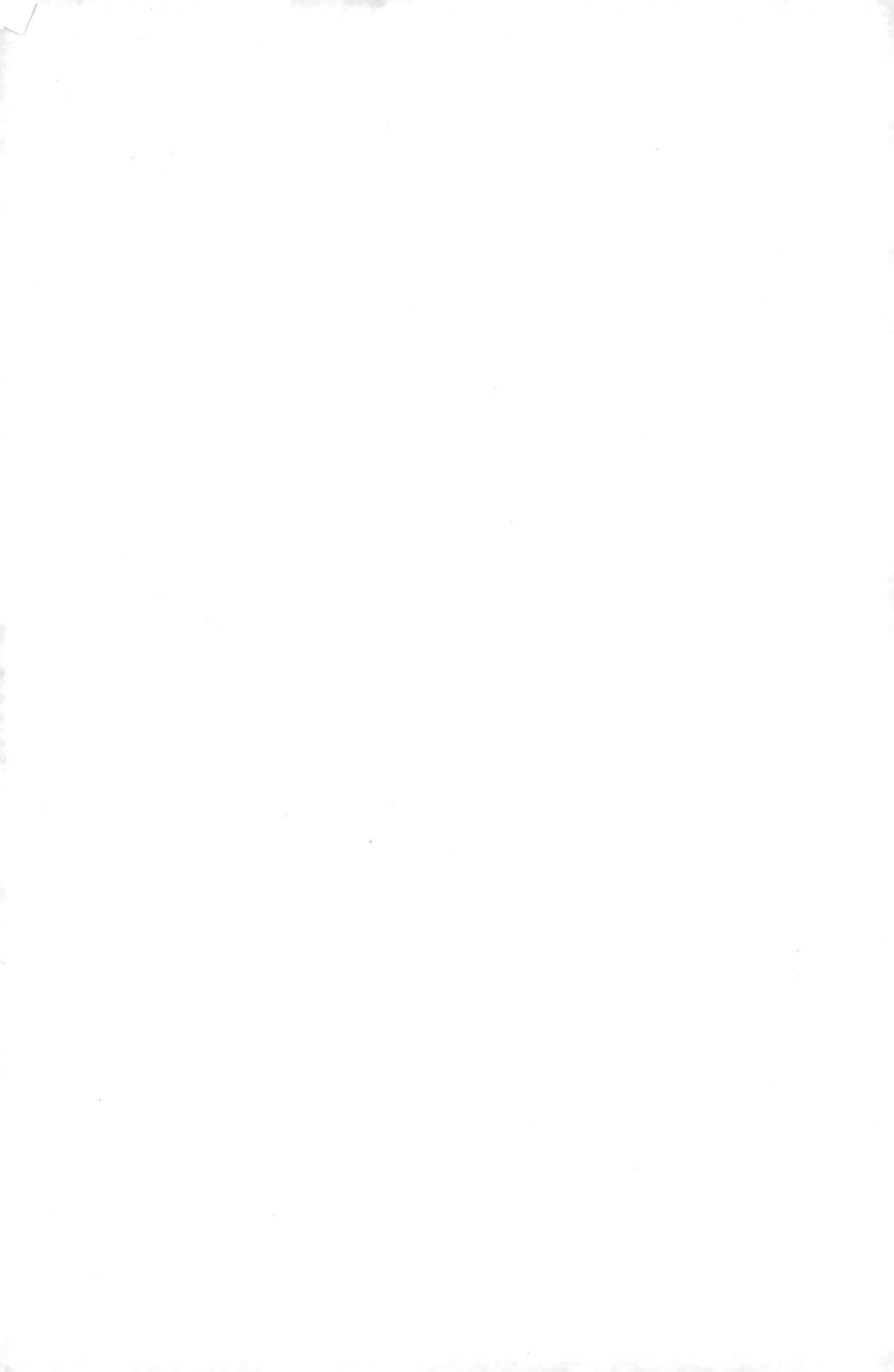